メディカルサイエンス
臨床化学検査学
病態生化学の視点から
Laboratory Clinical Chemistry

編 集

太田敏子

川上　康

下村弘治

寺平良治

三村邦裕

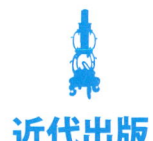
近代出版

編集委員（五十音順）

太田敏子	宇宙航空開発機構宇宙飛行士運用技術部宇宙医学生物学（筑波大学名誉教授）	下村弘治	文京学院大学保健医療技術学部臨床検査学科
川上　康	筑波大学医学医療系臨床検査医学	寺平良治	藤田保健衛生大学医療科学部臨床検査学科
		三村邦裕	千葉科学大学大学院危機管理学研究科

執筆者（五十音順）

安楽健作	熊本保健科学大学保健科学部医学検査学科	下村弘治	文京学院大学保健医療技術学部臨床検査学科
朝野仁裕	大阪大学大学院医学系研究科循環器内科学	杉内博幸	熊本保健科学大学保健科学部医学検査学科
新井智子	埼玉県立大学保健医療福祉学部健康開発学科検査技術科学専攻	鈴木亜希子	新潟大学大学院医歯学総合研究科血液・内分泌・代謝内科学分野
飯島史朗	文京学院大学保健医療技術学部臨床検査学科	高崎昭彦	岐阜医療科学大学保健科学部臨床検査学科
伊藤昭三	新渡戸文化短期大学臨床検査学科	竹安邦夫	京都大学大学院生命科学研究科統合生命科学専攻分子情報解析学
伊藤彰博	藤田保健衛生大学医学部外科・緩和医療学		
井上聡心	東洋公衆衛生学院臨床検査技術学科	田村彰吾	北海道大学大学院保健科学院
井之上侑加	大阪大学大学院医学系研究科保健学専攻生体情報科学	塚田敏彦	東京電子専門学校臨床検査学科
		都築則正	藤田保健衛生大学医学部外科・緩和医療学
渭原　博	東邦大学理学部臨床検査技師課程	寺澤文子	信州大学医学部保健学科病因・病態検査学
岩谷良則	大阪大学大学院医学系研究科保健学専攻生体情報科学	寺平良治	藤田保健衛生大学医療科学部臨床検査学科
		通山　薫	川崎医科大学検査診断学
宇治義則	国際医療福祉大学福岡保健医療学部医学検査学科	徳永賢治	香川県立保健医療大学名誉教授
		永瀬澄香	川崎医療短期大学臨床検査科
遠藤仁司	自治医科大学医学部生化学講座機能生化学部門	野田明子	中部大学生命健康科学部生命医科学
大澤　進	千葉科学大学危機管理学部医療危機管理学科	野村文夫	千葉大学大学院医学研究院分子病態解析学
大田　聡	富山市立富山市民病院内科	羽入　修	新潟大学大学院医歯学総合研究科血液・内分泌・代謝内科学分野
太田敏子	宇宙航空開発機構宇宙飛行士運用技術部宇宙医学生物学（筑波大学名誉教授）		
		長谷川潤	筑波大学医学医療系生理化学
大根田絹子	高崎健康福祉大学薬学部分子生体制御学	東口髙志	藤田保健衛生大学医学部外科・緩和医療学
大橋鉱二	藤田保健衛生大学医療科学部臨床検査学科	古川圭子	中部大学生命健康科学部生命医科学
小川善資	北里大学薬学部薬学科	細萱茂実	東京工科大学医療保健学部臨床検査学科
香川靖雄	女子栄養大学医化学研究室	誉田晴夫	杏林大学医学研究科生理系専攻病態生化学分野生化学
加藤茂明	相馬中央病院放射線対策室		
金保安則	筑波大学医学医療系生理化学	松下　誠	埼玉県立大学保健医療福祉学部健康開発学科検査技術科学専攻
栢森裕三	九州大学大学院医学研究院保健学部門検査技術科学分野生体情報学		
		峯岸直子	東北大学東北メディカル・メガバンク機構
川上　康	筑波大学医学医療系臨床検査医学	三村邦裕	千葉科学大学大学院危機管理学研究科
川崎健治	信州大学医学部附属病院臨床検査部	宮田聖子	中部大学生命健康科学部生命医科学
熊谷嘉人	筑波大学医学医療系環境生物学	森下芳孝	鈴鹿医療科学大学保健衛生学部医療栄養学科
小林隆志	東洋公衆衛生学院臨床検査技術学科	森山隆則	北海道大学大学院保健科学研究院病態解析学分野
小室一成	東京大学大学院医学系研究科循環器内科学		
齋藤邦明	京都大学大学院医学研究科人間健康科学系専攻基礎検査展開学	八木美智子	大阪大学医学部附属病院医療技術部検査部門
		山内一由	筑波大学医学医療系臨床検査医学
坂本秀生	神戸常盤大学保健科学部医療検査学科	山城安啓	山口大学大学院医学系研究科保健学専攻
渋谷和子	筑波大学医学医療系免疫制御医学	山西八郎	天理医療大学医学部
島　幸夫	杏林大学保健学部臨床検査技術学科	涌澤伸哉	名古屋大学大学院医学系研究科医療技術学専攻病態解析学
清水律子	東北大学大学院医学系研究科保健学専攻分子血液学分野		

（2013 年 11 月現在）

序

　人体は，約60兆個の各種細胞から構成される複雑な生命体です．個体の内部では，様々な生化学的代謝活動や生理的活動が行われて複雑なネットワークを作り，外部環境にうまく応答して恒常性を保っています．しかしながら，人体は様々な要因によって通常とは違う「異常」な状態になることがあり，これを「病態」と呼んでいます．病態は原因も症状も多種多様で，その程度は人によって千差万別です．2003年に世界の総力を挙げて，ヒトのゲノムが解読されたものの，難病の全容は捉えがたいのが現状です．

　「病態生化学」「臨床化学検査学」は，それら病態のどこが，どの程度，正常と異なっているのかを特定する診断や治療のために中心となる重要な医療技術です．迅速かつ正確な検査は，病気の治療・治癒に大きくかかわっていきます．近年の分子生物学・生化学のテクノロジーの進歩は目覚ましく，微量な試料を用いて精度の高い検査結果を得ることが可能になってきました．このような新時代の医療を支える臨床検査技術は，常に先端科学の行き先をにらみ，編み出された先端テクノロジーを検査診断技術に取り入れなければなりません．しかも，これからの医療は，医師と，質の高い検査技術を身につけた「病態を理解する臨床検査技師」との連携プレーが必要不可欠となります．

　そこで，医療系の教育の現場では，人の細胞〜組織〜個体を通して「人の正常と異常の違い」を捉え，急速に進展する先端技術を盛り込んだ質の高い教科書が求められています．本書は，『メディカルサイエンス微生物検査学』『メディカルサイエンス遺伝子検査学』に続く第3弾として企画したものです．

　本書の構成は，人体の病態に照らした各種検査値の意味と原理を理解するために，大きく病態生化学編と臨床化学検査学編の2つに分けています．

　病態生化学編では，第Ⅰ章「生命現象の生化学—生命現象の分子基盤」，第Ⅱ章「病態の生化学—人体の正常と異常」として生化学の基礎を学べるようにしました．臨床化学検査学編では，第Ⅲ章「分析の化学—生体分子の分析法」を盛り込み，第Ⅳ章「人体の臨床化学検査の実際—生体分子の分析各論」として12項目に分け，全体の半分以上を割いて図や写真を多く取り入れて理解しやすい工夫をしています．

　また，臨床検査技師国家試験の受験や専門の臨床検査士の資格取得を目指す学生の学習のために，各項目にチェックリストを設けています．対象は保健学部（医療科学）だけでなく，医学部，薬学部，理学部の学生および，研究者などにも広くご利用できるように構成しました．本書の執筆は，医療系大学の教育・研究の専門家にお願いして質が高いばかりでなく，実際の検査に対応できる内容を目指しました．お気づきの点はご指摘いただき，ご批判，ご鞭撻を賜れば幸いです．今後ともよりよい解説書を目指し速やかな改訂を進めてまいる所存です．

　本書の企画・編集にあたっては近代出版の石田多美子氏，関田晋吾氏，菅原律子氏に絶大なご協力を賜り，編集委員一同心より深謝申し上げます．

2013年11月

編集委員一同

略　語

1,5AG	1,5-anhydroglucitol	1,5-アンヒドログルシトール
4-AA	4-aminoantipyrine	4-アミノアンチピリン
4-HBO	4-hydroxybenzoate 3-monooxygenase	4-ヒドロキシ安息香酸水酸化酵素
5-HPETE	5-hydroperoxyeicosatetraenoic acid	5-ヒドロペルオキシエイコサテトラエン酸
11-OHCS	11-hydroxycorticosteroid	11-ヒドロキシコルチコステロイド
17-KGS	17-ketogenic steroid	17-ケトジェニックステロイド
17-KS	17-ketosteroid	17-ケトステロイド
17-OHCS	17-hydroxycorticosteroid	17-ヒドロキシコルチコステロイド
β_2-MG	β_2 microglobulin	β_2 ミクログロブリン
γ-GT (γ-GTP)	γ-glutamyl transferase	γ-グルタミルトランスフェラーゼ
AADC	acetoacetate decarboxylase	アセト酢酸デカルボキシラーゼ
ACAT	acyl-CoA cholesterol acyltransferase	アシル CoA コレステロールアシルトランスフェラーゼ
ACE	angiotensin converting enzyme	アンギオテンシン転換酵素
ACOD	acyl-CoA oxidase	アシル CoA オキシダーゼ
ACP	acid phosphatase	酸性ホスファターゼ
ACTH	adrenocorticotropic hormone	副腎皮質刺激ホルモン
ADH	antidiuretic hormone	抗利尿ホルモン
ADP	adenosine 5'-diphosphate	アデノシン 5'-二リン酸
ALA	δ-aminolevulinic acid	δ-アミノレブリン酸（5-アミノレブリン酸）
ALP	alkaline phosphatase	アルカリ性ホスファターゼ
ALT	alanine aminotransferase	アラニンアミノトランスフェラーゼ
AMP	adenosine 5'-monophosphate	アデノシン 5'-一リン酸
ANP	atrial natriuretic peptide	心房性ナトリウム利尿ペプチド
APR	acute phase reactant	急性期反応物質
AST	aspartate aminotransferase	アスパラギン酸アミノトランスフェラーゼ
ATP	adenosine 5'-triphosphate	アデノシン 5'-三リン酸
BAP	bone specific alkaline phosphatase	骨型アルカリホスファターゼ
BNP	brain natriuretic peptide	脳性ナトリウム利尿ペプチド
BSA	bovine serum albumin	ウシ血清アルブミン
CBG	corticosteroid binding globulin	コルチコステロイド結合グロブリン
CCK	cholecystokinin	コレシストキニン
CE	cholesterol ester	コレステロールエステル
CEA	carcinoembryonic antigen	癌胎児性抗原
CETP	cholesterol ester transfer protein	コレステロールエステル転送蛋白
ChE	cholinesterase	コリンエステラーゼ
CK	creatine kinase	クレアチンキナーゼ
CM	chylomicron	カイロミクロン
CNP	C-type natriuretic peptide	C 型ナトリウム利尿ペプチド
COD	cholesterol oxidase	コレステロールオキシダーゼ
COMT	catechol-o-methyltransferase	カテコール-o-メチルトランスフェラーゼ
COX	cyclooxygenase	シクロオキシゲナーゼ

Cp	ceruloplasmin	セルロプラスミン
CRH	corticotrophin releasing hormone	副腎皮質刺激ホルモン放出ホルモン
CRP	C-reactive protein	C反応性蛋白
DAPI	4',6-diamidino-2-phenylindole	4',6-ジアミジノ-2-フェニルインドール
DG	diglyceride (diacylglycerol)	ジグリセリド（ジアシルグリセロール）
DHEA	dehydroepiandrosterone	デヒドロエピアンドロステロン
DHEA-S	dehydroepiandrosterone sulfate	デヒドロエピアンドロステロンサルフェート
DIT	diiodotyrosine	ジヨードチロシン
DPD	deoxypyridinoline	デオキシピリジノリン
DTNB	5,5'-dithiobis (2-nitrobenzoic acid)	5,5'-ジチオビス（2-ニトロ安息香酸）
EDTA	ethylenediaminetetraacetic acid	エチレンジアミン四酢酸
EPO	erythropoietin	エリスロポエチン
FAD	flavin adenine dinucleotide	フラビンアデニンジヌクレオチド
FADH$_2$	reduced flavin adenine dinucleotide	還元型フラビンアデニンジヌクレオチド
FC	free cholesterol	遊離型コレステロール
FFA	free fatty acid	遊離脂肪酸
FMN	flavin mononucleotide	フラビンモノヌクレオチド
FSH	follicle stimulating hormone	卵胞刺激ホルモン
G3P	glycerol-3-phosphate	グリセロール-3-リン酸
G3POD	glycerol-3-phosphate oxidase	グリセロール-3-リン酸オキシダーゼ
G6PDH	glucose-6-phosphate dehydrogenase	グルコース-6-リン酸脱水素酵素
GABA	γ-aminobutyric acid	γ-アミノ酪酸
GD(H)	glycerol dehydrogenase	グリセロール脱水素酵素
GDP	guanosine 5'-diphosphate	グアノシン5'-二リン酸
GH	growth hormone	成長ホルモン
GHRH	growth hormone-releasing hormone	成長ホルモン放出ホルモン
GIP	gastric inhibitory polypeptide	胃酸分泌抑制ポリペプチド
GK	glycerol kinase	グリセロールキナーゼ
GLP-1	glucagon-like peptide-1	グルカゴン様ペプチド-1
GMP	guanosine 5'-monophosphate	グアノシン5'-一リン酸
GnRH	gonadotropin releasing hormone	ゴナドトロピン放出ホルモン
GOD	glucose oxidase	グルコースオキシダーゼ
GTP	guanosine 5'-triphosphate	グアノシン5'-三リン酸
HAMA	human anti mouse antibody	ヒト抗マウス抗体
HDL	high density lipoprotein	高比重リポ蛋白
HGPRT	hypoxanthine guanine phosphoribosyltransferase	ヒポキサンチン-グアニンホスホリボシルトランスフェラーゼ
HK	hexokinase	ヘキソナーゼ
HMG-CoA	hydroxymethylglutaryl-CoA	ヒドロキシメチルグルタリルCoA
Hp	haptoglobin	ハプトグロビン
HVA	homovanillic acid	ホモバニリン酸
ICSH	interstitial cell stimulating hormone	間質細胞刺激ホルモン
IDL	intermediate density lipoprotein	中間比重リポ蛋白
IF	intrinsic factor	内因子
IMP	inosine monophosphate	イノシン5'-一リン酸

intact PINP	intact aminoterminal N-propeptide of type I procollagen	インタクトⅠ型プロコラーゲン-N-プロペプチド
IP（Pi）	inorganic phosphorus	無機リン
IP₃	inositol 1,4,5-trisphosphate	イノシトール 1,4,5-三リン酸
LAP	leucine aminopeptidase	ロイシンアミノペプチダーゼ
LCAT	lecithin cholesterol acyltransferase	レシチンコレステロールアシルトランスフェラーゼ
LD(H)	lactate dehydrogenase	乳酸脱水素酵素
LDL	low density lipoprotein	低比重リポ蛋白
LH	luteinizing hormone	黄体形成ホルモン
LOD	lactate oxidase	乳酸オキシダーゼ
LPL	lipoprotein lipase	リポ蛋白リパーゼ
LT	leukotriene	ロイコトリエン
MAO	monoamine oxidase	モノアミン酸化酵素
MD	malate dehydrogenase	リンゴ酸脱水素酵素
MDA	malondialdehyde	マロンジアルデヒド
MHPG	3-methoxy-4-hydroxyphenylethyleneglycol	3-メトキシ-4-ヒドロキシフェニルエチレングリコール
MIT	3-monoiodoine tyrosine	3-モノヨードチロシン
MTP	microsomal triglyceride transfer protein	ミクロソームトリグリセリド転送蛋白
NAD	nicotinamide adenine dinucleotide	ニコチンアミドアデニンジヌクレオチド
NADH	reduced nicotinamide adenine dinucleotide	還元型ニコチンアミドアデニンジヌクレオチド
NADP	nicotinamide adenine dinucleotide phosphate	ニコチンアミドアデニンジヌクレオチドリン酸
NADPH	reduced nicotinamide adenine dinucleotide phosphate	還元型ニコチンアミドアデニンジヌクレオチドリン酸
NaF	sodium fluoride	フッ化ナトリウム
NAG	N-acetyl-β-D-glucosaminidase	N-アセチルβ-D-グルコサミニダーゼ
NPN	non protein nitrogen	非蛋白性窒素
NTB	nitro tetrazolium blue	ニトロテトラゾリウムブルー
NTP	nucleoside 5'-triphosphate	ヌクレオチド 5'-三リン酸
NTx	type I collagen cross-linked N-telopeptide	Ⅰ型コラーゲン架橋 N-テロペプチド
PAH	p-aminohippuric acid	パラアミノ馬尿酸
PAI-1	plasminogen activator inhibitor-1	プラスミノゲンアクチベーターインヒビター-1
PBG	porphobilinogen	ポルホビリノゲン
PG	prostaglandin	プロスタグランジン
PIH	prolactin-inhibiting hormone	プロラクチン抑制ホルモン
PK	pyruvate kinase	ピルビン酸キナーゼ
PL	phospholipid	リン脂質
PLA₂	pancreatic phospholipase A₂	膵ホスホリパーゼ A₂
PLP	pyridoxal phosphate	ピリドキサールリン酸
PNP	4-nitrophenol	4-ニトロフェノール
POD	peroxidase	ペルオキシダーゼ
POP	pyruvate oxidase	ピルビン酸オキシダーゼ
PRH	prolactin-releasing hormone	プロラクチン放出ホルモン

PRL	prolactin	プロラクチン
PSA	prostate-specific antigen	前立腺特異抗原
PTH	parathyroid hormone	副甲状腺ホルモン
RBP	retinol-binding protein	レチノール結合蛋白
RTP	rapid turnover protein	迅速代謝蛋白
SCFA	short-chain fatty acid	短鎖脂肪酸
SHBG	sex-hormone binding globulin	性ホルモン結合グロブリン
TBA	thiobarbituric acid	チオバルビツール酸
TG	triglyceride	トリグリセリド
TNB	5-thio-2-nitrobenzoic acid	5-チオ-2-ニトロ安息香酸
t-PA	tissue plasminogen activator	組織プラスミノゲンアクチベーター
TPO	thrombopoietin	トロンボポエチン
TPP	thiamine pyrophosphate	チアミンピロリン酸
TRACP	tartrate-resistant acid phosphatase	酒石酸抵抗性酸性ホスファターゼ
TRH	TSH-releasing hormone	甲状腺刺激ホルモン放出ホルモン
TSH	thyroid stimulating hormone	甲状腺刺激ホルモン
TTP	thymidine 5'-triphosphate	チミジン5'-三リン酸
TTR	transthyretin	トランスサイレチン
TX	thromboxane	トロンボキサン
UDP	uridine 5'-diphospate	ウリジン5'-二リン酸
UMP	uridine 5'-monophosphate	ウリジン5'-一リン酸
UN	urea nitrogen	尿素窒素
UTP	uridine 5'-triphosphate	ウリジン5'-三リン酸
VIP	vasoactive intestinal polypeptide	血管作動性腸管ポリペプチド
VLDL	very low density lipoprotein	超低比重リポ蛋白
VMA	vanillylmandelic acid	バニリルマンデル酸
VP	vasopressin	バソプレシン

メディカルサイエンス臨床化学検査学──病態生化学の視点から

目　次

病態生化学編

生命とは〔太田敏子〕……………………… 2

Ⅰ　生命現象の生化学──生命現象の分子基盤

1　生命を構成する成分〔大根田絹子〕……………… 4
　1．生体元素 …………………………… 4
　2．生体物質 …………………………… 5

2　物質の流れ …………………………… 11
　1．総論〔大根田絹子〕 ……………………… 11
　2．糖質代謝〔大根田絹子〕 ………………… 12
　3．脂質代謝〔長谷川潤／金保安則〕 ………… 15
　4．アミノ酸代謝〔島　幸夫〕 ……………… 20
　5．ヌクレオチド代謝〔誉田晴夫〕 ………… 24
　6．無機質代謝〔太田敏子〕 ………………… 29
　7．ヘム代謝〔誉田晴夫〕 …………………… 32

3　エネルギーの流れ〔遠藤仁司〕 ……………… 36
　1．総論 ………………………………… 36
　2．呼吸とエネルギー ………………… 38
　3．エネルギーの利用 ………………… 43

4　情報の流れ〔峯岸直子〕 ……………………… 46
　1．総論 ………………………………… 46
　2．DNAの複製と修復 ………………… 49
　3．転写レベルの発現と調節 ………… 51
　4．翻訳レベルの発現と調節 ………… 53

Ⅱ　病態の生化学──人体の正常と異常

1　細胞機能の生化学〔竹安邦夫〕 ……………… 57
　1．細胞の基本構造 …………………… 57
　2．細胞小器官の機能 ………………… 59
　3．細胞の制御 ………………………… 62
　4．細胞内シグナル伝達 ……………… 64

2　臓器機能の生化学 …………………………… 72
　1．肝機能〔野村文夫〕 ……………………… 72
　2．腎機能〔大田　聡〕 ……………………… 76
　3．心・循環器機能〔朝野仁裕／小室一成〕 … 80
　4．消化管機能
　　〔都築則正／東口髙志／伊藤彰博〕 ……… 84
　5．造血器機能〔通山　薫〕 ………………… 89
　6．内分泌機能〔川上　康〕 ………………… 93
　7．骨代謝機能〔加藤茂明〕 ………………… 96

3　個体の生化学 ………………………………… 102
　1．炎症〔渋谷和子〕 ………………………… 102
　2．腫瘍〔清水律子〕 ………………………… 106
　3．代謝の統合〔鈴木亜希子／羽入　修〕 …… 109
　4．栄養〔香川靖雄〕 ………………………… 115
　5．薬物・毒物〔熊谷嘉人〕 ………………… 119

臨床化学検査学編

臨床化学検査学とは〔下村弘治〕 ……………… 124

Ⅲ　分析の化学──生体分子の分析法

1　分析法の基礎〔山西八郎／八木美智子〕 ……… 125
　1．SI 単位 …………………………… 125
　2．化学分析の単位 …………………… 126
　3．分析試薬 …………………………… 129
　4．検査試料 …………………………… 130

2　精度管理〔細萱茂実〕 ………………………… 138
　1．概要 ………………………………… 138
　2．誤差 ………………………………… 138
　3．標準化 ……………………………… 139
　4．基準法と標準物質 ………………… 141
　5．測定法の評価 ……………………… 142
　6．精度管理法 ………………………… 143
　7．基準範囲 …………………………… 145

3 各種分析法の原理 ………………… 148
〔1-4：三村邦裕，5-7：飯島史朗，8-10：森下芳孝〕
1. 吸光光度法 ……………………… 148
2. 蛍光分析法 ……………………… 151
3. 化学発光分析法 ………………… 152
4. クロマトグラフィ ……………… 153
5. 電気泳動法 ……………………… 156
6. 免疫化学分析法 ………………… 161
7. 電気化学的分析法 ……………… 163
8. 酵素学的分析法 ………………… 166
9. 自動分析法 ……………………… 173
10. 簡易検査法 ……………………… 176

4 放射性同位元素検査〔寺平良治〕……… 179
1. 基本的事項 ……………………… 179
2. 放射能・放射線の測定 ………… 184
3. 臨床検査 ………………………… 186
4. 放射線管理 ……………………… 186

Ⅳ 人体の臨床化学検査の実際—生体分子の分析各論

1 糖質 ………………………………… 189
〔1-5：大橋鉱二，6-8：山城安啓〕
1. 糖質とは ………………………… 189
2. 血糖 ……………………………… 189
3. 尿糖 ……………………………… 194
4. 75 g 経口ブドウ糖負荷試験（75 g OGTT）
　 …………………………………… 195
5. ヘモグロビン A1c（HbA1c）…… 196
6. グリコアルブミン（糖化アルブミン）… 199
7. 1,5-アンヒドログルシトール（1,5AG）… 201
8. ピルビン酸・乳酸 ……………… 202

2 脂質 ………………………………… 205
〔1-5：杉内博幸／安楽健作，6-9：伊藤昭三，10-14：山内一由〕
1. 脂質とは ………………………… 205
2. トリグリセリド（TG）………… 205
3. コレステロール ………………… 209
4. HDL-コレステロール（HDL-C）… 212
5. LDL-コレステロール（LDL-C）… 214
6. リン脂質 ………………………… 217
7. 遊離脂肪酸（FFA）……………… 219
8. ケトン体 ………………………… 220
9. 過酸化脂質 ……………………… 222
10. リポ蛋白 ………………………… 223
11. アポリポ蛋白（アポ蛋白）…… 229
12. Lp(a) …………………………… 230
13. 胆汁酸 …………………………… 231
14. エイコサノイド ………………… 233

3 蛋白質 ……………………………… 236
〔1-3：森山隆則／田村彰吾，4・5：齋藤邦明／6・7：小林隆志，8・9：宇治義則〕
1. 蛋白質とは ……………………… 236
2. 血清総蛋白（TP）……………… 237
3. 血清蛋白分画 …………………… 240
4. 急性相反応蛋白 ………………… 243
5. rapid turnover protein（RTP）… 248
6. 膠質反応 ………………………… 250
7. 免疫グロブリン ………………… 251
8. 血清アルブミン ………………… 253
9. その他の血漿蛋白 ……………… 255

4 酵素 ………………………………… 258
〔1-3：小川善資，4-6：松下 誠，7・8：島 幸夫，9-11：新井智子／塚田敏彦〕
1. 酵素とは ………………………… 258
2. アスパラギン酸アミノトランスフェラーゼ（AST）・アラニンアミノトランスフェラーゼ（ALT）………………………… 263
3. 乳酸脱水素酵素（LD）………… 266
4. クレアチンキナーゼ（CK）…… 267
5. アルカリ性ホスファターゼ（ALP）… 269
6. 酸性ホスファターゼ（ACP）… 273
7. γ-グルタミルトランスフェラーゼ（γ-GT）………………………………… 274
8. コリンエステラーゼ（ChE）… 277
9. アミラーゼ（AMY）…………… 281
10. リパーゼ ………………………… 285
11. その他の酵素 …………………… 290

5 非蛋白性窒素 ……………………… 293
〔1-3：大澤 進，4-6：坂本秀生〕
1. 非蛋白性窒素とは ……………… 293
2. 尿素窒素 ………………………… 294
3. クレアチニン，クレアチン …… 295
4. 尿酸 ……………………………… 299
5. アンモニア ……………………… 302

6. その他の非蛋白性窒素成分 …………… 307
6　生体色素 〔寺澤文子／川崎健治〕 …………… 308
　　1. 生体色素とは ………………………… 308
　　2. ビリルビン …………………………… 308
7　電解質と微量元素 ……………………… 313
　　〔1-7：栢森裕三，8-11：徳永賢治〕
　　1. 電解質とは …………………………… 313
　　2. 重炭酸イオン（HCO_3^-）…………… 313
　　3. ナトリウム（Na）…………………… 316
　　4. カリウム（K）……………………… 318
　　5. クロール（Cl）……………………… 319
　　6. カルシウム（Ca）…………………… 320
　　7. マグネシウム（Mg）………………… 322
　　8. 無機リン ……………………………… 324
　　9. 血清鉄 ………………………………… 325
　　10. 血清銅（Cu）………………………… 327
　　11. 微量元素 ……………………………… 328
8　ホルモン ………………………………… 331
　　〔1：宮田聖子／野田明子／古川圭子，2-6：岩谷良則／井之上侑加，7-13：高崎昭彦〕
　　1. ホルモンとは ………………………… 331
　　2. 視床下部ホルモン …………………… 338
　　3. 下垂体前葉ホルモン ………………… 338
　　4. 下垂体後葉ホルモン ………………… 342
　　5. 甲状腺ホルモン ……………………… 343
　　6. 副甲状腺ホルモン …………………… 344
　　7. 副腎皮質ホルモン …………………… 345
　　8. 副腎髄質ホルモン …………………… 349
　　9. 性ホルモン …………………………… 351
　　10. 膵臓ホルモン ………………………… 353
　　11. 消化管ホルモン ……………………… 355
　　12. ナトリウム利尿ペプチド …………… 356
　　13. その他 ………………………………… 356
9　ビタミン 〔井上聡子〕 ………………………… 358
　　1. ビタミンとは ………………………… 358
　　2. 脂溶性ビタミン ……………………… 358
　　3. 水溶性ビタミン ……………………… 362
　　4. その他のビタミン様物質 …………… 365
10　腫瘍マーカー 〔下村弘治〕 ………………… 366
　　1. 腫瘍マーカーとは …………………… 366
　　2. 腫瘍マーカーの種類 ………………… 366
　　3. 臨床的意義 …………………………… 366
　　4. 検査法 ………………………………… 368
　　5. 測定上の注意 ………………………… 368
　　6. 検査試料 ……………………………… 369
　　7. 基準範囲 ……………………………… 369
　　8. 生理的変動要因 ……………………… 369
11　薬物・毒物 〔涌澤伸哉〕 …………………… 370
　　1. 検査の目的─血中薬物濃度モニタリング ……………………………………… 370
　　2. 生体内の薬物動態 …………………… 370
　　3. 血中薬物濃度測定法 ………………… 373
　　4. 毒物検査 ……………………………… 373
12　機能検査 ………………………………… 378
　　〔1・2：渭原　博，3-5：永瀬澄香〕
　　1. 肝（胆道）機能検査 ………………… 378
　　2. 腎機能検査 …………………………… 380
　　3. 膵機能検査 …………………………… 386
　　4. 内分泌機能検査 ……………………… 387
　　5. 消化管機能検査 ……………………… 393

付録

学生用基準範囲 ……………………………… 395
SI 単位換算表 ………………………………… 400
元素周期表 …………………………………… 404
遠心力換算グラフ …………………………… 406
原子量表（2013）…………………………… 407

索引 …………………………………………… 408

病態生化学 編

本編では，実践編である「臨床化学検査学編」に入る前に学んでおくべき人体の生命現象の基礎知識がまとめられている．

人の病態を理解するためには，「生命」が生体物質・生体情報・生体エネルギーの三大要素で成り立っていることを知るべきである．ここでは，分子レベルから個体までの生命体の仕組みについて述べられている．

◆学習目標

第Ⅰ章「生命現象の生化学—生命現象の分子基盤」

生命を構成している生体物質，DNA の二重らせん構造が紡ぐ遺伝情報の流れ，蛋白質が織りなす物質の流れ，活動するための生体エネルギーの獲得と変換の流れのカラクリを理解する．

第Ⅱ章「病態の生化学—人体の正常と異常」

生命体の基本単位である「細胞〜臓器〜個体」のヒエラルキーを理解し，正常な人体の構造と機能を透して，「異常とは何か」を学ぶ．

生命とは

マウスの皮膚細胞に3～4個の遺伝子を組み込むことで，あらゆる生体組織に成長できるES細胞と同じような新しいタイプの万能細胞（iPS細胞，誘導多機能性幹細胞）が開発されたのは2006年のことである．今では実際に神経細胞，心臓の筋肉細胞，肝臓細胞などに育てることが成功している．日本人科学者，山中伸弥博士によるこの革命的な細胞＝生命体の開発は，2012年，ノーベル生理学・医学賞に輝いた．細胞を人工的に操作することにより，分化した生命体である細胞の分化の時間軸を簡単にリセットすることが可能になったのである．「生命とは何か」，この問いに答えることはますます難しい時代になった．しかしながら，医療の分野において，臓器移植にかかわる"脳死"や高齢者医療にかかわる"尊厳死"など「生きていること」の定義は，否応なく考えざるを得ない命題になっている．そこで，あえて「生命」を，分子，そして自然史から多角的に捉えてみたい．

1. 分子からみる生命の定義

「自発的に自己を複製して自己増殖すること」が「生きているもの」であるという考えは今や誰も疑わないであろう．DNAという核酸の二重らせん構造こそがその自己複製のしくみの根源になるということも．情報量を保持した構造体が自己増殖して生じた生命体は，自発的に「代謝」という化学反応の活動を行って「生命活動」をしていることがその特徴である．このことにより生命体は，物質の流れを作り恒常性を維持することができる．したがって，「生命」は外に向かって開かれたシステムであり，単独では存在し得ない．発生した生命体が自己複製を繰り返し，生命活動を維持するためには，生体内の代謝の個々の反応が無秩序ではなく，目的に合うように一定の方向に秩序をもって調節されていなければならない．

個々の生命体は，無駄を省いて全体の反応をフィードバックするように調節されて進化していった．各種生命体が連携して存在する「集合体である地球環境」（生態系，eco-systemとも呼ぶ）もまた，広義の大きな生命体ともいえる．

2. 自然史からみる生命の発生

これまでにみつかっている最も古い生命体は，オーストラリアで発見された34億年前の微生物の化石である（David W, et al. Nature Geoscience 4：698-702, 2011）．このことから原始的生命は少なくとも34億年以前から地球上に存在したと考えられる．自然史からみて生命の発生には次の3つの説が唱えられている．

A. 自然発生説

古代ギリシャ人は万物の始まりは原初の神々であると信じていたが，紀元前4世紀頃，古代ギリシャの哲学者Aristotelesは多くの動物を観察・解剖して，それぞれには「いのち＝霊魂」というものがあり，他の物質とは違うことを唱えた．「生物は親から生まれるものもあるが，物質から一挙に生ずるものがある」とした．近代に至るまでこの自然発生説を否定する者はなく，19世紀のPasteur Lによる否定証明実験まで2,000年以上にわたり支持された．

B. 化学進化説

原始地球上で「単純な物質が化学反応によりだんだん複雑な物質へ進化していき生命が生まれた」とする説で，物質が存在する状態が生命に発展したものであると捉えた．1920年，ロシアの生化学者Oparin AIは，原始地球を取り巻いていた大気成分（二酸化炭素，窒素，水）が原始地球環境で自発的に反応して，アミノ酸などの生体物質が合成され，これら原始有機物は海に溶け込ん

でアミノ酸が重合した蛋白質に似た原始高分子に成長し，コアセルベートと呼ばれる構造体（液滴）を作り生命が出現したと考えた．この仮説は多くの支持を得ているものの，まだ実証されたわけではない．

C. パンスペルミア説

「生命は地球外で合成された生命の材料（有機物）が地球に運ばれてきて，それを使って地球上で生命体が創られた」という説である．この説は1787年，イタリアの生物学者Spallanzani Lによって唱えられたものである．その後，1906年にスウェーデンの科学者Arrhenius SAによって「パンスペルミア（panspermia）」という名称がつけられた．地球外天体である隕石や彗星の中に，生体関連物質やそれらの合成中間体と思われる物質の存在が見出されたこと，惑星間宇宙空間にも生体関連物質が見出されたことからその信憑性が期待されるようになった．

3. 生命の三要素：
生体物質・生体情報・生体エネルギー

今日の生命の基本単位である進化した細胞は，生体物質，生体情報，生体エネルギーの3つの要素により維持されている（図）．そこでは，単量体が重合して蛋白質，核酸，多糖類などの生体高分子を作り，これが環境に応じて変化する機能を持つ分子集合体を形成して生体情報を伝えている．また，アデノシン5'-三リン酸（ATP）の合成と分解を介して化学エネルギーを力のエネルギー（生体エネルギー）に変換して，生命活動が行われている．この細胞の集まりである個体は，これら3つの要素のどこが滞っても病態を惹起する．したがって，本書冒頭からこれらの流れについて詳細を学ぶことは，疾患の検査を理解する上で極めて重要なことである．

（太田敏子）

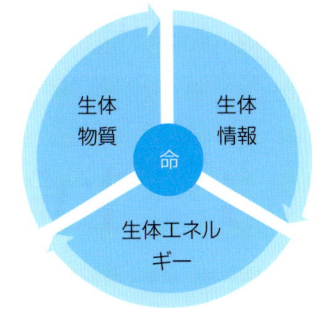

図　生命の三要素

I 生命現象の生化学—生命現象の分子基盤

1 生命を構成する成分

1. 生体元素

　高校の化学の教科書でおなじみの元素周期表（付録404頁参照）—そこには自然界に存在する92種類の元素と，人工的に作られた約30種類の元素が整然と並んでいる．このうち，私たちの体には，自然界に存在する元素の約3分の1に当たる約34種類の元素が含まれている（図1）．しかしながら，その量比は著しく偏っており，酸素，炭素，水素，窒素，カルシウム，リンの6種類で約98％を占め，残りの大部分の元素は，ごく微量含まれているにすぎない．

　酸素と水素は，主に最大の生体成分である水に含まれている．残りの固形物のほとんどは，炭素を含む有機化合物である．炭素は，炭素同士あるいは他の原子と，単結合による4つの共有結合を形成することができ，生体分子の基本構造となる「炭素骨格」を形成する．炭素原子が2重結合，3重結合を形成すると，化学的な性質や他の分子との反応性が変化する．このように，炭素の持つ化学的な特性が，後述する様々な生体分子（糖質，脂質，蛋白質，ヌクレオチドなど）の多様性を生み出す元となっている．

　カルシウム，リン，硫黄，カリウム，ナトリウム，マグネシウム，塩素などは，生体内では電荷を持つイオンとして機能を発揮する．生体内で起こっている様々なエネルギー代謝や，DNAの遺伝情報を解読して蛋白質を合成する過程，細胞膜を介して細胞外の情報を細胞内へ伝達する過程，筋肉の収縮，血液の凝固などには，これらのイオンのダイナミックな働きが欠かせない．

　量としてはごく微量しか存在しないその他の元

生体を構成する元素：約34種類からなる
　●主な元素
　　O，C，H，N，Ca，P
　　➡この6元素で約98％を占める

　●電解質として重要な元素
　　Ca，P，S，K，Na，Mg，Cl
　　➡代謝反応，細胞内情報伝達，筋肉の収縮など

　●微量元素
　　Fe，Zn，I，Cu，Co，Seなど
　　➡ホルモンの成分や酵素の活性化などに必須

図1　生体元素

素も，それぞれ私たちの体にとって重要な役割を果たしている．例えば，鉄の約65％は赤血球に含まれるヘモグロビンとして存在する．偏食や極端なダイエットなどで体内に貯蔵している鉄が減少すると，鉄欠乏貧血を引き起こす．また，ヨウ素は甲状腺ホルモンの重要な構成成分で，ヨウ素欠乏によって甲状腺ホルモンが低下すると，全身の代謝が低下し，疲れやすくなったり，皮膚が乾燥したりする．

　私たちは，これらの元素を自らの体内で作り出すことはできない．そのため，腸内に常在している細菌から供給される一部の成分を除いて，すべて食物から摂取しなければならない．健康な人は，特別な注意を払わなくても，日常生活でバランスのとれた食事をしていれば，約34種類の元素を体内に取り入れることができる．しかしながら，食事が偏ってしまいがちなアルコール依存症の人や，十分な食物が得られない一部の開発途上国の子どもたちは，栄養失調からくる様々な疾患

にかかりやすくなるばかりでなく，微量元素の欠乏症状が現れる．また，意識障害などがあり自ら食事が取れず，中心静脈栄養などで生命を維持している患者に対しては，必要な元素がすべて摂取できているのかどうか，医療従事者がチェックしなければならない．逆に，最近非常に多くの種類が市販されるようになったサプリメントによって，体内には微量しか存在しない元素を過剰に摂取してしまうことが問題となりつつある．食物中にはわずかしか含まれていない元素を過剰に摂取すると，どのような症状をきたすのか，未だわかっていないものも多い．

2. 生体物質

私たちの体を構成している分子で最も多いのは水分子である．ヒトの体に含まれる水分量（体重に占める重さ）は，年をとるに従って減少し，乳幼児で約70％，成人で約60％，高齢者で約50％といわれている．水以外の固形物はほとんどが有機化合物であり，糖質，脂質，蛋白質，ヌクレオチドの4つに大きく分類される．このうち，生体のエネルギー通貨といわれているアデノシン5′-三リン酸（ATP）というヌクレオチドや，ビタミンやある種のホルモンなどは比較的小さな低分子化合物である．一方，分子量の大きな生体分子は，基本となる構造単位が多数連なった重合体であることが多い．例えば，蛋白質はアミノ酸の，DNAやRNAなどの核酸はヌクレオチドの重合体である．

A. 水（図2）

生体の主成分である水は，血液中に種々の生体分子を溶解して体の隅々まで運搬するのみならず，皮下組織などに存在し，弾力を与えて私たちの体を支えている．さらに，生体内で休みなく行われている様々な代謝反応にも水分子が不可欠である．水分子の2つの水素原子は弱く正に荷電しており，酸素原子は弱く負に荷電している．この電気的な偏りを極性という．水分子の水素原子は，別の水分子の酸素原子を引きつけ，水素結合を作る．また，水は水以外の極性分子を溶解し，

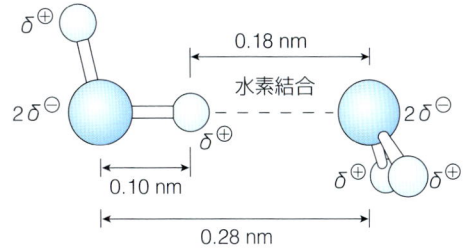

図2　2個の水分子は水素結合を作る
水分子の水素原子は正電荷を帯びており，別の水分子の酸素原子を引きつけ，水素結合を作る．

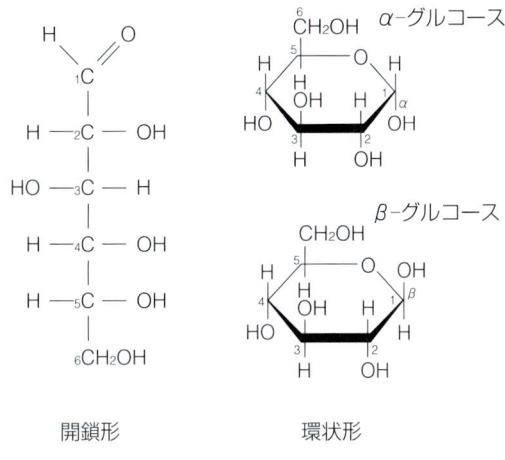

図3　D-グルコースの構造

生体内で行われている代謝反応において溶媒として働く．

B. 糖質

糖を構成する最小単位は単糖である．単糖は，炭素数3以上の複数のヒドロキシ基（-OH）を有する多価アルコールであり，-C(=O)-で表される2価のカルボニル基を有する．このカルボニル基がアルデヒド基である糖をアルドース，ケトン基である糖をケトースという．また，炭素数4以上の単糖には，ヒドロキシ基の立体配置が異なる複数の異性体が存在する．また，それぞれの単糖にはD型とL型というお互いに鏡に映したような関係にある異性体（エナンチオマー）が存在する．天然に存在する単糖は大部分がD型であ

表1 主な多糖

種類	名称	構造	局在，機能
貯蔵多糖	デンプン	α-グルコース アミロース：分岐構造なし アミロペクチン：分岐構造あり	植物 エネルギー貯蔵
	グリコーゲン	α-グルコース：分岐構造あり	動物（肝臓，筋肉） エネルギー貯蔵
構造多糖	セルロース	β-グルコース：繊維状，不溶性	植物の細胞壁
	キチン	N-アセチルグルコサミン　繊維状，不溶性	節足動物の外骨格 細菌の細胞壁
機能多糖	グリコサミノグリカン （酸性ムコ多糖）	アミノ糖と糖酸の繰り返し構造，酸性，親水性 （ヘパリン，コンドロイチン硫酸，ヒアルロン酸など）	結合組織（軟骨，腱，皮膚など） 粘性と弾力を与える 血液凝固阻害（ヘパリン）

ることがわかっている．個々の単糖に付けられている名称とは別に，炭素数が同じ単糖をまとめて呼ぶ名称がある．例えば，炭素数が3，4，5，6の糖はそれぞれトリオース，テトロース，ペントース，ヘキソースと呼ばれる．生体において特に重要なグルコースは，炭素数6のアルドース（アルドヘキソース）の1つである．グルコースをはじめとして，生体内に存在するヘキソースやペントースは，そのほとんどが，体液中で環状構造をとる．グルコースの場合は，アルデヒド基C1位と，ヒドロキシ基C5位が反応して環状となる（図3）．

環状糖のヒドロキシ基同士が脱水縮合することをグリコシド結合という．2つの単糖がグリコシド結合してできる二糖類には，グルコース2分子からなるマルトースや，グルコースとガラクトースからなるラクトースなどがある．多糖には，単一の単糖からなるホモ多糖と，2種類以上の糖からなるヘテロ多糖がある．また，その機能により，生体内でエネルギー貯蔵物質となる貯蔵多糖，生体を構成する材料となる構造多糖，特殊な機能を持つ機能多糖に分類される（表1）．主な貯蔵多糖はグルコースのホモ多糖であり，植物ではデンプン，動物ではグリコーゲンという．グリコーゲンはグルコースを摂取した後，つまり食後に合成が盛んになり，粒子状分子として肝臓や筋肉に蓄えられる．空腹時には，肝臓のグリコーゲ

ンが分解されてグルコースとなり，エネルギー源として使われる．構造多糖のセルロースは植物の細胞壁の主成分であり，地球上で最も多い有機化合物といわれている．セルロースもグリコーゲンと同じくグルコースのホモ多糖である．ただし，環状グルコースに生じるα-とβ-の立体異性体のうち，デンプンやグリコーゲンはα-グルコース，セルロースはβ-グルコースが重合したものである．この相違により，グリコーゲンやデンプンは水によく溶けるのに対して，セルロースは不溶性の繊維状分子として存在する．節足動物の外骨格を形成するキチンは，グルコースの誘導体であるN-アセチルグルコサミンから構成される．グリコサミノグリカンは，糖の誘導体であるアミノ糖と糖酸の繰り返し構造を持つヘテロ多糖である．グリコサミノグリカンは酸性ムコ多糖とも呼ばれ，しばしば硫酸基が結合し，多数の水分子が結合した粘液として存在する．主なグリコサミノグリカンには，ヘパリン，コンドロイチン硫酸，ヒアルロン酸などがあり，組織に外力に対する抵抗性と弾力を与えている．また，ヘパリンは血液凝固阻害作用を持ち，医療に用いられる．

多糖が蛋白質やペプチドと結合したものをそれぞれプロテオグリカン，ペプチドグリカンといい，軟骨組織や細菌の細胞壁を形成している．また，糖鎖はホルモンや細胞膜受容体などの蛋白質に結合して，その機能を調節している．ABO式

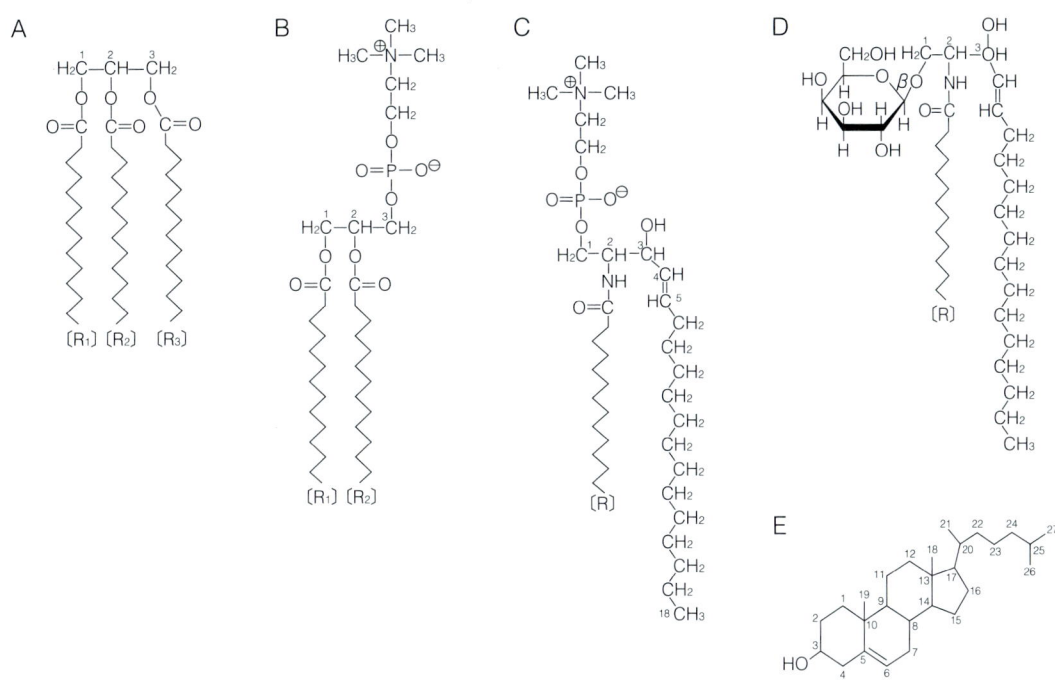

図4 主な脂質の構造

	A	B	C	D	E
名称	トリグリセリド	ホスファチジルコリン	スフィンゴミエリン	セレブロシド	コレステロール
基本骨格	グリセロール	グリセロール	セラミド	セラミド	イソプレン
性質	疎水性	両親媒性	両親媒性	両親媒性	両親媒性
役割	エネルギー貯蔵	生体膜の主成分	細胞膜,ミエリン鞘	細胞膜,ミエリン鞘	細胞膜,ホルモン

血液型を決定する抗原は,赤血球膜表面に結合する糖鎖から構成される.

C. 脂質

糖質や蛋白質に比べて脂質の構造と機能は多種多様である(図4).その役割も多彩であり,ヒトの体内ではエネルギー貯蔵物質や生体膜の主要な構成成分となっている他,神経の髄鞘(ミエリン鞘),ホルモン,脂溶性ビタミンなど様々な機能を担っている.

最も単純な構造を持つ脂質は脂肪酸であり,多くの脂質の構成成分となる(表2).脂肪酸は長い炭化水素の鎖を持つカルボン酸である.炭素-炭素間に二重結合がない脂肪酸を飽和脂肪酸,二重結合がある脂肪酸を不飽和脂肪酸という.飽和脂肪酸は常温では固体だが,不飽和脂肪酸は液体である.また,不飽和脂肪酸のリノール酸やα-リノレン酸は必須脂肪酸と呼ばれており,ヒトの体内では合成できないため植物油などの食物から摂取する必要がある.エイコサノイドと呼ばれる様々な生理活性物質は,炭素数20で4カ所に二重結合があるアラキドン酸という不飽和脂肪酸から合成される.

脂質は同じ分子量の糖質に比べて,代謝されたときにより多くのエネルギーを産生する.主なエネルギー貯蔵脂質は,トリグリセリド(中性脂肪)であり,グリセロールに3つの脂肪酸がエステル結合した構造を持つ.トリグリセリドと同じようにグリセロール骨格を有するが,C3位に脂肪酸ではなくリン酸基が結合したものはグリセロ

表2　主な長鎖脂肪酸

炭素数：二重結合数	長鎖脂肪酸名
C16：0	パルミチン酸
C16：1	パルミトレイン酸
C18：0	ステアリン酸
C18：1	オレイン酸
C18：2	リノール酸
C18：3	リノレン酸
C20：4	アラキドン酸
C20：5	エイコサペンタエン酸
C22：6	ドコサヘキサエン酸

リン脂質と呼ばれる．グリセロリン脂質の2つの脂肪酸は疎水性，リン酸基を有する部分は親水性なので，1つの分子内に疎水性と親水性の部分が存在する．このような分子を両親媒性脂質という．生体膜は2層の両親媒性脂質が親水性部分を外側にして重なり合った脂質二重層が基本構造となる．ホスファチジルコリン（レシチン）に代表されるグリセロリン脂質は，生体膜の主要な構成成分である．その他の両親媒性脂質にはスフィンゴ脂質がある．スフィンゴ脂質は脳に多く分布している．コレステロールなどのステロイドは，3つの6員環と1つの5員環が縮合した基本構造を持つ．遊離コレステロールは両親媒性脂質であり，グリセロリン脂質とともに生体膜の構成成分となる．また，副腎皮質ホルモンや胆汁酸などもステロイドの一種であり生体内で様々な機能を発揮する（図4）．一方で，末梢組織のコレステロールが過剰になると，血管壁に蓄積され動脈硬化の引き金となる．コレステロールのC3ヒドロキシ基に脂肪酸がエステル結合したものをコレステロールエステルという．コレステロールエステルは疎水性が強く，貯蔵型コレステロールともいわれる．

D. アミノ酸と蛋白質

蛋白質はアミノ酸の重合体である．DNAの遺伝情報から翻訳され，蛋白質を構成するアミノ酸は20種類あり，標準（または共通）アミノ酸という（図5）．これらのアミノ酸は α-位の炭素に水素原子，アミノ基，カルボキシル基，側鎖が結合した構造を持つ．このうち側鎖が水素原子であるグリシン以外のアミノ酸のα-炭素は不斉炭素であり，結合する4つの置換基がすべて異なっている．アミノ酸にも糖の項で述べたような鏡像関係にあるD体とL体が存在し，天然に存在するアミノ酸の大部分はL体であることがわかっている．アミノ酸は，生理的な条件（pH7.35〜7.45）では，アミノ基が正に，カルボキシル基が負に荷電した両性イオンとして存在する．標準アミノ酸は，側鎖の構造によって6つのグループに分類される．このうち，アルキル側鎖を持つイソロイシン，バリン，ロイシンなどは疎水性が強い．一方塩基性側鎖を持つアルギニンやリジン，酸性側鎖を持つアスパラギン酸やグルタミン酸は親水性が強い．その他，蛋白質を構成するアミノ酸の側鎖には決まった化学修飾を受けるものがある．例えば，チロシン，セリン，トレオニン残基のヒドロキシ基はリン酸化され，受容体分子の細胞内情報伝達を活性化する．また，アスパラギン，セリン，トレオニン残基の側鎖には糖鎖が結合する．

2つのアミノ酸のアミノ基とカルボキシル基が脱水縮合することをペプチド結合という．蛋白質は約50以上のアミノ酸がペプチド結合したポリペプチド鎖である．遺伝情報により蛋白質が合成されるときは，アミノ基が遊離しているアミノ酸（N末端）を先頭に，カルボキシル基が遊離しているアミノ酸（C末端）までアミノ酸が順番につながっていく．このアミノ酸配列の順番を示したものを蛋白質の一次構造という．一次構造を規定する結合は強力な共有結合であり，ペプチド結合の他，2つのシステイン残基のチオール基が酸化されて結合したジスルフィド結合がある．鎖状につながったアミノ酸の間には，4種類の非共有結合（水素結合，電荷-電荷相互作用，疎水性相互作用，van der Waals力）が働いて，蛋白質の折りたたみが起こる．このうち，規則的な水素結合によって，らせん状，シート状の繰り返し構造をとったものをα-ヘリックス，β-シートという．これらは多くの蛋白質に共通してみられる構造

●α-アミノ酸の基本構造

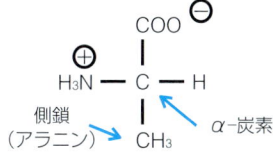

グリシンを除き標準アミノ酸の
α-炭素はすべて不斉炭素である

●ヒトの必須アミノ酸
→ヒトの体内では合成できない
アミノ酸
Leu, Ile, Val, Phe, Trp,
Met, Thr, Lys, His

●標準アミノ酸（20種）カッコ内は3文字略号と1文字略号
・脂肪族アミノ酸
　グリシン　　　（Gly, G）
　アラニン　　　（Ala, A）
　ロイシン　　　（Leu, L）
　イソロイシン　（Ile, I）
　バリン　　　　（Val, V）
　プロリン　　　（Pro, P）
・芳香族アミノ酸
　フェニルアラニン（Phe, F）
　チロシン　　　（Tyr, Y）
　トリプトファン（Trp, W）
・含硫アミノ酸
　メチオニン　　（Met, M）
　システイン　　（Cys, C）
・水酸基を持つアミノ酸
　セリン　　　　（Ser, S）
　トレオニン　　（Thr, T）
・塩基性アミノ酸
　リジン　　　　（Lys, K）
　アルギニン　　（Arg, R）
　ヒスチジン　　（His, H）
・酸性アミノ酸とアミド誘導体
　アスパラギン酸（Asp, D）
　グルタミン酸　（Glu, E）
　アスパラギン　（Asn, N）
　グルタミン　　（Gln, Q）

図5　アミノ酸

で，蛋白質の二次構造という．蛋白質全体の折りたたみ構造を示したものは三次構造といい，α-ヘリックスやβ-シートの組み合わせによって生じた特徴的な構造をモチーフという．また，いくつかの蛋白質が集まって機能する多量体蛋白質の構造を示したものを四次構造といい，構成する個々の蛋白質をサブユニットという．例えばヘモグロビン分子は，α鎖とβ鎖がそれぞれ2つずつの4量体として存在する．このような空間的，立体的な蛋白質の構造は，X線結晶解析法や核磁気共鳴（nuclear magnetic resonance：NMR）法で解析することができる．一方，熱，酸，アルカリ，高塩濃度などの条件で蛋白質を処理すると，非共有結合が切断され，ペプチド結合が残るため，伸びきった鎖状となる．これを蛋白質の変性という．

E. ヌクレオチド

ヌクレオチドは5炭糖（リボースまたは2-デオキシリボース），窒素を含む塩基，少なくとも1個のリン酸からなる（図6）．代表的なヌクレオチドであるATPは，生体内のエネルギー通貨とも呼ばれており，エネルギー代謝において重要な役割を持つ（「エネルギーの流れ」36頁参照）．ATPの3つのリン酸基には4カ所の負に荷電している部位がある．これらはお互いに反発しあっているため，リン酸基同士を結合するために高い内部エネルギーを有している．また，ヌクレオチドには，サイクリックAMPのように，細胞内のシグナル伝達分子として機能しているものもある．水溶性ビタミンであるビタミンB_1，B_2が活性化されて酸化還元酵素の補酵素として働く場合にも，ヌクレオチドの構造をとる．

核酸（DNA，RNA）はヌクレオチドの重合体である．ヌクレオチド塩基は，プリンとピリミジンに分類される．DNAを構成するヌクレオチドは，プリン塩基がアデニン（A）かグアニン（G），ピリミジン塩基がチミン（T）かシトシン（C）のいずれかである．このうちチミンはDNAを構成するヌクレオチドにのみみられる塩基であり，RNAはチミンではなくウラシル（U）が構成成分（他はDNAと同じ）になる（図7）．核酸は，ヌクレオチドの糖のC3位に結合するヒドロキシ基が次のヌクレオチドの糖のC5位に結合するリン酸基とエステル結合することによって重合化したものである．したがって，先頭のヌクレオチドはC5位のリン酸基が遊離しており（5'末端），最後のヌクレオチドはC3位のヒドロキシ基が遊離している（3'末端）．DNAが2本鎖になるときは，プリンとピリミジンの間に相補的な水

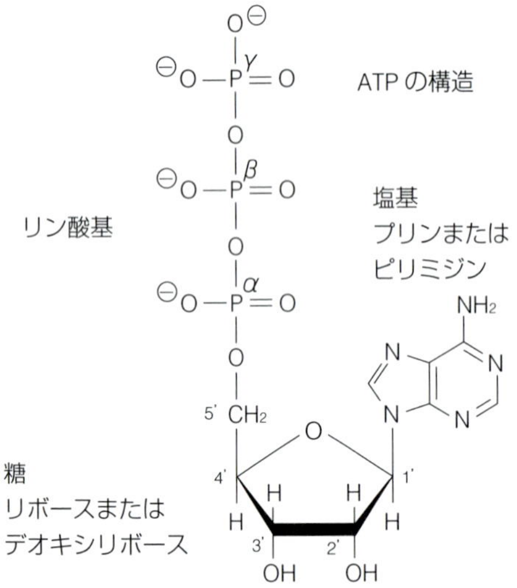

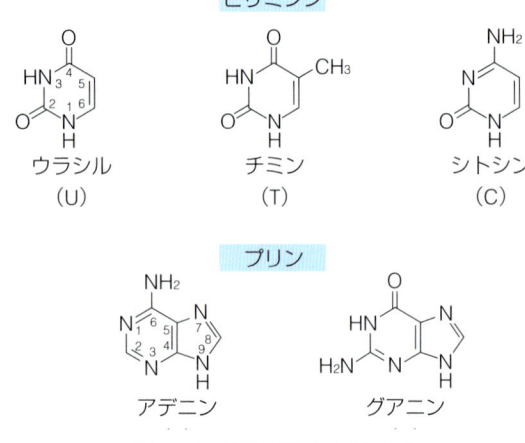

図6 ヌクレオチドの構造

図7 核酸の材料となる塩基

素結合が形成される．このうちアデニンはチミンと2本の水素結合を形成し，グアニンはシトシンと3本の水素結合を形成する．DNAを鋳型にRNAが合成されるときは，チミンの代わりにウラシルがアデニンと結合する．また，DNAを構成するヌクレオチドの糖は2-デオキシリボースであり，RNAや他のヌクレオチドの糖はリボースである．

（大根田絹子）

チェックリスト
- □ 五大生体成分をあげよ．
- □ 生体の水の役割を述べよ．
- □ 糖質の役割を述べよ．
- □ 脂質の役割を述べよ．
- □ 蛋白質の役割を述べよ．
- □ 核酸の役割を述べよ．

I 生命現象の生化学—生命現象の分子基盤

2 物質の流れ

1. 総論

私たちの体は約60兆個の細胞からなり，個々の細胞の機能は多種多様である．消化管上皮，血液，皮膚などの細胞は寿命が短く，新しい細胞が次々に作られ，古い細胞と入れ替わっている．一方で，神経や心筋は生涯分裂しないといわれている．しかしながら，その細胞が生きている限り，細胞分裂する，しないにかかわらず，細胞の内外では活発な物質のやりとりが行われている．

生物が外界から摂取した物質を使って，別の物質を合成したり，体内でエネルギーに変換したりして，要らなくなったものを体外に排出する過程を代謝（metabolism）という．地球上の生物のエネルギーの源は，太陽の光エネルギーである．植物や細菌の一部は光合成によって光エネルギーを化学エネルギーに変換し，二酸化炭素を炭素源として有機化合物を合成する．動物はその有機化合物を食物として摂取し，それを分解する際に遊離されるエネルギーを利用して，生命活動を行っている．生体内で行われる代謝は，大きく異化代謝と同化代謝に分けられる．異化代謝は，摂取した食物や，体内にある高分子化合物を分解し，その過程でエネルギーを産生する代謝反応である．一方，同化代謝は，摂取した食物や，体内で分解された低分子化合物から高分子化合物を合成する代謝反応であり，その過程でエネルギーを消費する．糖質，脂質，アミノ酸，ヌクレオチドをはじめ，すべての生体分子には異化・同化される代謝経路がある（図1）．ただし，それらはバラバラに行われるのではなく，いくつもの接点を介して合流，分岐して全体としては網の目のようになっ

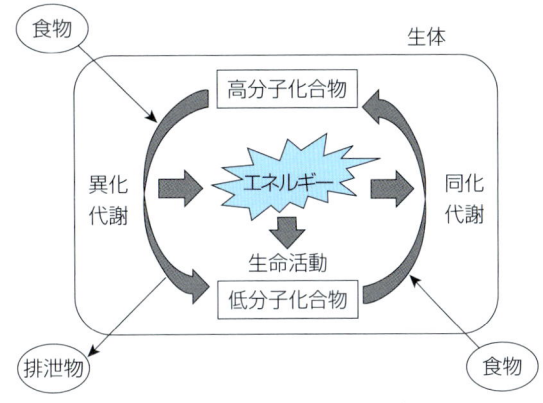

図1 同化代謝と異化代謝

ている．

ヒトなどの高等動物は，常に外界から食物を摂取しているわけではない．たとえ規則正しく食事をしていたとしても，個々の細胞にとっては，外界からの物質の供給に波があることになる．一方で，生命活動は休みなく行われており，睡眠時にもエネルギーを消費する．また，安静時と激しい運動をした時とでは，消費されるエネルギーに大きな差がある．このような変動に対して，私たちの体には，内部の環境を一定に保とうとする「恒常性維持（ホメオスタシス）」という仕組みが備わっている．その結果，個々の細胞は，休みなく代謝を行いながら，見かけ上は大きな変化なく生命活動を維持できる．例えば，絶食状態が続いても生命活動に最低限必要なエネルギーは確保できるように，脂肪組織にはトリグリセリドが蓄えられており，飢餓時にはそれらを分解してエネルギーを得ることができる．つまり，飽食時と飢餓時

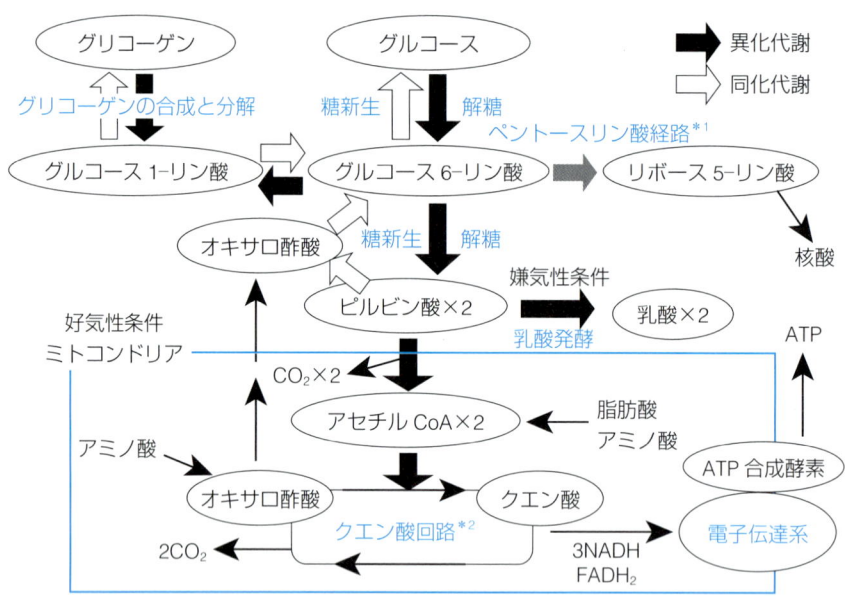

図2 糖質代謝の概要
＊1：分解反応だがエネルギーの産生はない．
＊2：グルコース1分子につきクエン酸回路は2回転する．

で活発に行われる代謝経路をダイナミックに調節することによって，全体としてその細胞の生命活動が見かけ上は変わらずに持続していくのである．代謝における恒常性維持は，主に代謝反応を司る酵素の活性調節によって行われる．多段階に及ぶ代謝経路では，数カ所に「関所」のような代謝反応があり，そこで働く律速酵素の活性は，基質や生成物の濃度，ホルモン，神経伝達物質などによって調節される．その結果，必要な時に必要な分だけその代謝経路が行われるようになるのである．

2. 糖質代謝（図2）

私たちが主食としている米・小麦などに含まれる主な糖質は，デンプンである．私たちはグルコースからなる多糖であるデンプンを，最初に唾液や小腸のα-アミラーゼによって二糖のマルトース（麦芽糖）に分解し，小腸のマルターゼで単糖のグルコースに分解して吸収する．炭素数6のグルコースは解糖系によって炭素数3のピルビン酸2分子に分解される．ピルビン酸は，酸素が十分にない嫌気性条件では，還元され乳酸まで代謝される．酸素が十分にある好気性条件では，ピルビン酸はミトコンドリアでアセチルCoAに変換される．アセチルCoAはオキサロ酢酸と結合してクエン酸回路に入り，クエン酸となる．クエン酸回路で生じた還元型補酵素の還元型ニコチンアミドアデニンジヌクレオチド（NADH），還元型フラビンアデニンジヌクレオチド（$FADH_2$）は，ミトコンドリア内膜にある電子伝達系の酵素群に電子を供給する．電子伝達系で電子の受け渡しに伴ってプロトンH^+がミトコンドリア内膜の内側から外側に移動するためプロトンの濃度勾配が生じる．プロトンが外側から内側に戻るときのエネルギーを使って，アデノシン5'-三リン酸（ATP）合成酵素がアデノシン5'-二リン酸（ADP）と無機リン酸からATPを産生する．電子伝達系以降のエネルギー獲得の仕組みについては，「エネルギーの流れ」（36頁）を参照していただきたい．本項では，グルコースからクエン酸回路までの異化代謝の流れと，逆にピルビン酸からグルコースを産生する糖新生について解説する．さらに，グ

ルコースのリン酸化体を起点（終点）とするグリコーゲンの合成と分解およびペントースリン酸経路について概説する．

A. 解糖系と乳酸発酵

グルコースを 2 分子のピルビン酸に分解する糖質の異化反応を解糖系という（図 3）．この過程で，グルコース 1 分子当たり 2 分子の ATP が産生される．解糖系の反応はすべての細胞で行われており，酸素を必要としないため，嫌気性条件でも好気性条件でも行われる．解糖系は全部で 10 の反応からなるが，グルコースとピルビン酸を除く中間体はすべてにリン酸基が付く．解糖系の酵素の一部は，可逆的に作用し，糖新生でも使われる．ただし，3 カ所では逆反応が起こりにくく，糖新生とは別の酵素によって行われる．そこが解糖系全体の調節点となっている．3 カ所の調節点のうち 2 カ所で働く酵素は，いずれもヘキソースにリン酸基を付加する酵素（グルコキナーゼ，ホスホフルクトキナーゼ）である．どちらの反応も異化反応であるにもかかわらずリン酸基を得るために ATP を消費する．途中でヘキソースが 2 分子のトリオースに分解されてからピルビン酸が産生されるまでに 2 カ所 ATP を産生する箇所があるので，反応全体で産生されるのは − 2 ＋ 4 ＝ 2 で，差し引き 2 mol となるのである．第 3 の調節酵素ピルビン酸キナーゼは，解糖系最後の反応で，ホスホエノールピルビン酸からピルビン酸を生じる過程で働く．ホスホエノールピルビン酸は ATP よりも内部エネルギーが大きい高エネルギー化合物であり，ピルビン酸を産生する過程で ATP が産生される．

嫌気性条件では，細胞質でピルビン酸が還元され，乳酸が生じる．このときに働く酵素は乳酸脱水素酵素である．乳酸脱水素酵素は還元型補酵素 NADH を必要とする．一方，解糖系の後半には酸化型補酵素 NAD^+ を NADH に還元する反応があるので，嫌気性条件では NAD^+ と NADH は使い回されている．好気性条件では，解糖系後半で生じた NADH の還元力は，シャトルと呼ばれる代謝経路を使って，ミトコンドリアの電子伝達系

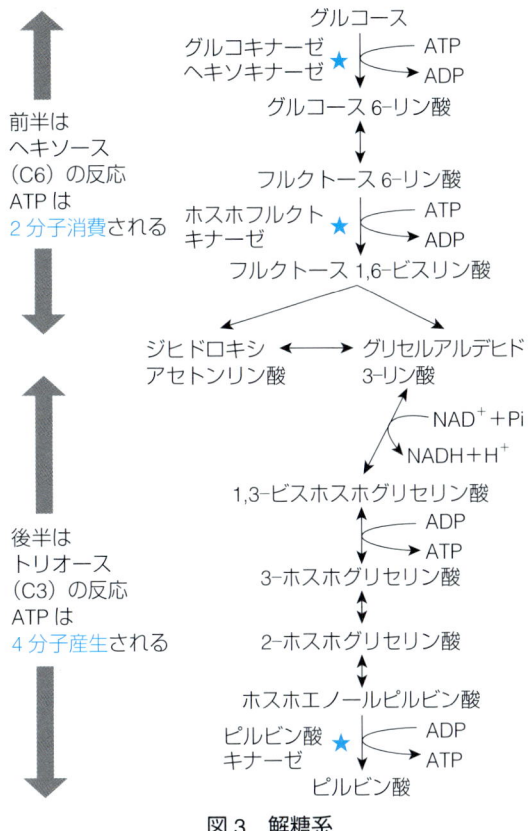

図 3　解糖系

★：不可逆的反応（調節点）

に伝えられる．ピルビン酸から乳酸が生じる反応を「乳酸発酵」と呼ぶことがある．乳酸発酵は，乳酸菌を使ったチーズやヨーグルトの製造に生かされている．ヒトでは激しい運動を行った筋肉で乳酸が産生され，筋肉痛の原因となる．ただし，乳酸は肝臓に運ばれてピルビン酸になり，糖新生によってグルコースを産生する材料となる．一方，酵母では，ピルビン酸をエタノールと CO_2 に変換するエタノール発酵が行われ，酒類の製造に利用されている．

B. クエン酸回路（図 4）

好気性条件では，解糖系で生じたピルビン酸がミトコンドリアに運ばれて，酸化的脱炭酸反応によりアセチル CoA に変換される．この反応は，ピルビン酸脱水素酵素複合体という酵素によって行われる．補酵素として，ビタミン B_1 の活性化

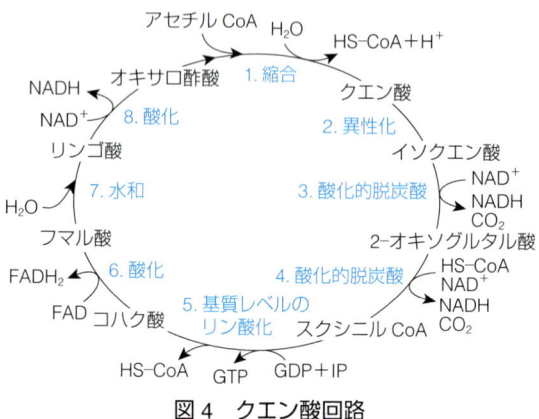

図4　クエン酸回路

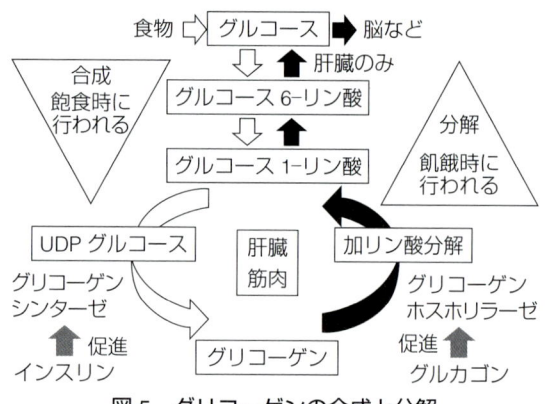

図5　グリコーゲンの合成と分解

体であるチアミンピロリン酸が必要である．この反応では，アセチルCoA，CO_2の他に，1分子のNADHが産生される．このNADHは，続くクエン酸回路で生じるNADH，$FADH_2$とともに，電子伝達系へ電子を供給する（図4）．

アセチルCoAは，糖質のみならず，脂肪酸やアミノ酸の異化代謝からも生じるので，いわば代謝の交差点に相当する重要な分子である．クエン酸回路の最初の反応では，アセチルCoAがオキサロ酢酸と縮合してクエン酸を生じる．クエン酸回路は全部で8つの反応からなり，前半の2つの酸化的脱炭酸反応により2分子のCO_2を生じる．クエン酸回路では，1周すると，3分子のNADH，1分子の$FADH_2$が産生され，これらはミトコンドリア内膜の電子伝達系に電子を供給する．また，スクシニルCoAからコハク酸を生じる反応では，基質レベルのリン酸化によって1分子のグアノシン5'-三リン酸（GTP）を生じる．これらを合わせると，クエン酸回路1周当たり，10分子のATPが産生されることとなる．

C. 糖新生，グリコーゲンの合成と分解，ペントースリン酸経路

絶食が続くと，血液中のグルコース濃度は徐々に減少する．しかし，健常人では，通常空腹時血糖は70 mg/dL以下になることはない．それは，飢餓状態では，貯蔵していたグリコーゲンを分解してグルコースを補充する反応や，乳酸，脂肪酸，アミノ酸など糖質以外の分子からグルコース

を産生する糖新生が行われるからである．糖新生は，解糖系とは逆に，ピルビン酸からグルコースを産生する経路である（図5）．解糖系の反応がすべての細胞で行われるのに対し，糖新生は主に肝臓で行われている．Aの項でも述べたように，糖新生には解糖系の逆反応ではない不可逆的な反応が3カ所存在し，そこが調節点となっている．特に，最初の反応で，ピルビン酸から直接ホスホエノールピルビン酸を生じるのではなく，オキサロ酢酸を経由するのが大きな特徴である．

グリコーゲンは，肝臓と筋肉に蓄えられている．グリコーゲンの合成には，グルコースがヌクレオチドの一種であるウリジン5'-三リン酸（UTP）と反応して活性化される必要がある．この活性化体をウリジン5'-二リン酸（UDP）グルコースという．分解されるときは，グリコーゲンの末端のグルコースの1位にリン酸基を付加して，グルコース1-リン酸として切り出していく．肝臓では，グルコース1-リン酸はグルコース6-リン酸に変換し，脱リン酸化してグルコースとして血中に放出する．筋肉には，脱リン酸化酵素が存在しないため，グルコース6-リン酸を自ら利用するのみである．

グルコース6-リン酸を出発点とするもう1つの反応に，ペントースリン酸経路がある．これまで述べてきた糖質代謝とは異なり，この経路はATPの産生や消費を伴わない．しかしながら，この経路の中間産物であるリボース5-リン酸は，ヌクレオチドの合成材料として貴重である．ま

た．この経路では還元型補酵素ニコチンアミドアデニンジヌクレオチドリン酸（NADPH）を生じる．NADPH は脂肪酸やコレステロールの合成に必要な補酵素である．よってこの経路は，NADPH を必要とする脂肪組織，副腎皮質，肝臓，赤血球などで盛んに行われている．

糖質の同化・異化代謝は，膵臓の内分泌ホルモンであるインスリン，グルカゴンによって調節されている．血中グルコースを低下させる作用があるインスリンは解糖系を促進し，糖新生を抑制し，グリコーゲンの合成を促進する．グルカゴンはインスリンと逆の作用を有する．これらの作用は，それぞれの経路において調節点となっている反応の酵素活性をコントロールすることによって行われている．

（大根田絹子）

3. 脂質代謝
A. 生体にとっての脂質

脂質とは，炭化水素鎖を骨格とする生体分子で，水に溶けにくく有機溶媒に溶けやすい性質を持つ．機能的な面から脂質を分類すると，貯蔵脂質と構造脂質に大別される．貯蔵脂質には遊離脂肪酸とトリグリセリドが分類され，構造脂質にはリン脂質や糖脂質，コレステロールなどが分類される．貯蔵脂質は体内のエネルギー燃料となり，エネルギー代謝のレベルを調節する機能を持つ．一方，構造脂質は生体膜の構成成分となるほか，種々の細胞内シグナル伝達のメディエーターとして機能する．

B. 貯蔵脂質
a. 脂肪酸とトリグリセリドの生合成

生体がエネルギーを過剰に摂取すると，過剰なエネルギーは脂肪酸として貯蓄される．炭化水素鎖は軽量で大量のエネルギーを蓄積することができるため，糖質や蛋白質としてエネルギーを貯蓄するよりも，リン脂質などの構成単位成分である脂肪酸としてエネルギーを貯蓄する方が格段に効率的である．

脂肪酸の生合成は細胞質内で起こり，4'-ホス

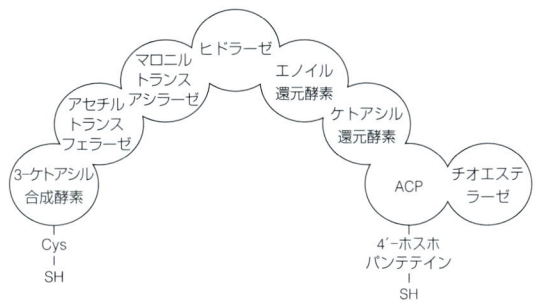

図6　脂肪酸合成酵素複合体

ホパンテテイン-SH を持つアシルキャリア蛋白（acyl carrier protein：ACP）と脂肪酸合成に必要な7つの酵素活性を合わせ持つ1本のポリペプチド鎖の脂肪酸合成酵素複合体（図6）が2分子集まって形成した2量体により触媒される．脂肪酸合成酵素複合体の3-ケトアシル合成酵素にはシステイン残基の SH 基が存在しており（図6），これら2つの SH 基は脂肪酸の生合成に重要である．

脂肪酸の生合成を以下に示す（図7）．摂取したグルコースから解糖系を経て合成されたアセチル CoA が脂肪酸合成の出発材料であり，最終産物は飽和脂肪酸である遊離パルミチン酸である．まず，①アセチル CoA カルボキシラーゼの触媒作用によって，アセチル CoA と CO_2 からマロニル CoA が合成される．②1分子のアセチル CoA がアセチルトランスフェラーゼの働きによって脂肪酸合成酵素複合体のシステインの SH と縮合し，続いて，マロニル CoA がマロニルトランスアシラーゼの作用で別の脂肪酸合成酵素複合体モノマーの ACP の 4'-ホスホパンテテインの SH 基と縮合する．この反応によりアセチル-マロニル酵素（アセチル基の代わりに炭素鎖が長いアシル基が結合している場合はアシル-マロニル酵素）が生成される．③アセチル（アシル）-マロニル酵素上のアセチル基がマロニル基に転移し，二酸化炭素を放出することで3-ケトアシル酵素が生じる．この反応は，3-ケトアシル合成酵素により触媒される．④続いて，3-ケトアシル基が還元，脱水され，2,3-不飽和アシル酵素が産生される．⑤さらに，還元反応により，炭素数が4のアシル

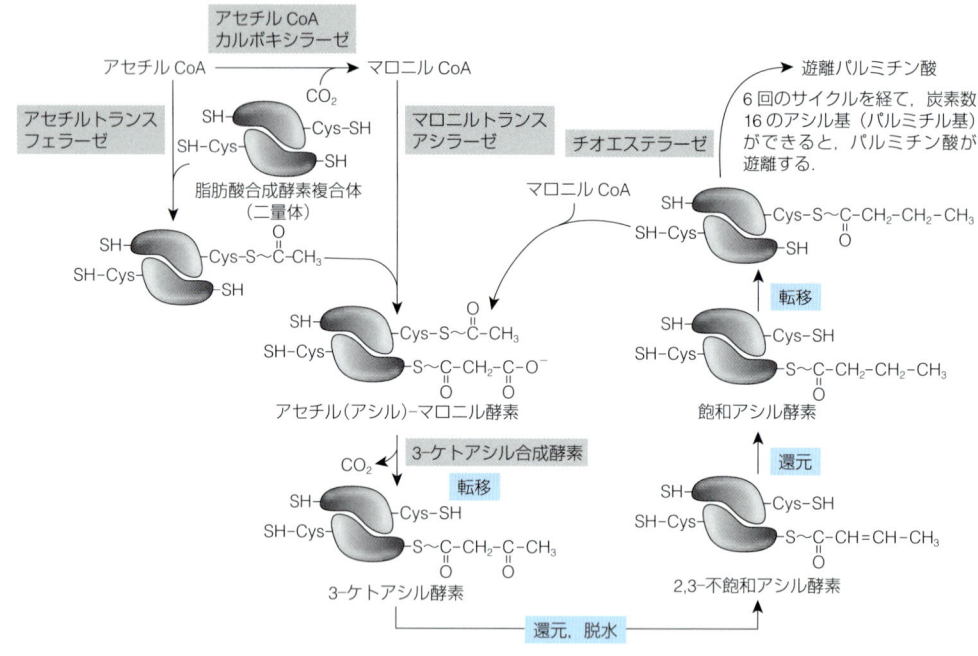

図7 脂肪酸の生合成

基を持つ飽和アシル酵素が産生される．⑥飽和アシル酵素のアシル基は，システインのSH基に転移し，4'-ホスホパンテテインのSH基は新しいマロニル残基が付加するために明け渡される．⑦新しいマロニルCoAが飽和アシル酵素の4'-ホスホパンテテインSH基に付加され，それまでに合成されたアシル基がマロニル残基に転移する．

この反応が6回繰り返されて炭素数16のアシル基（パルミチル基）になると，チオエステラーゼの作用によりパルミチン酸が遊離する．

遊離パルミチン酸は，アシルCoAシンテターゼの働きによりCoA（コエンザイムA）が付加された後，より炭素数が多い脂肪酸や不飽和脂肪酸に代謝される．これらの遊離脂肪酸は，肝臓で産生されたグリセロール-3-リン酸に縮合する．すなわち，グリセロール-3-リン酸のC1位がアシル化され，リゾホスファチジン酸が産生される．リゾホスファチジン酸は，そのC2位がアシル化され，ホスファチジン酸へ変換される．最後にC3位がアシル化されてトリグリセリドが生合成される．

b. 不飽和脂肪酸

細胞膜を構成するリン脂質にアシル化された不飽和脂肪酸は，細胞膜の流動性を保つために重要な働きを持つ．不飽和脂肪酸自体は細胞内・細胞間のシグナル伝達分子としての機能を担っている．不飽和脂肪酸には，前述の脂肪酸合成経路により産生された遊離パルミチン酸から産生される非必須脂肪酸と，遊離パルミチン酸からは合成できない必須脂肪酸に分類される（表1）．必須脂肪酸には，リノール酸，γ-リノレン酸のほか，アラキドン酸，α-リノレン酸，エイコサペンタエン酸，ドコサヘキサエン酸が含まれる．リノール酸，γ-リノレン酸の摂取により，その他の必須脂肪酸は体内で合成できる．

c. 脂質の利用—脂肪酸酸化（β酸化）

食事により得たトリグリセリドや体内で合成された遊離脂肪酸やトリグリセリドは，必要に応じて分解され，内蔵されたエネルギーが取り出される．この際の脂肪酸分解反応が以下に示す脂肪酸酸化（β酸化）である（図8）．β酸化は，ミトコンドリア内で起こる．

トリグリセリドは膵臓のリパーゼや血中のリポ蛋白リパーゼにより，脂肪酸とグリセロールに分解される．遊離した脂肪酸は，細胞内に取り込まれた後，アシルCoAシンテターゼによりCoAが付加されてアシルCoAが生成される．細胞質内で生成したアシルCoAは，カルニチン運搬システムによってミトコンドリア内へ輸送されて，ミトコンドリア内でカルボキシル末端より分解される．この時，炭素鎖の開裂がα位とβ位の間で起きるため，β酸化と呼ばれる．β酸化の最初の段階でアシルCoAは，還元反応によりΔ^2-trans-エノイルCoAへ代謝される．この反応を触媒する還元酵素はアシルCoAデヒドロゲナーゼである．次に，Δ^2エノイルCoAヒドラターゼの作用によりL(+)-3-ヒドロキシアシルCoAとなる．さらに3-ヒドロキシアシルCoAは，L(+)-3-ヒドロキシアシルCoAデヒドロゲナーゼの作用により3-ケトアシルCoAへと代謝される．3-ケトアシルCoAはチオラーゼ（3-ケトアシルチオラーゼ）の作用により，アセチルCoAと炭素数が2少ないアシルCoAへと分解される．この反応を繰り返すことにより，最終的にはアシルCoAはアセチルCoAに分解される．分解される

表1　生体における脂肪酸の種類

非必須脂肪酸		必須脂肪酸	
脂肪酸名	炭素数	脂肪酸名	炭素数
ラウリン酸	12：0	リノール酸	18：2 (9, 12)
ミリスチン酸	14：0	γ-リノレン酸	18：3 (6, 9, 12)
パルミチン酸	16：0	アラキドン酸	20：4 (5, 8, 11, 14)
ステアリン酸	18：0	α-リノレン酸	18：3 (9, 12, 15)
オレイン酸	18：1（9）	エイコサペンタエン酸	20：5 (5, 8, 11, 14, 17)
		ドコサヘキサエン酸	22：6 (4, 7, 10, 13, 16, 19)

コロンの前の数字は炭素数を，コロンの後の数字は二重結合の数を表す．括弧内の数字は二重結合の位置を示す．

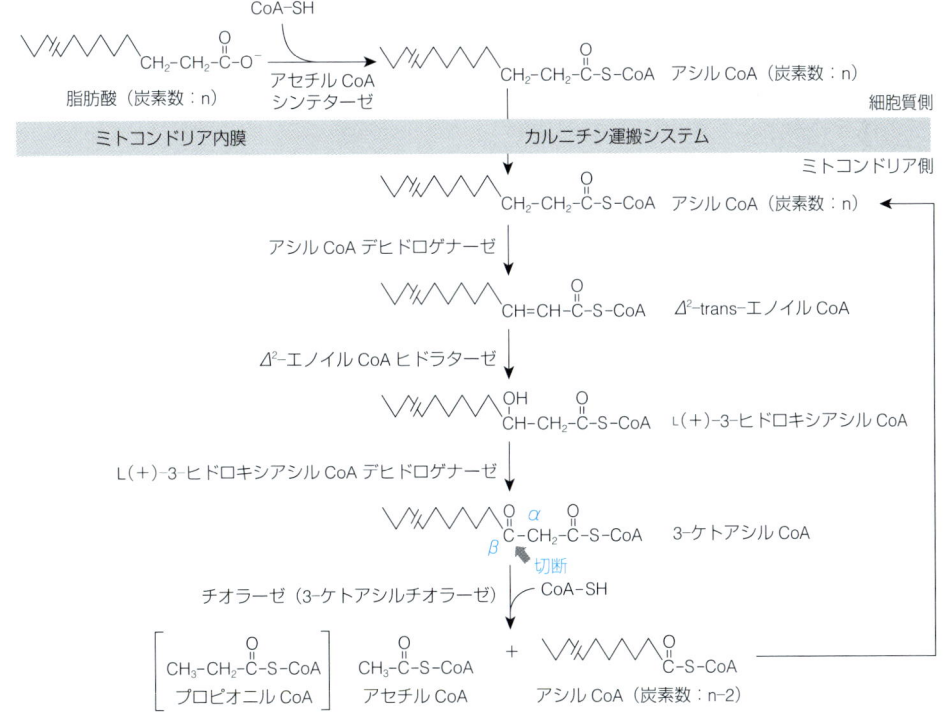

図8　脂肪酸酸化（β酸化）

アシルCoAの炭素数が奇数の場合は，炭素数3個のプロピオニルCoAになるまでアセチルCoAを生成するβ酸化によって分解される．このプロピオニルCoAはスクシニルCoAを経てクエン酸回路で分解される．

d. 脂質の利用—ケトン体の生成

肝臓において過剰なアセチルCoAが産生されると，クエン酸回路で代謝されないアセチルCoAがミトコンドリア中でケトン体へと代謝される（図9）．この反応では，2分子のアセチルCoAがチオラーゼの逆反応で縮合し，アセトアセチルCoAが産生される．次に，もう1つの分子のアセチルCoAと縮合して，3-ヒドロキシ-3-メチルグルタリルCoA（HMG-CoA）へと代謝される．この反応を触媒する酵素はHMG-CoAシンターゼである．HMG-CoAはHMG-CoAリアーゼの働きによりアセチルCoAとアセト酢酸に分解される．

肝臓以外の組織では，アセト酢酸はスクシニルCoA-アセト酢酸CoAトランスフェラーゼの働きによりアセトアセチルCoAへと代謝され，その後クエン酸回路で代謝されるが，肝臓においてはこの経路は機能していない．そのために，産生されたアセト酢酸からD(−)-3-ヒドロキシ酪酸デヒドロゲナーゼの働きによりD(−)-3-ヒドロキシ酪酸および非酵素的代謝によりアセトンが生成されて，これらの分子が蓄積することになる．アセト酢酸，D(−)-3-ヒドロキシ酪酸，アセトンを総称してケトン体と呼ぶ．

ケトン体は骨格筋，心臓，腎臓などの臓器ではエネルギー源として利用されるが，肝臓では利用されない．肝臓におけるケトン体合成が過剰となると，血中ケトン体濃度が増加し，ケトン症を発する．

C. 構造脂質

a. 細胞膜

細胞膜（図10）は脂質により構成される脂質二重膜と蛋白質，糖脂質からなる．約60％が蛋白質であり，40％が脂質である．細胞膜構成脂質のうち約80％がリン脂質であり，15％程度がコ

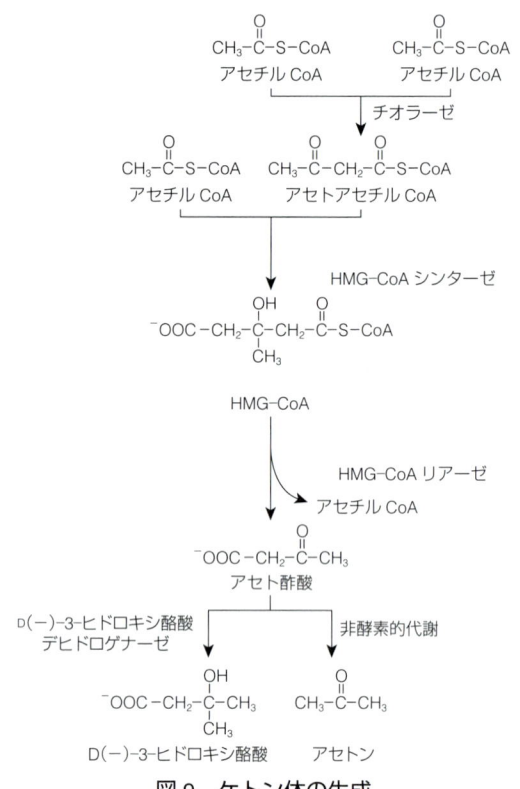

図9 ケトン体の生成

レステロール，2～5％がスフィンゴ糖脂質である．

b. リン脂質

細胞膜を構成する主なリン脂質は，ホスファチジルコリン（約45～55％），ホスファチジルエタノールアミン（15～25％），ホスファチジルイノシトール（10～15％），ホスファチジルセリン（2～10％），スフィンゴミエリン（5～10％）である．スフィンゴミエリン以外のリン脂質はグリセロールを基本骨格として，親水性の極性基を1つと疎水性のアシル基を2つ持つ（図10）．それゆえ，グリセロリン脂質と呼ばれる．スフィンゴミエリンはグリセロール誘導体ではないが，グリセロリン脂質と同様に，親水性の極性基と2本のアシル基を持つ．疎水性のアシル基は細胞膜脂質二重層の内側に向けて，極性基は外側に向けて配置されている．脂質二重層を基本骨格とする細胞膜は，細胞内外のイオン濃度差や蛋白質を細胞内に保持するための基本的な構造である．

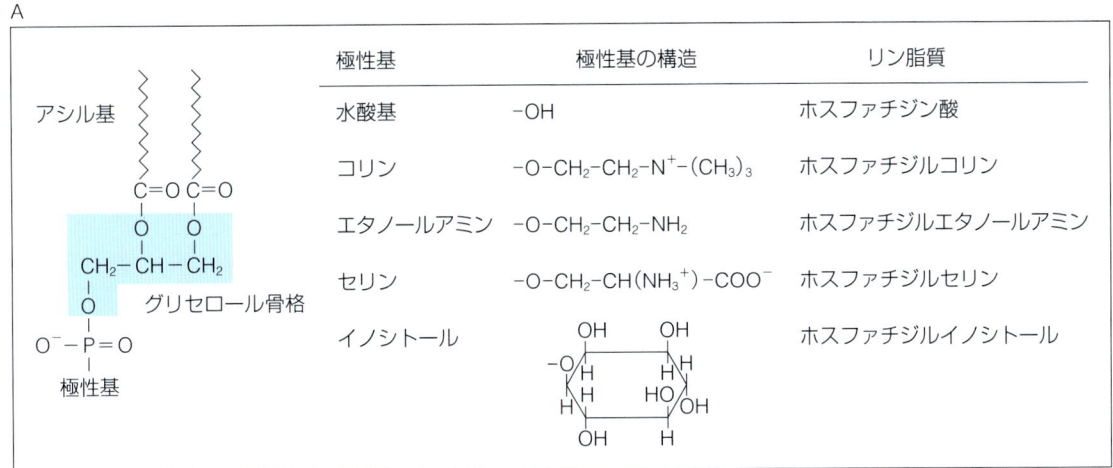

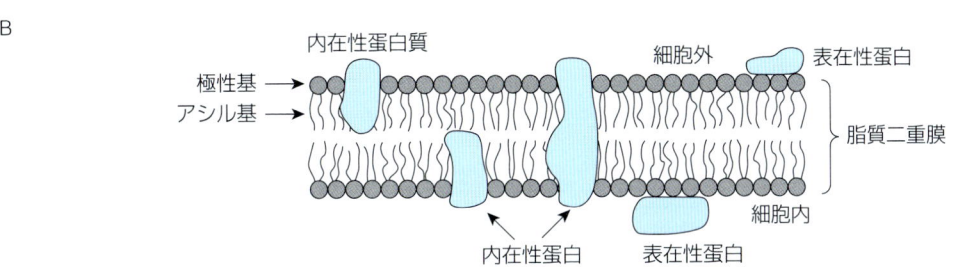

図10 リン脂質の構造と細胞膜

　細胞膜を構成するリン脂質は，細胞外からの種々のホルモンや神経伝達物質，細胞増殖因子などの刺激に応答して様々なリン脂質代謝酵素により代謝され，リン脂質の代謝産物は細胞内でシグナルを伝達する役割も担っている．アンギオテンシンやトロンボキサンなどが細胞膜上の受容体に結合すると，細胞内で三量体G蛋白Gqが活性化され，次いで細胞膜構成リン脂質のホスファチジルイノシトール4,5-二リン酸がジアシルグリセロールとイノシトール1,4,5-三リン酸に加水分解される．前者はプロテインキナーゼCを活性化し，後者は小胞体からカルシウムを放出させる．また，細胞増殖因子はその受容体の活性化を介して細胞内のホスファチジルイノシトール3-キナーゼを活性化することにより，ホスファチジルイノシトール4,5-二リン酸をリン酸化し，ホスファチジルイノシトール3,4,5-三リン酸を産生する．この反応は増殖因子による細胞増殖制御に必須である．

c. コレステロール

　コレステロールは細胞膜構成成分として必須の脂質である．コレステロールの存在により，生体膜の流動性が調節され，強靭な膜が形成される．また，イオンの膜透過性を低下させることにより，膜電位の維持にも関与している．コレステロールは血漿リポ蛋白の外層を構築する必須成分でもあり，さらに，コルチコステロイドや性ホルモン，胆汁酸，ビタミンDなどの生体内で機能するステロイド誘導体の原材料となるため，生体にとって必要不可欠な脂質である．しかし，病的状態においては，コレステロールの過剰な蓄積がアテローム性動脈硬化症などの疾患の発症因子となりうる．コレステロールは，エネルギー源として代謝されることはない．

　コレステロールは食事によっても摂取されるが，生体内のコレステロールの半分以上は合成に

表2 リポ蛋白

種類	起源	比重 (g/mL)	アポリポ蛋白
カイロミクロン	腸	<0.95	A-Ⅰ, A-Ⅱ, A-Ⅳ, B-48, C-Ⅰ, C-Ⅱ, C-Ⅲ, E
VLDL	肝臓	0.95〜1.006	B-100, C-Ⅰ, C-Ⅱ, C-Ⅲ
LDL	肝臓	1.006〜1.019	B-100
HDL	肝臓, 小腸など	1.019〜	A-Ⅰ, A-Ⅱ, A-Ⅳ, C-Ⅰ, C-Ⅱ, C-Ⅲ, D, E

より補給される．コレステロール生合成の出発材料はアセチルCoAであり，以下の5段階を経て合成される．

①アセチルCoAからメバロン酸の合成
②メバロン酸からイソプレン単位（ジメチルアリル二リン酸）の合成
③6分子のイソプレン単位の結合によるスクアレン合成
④スクアレンの環状化によるラノステロールの合成
⑤側鎖の加工によるコレステロールの完成

コレステロールは体内で分解されることはなく，胆汁酸または遊離コレステロールとして腸に排出される．

D. 脂質の輸送

遊離脂肪酸やトリグリセリドは血液を通して様々な器官に輸送される．これらの脂質は水に難溶であるので，血液中を輸送される際には両親媒性の脂質（コレステロール，リン脂質）や蛋白質と結合することにより，親水性の複合体を形成する．この複合体をリポ蛋白と呼ぶ．リポ蛋白中に含まれる蛋白質はアポリポ蛋白と呼ばれる．リポ蛋白は比重や機能により大きく4つに分類されている（表2）．①食事由来のトリグリセリドに由来するカイロミクロン，②肝臓で産生されたトリグリセリドを他の組織に輸送するための超低比重リポ蛋白（VLDL），③VLDLが異化されて産生される低比重リポ蛋白（LDL），④主に末梢で産生されたコレステロールを肝臓へと逆輸送する機能を持つ高比重リポ蛋白（HDL），である．リポ蛋白の異常は，高トリグリセリド血症，高コレステロール血症，アテローム性動脈硬化症などの疾患を引き起こす．

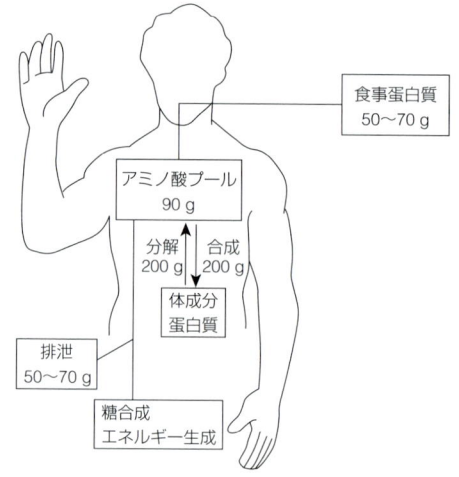

図11 蛋白質代謝概要

（長谷川潤／金保安則）

4. アミノ酸代謝

アミノ酸は，体内重量の15%を占める重要な蛋白質を構成する素材であり，また蛋白質以外にも生体内の重要な成分として存在している．アミノ酸はエネルギー素材でもあり，さらに糖質・脂質・ヌクレオチドをはじめ，ポルフィリンやホルモンなど様々な物質の素材にもなっている．

体内で機能している蛋白質は10万〜100万種類あるといわれており，それぞれ重要な機能を持っている．蛋白質によって分解される時間が異なり，合成から半分の量に分解する期間すなわち半減期は，最短で代謝調節酵素オルニチンデカルボキシラーゼの約11分，最長では筋肉蛋白質の180日となっている．成人ヒト体内での1日における全蛋白質分解量は約200gで，逆に同量が合成されるので，常に一定量の蛋白質が体内で維持されている．また食事から得られる蛋白質は1日当たり50〜70g程度で，腸内でアミノ酸に分解され吸収後，蛋白質合成に利用されたり，分解されエネルギーになったり，蛋白質以外の成分にされてもいる．これら体蛋白質由来と食物由来のアミノ酸量を維持しているのが"アミノ酸プール"

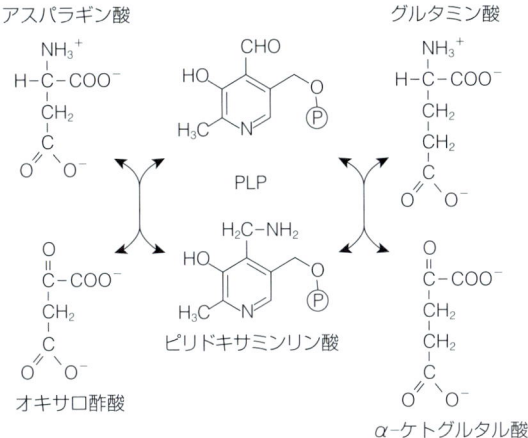

図12　AST反応

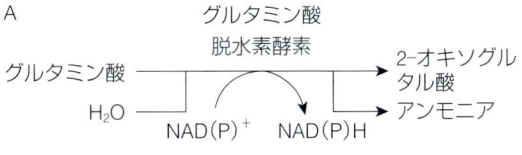

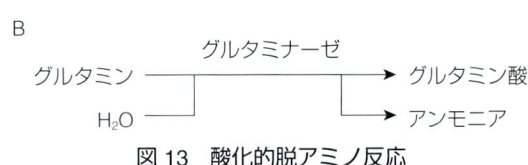

図13　酸化的脱アミノ反応

であり，ヒト体内に90gほど常に蓄えられている（図11）．アミノ酸プールとは，体内で利用可能なアミノ酸のことで，様々な組織や細胞に分布している遊離アミノ酸の総量である．

A. アミノ酸の分解
a. アミノ基の分解反応
1) アミノ基転移反応

あるアミノ酸のアミノ基がアミノトランスフェラーゼ（アミノ基転移酵素）により，2-オキソ酸に移されるとそれは別のアミノ酸になる．転移酵素は50種類以上存在するが，その中でもアスパラギン酸アミノトランスフェラーゼ（AST）とアラニンアミノトランスフェラーゼ（ALT）が特に重要である．

図12に示したとおり，ASTは補酵素ピリドキサールリン酸（PLP）の助けでアスパラギン酸はアミノ基を渡してオキサロ酢酸を生じ，次いで2-オキソグルタル酸にアミノ基を渡してグルタミン酸を生じる．ALTはアラニンをピルビン酸にする一方，2-オキソグルタル酸をグルタミン酸に変える．ASTとALTは主に肝細胞や心筋の細胞内に存在しており，肝炎や心筋梗塞などによる細胞障害が生じると血液内に放出されて，血清中の酵素活性が上昇するため，これら疾患の診断に利用される．アミノトランスフェラーゼにより，大部分のアミノ酸のアミノ基は2-オキソグルタル酸に転移されてグルタミン酸になり，この後，窒素原子は肝臓の尿素回路で処理される．一方，筋肉ではグルタミン酸は酸性物質なのでそのまま体内を運ばれるのでなく，いったんグルタミン酸のアミノ基をピルビン酸に移して中性のアラニンに変えて肝臓に運び，そこで再びALTの働きでグルタミン酸に戻される．肝臓と筋肉以外ではアミノ基をグルタミン酸に転移し，グルタミンとして肝臓に輸送する．

2) 酸化的脱アミノ反応

肝臓に運ばれたアラニンをはじめとする多くのアミノ酸のアミノ基は，アミノトランスフェラーゼにより2-オキソグルタル酸に移されグルタミン酸になる．ミトコンドリアのマトリックスでグルタミン酸はNAD$^+$とNADP$^+$を利用したグルタミン酸脱水素酵素によって，下図のようにアンモニアと2-オキソグルタル酸に変えられる．グルタミンは，グルタミナーゼによって，図13Bのようにアンモニアとグルタミン酸に分解される．

各種アミノ酸のアミノ基部分は肝臓に集められ，アンモニアにされて尿素回路で処理される．

3) 尿素（オルニチン）回路

高濃度アンモニアは細胞への毒性が強いので，肝臓のみに存在する尿素回路で毒性の低い尿素に変えられ，腎臓から排泄される（図14）．この尿素回路は次の5つの反応を経る．

① カルバモイルリン酸の生成

カルバモイルリン酸シンテターゼが，ミトコンドリアのマトリックスで生じた1分子のアンモニアと二酸化炭素と2分子のATPを反応させて，カルバモイルリン酸を生成する．この反応は尿素

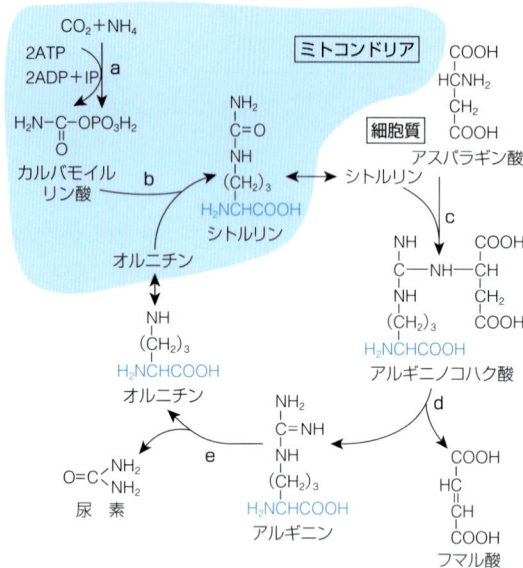

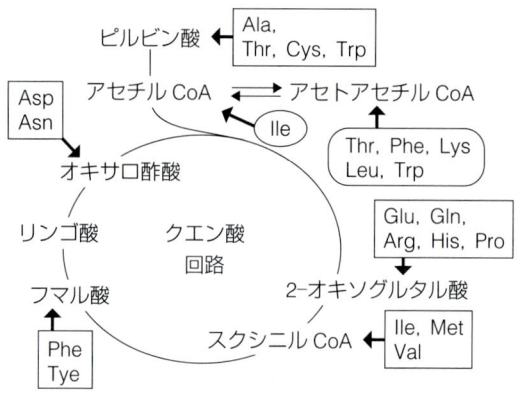

図14 尿素回路
a：カルバモイルリン酸シンテターゼ，b：オルニチンカルバモイルトランスフェラーゼ，c：アルギニノコハク酸シンテターゼ，d：アルギニノコハク酸リアーゼ，e：アルギナーゼ

図15 2-オキソ酸からの代謝経路
□：糖原性グループ
○：ケト原性グループ

回路の進行速度を調節する律速反応となっている．

②シトルリンの生成

オルニチンカルバモイルトランスフェラーゼにより，カルバモイルリン酸は，尿素回路の最終産物であるオルニチンと縮合し，シトルリンになる．シトルリンはミトコンドリアの膜を通過して細胞質へ放出される．

③アルギニノコハク酸の生成

細胞質において，アルギニノコハク酸シンテターゼがアスパラギン酸のアミノ基と，シトルリンのカルボニル基とをATP存在下で結合させ，アルギニノコハク酸を生成する．

④アルギニン，フマル酸の生成

アルギニノコハク酸リアーゼによりアルギニノコハク酸のC−N結合が切断されて，アルギニンとフマル酸が生成する．フマル酸はリンゴ酸に変換され，ミトコンドリアに入ってクエン酸回路によりオキサロ酢酸となり，グルタミン酸からアミノ基を受け取りアスパラギン酸となり，細胞質に放出されて③の反応に用いられる．このように2つの経路がつながっている．

⑤尿素，オルニチンの生成

アルギニンはアルギナーゼにより加水分解され，尿素とオルニチンが生じる．尿素は血液を介して腎臓に運ばれ尿から排泄される．尿素分子内の2分子のNのうち1つはアンモニア，もう1つはアスパラギン酸由来である．オルニチンは膜を貫通して細胞質からミトコンドリアへ入り，次のカルバモイルリン酸と結合する．

b. 2-オキソ酸の分解反応

アミノ酸のアミノ基から生じたアンモニアは全て尿素回路で尿素に変えられるが，残った炭素骨格の方はいくつかの代謝経路を通ってクエン酸回路に入る（図15）．

アミノ酸は大きく2つのグループ，「糖原性グループ」と「ケト原性グループ」とに分けられる．

「糖原性グループ」は，炭素骨格の代謝でミトコンドリアのクエン酸回路の各の中間体となり，その後の経路でリンゴ酸となり，細胞質に出され，糖新生でグルコースに生成されるグループである．一方，ケト基を持つアセチルCoAやアセトアセチルCoAになるアミノ酸は「ケト原性グループ」である．

どちらのグループにも属しているのがイソロイ

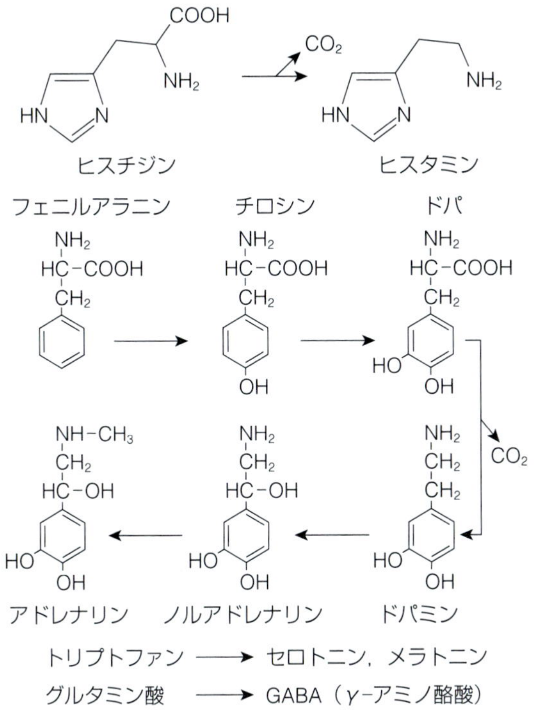

図16 アミンの合成反応

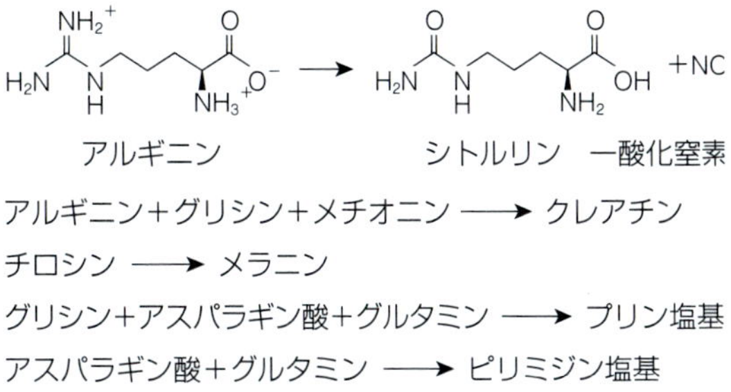

図17 アミノ酸からの生理活性物質生成

アルギニン+グリシン+メチオニン ⟶ クレアチン
チロシン ⟶ メラニン
グリシン+アスパラギン酸+グルタミン ⟶ プリン塩基
アスパラギン酸+グルタミン ⟶ ピリミジン塩基

トリプトファン ⟶ セロトニン，メラトニン
グルタミン酸 ⟶ GABA（γ-アミノ酪酸）

表3 アミノ酸分類

必須アミノ酸	非必須アミノ酸
イソロイシン（Ile）	グリシン（Gly）
ロイシン（Leu）	アラニン（Ala）
リジン（Lys）	セリン（Ser）
メチオニン（Met）	システイン（Cys）
トレオニン（Thr）	アスパラギン酸（Asp）
トリプトファン（Trp）	グルタミン酸（Glu）
バリン（Val）	アスパラギン（Asn）
ヒスチジン（His）	グルタミン（Gln）
フェニルアラニン（Phe）	アルギニン（Arg）
	チロシン（Tyr）
	プロリン（Pro）

シン，フェニルアラニン，トリプトファン，スレオニン，チロシンであり，ケト原性グループのみに属するのがロイシンとリジンである．セリンとグリシン以外のアミノ酸が糖原性グループのみに属するアミノ酸である（**図15**）．

セリンとグリシンはどちらにも属していないアミノ酸である．グリシンはCO_2とアンモニア，メチレンテトラヒドロ葉酸を生じて終わるため，セリンはセリンヒドロキシメチルトランスフェラーゼでグリシンとなるため，クエン酸回路へはつながらない．

c. アミノ酸からの生体物質の合成

蛋白質成分以外のアミノ酸も，重要な生理機能を生じる化合物の材料となっている．

1) アミン（**図16**）

アミノ酸からカルボキシル基を脱炭酸すると，生理活性物質のヒスタミンやドパミンといったアミンが合成される．

2) 脱炭酸以外の反応による生理活性物質（**図17**）

それぞれの反応は異なるが，アミノ酸から重要な成分が作成される．

B. アミノ酸の生合成

ヒトの蛋白質成分標準アミノ酸20種類は，食事で摂取しなければならない必須アミノ酸と，体内で合成される非必須アミノ酸に分けられる（**表3**）．

非必須アミノ酸の合成

解糖系からクエン酸回路の代謝中間物質を材料として，アミノ酸を合成する（**図18**）．

1) セリン，システイン，グリシン（**図19A**）

解糖系中間成分である3-ホスホグリセリン酸のヒドロキシル基が酸化され，アミノ基を受け取るとセリンを生じる．セリンから炭素が1つ除去されるとグリシン，またメチオニンから硫酸基を受け取りシステインを生じる．

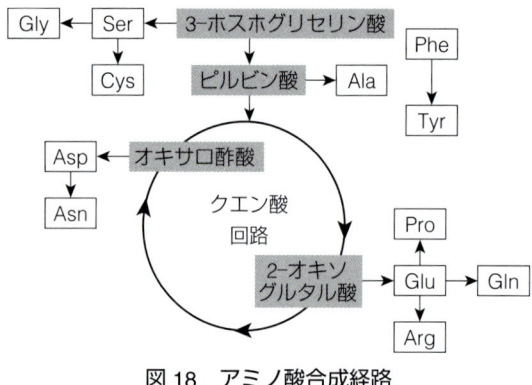

図 18 アミノ酸合成経路

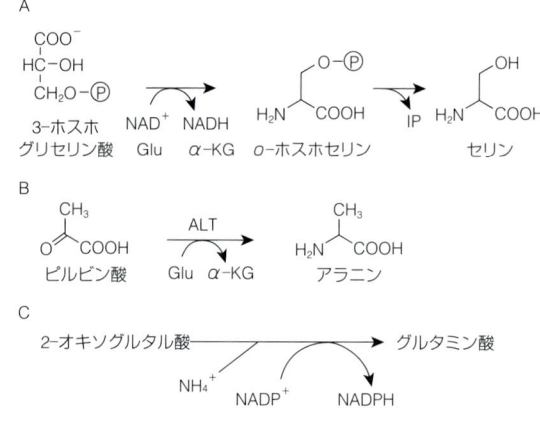

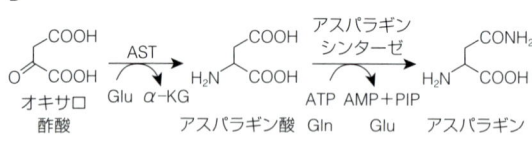

図 19 非必須アミノ酸合成

2) アラニン（図 19B）

「アミノ基転移反応」（21頁）で述べた逆経路で，ALT 反応によりグルタミン酸からアミノ基を受け取るとピルビン酸はアラニンとなる．

3) グルタミン酸（図 19C）

「酸化的脱アミノ反応」（21頁）で述べた逆経路で，2-オキソグルタル酸にアンモニアが添加しNAD(P)Hによる還元によって，グルタミン酸が合成される．

4) グルタミン，プロリン，アルギニン

グルタミンシンテターゼの働きによりグルタミン酸にアンモニウムイオンが入り，グルタミンを生じる．またグルタミン酸からグルタミン酸γ-セミアルデヒドとなり，さらに脱水とNADPHと反応でプロリンとなる．アルギニンは，グルタミン酸γ-セミアルデヒドにグルタミン酸からアンモニアを受け取り，尿素回路を経由して生成される．

5) アスパラギン酸，アスパラギン（図 19D）

アミノ基転移反応によりオキサロ酢酸はアミノ基を受け取りアスパラギン酸になる．アスパラギン酸がさらにアミノ基を受け取るとアスパラギンを生成する．

6) チロシン

解糖系やクエン酸回路の成分でなく必須アミノ酸のフェニルアラニンは，フェニルアラニンヒドロキシラーゼにより水酸基が付加されチロシンとなる．この酵素が欠損していて別のフェニルピルビン酸などが尿中に排泄され，精神遅滞をきたす

フェニルケトン尿症が起こる．

（島　幸夫）

5. ヌクレオチド代謝

核酸（DNAとRNA）は（塩基-糖-リン酸）からなるヌクレオチドの縮合体である．ヌクレオチドは2つに分類される．1つはアデニン（A），グアニン（G）塩基を含むプリンヌクレオチド，もう1つはチミン（T），ウラシル（U），シトシン（C）塩基を含むピリミジンヌクレオチドである．これらは異なった経路で生合成され，まずRNAの原料であるATP（アデノシン5'-三リン酸），GTP（グアノシン5'-三リン酸），CTP（シチジン5'-三リン酸），UTP（ウリジン5'-三リン酸）が合成される．次にヌクレオチド内の糖であるリボースが還元されてデオキシリボース（d）になり，DNAの原料であるdATP（デオキシATP），dGTP（デオキシGTP），dCTP（デオキシCTP），dTTP（デオキシチミジン5'-三リン酸）が合成される．

2つのヌクレオチドは分解（異化）経路も異なっている．ヒトでは，プリンヌクレオチドが分解されると尿酸が生成し尿中へ排泄される．一方，

ピリミジンヌクレオチドが分解されると脂肪酸の原料およびクエン酸回路の中間体が生じる.

ここでは,ヌクレオチドの生合成および分解過程を説明し,次にそれらの代謝異常と関連した疾患および抗癌剤について説明する.

A. プリンヌクレオチドの生合成

プリンヌクレオチドの生合成過程は2つある.1つは新規合成経路,もう1つは分解産物の再利用経路である.

a. 新規合成経路

図20に新規合成経路をまとめた.ペントースリン酸回路で生成されたリボース5′-リン酸(RP)のC1位上に,グルタミン,グリシン,ホルミルテトラヒドロ葉酸(ホルミルTHF),アスパラギン酸を基質とした11段階の反応によって,塩基であるヒポキサンチンが形成される.このヌクレオチドがイノシン5′-一リン酸(IMP)である.次に,GTP存在下でヒポキサンチンのC6位にアスパラギン酸のアミノ基が転移すると,アデノシン5′-一リン酸(AMP)ができる.また,ATP存在下でヒポキサンチンのC2位にグルタミンのアミノ基が転移すると,グアノシン5′-一リン酸(GMP)ができる.このようにATPおよびGTPが互いの合成に関与しているのは,この2つのヌクレオチドの合成量を等しくするための調節機構だと考えられている.AMPとGMPはキナーゼによってリン酸化されてATPおよびGTPになり,RNA合成に用いられる.

リボヌクレオチドレダクターゼ(ribonucleotide reductase:RNR)はヌクレオチド二リン酸のリボースのC2位に結合している水酸基(OH)から還元的に酸素を奪う(デオキシ化する)反応を触媒する.アデノシン5′-二リン酸(ADP)とグアノシン5′-二リン酸(GDP)のリボースがこの酵素によって還元されるとデオキシリボースを含むdADPおよびdGDPができる.キナーゼによってさらにリン酸化が進むとこれらはdATPとdGTPになり,DNA合成に用いられる.

b. 再利用(サルベージ)経路

プリンヌクレオチドの分解で生じたアデニンは,アデニンホスホリボシルトランスフェラーゼ(adenine phosphoribosyltransferase:APRT)の触媒下,ホスホリボシル-1-二リン酸(5-phosphoribosyl 1-pyrophosphate:PRPP)と反応してAMPに再合成される.一方,グアニン,ヒポキサンチンは,ヒポキサンチン-グアニンホスホリボシルトランスフェラーゼ(HGPRT)の触媒下,それぞれGMPおよびIMPに合成され再利用される.

アデニン + PRPP $\xrightarrow{APRT}$ AMP + PIP

グアニン + PRPP $\xrightarrow{HGPRT}$ GMP + PIP

ヒポキサンチン + PRPP $\xrightarrow{HGPRT}$ IMP + PIP

B. ピリミジンヌクレオチドの生合成

ピリミジンヌクレオチド生合成にも新規合成経路と再利用経路がある.

a. 新規合成経路

炭酸,グルタミン,アスパラギン酸を基質として,6段階の反応によってウラシルが合成される(図21).ウラシルがPRPP中のリボースのC1位に結合すると,ウリジン5′-一リン酸(UMP)ができる.UMPはキナーゼによってウリジン5′-二リン酸(UDP),次いでUTPにリン酸化される.ウラシルのC4位へグルタミンのアミノ基が転移するとUTPはCTPに変わる.

CTPがいったんシチジン5′-二リン酸(CDP)に脱リン酸化された後,RNRによってCDPのリボースがデオキシ化されるとdCDPになり,リン酸化によってdCTPになる.一方,UDPの一部は,RNRによるリボースのデオキシ化によってdUDPに変えられる.これはいったん脱リン酸化されてdUMPになる.そして,ウリジンのC5位にメチレンテトラヒドロ葉酸(メチレンTHF)からメチル基が転移するとdTMPができる.これはさらにリン酸化されて最終的にdTTPになる.dCTPとdTTPはDNA合成に利用される.

b. 再利用(サルベージ)経路

再利用経路では,ウラシル-チミンホスホリボ

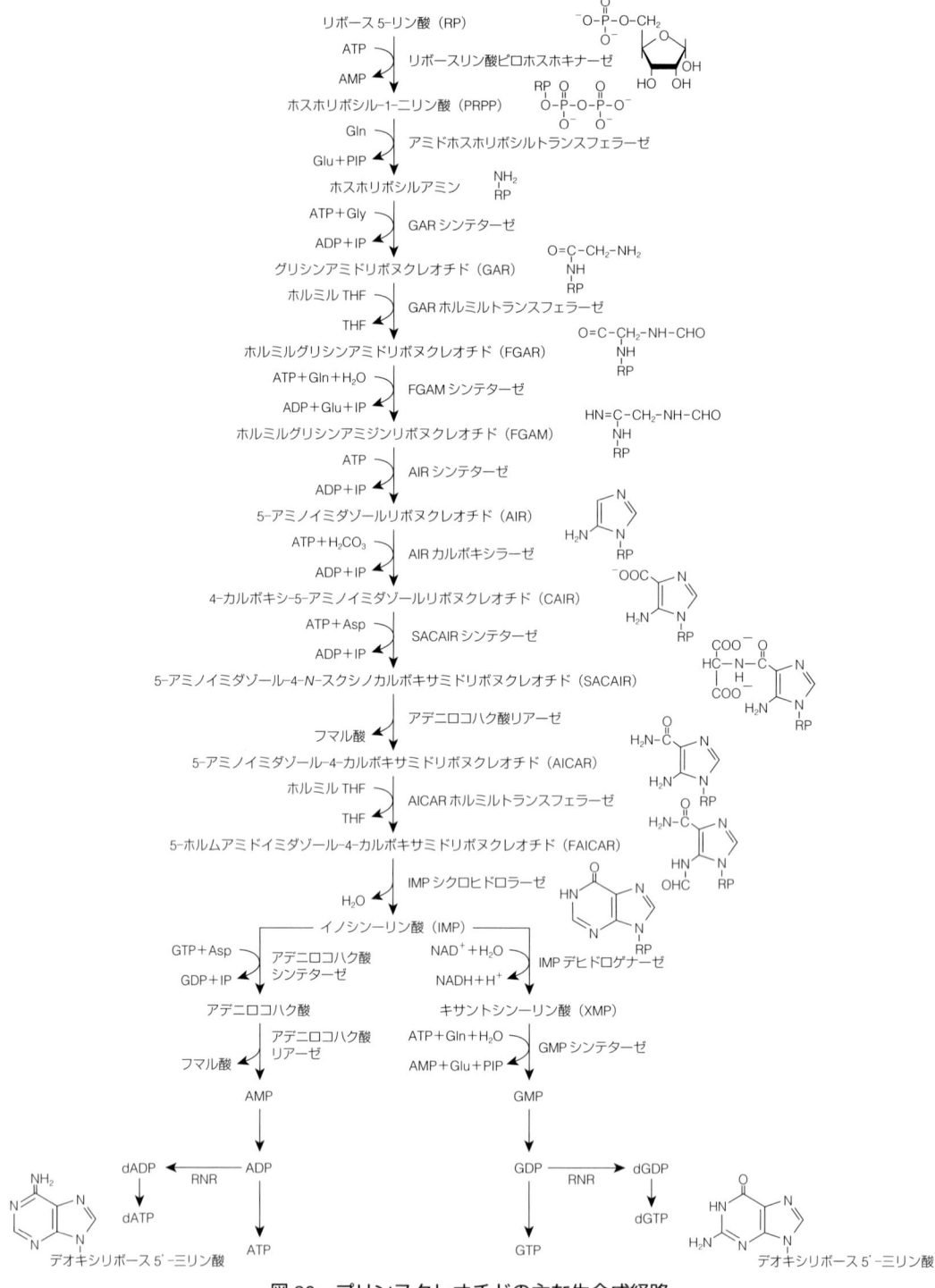

図20 プリンヌクレオチドの主な生合成経路

新規合成経路を示す．IMP以下の反応の詳細は一部省略した．

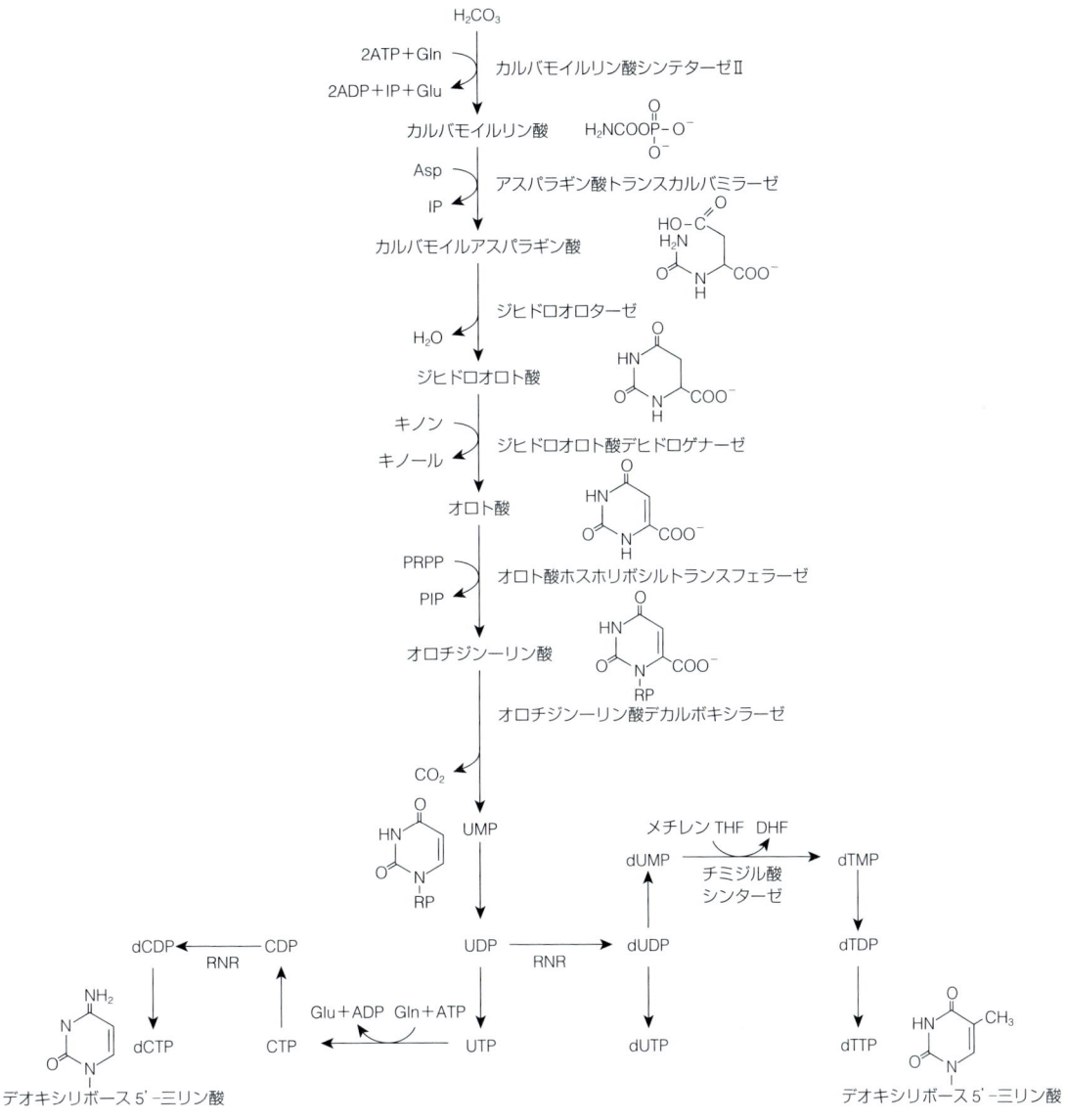

図21 ピリミジンヌクレオチドの主な生合成経路
新規合成経路を示す．UMP 以下の反応の詳細は一部省略した．

シルトランスフェラーゼ（UTPRT）によってウラシルと PRPP から UMP が合成され再利用される．

$$\text{ウラシル} + \text{PRPP} \xrightarrow{\text{UTPRT}} \text{UMP} + \text{PIP}$$

C. ヌクレオチドの異化（分解）経路

プリンヌクレオチドとピリミジンヌクレオチドでは塩基部分の分解産物が異なる．

a. プリン塩基の分解

霊長類，鳥類，爬虫類，昆虫の場合，プリン塩基の最終分解産物は尿酸である．分解の過程を図22にまとめた．

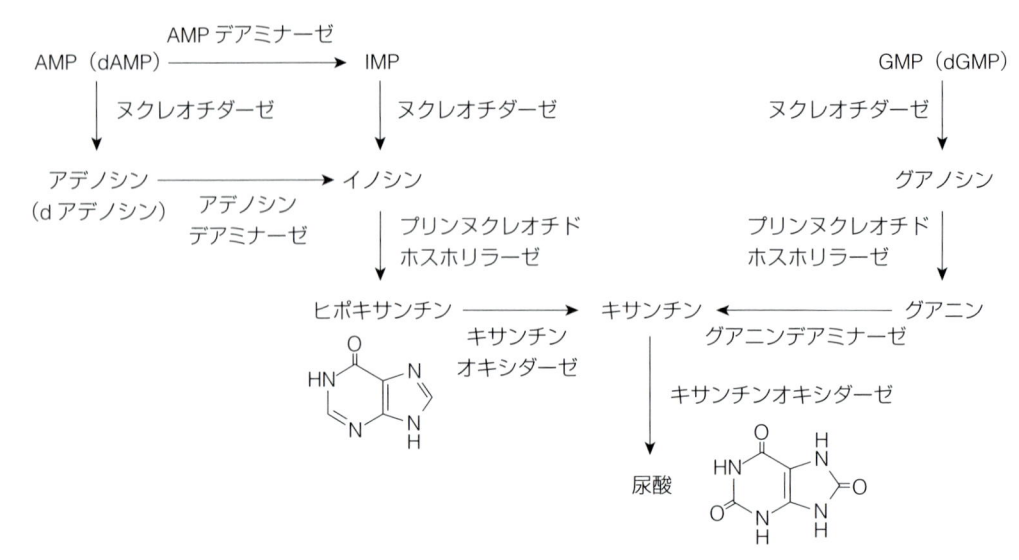

図22 プリンヌクレオチドの主な分解経路
反応に関与する補酵素などは省略した．

b. ピリミジン塩基の分解

ピリミジン塩基の分解経路を図23に示す．シチジンとウリジンはともにウラシルに分解された後同じ分解経路をたどる．チミジンはこれらと構造が少し異なるが経路は同じである．最終産物のマロニル CoA は脂肪酸合成の前駆体として，メチルマロニル CoA はスクシニル CoA になってクエン酸回路で利用される．

D. ヌクレオチド生合成・分解にかかわる疾患

a. ヌクレオチド合成と抗癌剤

癌細胞は正常再細胞よりも分裂速度が速く核酸合成も盛んである．そこでヌクレオチド合成にかかわる物質の構造類似体を投与すると，それらは優先的に癌細胞に取り込まれてヌクレオチド合成にかかわる酵素に結合して，その活性を阻害する．その結果，ヌクレオチド合成が阻害される．したがって，これら構造類似体は抗癌剤として利用される（表4）．しかし，正常細胞の中でも毛嚢細胞，絨毛細胞，血液細胞など，分裂が盛んな正常細胞は抗癌剤を細胞内に取り込むので，抜毛，下痢，貧血といった副作用がみられる．

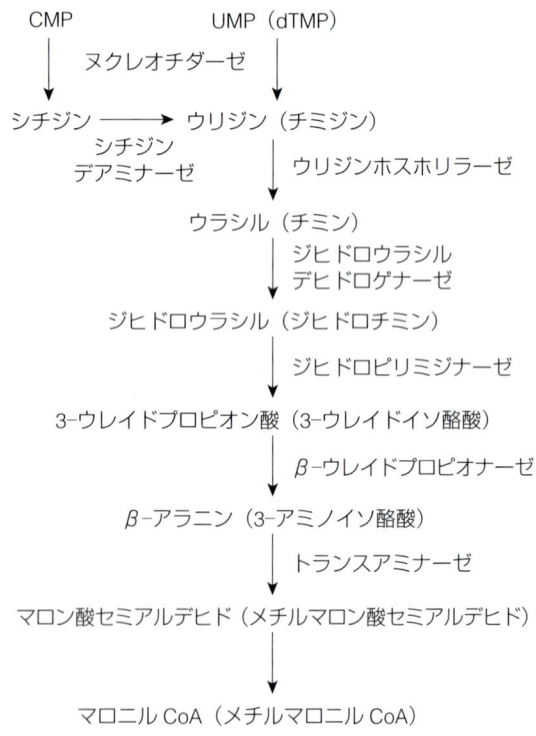

図23 ピリミジンヌクレオチドの主な分解経路
反応に関与する補酵素等は省略した．

表4 主な抗癌剤とその作用

抗癌剤	阻害する反応
メトトレキセート，アミノプテリン，トリメトプリム	ジヒドロ葉酸（DHF）の類似体，DHFをメチレンTHFに還元する反応を阻害
5-フルオロウラシル	ウラシルの類似体，dUMPからdTMPへの合成を阻害
アザセリン	グルタミン類似体，グルタミンが関与する反応を阻害
メルカプトプリン	プリン塩基の類似体，プリンヌクレオチド合成を阻害

表5 水の代謝量

摂取量（mL）		排泄量（mL）	
飲料水	1,200	尿	1,500
食物水分	1,000	肺（不感蒸泄）	300
代謝水*	300	皮膚（汗）	600
		糞便	100
合計	2,500	合計	2,500

＊：代謝水とは呼吸に伴う糖代謝から発生する水のことで1分子の糖から6分子の水が生成される．
$C_6H_{12}O_6 + 6O_2 \rightarrow 6H_2O + 6O_2$

b．プリンヌクレオチドの分解過程に関連する疾患

1）痛風

尿酸は水に難溶である．そのため血液中の尿酸ナトリウムがその溶解度（約7 mg/dL）を超えると結晶として析出する．これが引き金になって足の親指付け根付近に激痛が走る．これが典型的な痛風の症状である．女性よりも男性の方が尿酸の血中濃度が高いので，この疾患にかかりやすい．尿酸合成阻害薬としてはヒポキサンチンやキサンチンの構造類似体，アロプリノールがよく知られている．この薬剤は本来の基質に代わってキサンチンオキシダーゼに結合し，尿酸合成を阻害する．

2）Lesch-Nyhan症候群

HGPRTの遺伝的欠損症はLesch-Nyhan症候群と呼ばれ，患者体内にプリン塩基が蓄積する．プリン塩基は尿酸に分解されるので，この患者は尿酸を大過剰に排出する．また，自分の指や唇をかむなどの自傷行動を示す．

3）重症複合免疫不全症

アデノシンデアミナーゼが欠損するとdアデノシンがリン酸化されdATPが蓄積する．高濃度dATPはRNRを阻害するのでデオキシヌクレオチドの合成が止まり，ついにはDNA合成が止まることになる．この阻害反応はリンパ球で顕著に起きるので，免疫不全症を招く．

（誉田晴夫）

6. 無機質代謝
A. 水の代謝

水は，人体の生命活動に極めて重要な要素であり，水がなければヒトは生きることができない．以下にその主な働きを示す．
①細胞の構造を維持する．
②生命活動を行う分子を溶かし酵素反応の場となる．
③栄養素やリンパ球，ホルモンなどを運搬する．
④排泄物（糞便や尿）の溶媒になる．
⑤体温を調節する（汗）．

水分はヒトの体重の50〜70％（成人男性60〜70％，成人女性50〜60％）を占めており，年齢が低いほど含量が多い（幼児80％）．ヒトは1日に食事や水分補給により約2.2 L，代謝により発生する水（代謝水）0.3 Lの計2.5 Lの水を摂取し，等量を皮膚からの汗，呼吸による水蒸気（不感蒸泄とも呼ぶ）や尿として排出する（表5）．このことからわかるように，水の出し入れの量は，ほぼ同じで人体の水は常に一定に保たれている．

水の出し入れのバランスが崩れると，正常値以下に減少した脱水症や浮腫（むくみ）が起きる．ウイルス性の腸炎や食中毒，コレラなど，急性の消化器疾患の症状がその良い例である．これらの疾患は，嘔吐により水分の摂取が低下するとともに，下痢により水分の喪失が増加する．下痢・嘔吐のいずれも電解質を喪失する症状（胃液にも電

表6 無機イオンの濃度とその役割・疾患

無機イオン	細胞内濃度 (mmol/L)	細胞外濃度 (mmol/L)	役割	疾患	
Na^+	12	145	Naポンプの働きによりイオン濃度勾配を保ち、浸透圧や血液量を調節する．神経細胞の刺激の伝達やエネルギーを蓄積．	（欠乏）	低張性脱水
				（過剰）	高血圧，浮腫
K^+	150	4	Na^+とともに神経の情報伝達のための電流（膜電位）を作る．	（欠乏）	筋麻痺
				（過剰）	心停止
Ca^{2+}	0.0001〜0.001	1.8	骨や歯の形成，大部分が骨・歯にある．その他に筋収縮，血液凝固，シグナル伝達系に関与．	（欠乏）	テタニー，くる病，骨粗鬆症
				（過剰）	結石
P	1	35	骨や歯の形成，大部分が骨・歯にある．情報伝達蛋白質のリン酸化，ATPのエネルギー変換．	（欠乏）	くる病，骨軟化症
Mg^{2+}	0.8	1.5	骨や歯の形成，神経筋の調節，エネルギー代謝，キナーゼなど酵素のコファクターとして作用．	（欠乏）	成長遅延，痙攣
				（過剰）	筋力低下，昏睡
Cl^-	4	116	胃酸の形成，Cl^-チャネルによる浸透圧の調節．血中のCO_2輸送．	（欠乏）	嘔吐，下痢，発汗
Fe^{3+}	1.6	—	ヘム錯体に結合してヘム蛋白質の構成成分．	（欠乏）	貧血
Cu^{2+}	0.03	—	銅蛋白質のチロシナーゼやシトクロム c オキシダーゼなどの酵素成分．	（欠乏）	貧血，動脈瘤，中枢神経障害
				（過剰）	青緑色唾液，下痢
I_2	150 mg（必要量／日）		甲状腺ホルモンの成分．	（欠乏）	甲状腺機能障害
				（過剰）	甲状腺腫

その他の微量無機質としてMn，Se，Zn，Cr，Mo，Co，Niがある．

解質が含まれるため）であるため，水分だけでなく全体の電解質も減少し，生命も危険な状態になる．

B. 無機質の代謝

　無機質は，人体の構成成分の4〜6％を占め，その大部分はナトリウム（Na），カリウム（K），カルシウム（Ca），リン（P）である．その他に鉄（Fe），銅（Cu），マグネシウム（Mg），ヨウ素（I）などがある．通常，これらは細胞内液や細胞外液（血漿や細胞間液）に溶けてイオンの形で作用している．無機質のイオン濃度は細胞内外でそれぞれ大きく異なっている（表6）．これは各無機質が持つ役割による．水は通すが水に溶けている物質は通さない膜を半透膜という．この膜を隔てて濃度が異なる溶液があるとき，濃度を同じにするために低濃度溶液の水が高濃度溶液のほうに拡散しようとする．その圧力を浸透圧（osmotic pressure）といい，単位はOsmである．生体の体液濃度や量は，血清浸透圧（約280 mOsm/kg H_2O）により厳密に調節され恒常性が保たれている．この恒常性が破綻すると人体は異常な状態になり，様々な疾患が惹起される．これらの疾患を表6に示す．

a. ナトリウム（Na）とカリウム（K）

　ナトリウムイオン（Na^+）とカリウムイオン（K^+）は，生体内の最も主要なイオンで，Na^+は主に血液中と細胞外の体液中にあり，K^+は，ほとんどが細胞内にある．この2つのイオンは，細胞内外でそれぞれ12倍と37倍の勾配がある（表6）．イオンの濃度勾配は，細胞膜にあるNaポンプ（Na, K-ATPase酵素）の働きにより作られている．NaポンプはATPの加水分解によって放出されるエネルギーを利用して，Na^+とK^+を

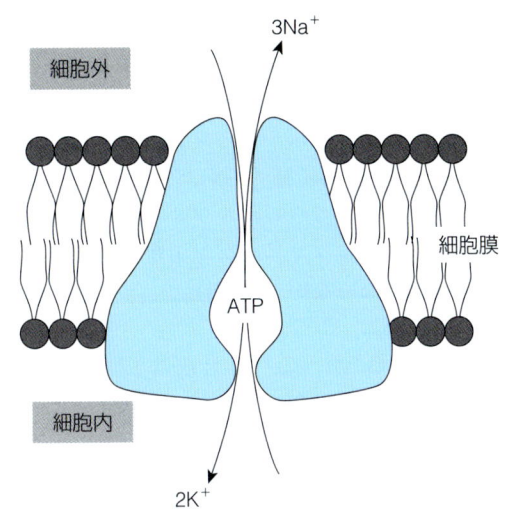

図24　Naポンプ（Na, K-ATPase）の働き

濃度勾配に逆らって輸送する．3個のNa$^+$を汲み出し，2個のK$^+$を汲み入れている（**図24**）．神経細胞では，このNa$^+$とK$^+$が膜を行き来することで起きる膜電位（電流）が刺激を伝える動力源となっている．

細胞外のNaは，尿や汗などにより体外に排泄され，その濃度を調節している．Na濃度は血液量にも密接に関連している．Naが過剰になると，血液量が増えて高血圧やむくみ（浮腫）が生じ，脳卒中や心臓病，腎臓病などの原因になる．

b. カルシウム（Ca）

体内のCaは，体重の1〜2％を占めており，そのほとんどが骨や歯の成分である．一部は血液中（2.5 mmol/L）にもある．細胞内のカルシウムイオン（Ca^{2+}）濃度は極めて低く，血液の10,000分の1に過ぎない．これは細胞内の小胞体膜にあるCaポンプと細胞膜にあるNa/Ca交換輸送体の働きにより，絶えず細胞外へ汲み出されるためである．しかしながら，細胞内の微量なCa$^+$は，細胞内シグナル伝達や筋収縮など，人体にとって重要な働きを行っている（**表6**）．

c. マグネシウム（Mg）

マグネシウムイオン（Mg^{2+}）は，ほとんどが骨や筋肉にあり，骨や歯の形成に必要な要素である．神経，筋肉，エネルギー代謝にも関与してい

る．また，リン酸がかかわる酵素反応のコファクターとして働くことが多い．

d. リン（P）

Pは，ほとんどがリン酸塩の形で骨に存在し，Ca，Mgとともに骨や歯を形成している．残りは細胞内にあり，ATPなどの高エネルギー分子，神経伝達物質，核酸など生命活動に重要な物質の生成に必須である．Pが欠乏すると骨や歯がもろくなるが，Pの過剰摂取も欠乏と同じような症状が起きる．現代の食生活において，インスタント食品，加工食品，清涼飲料，菓子などにはPが添加物として含まれているため，過剰摂取する機会が多いので気をつけなければならない．

e. 塩素（Cl）

塩素イオン（Cl$^-$）は，生体内で最も多量に存在するイオンの1つであり，その輸送を担うCl$^-$チャネルは広く全身の細胞膜に分布している．その結果，Cl$^-$はNa$^+$とともに細胞内に比べて細胞外に多く存在する．

その役割は，静止電位の形成，興奮性の抑制や亢進，Cl$^-$や水の輸送，細胞容積の調節，細胞分裂や増殖，細胞死の制御，さらには細胞外へのATP放出，細胞内小胞のpH形成など多岐にわたり，細胞の基本的機能に深く関与している．加えて，胃液中の胃酸の成分としても，血液中のCO$_2$輸送にもなくてはならない．

赤血球の中に含まれている炭酸脱水素酵素とヘモグロビンの働きにより，血液では多量の炭酸ガスを溶解することができる（通常の溶液の溶解量の10倍以上）．そのしくみは，まず，組織から血液中に溶解するCO$_2$は赤血球中に拡散して炭酸脱水素酵素の働きでH$^+$とHCO$_3^-$に解離する．次いで，H$^+$はヘモグロビン（Hb）と結合し，HCO$_3^-$はCl$^-$と交換で血漿中に出て運ばれる．この反応により70％のCO$_2$輸送が行われる．

f. 鉄（Fe）

ヒト成人には約4 gのFeが含まれている．Feは，血液の重要な成分であり，ヘモグロビン，ミオグロビン，フェリチン，ヘモジデリンなどの鉄貯蔵蛋白質のヘム（haem）に結合して存在する．ヘム蛋白質のヘムは，2価の鉄イオンとポルフィ

リンからなる複合体（金属イオンと化合物の複合体を錯体と呼ぶ）である．ヘム代謝の詳細については次項（7. ヘム代謝）を参照されたい．

g．銅（Cu）

Cuは，微量であるが肝臓，脾臓，腎臓などの組織に存在している．銅蛋白質の成分として存在することが多く，血漿中のセルロプラスミン，その他にチロシナーゼ，シトクロムcオキシダーゼ，ウリカーゼ，スーパーオキシドジスムターゼなどが知られる．

h．ヨウ素（I）

Iは，甲状腺ホルモンの構成成分として不可欠である．無機のI_2は血漿中にもあるがその量は少なく，甲状腺の700分の1に過ぎない．甲状腺中の多くのI_2はチロシンやチロキシンに結合している．ヒトの甲状腺はI_2を濃縮し貯蔵する唯一の器官で，7.5 mgのI_2が含まれている．

（太田敏子）

7. ヘム代謝

ヘムは分子の中心に2価鉄イオン（Fe^{2+}）を持つポルフィリン環化合物であり，ヘモグロビン，ミオグロビン，シトクロムの構成成分である．ヘムの85％は造血骨髄で生合成され，ヘモグロビンの構成成分として脊椎動物の酸素運搬や二酸化酸素運搬にかかわっている．残りは，ミトコンドリア内の呼吸鎖にかかわるシトクロムや，解毒にかかわるシトクロムP450の構成成分として，主に肝臓で生合成される．ここでは生合成経路および分解経路を説明し，次にこれらの経路にかかわる疾患について説明する．

A．ヘムの生合成

a．生合成経路

ヘムの生合成はミトコンドリアで始まって途中細胞質に移り，再びミトコンドリアに戻って完成する（図25）．ミトコンドリア内のクエン酸回路で合成されたスクシニルCoAとグリシンから，まずδ-アミノレブリン酸（ALA）が合成される．ミトコンドリア外へ出たALA 2分子が縮合して5員環のポルホビリノゲン（PBG）になる．次に4分子のPBGが縮合してポルフィリン環を形成しウロポルフィリノゲンIIIができる．そしてコプロポルフィリノゲンIIIになった後ミトコンドリア内に戻りプロトポルフィリンIXに変化し，最後にFe^{2+}が分子内に挿入されてヘムとなる．一方，非酵素的経路でウロポルフィリノゲンIが合成されコプロポルフィリノゲンIができるが，これらはヘムにならない（図25）．

b．生合成の調節

網状赤血球におけるヘム合成は1回限りなので，合成調節機構はない．一方，肝臓は必要に応じてヘムを合成するので，その合成は調節される．調節の標的酵素はALAシンターゼ（合成酵素）である．ヘムとヘミン（ヘム中の鉄がFe^{3+}になったもの）が，①フィードバック阻害，②ALAシンターゼの細胞質からミトコンドリアへの移動阻害，③ALAシンターゼの合成阻害，の3つの手段によってヘム合成量を抑制する．一方，エタノール，バルビツレート（睡眠薬）などはALAシンターゼ活性を促進する．この結果，シトクロムP450の合成が促進される．

B．ヘムの分解

a．分解経路

赤血球の寿命は約120日である．寿命がきた赤血球は肝臓，腎臓，骨髄の細網内皮系マクロファージで分解される（図26）．蛋白質であるグロビンがまず取り除かれ，次に鉄イオンが取り除かれる．鉄は再利用される．ポルフィリン環は開環して緑色のビリベルジンになり，さらに還元されてオレンジ色のビリルビンになる．打撲などで内出血が起きた後，徐々に皮膚の色が変わるのは，これら中間体の変化に伴う色の変化による．難溶性の非抱合型ビリルビンはアルブミンと結合して肝臓に運ばれる．肝臓内でアルブミンと離れUDP-グルクロン酸2分子に抱合されてビリルビンジグルクロニドになる．これは水溶性なので胆汁細管へ能動輸送され，さらに腸管へ分泌される．ここでビリルビンジグルクロニドは腸管細菌によってグルクロン酸を外されて非抱合型に戻り，腸内細菌によって還元されて無色のウロビリノゲンにな

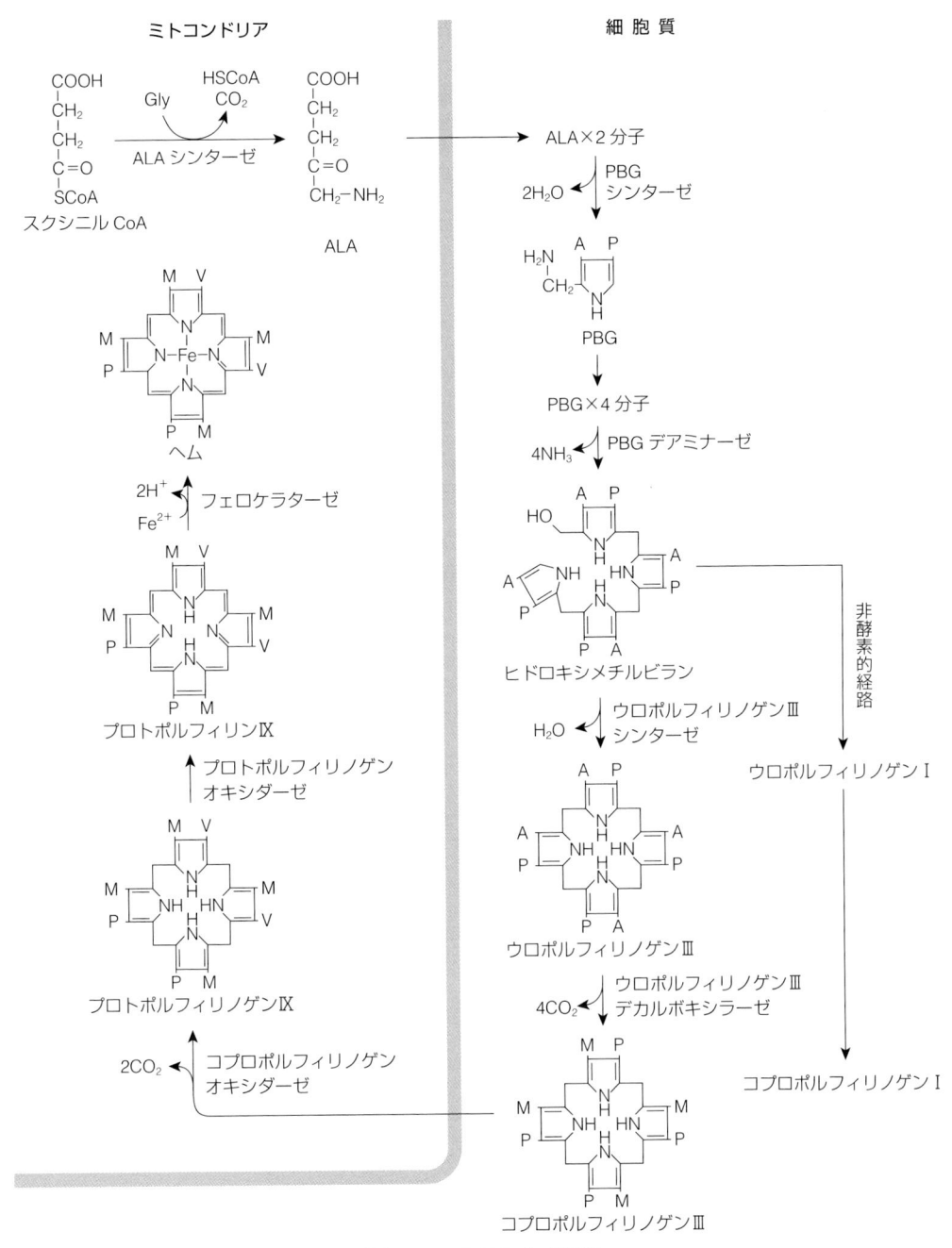

図25 ヘムの生合成経路

側鎖の記号と構造の関係は次の通り．
A：-CH$_2$-COOH，P：-CH$_2$-CH$_2$-COOH，M：-CH$_3$，V：-CH=CH$_2$
PBGシンターゼは，別名ウロポルフィリノゲンIシンターゼと呼ばれる．

図26 ヘムの分解経路

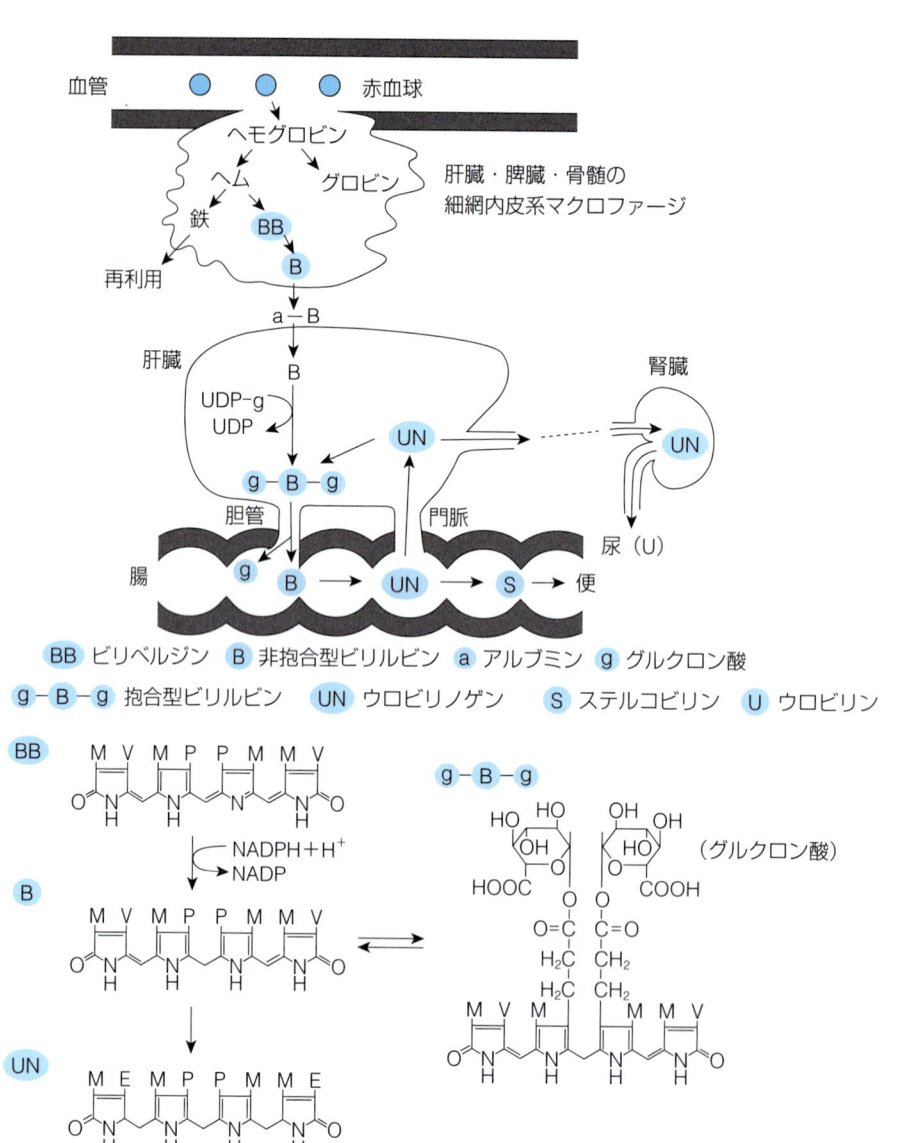

側鎖の記号と構造の関係は次の通り.
A：-CH$_2$-COOH, P：-CH$_2$-CH$_2$-COOH, M：-CH$_3$, V：-CH=CH$_2$, E：-CH$_2$-CH$_3$

る．この大部分は酸化されて茶色のステルコビリンになり，糞便に特有の色をつける．残ったウロビリノゲンは腸管から再吸収され門脈血中に入り肝臓に取り込まれる．その一部は再び胆汁へ排泄される「腸肝循環」と呼ばれる回路に入る．残りのウロビリノゲンは腎臓に運ばれて尿中で酸化さ

れ黄色のウロビリンになり，尿に特有の色をつける．

長い間，ビリルビンは難溶性で細胞毒性を持つ不要の物質と考えられてきた．しかし近年，ビリルビンおよびその前駆体ビリベルジンは過酸化ラジカルの捕捉作用および抗酸化作用を持つことが明らかになった．例えば，ビタミンAおよびリノレン酸は，これらヘム代謝産物によって，酸化による破壊から守られている．

C. 生合成過程にかかわる疾患
a. ポルフィリン症
ヘム合成経路の酵素欠損によって起こる疾患である．骨髄性と肝性に分けられる．

1）骨髄性ポルフィリン症
ウロポルフィリノゲンIIIシンターゼ欠損による先天性骨髄性ポルフィリン症とフェロケラターゼ欠損による骨髄性プロトポルフィリン症が知られている．蓄積したポルフィリノゲン誘導体のために皮膚が光過敏症になりアザや潰瘍ができる．また，前者では，この誘導体の蓄積によって尿が赤くなったり歯が赤褐色になる．

2）急性間欠性ポルフィリン症
PBGデアミナーゼが欠損しており，ALAおよびPBGが蓄積する．主に肝臓に影響が現れ，激しい腹痛や精神障害が起こる．ポルフィリン誘導体ができないので，皮膚の光過敏症は起こらないがPBGの蓄積によって尿が赤くなる．

b. 鉛中毒
PBGシンターゼ（PBG合成酵素）は亜鉛を必要とする．しかし，鉛が亜鉛の結合部位に結合するとこの酵素は失活し，ALAが蓄積する．これは神経伝達物質であるγ-アミノ酪酸（GABA）と構造が似ているため，GABAの作用を阻害することによって，精神障害が現れる．

D. 分解経路にかかわる疾患
a. 黄疸
ビリルビンの血清内基準値は0.2〜1.2 mg/dLである．しかしその濃度が2〜3 mg/dLを超えると，ビリルビンが皮膚，爪，白目に沈着して黄色くなる．これが黄疸の症状であり，ビリルビン代謝系にかかわる疾患の目印になる．血中のビリルビン上昇を引き起こす4つの原因が知られている．

1）溶血性黄疸
先天的あるいは後天的原因（鎌形赤血球貧血，ピルビン酸キナーゼ欠損，マラリアなど）によって赤血球が大量に溶血すると，肝臓による処理が間に合わないため血中非抱合型ビリルビン濃度が上昇する．

2）閉塞性黄疸
胆石や肝腫瘍によって胆管が閉塞すると，ビリルビンの腸管への排泄が阻害されるために血中抱合型ビリルビン濃度が上昇する．患者は吐き気を催し，白い粘土様の便を排泄する．

3）肝細胞性黄疸
急性または慢性の肝炎・肝硬変などによって肝細胞に障害が起こると，ビリルビンの肝細胞への取込み低下やグルクロン酸抱合の低下が起こり，血中抱合型ビリルビン濃度が上昇する．多くのウロビリノゲンが血中から尿中に排泄されるため，尿は黒く，便は白い粘土様になる．患者は吐き気，食欲不振を訴える．

4）新生児黄疸
新生児の肝機能が未熟なことが原因で起こる．この場合，蛍光灯の青い光を当ててビリルビンをより水溶性の高い異性体に変える治療が効果的である．出生後5日目を過ぎると肝臓の抱合能力が上昇して血清ビリルビン濃度は減少する．

（誉田晴夫）

チェックリスト
□ 生命の基本物質である糖質，脂質，アミノ酸の代謝の概要を述べよ．
□ 飽和脂肪酸と不飽和脂肪酸の違いを説明せよ．
□ リン脂質の役割を述べよ．
□ ヌクレオチド代謝の経路を2つあげて説明せよ．
□ 水の摂取量とヒトの各臓器の排泄量の関係を説明せよ．

I 生命現象の生化学—生命現象の分子基盤

3 エネルギーの流れ

1. 総論
A. エネルギーの転移と生命活動

ヒトが生きていくためには，食物を摂りエネルギーを獲得しなければならない．三大栄養素である炭水化物，蛋白質，脂肪は，消化管によりモノマーにまで分解されて吸収される．これから獲得したエネルギーはヒトとして活動するために消費される（図1）．その活動を大きく分類すると，①筋収縮や細胞運動などの力学的な作用，②分子やイオンなどの能動輸送，③比較的単純な構造を持つ前駆体からの巨大分子や他の生体分子の生合成の3つに分類される．例えば，筋肉を動かす運動には，筋の収縮にエネルギーが消費され，筋肉を動かす神経を興奮させるのにもエネルギーが必要になる．また運動により筋肉量が増加するが，筋線維が増えるための蛋白質の生合成にもエネルギーが必要である．

エネルギーには化学エネルギー，電気エネルギー，熱エネルギー，光エネルギー，機械エネルギーなど，様々なエネルギーがあり，生体系ではこ

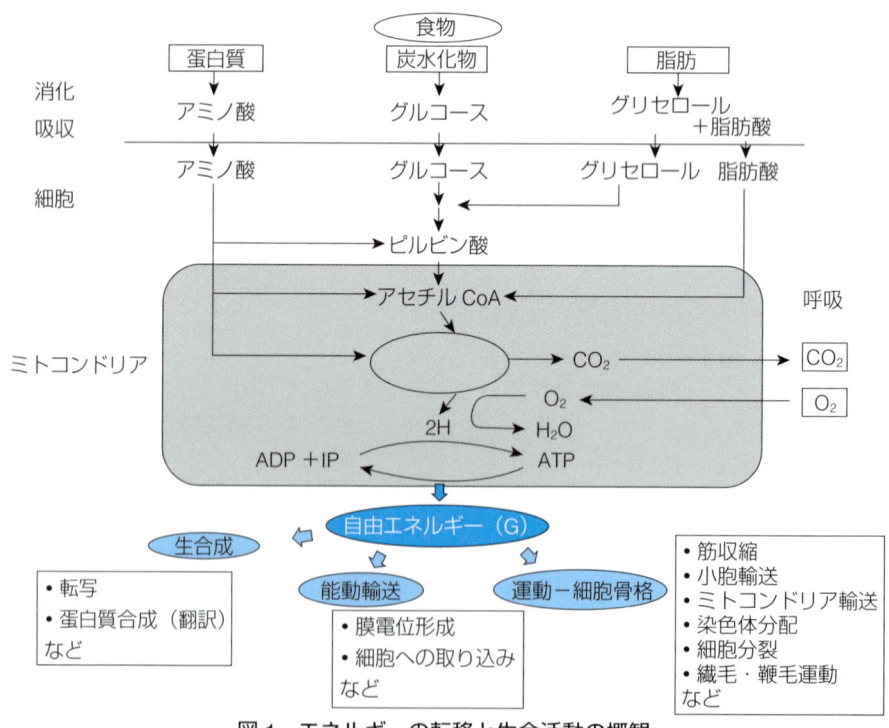

図1　エネルギーの転移と生命活動の概観

れらが相互に変換され，仕事に利用される．例えば，筋肉において化学結合，濃度勾配，電荷の不均衡の形で保存される位置（ポテンシャル）エネルギーは，筋収縮などの運動エネルギーへと変換される．このように，仕事に利用可能なエネルギーを自由エネルギー（ギブスエネルギー：G）と呼ぶ．細胞での自由エネルギーの獲得と生合成などの過程におけるその利用は，高度に統合化された化学反応のネットワークによっており，これを代謝あるいは中間代謝と呼ぶ（**図1**）．

ある反応における自由エネルギー変化（ΔG）は，エンタルピー（総エネルギー）変化（ΔH）と一定温度（T：絶対温度）におけるエントロピー〔乱雑さ（利用できないエネルギー）の程度：S〕変化（ΔS）を用いて，$\Delta G = \Delta H - T\Delta S$ と表すことができる．反応物質の濃度がすべて 1.0 mol/L であるときは，標準自由エネルギー変化（ΔG^0）と呼び，生化学反応における標準状態である pH＝7.0 のときは特に$\Delta G^{0\prime}$と表記する．この標準エネルギー変化は平衡定数 K_{eq} から計算できる．

$$\Delta G^{0\prime} = -RT \ln K'_{eq}$$

R：気体定数，T：絶対温度

B. アデノシン 5'-三リン酸（ATP）： エネルギーの共通通貨

代謝経路は，①エネルギーを生物学的に利用可能な形（例えばATPなど）に換えるもの（異化：catabolism）と，②経路を進行させるためにエネルギーを必要とするもの（同化：anabolism）に大別される．異化反応は，自由エネルギーを放出する反応（$\Delta G < 0$）であり発エルゴン反応と呼ばれ，同化反応は自由エネルギーを必要とする反応（$\Delta G > 0$）であり吸エルゴン反応と呼ばれる．

細胞は化学的な仕事をするために必要な自由エネルギーの獲得と移動に関してATPを利用する．ATPは生物システムの普遍的なエネルギー通貨（energy currency）である（**図2**）．ATPは細胞内濃度が 1 mmol/L オーダーと高く，様々な

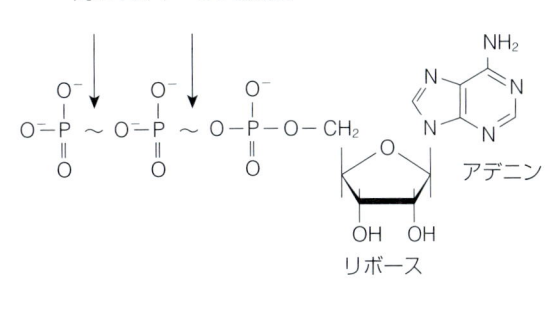

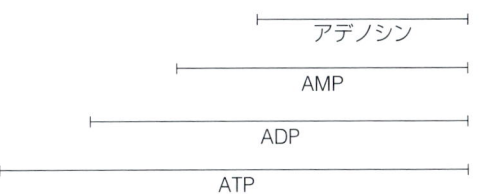

図2　ATPの構造

発エルゴン反応に共役可能であるため，共通通貨としての役割を果たしている．ATPの加水分解は発エルゴン反応であり，自由エネルギーを放出する．ATPのリン酸結合の加水分解における標準自由エネルギー変化は，約 -30 KJ/mol（-7.3 kcal/mol）である．リン酸基間のP-O結合（リン酸無水物結合）の自由エネルギーは，加水分解後に形成されるH-O結合のエネルギーよりもはるかに大きい．よって加水分解により利用可能なエネルギーが放出される．

C. ATP以外の高エネルギー物質

ATP以外にも高い自由エネルギーを持つ物質は多数存在する（**図3**）．解糖系における 1,3-ビスホスホグリセリン酸やホスホエノールピルビン酸などは高い自由エネルギーを持ち，直接アデノシン 5'-二リン酸（ADP）＋無機リン酸（IP）＋自由エネルギー→ATPの吸エルゴン反応と共役してATPを産生する．また，ATPに速やかに変換可能なエネルギー伝達体としてクレアチンリン酸が存在する．主に筋肉や神経軸索などに存在し，細胞内のエネルギー伝達を容易にしている．特に急激な骨格筋の収縮などの際に，速やかにATPに変換されて機械エネルギーへの変換に

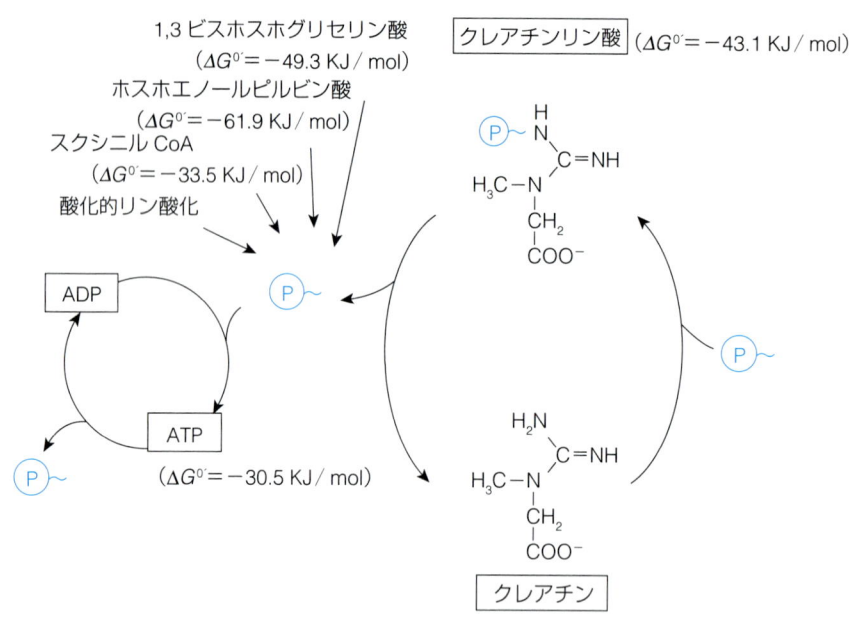

図3 高エネルギーリン酸の転移とATP
（ ）内は加水分解の標準自由エネルギー変化（$\Delta G^{0'}$）

消費される．このように，ATPは発エルゴン反応からエネルギーを抽出し保存できる．

D. 水素の受け渡しとエネルギー産生

エネルギーを伝達するもう1つの方法は電子伝達である．ある物質が他の物質に1つ以上の電子を伝達する反応を酸化-還元反応またはレドックス反応と呼ぶ．還元は，ある原子，イオン，分子による1つ以上の電子の獲得である．一方，酸化は1つ以上の電子の喪失である．酸化と還元は，いつも電子の受け渡しという観点から定義されるが，水素原子（イオンではなく）の獲得・喪失の観点から考えることもできる．それは水素原子の伝達には電子伝達が伴うからである（H＝H$^+$＋e$^-$）．ある分子が水素原子を失うと，その分子は酸化される．酸化と還元は共役して起こる．このレドックス反応でエネルギーが伝達される．元々還元剤に酸化還元電位として存在していたエネルギーの多くは還元された産物に移行する．この際に還元される物質の代表的なものとして補酵素ニコチンアミドアデニンジヌクレオチド（NAD）がある．NADはレドックス反応における電子伝達供与体として働く．NADには酸化型（NAD$^+$）と還元型（NADH＋H$^+$）があり，両者とも生物のレドックス反応に働く．酸素分子は非常に電気陰性度が高く，NADHから容易に電子を奪い取る．この反応は非常に発エルゴン的な反応で，その際のNADHの標準自由エネルギー変化は－219 KJ/mol（－52.4 kcal/mol）である．なお，細胞内の一般的な電子伝達体としてフラビンアデニンジヌクレオチド（FAD）もある．このような還元型の電子伝達体から，電子伝達系を用いてATPが産生される（後述）．

いずれにせよ，ATPはヒトで約50 gしか存在しない．ヒトの基礎代謝量を一般に1,400 kcalとすると，これをまかなう1日の必要ATP量は50～100 kgなので，ATPは他の物質から常に産生されなければならない．

2. 呼吸とエネルギー

A. 呼吸とエネルギー代謝

ヒトは呼吸しないと生きていけない．外呼吸とは肺における二酸化炭素の放出と酸素の取り込みである．細胞内でエネルギーを産生する過程で，

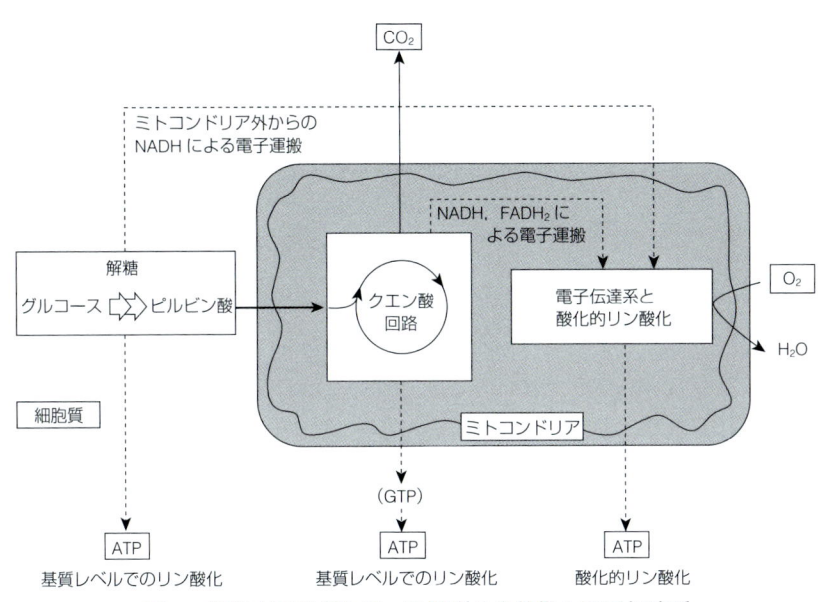

図4 細胞内でのグルコース代謝の全体像と電子伝達系

CO_2の産生とO_2の消費が生じる（細胞内呼吸）結果，体内でCO_2が蓄積しO_2が不足するが，これを解消するために肺でのガス交換が必要である．では，細胞内でCO_2が産生し，O_2を消費するのはどの部位か，グルコース代謝を例にとってみよう（図4）．

ヒトの血液中には約70〜110 mg/dL（空腹時血糖）のグルコースが存在する．グルコースは細胞内に取り込まれ，解糖系，クエン酸回路，電子伝達系とATP合成（酸化的リン酸化）を経て，最終的にCO_2とH_2Oになる．クエン酸回路ではCO_2と水素（主にNADH＋H^+として）を産生するが，この水素部分は電子伝達系に1対の電子を受け渡す．電子は電子伝達系を次々と受け渡される間に自由エネルギーのほとんどを失い，最終的にO_2に受け渡されH_2Oとなる．このエネルギーの一部は，ミトコンドリア内膜の内外にプロトンH^+濃度勾配を形成し電気化学ポテンシャルを形成する．このエネルギーを用いてADPとIPからATPを産生することにより，種々の生化学反応に容易に利用可能な化学エネルギーに変換され蓄積される．この過程を酸化的リン酸化（oxidative phosphorylation）と呼ぶ．ATPに変換されなかったエネルギーは，ミトコンドリアへのCa^{2+}輸送のような物質輸送などの副次的反応を駆動したり，熱として放出される．

B. ミトコンドリア

電子伝達鎖は，ミトコンドリア内膜に存在し，様々な燃料分子由来の水素（電子）が，酸素へと流れる最終共通経路である．電子伝達と酸化的リン酸化によるATP合成は，ミトコンドリアを保有するすべての細胞で絶えず進行している．

a. ミトコンドリア膜

ミトコンドリア外膜にはポーリン（VDAC）で形成される膜孔が存在し，ほとんどのイオンと小分子は透過できる．これに対して，ミトコンドリア内膜は，Na^+，K^+，H^+などのイオンやATP，NADH，ピルビン酸や他の代謝産物などの小分子は透過できない．透過するにはそれぞれの担体または輸送体が必要である（図5）．ミトコンドリア内膜は蛋白質に富む構造をしており，その半分は電子伝達体と酸化的リン酸化に直接関与している．ミトコンドリア内膜は高度に入り組んだクリステと呼ばれる構造をとっており，ミトコンドリア内膜の表面積を増大させている．

b. ミトコンドリアマトリックス

ミトコンドリア内膜内のゲル状の溶液は50％

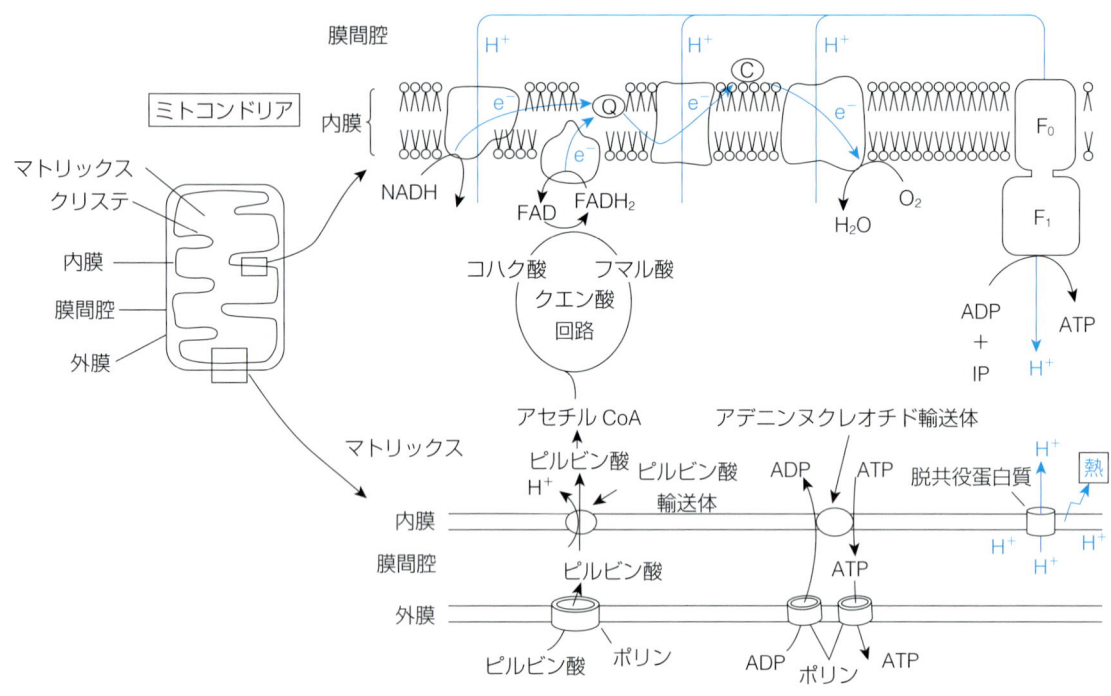

図5 ミトコンドリア中での呼吸過程の存在部位

が蛋白質である．ピルビン酸，アミノ酸，脂肪酸（β酸化による）の酸化に関する諸酵素やクエン酸回路の酵素，また尿素回路の一部の酵素など，異化にかかわる酵素群が多数存在する．一方，クエン酸回路にある有機酸を材料とした糖新生やヘム合成の一部，ケトン体合成の酵素など同化にかかわる酵素も含まれている．特に電子伝達系や酸化的リン酸化に必要な NAD^+ や FAD^+，ADP，IPが含まれる．ミトコンドリアの起源は古細菌へ移入し共生した真正細菌であり，動物細胞では核以外の独自の遺伝子を有する唯一の細胞内小器官である．1ミトコンドリア当たりのミトコンドリアDNAは複数コピー存在し，マトリックス内で独自の複製，転写，翻訳を行っている．ミトコンドリアDNAはミトコンドリア内での翻訳に必要なリボソームRNAとtRNAをコードする他，電子伝達系の一部を形成する13個の蛋白質をコードしている．

C. 電子伝達系（呼吸鎖）

電子伝達系は，生体膜に存在する酸化還元に関与する蛋白質の集合体で基質から酸素まで順に電子を伝える系である．ミトコンドリア内膜に存在する電子伝達系はクエン酸回路などで生成された $NADH$ や $FADH_2$ を酸化する回路であり，細胞に必要な ATP の大部分を生成している．

a. 呼吸鎖複合体

呼吸鎖はミトコンドリアに存在し酸素に電子を与える電子伝達系である．呼吸鎖の構成成分は $NADH$ から電子を受け取る還元電位の最も低い成分から，酸素分子と結合する電位の最も高い成分まで段階的に配列されている（図6）．呼吸鎖複合体は複合体Ⅰ，Ⅱ，Ⅲ，Ⅳ，Ⅴと呼ばれる5つの蛋白質複合体が存在し，複合体Ⅰ～Ⅳはそれぞれ電子伝達成分を含んでいる．それぞれの複合体の間の電子の受け渡しは比較的移動可能な電子伝達成分〔ユビキノン（UQ）やシトクロム c（cyt c）など〕で仲介している．電子伝達体は大

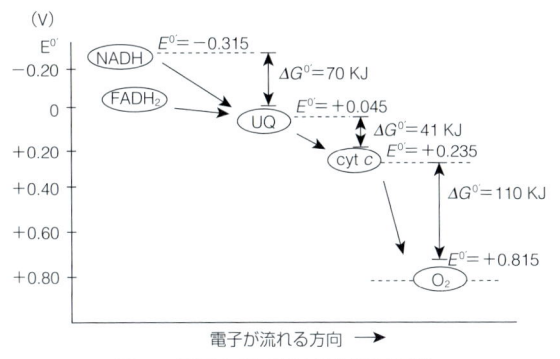

図6 電子伝達系と酸化還元電位

$E^{0'}$：標準酸化還元電位（pH7）
$\Delta G^{0'}$：標準自由エネルギー変化（pH7）
ATPの合成には30 KJ/mol（−7.3 kcal/mol）が必要である．

表1 呼吸鎖（電子伝達系）とその阻害剤

呼吸鎖の部位	阻害剤
複合体Ⅰ：NADH脱水素酵素	アミタール
	ロテノン
複合体Ⅲ：ユビキノール−シトクロム c 酸化還元酵素（シトクロム bc_1 複合体）	アンチマイシンA
複合体Ⅳ：シトクロム c 酸化酵素	シアンイオン（CN⁻）
	一酸化炭素（CO）
	硫化水素（H_2S）
複合体Ⅴ：ATP合成酵素	オリゴマイシン
ATP／ADP交換輸送体：アデニンヌクレオチド輸送体	アトラクチル酸
	ボンクレキン酸

きく分けて水素伝達体と電子伝達体の2つに分類できる（図7）．

b. 酸化的リン酸化

呼吸鎖での電子の伝達は，NADHが強力な電子供与体であり酸素分子が強力な電子受容体であるため，エネルギー的には有利である．この電子伝達に伴い生じる自由エネルギー変化を用いて，マトリックスから外へプロトンを輸送する．すなわち電子伝達とプロトンポンプは共役しており，複合体Ⅰ，Ⅲ，Ⅳはこのプロトンポンプとして働く（図5）．ミトコンドリア内膜を挟んで，マトリックスと膜間腔（内膜と外膜の間）の間には高いプロトン勾配が形成される．これは電気的勾配（膜の内側より外側が陽性に荷電する）とpH勾配（膜の外側が内側よりpHが低い）を形成させる．これらのエネルギーはATP合成を駆動するのに十分なプロトン駆動力を有する．このプロトンが逆流する力を利用してATPを合成（ADP＋IP→ATP）する装置が，ATP合成酵素複合体（複合体Ⅴ）である．これは，F_0F_1 ATPaseとも呼ばれる．以上のような説明を，化学浸透共役説（chemiosmotic coupling theory）と呼ぶ．ATP合成酵素は世界最小のモーターであり（図8），その結果ATPを生成する．プロトン流を導くのがプロトンチャネル（F_0）と呼ばれるところであり，プロトンがマトリックス側に逆流する際に F_0 を回転させ，その結果 F_1 のあるサブユニットがコンフォーメーション変化を引き起こし，ADP＋IPを結合し，ADPをリン酸化してATPに変換させ，その後乖離させるという一連の反応を起こす．このように基質（NADHやコハク酸など）を酸化し，得られた還元単位を電子伝達鎖に導くことによってADPをリン酸化してATPにすることを，酸化的リン酸化（oxidative phosphorylation）と呼ぶ．

表1に示すように，青酸をはじめ，電子伝達系には強力な阻害剤がある．オリゴマイシンはATP合成酵素の F_0 に結合し H^+ チャネルを閉じ，pH勾配・電気的勾配を減少させないため電子伝達を停止させる．このように細胞呼吸がADPのリン酸化によるATP産生に依存していることを呼吸調節（respiratory regulation）と呼び，この2つは緊密に共役している．この過程が人体で最も速やかな代謝系であるため，これらの阻害剤は急性の中毒症状を示す．

D. ATP収支

酸化的リン酸化において，呼吸鎖の最後の水の形成に関与する酸素原子1個当たり何分子ATPが産生するかを表す数値をP/O比と呼ぶ．簡略化して整数で表すとNADHの酸化から始まるとP/O比＝3であり，コハク酸の酸化から始まると2である．1分子のアセチルCoAがクエン酸回路を回ると，NADHが3個，$FADH_2$ が1個，グア

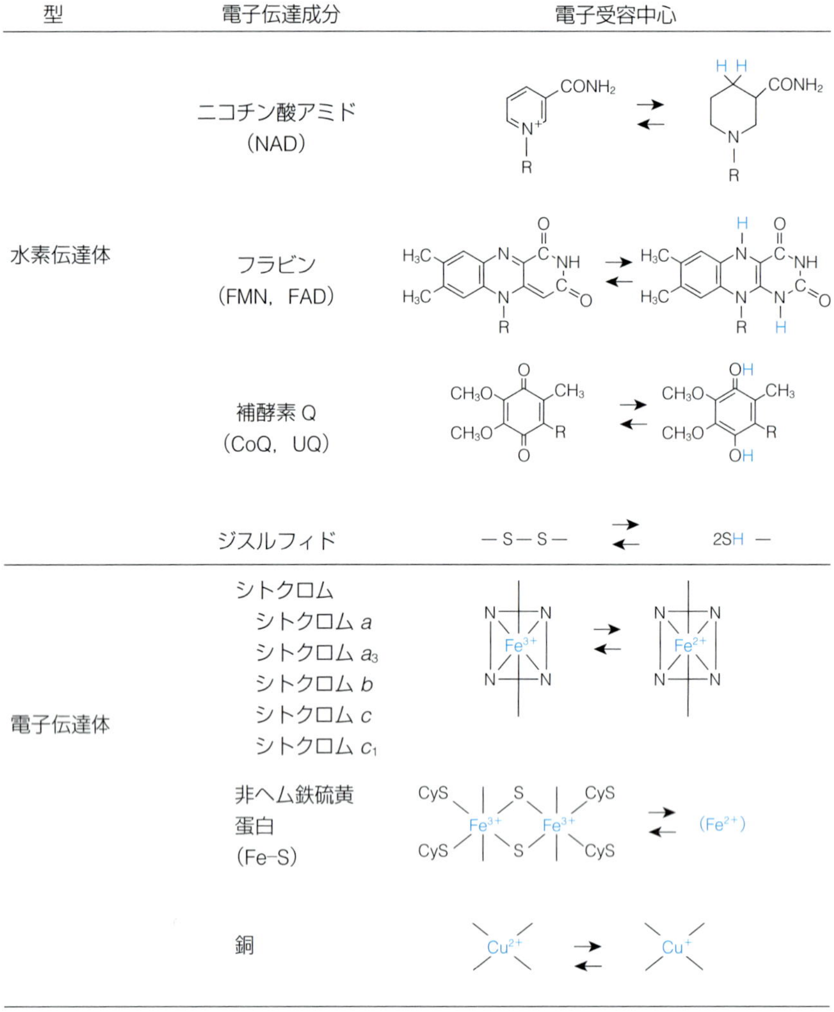

型	電子伝達成分	電子受容中心
水素伝達体	ニコチン酸アミド (NAD)	
	フラビン (FMN, FAD)	
	補酵素 Q (CoQ, UQ)	
	ジスルフィド	$-S-S- \rightleftarrows 2SH-$
電子伝達体	シトクロム シトクロム a シトクロム a_3 シトクロム b シトクロム c シトクロム c_1	$Fe^{3+} \rightleftarrows Fe^{2+}$
	非ヘム鉄硫黄 蛋白 (Fe–S)	(Fe^{2+})
	銅	$Cu^{2+} \rightleftarrows Cu^{+}$

図7 ミトコンドリア内膜の電子伝達成分

ノシン 5'-三リン酸〔GTP（ATP）〕が1個できるので，合計12個のATPが産生される（図9）．グルコース1分子では，酸化的分解においてアセチルCoAまで12分子，クエン酸回路では24分子で合計34分子，これに基質レベルでのリン酸化で生じる4分子を加えると，合計38分子のATPが産生される．なお，嫌気的代謝による乳酸発酵の過程ではグルコース1分子当たり2分子のATPしか産生されず，好気的代謝における酸化的リン酸化によるATP産生は，19倍もの差が生じる．

E. 膜輸送体

ミトコンドリア内膜は，ほとんどの荷電物質や親水性物質に対して不浸透性である．ミトコンドリア内膜を通過可能な物質には選択的な膜輸送体が存在する．例えば，ピルビン酸はピルビン酸–H^+共輸送体を用いてH^+とともにマトリックス内に輸送される．またクエン酸＋H^+はクエン酸輸送体によりリンゴ酸との交換輸送によりミトコンドリア外へ輸送される．マトリックス内で酸化的リン酸化により産生されたATPは，アデニンヌクレオチド輸送体により細胞質のADPと交換輸

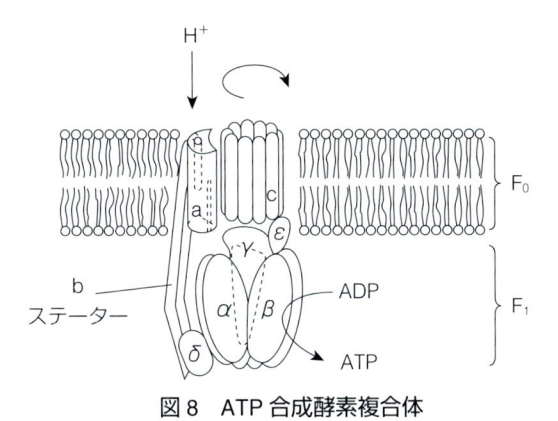

図8　ATP合成酵素複合体

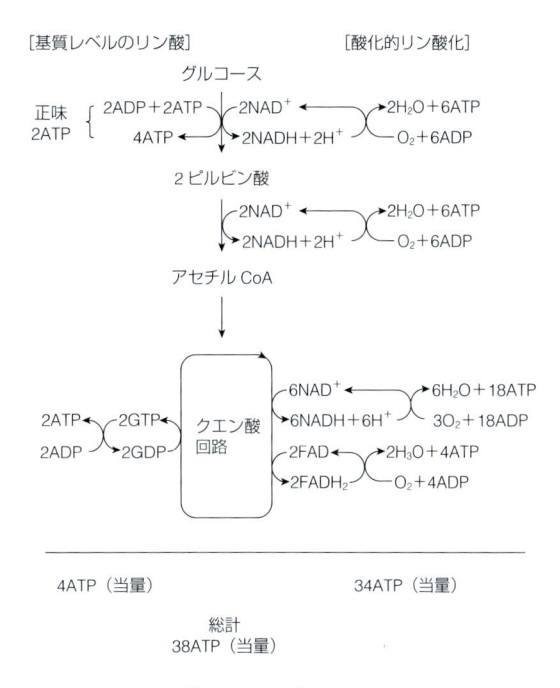

図9　1グルコース当たりのATP収支

送を行う（図5）．一方，細胞質では，解糖系におけるグリセロアルデヒド-3-リン酸脱水素酵素によりNADHが生成されるが，NADHはミトコンドリア内膜を通過しない．そのため，リンゴ酸-アスパラギン酸シャトルとグリセロリン酸シャトルの2つのシャトル機構を用いてミトコンドリア内に輸送される．

3. エネルギーの利用
A. 生体におけるエネルギーの利用

ミトコンドリアマトリックスで合成されたATPはアデニンヌクレオチド輸送体によってミトコンドリア膜間腔や細胞質に運ばれる．ATPはアデニル酸キナーゼやヌクレオチド二リン酸（NDP）キナーゼによって，細胞内で生合成などの化学的仕事に使用される各種ヌクレオチドをヌクレオチド三リン酸（NTP）の形に再生する．また，細胞の分子やイオンの能動輸送（Na^+-K^+ ATPaseなど），細胞骨格による細胞の運動や分裂，筋収縮などの運動などに消費されるATPも絶えず補充される．特に神経軸索や筋線維などではクレアチンリン酸がATPの高エネルギーリン酸結合による自由エネルギーを一時的に蓄え，かつ速やかに移動させるのに用いられる．

生体において運動エネルギーへの変換は重要である．細胞は様々な形態をとり一定の形を保持しているが，必要に応じてその形態を変化させる．例えば，赤血球は毛細血管の中を形を変えて移動するし，マクロファージは仮足を出して細胞間隙を移動する．気管の上皮細胞は表面の繊毛を動かして異物を排出するし，鞭毛や繊毛を動かして移動する細胞もいる．一方，細胞内においては，小胞輸送やミトコンドリアの神経軸索輸送などの細胞内小器官の移動なども生じている．

このような細胞の運動や筋肉運動，細胞内小器官の形態保持や移動は細胞骨格が働いている．細胞骨格は蛋白質からなる線維状物質であるが，線維の太さや構造によって分類され，線維直径の大きい方から，微小管，中間径フィラメント，アクチンフィラメントに分類される（図10）．中間径フィラメントは主として細胞膜の内側や核膜の内側に存在し，細胞の形や核の形を保っている．微小管は細胞内小器官の運搬や細胞分裂の際の染色体の移動に働き，また鞭毛や繊毛の構成要素となり運動を司る．アクチンフィラメントは細胞膜の直下に多数存在し，細胞表面の形態を変えたり原形質流動を起こしたり，細胞のアメーバ運動を司る．細胞分裂の際には細胞質分裂を司る．また筋収縮に働き，モーター蛋白であるミオシンフィラメントとの相互作用によって筋収縮が生じる．

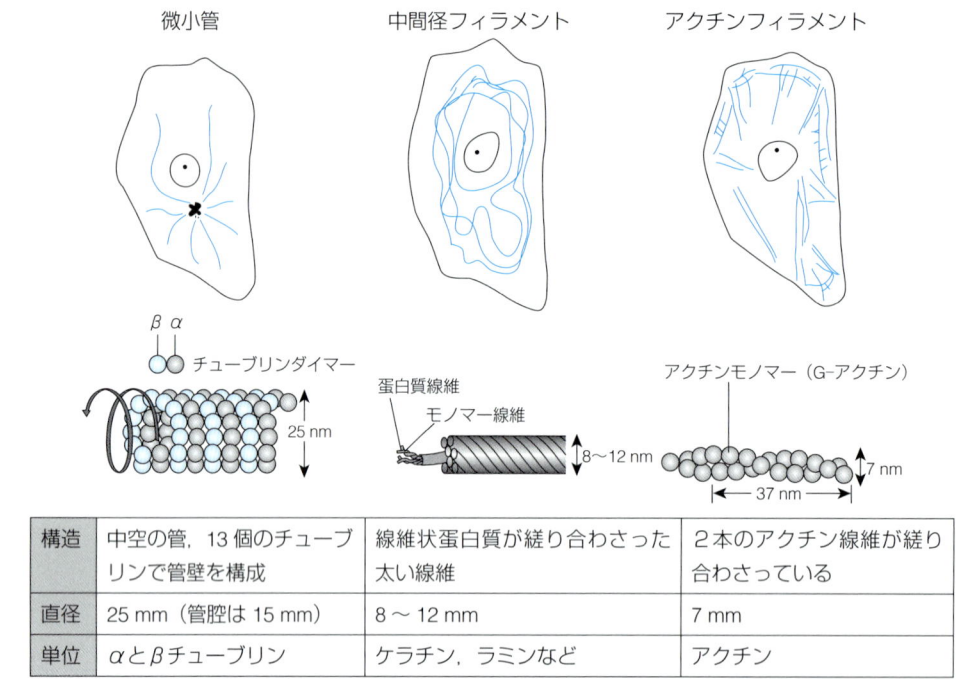

図10 細胞骨格の種類と構造

B. アクチンフィラメントと筋収縮

アクチンフィラメントは，43 kDaの球状のアクチン分子（G-アクチン）が非共有結合で重合し，不溶性で二重らせん構造を示す線維状アクチン（F-アクチン）である．F-アクチンの線維は太さ6～7 nm，ピッチ間隔35.5 nmの周期を持っている．G-アクチンモノマーは，ATPかADPのどちらかと結合する．ATPと結合したG-アクチンは会合しやすくなり，F-アクチンのプラス端にG-アクチンのマイナス端が結合してアクチンフィラメントが伸びていく．一方，会合したアクチンはATPが加水分解してADPとなり，F-アクチンのマイナス端から解離していく．解離したG-アクチンはADPを放出し再びATPと結合してF-アクチンと会合する（G-アクチン-F-アクチンサイクル）．このようにアクチンフィラメントの長さは細胞の表層で動的に変化するため，細胞の形が変化し，突起を伸ばしたりすることができる．

アクチンと結合できる蛋白質は多数存在する．特に重要な蛋白質はミオシンであり，アクチンフィラメントとミオシンが筋原線維を形成し筋収縮を生じる．ミオシンはATPを消費してアクチンフィラメント上を移動していくモーター蛋白である．

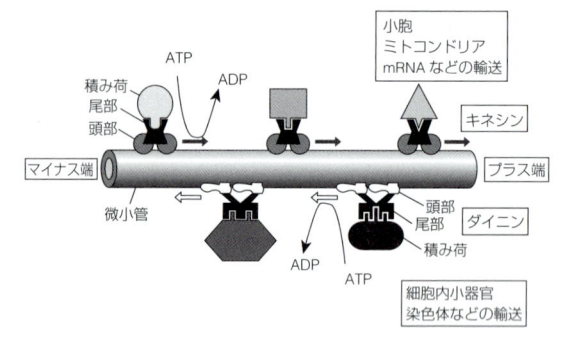

図11 微小管の細胞内輸送

C. 微小管と細胞内輸送

微小管は中心体から細胞周辺にネットワークのように伸びた細胞骨格である（図11）．ミトコンドリアなどの細胞内小器官は，キネシンなどのモ

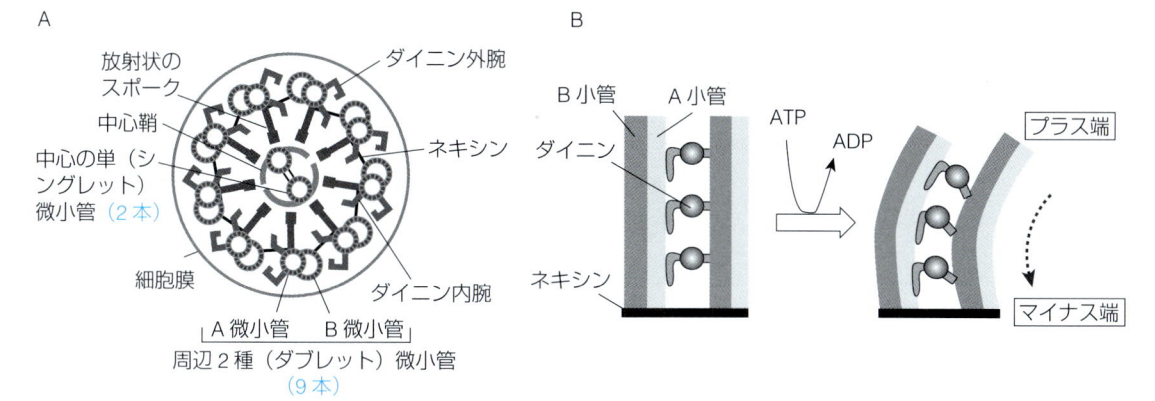

図12 繊毛断面の構造と軸糸ダイニンによる繊毛の運動

ーター蛋白を介してこの微小管と結合して細胞内を移動する．繊毛や鞭毛の中心に存在し，その運動に関与する．さらに細胞分裂の際に，紡錘糸として染色体の移動に関与する．

微小管はαチューブリンとβチューブリンの近似の球状蛋白質のダイマーを管状に積み上げた中空の線維である．その断面は13本の原線維が管壁を形成している．アクチンフィラメントと同様に微小管にもプラス端とマイナス端があり，会合と解離がそれぞれの端で起こっている．アクチン会合にはATPが必要だが，βチューブリンはGTPに結合して会合しやすくなる．微小管結合蛋白MAP（microtubule-associated protein）は微小管の会合や安定性に寄与している．微小管は極性を有しており，中心小体からの成長や細胞内運動での方向付けに重要である．

チューブリンに結合するモーター蛋白も多く存在する．神経の軸索輸送ではキネシンが運び屋として働く．キネシンはミオシンに似たATPase活性を持つ蛋白質であり，ATPの加水分解を利用して小胞やミトコンドリアを軸索の方向（プラス端の方向）へと移動させる．一方，細胞質ダイニンは逆方向（マイナス端の方向）へATPの加水分解のエネルギーを利用して物質を移動させる．

D. 繊毛・鞭毛と運動

繊毛は気道上皮細胞などで異物の排泄などに働く．繊毛の断面を観察すると，中心に2本，周囲に9本の軸糸が存在し，周囲の9本はA小管とB小管のダブレットになっている（図12）．この軸糸のA小管からは各々2本の軸糸ダイニンが時計回り方向に突き出しており，隣の軸糸のB小管とATP依存的に結合している．ATPが加水分解すると，ダイニンがB小管をマイナス端方向（基部の方向）に動き，軸糸間でずれが生じ，繊毛は屈曲する．

鞭毛の構造は基本的に繊毛と同じだが，繊毛より遥かに長く，細胞全体を動かすのに適している．ヒトでは精子の尾部が鞭毛である．

繊毛や鞭毛にダイニンがないと，これらは動けず，男性不妊，内臓逆位，慢性呼吸器感染症を呈するKartagener症候群が生じる．

（遠藤仁司）

チェックリスト

□生体のエネルギーはどこに保存されているか説明せよ．
□最も多いエネルギーが利用されている例をあげて説明せよ．
□ミトコンドリアの役割を述べよ．
□エネルギーが最も多く産生される場はどこか説明せよ．
□生体が利用しているエネルギーの種類をあげよ．

I 生命現象の生化学―生命現象の分子基盤

4. 情報の流れ

1. 総論

A. セントラルドグマ（図1）

　ヒトの遺伝情報はDNAに蓄えられている．生殖細胞以外の細胞（体細胞）は母親由来と父親由来のDNAをそれぞれ一揃い持っており，この一揃いのことをゲノムと呼ぶ．増殖中の細胞ではDNA複製機構が働き，ゲノムDNAは複製されて2倍になり，細胞分裂が進行すると2つに均等に分割されて，元の細胞と同じ2揃いのゲノムを持った2つの娘細胞が誕生する．つまり，遺伝情報は細胞分裂を介して個体を作るすべての体細胞に共有されている．また，その遺伝情報は生殖細胞を通じて子孫に伝えられる．

　DNAの持つ遺伝情報はRNAに転写される．そのRNAの配列情報の一部は，リボソームにて塩基配列の情報から蛋白質のアミノ酸配列の情報に翻訳されて，種々の機能を持つ蛋白質が合成される．このようなDNAからRNAを介して蛋白質に至る遺伝情報の流れは分子生物学のセントラルドグマ（中心教義）とされ，ほとんどの生物に共通のものである．

B. DNAとRNA（図2）

　DNAは，糖とリン酸と塩基が結合してできるヌクレオチドが，鎖状につながって多量体を形成したものである．通常は，鎖の間で向き合った塩基の間の水素結合が形成され2本鎖となり，二重らせん構造を形成する．二重らせん構造の溝（主溝と副溝）に転写因子などの蛋白質や薬剤が結合する．

　DNAの糖はデオキシリボースであり，その5

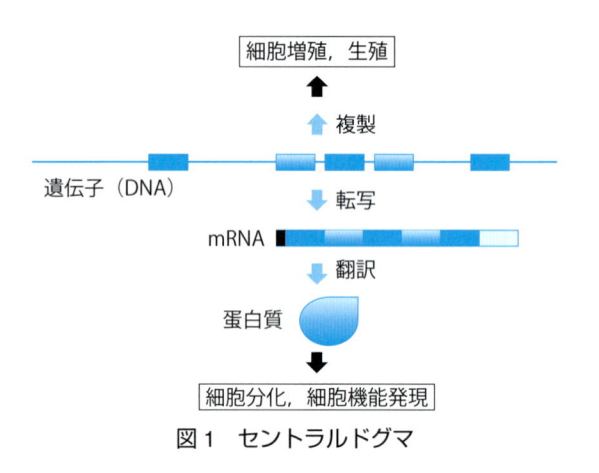

図1　セントラルドグマ

番目（5'）と3番目（3'）の炭素原子にそれぞれリン酸がつながって，糖－リン酸－糖－リン酸という外側の親水性らせん構造を形成する．DNA鎖の向きを示す時には，端にある炭素の番号を使って5'末端，3'末端という．二重らせん構造の2本のDNA鎖は反対方向を向いており，断端の片側が5'末端なら，反対側は3'末端である．

　DNAに含まれる塩基はアデニン（A），グアニン（G），シトシン（C），チミン（T）の4種類があり，アデニンとグアニンはプリン塩基と呼ばれ，チミンとシトシン，RNAに含まれるウラシル（U）はピリミジン塩基と呼ばれる．

　二重らせん構造の中心で水素結合している横方向の2つの塩基を，塩基対（base pair：bp）と呼び，bpの数が2本鎖DNAの長さを表現する単位となる．水素結合が形成される塩基の組み合わせは，AとT，GとCと決まっており，2本鎖DNAのbpは常にこの組み合わせに従う（相補性）．遺伝情報を決めているのはDNA鎖におい

て縦に塩基が並ぶ順番（塩基配列）である．元の DNA 鎖の片方の鎖の塩基配列に対応する塩基をつなげていけば，同じ遺伝情報を伝える塩基配列を持つ DNA を複製することができる．この時，元の DNA 鎖は鋳型の役割を果たす．鋳型とは，溶かした金属を一定の形に固める時に流し込む型のことである．

RNA は DNA と似た構造であるが，糖はリボースであり，T の代わりに U が使われており，通常は 1 本鎖で存在する．「デオキシ」とは「酸素がない」という意味であり，リボースとデオキシリボースは 1 つの酸素原子以外は同一の構造である．RNA も A と U，G と C の塩基対を作り，DNA の持つ遺伝情報をコピーする能力を持つ．

C. 転写と翻訳（図 3）

細胞や個体がその機能を発揮するには，DNA の情報を元に RNA や蛋白質が作られることが必要である．ある遺伝子が発現する時には，その遺伝子の部分の DNA-DNA の二本鎖構造がほぐれ，DNA を鋳型として相補的な配列を持つ RNA が合成される（転写）．RNA 合成の鋳型となる DNA 鎖をアンチセンス鎖，鋳型とならない鎖をセンス鎖という．センス鎖の DNA の塩基配列は，U と T を入れ替えれば転写された RNA の塩基配列と同一である．RNA の一部はメッセンジャーRNA（mRNA）として働き，その塩基配列情報を元にアミノ酸配列が決定され，蛋白質が合成される（翻訳）．

D. DNA の高次構造と染色体（図 4）

二重らせん構造をとる二本鎖 DNA は 2 nm 程度の細い線維であるが，ヒストンに巻き付いてヌクレオソーム構造を作り，ヌクレオソームはビーズ状につながってお互いに巻き付き，種々の蛋白質と結合して太い線維状になる．また，足場となる蛋白質に結合してループ構造を形成する．このようにして，核内の DNA は多数の蛋白質とともにクロマチンと呼ばれる複雑な高次構造を形成する．クロマチンの構造は遺伝子の機能と密接な関係を持ち，機能していない部分の DNA は太い線

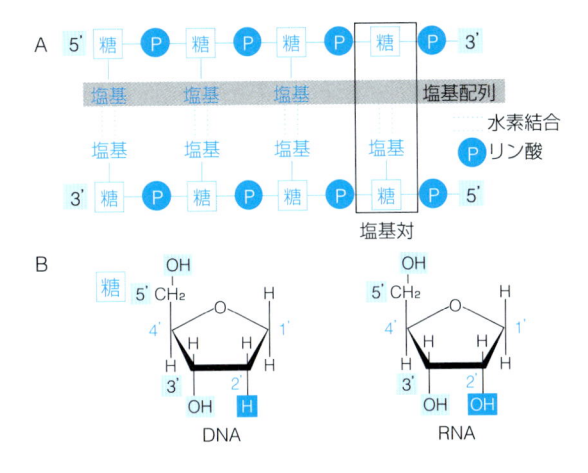

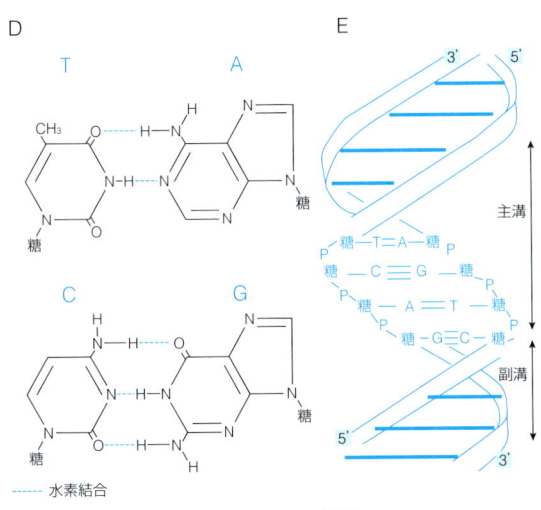

図 2　DNA の構造
A：DNA の基本構造，B：DNA と RNA に含まれる糖の構造，C：塩基の構造，D：塩基対を作る水素結合，E：二重らせん構造

維に密に畳み込まれ，活発に転写されている部分のDNAは緩んだヌクレオソーム構造になっている．

　細胞分裂の時期にはDNAはさらに畳み込まれ，染色体として光学顕微鏡でも観察できるようになる．染色体は細胞分裂に伴って2つの細胞に公平に分配される．1ゲノムのDNAは，性染色体であるXまたはY染色体を含む23本の染色体に含まれている．性染色体以外の染色体（常染色体）は1つの細胞にそれぞれ2本ずつ存在する．その2本は同じ遺伝子に関する父親由来と母親由来の情報を持つことから相同染色体と呼ばれる．

E. ヒトゲノムの大きさ（表1）

　1個の細胞に含まれるDNAの総延長は約31億bpであり，大部分のDNAは核に存在する．核に

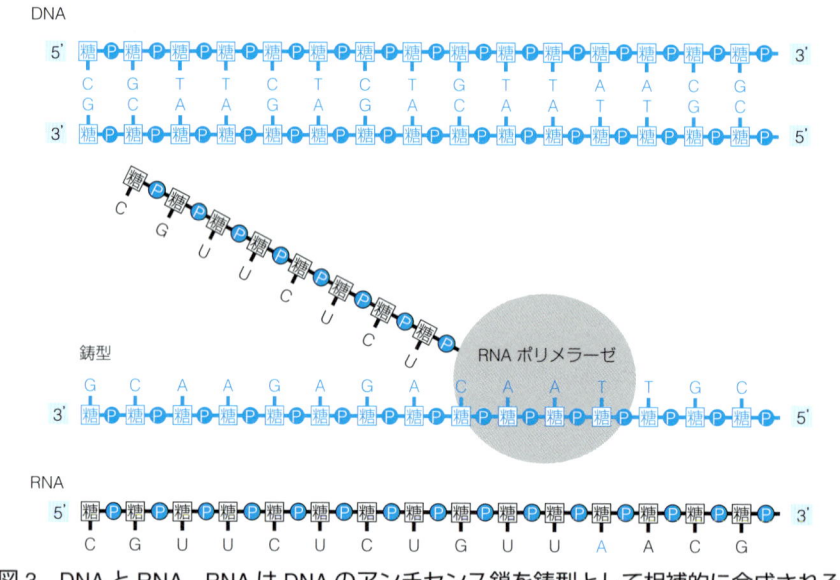

図3　DNAとRNA．RNAはDNAのアンチセンス鎖を鋳型として相補的に合成される

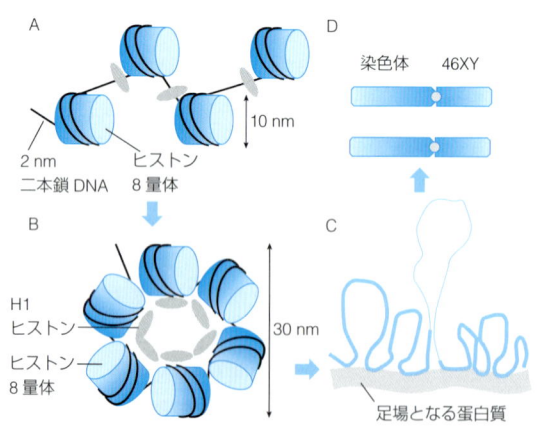

図4　DNAの作る高次構造

表1　ヒトの細胞に含まれるDNA

	核DNA	ミトコンドリアDNA
長さ	3.1ギガ(31億)bp	16.6キロ(16.6千)bp
遺伝子数	26,000個以上 （正確には不明）	
蛋白質として働く遺伝子	約21,000個 (1.1%)	13個 (約66%)
RNAとして働く遺伝子	6,000個以上 (〜4%)	24個 (〜32%)
繰り返し配列DNA	50%以上	ほとんどない
その他配列	40〜50%	2%
遺伝形式	染色体として分配 メンデル遺伝	母親と同じものを受け継ぐ

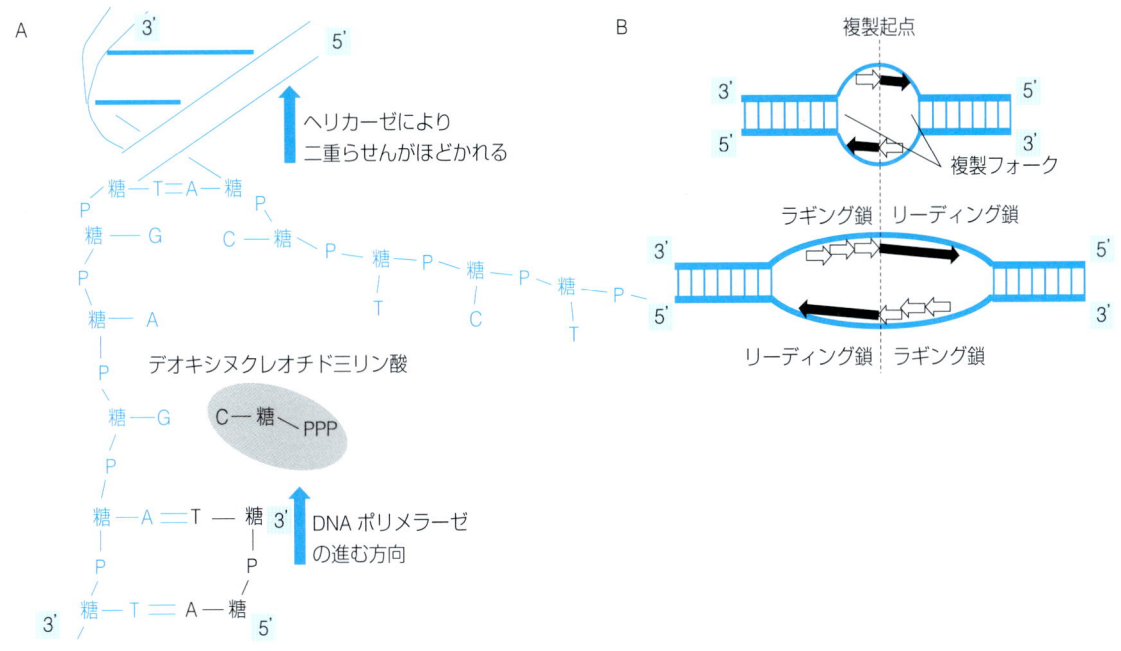

図5　DNA複製過程

あるDNAの中で90%以上の部分は，短い塩基配列を繰り返している部分など，その機能が未解明な領域である．DNAから転写されて機能を発揮する遺伝子は26,000個以上あり，正確な数は不明である．蛋白質として働く遺伝子は約21,000個あり，この遺伝子領域のDNAは核のDNAの1.1%に当たる．その他に，RNAとして機能する遺伝子や，遺伝子発現を制御する領域として6,000個以上の遺伝子があるとされている．

ミトコンドリアにも，ごく少量のDNA（約16,600bp）があり，ミトコンドリアの機能にかかわる遺伝子の情報を伝達する．核のDNAは染色体として分配されるが，ミトコンドリアのDNAは細胞質のミトコンドリアと一緒に伝達されるため，親子の間では，卵子の持つ母親由来の遺伝子が子孫に伝播する．

2. DNAの複製と修復
A. DNAの複製機構（図5）

DNAは細胞が分裂して増殖する時に複製される．複製過程の第一段階では二重らせん構造のDNAがヘリカーゼという酵素によりほどかれて1本鎖になる．ほどかれたDNA鎖のそれぞれが鋳型となり，相補的な塩基を持つデオキシヌクレオチド三リン酸がDNAポリメラーゼによりつなげられて新しいDNA鎖が作られ，元のDNA二重らせんと同じ塩基配列を持つDNAが2組できあがる．このような複製方法は半保存的複製といわれる．

DNA複製が始まる場所は，複製起点と呼ばれる特定の場所に限定される．複製が進んでいる場所はY字型をしており，複製フォークと呼ばれる．DNAポリメラーゼはデオキシリボースの3'側のOH基にデオキシリボヌクレオチド一リン酸を付加するので，合成されるDNAの5'末端側から3'末端側の一方向に進行する．そのため，複製フォークに向かって複製されるDNA鎖（リーディング鎖）は1本のDNAとして作られるが，反対側のDNA鎖（ラギング鎖）では複製フォークと反対側に向かって新しいDNA鎖の合成が進むことになる．ラギング鎖では100～1,000ヌクレオチドの長さのDNA小断片（岡崎フラグメント）を次々に作っては，それらをつなぎ合わせる方法でDNAの複製が行われる．DNAポリメラ

ーゼは真核細胞では数種類存在するが，その多くは間違って取り込まれた塩基を校正する機能を持ち，鋳型となるDNAの情報を忠実に複製する能力が高い．

B. 細胞増殖，生殖と遺伝子情報（図6）

終末分化した細胞などの増殖しない細胞ではDNAの複製は起こらない〔休止期（G₀期）〕．増殖能力を持つ細胞は，増殖刺激によりG₁期に移行し，次にS期に入ってDNAの複製を行う．G₂期を経てM期には，複製されたDNAは2つの娘細胞に分配され，次のG₁期に入る．このサイクルを細胞周期という．1つのゲノムをnとすると，G₀期やG₁期にある細胞は2n，つまり，ヒトの場合は46XXまたは46XYの染色体に含まれるゲノムを持っており，S期を経てG₂期に入る時期には4nとなり，M期を経てそれぞれ2nの2つの細胞に分配される（体細胞分裂）．

一方，生殖細胞ではDNA複製により4nになり，分裂の最後には1細胞当たりn，つまり，染色体として23Xまたは23Yを持つ精子や卵子が作られる（減数分裂）．受精卵は新たな組み合わせの2nのゲノムを持ち，新たな個体をつくる．

DNAに変異が入り，精子や卵子の生殖細胞の遺伝子が疾患の原因となる遺伝子に変化した場合には，生まれてきた子孫に遺伝性疾患が発症する（生殖細胞系列の変異）．一方，出生後に一部の細胞の遺伝子に変化が起きた場合（体細胞変異）には，変化した遺伝子を持つ細胞が癌などの疾患の原因となるが，生殖細胞に異常がなければ，子孫にはその形質は遺伝しない．例えば，煙草の煙に含まれる物質が肺の細胞の遺伝子に変異を起こし，喫煙者が肺癌になったとしても，肺癌になる性質は子どもには遺伝しない．

C. DNA修復（図7）

複製にはエラーを防ぐ校正機構が働いているが，それでも複製を繰り返すうちに，時々，誤った塩基対形成や，ヌクレオチドの挿入などのエラーを生じる．また，紫外線や化学物質，体内にもある酸化ストレスなどにより，DNAの損傷が

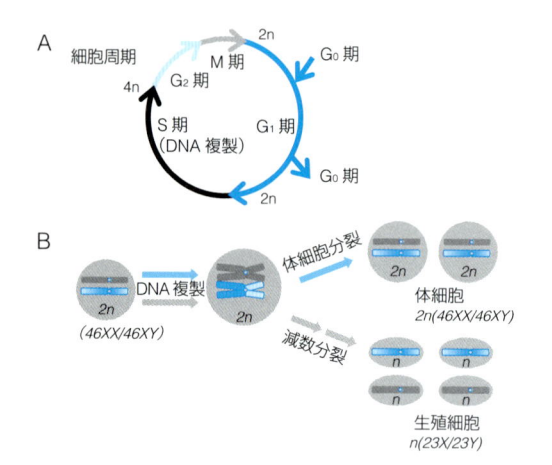

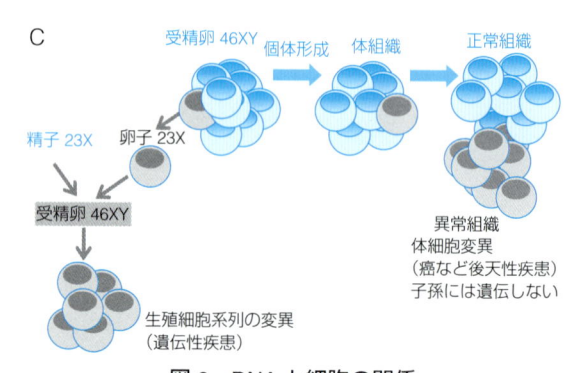

図6 DNAと細胞の関係
A：細胞周期とDNA複製，B：体細胞分裂と減数分裂，C：生殖細胞系列の変異と体細胞変異

起きる．例えば，紫外線は隣り合う2つのチミンの間に共有結合を作って二量体を形成する．また，高エネルギー電離放射線はDNAを2本鎖一緒に切断する．さらに，自然の経過として，脱アミノ化によりCがUに変化したり，プリン塩基が消失したりする．哺乳類では1日1細胞当たり数千の塩基が自然に変化したり失われたりしているという．

細胞の中にはこのような変化を修復する機構が備わっている．片側のDNA鎖の塩基が損傷していることを検出すると，その部分の鎖に切れ目が入って，1ヌクレオチド，あるいは，チミン二量体の場合は数個の塩基を切り出す．その後，正常なもう一方の鎖を鋳型にしてその部分のDNAを合成する機構が働き，塩基の損傷は修復される．

この機構に働く遺伝子の機能が損なわれると，

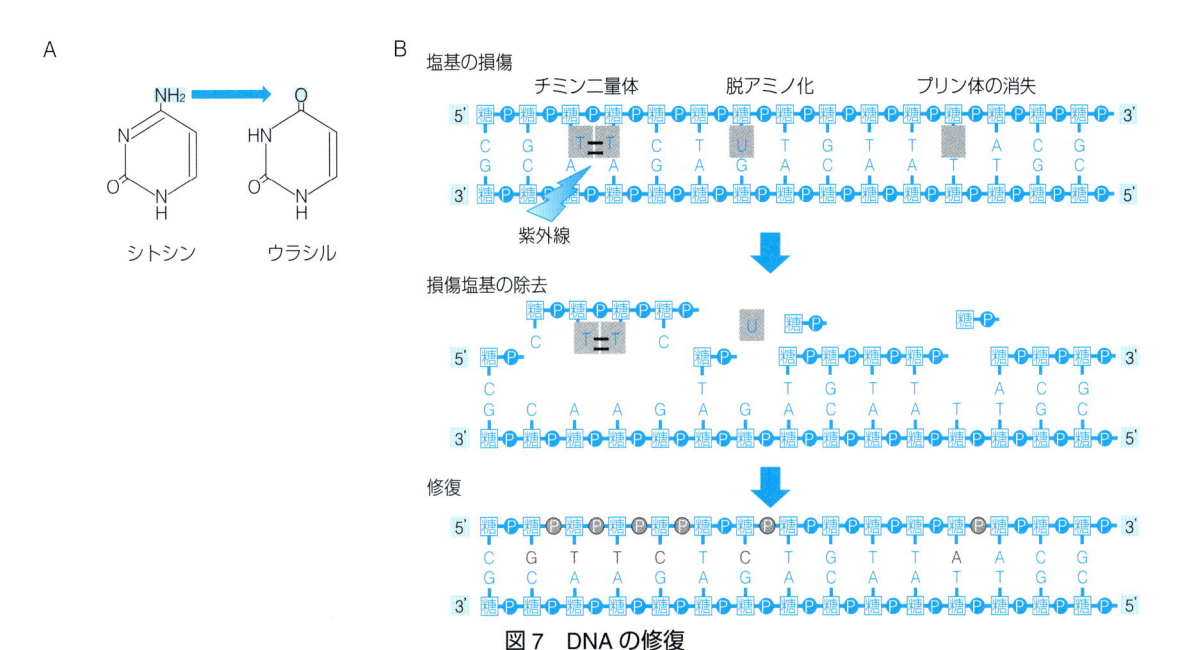

図7 DNAの修復
A：シトシンの脱アミノ化，B：1本鎖の損傷と修復

DNAの損傷は蓄積され，癌が発症しやすくなる．遺伝性大腸癌の一部や色素性乾皮症の症例では，DNAを修復する機構にかかわる遺伝子に生殖細胞系列の変異があり，遺伝的に癌になりやすいことが知られている．

高エネルギー電離放射線によってDNAが2本鎖とも切断された場合にも修復機構が働くが，鋳型がないために1本鎖の切断よりもエラーが残る確率が高い．

D. DNAポリメラーゼを使った遺伝子検査法

DNAを鋳型にDNAを複製するDNAポリメラーゼの活性を利用して，ポリメラーゼ連鎖反応（polymerase chain reaction：PCR）法が行われる．相補的な短いDNA断片（プライマー）を使って，複製するDNA領域を特定し，複製反応を数十回繰り返すことにより，検体中にごく微量含まれている遺伝子を増幅して検知する検査法であり，臨床的にも応用範囲が広い．RNAを鋳型にDNAを合成する酵素反応を組み合わせる方法（RT-PCR法）も検査法としてよく用いられる．

3. 転写レベルの発現と調節（図8）
A. RNAの種類と機能

遺伝子の機能発現にはDNAからRNAへの転写が起きることが重要である．

細胞にあるRNAの約80％はリボソームRNA（rRNA）であり，いくつかの蛋白質とともにリボソームを作り，蛋白質合成の場を提供する．細菌などの原核生物には3種類（23S，16S，5S），ヒトなど真核生物には4種類（28S，18S，5.8S，5S）のrRNAがある．トランスファーRNA（tRNA）は80塩基程度の短い1本鎖RNAであり，リボソームにアミノ酸を運ぶ役割を担う．蛋白質として機能を発揮する遺伝子は，転写されてmRNAとなる．mRNAは細胞内全RNAの5％程度存在し，遺伝子の情報を細胞質に運び，蛋白質合成のアミノ酸配列を決定する．

転写された後にRNAとして機能を発揮するものは，他にも多数知られており，それらの機能についても解明が進められている．

B. RNAポリメラーゼの種類

ヒトの細胞の核には，DNAからRNAへの転

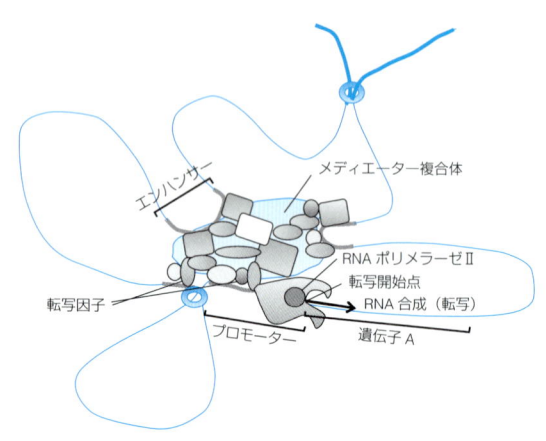

図8 転写制御機構にかかわるDNA領域と結合因子

写に働く3種類のRNAポリメラーゼが存在する．RNAポリメラーゼⅠは核小体に存在し，rRNA遺伝子を転写し，18S，5.8S，28S rRNAを産生する．RNAポリメラーゼⅡは蛋白質の情報を持つ遺伝子の転写にかかわる．RNAポリメラーゼⅡは，その他に，色々な種類の低分子RNAの産生にもかかわっている．RNAポリメラーゼⅢはtRNA，5SリボソームRNAなどの小さいRNAを合成する．

C. 転写の制御機構（図8）

個体を作る多数の細胞は基本的に同じゲノムを持っている．しかし，それぞれの臓器や組織を形成する細胞が発現する蛋白質の種類は大きく異なっており，それぞれの機能に特化した蛋白質を発現する．また，病原体や化学的刺激に応じて細胞の機能が変化する際にも蛋白質発現の変化を伴う．このような蛋白質発現を変化させるための制御は，RNAから蛋白質に翻訳される段階でも行われるが，主要な部分はDNAからRNAに転写する段階が担っている．

RNAポリメラーゼⅡが転写を開始する塩基（転写開始点）の5'末端側（センス鎖）にはプロモーターと呼ばれる配列が存在する．すべての細胞で同じ機能を発揮する遺伝子にはGやCが続いたGCボックスと呼ばれる配列がある．一方，特定の細胞種や特定の時期にのみ発現する遺伝子の多くにはTATAAというTATAボックスと呼ばれる配列がある．転写因子と呼ばれる蛋白質は特定の塩基配列を認識して結合し，転写のオン・オフにかかわる制御を行う．転写開始点近傍の配列に結合する転写因子（基本転写因子）は多数の因子と結合して大きな複合体を作り，RNAポリメラーゼⅡがDNA上に結合する位置を定め，転写を開始できるようにする．プロモーター領域のさらに5'末端側には種々の転写因子が結合する配列がある．この部分に結合する転写因子は，組織特異的な遺伝子発現の誘導やシグナルに応じた転写活性の調節などにかかわる．

転写を制御する領域はプロモーターだけではなく，遠く離れたところにも存在し，転写活性化に働く領域はエンハンサーと呼ばれる．遠くにある制御領域にも多くの転写因子が結合し，それらが遺伝子の近くに引き寄せられて，転写因子間の相互作用や，様々な働きを持つ蛋白質が集まってできたメディエーター複合体を形成して遺伝子の転写を制御している．転写を抑制する方向に働く転写因子もあり，個々の遺伝子の転写量が状況に合わせて大きく変動することを可能にしている．

D. 遺伝子の高次構造と転写（図4, 8）

核にあるDNAは種々の蛋白質と一緒にクロマチンを作っている．分化した細胞において，転写される必要のない遺伝子は凝縮されたクロマチン構造の中に畳み込まれ，構造の面からも転写因子などが簡単には入り込まないように制御されている．

転写されている遺伝子は緩やかなクロマチン構造を持つ部分にある場合が多い．そのような緩やかな構造の中では，転写因子は容易に結合配列をみつけて結合することができ，仲介する因子を介して付近のヒストンにアセチル化やメチル化の修飾を施す．修飾されたヒストンは付近のクロマチン構造を変化させ，他の転写因子もDNAに結合できる状態を作り出し，転写はさらに活性化されることとなる．非常に遠くにある制御領域を近傍に引き寄せてループを作る活性を持つ因子や，クロマチン構造の境界を決める因子も遺伝子の転写の制御にかかわっている．

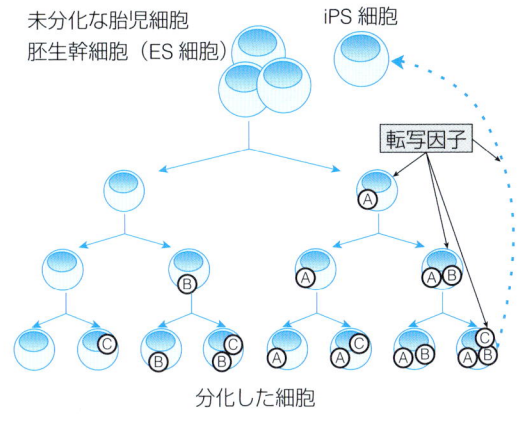

図9 細胞の分化を制御する転写因子

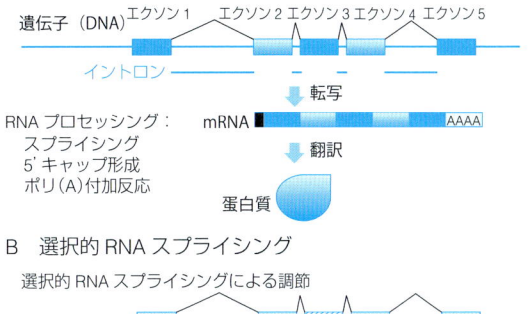

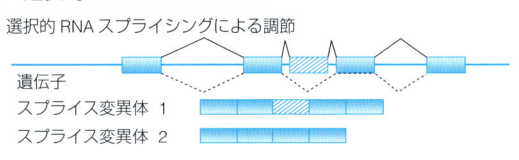

図10 mRNAの構造

E. 細胞の分化と転写因子（図9）

受精卵からの発生過程の初期には，皮膚や神経や腸管や筋肉など，体を構成するすべての細胞になる可能性を持つ細胞が存在する．胚性幹細胞（ES細胞）はそのような細胞に由来する細胞である．さらに発生が進むと，転写因子などの遺伝子発現制御因子が働いて細胞の分化が起きる．この時，発現する因子に偏りができると，分裂後の2つの細胞は異なった性質を示すようになる．このような細胞分裂の繰り返しにより，多様な機能を果たす個体が形成される．

2012年にノーベル生理学・医学賞を受賞した山中伸弥教授は4種類の転写因子を分化した細胞に導入し，分化した細胞の性質を失い胎児期初期の性質を持つiPS細胞（誘導性多能性幹細胞）を作り出すことに成功した．この研究からも，転写因子が細胞の分化の制御に重要な役割を果たしていることがわかる．

4. 翻訳レベルの発現と調節
A. RNAプロセッシング（図10）

蛋白質を発現する遺伝子から転写されたRNAは核内で修飾される．5'末端には7-メチルグアノシンが付加される（5'キャップ形成）．この5'キャップ構造は，RNAの安定性，細胞質への輸送，翻訳などに重要である．3'末端側にはポリ（A）付加反応が起きる．RNAポリメラーゼIIの転写産物は，ほとんどの場合AAUAAAなどの配列が目印となり，その3'末端側15-30ヌクレオチドのところで切断されて200個程度のAが付加され，ポリ（A）尾部となる．ポリ（A）尾部は，mRNAの細胞質への輸送と安定化，リボソームによるmRNA認識などにかかわると考えられている．

最終的にmRNAとして細胞質に運ばれるのは転写されたRNAの一部であり，この部分をエクソンと呼ぶ．2つのエクソンの間はイントロンと呼ぶ．転写反応が始まると，最初に遺伝子全長に相補的な一次転写産物RNAが作られ，次いで，イントロンが切り出され，残ったエクソン同士が結合する（RNAスプライシング）．この反応には，核内低分子RNAと50種類以上の蛋白質からなる巨大な複合体がかかわる．多くの場合，スプライシングを受ける場所は固定されているが，多様なスプライシングが起きる遺伝子もあり，スプライシングは1つの遺伝子から多様な蛋白質を産生する機構の1つとして重要である．

B. コドン（表2）

転写されたRNAは，5'キャップ形成，ポリ（A）付加反応，RNAスプライシングを受けてmRNAとなり，細胞質に運ばれる．リボソーム上でmRNAの塩基配列の情報は蛋白質のアミノ酸配列の情報に変換される．「アミノ酸配列情報

表2 アミノ酸とコドンの対応表

GCA	AGA	GAC	AAC	UGC	GAA	CAA	GGA	CAC	AUA
GCC	AGG	GAU	AAU	UGU	GAG	CAG	GGC	CAU	AUC
GCG	CGA						GGG		AUU
GCU	CGC						GGU		
	CGG								
	CGU								
アラニン	アルギニン	アスパラギン	アスパラギン酸	システイン	グルタミン	グルタミン酸	グリシン	ヒスチジン	イソロイシン
Ala	Arg	Asp	Asn	Cys	Glu	Gln	Gly	His	Ile
A	R	D	N	C	E	Q	G	H	I

UUA	AAA	AUG	UUC	CCA	AGC	ACA	UGG	UAC	GUA	UAA
UUG	AAG		UUU	CCC	AGU	ACC		UAU	GUC	UAG
CUA				CCG	UCA	ACG			GUG	UGA
CUC				CCU	UCC	ACU			GUU	
CUG					UCG					
CUU					UCU					
ロイシン	リジン	メチオニン	フェニルアラニン	プロリン	セリン	トレオニン	トリプトファン	チロシン	バリン	停止
Leu	Lys	Met	Phe	Pro	Ser	Thr	Trp	Tyr	Val	stop
L	K	M	F	P	S	T	W	Y	V	

となる塩基配列を持つ」という意味で「コードする」という表現が使われる．3個の塩基配列が1アミノ酸に対応し，この3個の配列をコドンという．可能な64通りのコドンのうち61個が20種類のアミノ酸をコードする．UAA，UAG，UGAの3つのコドンはアミノ酸をコードせず，終止コドンと呼ばれ，mRNAの中で最初にこれらが出てきたところが蛋白質合成の終了点である．

C. 翻訳の分子機構（図11）

mRNAは細胞質に移動し，リボソームやその他の成分がかかわって翻訳が始まる．

リボソームは巨大なRNA-蛋白質複合体であり，ヒトの細胞では大きな60Sサブユニットと，小さい40Sサブユニットからなる．60Sサブユニットは28S，5.8S，5Sの3種のrRNAと約50種類の蛋白質を含む．40Sサブユニットは18S rRNAと30種類以上の蛋白質を含む．

リボソームは蛋白質合成のための場所を与え，その反応を触媒する．40Sサブユニットには mRNAが結合する．60SサブユニットにはアミノアシルtRNAの2つの結合部位，すなわち，ポリペプチドのついたtRNAが入るP部位とアミノアシルtRNAがつくA部位がある．

tRNAは分子内で部分的な相補的塩基対構造（ステム）を作り，3個のステムループ構造による立体的構造を持つ．mRNAと相補的塩基対を形成するアンチコドンと呼ばれる3つの塩基があり，3'末端には，アンチコドンの塩基配列に対応したアミノ酸が結合する（アミノアシルtRNA）．tRNA分子はそれぞれ1種類のアミノ酸のみと結合する．アミノ酸ごとに特定のアミノアシルtRNA合成酵素が働きアミノアシルtRNAを作る．これにより，tRNAのアンチコドンと3'末端に結合されたアミノ酸が対応する関係ができる．

mRNAの5'末端と3'末端には翻訳されない部分が存在し，mRNAを安定化し，翻訳効率を高める．翻訳が始まる前に，mRNAは5'キャップによって認識されてリボソームの定位置につく．

A 蛋白質の構造

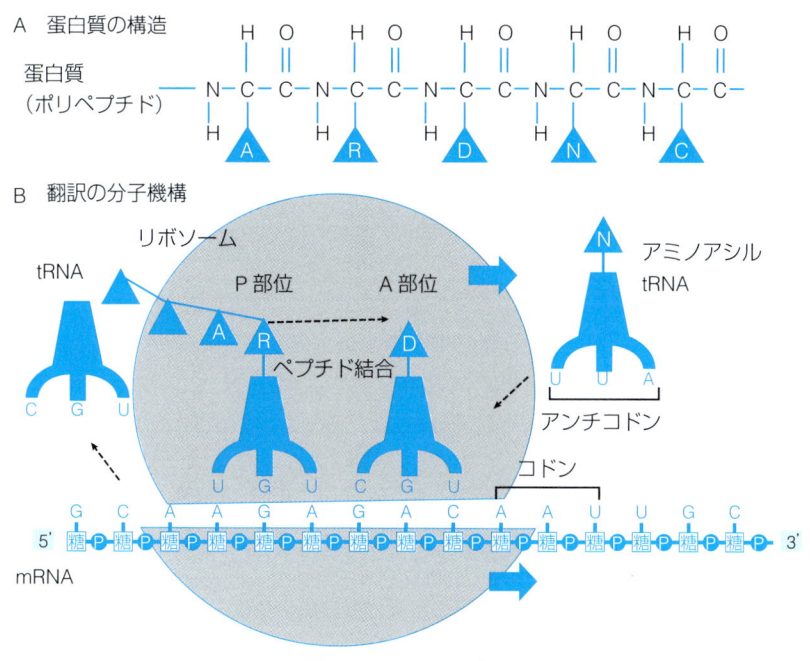

B 翻訳の分子機構

図11 mRNAの翻訳

次に，リボソームがmRNA上を3'方向に動き，AUGとその周囲の配列が適切な翻訳開始点であることを判定すると，開始メチオニンtRNAがP部位に結合する．そのため，翻訳は常にメチオニンから開始される．次に，2番目のコドンに対応するアンチコドンを持つアミノアシルtRNAがA部位に結合し，60Sサブユニットの活性により，tRNAに結合しているアミノ酸同士がペプチド結合を形成する．その後，P部位のtRNAはリボソームから離れ，A部位のtRNAがP部位に移動し，A部位には次のアミノアシルtRNAが入る．この繰り返しによりコドンの配列情報はアミノ酸の一次構造に読み替えられ，終止コドンの所で蛋白質合成は終了する．1つのリボソームがmRNAの3'方向に移動すると，5'キャップ構造を認識して新たなリボソームが結合し翻訳を開始する．翻訳が盛んに行われているmRNAにはリボソームがビーズのように連なって結合している状況が観察されることがある．

なお，ミトコンドリアの遺伝子から転写されたmRNAはミトコンドリア内で専用のリボソームにより翻訳される．

D. 翻訳の制御

翻訳の過程も遺伝子発現制御のポイントの1つである．翻訳開始にかかわる因子の1つがリン酸化されると活性がなくなる．また，mRNAに結合する蛋白質によりmRNAの安定性が変化して翻訳量を制御する機構も存在する．

E. 遺伝子の変異の影響（図12）

遺伝子の塩基配列の変化が遺伝性疾患や癌の原因となることがある．

蛋白質をコードする遺伝子部分に1塩基の変異（点変異）が起き，蛋白質の1アミノ酸が置き換わることをミスセンス変異という．コドンの3番目の塩基が変異した場合などには，点変異があってもアミノ酸は変化しない（サイレント変異）こともある．点変異により終止コドンに変化した場合には，不適切な場所で蛋白質合成は終止し，通常より短い蛋白質ができる（ナンセンス変異）．

1つあるいは2つのヌクレオチドが欠失または付加されると，本来のコドンとずれた3塩基が1コドンとして読まれるフレームシフト変異が起きる．フレームシフト変異では，元の蛋白質とは全

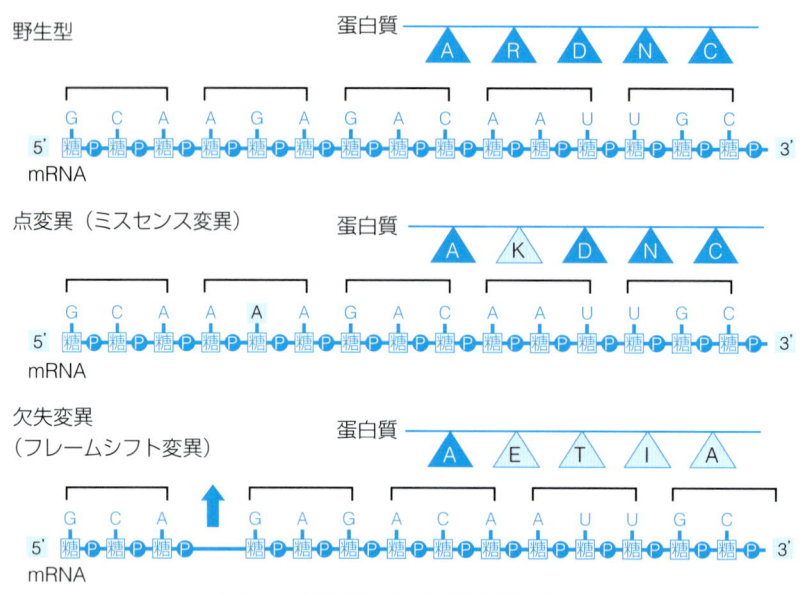

図12 遺伝子の変異と蛋白質の変化

く異なるアミノ酸配列を持つ蛋白質が合成されるか，途中で新たな終止コドンが出現して短い蛋白質が産生されることになる．このような蛋白質は正常な機能を持たないことが多く，疾患の原因となる．

スプライシングが起こる場所に遺伝子変異が起きると，不適切なスプライシングが起こることがある．スプライシング変異では，イントロンの部分も翻訳されたり，コドンがずれたりして，途中から本来とは異なるアミノ酸配列を持つ異常蛋白質が作られる．

遺伝性疾患の診断には，PCRを応用してこのような遺伝子の変異を検出する方法が行われている．また，癌細胞に特異的な遺伝子変異を検出して診断を確定し，その変異を持つ細胞に特異的に有効な分子標的治療を行うことにより，一部の悪性腫瘍の治療成績は劇的に改善した．遺伝子検査は疾患遺伝子の同定や，薬剤感受性の予測などに広く用いられている．

（峯岸直子）

チェックリスト

☐セントラルドグマを説明せよ．
☐遺伝子の情報が伝達されるしくみは何に依存するか述べよ．
☐遺伝子の転写発現を調節しているのは何か説明せよ．
☐DNAが修復されるしくみを説明せよ．
☐細胞周期とDNA複製の関係を説明せよ．

II 病態の生化学─人体の正常と異常

1 細胞機能の生化学

1. 細胞の基本構造

　細胞は生体膜に囲まれた「生命の基本単位」である．細胞は様々な形をして生きている．細胞の形を保つためには細胞骨格と呼ばれる諸々の蛋白質が必要で，細胞の形は，細胞骨格蛋白質の動態に依存し，細胞骨格蛋白質の動態はその細胞が存在する場所によって決まる．「細胞が生きている」ということは，ゲノムを複製して細胞分裂（自己複製）をしながら「未来を生きること」とエネルギー代謝をしながら「現在を生きること」を同時にしているのである．

A. 生体膜とその機能

　生体膜は（図1），両親媒性のリン脂質が疎水性のテールを内側に，親水性のヘッドを外側にして配向横列して形成される脂質二重層である．すなわち，膜は様々な溶質の移動に対するバリアなのである．特に，イオンや糖などの親水性溶質は膜組織を簡単に通ることはできない．なぜなら，疎水性の膜を通過するには，それらの表面に形成されている水和水を失う必要があるからである．このことから，第一に，膜の片側の水溶液の組成は，反対側の組成とは異なってもよい．実際，生きているということは，細胞膜のバリア機能によって蛋白質，糖，アデノシン5′-三リン酸（ATP），その他，多くの溶質を細胞内外に不等分布させていることである．表1は5つの重要なイオンが細胞質と細胞外液においてそれぞれ違った濃度で存在していることを表している．第二に，細胞は親水性溶質の膜透過をサポートするチャネルや輸送体と呼ばれる蛋白質を持たなくてはならない．

　イオンは細胞膜の脂質二重層を通過できないが，細胞膜に存在するイオンに特異的なチャネルや輸送体があれば，それらを介して通過できる．たとえば，ナトリウム・カリウムATPアーゼ（Na^+/K^+-ATPase）が，ATPの加水分解によるエネルギーを利用して，ナトリウムイオンを細胞外へ汲み出すと同時にカリウムイオンを細胞内へ取り込む．これにより，カリウムイオン濃度は細胞外より細胞内の方がより高いということになる（カリウムイオン濃度は通常細胞外においては5 mmol/Lであるのに対し，細胞質内では140 mmol/Lである）．

B. 細胞をみる

　細胞観察の歴史は古く光学顕微鏡の発明・開発の歴史と表裏一体をなす．Hooke Rの「細胞」の発見（1665年），Schleiden MJ（1838年）とSchwann T（1839年）による「細胞説」の提唱は，Darwin CRの種の起源（1859年）やMendel GJの雑種の研究（1865年）よりも古いことは興味深い．さて，生物学実習で最初に行われるのが，玉ねぎの表皮細胞や口腔粘膜の上皮細胞の光学顕微鏡観察であるが，とにもかくにも細胞を「見る」ためには偏光盤や細胞染色が必須である．まず，細胞を3,3′-ジヘキシルオキサカルボシアニンヨージド（3,3′-dihexyloxacarbocyanine iodide：$DiOC_6$）という色素で染めると細胞膜や核膜などの生体膜がみえる．酢酸カーミンや4′,6-ジアミジノ-2-フェニルインドール（DAPI）で染めると染色体やクロマチンがみえるようになり，抗アクチン抗体で染めると細胞骨格の一種で

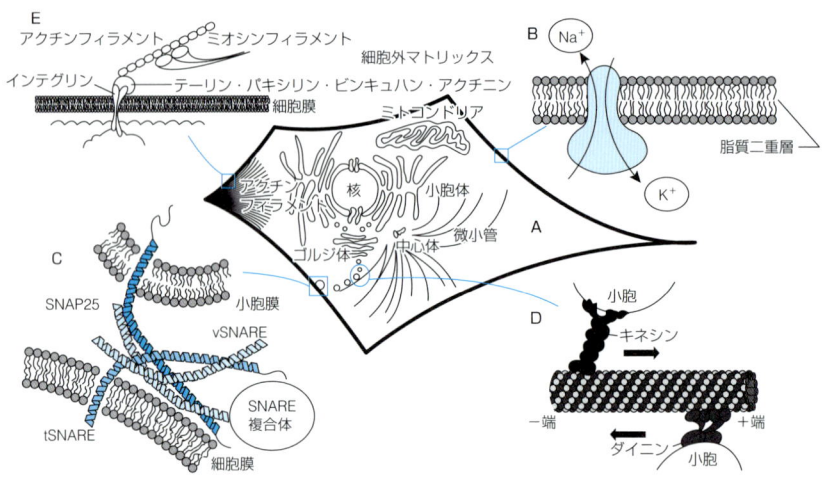

図1 細胞のあり方

A：細胞の模型．色々な機能蛋白や構造蛋白が埋め込まれた脂質二重層に囲まれ，中には細胞核，小胞体，ゴルジ体，ミトコンドリアなどの細胞小器官が存在する．

B：細胞膜のモデル．脂質二重層の中に，ナトリウムイオンを細胞外に汲み出しカリウムイオンを取り込む「ナトリウムポンプ（Na$^+$/K$^+$-ATPase）」が機能蛋白質の例として示されている．

C：小胞体からゴルジ体を経て運ばれてきた「小胞」が細胞膜と融合する最初のステップ．小胞膜上のvSNAREと細胞膜上のtSNARE，それに細胞質のSNAP25と呼ばれる蛋白質がSNARE複合体を形成している．この後，低分子量G蛋白質であるRabなどの助けで膜融合が起こる．これがホルモンなどの「開口分泌」の分子メカニズムである．

D：ゴルジ体から出芽する小胞は，中心体から伸びている「微小管」の上をキネシンやダイニンなどのモーター蛋白質によって所定の場所に運ばれる．

E：基底膜上の細胞は，細胞膜上のインテグリンと呼ばれる蛋白質を介して，細胞外マトリックスと細胞内アクチンフィラメントとを連結させている．

表1 哺乳類の細胞内外における5つの重要イオンの標準濃度

イオン	細胞質内	細胞外
ナトリウムイオン(Na$^+$)	10 mmol/L	150 mmol/L
カリウムイオン(K$^+$)	140 mmol/L	5 mmol/L
カルシウムイオン(Ca^{2+})	150 mmol/L	1 mmol/L
塩素イオン(Cl$^-$)	5 mmol/L	100 mmol/L
水素イオン〔H$^+$(H$_3$O$^+$)〕	60 mmol/L または pH 7.2	40 mmol/L または pH 7.4

あるアクチンフィラメントが観察できる．図1の細胞の模式図は，細胞膜とともに生体膜で囲まれた細胞内の構造体（細胞小器官）を示している．最大の細胞小器官は細胞核であり，次いでミトコンドリアやゴルジ体がある．小胞体，ゴルジ体，リソソーム，エンドソームは一重の生体膜からなっており（一重膜細胞小器官），細胞内膜系を構成している．細胞核，ミトコンドリア，植物特有の葉緑体は二重の生体膜からなっており（二重膜細胞小器官），中にそれぞれ特有のゲノムDNAを持っている．二重膜細胞小器官は元々別の原核生物であったものが，他の細胞と共生してできあがったと考えられている（共生説）．

C. 細胞質

細胞質には解糖系に属する酵素，ペントース リン酸回路の酵素，脂肪酸合成や核酸代謝にかかわる酵素，アミノ酸代謝と尿素回路のいくつかの酵素，その他，多くの酵素が存在する．また，蛋白質合成にかかわるmRNAやtRNA，リボソームが存在する．

図1の細胞の模式図は，細胞骨格についても

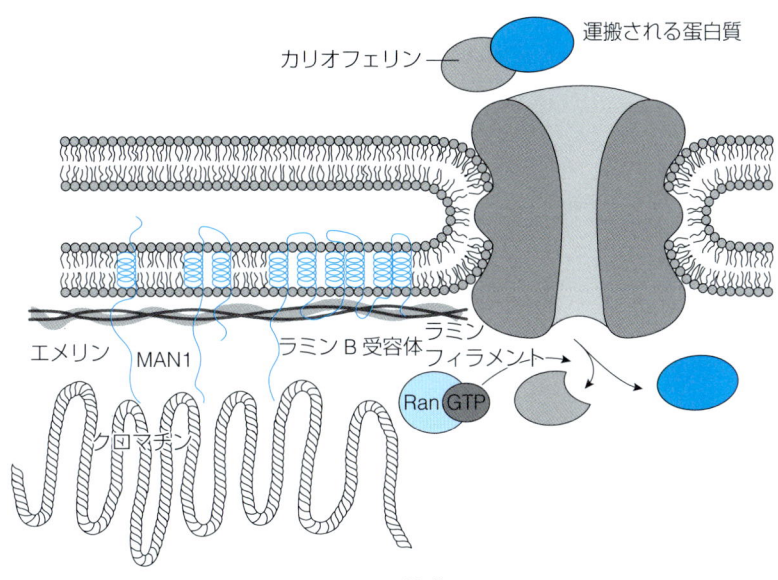

図2 核膜

核膜は二重膜である．ミトコンドリア同様，脂質二重層が間腔を隔てて核質を二重に取り囲んでいる．1つの核当たり数千個の核膜孔複合体が，この二重膜を貫いている．多くの生体高分子はカリオフェリンと結合することで核膜孔複合体を通過し，核内外へ運ばれる．いくつかの核膜内膜蛋白質はクロマチンと直接的あるいは間接的に相互作用し，遺伝子発現を調節している．

示している．細胞骨格には，チューブリンという蛋白質からなる微小管，アクチンという蛋白質からなるアクチンフィラメントの他，ビメンチンやケラチンなどの蛋白質からなる中間径フィラメントがある．微小管は細胞分裂の際，中心体から伸びて紡錘体を形成する．アクチンフィラメントは細胞の移動や収縮などといった細胞運動の中心的役割を果たす（後述）．

2. 細胞小器官の機能
A. 細胞核

核は核膜と呼ばれる二重の生体膜からなっており，細胞の分裂期には崩壊し，分裂後には再構成される．核膜には核膜孔と呼ばれる分子量約125 MDaの大きな分子複合体（核膜孔複合体）があり（図2），ここを通してmRNA，リボソーム，転写因子，その他の多くの物質が細胞質と核質との間を行き来する．40～60 kDa以下の分子は核膜孔複合体を通過できるが，それ以上の分子には，通過できるものとできないものがある．通過できる大きな分子のいくつかは，インポーティンなど蛋白質を含むカリオフェリンと呼ばれる輸送因子に結合して運ばれる．これらの蛋白質分子は，核移行シグナルと呼ばれる10～20のアミノ酸からなる配列を持っており，この配列がカリオフェリンに認識される．いったん核膜孔複合体を通過すると，核内の低分子量G蛋白質であるRan-GTPにより，蛋白質分子はカリオフェリンから解離する．

核膜の細胞質側（核膜外膜）は小胞体とつながっている．核質側（核膜内膜）は，核膜裏打ち蛋白質であるラミンのフィラメントにより網目状に支えられている．このラミンにはラミンA，ラミンB，ラミンCが知られているが，ラミンAに変異が入るとラミン病（核膜病）と呼ばれる色々な疾患が起こる．核膜には特有の核膜蛋白質がある．ラミンB受容体やエメリンなどの核膜内膜蛋白質は直接的あるいは間接的にクロマチンと結合し，クロマチン機能を制御する（図2）．核膜にはこれらの他，80種類以上もの蛋白質が同定

されている．

　さて，細胞核はゲノム収容の場であり，ゲノム機能発現の場でもある．ゲノムDNAはヒストンと呼ばれる塩基性蛋白質その他と結合して，クロマチンと呼ばれる高次構造を作っている．ゲノムの中でも転写活性の高いところはユークロマチン，凝集度が高く転写活性の低いところはヘテロクロマチンと呼ばれ，核内では局在化している．また，真核生物のゲノムは直線状でいくつかの染色体に分かれているが，これら染色体も核内では決まった位置（染色体テリトリー）を占めている．

B. 小胞体

　小胞体（endoplasmic reticulum：ER）は管状構造が網目のごとく連結しており，核膜外膜ともミトコンドリア外膜とも連結する．ここは，蛋白質合成の場であり，細胞内小胞輸送の出発点でもある．

　分泌蛋白質や膜蛋白質は小胞体に付着したリボソームで合成される．これらの蛋白質には，アミノ酸20前後からなる疎水性に富んだシグナル配列があり，これにシグナル認識粒子（signal recognition particle：SRP）が結合すると小胞体膜上にあるSRP受容体に捉えられ，トランスロコンと呼ばれるチャネルを通して小胞体膜に組み込まれる（図3A；小胞体内への蛋白質の取込み）．蛋白質のシグナル配列は小胞体内の酵素（シグナルペプチダーゼ）により切断されると，小胞体内に切り出され分泌蛋白質となる．一方，切断が起こらない場合は膜蛋白質として膜上に停留する．複数の膜貫通領域を持つ膜蛋白質の場合は，膜貫通領域がトランスロコンを通る度に膜に組み込まれ，親水性領域は細胞質内あるいは小胞体内に残る．

　小胞体内には蛋白質の糖鎖修飾にかかわる酵素や蛋白質の構造を正常に保つ働きをする蛋白質も存在する（図3B；糖鎖の付加）．小胞体内に入った蛋白質が「アスパラギン-X-セリン/トレオニン」というアミノ酸配列を持つと，このアスパラギン残基にマンノース型のオリゴ糖（小胞体膜上のドリコールリン酸に付加されていたもの）が転移する．2つのシステイン残基間では，ジスルフィド（S-S）結合が形成される．さらに高次の折り畳みはシャペロンという蛋白質によって制御されている．正しく折り畳まれなかった蛋白質はBip（binding protein）に認識され，小胞体関連分解（ER associated degradation：ERAD）と呼ばれる機構で細胞質に戻されて分解される．このように，小胞体は蛋白質の品質管理の上で重要な役目を担っている．蛋白質の折り畳みがうまくいかないと，ポリグルタミン病，Alzheimer病，プリオン病などの「フォールディング異常病」が発生する．

　さて，糖鎖修飾やS-S結合形成を経て正しく折り畳まれた蛋白質は小胞体からの出口でゴルジ体へ運ばれる「小胞」に取り込まれる（図1）．

C. ゴルジ体

　一重の生体膜が作る扁平な袋が折り重なったようにして，細胞核の周辺に存在するのがゴルジ体で，シスゴルジ，中間ゴルジ，トランスゴルジネットワーク（trans-Golgi network：TGN）と機能的に分けられる．まず，小胞体から運ばれてきた「小胞」の膜とシスゴルジ体の膜が融合し，小胞内あるいは小胞膜上の蛋白質はゴルジ体に移る．小胞体から運ばれてきた蛋白質のアスパラギン残基に付加されているマンノース型のオリゴ糖は，ゴルジ体でさらなる修飾を受ける（図3）．シスゴルジで多くのマンノースが除去され，中間ゴルジでシアル酸などを含む複雑な糖が付加される．そして，TGNを通してそれぞれの目的地に向けた小胞に選別される．すなわち，ゴルジ体は蛋白質の最終的な糖鎖修飾を司るばかりでなく，細胞膜やエンドソーム膜への蛋白質の細胞内での流れ（細胞内トラフィック）の司令塔でもあるのである（図1C，D；エキソサイトーシスと細胞内小胞輸送）．

D. 膜融合のメカニズム

　小胞体膜に組み込まれた，あるいは小胞体内に取り込まれた蛋白質は，細胞内膜系，細胞膜へと

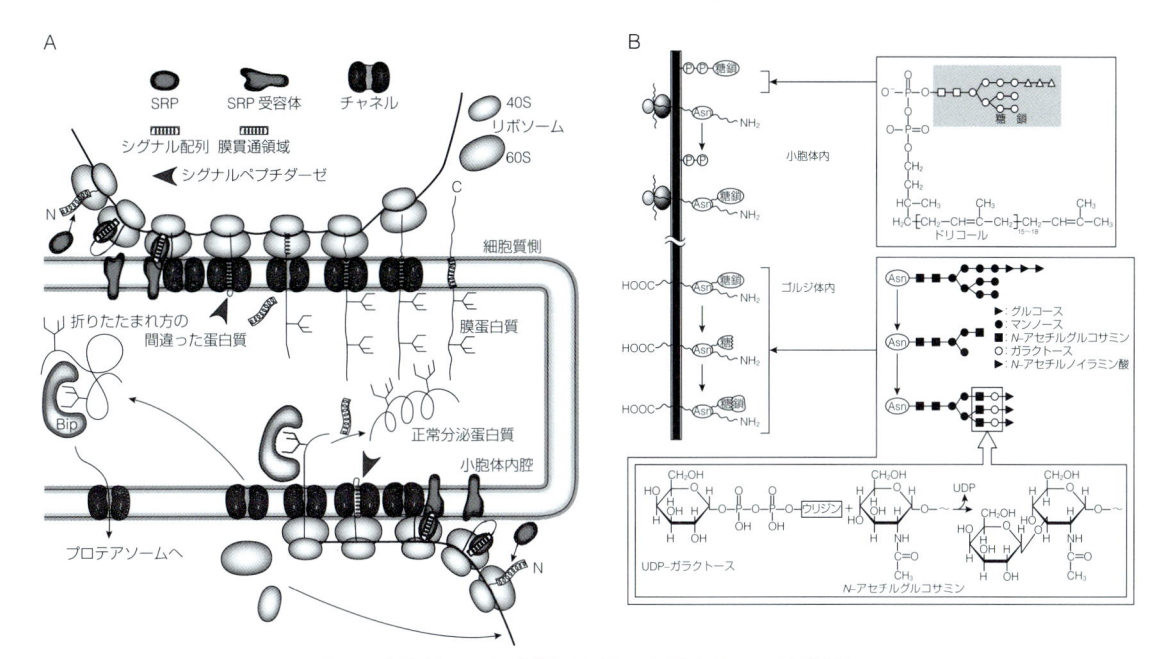

図3 小胞体への蛋白質の取込みと蛋白質への糖鎖付加
A：真核生物における蛋白質の小胞体内への取込みと品質管理．小胞体膜への取込みには，蛋白質自身の持つシグナル配列，SRP，SRP受容体，トランスロコンが関与し，シグナルペプチダーゼによる切断の有無が，分泌蛋白質となるか膜蛋白質として膜に留まるかを決定している．蛋白質の高次構造はBipと呼ばれる分子によって監視されている．
B：小胞体とゴルジ体における糖鎖修飾．小胞体内でアスパラギン残基に付加されたマンノース型のオリゴ糖は，ゴルジ体内でさらなる修飾を受ける．N-アセチルグルコサミンにガラクトースが付加される反応も示した．

輸送され，膜蛋白質として細胞膜に留まるか，あるいはエキソサイトーシス（開口分泌）により分泌蛋白質となる．これらの一連の過程（細胞内小胞輸送）の基本的な機構は「特定の膜と膜との融合」である．これを可能にするのが，それぞれの膜上に存在する特異的SNARE蛋白質とRabと呼ばれる低分子量GTPaseである（図1C：エキソサイトーシス）．

E. ミトコンドリアと葉緑体

ミトコンドリアと植物の葉緑体は，呼吸と光合成というエネルギー代謝において中心的役割を果たす（図1）．ミトコンドリアは酸化的リン酸化能を持つ好気的細菌と，葉緑体は光合成能を持つシアノバクテリアとが原始真核細胞に取り込まれて共生したことに起源を持つ．したがって，これらの細胞小器官の内膜は原核細胞に，外膜は細胞膜に由来し，内部にそれぞれ独自のゲノムDNAを持っている．また，ミトコンドリアも葉緑体も核とは別に独自に分裂・融合を繰り返す．

ミトコンドリアの形態は多様であるが，基本的には管状である．外膜には膜蛋白質であるポーリンが，内膜には呼吸鎖（電子伝達系）の蛋白質とATP合成酵素がある．内膜はミトコンドリアの内側にくびれてひだ状のクリステを形成し，マトリックスを分割している．マトリックスにはクエン酸回路の酵素や脂質代謝に関する酵素が含まれている．また，後述するように，アポトーシスにも重要な役割を果たしている．

葉緑体は多量のクロロフィルを含むので一般的には緑色に見える．二重の膜を持ち，外膜で囲まれた内部空間をストロマと呼び，チラコイドと呼ばれる円盤状の小胞が収められている．チラコイド膜には，光合成色素や，光合成の光にかかわる反応に関する酵素が位置している．チラコイドは積み重なってグラナと呼ばれる塊にまとまってい

る．一部のチラコイドは細長く延びて複数のグラナ間を結んでいる．これをラメラと呼ぶ．光合成によってチラコイド内部の水素イオン濃度が高くなる．チラコイド膜上に分布するATP合成酵素が水素イオン濃度勾配を利用してアデノシン5'-二リン酸（ADP）から細胞のエネルギー源であるATPを合成する．

F. リソソームとエンドソーム

リソソームは，プロテアーゼ（蛋白質分解酵素），グリコシダーゼ（糖鎖切断酵素），リパーゼ（脂肪酸遊離酵素），ホスファターゼ（脱リン酸化酵素）など，酸性域で働く種々の加水分解酵素を含んでいる．リソソーム膜上には，ATP加水分解のエネルギーを使ってH^+を取り込むV型ATPaseがあり，リソソーム内部はpH5程度に酸性になっている．

エンドソームはエンドサイトーシスによって形成された小胞で，細胞外の分子の取込み・分解や，細胞表面の分子の分解や再利用にかかわる．不要な分子はエンドソームがリソソームと融合することで分解される．再利用される分子は，小胞輸送によって細胞膜へと輸送される．

G. オートファジー

オートファジーは酵母からヒトに至るまでの真核生物にみられる機構で，自らの細胞成分（細胞質成分や細胞内膜系）を二重膜細胞小器官であるオートファゴソームとして取り込み，リソソームと融合して取り込んだ成分を分解あるいは再利用するためのものである．過剰に蛋白質合成したときや飢餓状態に陥ったときなど，細胞内での異常な蛋白質の蓄積を防いだり，蛋白質のリサイクルを行ったり，細胞質内に侵入した病原微生物を排除することで生体の恒常性維持に関与している．個体発生の過程でのプログラム細胞死や細胞の癌化抑制にも関与することが知られている．

3. 細胞の制御
A. 細胞周期

増殖期にある細胞は，DNAの複製と染色体分配・細胞質分裂を繰り返している．分裂直後の1つの細胞が新たな2つの細胞になるまでの期間を細胞周期といい，G_1（Gap-1，S期開始に必要な条件を準備する時期），S（synthesis，DNA合成の時期），G_2（Gap-2，M期開始に必要な条件を準備する時期），およびM（mitosis，細胞分裂の時期）の4つの時期に区別できる（図4A）．抗原の刺激を受ける前のリンパ球などにみられるG_0（増殖を止めている時期）はG_1の特別な時期で，神経細胞や筋肉細胞への分化の入り口もG_1である．

微小管は細胞分裂間期（G_1からG_2の間）では，小胞輸送や細胞内小器官の配向決定に関与しているが，分裂期になると，いったん崩壊・消失し，新たに紡錘体微小管が形成される．

細胞周期の演出者はサイクリンとサイクリン依存性キナーゼ（cyclin-dependent kinase：CDK）である．これまでに多くのサイクリン（A，B，Eなど）とCDK（CDK1，CDK2など）がみつかっている．これらのサイクリンとCDKとの組み合わせ，および標的蛋白質分子の機能的発現により細胞周期が駆動されている（図4B，C）．

細胞周期演出者の調節は阻害蛋白質（CDK inhibitor：CDI）とCDKのリン酸化・脱リン酸化，サイクリンの生合成・プロテアソームにおける分解による．図4Cに示す例では，CDIによる阻害が取れるとCDK/サイクリンは活性化され，活性化CDK/サイクリンのCDKがさらにリン酸化されると，不活性になる．一方，細胞周期的に量が変動するサイクリン分子は，N末端かC末端に「破壊ボックス」と呼ばれるアミノ酸配列を有し，ユビキチン化された後，プロテアソームにより分解される．すなわち，細胞周期において，サイクリンの量的変動はユビキチン/プロテアソーム系により，CDKの活性はサイクリンとの複合体形成とともに自身のリン酸化・脱リン酸化により制御されている．その異常は癌化に関係する．

B. 細胞分化

特殊化していない細胞がより特殊化したタイプ

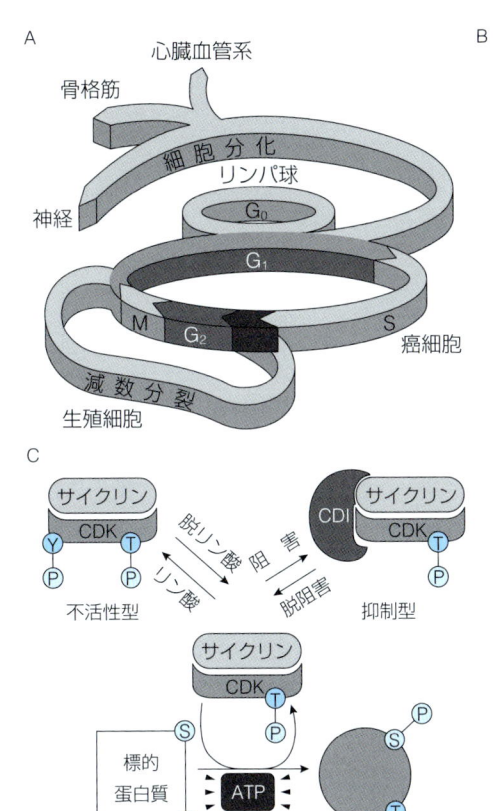

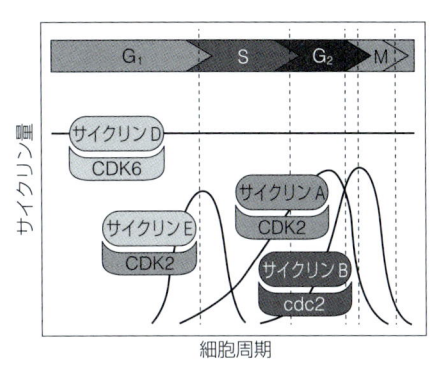

図4 細胞周期とその調節
A：細胞周期の概要．
B：細胞周期の演出者．細胞周期を通して量的に変動するサイクリンと変動しないサイクリンがある．
C：CDKの阻害蛋白質（CDI）ならびにリン酸化・脱リン酸化によるサイクリン/CDK複合体の活性制御．
cdc : cell division cell

の細胞に変化するプロセスのことを細胞分化といい，高度に制御された遺伝子発現により進行する．免疫系の細胞などのいくつかの例外を除いて，細胞の分化はDNA配列自体に変更をほとんど伴わない．したがって，別の細胞は同じゲノムを有するにもかかわらず，非常に異なる物理的・生理学的特性を持つことができる．胚以外のすべての大人の組織に分化できる能力を万能性といい，動物の胚性幹細胞や植物の分裂組織の細胞がこの能力を保持している．一方，胚を含めすべての細胞に分化できる能力を全能性といい，これを持った細胞は哺乳類では受精卵かそれに続く割球由来の細胞のみである．

受精後の初期胚から細胞操作によって得られるES細胞（embryonic stem cell, 胚性幹細胞）は非常に多くの細胞に分化できる分化万能性（pluripotency）を持つ．一方，体細胞へ数種類の遺伝子を導入することにより，分裂増殖を経てもそれを維持できる自己複製能を持つ細胞，人工多能性幹細胞（induced pluripotent stem cells, iPS細胞）を作ることができる．

C. 細胞接着と細胞運動

細胞分裂と同様，細胞接着や細胞運動にも細胞骨格は動的にかかわる．細胞運動のユニークな例である骨格筋細胞の収縮はATPを利用したアクチンフィラメントとミオシンフィラメントとの相互作用であることが知られている（図8）．「アクチンとミオシンとの相互作用」は，細胞の内部で原形質が流れるように動く「原形質流動」から細胞全体の運動である「アメーバ運動」のようなものまで，多くの細胞運動の原理でもある．ATPをエネルギー源とし，細胞骨格を形成しているマイクロ（アクチン）フィラメントとモーター蛋白

質（ミオシンなど）との相互作用によって流動力が生じるのである．

一方，細胞は接着斑を介して基質と接着している．ここでは，膜蛋白質であるインテグリンが，その細胞外領域を介してフィブロネクチンなどの細胞外マトリックスと，細胞内領域に結合するテーリン，パキシリン，ビンキュリン複合体を介してアクチンフィラメントと結合し，細胞形態を維持している（図1E）．この接着斑形成には低分子量GTPaseであるRho蛋白質ファミリーが関与しており，細胞増殖因子などの細胞外シグナルの受容体を介してRho以下の蛋白質リン酸化酵素が活性化される．

細胞間の接着には諸々の細胞接着因子がかかわっている（図5）．隣接する2つの細胞の細胞膜上には，それぞれコネクソンと呼ばれる蛋白複合体が複数並んで「ギャップジャンクション」というチャネルを形成する．ここを通って無機イオンや小さい水溶性分子が隣接細胞の細胞質から細胞質へと直接移動することができる．カドヘリンと呼ばれる細胞接着蛋白質は，2つの細胞をカルシウムイオン依存的に接着させる．ラミニン，コラーゲン，ヘパラン硫酸などを含む糖蛋白質やフィブロネクチンなどの構造蛋白質は「細胞外マトリックス」を形成し，細胞膜の増殖因子受容体やインテグリンという蛋白質を介して細胞質側を制御している．

D. アポトーシス

アポトーシスとは，多細胞生物の個体あるいは個体発生をより良い状態に保つために積極的に引き起こされる，管理・調節された細胞の自殺，すなわち"プログラムされた細胞死"のことである．これに対し，細胞内外の環境の悪化や外傷によって起こる単なる細胞死は，ネクローシスまたは"壊死"と呼ばれる．

多細胞生物の生体内では，癌化した細胞（そのほか内部に異常を起こした細胞）のほとんどは，アポトーシスによって取り除かれ続けている．また，生物の発生過程では，あらかじめ決まった時期に決まった場所で細胞死が起こる．オタマジャクシからカエルに変態する際に尻尾がなくなる，人の指も最初は指の間が埋まった状態で形成された後に指の間の細胞が死滅する，といった現象は有名であるが，これらはアポトーシスによるのであり，免疫系でも自己抗原に反応する細胞の除去において重要な役割を果たす．

4. 細胞内シグナル伝達

細胞には自己から自己の子孫へ伝える「遺伝的情報」と，自から他へ伝える「生理的情報」がある．遺伝的情報は核酸によって伝えられることはすでに学んだ．ここでは，生理的情報は蛋白質（ペプチド）およびその複合体や比較的小さい化学物質によって伝えられることを学ぶ．自から他（シグナル細胞から標的細胞）へのシグナルの伝達は，シグナル細胞におけるシグナルの生成および放出，標的細胞におけるシグナルの受容および変換，標的細胞の運動や分化といった応答，という過程を経て達成される．

A. 細胞膜受容体による細胞外シグナルの受容

神経系や内分泌系にみられるように，細胞外に分泌されたホルモンや小さい化学物質は標的細胞膜上の受容体により認識される．この他，免疫系にみられるように，樹状細胞などの抗原提示細胞の細胞膜上に提示された抗原蛋白質断片はTリンパ球の受容体により認識され，また，細胞接着にみられるように，細胞外マトリックスを介するシグナルはインテグリンを介して認識される（図6）．

神経系や内分泌系の受容体には，複数のサブユニットからなるチャネル型受容体と，G蛋白質と共役した7回膜貫通型の受容体〔G蛋白共役型受容体（G protein coupled receptor：GPCR）〕とがある（図7）．ノルアドレナリンのような小さい化学物質（神経伝達物質）やグルカゴンのようなホルモンはGPCRに結合する．アセチルコリンやドパミン，セロトニンなどの神経伝達物質は，チャネル型受容体にもGPCRにも結合する．嗅覚や味覚にはGPCRが関与し，それぞれ数百種類ものGPCRによって知覚される．GPCRは

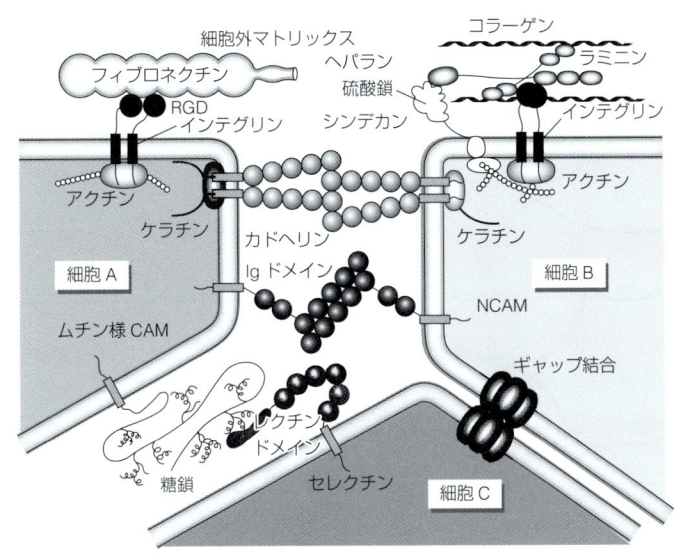

図5 細胞接着の基本的様式

代表的な細胞接着分子（cell adhesion molecule : CAM）として，カドヘリンや NCAM〔Neural CAM あるいは免疫グロブリン（Ig）スーパーファミリー CAM〕がある．これらの分子は細胞外領域では隣接細胞と同じ分子間で結合し，細胞内ではケラチンなどの細胞骨格と相互作用している．セレクチンはレクチンドメインを介して隣接細胞のムチン様 CAM の糖鎖と結合する．インテグリンはフィブロネクチンやラミニンのアルギニン-グリシン-アスパラギン酸（RGD）配列に結合する．
柳田充弘ほか編：生命科学，p.46，東京化学同人，2004 より引用

全蛋白質中最大のスーパーファミリーを形成し，多くの疾患にも関与しているため，市販薬の数割が GPCR を標的としている．

成長因子や増殖因子は1回膜貫通型の受容体に結合し，二量体を形成する（**図7**）．1回膜貫通型の受容体の多くはそれ自身がチロシンキナーゼ活性を有する酵素（受容体型チロシンキナーゼ）でもある．

B. 細胞膜におけるシグナルの変換

チャネル型受容体に神経伝達物質が結合すると，チャネルが開口し，受容体特異的なイオンが流れる．アセチルコリン受容体の場合は主としてナトリウムイオンが，γ-アミノ酪酸（GABA）受容体の場合は塩素イオンが流れる．これが細胞の膜電位を変化させることになる．

GPCR（**表2**）は細胞内領域で三量体 G 蛋白質と結合し，ホルモンや神経伝達物質が結合するとグアノシン5'-三リン酸（GTP）が結合した活性型の G 蛋白質を生じる（**表2**）．三量体 G 蛋白質は，α，β，γ の3つのサブユニットからなり，αサブユニットが GTP を結合する．このαサブユニットには Gsα，Giα，Gqα など色々な種類があり，GTP が結合した活性型のαサブユニットの種類により異なった機能が発揮される．コレラ毒素は Gsα中央部のアルギニン残基を ADP リボシル化して，Gsαを恒常的に活性化し，百日咳毒素は Giαを ADP リボシル化する．Gsαは主としてアデニルシクラーゼという酵素を活性化しサイクリック AMP（cAMP）を作り，Giαはそれを阻害する．Gqαはホスホリパーゼを活性化し，ジアシルグリセロール（DG）とイノシトール1, 4, 5-三リン酸（IP$_3$）を生成する．これら cAMP，DG，IP$_3$ はセカンドメッセンジャーと呼ばれ，細胞内でシグナルを伝達する最初の役者である．cAMP は cAMP 依存性蛋白質リン酸化酵素〔プロテインキナーゼ A（protein kinase A : PKA）〕に結合し，これを活性化させる．DG はカルシウ

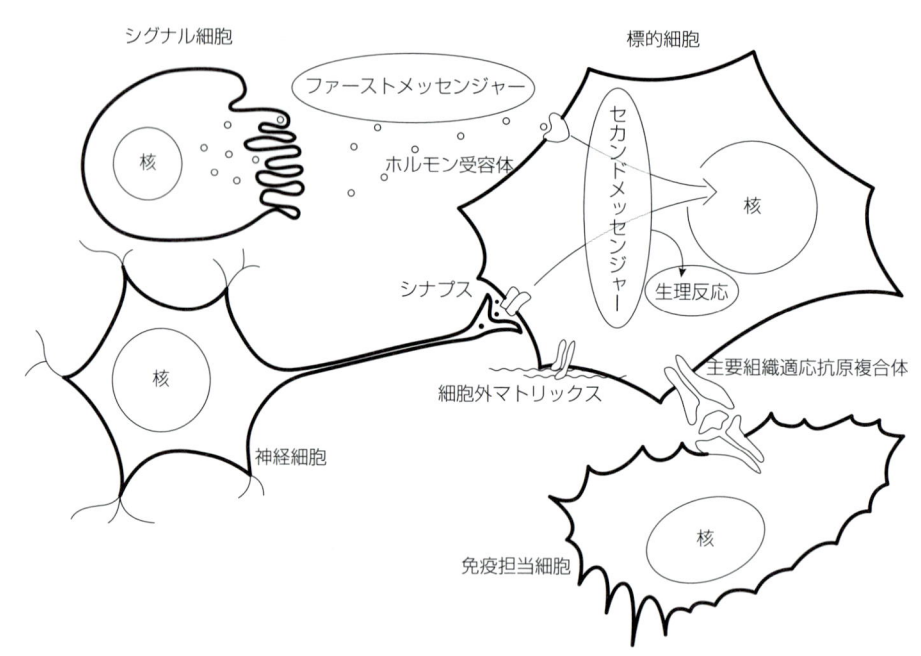

図6　細胞間シグナル伝達の一般的様式

表2　GPCRのタイプと共役G蛋白質αサブユニットの例

GPCRのタイプ	Gαのタイプ
アドレナリン受容体　β_1, β_2 グルカゴン受容体 ドパミン受容体　D_1	$Gs\alpha$
ムスカリン性アセチルコリン受容体　M_2 ドパミン受容体　D_2	$Gi\alpha$
アドレナリン受容体　α_1 セロトニン受容体　$5HT_2$ ムスカリン性アセチルコリン受容体　M_1, M_3, M_5	$Gq\alpha$

ム依存性蛋白質リン酸化酵素〔プロテインキナーゼC（protein kinase C：PKC）〕を活性化させ，IP_3は小胞体膜上のIP_3受容体に結合し，IP_3受容体チャネルを開いて小胞体内のカルシウムイオンを放出させる．

　受容体型チロシンキナーゼは，細胞外に増殖因子の結合部位を持ち，細胞質領域にチロシンキナーゼ活性部位を持ち，細胞の分裂，分化，形態形成で重要な役割を演ずる．このタイプには，上皮増殖因子（epidermal growth factor：EGF）受容体，血小板由来増殖因子（platelet-derived growth factor：PDGF）受容体，インスリン受容体およびインスリン様増殖因子（insulin-like growth factor：IGF）受容体，血管内皮細胞増殖因子（vascular endotheial growth factor：VEGF）受容体などがある．増殖因子が細胞外領域にある受容体に結合すると，受容体は細胞膜上を移動し，他の受容体に結合して二量体を形成する．すると，二量体の一方がもう一方をリン酸化し，このリン酸化された部位が細胞内の色々な結合蛋白質により認識される．

C. 細胞内シグナル伝達のカスケード

　神経細胞においては，細胞体のチャネル型受容体が活性化され，イオン電流により初節の膜電位が閾値に達すると活動電位が発生する．活動電位は軸索を伝導して神経終末に達するとカルシウムチャネルが開いて，神経終末部にカルシウムイオンが流入する．すると，SNARE蛋白質その他の助けで，シナプス小胞が細胞膜と膜融合を起こし

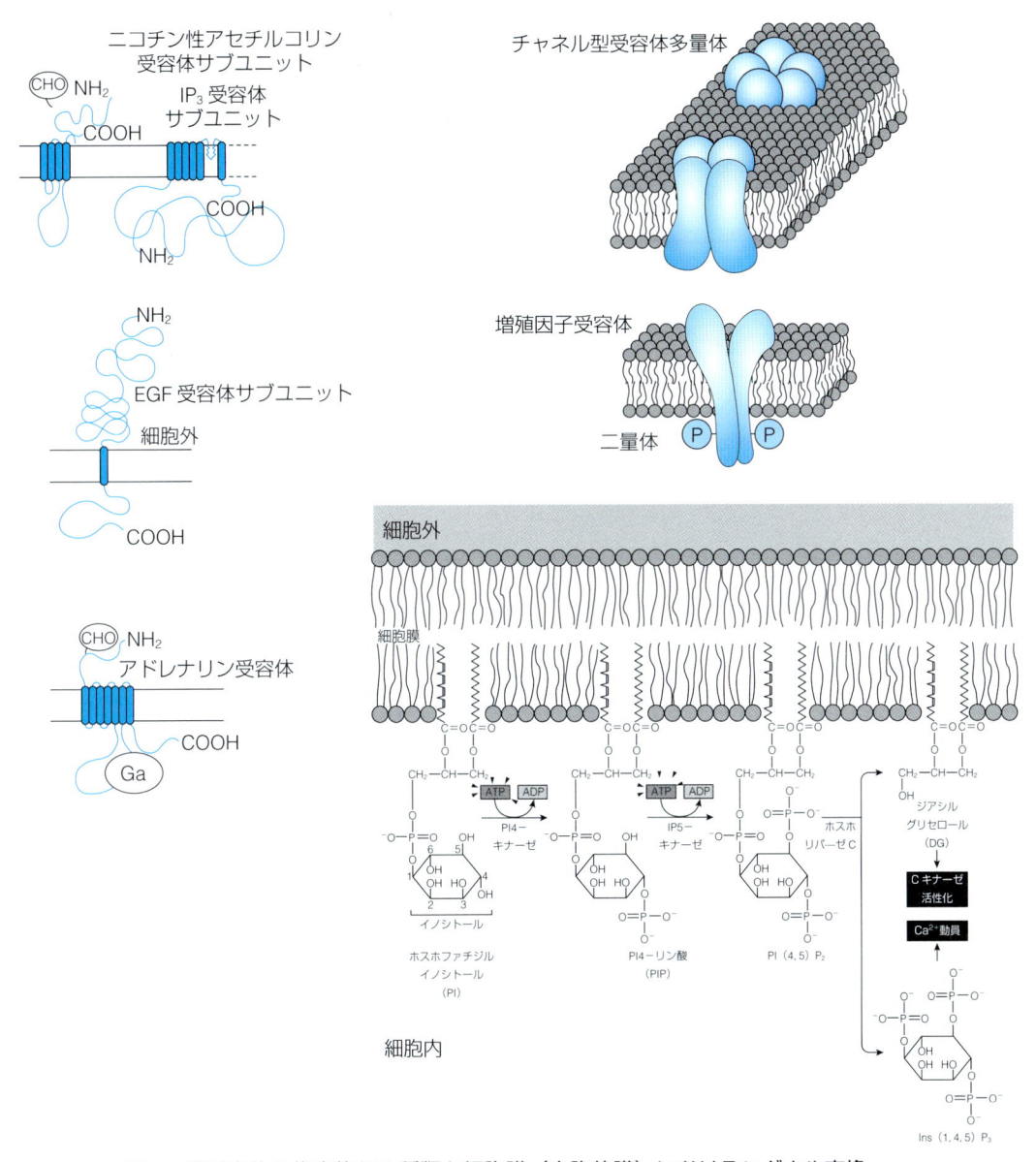

図7 膜受容体の代表的な3種類と細胞膜（小胞体膜）におけるシグナル変換

A：イオンチャネル型受容体．骨格筋におけるアセチルコリン受容体（左）は類似のサブユニット5つからなり，神経伝達物質であるアセチルコリンが結合するとチャネルが開く．小胞体におけるIP₃受容体は同一のサブユニット4つからなり，セカンドメッセンジャーであるIP₃が結合するとチャネルが開きカルシウムイオンを通す．

B：増殖因子の受容体は受容体型チロシンキナーゼである．増殖因子が結合すると二量体化し，互いに他方のチロシン残基をリン酸化する．このリン酸基を色々なアダプター蛋白質が認識し，下流のシグナル伝達系が賦活される（図9参照）．

C：アドレナリン受容体はG蛋白質と共役したGPCRである．GPCRは生体内には2,000種類以上あると推定され，アドレナリン受容体にも多くのサブタイプ（α_1, α_2, β_1, β_2など）がある．アドレナリンは，β受容体に結合すると，アデニルシクラーゼを活性化し，cAMPレベルを上昇させるが，α受容体に結合すると，ホスホリパーゼCを活性化し，IP₃とDGを放出させる．これは，それぞれの受容体に共役する三量体G蛋白質が異なるためである

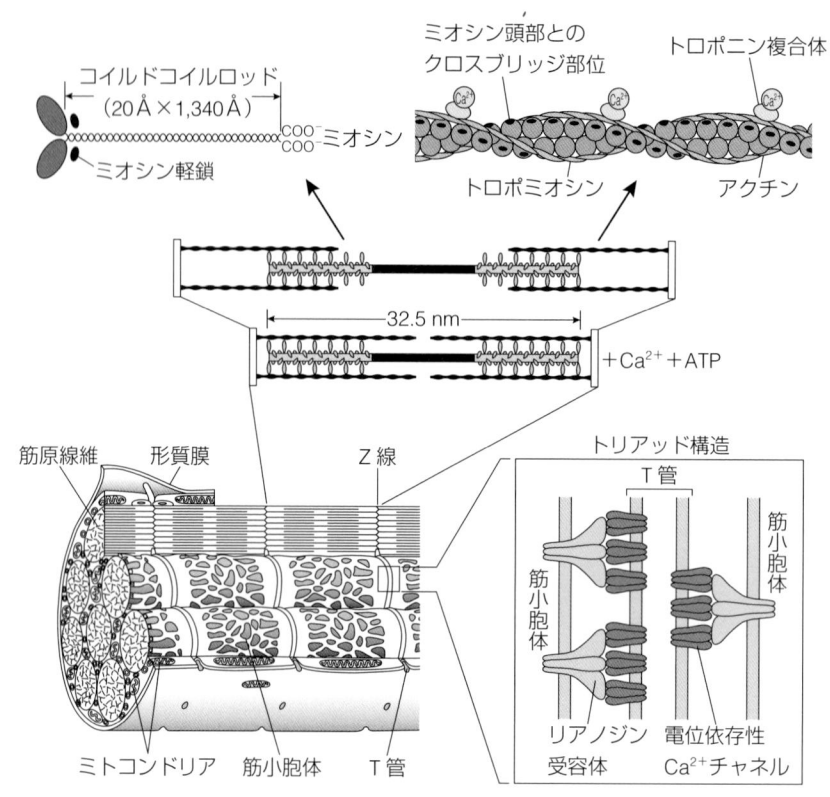

図8 骨格筋の微細構造と収縮蛋白質

骨格筋細胞には横紋があり，横紋の単位（サルコメア）はZ線からZ線までの間であり，そこにはアクチンフィラメントとミオシンフィラメントが規則正しく並んでいる．細胞膜はこのZ線上でT管という内部への陥入溝を形成する．このT管は筋小胞体に挟み込まれ，トリアッド構造を作っている．T管には電位依存性Ca^{2+}チャネルが，筋小胞体膜にはリアノジン受容体（Ca^{2+}チャネル型受容体）が存在し，細胞膜の活動電位がT管に伝わると，両チャネルが開いて細胞質のカルシウムイオン濃度が上昇する．このカルシウムイオンがトロポニン複合体に結合するとアクチンフィラメントとミオシンフィラメントのスライド（筋収縮）が起こる．

竹安邦夫：受容体による情報の変換と細胞内シグナル伝達，健康・栄養科学シリーズ　人体の構造と機能及び疾病の成り立ち　総論（香川靖雄ほか編），改訂第2版，p.63，南江堂，2013より許諾を得て転載

神経伝達物質が放出される．放出された神経伝達物質は標的細胞（神経細胞や筋肉細胞）の受容体を活性化する．

骨格筋においては，運動神経終末から分泌されるアセチルコリンがチャネル型受容体を活性化し，活動電位を発生させる．この活動電位は筋細胞膜のくぼみ（T-管系）の膜を脱分極し，電位依存性のカルシウムチャネルを活性化させる．その結果，細胞外からカルシウムイオンが流入し，同時に筋小胞体からもリアノジン受容体を介してカルシウムイオンが細胞質に放出される．このカルシウムイオンもセカンドメッセンジャーの1つで，筋収縮を引き起こす（図8）．

肝臓の細胞においては，グルカゴンやアドレナリンはGPCRに結合し，Gsαの活性化を介して細胞内cAMP濃度を上昇させる（図9）．cAMPはPKAを活性化させる．PKAはホスホリラーゼキナーゼをリン酸化し，リン酸化されたホスホリラーゼキナーゼはホスホリラーゼをリン酸化する．このリン酸化されたホスホリラーゼがグリコーゲンを加リン酸分解し，グルコース1-リン酸を放出する．グルコースは最終的に血中に放出さ

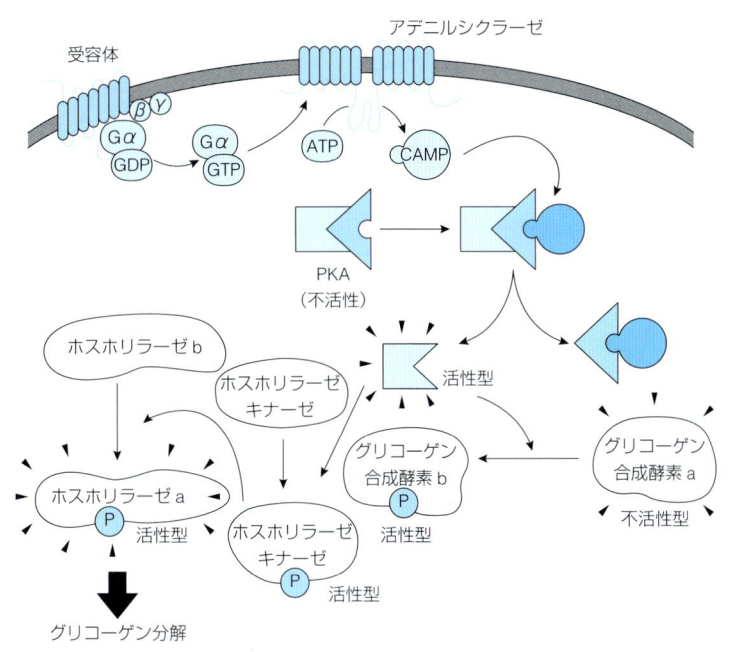

図9 肝臓細胞における cAMP を介するシグナル伝達系

グルカゴンやアドレナリンは GPCR に結合し，Gsαの活性化を介して細胞内 cAMP 濃度を上昇させ，PKA を活性化させる．PKA は通常，調節サブユニットにより活性が抑制されているが，調節サブユニットに cAMP が結合することにより酵素活性サブユニットが解放（活性化）される．PKA は色々な酵素蛋白質をリン酸化する．このリン酸化された酵素は活性型の場合もあり，また，不活性型の場合もある．結果的にはグリコーゲン分解を促進し，同時にグリコーゲン合成を低下させることで血糖値が上昇する．

れ，血糖値が上昇するわけである．cAMP は同時にグリコーゲン合成酵素をリン酸化する．リン酸化されたグリコーゲン合成酵素は不活性で，グリコーゲン合成は止まる．ここに示したのはリン酸化カスケードの1例で，実際には，PKA は色々な蛋白質のセリンあるいはトレオニンをリン酸化し，色々な細胞機能を調節している．

増殖因子が受容体型チロシンキナーゼを活性化し，受容体自身のチロシン残基を自己リン酸化すると，このリン酸化部位は特定のアダプター因子（群）によって認識され，低分子量 G 蛋白質（Ras）を活性化し（GTP 結合型 Ras を生じる），次いで低分子量 G 蛋白質（Raf）を活性化することになる（図10）．この下流には MAP キナーゼカスケードがあり，最終的には転写因子を制御し遺伝子発現を調節する．アダプター因子としては二面神ヤヌスにちなみヤーヌスキナーゼ（Janus kinase：JAK）も知られている．JAK は，STAT（signal transducers and activators of transcription）をリン酸化し，リン酸化した STAT は，二量体を形成して核内へ移行，転写を活性化する．このシグナル伝達系を JAK-STAT 系という．これは，MAP キナーゼ系を介さないので，より直接的なカスケードということになろう．ステロイドホルモンは直接細胞内に入り，細胞内受容体に結合して核内に輸送され，遺伝子発現を調節する．

アポトーシスにおいては，カスパーゼと総称される一連のプロテアーゼが中心的な働きをし，下流のカスパーゼを順に切断・活性化していき，最終的にクロマチンの断片化が起こる（図11）．アポトーシスの主経路には3つある．①デスリガンドと呼ばれる Fas リガンドによる細胞外からのシグナルが"死の受容体（デスレセプター）"と

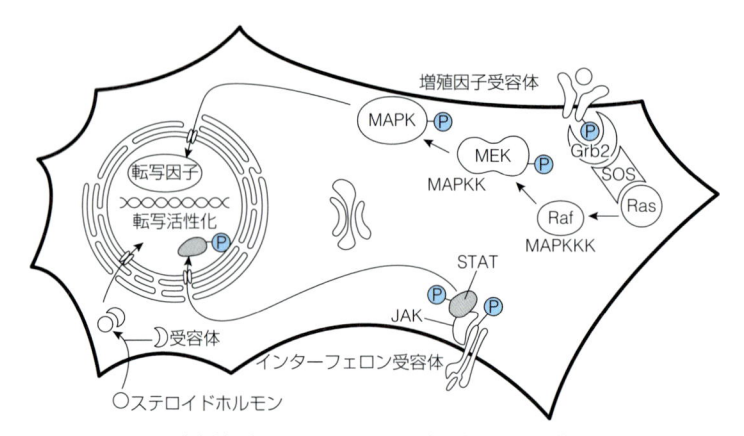

図10 受容体型チロシンキナーゼを介するシグナル伝達

受容体自身のチロシン残基が自己リン酸化すると，このリン酸化部位は特定のアダプター因子（群）によって認識される．低分子量G蛋白質を介して，下流のMAPキナーゼカスケードへシグナルが伝達される場合や，直接JAK-STAT系へシグナル伝達される場合，いずれにしてもシグナルは核内へ移行し，転写を調節する．

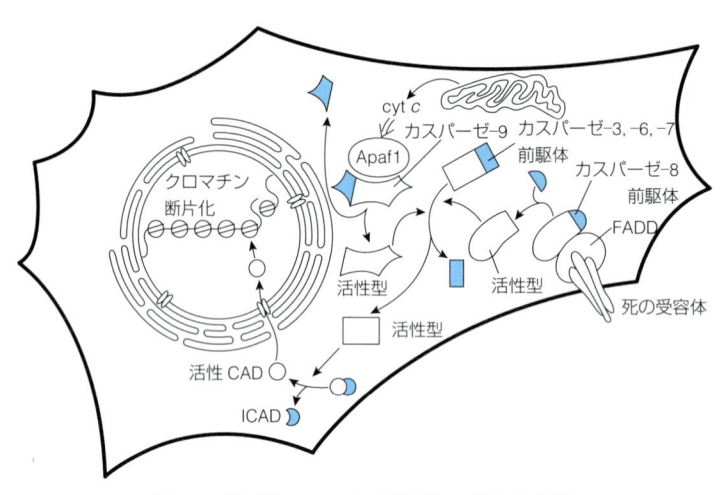

図11 アポトーシスにおけるシグナル伝達

アポトーシスにおいては，カスパーゼと総称される一連のプロテアーゼが中心的な働きをする．ここでは，デスリガンドによる細胞外からのシグナルが"死の受容体"を介してアポトーシスを誘導する経路，ミトコンドリアからのcyt c漏出を通してアポトーシスに至る経路を示す．

呼ばれる受容体を介し，順次カスパーゼを活性化する経路．死の受容体の細胞内領域には，アダプター分子であるFADDを介してカスパーゼ-8が結合しており，受容体へのFasリガンドの結合によって，自己切断によって活性化されたカスパーゼ-8が下流のカスパーゼを活性化していく．②DNA損傷やミトコンドリア自体の異常時にみられるように，ミトコンドリアからシトクロム c（cyt c）の漏出を通してカスパーゼを活性化する経路（この意味ではミトコンドリアは「アポトーシスの司令塔」である）．放出されたcyt cが細胞質に存在するApaf-1やカスパーゼ-9と結合すると，活性化されたカスパーゼ-9が下流のカスパーゼを活性化していく．③小胞体ストレスと

呼ばれる「小胞体で異常な蛋白質が生成する場合」などにみられるように，カスパーゼがその他の蛋白質を分解する経路がある．いずれにせよ最終段階では，カスパーゼによってICAD〔inhibitor of caspase activated DNase（CAD）〕と呼ばれる蛋白質が不活性化されると，その抑制を逃れたDNA分解酵素CADが核内に入り，DNAを断片化することで細胞死が誘導されると考えられている．

（竹安邦夫）

チェックリスト

□細胞の生体膜の役割を簡潔に述べよ．
□小胞体の役割を説明せよ．
□細胞外マトリックスとは何か説明せよ．
□どのような因子が細胞周期にかかわるか述べよ．
□細胞周期の4つの時期を説明せよ．
□細胞内シグナル伝達カスケードについて例をあげて説明せよ．

II 病態の生化学—人体の正常と異常

2 臓器機能の生化学

1. 肝機能

肝臓の働きは蛋白質の合成，アミノ酸代謝，糖代謝（解糖，グリコーゲン合成など），脂質代謝，ビリルビン代謝，薬物やアルコールの代謝など多岐にわたり，これらの機能に対応した，臨床検査項目が存在する（表1）.

肝機能検査という言葉を厳密に定義すると，これらの肝臓の働き（機能）を反映する検査に限定されることになり，最も広く知られているトランスアミナーゼ（AST，ALT）など細胞障害の結果，血液中に放出されるものは肝機能検査とは呼べないことになる．しかし，慣習的に肝機能検査は肝疾患において変動する検査の意味で用いられる場合が多いので，本稿でも同様に扱う．

肝疾患の検体検査項目は多岐にわたるが，肝疾患を拾い上げるためのスクリーニング検査，原因や病態を探るための検査，疾患の重症度・進行度をみる検査の3群に分けて考えると理解しやすい（表2）.

A. 肝疾患を拾い上げるためのスクリーニング検査
a. 肝細胞が壊れると増加するもの（逸脱酵素）

アスパラギン酸アミノトランスフェラーゼ（AST），アラニンアミノトランスフェラーゼ（ALT）に代表される．これらはかつてそれぞれGOT，GPTと呼ばれていたが，最近ではAST，ALTの呼称が一般化している．組織中のAST濃度は心臓，肝臓で最も高く，次いで骨格筋，腎臓，脳，膵臓，肺，白血球，赤血球の順である．ALTも肝臓に多く含まれ，ASTよりも肝特異性が高い．

表1 肝臓の働きと各機能に対応する代表的な臨床検査項目

蛋白質の合成	総蛋白質，アルブミン，コリンエステラーゼ，プロトロンビン時間，ヘパプラスチンテスト
アミノ酸代謝	血中アミノ酸レベル
糖代謝	グルコース，糖負荷試験
脂質代謝	アポ蛋白，コレステロール
ビリルビン代謝	総ビリルビン，抱合型ビリルビン
薬物・色素処理能	薬物負荷試験，ICG試験

AST，ALT以外にも肝細胞障害で血中に逸脱してくる酵素は多数あり，乳酸脱水素酵素（LD）に代表される．LDHはAST，ALTよりも肝特異性が低いが，アイソザイムパターンをみることが肝疾患と非肝疾患の鑑別の参考になる．

AST，ALTでは，その比に留意する必要がある．アルコール性肝障害ではAST＞ALTである場合が多いのに対して，肥満に伴う単純性脂肪肝ではAST＜ALTであることが多い．

慢性ウイルス肝炎，アルコール性肝障害，非アルコール性脂肪肝など多くの慢性肝障害が健診や人間ドックにおいてトランスアミナーゼの異常として発見されるが，その鑑別は図1のような流れで行われる．

AST，ALTは，筋疾患，血液疾患，心疾患など肝臓以外の疾患においても逸脱酵素として異常値を示す場合が多いことを忘れてはならない．

表2 目的別にみた肝疾患の検体検査

1) 肝疾患の拾い上げのための検査
　①肝細胞障害（逸脱酵素）のスクリーニング
　　ウイルス肝炎（急性，慢性），アルコール性肝障害，非アルコール性脂肪性肝疾患，薬物性肝障害，自己免疫性肝炎，うっ血肝など
　　　AST（GOT），ALT（GPT）および両者の比（AST/ALT）
　②胆汁うっ滞のスクリーニング
　　肝内胆汁うっ滞，閉塞性黄疸
　　　ALP，γ-GTP，総ビリルビン・抱合型ビリルビンの割合
　③過剰飲酒のスクリーニング
　　　γ-GTP，CDT（糖鎖欠損トランスフェリン）
　④体質性黄疸（主としてGilbert症候群）のスクリーニング
　　　総ビリルビン・非抱合型ビリルビンの割合
　⑤トランスアミナーゼの上昇がない肝炎ウイルスキャリアのスクリーニング
　　　HBs抗原，HCV抗体
2) 病因の検索のための検査
　①肝炎ウイルスマーカー（表3）
　　急性肝炎
　　　IgM-HA抗体，HBsAg，IgM-HBc抗体，HCV-RNA，IEV-RNAなど
　　慢性肝障害
　　　HBs抗原，HBe抗原，HBe抗体，HBV-DNA定量，HCV抗体，HCV-RNA
　②抗核抗体，抗平滑筋抗体
　　自己免疫性肝炎
　③抗ミトコンドリア抗体，抗M2抗体
　　原発性胆汁性肝硬変
　④セルロプラスミン，尿中銅
　　Wilson病
　⑤フェリチン，トランスフェリン鉄飽和度
　　ヘモクロマトーシス
3) 重症度進展度評価のための検査
　①プロトロンビン時間
　　急性肝障害の重症度
　②線維化マーカー（Ⅳ型コラーゲン，ヒアルロン酸，血小板）
　　（主としてC型）慢性肝障害の進展度
　③Child-Pugh分類に含まれる項目
　　肝硬変の重症度

b. 胆汁うっ滞を反映するマーカー

肝細胞で産生された胆汁は毛細胆管内に分泌され，最終的に総胆管を通って，Vater乳頭部から十二指腸に排出される．何らかの要因で胆汁の流れが悪くなると，胆汁うっ滞が引き起こされる．この病態を反映する代表的な検査項目はアルカリ性ホスファターゼ（ALP），γ-グルタミルトランスフェラーゼ（γ-GT，γ-GTP；胆道系酵素と呼ばれる），ビリルビンである．

1) 胆道系酵素

ALPは，ほとんどすべての臓器に存在するが，肝臓においては肝細胞膜の特に毛細胆管表面に分

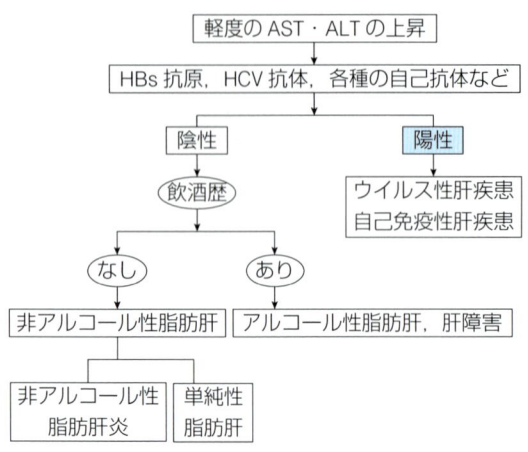

図1 軽度のトランスアミナーゼ値異常の診断の進め方

日本肝臓学会編：NASH・NAFLDの診療ガイド2010, p.33, 文光堂, 2010より引用改変

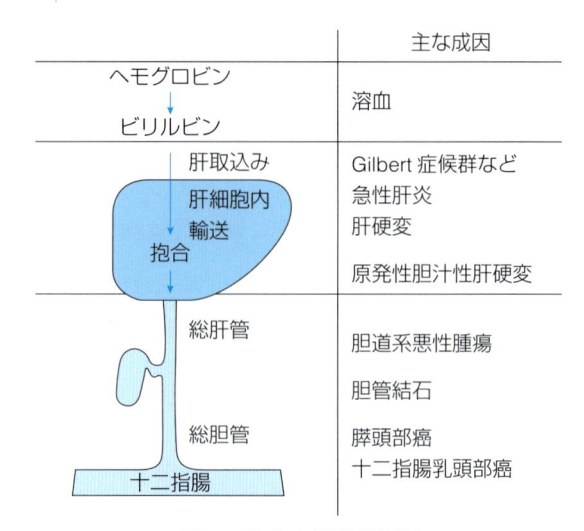

図2 黄疸の部位別分類

布している．胆汁うっ滞が生じると反応性にALP蛋白の合成が増加する．骨組織にも高い活性がみられ，骨新生状態を知ることができる．骨成長期には骨型ALPが著増するため，総ALP活性が基準範囲よりもはるかに高い値をとるのが普通である．

血清 γ-GT高値が診断のきっかけとなる病態として胆汁うっ滞の他に，習慣飲酒がある．長期飲酒による γ-GTの上昇と断酒後の低下はアルコール性肝障害の診断基準の重要な項目である．

2）ビリルビン

網内系で産生されたビリルビン（非抱合型）は主としてアルブミンと結合して肝臓に至る．その後グルクロン酸抱合を受けて水溶性の抱合型となり，毛細胆管膜へ運ばれる．毛細胆管内に分泌された抱合型ビリルビンは，複合ミセルに組み込まれた状態で胆管内を運ばれ，胆嚢に貯蔵され，十二指腸に排出される．以上の経路の障害により高ビリルビン血症となる（**図2**）．その障害部位がグルクロン酸抱合の後の場合は高ビリルビン血症が抱合型優位（半分以上が抱合型），前の場合は非抱合型優位（80％以上が非抱合型）となる．閉塞性黄疸などの胆汁うっ滞による黄疸の場合は抱合型ビリルビン優位となる．

血清ビリルビン濃度が2.5～3.5 mg/dLを超えると眼球結膜，皮膚粘膜黄染として肉眼的な黄疸として認められるようになる．

抱合型ビリルビンがアルブミンと共有結合したデルタビリルビンは体内からの排泄が遅れるので，デルタビリルビンの割合が大きくなると総ビリルビンの改善が病態の改善よりも遅くなる場合がある．

なお，胆汁うっ滞とは直接関係しないが，健診などにおいて高ビリルビン血症を指摘される場合の原因として最も多いのは，グルクロン酸抱合酵素活性の低下により非抱合型ビリルビンが増加するGilbert症候群であり，日本人の3～5％でみられる．

B. 肝障害の原因や病態を探る検査
a. 肝炎ウイルスマーカー

肝炎ウイルスを構成する蛋白質や核酸そのもの，あるいはウイルス関連抗原に対する抗体を調べる肝炎ウイルスマーカー検査は，肝機能検査とは違う範疇であるが，肝疾患の診療において極めて重要な検査である．各種肝炎ウイルスマーカーを**表3**に示した．

b. 自己抗体

自己免疫により発症する肝疾患として重要なの

表3 各種肝炎ウイルスマーカーとその臨床的意義

A型肝炎
 HA抗体（IgGクラス）   HAVの感染既往
 IgM-HA抗体   急性A型肝炎の診断

B型肝炎
 HBs抗原   現在HBVに感染している（HBc抗体も同時に陽性のことが多い）
 HBs抗体   HBVの感染既往（HBc抗体も同時陽性のことが多い）
        HBVワクチンの接種後
 HBc抗体   HBVの感染既往（HBs抗体も同時陽性のことが多い）
        現在HBVに感染している（HBs抗原も同時陽性のことが多い）
 HBe抗原   HBVの増殖力が強い
 HBe抗体   HBVの増殖力が弱い
 HBV-DNA   HBV量を反映
 HBV-DNAポリメラーゼ   HBV量を反映（現在はあまり用いられない）
 HBVコア関連抗原定量   HBV量を反映（肝細胞中cccDNA量）
 HBV遺伝子型   HBVの感染経路，経過予測

C型肝炎
 HCV抗体   現在HCVに感染している（高力価）
        HCVの感染既往（低力価）
 HCVコア抗体   治療効果予測・判定
 HCV-RNA   HCV感染の確認
        抗ウイルス療法の効果予測とモニタリング
 HCVコア抗原   抗ウイルス療法の効果予測とモニタリング
 HCVセロタイプ・遺伝子型   抗ウイルス療法の効果予測

D型肝炎
 HD抗体   HDVの感染既往（HBVの感染既往もあり）
        HDVに感染している（HBs抗原も陽性）
 HDV-RNA   HDVに感染している（HBs抗原も陽性）

E型肝炎
 HE抗体   HEVの感染既往（IgG型のみ陽性）
        急性E型肝炎（IgM型，IgA型が同時陽性）
 HEV-RNA   HEVに感染している

は自己免疫性肝炎と原発性胆汁性肝硬変である．いずれも病変の進行度も含めた精確な診断には病理学的検査が必要であるが，自己免疫性肝炎では抗核抗体，抗平滑筋抗体が，また原発性胆汁性肝硬変では抗ミトコンドリア抗体，抗M2抗体が診断上重要である．

c. 習慣飲酒マーカー

 過度の飲酒により血中で増加する習慣飲酒マーカーはアルコール性肝障害の診断の一助として，また断酒の指示が守られていることの確認に際し

て重要である．胆道系酵素の項で述べたγ-GTの他に，糖鎖欠損トランスフェリン（CDT）がよく知られている．

d. その他

肝臓内外のシャントなど門脈血が体循環に流入される病態や尿素サイクルの先天異常の際に上昇するアンモニア，ヘモクロマトーシスにおけるフェリチンの高値，Wilson病における血清セルロプラスミン低下・尿中銅の上昇などは特徴的な病態を反映するマーカーの例である．

C. 疾患の重症度・進行度をみるための検査

a. 急性肝炎の重症化・劇症化の予知に用いられる検査

急性肝障害の程度をリアルタイムに評価するためには体内で異化が速い蛋白質の産生能をみることが有用である．アルブミンの半減期は約3週間であるのに対し，血液凝固因子，特に第Ⅶ因子は数時間と短い．したがって血液凝固因子の活性をみるプロトロンビン時間，ヘパプラスチンテストは急性肝障害の重症度の評価に必須である．

b. 慢性肝障害の進展度の評価

慢性肝障害の進展度，すなわち肝硬変にどれくらい近づいているかを知るための検査としては，血小板数，IgG値，各種線維化マーカー（Ⅳ型コラーゲン，ヒアルロン酸など），血清コリンエステラーゼ活性などが用いられる．また肝硬変の重症度分類としてはChild-Pugh分類が広く用いられている．この分類では臨床検査項目として血清総ビリルビン，血清アルブミン，プロトロンビン時間，臨床所見として腹水と脳症の程度の5項目のスコアを合計して評価される．慢性肝障害の進展度や併発する肝細胞癌の診断には腹部エコー，X線CT，MRIなどの画像検査と検体検査を組み合わせることが必須である．

（野村文夫）

2. 腎機能

慢性腎臓病（chronic kidney disease：CKD）は原因疾患のいかんを問わず蛋白尿などの腎臓の障害もしくは糸球体濾過量（glomerular filtration rate：GFR）60 mL/分/1.73m² 未満の腎機能低下

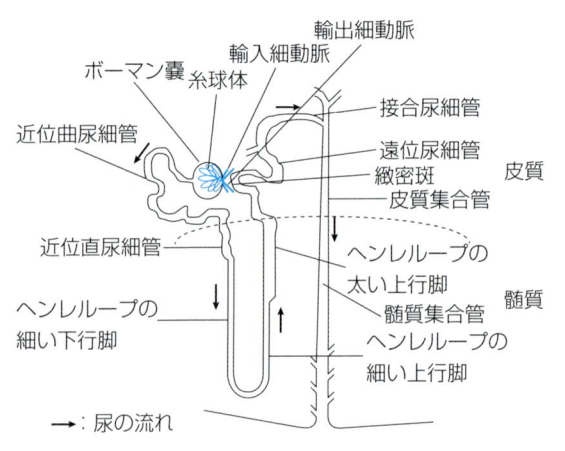

図3 ネフロンの構造
ネフロンは糸球体およびその後に続く尿細管からなり，尿細管はさらに近位尿細管，ヘンレ係蹄，遠位尿細管，集合管に分けられる．

のいずれかあるいは両方が3カ月以上持続するものと定義され，患者は全国で1,300万人を超え，現在も増加し続けている．また，CKD患者は心血管系疾患を発症しやすく，生命予後やQOLにも影響を与える場合がある．腎機能および蛋白尿がそれぞれ独立した，生命予後，心血管系疾患の発症，末期腎不全の危険因子であることから，その程度によりCKDの重症度分類がなされている腎機能および蛋白尿を正確に評価し，慢性腎臓病を早期に診断することは，臨床上，極めて重要である．

A. 腎臓の構造と働き

腎臓は後腹膜腔に位置する左右1対のソラマメに似た形をした臓器で，1個の腎臓は長径10～12 cm，重量が120～130 g程度である．腎臓の実質は外側の皮質と内側の髄質から成り立っている．腎臓の実質を構成する最小機能単位をネフロンと呼び，1つの腎臓に約100～200万個存在する．ネフロンは糸球体と尿細管より構成される．尿細管は糸球体側から近位尿細管，ヘンレループ，遠位尿細管，集合管のセグメントに分けられ，周囲の毛細血管との間で再吸収や分泌を介して物質のやり取りを行い，原尿成分の最終調整を行っている（図3）．血管は，腎門部から動脈が

流入し，腎内で枝別れし，糸球体毛細血管となり，その後，尿細管周囲の毛細血管を経て，静脈系となる．腎臓には心拍出量の約20％に相当する大量の血液が流入し，糸球体で1日に約1,600 Lの血液の濾過を行い，約150〜200 Lの原尿を生成する．原尿は下流の尿細管を通過する間に99％が血管系を通して体内に再吸収され，最終的に1〜1.5 L／日程度が尿として排泄される．一見，無駄な作業のようにみえる大量の濾過と再吸収を行うことにより，体内の老廃物を効率よく排泄し，尿の量と組成を大幅かつ迅速に増減することが可能となる．腎臓の主な働きとして，①代謝老廃物や酸の排泄（排泄機能），②浸透圧，電解質濃度，酸塩基平行の調整（内部環境の恒常性維持），③エリスロポエチン，活性型ビタミンD，レニン，プロスタグランジン，キニンなどのホルモンの分泌と，赤血球造血，カルシウム・リン代謝，血圧の調整（内分泌機能），④低分子蛋白質，ポリペプチドの代謝（代謝機能），⑤絶食状態におけるアミノ酸や他の前駆物質からのブドウ糖合成と血中放出（糖新生），があげられる．

B. 糸球体の構造と機能
a. 糸球体の構成細胞と機能

糸球体は毛細血管とその周囲を覆うボーマン囊より構成される．糸球体内の血管系は7〜8個にループ状に枝分かれした毛細血管と，その前後の抵抗血管である輸入および輸出細動脈からなる．ループの中心部には血管平滑筋に似た性質を持つメサンギウム細胞およびその周囲のメサンギウム基質が存在する（図4A）．メサンギウム細胞は糸球体毛細血管を中心部つなぎ止め，収縮することで糸球体血流の調節機能を持つ．また，毛細血管壁は内腔側から内皮細胞，基底膜，上皮細胞の三層構造となっている．糸球体毛細血壁には血管腔からボーマン囊側に血液が濾過される際に，水や電解質，分子量1〜3万以下の物質は自由に通過するが，6万以上の蛋白質の透過を防ぐ，ふるい機構が存在する（図4B）．糸球体腎炎やネフローゼ症候群などの糸球体疾患においては，糸球体局所に生じた免疫学的炎症による毛細血管壁の基質的障害，糸球体透過性因子の作用などにより，ふるい機構が障害を受け，蛋白尿，血尿が生じ，糸球体血流が障害されると，濾過機能の低下を認める場合がある．

b. 糸球体濾過の調節機構
1）糸球体濾過のしくみ

糸球体では，毛細血管壁を通して，ボーマン囊側に血漿成分の一部を濾し出す濾過が行われる．GFRを決定しているものが，糸球体毛細血内とボーマン囊内の静水圧および膠質浸透圧の差および血管壁の透過性であり，以下の式で表される．

$$GFR = LpS\,[(Pgc-Pbs)-s\,(\pi p - \pi bs)] \cdots\cdots(1)$$

Lpは毛細血管の単位透過性，Sは濾過可能な毛細血管表面積，Pgcは糸球体毛細血管内の静水圧，Pbsはボーマン囊内の静水圧，πpおよびπbsは血漿およびボーマン囊内の膠質浸透圧，sは蛋白質の透過しにくさを示す係数で，蛋白質が自由に通過する場合は0，全く通過不能であれば1となる．通常膠質浸透圧の形成に必要なアルブミンはボーマン囊内ではほとんど存在せず，πbsは0，sは1とみなすことが可能であり，（1）式は以下のように書き換えられる．

$$GFR = LpS\,[(Pgc-Pbs)-\pi p]$$

腎機能が安定している状態では，LpS，Pbs，πpの変動は少なく，GFRに大きく寄与する因子が糸球体毛細血管内圧（Pgc）と考えられる．

2）糸球体濾過の内因性調節

糸球体では前述のように1日に大量の血液を濾過する必要性から，毛細血管内圧は全身血圧の約2分の1に相当する50 mmHgという高い圧に保たれている．そして，腎動脈圧が80〜180 mmHgの範囲で大きく変動しても，常に一定の腎血流およびGFRに保たれるように，輸入細動脈の筋原反応および糸球体尿細管フィードバックという2つの調節機構が作用している（図4）．

3）糸球体濾過の外因性調節

腎血管に豊富に分布する交感神経はα受容体を介して，糸球体輸出入細動脈を収縮させ，GFRを低下させる．また，アンギオテンシンⅡ（A

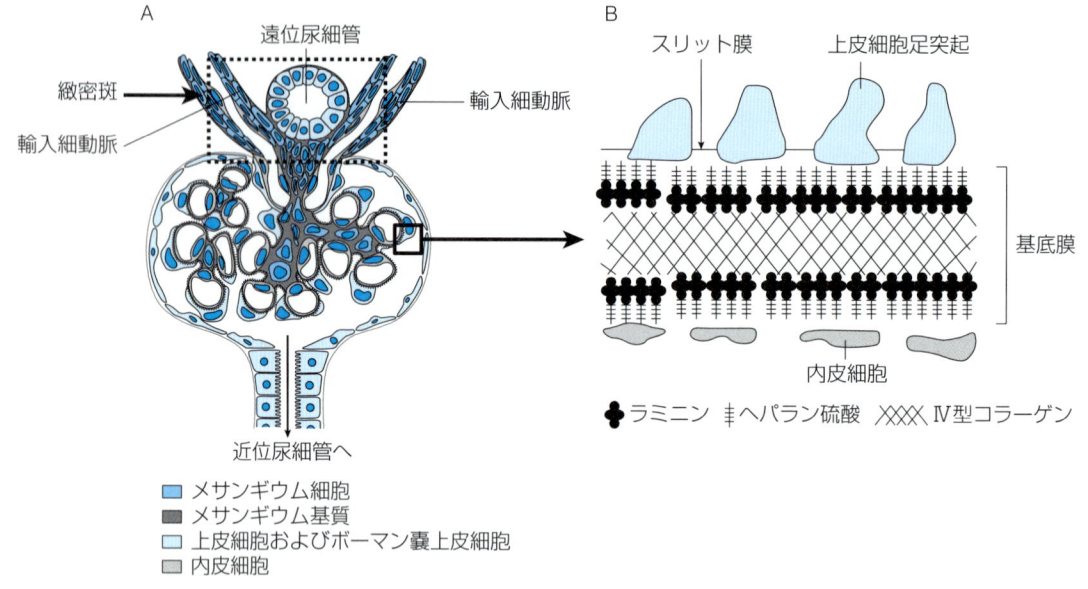

図4 糸球体の構成細胞とふるい機構

A：糸球体は前後を輸入および輸出細動脈に挟まれたいくつかのループ状の毛細血管からなり，その中心部にメサンギウム細胞およびメサンギウム基質が存在する．メサンギウム細胞は収縮能を持ち，糸球体血行動態の調節を行うとともに，糸球体内に流入した物質の処理や細胞外基質の産生などを行う．糸球体輸入細動脈は腎動脈に高い圧がかかると自動的に収縮し，糸球体内圧が上昇しないように調節している（筋原反応）．また，輸出細動脈も抵抗血管として作用し，糸球体内圧の調節を行っている．糸球体毛細血管は内皮細胞，基底膜，上皮細胞の3層構造を示し，糸球体濾過の際の物質のふるいとして機能している．また，輸入および輸出細動脈に挟まれた部分に自身のネフロンの遠位尿細管が接し，尿細管内を流れるNaCl濃度の変化を感知し，輸入細動脈を収縮させることにより，GFRが一定となるよう調節している（糸球体尿細管フィードバック機構）．
B：糸球体毛細血管壁は内皮細胞，基底膜，上皮細胞の3層構造からなり，ラミニン，ヘパラン硫酸などの陰性荷電物質によるチャージバリア，Ⅳ型コラーゲンの網目構造や上皮細胞足突起間のスリット膜の小孔によるサイズバリア機構が存在する．

Ⅱ），アデノシン，一酸化窒素（NO），プロスタグランジンなどの液性因子による調節も行われている．特にAⅡは糸球体輸出細動脈をより強く収縮させることにより，糸球体内圧を上昇させる．脱水などで腎血流が低下した場合にはAⅡの産生が亢進し，GFRを一定に保つ機序が働く．

C. 糸球体機能の評価法
a. クリアランスの概念

腎臓の排泄機能の指標として用いられる概念で，一定時間（1分間）にある物質Xが腎臓によって血漿から尿へ除去される割合（除去率）をXのクリアランス（Cx）という．物質Xの血漿濃度をPx，尿中濃度をUx，一定時間（1分間）に排泄された尿量をVとすると，物質Xが血漿から除去される量と尿中へ排泄される量は等しいので，以下の式が成り立つ．

$$Px \times Cx = Ux \times V$$

Cxを1分間当たりのクリアランスとすると，

Cx（mL/分）＝
Ux（mg/mL）×V（mL/分）/Px（mg/mL）

クリアランスとは，腎臓がある物質を1分間当たりにどれだけの血漿から完全に除去（尿中へ排泄）することが可能かを示している．

b. GFR とその評価法

糸球体の最も重要な機能は濾過機能であり，その指標として，GFR がある．GFR は単位時間当たりに腎臓のすべての糸球体で濾過された尿量，すなわち単位時間当たりに産生された原尿の量で評価する．生体において直接 GFR を測定することは不可能であり，糸球体で自由に濾過され，その下流の尿細管で分泌や再吸収を受けない物質（GTF 測定物質）の，腎でのクリアランスを評価することで求められる．

クリアランスを評価する検査として，①イヌリンクリアランス（Cin）検査，②クレアチニンクリアランス（Ccr），③血清クレアチニン（Cr），④推算糸球体濾過量（eGFR），⑤血清シスタチン C（CysC），がある．詳細については「非蛋白性窒素」293 頁，「機能検査」378 頁を参照されたい．

D. 蛋白尿の成因と評価法
a. 蛋白尿の成因
1) 機能性蛋白尿

発熱，激しい運動後，ストレスなどに伴って一過性に出現する生理的蛋白尿と，安静臥床では蛋白尿は認めず立位になると出現する起立性蛋白尿がある．いずれも 2 g/日を超えることは稀である．

2) 病的蛋白尿

①腎前性蛋白尿

糸球体基底膜を通過しうる小分子の蛋白質が過剰に産生され尿細管で再吸収しきれず，漏出するもので，多発性骨髄腫での Bence-Jones 蛋白などがその例である．

②糸球体性蛋白尿

腎炎，ネフローゼなどの糸球体疾患により，糸球体毛細血管壁が障害され生ずる蛋白尿．1 g/日未満の軽度のものから，3.5 g/日を超え，ネフローゼ症候群を呈するものまで様々である．

③尿細管性蛋白尿

分子量 4 万以下の低分子蛋白質が尿細管の障害により再吸収されずに尿に出現するもので，多くは 1〜2 g/日未満と軽度である．

④尿路性蛋白尿

下部尿路（腎盂以下）の炎症，結石，腫瘍などにより尿路粘膜から分泌される蛋白尿で通常 0.5 g/日未満と軽度である．

b. 蛋白尿の評価法
1) 尿蛋白定性試験

主に検診や初診時などのスクリーニングに用いられる．一般に試験紙法で行われ，（±）〜（4＋）の 5 段階評価を用いることが多い．（1＋）は 30 mg/dL，（2＋）は 100 mg/dL に相当するが，濃縮尿や希釈尿では偽陽性や偽陰性となる場合もあり，異常が疑われる場合は後述の尿蛋白定量試験も行う．

2) 尿蛋白定量試験

尿蛋白陽性例に対し，尿蛋白の成因，疾患の重症度の推定を目的に施行する．正常尿にも 1 日 40〜80 mg 程度の蛋白尿が排出されているが，150 mg/日を超える場合は異常である．1 日排泄量の評価には正確な 24 時間の蓄尿が必要であるが，外来で施行するには煩雑であり，誤差も多い．Cr は，毎日一定量（約 1 g）尿中に排泄されるため，随時尿中の蛋白質濃度と Cr 濃度の比をとり，推定 1 日尿蛋白排泄量としている（単位は g/gCr）．CKD 重症度評価の際は主にこの尿蛋白/Cr 比を用い，糖尿病で腎症前期あるいは早期腎症例では，尿中アルブミンを免疫測定法で測定し，尿中 Cr との比を用いて評価する．

3) 尿蛋白選択性（SI）

一般に分子量が小さく，陽性に荷電する物質ほど糸球体毛細血管壁を通過しやすい．糸球体のふるい機構には毛細血管壁に存在するラミニンやヘパラン硫酸などのプロテオグリカンが陰性に荷電していることによって，同じく陰性に荷電するアルブミンと反発し，その透過を妨げるチャージバリアと，基底膜の 4 型コラーゲンの網目構造と糸球体足突起間のスリット膜に存在する小孔により，アルブミンより大きい分子の通過を妨げるサイズバリアが存在する（図 4B）．分子量 15,000 の IgG と分子量 88,000 のトランスフェリン（Tf）のクリアランス比 CIgG/CTf を尿蛋白選択性（selectibity index：SI）と呼ぶ．SI＜0.25 の場合

に高選択性の蛋白尿とする．ネフローゼ症候群の中でも，微小変化型ネフローゼでは，チャージバリアの障害によりアルブミンを主体とした蛋白尿を呈し，高選択性の蛋白尿となり，膜生腎症のようにサイズバリアの障害が主体の病型では，低選択性となる．高選択性蛋白尿の場合はステロイド治療に対する反応性が良好な場合が多い．

E. 尿細管機能評価法
a. 尿中 N-アセチル-β-D-グルコサミニダーゼ（NAG）

NAGは細胞のライソゾームに存在する蛋白質分解酵素の1つで，近医尿細管細胞に多く含まれている．虚血や腎毒性薬物，腎炎などの糸球体障害で二次的に尿細管の障害が生じた場合などに，尿中に逸脱するため，尿細管の障害マーカーとして用いられる．ただ，慢性腎不全のようなNAGを産生する尿細管上皮細胞数が減少する病態においては，低値を示す．

b. 尿中β₂ミクログロブリン（β_2-MG）

β_2-MGは細胞表面のclass I主要組織適合性抗原のL鎖に相当し，すべての有核細胞に存在する．分子量11,800の低分子蛋白質で，糸球体を自由に通過し，その大部分が近医尿細管で再吸収され，異化され，正常では尿中にほとんど排泄されない．血液疾患，膠原病などで血中のβ_2-MG濃度が4.5 mg/L以上に上昇すると，尿細管の再吸収能力を超えて尿中に排泄される．また，尿細管障害時には，その再吸収や異化が障害されて，尿中濃度が増加する．したがって，尿細管障害マーカーとして用いる場合は，同時に血中のβ_2-MGも測定し，β_2-MGクリアランスも評価することが望ましい．

（大田　聡）

3. 心・循環器機能
A. 心臓の興奮から収縮に至る全体像

心臓は，収縮と弛緩（拡張）を繰り返すことにより，全身に血液を送り出すポンプの働きを担っている．規則正しい生化学的反応機序は，1日約10万回に及び，繰り返される心臓拍動に規律を与えている．したがって，その破綻は多くの場合，病態につながると考えてよい．精密かつダイナミックに変化する臓器機能を有する心臓を理解するためには，心筋細胞の興奮過程に沿って解剖学的，生理学的知識を復習しながら生化学的機序を理解することが必要である．心臓の刺激伝導系を介して伝播する電気的興奮が，末梢心筋において収縮という形へと変換されていく．その機序を理解する上で，これらの知識は必須であると同時に，不具合が生じた心臓の病態機序への理解も進む．

心臓の電気的活動は，洞結節（洞房結節）より始まり，その活動電位は自動能を持ち規則正しく発生している（図5①）．心筋細胞の活動電位は細胞の内外をナトリウム（Na），カルシウム（Ca），カリウム（K）の3種のイオンが移動することにより形成されている．この活動電位が周辺の心房筋に活動電位を発生させ，それが心房全体に伝播し心房の収縮を起こす（図5②）．洞結節を発した興奮の伝播は，特殊心筋で構成される刺激伝導系を通り右心房側心房中隔の下端にある房室結節に到達する（図5③）．この部位までくると刺激の伝導は極端に遅くなり活動電位の発生には時間がかかるようになる．始めにゆっくりとした脱分極が生じ，それがある閾値に達して初めて活動電位が発生する．これにより，心房と心室の順序だったリズミカルな収縮のタイミングが図られている．その後の活動電位はヒス束を経て心室に伝わる（図5④）．ヒス束以降の刺激伝導系は，プルキンエ線維となっており，活動電位が伝わる速度は極めて速く，房室結節前後の伝導の何十倍もの速さを有する．心室では左右に分かれており，これを右脚，左脚と呼ぶ．プルキンエ線維は細かく分岐して網目状に左右心室内壁を覆っている．したがって，活動電位はひと度プルキンエ線維にまで到達すると，その先は非常に速い速度で心室内壁全体（作業心筋）に広がる．左右にバランスのとれた形で伝達された作業心筋の興奮は，心室全体が同期した収縮を起こし，ポンプとしての効率を高めることができる．

図5 心臓刺激伝導系

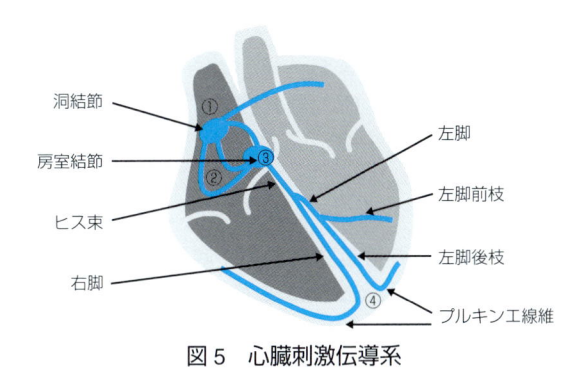

B. Ca^{2+}の細胞膜からの流入

　細胞内に比して細胞外の Ca^{2+} 濃度は非常に高く，活動電位の発生により細胞内に取り込まれる Ca^{2+} は，心収縮とそれに関与する分子の生化学的変化を考える上で，非常に重要な役割を持っている．心筋細胞の表面には，Ca^{2+} のみを通すチャネル構造が存在する．このチャネルは拡張した心室心筋では閉じているが，収縮の電気的シグナルが伝わると開き，細胞内外の Ca^{2+} の濃度勾配に応じて Ca^{2+} は外から中へ流入する．すなわち，チャネルがどのような機序で開くかが Ca^{2+} 流入の理解には重要な点である．多くのチャネルが複雑に連動して開閉を繰り返し電位の変化を引き起こす．結果として Ca^{2+} だけでなく，Na^+ も流入し，K^+ は排出される．Ca^{2+} をここまで強調する理由は，Ca^{2+} こそが心筋の収縮につながるシグナルを形成するからである．

　電気的興奮は洞結節から，房室結節，ヒス束，プルキンエ線維のように刺激伝導系を構成する特殊心筋を経て，末梢の作業心筋である心室筋に伝達されると述べた．そこで，図6を見ながら，収縮性に影響を与える心室筋における1回の心室拍動間の細胞内 Ca^{2+} の変化について考えてみる．

　心筋細胞に電気的刺激が伝わると，細胞膜の電位が変化する．電位は細胞内と外にあるイオン勾配とチャネルの開閉によって形成される（図6）．電位は mV の単位で示される電気的特性である．収縮状態にない心筋では，細胞膜の内側の電位は約 -90 mV である．刺激伝導系を伝わってきた電気信号は，Na チャネルを一時的に開くことに

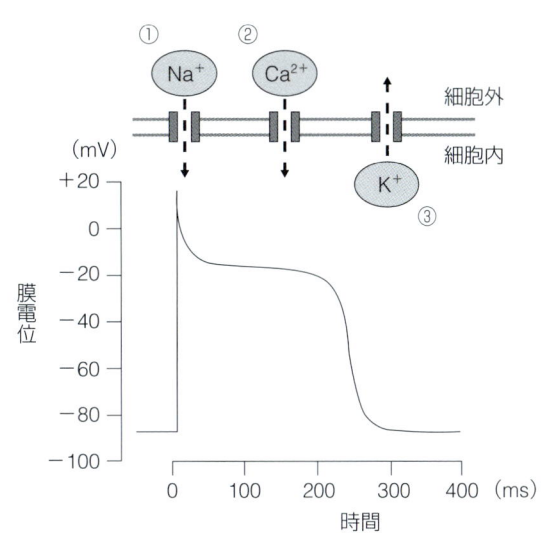

図6 心筋細胞活動電位

より非常に速いスピードでこの電位をプラス側に持っていく刺激を左心室全体に送る（図6①）．細胞内と比べて細胞外に大量に含まれるプラスの Na^+ が外から内に入れば，細胞膜の電位（膜電位）はプラス側に振れる．しかし，まだこの段階で Ca^{2+} チャネルは開かない．電位の変化を最初に感知した Na チャネルは，瞬時に細胞膜の電位を -40 mV ぐらいまで引き上げる．そこで始めて Ca^{2+} チャネルが開いて Ca^{2+} が流入する（図6②）．膜電位はプラスまで上がるが，やがてこれらのチャネルは閉じ，代わって K チャネルが開き，細胞内にある大量の K^+ が K チャネルを介して細胞外に流出する．その結果，再び膜電位は -90 mV まで戻っていく（図6③）．この過程で，Ca^{2+} チャネルも電位の変化に並行して閉じる．これでほぼ一拍が完了するので，約1秒間の間に洞結節からの電気信号に反応し，多くのチャネルが複雑に連動して開閉を繰り返し電位の変化を引き起こす．結果として Ca^{2+} が一定量一定時間だけ流入することとなる．

　臨床的には，Ca^{2+} に限らず，これらの多くのイオンチャネルが1つでも機能不全を起こせば，重篤な不整脈をきたすことが知られている．また，これらのチャネルの開閉を操作することにより，逆に不整脈を治療することが可能である．実

際に，多くの抗不整脈薬がこれらのチャネルの開閉を制御する薬剤である．これら病態形成機序や臨床薬剤の効果発現機序を学ぶことにより，多くのチャネルがいかにうまく協調して心臓の電気的安定性を保っているかを知ることができる．

C. Ca^{2+}誘発性Ca^{2+}放出により上昇したCa^{2+}による筋肉の収縮

興奮収縮連関といわれる心筋が収縮に至るまでのこの過程において，Ca^{2+}は細胞外から細胞膜を通って流入する中で，とても重要な役割を演じている．これを知っておくことは，この領域を理解する上で非常に重要である．当然のことながら，イオンの出入りにおけるチャネルの開閉，各種酵素活性の制御，蛋白質と蛋白質の結合など様々な生化学的機序がこれらの心臓の興奮から収縮に至る現象の基礎となっている．骨格筋と異なり，周期的かつ恒常的に自律的に拍動するという心筋の特徴的な収縮機構として，さらに心不全病態としても理解しておくべき重要な生化学的現象として，Ca^{2+}調節制御による筋収縮機構について，以下に詳述する．

ペースメーカーとして働く洞結節から興奮の伝播とともに作業心筋に伝わった電気刺激により，心筋細胞膜に活動電位が発生する．その結果，細胞内にCa^{2+}が流入し（図7①），流入したCa^{2+}がきっかけとなって細胞内のCa^{2+}貯蔵部位である心筋小胞体から大量のCa^{2+}が放出され（図7②），これが収縮蛋白に作用し心筋細胞の収縮を引き起こす（図7③，図8）．

複雑なチャネルの組み合わせにより，一時的に上昇したCa^{2+}の量は，心筋の収縮に十分な量ではない．不足したCa^{2+}を補うために，心筋は独自のメカニズムを有している．心筋細胞のCa^{2+}チャネルは，細胞膜と心筋小胞体膜が近接した接合膜構造に局在する．素早いCa^{2+}上昇を同期的に行うために，心室筋にはT管構造という特殊な細胞膜の陥入が多数存在し，心筋小胞体への距離が近いこの部分にCa^{2+}チャネルの発現を集約させているのである．これにより，電位を感知したCa^{2+}チャネルによるCa^{2+}流入は（図7①），そ の直下の心筋小胞体のリアノジン受容体を刺激して小胞体から瞬時にCa^{2+}を放出する（図7②）．このようにして，Ca^{2+}誘発性Ca^{2+}放出を誘起して一挙に細胞内のCa^{2+}濃度を心筋収縮が起こるレベルまで上昇させているのである．

筋収縮は，アクチンフィラメントとミオシンフィラメントとの構造変化により起こる（図7③，図8）．収縮に十分な量にまで上昇したCa^{2+}は調節蛋白質であるトロポニンと結合し，アクチンとミオシンの間に架橋を形成し（図8①），アデノシン5'-三リン酸（ATP）がミオシンと結合する（図8②）．非常に短い時間内にミオシンATPaseの活性が上がり，加水分解によりアデノシン5'-二リン酸（ADP）とリン酸に分解される．この分解で，ミオシンヘッドの構造が変化し，アクチンに沿って移動し，新たな場所に弱く結合する．するとリン酸が離れ，さらに強い結合となる（図8③）．その後，ADPがミオシンから離れ，ミオシンの構造変化による引っ張りが，収縮となる（図8④）．この機構は，さらに細胞質中のCa^{2+}のイオン濃度の変化により制御される．収縮単位としてのアクチン，ミオシンからなるサルコメア構造を介して筋肉を一過性に収縮することとなる．

Ca^{2+}は筋肉の収縮に必要な量まで約0.1秒間上昇し，その後，再び速やかに小胞体内にCa^{2+}ポンプを経由して能動的に取り込まれる（図7④）．この巧妙な分子機構は，心筋の電気的刺激によるわずかなCa^{2+}の流入を素早く増幅して，筋肉の収縮に結びつけるために進化した心臓独自の生理機能と考えられる．こうして一連のCa^{2+}の動態とともに，心筋細胞の収縮は実行されている．

生理的な変化である交感神経の亢進やアドレナリンによる心筋収縮力の増強は，筋小胞体のCa^{2+}汲み上げポンプが活性化しCa^{2+}シグナルが増強するからである．一方で，臨床病態における不全心筋においては，心筋小胞体を介するCa^{2+}の動きが極めて悪くなっており，十分な収縮・弛緩ができない．また，心不全のみならず心筋虚血（狭心症，心筋梗塞）の病態においては，心筋小胞体へCa^{2+}貯蔵が増し，過負荷の状態となる．

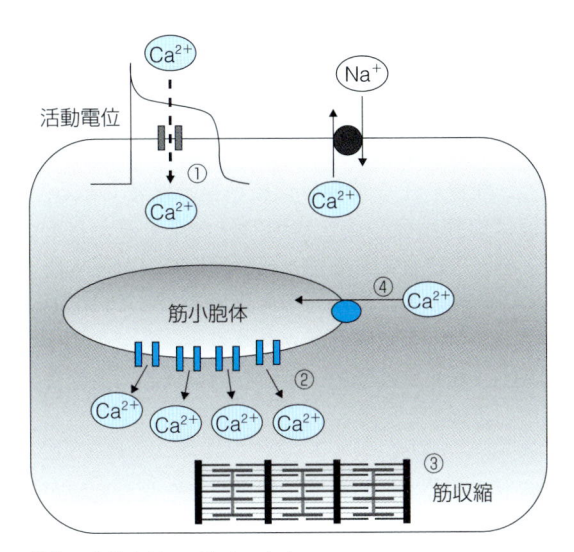

図7 Ca^{2+}誘発性 Ca^{2+}放出による心筋収縮のメカニズム

Ca^{2+}過負荷は心筋の脱分極を促し，致死的な不整脈の誘発にも関連すると想定されている．このように生理的または病的環境における Ca^{2+}動態の変化が心臓の収縮変化に様々な影響を及ぼしていることが知られている．

D. 心筋収縮蛋白群の異常と心筋症

アクチン，ミオシンからなるサルコメア構造は，心臓における張力発生を担う最も重要な機能分子集合体である．これらの分子の機能不全は，心筋症などの病態に直接関係することが知られており，その中でもミオシンはその変異が肥大型心筋症のみならず，拡張型心筋症，心筋緻密化障害などの原因となることも知られている．遺伝子情報の充実に従ってこれらの疾患を分子レベルから診断し治療に応用することは，今後の臨床においてますます重要性を増していくものと思われる．遺伝子解析技術の飛躍的な進歩により，家族性に発症する心筋症の原因遺伝子が次々と発見された．心筋症の原因として同定された遺伝子はアク

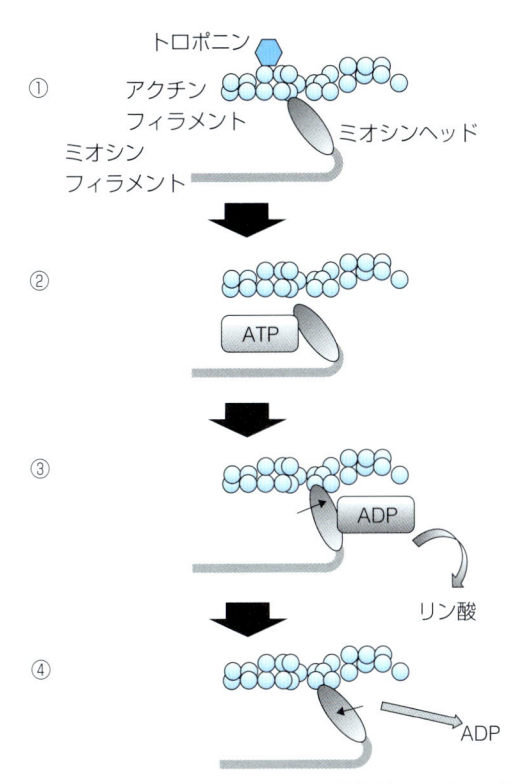

図8 アクチン，ミオシンによる筋収縮のメカニズム

チン，ミオシン，トロポニンや，それらの収縮装置を細胞膜などとつなぐ分子群（ジストロフィン，サルコグリカン）などである．これらの異常が心筋収縮不全につながるということは逆にこれらの分子の心筋収縮における重要性が証明されたことにもなる．その中でも，最も多く遺伝子異常が認められるのがミオシンである．特にミオシン重鎖は多くの変異が肥大型心筋症，拡張型心筋症，心筋緻密化障害の原因として同定されている．この事実は病態としては異なる最も頻度の多い3つの心筋症が同じ病因を有していることを示しており，心疾患における収縮蛋白群の遺伝子異常の重要性を強く示唆する．

心不全，虚血性心疾患，不整脈など，実地臨床で遭遇する疾患にイオンチャネルやサルコメアの分子構造，そして細胞内の Ca^{2+}動態の変化までを考えて診療に当たる臨床家は少ないと思われる．しかし，様々な分子構造および動態変化が生じてこれらの心疾患の病態が形成されること，そ

して薬剤はそれらの作用点を考慮して用いられていることを踏まえて臨床診療に取り組むことで，より病態の理解が深まるものと考えられる．

E. 心循環器疾患に関連した検査項目

心不全においては心房性 Na 利尿ペプチド（ANP），脳 Na 利尿ペプチド（BNP，NT-pro-BNP）が，心筋梗塞においては心筋障害マーカー〔クレアチンキナーゼ（心筋型，CK-MB）〕，ALT，AST，LD，心筋ミオシン軽鎖，トロポニン T，トロポニン I，ミオグロビン，心臓型脂肪酸結合蛋白）などが検査項目にあげられる．症状や生理機能検査，カテーテル検査などの所見と合わせて判断することで心疾患の的確な診断と治療が可能となる．

（朝野仁裕／小室一成）

4. 消化管機能

ヒトの体は外側を皮膚，内側を粘膜とする一種の円筒であり，その円筒の両端を口と肛門とみなすことができる．消化器は，この粘膜およびそれに付属する器官で，粘膜の総面積は皮膚の約 200 倍に達する．消化管は，①経口摂取された食物を消化し栄養素として体内に吸収する機能と，②食物を含む多様な異物に対する感染を防御するという大きな2つの機能を持っており，この項では消化管のこれら2つの機能について概説する．

A. 口腔・咽頭
a. 解剖，生理

経口摂取された食物は口腔内で歯と舌により咀嚼され，さらに唾液と混和された後，大きさ数 cm の食塊に整えられる．咽頭に達した食塊は，精緻な協調運動である嚥下によって鼻腔や気管に入らず食道に送られる．

b. 唾液の生理
1) 唾液

弱塩基性である唾液は，口腔内に開口する 3 対の大分泌腺（耳下腺，顎下腺，舌下腺）と口腔粘膜に分布する多数の小分泌腺から分泌され，その分泌量は 1 日約 1.0～1.5 L である．

2) 唾液の機能

唾液には糖分解酵素アミラーゼや脂肪分解酵素リパーゼが含まれ，食物の消化は口腔内から始まる．しかし，その栄養素の分解に関する寄与は小さく，唾液の主な機能は口腔粘膜の保護である．唾液は口腔粘膜や歯を物理的に洗浄するとともに，唾液中に含まれる加水分解酵素リソソームなどにより化学的に口腔内を保護する．さらに抗原刺激が加わると扁桃組織から唾液中に分泌型 IgA が産生され，免疫学的にも口腔内をはじめ消化管全体を防御している．

c. 嚥下機能の異常

嚥下が正常に行われず，細菌などを含む食塊が気管に迷入すると，誤嚥性肺炎が生じる．

B. 食道
a. 解剖，生理

食道は，長さ約 25 cm，径 3 cm の消化管で，滑らかな内腔を持つ．食道は蠕動運動も補助的に作用しているが，主に重力の作用により食塊を胃へ導く．食道内腔を潤す分泌液は食道を保護し食塊を通過しやすくする作用のみで，消化酵素は含まれていない．

b. 機能異常

強酸性の胃内容物が逆流しないように，食道と胃の接合部は下部食道括約筋（lower esophageal sphincter：LES）により通常閉鎖されている．しかし，LES の機能が低下すると食道粘膜は胃液によって障害され逆流性食道炎をきたす．

C. 胃
a. 解剖，生理

胃は，入口を噴門，出口を幽門とする容量約 1.5 L の袋状臓器で，頭側から順に底部，体部，前庭部に分けられ，その内腔には口側から肛門側に向うヒダが走る．その表面には胃小窩と呼ばれる無数の孔状構造が分布しており，部位によりその分泌液（胃液）の組成は異なっている（図 9）．

噴門から入った食塊は発達した平滑筋により胃液と強く撹拌され，3 時間ほどの蠕動運動により大きさ 1～2 mm の半流動物となる．その後，前

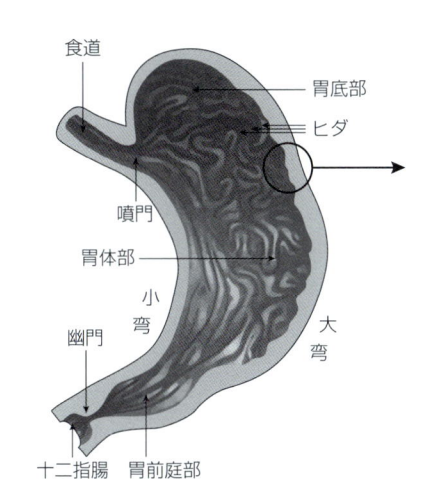

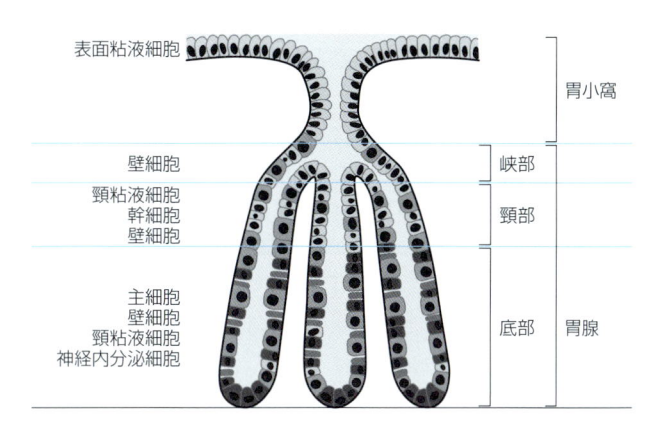

図9　胃の構造

庭部に貯留し少量ずつ十二指腸に送られる．

b. 胃液分泌とその働き

1日に約 2.5 L 分泌される強酸性（pH1〜2）の胃液は大量の消化酵素を含み，胃腺（固有胃腺ともいう）で生成される．胃腺は底部と体部に分布し，数個の胃腺が合流して胃小窩に開口する（図9）．胃腺中央部の壁細胞では塩酸と内因子が産生され，胃腺深部の主細胞からは蛋白質分解酵素前駆体ペプシノゲンと脂質分解酵素リパーゼが産生され，分泌される．内因子は十二指腸でビタミン B_{12} と結合し，回腸末端でビタミン B_{12} とともに腸上皮細胞に吸収される蛋白質である．ペプシノゲンは胃腺内腔では活性化されていないが，胃小窩を出て強酸にさらされると活性化し強力な蛋白質分解酵素であるペプシンとなる．脂質分解は，胃リパーゼによっても促進されるが，その大半は膵リパーゼによるものであり，胃の役割は大きくない．

食塊中の細菌は胃液に含まれる塩酸により殺菌されるが，胃粘膜は強酸による障害を受けにくい構造となっている．その理由は，①胃粘膜に分布する杯細胞から分泌される塩基性の重炭酸により塩酸は中和されること，②糖蛋白ムチンを成分とする厚さ 100〜300 μm の粘液層と，その下の厚さ数 100 nm の糖衣層により胃粘膜が保護されているからである．

c. 胃で分泌される消化管ホルモン

食塊の貯留により胃前庭部が大きく伸展すると，その粘膜に分布する G 細胞からガストリンが血中に分泌される．このホルモンは胃腺での塩酸とペプシノゲンの合成を刺激し，また胃粘膜と小腸や大腸粘膜の成長に関与している．ガストリンは，十二指腸粘膜から分泌されるホルモンのセクレチンによる抑制を受ける．さらに，胃体部の X/A 様細胞からグレリンが分泌されると食欲が亢進し，下垂体での成長ホルモンの分泌も刺激される．

d. 主な胃病変

上部消化管造影（いわゆる胃透視）検査における立位充影像では，胃体部小弯が折れ角度を作る部位が存在し，これを胃角部という．胃酸により粘膜が障害されて生じる胃潰瘍はこの胃角部に好発する．この発症には胃内腔の強酸性環境でも生存可能な *Helicobacter pylori* が関与し，この菌は胃癌，胃 MALT（mucosa-associated lymphoid tissues）リンパ腫などの発症にも深くかかわっている．

胃切除後にはビタミン B_{12} の吸収が障害され，巨赤芽球性貧血となることがある．

D. 小腸

a. 解剖, 生理

　小腸は十二指腸, 空腸, 回腸と続く, 全長5～7m, 径2.5～4cmの腸管で, 本節の冒頭で論述した消化管の機能①, ②を共に担っている. 十二指腸は膵臓の右側と足側を囲むように位置する長さ約25cm（12横指）の腸管で, 球部, 下行部, 水平部および上行部からなる. 下行部と水平部は後腹膜に固定されているため可動性がなく, 上行部でトライツ靭帯に固定され空腸に移行する. 空腸と回腸の間に明らかな境界はないが, 通常口側2/5は空腸, 残り3/5は回腸と区別されている.

　小腸は輪状ヒダと呼ばれる蛇腹構造により, 容積を拡張させたり, 自由に屈曲させることができる. 小腸の内腔は高さ約1mmの突起物である絨毛でほぼ全面が覆われ, その表面は一層の上皮細胞から構成される. この細胞膜の管腔側は高さ約1μmの微絨毛が整然と林立し, この膜から様々な栄養素が吸収される構造となっている. このような多重構造を持つため, 腸管の全表面積は成人でテニスコート1面分（約240 m^2）にも達する（図10）. 絨毛の基部には, 深さ0.3～0.5mmの窪みが無数に分布しており, この窪みを（腸）陰窩という. 陰窩には腸管上皮幹細胞が存在し, 上皮細胞へ活発に分化しつつ, 絨毛の頂部に向かう. 絨毛の頂部に至り, 上皮はアポトーシスを起こし細胞の終焉を迎える.

b. 腸管免疫と感染防御

　小腸は栄養素を消化吸収する場であるとともに, 人体最大の免疫組織である腸管関連リンパ組織（gut-associated lymphoid tissue : GALT）を構成している. 体内に取り込まれた食物をはじめとする異物は, 人体に対し抗原として作用する. 腸上皮細胞間はタイトジャンクションにより密に結合しているため, 抗原は侵入できず, 小腸粘膜に散在するパイエル板のM細胞から取り込まれる. 陰窩の最深部にはパネート細胞が分布し, 抗菌作用を持つα-ディフェンシンやリゾチームを腸管内腔へ分泌させる. また大腸より少ないが, 共生細菌も常在しており腸内環境の維持に大きな役割を果たしている（共生細菌は十二指腸で内容物1g当たり1万個であるが, 小腸下部になると1g当たり10万～1,000万個と増加する. 大腸では1g当たり1,000億個にも達する）.

　炎症性腸疾患（inflammatory bowel disease : IBD）では, 腸管免疫機能が破綻し過剰な免疫反応が生じているため, 近年"抗原に対する防御機構も障害された病態"と認識されている. このため腸管内の恒常性が破綻し, 過剰な炎症反応による様々な症状が遷延する.

c. 消化・吸収

　胃幽門を出て食塊が小腸に入ると, 腸管の分節収縮により, 食塊はさらに撹拌され, 消化液と混和し糜粥状となる. 十二指腸に流入する消化液は膵液と胆汁があり, 膵液は膵外分泌腺で1日約700mL産生される. 胆汁は肝細胞から1日約500mL分泌された後, 胆嚢で濃縮されて, 膵液とともに十二指腸下行部にあるファーター乳頭から流入する. 胆汁内には脂肪をミセル化する胆汁酸が含まれる. 弱塩基性（pH 8～8.3）を示すこれら消化液のため, 十二指腸で糜粥状の液性は強酸性から中性へと変化する. 小腸上皮からも消化酵素が分泌され, 糖, 蛋白質の消化をさらに促進させる.

1）糖

　糜粥内の多糖は膵液中のアミラーゼによって二糖類マルトースなどに分解される. さらに微絨毛に存在する酵素マルターゼにより単糖グルコースに分解されて, Na依存性グルコーストランスポーター（sodium-dependent glucose transporter : SGLT）により小腸上皮細胞に取り込まれる.

2）蛋白質

　膵液に含まれるプロ酵素のトリプシノゲンは微絨毛で蛋白質分解酵素トリプシンにより活性化される. トリプシンはさらに膵液中のトリプシノゲンや他のプロ蛋白分解酵素を活性化し, 活性化されたこれらの酵素により蛋白質は小腸内腔でアミノ酸（モノペプチド）, ジペプチド, トリペプチドまで分解される. アミノ酸はそれぞれアミノ酸特異的な膜輸送蛋白により小腸上皮細胞内に取り込まれる. ジペプチドやトリペプチドはH$^+$共輸送体PEPT（peptide transporter）1により小腸

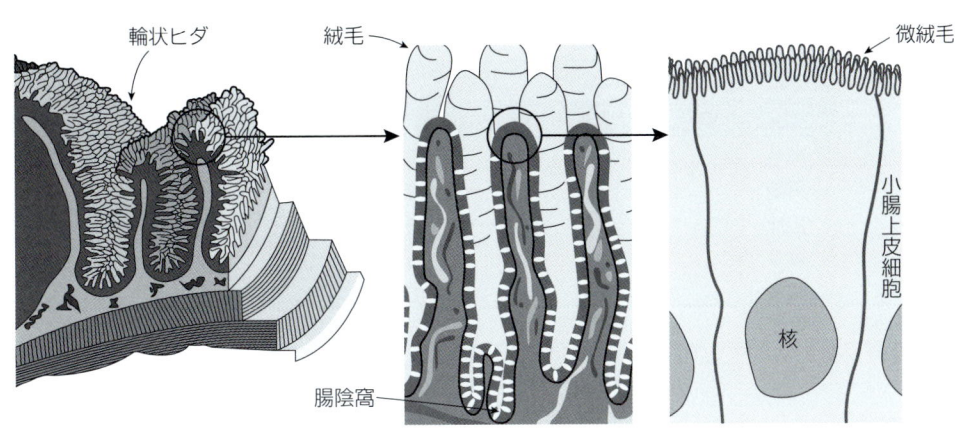

図10 小腸の構造

上皮細胞内に輸送され，蛋白質分解酵素ペプチダーゼによりアミノ酸に分解される．

プロ蛋白質分解酵素が膵管内で活性化し，異所性に蛋白質分解酵素ホスホリパーゼA_2が作用すると，急性膵炎を発症し血漿中のアミラーゼは顕著に上昇する．

3）脂肪

脂肪は膵液中のリパーゼの作用により，小腸内腔で脂肪酸とモノグリセリドに分解される．水に不溶性の長鎖脂肪酸（炭素数12個以上の脂肪酸）は胆汁酸によってミセル化され，主に回腸末端で腸上皮細胞に取り込まれる．一方，中鎖脂肪酸（炭素数8〜10個）や短鎖脂肪酸（炭素数6個以下）はエンドサイトーシスによって細胞内に移動する．脂肪の吸収には輸送蛋白（fatty acid transport protein：FATP）を介した経路も発見されている．

4）その他の栄養素：ビタミン，元素

脂溶性ビタミン（A，D，E，K）は，脂肪吸収と同じように，ミセル内に取り込まれ脂肪酸と同時に吸収されるが，水溶性ビタミンは種類によって吸収経路は様々である．ビタミンB_1は高濃度の場合，受動輸送され，低濃度では輸送蛋白ThTr（thiamin transporter）1/2によって吸収される．ビタミンB_1は糖代謝に必要な補酵素であり，不足すると，乳酸アシドーシス，脚気，Wernicke脳症などを発症する．

カルシウム（Ca）や鉄（Fe）は強酸性である胃液の作用によりイオン化され，十二指腸上皮細胞にある二価イオン輸送体により吸収される．

d. 小腸で分泌されるホルモン

1）セクレチン，コレシストキニン（CCK）

胃酸の流入により十二指腸のpHが4.5以下になると十二指腸粘膜に存在するS細胞からセクレチンが血中に分泌され，膵臓や胆道での重炭酸の分泌を促進する．セクレチンには多能性があり，CCKが持つ膵消化酵素の分泌作用を増強するとともに，胃酸分泌を抑制し，幽門括約筋を収縮させる．CCKはアミノ酸や脂肪酸の刺激により，十二指腸や空腸に存在するI細胞から分泌される．胆嚢収縮物質として発見されたCCKにも多能性があり，膵液や胆汁の流入口であるファーター乳頭部の括約筋を弛緩させ，膵液分泌を促すセクレチンの作用を増強し，小腸や大腸の蠕動を亢進させる．さらにCCKはガストリンとともにグルカゴンの分泌を促進する働きも持つ．

2）モチリン

モチリンは十二指腸や空腸から分泌されるホルモンで，腸クロム親和性（enterochromaffin：EC）細胞やM細胞で合成される．空腹時伝播性収縮運動（interdigestive migrating contractions：IMC）を引き起こし，腸管の蠕動を亢進させ食塊を肛門側へ移動させる．食間期にモチリンの血中濃度は約100分間隔で変動しているが，摂食によりその分泌は抑制される．モチリンは胃からも分泌され，胃平滑筋を弛緩させ食塊を胃内に貯留さ

表4　消化液の分泌量と電解質組成

消化液	分泌量 (mL/日)	Na (mEq/L)	K (mEq/L)	Cl (mEq/L)	HCO_3 (mEq/L)
唾液	1,500	10	25	10	15
胃液	2,500	70	10	100	0
胆汁	500	140	5	100	30
膵液	700	140	5	100	70
腸液	3,000	140	10	100	25
血漿	2,500	140	5	100	27

東口髙志：NST 実践マニュアル，p. 50，医歯薬出版，2005 より

せる働きもある．

3）セロトニン

　セロトニンも EC 細胞で産生されるホルモンで，小腸内に流入した食塊により分泌が促進される．腸管平滑筋を収縮させるとともに，嘔吐中枢を刺激し，悪心・嘔吐を引き起こす．肝転移が好発するカルチノイド腫瘍では過剰分泌されることがある．

4）その他

　回腸で分泌されるホルモンもあり，食後，回腸粘膜の L 細胞からグルカゴン様ペプチド-1（GLP-1）が血中に放出される．GLP-1 はインスリン分泌を亢進させ，胃排出能を抑制し，満腹感をもたらす．GLP-1 分泌が不十分であると，食後高血糖となる．GLP-1 は DDP-4 という酵素で分解されるため，最近 DDP-4 阻害薬が抗糖尿病薬として開発された．

e. 主な小腸病変

　腸閉塞（イレウス）は小腸で好発する．腸管が閉塞すると，その口側に大量の腸液が貯留し，全身性の電解質異常が起こり得るため，迅速な電解質補正が必要となる（**表4**）．

　長期絶食時や，高度侵襲時などに病原体や毒素が腸管バリアを越えて，腸管上皮細胞に侵入する病態であるバクテリアルトランスロケーション（bacterial translocation）を併発することがある．このような場合，体内には大量の炎症性メディエーターが血中に放出され全身性の炎症反応が生じ，重篤な状態に陥る．

E. 大腸

a. 解剖，生理

　回腸末端には回盲弁と呼ばれる逆流防止弁があり，この弁を越えると盲腸となり，結腸に移行する．回盲弁により栄養素を含む糜粥状は小腸内に一定時間留まり，また大腸内に大量に常在する細菌が小腸へ移動することを防止されている．

　大腸は全長約 1.5 m，径約 9 cm の消化管であり，口側から虫垂が付属する盲腸，結腸（上行・横行・下行・S 状の順に続く），直腸で構成され，消化管は肛門で終わる．大腸は輪状ヒダや絨毛構造を持たないため，単純 X 線写真で滑らかな腸管壁として写り小腸と区別可能である．大腸の機能は①水・電解質の吸収，②便の生成と貯留，および③腸内細菌叢の維持である．飲水や分泌液により消化管には 1 日約 10 L の水分が流入しているが，そのうち多くは小腸で吸収され，大腸に達するのは約 10％の 1.0 L である．大腸ではさらにその大半が吸収され，便として排出される水分量は約数 100 mL となる．上行結腸の蠕動は通常逆行性に生じ液状の内容物を比較的長く停留させるが，横行結腸や下行結腸では順行性の蠕動となり便塊は間欠的に肛門側に送られる．一般に大腸には約 3 日分の糞便が貯留し，4 日目の食残渣が大腸に入ると 1 日分が排出される．

b. 腸内細菌

　大腸のもう 1 つの特徴は，大量の細菌と共生していることである．その細菌数は 100 兆個にも達し，人体を構成する細胞数 60 兆個よりもはるかに多い．これらの細菌は大腸に達した食残渣の腐

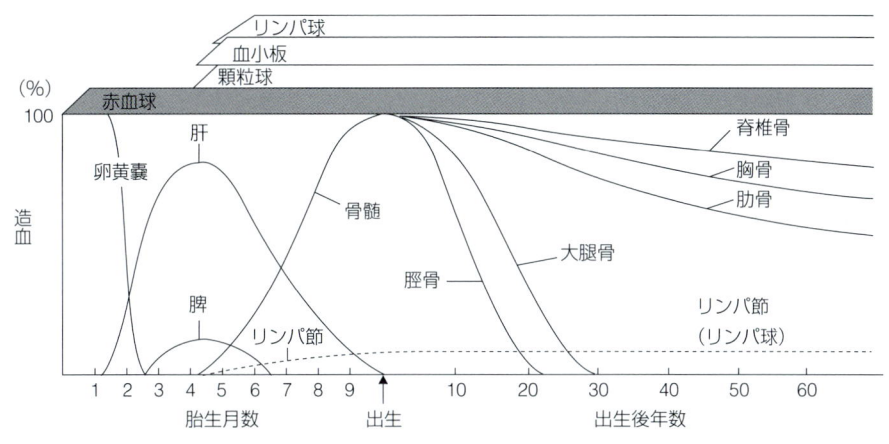

図 11 血球の産生部位の変動

通山 薫：血球の動態と機能．標準臨床検査学 血液検査学（矢冨 裕ほか編），p. 6，医学書院，2012 より引用

敗や異常発酵を防ぎ，短鎖脂肪酸（short-chain fatty acid：SCFA），酪酸，プロピオン酸，酢酸を産生する．大腸上皮細胞で吸収される SCFA は上皮細胞のエネルギー源となり大腸機能を維持し，また大腸内を酸性に保つことで *Clostridium difficile* などの病原性細菌の増殖を抑制する．

ビタミン K や B_6 などは腸内細菌によっても生合成されるため，抗生物質の投与により腸内細菌叢が維持されなくなると，ビタミン K 欠乏症となることがある．

c. 主な大腸病変：便秘・下痢

経口抗菌薬の投与中や投与後に下痢になることを抗菌薬関連大腸炎という．これは抗菌薬投与により腸内細菌叢が乱れることによって生じ，代表的な起因菌として *C. difficile* があげられる．下痢により大量の腸液を喪失すると脱水，低 K 血症に陥ることがあるので注意を要する．

F. 消化管疾患に関連した検査項目

消化管疾患の検査には，血液検査（血液生化学，腫瘍マーカーなど），画像検査（X 線造影検査，内視鏡検査，腹部超音波検査，CT 検査），機能検査（食道内圧検査，尿素呼気検査など），糞便検査（便潜血，原虫，虫卵）など様々なものがある．ただし，消化管疾患では単一検査により確定診断（悪性であれば病期診断）が可能なものは少なく，複数の検査を総合的に判断する必要がある．

（都築則正／東口髙志／伊藤彰博）

5. 造血器機能

A. 胎生期と出生後の血球産生部位の変動（図 11）

ヒトにおいては胎生 2 週頃に卵黄囊にて初期造血が開始され，原始赤芽球が産生される．原始赤芽球は核があり特有のヘモグロビン（Hb Gower）によって酸素を運搬し，血管形成に従ってその内部を流動し始める．次いで胎生 2 カ月頃から造血の主体は肝臓に移行するとともに卵黄囊造血は終了する．肝臓では赤血球が旺盛に産生されるが，ヘモグロビンは胎児型（HbF，ヘモグロビン $\alpha_2\gamma_2$）である．脾臓と一部のリンパ節でも造血が開始され，リンパ球も産生される．肝臓における造血は胎生 4〜5 カ月辺りがピークとなり，それ以後は消退する．一方，骨髄における造血は胎生 4 カ月頃から始まり，ここで初めて顆粒球や血小板が産生されるようになる．骨髄造血は胎生 7 カ月以降本格化し，出生後，生涯にわたって骨髄が主たる造血組織となる．なお，胎生期に作られるヘモグロビンは骨髄においても胎児型であるが，出生と同時に大部分が成人型（HbA，ヘモグロビン $\alpha_2\beta_2$）に置き替わる．

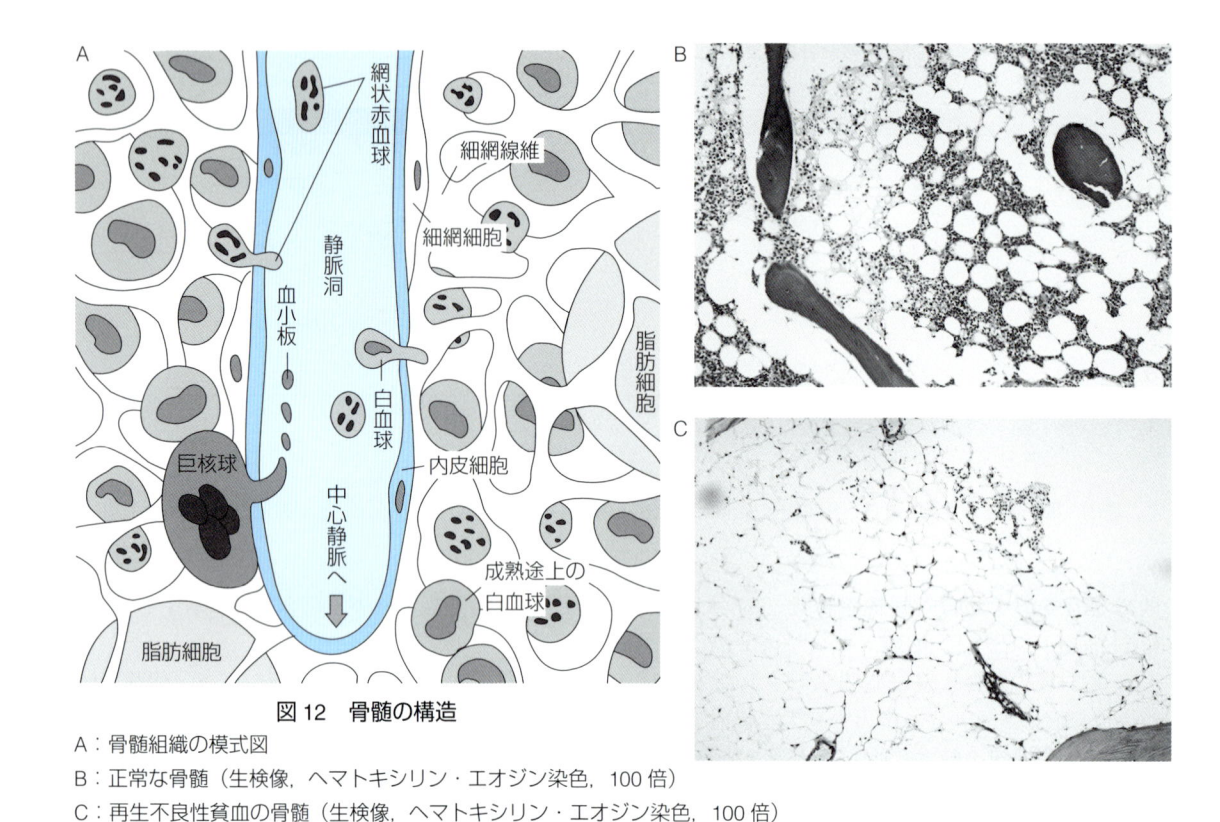

図12　骨髄の構造
A：骨髄組織の模式図
B：正常な骨髄（生検像，ヘマトキシリン・エオジン染色，100倍）
C：再生不良性貧血の骨髄（生検像，ヘマトキシリン・エオジン染色，100倍）

B. 骨髄と造血システム

　骨髄は，全身の骨内部に分布しており，成人の場合，総重量2 kg前後に及ぶ巨大な造血組織である．骨の表面は極めて硬質であるが，内部は骨梁が入り組んでスポンジのように隙間だらけの構造になっており，その隙間に造血細胞やその他，種々の骨髄構成細胞が充満している（**図12A, B**）．出生以降幼児期までは，ほぼ全身の骨内部が細胞髄で，赤血球造血をはじめとして活発な造血が行われており，赤色調にみえることから赤色髄と呼ばれる．その後，小児期に入ると四肢の長管骨の中間部から脂肪組織に置換されていき，成人では長管骨骨髄は末端部を除いて脂肪髄化する（黄色髄）．それに対して，胸骨，脊椎，腸骨のように体幹部に近い部位の骨髄では成人期以降も造血が維持されるが，加齢に伴い，特に腸骨の脂肪髄化が進行する．ただし，脂肪髄は単なる退化組織ではなく，溶血性貧血や造血器腫瘍のように造血が活発化すると再び細胞髄となる．

　血管系については，動脈が外部から骨皮質を貫通して骨髄内に入り，細動脈，さらに細かく分岐して内皮細胞間隙のある特殊な毛細血管（静脈洞あるいは類洞という）となって骨髄中を網目状に分布する．血液細胞は内皮細胞間隙を通って骨髄と血流の間を出入りすることになる．類洞は再び合流して中心静脈を構成し，骨髄外へ流出していく．成熟血球はこの流れに乗って，全身を循環する．

　すべての血液細胞の共通の起源というべき多能性造血幹細胞は，未分化な性質を保持しながら，自らと全く同じ細胞を生み出す能力（自己複製能）と，未分化な段階からあらゆる系統の細胞に分化していく能力（多分化能）を有しているが，次に骨髄系幹細胞とリンパ系幹細胞に分枝すると考えられている．骨髄系幹細胞は顆粒球・赤芽球・マクロファージ・巨核球系前駆細胞（colony-

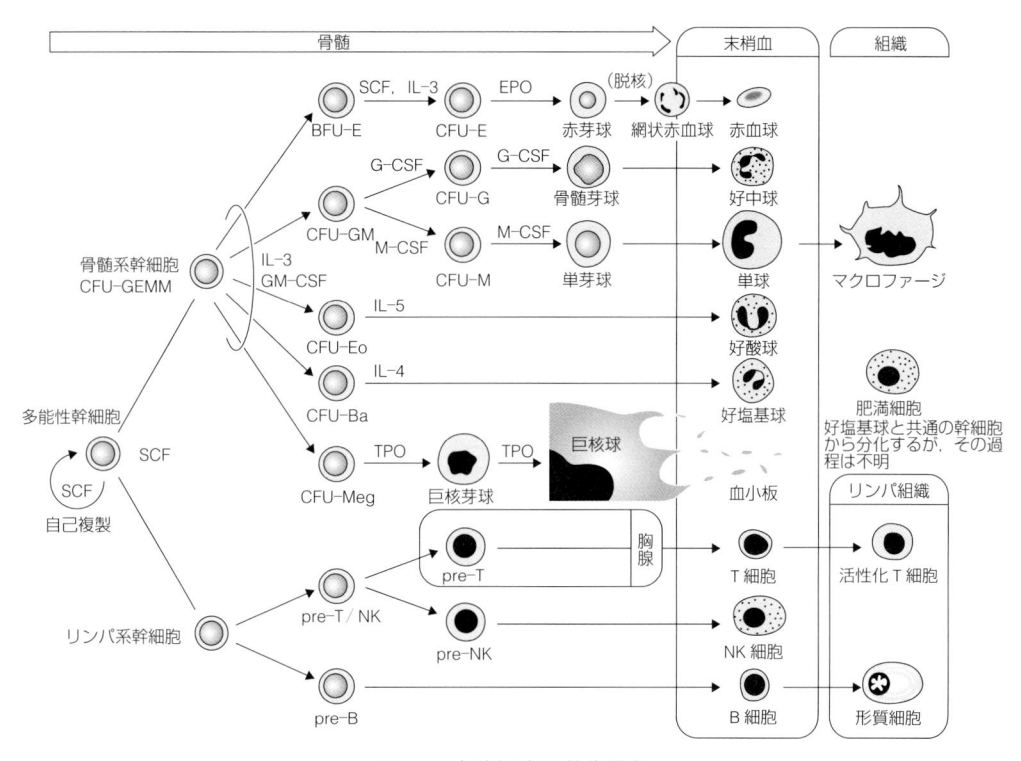

図13 血液細胞の分化過程

通山 薫:血球の動態と機能.標準臨床検査学(矢冨 裕ほか編)血液検査学,p.8,医学書院,2012より引用

forming unit-granulocyte/erythroid/macrophage/megakaryocyte:CFU-GEMM)とも呼ばれ,骨髄系細胞の共通の前駆細胞である.一方,リンパ系幹細胞はB細胞,T細胞,NK細胞および樹状細胞の一部の共通の前駆細胞と考えられている.したがって,骨髄は胸腺とともに一次リンパ器官としての役割を持っている.骨髄系幹細胞,リンパ系幹細胞の双方とも,各細胞系列に分化決定した前駆細胞を経て,それぞれ成熟していく.これらの分化過程の全体像を図13に示す.造血幹細胞は表面マーカーCD34陽性で,造血幹細胞移植の際にはこのCD34陽性細胞がドナーから患者に輸注されることによって,ドナー由来の造血・免疫システムが患者骨髄内に再構築される.

造血幹細胞が存在する場所は,骨髄中でも深部に相当する骨皮質内壁に近いニッチ領域と考えられており,造血前駆細胞を経て各系列の成熟細胞に至るまでの増殖・分化・成熟過程は,それぞれ多様な液性因子によって刺激あるいは制御され,さらに骨髄中の間質細胞,脂肪細胞,骨芽細胞など造血支持細胞との相互接触も受けながら,造血微小環境(bone marrow microenvironment)と呼ばれる造血システムが成り立っている.

液性因子のうちインターロイキン-3(IL-3)やstem cell factor(SCF)は比較的未分化な段階の細胞増殖を刺激する.一方,顆粒球コロニー刺激因子(granulocyte CSF:G-CSF)は好中球系の増殖・分化・成熟・活性化に働き,エリスロポエチン(EPO)は赤芽球系前駆細胞の増殖・分化を刺激する.またトロンボポエチン(TPO)は巨核球の増殖・分化・成熟・血小板産生を促進する.さらに,ケモカインの一部は造血系にも作用して前駆細胞の活性化や骨髄内移動などに関与することがわかってきた.

正常造血に対して,慢性骨髄性白血病,真性赤血球増加症などの骨髄増殖性腫瘍は多能性造血幹

図14 リンパ節の構造

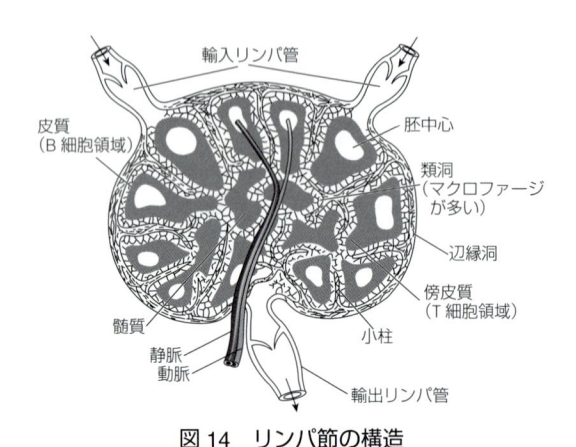

下　正宗：生体の防御機構，コアテキスト1　人体の構造と機能（下　正宗ほか編），p. 51，医学書院，2003より引用

細胞もしくは骨髄系幹細胞の段階での腫瘍化と考えられており，腫瘍細胞は成熟能を保持している．一方，骨髄異形成症候群では一部の成熟能に欠陥があると想定される．急性骨髄性白血病は，さらに下流の顆粒球系または単球系前駆細胞レベルでの腫瘍化で，かつ成熟能が停止した病態と考えられる．リンパ性白血病はリンパ系幹細胞以降のどこかの段階で腫瘍化したものと考えられ，幼若細胞からなる急性型と成熟細胞が主体になる慢性型に区分される．また，造血幹細胞が自己免疫的機序によって傷害を受けると再生不良性貧血発症につながると考えられており，進行すると病的な脂肪髄となる（図12C）．

C. リンパ節（図14）

　リンパ節は全身のリンパ管に沿って散在する直径数mmから2〜3 cmに達する豆型の小器官で，脾臓とともに二次リンパ器官である．表面は皮膜に覆われており，内部構造は外側から皮質，傍皮質，髄質に区分される．皮質は主としてB細胞から構成されるが，特にB細胞が明瞭に密集した領域をリンパ濾胞（またはリンパ小節）と呼び，リンパ濾胞の中で鏡検上とりわけ明るくみえる部位はB細胞の活性化・増殖の旺盛な場所で，胚中心という．傍皮質は主としてT細胞からなる領域，髄質はB細胞が最終成熟した形質細胞が集合している領域である．

　リンパ節を巡る脈管系にはリンパ管系と血管系がある．末梢のリンパ流は輸入リンパ管を通ってリンパ節周囲の辺縁洞へ入り，類洞を経由して輸出リンパ管から流出する．一方，血管系としては，輸入動脈がリンパ節内で分枝して皮質組織内で毛細血管網となり，再び合流して細静脈となるが，傍皮質内では高内皮細静脈（high-endothelial venule：HEV）という特殊な血管構造を呈し，リンパ球はここを通過してリンパ組織内へ移動する．高内皮細静脈は合流を重ねて通常構造の静脈となりリンパ節外へ流出する．

　末端組織に侵入した微生物などの抗原は抗原提示細胞（antigen-presenting cells：APC）に捕捉・貪食される．抗原提示細胞は抗原を捕捉したままリンパ流を経由して輸入リンパ管を通ってリンパ節内に入り，傍皮質領域に至る．ここが抗原提示の場となって，対応するT細胞，続いてB細胞が活性化される．このB細胞は皮質へ移動してリンパ濾胞の胚中心で盛んに増殖し，その一部が抗体産生細胞（形質細胞）やメモリーB細胞となる．

　このように，正常なリンパ系細胞は分化段階に応じてそれぞれリンパ節内の固有の領域に分布しているが，それぞれの発生母地に概ね対応した性格を持った多様な悪性リンパ腫が発症する．一方，形質細胞の腫瘍である多発性骨髄腫は，多くの場合骨髄を母体にして発症する．

　リンパ節に類似した節外リンパ器官として粘膜関連リンパ組織（MALT）があり，扁桃や腸管パイエル板が該当する．これらは粘膜直下でリンパ濾胞を発達させるが，明確な被膜は持っていない．

D. 脾臓（図15）

　二次リンパ器官である脾臓は胃の左後方にある重さ100〜150 gほどの実質臓器で，内側中央部の脾門を介して血管系，神経系が出入りしてい

図15 脾臓の構造

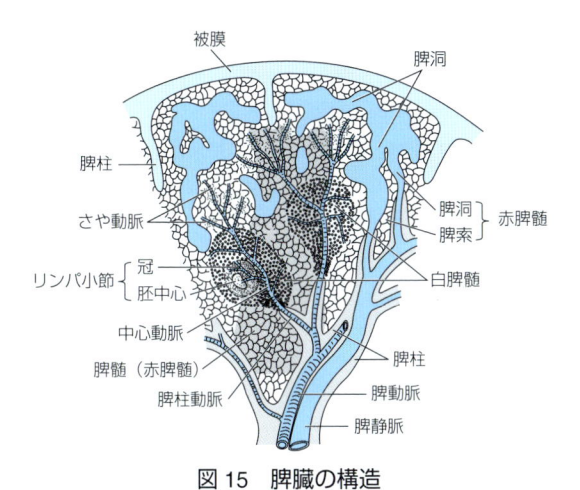

佐藤健次：解剖学 第2版，p. 87，医歯薬出版，2005より引用

る．血流は脾動脈から入り，脾静脈から出て門脈へ注ぎ込むが，肝硬変その他の原因で門脈圧亢進症をきたすと，脾静脈が著しくうっ滞して脾臓は腫大する．

脾臓の組織構造は，リンパ球の集合からなる小節（白脾髄）と，多量の血液細胞が脾臓実質中の脾索および脾洞（開放性の細静脈系）の間に充満した領域（赤脾髄）に大別される．脾動脈は脾臓内で分岐して中心動脈となり，白脾髄内でさらに分岐して数本の筆毛動脈，さらに分枝して莢動脈という末端が開放性の血管となって赤脾髄に注ぎ込み，脾洞に合流する．老化あるいは傷害された赤血球は脾洞でマクロファージに捕捉・処理され，ヘモグロビン中の鉄原子が回収される．一方，白脾髄は他のリンパ濾胞と同様に，抗原刺激によって胚中心を形成してB細胞が盛んに増殖し，抗体産生の場となる．

脾臓の機能としては，①造血能：胎生期造血にはかかわるが，出生後は事実上休止する．ただし，骨髄線維症のように骨髄機能が廃絶するような特殊な状況の時に，再び造血の場となることがある（髄外造血），②リンパ球増殖と抗体産生の場となる，③老化血球などの貪食・処理，④血球の貯留の場となる（特に血小板では，総数の約3分の1が脾臓に貯留されている），などがあげられる．

E. 胸腺

胸骨の後方，心臓の前上部にあり，T細胞の分化・成熟の場となる一次リンパ器官である．小児期に発達し，思春期に最大（30～40 g）となるが，以後は加齢に従って萎縮し脂肪組織に置き換わる．全体は被膜に覆われており，被膜から伸びた中隔によって実質が小葉に分けられる．小葉は組織学的には皮質と髄質に分かれており，皮質には未熟T細胞とそれらの分化成熟を支持するナース細胞が存在する．髄質には主に成熟T細胞と樹状細胞が分布している．T細胞レセプターの遺伝子再構成が起こり，自己抗原への反応性の有無によってクローンが選択される場と考えられている．

（通山　薫）

6. 内分泌機能
A. ホルモンと内分泌機能

ホルモンは，生体の内外からの情報に対応して，特定の細胞で合成分泌され，血液などの体液を通して体内を循環し，標的細胞（ホルモン受容体のある細胞）でその効果を発揮する生理活性物質を指す．人体は，細胞間や臓器間で連絡をとりあうことで生命を維持しており，重要な情報伝達系である神経組織とともに，ホルモンは生体の恒常性や代謝機能を保持するのに必須とされる．ホルモンの過剰や欠乏は，生物の成長と生命の維持機構が破綻して様々な疾患を生じさせる．このため，ホルモン血中濃度やホルモン需要といった情報をホルモン産生細胞が受け取り，適切なホルモン産生量を維持する機構が構築されている．血中ホルモン濃度が高い時に，ホルモン産生を抑制する情報を産生細胞が受け，ホルモン産生を抑制するネガティブフィードバック機構は代表的な調節機構である．

ホルモンは体内に分泌されることから，ホルモンを分泌する器官を内分泌臓器と呼び，汗や膵液など体外（消化管内も含めて）に分泌される外分泌と対比されている．

表5 代表的なホルモンの産生臓器と作用

下垂体前葉	コルチコトロピン（ACTH）	副腎皮質に作用しコルチゾールの産生を刺激
	成長ホルモン	成長と発育を促進．蛋白質の合成を促進
	黄体形成ホルモン（LH）	精子と精液の産生，卵子の成熟，月経周期などの生殖機能を調節
	卵胞刺激ホルモン（FSH）	男女の性徴を促進
	プロラクチン（PRL）	女性の乳汁産生を促進．月経を抑制
	甲状腺刺激ホルモン（TSH）	甲状腺ホルモンの産生を刺激
下垂体後葉	抗利尿ホルモン（バソプレシン）	腎臓で水分の再吸収を促進
副甲状腺	副甲状腺ホルモン（PTH）	骨，腎臓でカルシウム・リン代謝を調節し血中カルシウムを上昇
甲状腺	甲状腺ホルモン（T_3, T_4）	細胞のATP消費を亢進させ活性を上昇（心では脈拍，収縮増加など）
副腎皮質	アルドステロン	腎臓で塩分（特にカリウム）を排泄することで，血圧，血中塩濃度を調節
	コルチゾール	血圧，血糖を上昇．免疫抑制作用および抗炎症作用
副腎髄質	アドレナリン／ノルアドレナリン	心臓，血管系を刺激し血圧を上昇
膵臓	グルカゴン	血糖を上昇
	インスリン	血糖を低下．蛋白質，脂肪代謝を調節
腎臓	エリスロポエチン	赤血球の産生を促進
	レニン	心臓，血管系に作用し血圧を上昇
卵巣，胎盤	エストロゲン，プロゲステロン	女性の性徴と生殖器管の発達を促進
精巣	テストステロン	男性の性徴と生殖器管の発達を促進
脂肪組織	レジスチン	インスリンの筋肉への作用を抑制
	レプチン	食欲を抑制

ホルモンの分泌調節機構については，336頁，図3を参照．

ホルモンには多くの種類があり，内分泌臓器は視床下部，下垂体，甲状腺，副甲状腺，副腎，膵臓，卵巣，精巣など多くの臓器が含まれる．近年，脂肪組織も内分泌臓器として糖脂質代謝に関与することが判明した．表5に代表的なホルモンの産生臓器と作用を示す．大多数のホルモンであるペプチドホルモンは細胞膜に存在するホルモン受容体に結合して刺激が伝達されるのに対して，甲状腺ホルモン，副腎ホルモン，性ホルモンは細胞膜を通過し細胞質内のホルモン受容体に結合後，DNAの遺伝子転写部位に結合することで遺伝子発現を調節する．

ホルモンの体液中の濃度は非常に微量であり生理的変動がある．低分子量のホルモンの血液中濃度は10^{-6}〜10^{-8} mol/L，ポリペプチドホルモンで10^{-9}〜10^{-12} mol/L程度である．

B. 内分泌疾患の原因と種類

ホルモンは産生細胞で体液中に分泌され，標的細胞の受容体に結合して作用する．内分泌疾患は，ホルモン産生細胞，ホルモン標的細胞のいずれかの異常で生じる．ホルモン産生細胞の異常増殖（癌や腺腫）では，正常なホルモン産生調節機構が破綻してネガティブフィードバック機構が機能しなくなるため，ホルモン産生は増加する．自己免疫や炎症などによってホルモン産生細胞に障害が生じると，ホルモン産生は低下する．血中ホルモン濃度が低下するとホルモン産生細胞に対してホルモン産生を促進させる刺激が加わり，正常なホルモン産生細胞であれば血中ホルモン濃度は正常に復するが，障害を受けた細胞では刺激に対応してホルモン産生が増加しないため，血中ホルモン濃度は低値をとり続ける．

ホルモン標的臓器において，ホルモン受容体および受容体以降の細胞内情報伝達系の遺伝的欠

表6　代表的な内分泌疾患とホルモン産生臓器

脳視床下部・下垂体	小人症（成長ホルモン低下），先端巨大症（成長ホルモン増加），Cushing病（副腎皮質刺激ホルモン増加）
甲状腺	Basedow病（甲状腺ホルモン増加），慢性甲状腺炎（甲状腺ホルモン低下）
副甲状腺	副甲状腺機能亢進症（副甲状腺ホルモン増加）
膵臓	1型糖尿病（インスリン低下），インスリノーマ（インスリン増加）
副腎	原発性アルドステロン症（アルドステロン増加），褐色細胞腫（カテコラミン増加），副腎不全（コルチゾール低下）
卵巣・精巣	性腺機能低下症（性ホルモン低下）

損・変異があると血中ホルモン濃度が高値であってもホルモン作用は低下する．ホルモン標的臓器の異常は遺伝的要因に起因することが多いため，多く疾患の発症は出生直後であることが多い．

内分泌疾患は，糖尿病のように患者数の多い疾患から稀な疾患まで様々な疾患が存在するが，表5であげたすべてのホルモンでホルモン産生細胞の異常，標的細胞の異常に起因する疾患が存在する．表6に代表的な内分泌疾患と関連するホルモン産生臓器を記した．

下垂体前葉ホルモンの多くは他のホルモン産生臓器に作用してホルモン産生を調節する．下垂体はホルモン産生臓器の中でも中枢的な役割を担うが，下垂体ホルモンの産生はホルモン血中濃度，視床下部によって制御されている．甲状腺刺激ホルモンは血中甲状腺ホルモン濃度に応じて産生量が調節される．このため甲状腺ホルモン濃度に異常がある場合には，甲状腺刺激ホルモン濃度を測定することで因疾患が存在するのが下垂体か甲状腺原かの鑑別が可能となる．したがって血中ホルモン濃度は単独で判断せずに関連ホルモン血中濃度と併せて診断に用いる必要がある．ホルモンの作用異常が産生細胞，標的細胞のいずれに起因しても疾患の症状は同一であり，関連したホルモンの血中ホルモン濃度測定，内分泌負荷試験を行うことは診断に至る重要なステップである．

C. ホルモンの生理的変動と血中ホルモン濃度

生体環境によって需要が大きく変動するホルモンにコルチゾール，アドレナリン，ノルアドレナリンがある．代表的な副腎皮質ホルモンであるコルチゾールは手術・外傷・感染症などのストレス下では基準値の4倍以上の血中濃度が維持されるため血中濃度は高値を示すことが正常であり，基準範囲内の値を示した場合には副腎機能不全を疑う必要がある．

日差変動を示すホルモンに月経周期を調節する下垂体ホルモンである黄体形成ホルモン，卵胞刺激ホルモンがある．月経周期により血中濃度は生理的に大きく変動する．エストロゲン，プロゲステロンといった女性ホルモンも月経周期により変動する．妊娠によって女性ホルモンは大きく変動する．

日内変動を示すホルモンにコルチゾール，副腎皮質刺激ホルモン，成長ホルモンがある．コルチゾール・副腎皮質刺激ホルモンは，午前中に高値をとり夕方から夜間は低値を示し，成長ホルモンは，夜間就寝中に高値であるため採血時間を考慮して解釈する必要がある．

年齢により基準範囲が異なるホルモンには，成長ホルモン，性ホルモンがある．成長ホルモンは小児期で高値を示し，性ホルモンは思春期より増加し老年期になると低下する．性ホルモンは，男性・女性により基準値は大きく異なる．

ホルモン血中濃度の解釈においては該当するホルモンに生理的変動や年齢・性差による基準範囲の設定が異なるかに注意することが必要である．

D. 内分泌負荷試験

ホルモン産生細胞におけるホルモン産生を，刺激あるいは抑制する物質を投与してホルモン産生量の変化をみる検査を内分泌負荷試験と称する．

通常は負荷前からの血中ホルモン濃度を時系列で測定し，負荷前値に対して最大増加値あるいは最大減少値を比較評価する．

刺激物質の投与によってホルモン産生は増加し，一定時間後にピークに達した後に低下する．産生細胞の異常細胞増殖（腺腫など）が原因であれば過剰なホルモン増加反応が生じる．副腎皮質刺激ホルモンを負荷した場合，副腎にコルチゾール産生腺腫が存在する場合にはコルチゾール産生は過剰に増加し副腎腺腫がコルチゾール産生能を有する内分泌機能であると診断される．産生細胞に軽度の細胞障害があるものの血中ホルモン濃度は基準範囲内に維持されている場合には刺激物質に対するホルモン増加反応が低くなる．低身長小児の血中成長ホルモン濃度は基準値であることが多いが，成長ホルモン刺激ホルモン負荷による増加反応が認められないか弱い場合には，成長ホルモン低下による小人症と診断され，ホルモン補充療法の適応となる．

抑制物質の投与によってホルモン産生は低下するが，産生細胞の異常増殖（腺腫など）では低下が認められないことが多い．

内分泌疾患の診断では，血中ホルモン濃度に生理的変動などによるばらつきが大きいため，内分泌負荷試験が重要な検査となる．近年CT/MRIなどの画像診断精度が向上したことから，検診などで偶然内分泌臓器に腫瘍が発見されることが多い．こうした症例の多くは内分泌負荷試験によって腫瘍がホルモンを産生する内分泌腫瘍であるか無機能性腫瘍であるかを鑑別する．

〔川上　康〕

7. 骨代謝機能
A. 骨組織

骨は，重力に逆らい体を支える臓器であるのと同時に，ミネラルの貯蔵庫でもある．進化的には，海の中で誕生した生物が，陸に上がるためにさらに発達した臓器でもある．また，胎胚期での個体形成においては，体格の形成や発達を支える裏打ちをする臓器としても重要な働きをしている．そのため，骨組織の発達・成長は複雑な過程

で形成される．また大変興味深いことに，骨折でも自明のように，骨組織には再生能も維持している．

ヒト生体を構成する骨組織は，発生学的な視点から，大きく2つに大別される（図16）．1つは頭蓋骨に代表される膜性骨化を経て，形成される骨組織である．この部位の骨は，軟骨からの置換により，形成される硬骨でなく，膜状の骨組織から，厚化して形成される．一方，四肢内の骨のようないわいる長骨といわれる骨は，最初に軟骨が生じ，徐々に硬骨に置き換わり，骨組織が形成・成長する．このような骨化を内軟骨性化と呼ぶ．このような骨組織の長軸への成長は，末端に位置する骨端軟骨の成長（軟骨細胞の増殖）が担っている．増殖性軟骨は骨端で成熟し，最後は骨芽細胞に置き換わることで硬化するが，この軟骨組織の成長が止まると，骨成長は止まることになる（骨端の閉鎖）．脊椎動物の体長は，骨長で規定されるため，結局骨端軟骨層の増殖が，骨組織からの視点からは成長のエンジンにみえる．

B. 骨細胞種
a. 骨細胞

骨組織は複数の機能が全く異なる細胞から構成されている（図17）．軟骨を形成する軟骨細胞は，間葉系幹細胞から分化し（図18），成熟すると軟骨組織を形成する細胞外マトリックスを分泌して軟骨層を形成する．骨端の成熟軟骨は，最終的には周辺の破骨細胞によって貪食されるか，細胞死によって消失する．骨芽細胞は，軟骨細胞同様に，間葉系幹細胞から分化する（図18）．成熟した骨芽細胞は，ミネラルの沈着を促す骨基質蛋白質を分泌し，骨形成を担っている．成熟した骨芽細胞は，自身が骨内に埋め込まれると，さらに骨細胞へと分化する．骨細胞は活発に骨基質蛋白質を産生することはしないが，細胞間連絡ネットワークを骨内で構築している．近年，骨細胞は，血中のミネラル濃度を感知してセンサーとして機能することで，FGF23を産生することがわかってきている．破骨細胞は，多核のマクロファージ様の巨大細胞で，血球系幹細胞由来の細胞である

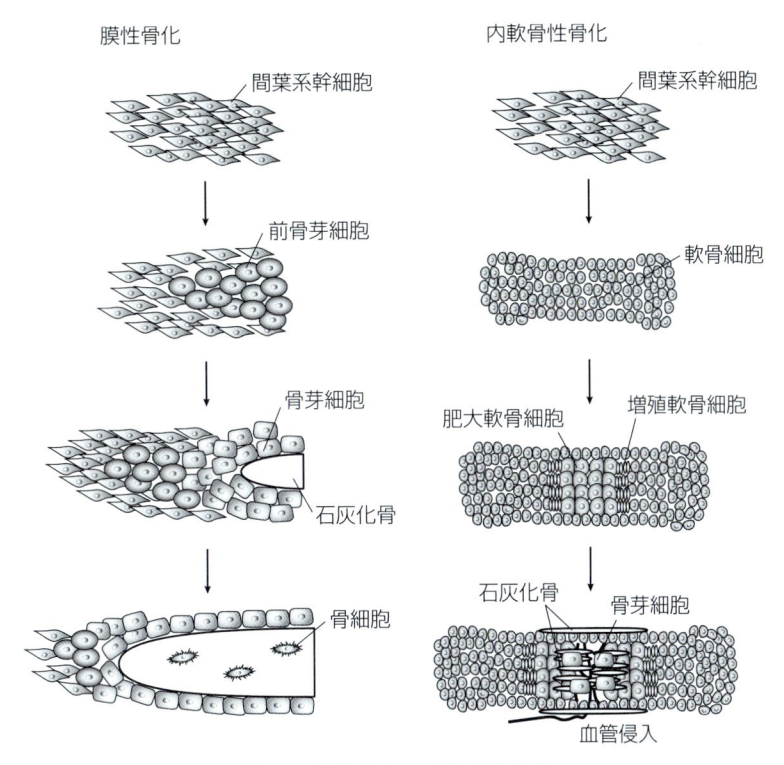

図 16 膜性骨化と内軟骨性骨化
体を構成する骨組織は，部位によって異なる骨化過程を経て完成される．

図 17 骨細胞種群と骨組織
骨表面には，骨芽細胞と破骨細胞が存在し，骨形成と骨吸収を連携しながら行っている．一方，骨組織内には，成熟した骨芽細胞からさらに分化した骨細胞が埋め込まれるように存在し，骨細胞間ネットワークを構成している．

（図 18）．成熟した破骨細胞は，骨組織をその酵素による分解消化によって骨吸収を活発に行う．

b. 骨細胞群の細胞増殖と細胞分化

　骨芽細胞，骨細胞，軟骨細胞は前述したように，同じ間葉系幹細胞から増殖分化する．間葉系幹細胞は，脂肪細胞や筋細胞にも分化する多分化能を有する．そのため，幹細胞から最終的に各種特徴ある細胞種に分化するには，厳密な制御を受けており，様々な制御因子が存在する．中でも，DNA結合性転写制御因子群は，分化決定因子として働くことがわかっている．骨芽／骨細胞への分化にはOsetrix, Runx2が，軟骨細胞にはSox9が必須であり，各々の遺伝子欠損動物を用いた動物個体の骨変異解析から，必須性が証明されている．破骨細胞は，血球系マクロファージと同じ起源の幹細胞から由来し，やはりいくつかの分化決定因子が存在するが，最終分化に至るまでに，DNA結合転写制御因子のみならず様々なサイトカインによる制御も必須であることがわかっている．

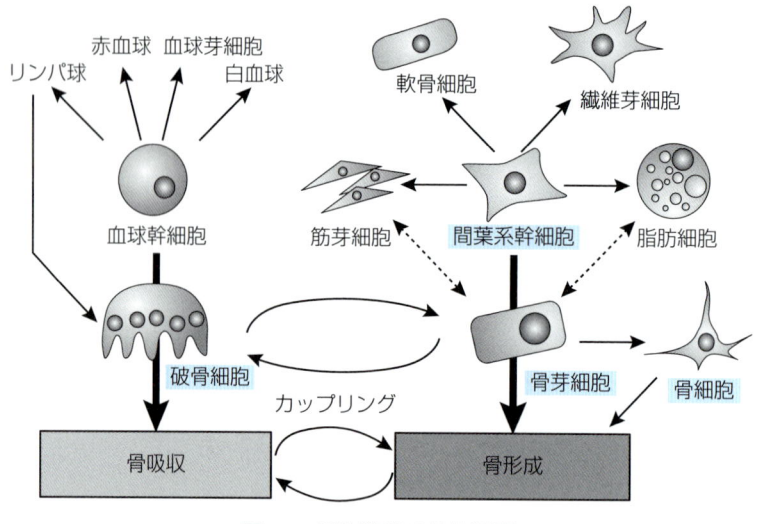

図18 骨細胞群の分化過程
間葉系幹細胞は多分化能を有し，様々な異なる細胞へと分化する．破骨細胞は，多核のマクロファージ様の巨大細胞で，血球系細胞と同じ幹細胞から分化する．

このように，骨・骨芽細胞への分化系譜と，破骨細胞分化の系譜は全く異なり，別個の制御を受けて増殖・分化するが，この2つの細胞種は，さらにカップリングと呼ばれる制御により，細胞数が制御されている（図18）．このことは，この2つの細胞群の機能と密接に関連している．後述するように，破骨細胞は骨吸収を行い，骨芽細胞は一方で骨形成を行う．この機能が相反する2つの細胞群働きにより，骨組織は常にダイナミックな骨代謝が行われている．骨代謝は，正常状態を保つためには，骨形成と吸収のバランスを取っている．このバランスが崩れると様々な骨障害が起こる．そのため，骨芽細胞と破骨細胞とは，適正な細胞数や細胞機能を調整する必要がある．そのメカニズムの1つが，カップリングであり，細胞接着因子とその受容体との異種細胞間での細胞間情報伝達により制御されている（図18，19）．

C. 骨代謝と血中ミネラル調節
a. ミネラル代謝における骨組織の役割
ダイナミックな骨代謝は，適正な血中ミネラルを保つために，必須な生命活動である．特に血中カルシウムは，細胞内の様々な生物反応を支えるミネラルであり，不足すると様々な障害を引き起こす．臓器レベルでも筋肉の収縮活動などの生理活性を支えている．一方で血中カルシウム濃度が過剰になると，血管内の石灰化を促進する．したがって，骨吸収と形成は持続的かつ協調的に行われている（図19）．血中ミネラルは，骨組織がミネラル貯蔵庫として働く一方，腸は吸収，腎臓は吸収・排泄臓器として機能することで，調節されている（図20）．血中ミネラルの中でも，カルシウムが最も主要なミネラルであるため，その調節は生理的に詳しくわかっている（図20）．この3種の異なる臓器の連携の下，血中カルシウムは適正な濃度に保たれている．

b. 血中ミネラル代謝ホルモン
血中カルシウムを調節する主要ホルモンは，ビタミンD，副甲状腺ホルモン（PTH），FGF23である（図21）．ビタミンDは，体内のカルシウム出納をプラスに傾ける作用がある．腸からのカルシウム吸収を促進し，腎臓からのカルシウム排出を抑制する．骨組織に対しては，ミネラル貯蔵の方向に働く．ビタミンDは，その特異的核内受容体であるビタミンD受容体（VDR）を介してその生理作用を発揮する．VDRは，核内ス

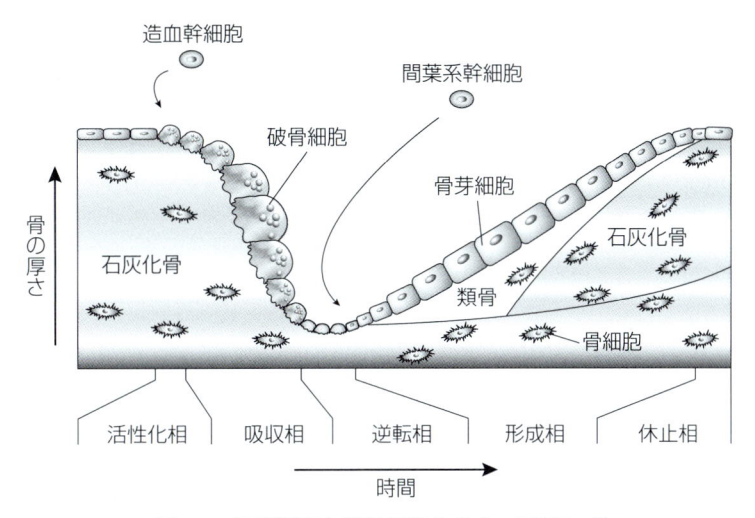

図 19　骨芽細胞と破骨細胞とのカップリング
骨代謝は，骨芽細胞が骨形成を，破骨細胞が骨吸収を担っている．この相反する機能を有する 2 つの細胞種は，お互いに連携（カップリング）することで，細胞数を調整している．

テロイドホルモン受容体スーパーファミリーの一員として，ビタミン D 依存性転写制御因子として機能する．ビタミン D が結合した VDR は，標的遺伝子プロモーター上の特異的 DNA 配列を認識，結合することで，標的遺伝子の発現を転写レベルで制御している．このようにビタミン D-VDR による遺伝子発現制御が，その生理作用発揮の分子基盤である．しかし，その標的遺伝子として同定された種類は限られており，各種臓器に対する幅広いビタミン D の生理作用の理解とは，まだギャップが存在する．

　PTH は，骨吸収や骨形成双方に作用することで，骨代謝を活発にする作用がある．病態の状態では，高 PTH 症では骨量減少を引き起こす．一方，薬理的には，PTH 単回投与では，むしろ骨形成を刺激することがわかっており，実際骨粗鬆症患者に抗骨粗鬆剤として臨床的に使われている．PTH は，膜受容体を介し，細胞内リン酸カスケードを活性化して生理作用を発揮することがわかっているが，ビタミン D 同様その生理・薬理作用の全体の理解とは，未だ乖離している．

　FGF23 は，最近発見されたカルシウム代謝ホルモンであり，カルシウム代謝を直接制御する作用より，むしろリン酸代謝を介した間接的作用によって，カルシウム代謝を制御している．FGF23 によるリン酸代謝制御機構や調節因子については現在活発に研究が行われている．

D. 骨粗鬆症
a. 女性ホルモン欠乏による骨粗鬆症
　骨関連の疾患で，最も顕在化しているのが骨粗鬆症である．骨粗鬆症は骨量減少を伴うが，通常は潜在化しており，骨折の最大危険因子である．高齢での骨折により引き起こされる寝たきりは，医療費を圧迫する（わが国では約 20%）ばかりでなく，さらに死期を早める．この疾患は特に先進高齢諸国では，社会的に重大な疾患であることが急速に認知されつつある．骨粗鬆症発症の中で最も多い要因は，閉経後の女性ホルモン（エストロゲン）欠乏である．閉経後の高齢女性の約 4 人に 3 人が発症する．骨量は，男女とも 25 歳をピークに，加齢とともに減少するが，閉経による卵巣での産生停止によるエストロゲン欠乏は，急速な骨量減少を伴う．また骨代謝は高回転型にシフ

図20 血中カルシウム調節と臓器間連絡

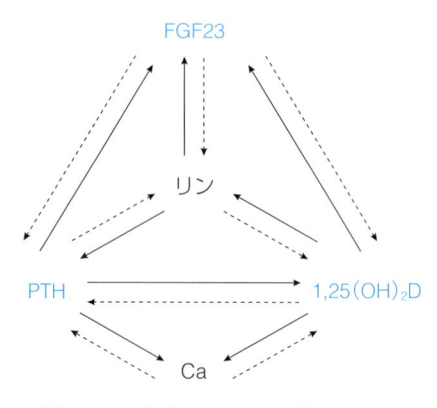

図21 血中カルシウム調節ホルモン

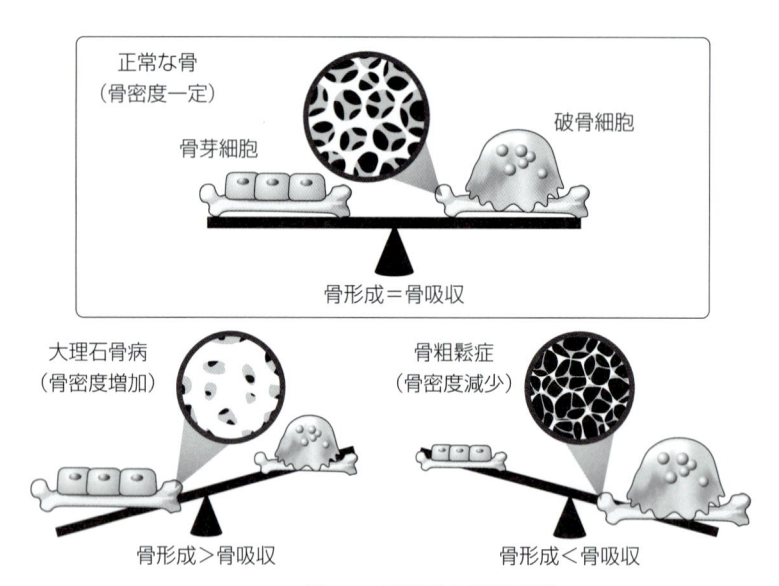

図22 骨代謝と骨粗鬆症
骨形成と骨吸収の適正なバランスが,血中カルシウムの適正な濃度調節を可能にしている.骨吸収が亢進するか,骨形成が減少すると結果的には骨量減少を引き起こす.最も普遍的にみられる閉経期骨粗鬆症では,骨吸収の促進による骨量減少と,高骨吸収に誘因される高骨形成による高回転型の骨代謝を示す(吸収は形成を上回るため,骨量は減少する).

トすることから(図22),エストロゲンは,骨吸収に抑制的に作用することで,骨量を維持しているものと解釈されている.

実際に,ヒトあるいは卵巣摘出モデル実験動物に,エストロゲンやエストロゲン様活性のある化合物を投与すると,骨量の回復と,骨代謝の正常化が観察できる.

b. その他の骨粗鬆症

女性では,閉経後のエストロゲン欠乏が主たる要因である一方,近年男性での骨粗鬆症の危険性も明らかになりつつある.男性では,男性ホルモン(アンドロゲン)が,骨防御を担うと考えられている.加齢とともに男性ホルモン濃度は低下し,かつ加齢による骨減少が加わるため,高齢男

性では骨粗鬆症を発症する頻度が顕著になる．80歳以上では，5人に1人が罹患する．その他，先天性疾患により骨粗鬆症に至る例も存在するが，加療によって二次性の骨粗鬆症を発症する．女性ホルモン作用を遮断した乳癌患者や，男性ホルモン作用を遮断した前立腺癌患者の他，抗炎症作用を期待しての薬理的なグルココルチコイド剤の使用によっても発症する．

E. 抗骨粗鬆剤

抗骨粗鬆剤として，現在最も臨床的に成功し，かつ大きく市場を占めているのが，ビスホスホネート製剤である．この薬剤は，贋骨基質として作用することで破骨細胞に機能を抑制するため，結果として骨吸収を抑制し，骨量を増やす．一方，女性ホルモン関連剤は，本来の女性ホルモン作用による骨吸収抑制により効果を示す．また，ビタミンD関連剤は，ミネラル代謝を改善することで，骨量回復に働く．さらに最近では，骨形成を刺激することで骨量回復を計るPTH関連剤が市場に出回っている．こように骨粗鬆症は，その病態によってテーラーメイド治療が可能になってきている．わが国では潜在的に約1,300万人存在するといわれている骨粗鬆症患者には，幅広い治療法が可能になりつつある．

F. 骨代謝関連の検査項目

生化学マーカーとして，I型コラーゲン架橋N-テロペプチド（NTx），I型コラーゲン架橋C-テロペプチド（CTx），デオキシピリジノリン（DPD），酒石酸抵抗性酸ホスファターゼ（TRAPC-5b）などの骨吸収マーカーと，骨型アルカリホスファターゼ（BAP），オステオカルシン（OC），インタクトI型プロコラーゲン-N-プロペプチド（intact PINP）などの骨形成マーカーがあげられる．これらの血中あるいは尿中マーカーにより骨代謝の状態を把握し，さらにDXA（dual energy X-ray absorptiometry）法などで骨量の所見を合わせて総合的に骨代謝疾患を診断し，的確な骨代謝改善治療薬を用いた治療に至る．

（加藤茂明）

チェックリスト

肝機能
□肝臓の働きを説明せよ．
□肝機能評価における肝逸脱酵素の役割について説明せよ．
□肝炎ウイルスマーカーの臨床的意義について説明せよ．
□肝臓線維化マーカーについて説明せよ．

腎機能
□ネフロンの構造と機能について説明せよ．
□糸球体機能の評価法について説明せよ．
□病的な蛋白尿の成因を述べよ．

心・循環器機能
□心筋刺激伝達系について説明せよ．
□心筋細胞の収縮にカルシウムイオンが関与する機序を述べよ．
□心筋症の病態について説明せよ．

消化管機能
□消化管における消化吸収機構について説明せよ．
□消化管ホルモンについて説明せよ．

造血器機能
□骨髄の構造と造血機能について説明せよ．
□リンパ節の構造と機能について説明せよ．
□脾臓の構造と機能について説明せよ．

内分泌機能
□ホルモン産生におけるフィードバック機構について説明せよ．
□ペプチドホルモンとステロイドホルモンの違いを説明せよ．
□代表的な内分泌疾患をあげよ．

骨代謝機能
□骨形成と骨吸収の調節機構について説明せよ．
□骨代謝を調節する因子をあげよ．
□骨粗鬆症の病態を説明せよ．

II 病態の生化学―人体の正常と異常

3 個体の生化学

1. 炎症
A. 炎症と免疫（図1）

炎症とは，身体の一部に発赤，熱感，腫脹，疼痛などが生じることをいい，感染や組織傷害など生体が何らかの有害な刺激を受けた際に起こる防御反応である．局所の細胞から産生されるサイトカインやその他の炎症性メディエーターが血管や細胞に作用することによって起こる．

例えば病原体の侵入など，生体局所において，有害な刺激が感知されると，損傷を受けた組織の細胞からサイトカインが産生される．このサイトカインの働きにより局所の血管の拡張が誘導されると，血流が増加して皮膚が熱を持ったり赤くなったりする．また，血管の拡張により，血管の内側を裏打ちしている血管内皮細胞は構造変化を受ける．血管内皮細胞の構造変化は，血管透過性の亢進をもたらす．血管透過性が高まると，血漿の血管外への漏出が起こりやすくなり，浮腫や腫脹の原因となる．また，これにより神経末端が圧迫されて，痛みが起きたりする．一方，局所で産生されたサイトカインは，血管内皮細胞の接着分子の発現も変化させる．その結果，血流中に存在し

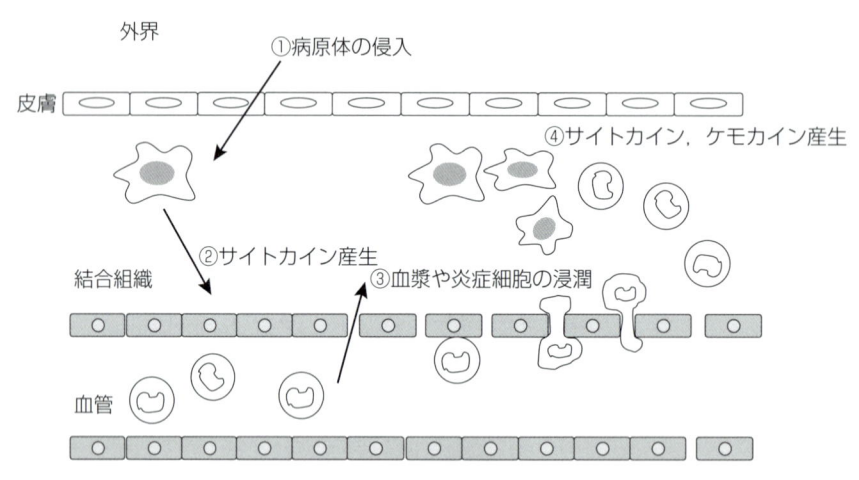

図1 炎症反応

病原体の侵入など，有害な刺激が感知されると，組織に存在するマクロファージなどの細胞からサイトカインが産生される．サイトカインの働きにより局所の血管が拡張し，血管透過性が亢進する．これにより，血漿中の体液成分や，補体，抗体などを含む血漿蛋白成分が血管外に漏出する．また，血流中の好中球や単球などの免疫細胞が血管から組織へ浸潤する．組織局所で活性化した免疫細胞が炎症性サイトカインやケモカインを産生し，炎症反応を起こす．補体や抗体もこれらの免疫細胞の活性化に関与し，炎症が増大する．

ていた好中球やマクロファージなど種々の免疫細胞が内皮細胞間を通り抜けることができるようになり，組織に浸潤し，局所に集積する．局所で活性化した免疫細胞は，さらに種々のサイトカインや炎症性メディエーターを産生し，炎症を増大させる．また，血管透過性の亢進により，抗体や補体などの血漿蛋白成分も血管外に漏出し，組織の炎症の亢進にかかわる．

このように，炎症には免疫システムが大きく関与している．

B. 免疫システムを司る細胞

免疫システムは，生体に侵入する病原体や毒素から生体を守るシステムである．また，非感染性の外来物質や，生体内において危険物と認識された物質に対しても同システムが作動する．

免疫システムを司る細胞には，大きく分けて骨髄系統の細胞とリンパ球系統の細胞がある．骨髄系統の細胞には，好中球，好酸球，好塩基球など顆粒球に分類される細胞群がある．顆粒球は，細胞質に顆粒を多く持つ細胞であり，その顆粒の中には，炎症を惹起する活性化物質を含んでいる．骨髄系統のもう1つの細胞群として，単球，マクロファージ，樹状細胞などがある．単球は血液から組織に移動して，マクロファージとなって組織に定着する．マクロファージは病原体を貪食したり，炎症性のサイトカインやケモカインを分泌したりする．樹状細胞も，炎症性のサイトカインやケモカインを分泌するが，最も特徴的な機能はT細胞への抗原提示をして獲得免疫系を始動させることである．マスト細胞も骨髄系統の細胞の1つである．マスト細胞は皮膚や粘膜組織などに存在し，活性化すると炎症性メディエーターを含む顆粒を脱顆粒したり，炎症性サイトカインを産生する．

リンパ球系統の細胞にはB細胞，T細胞，ナチュラルキラー（NK）細胞などがある．B細胞は形質細胞に分化して抗体を産生する．T細胞はCD4$^+$T細胞とCD8$^+$T細胞に分けられ，その機能からそれぞれヘルパーT細胞，キラーT細胞と呼ばれている．NK細胞は，その名の通り，ウイルス感染細胞などに対して殺傷する能力を持つ細胞である．

C. 自然免疫系と獲得免疫系

免疫システムは，自然免疫系と獲得免疫系の2つに大きく分けられる．自然免疫系とは生下時より生体に備わっている防御系であり，獲得免疫系とは環境中の抗原に出会うことにより獲得されていく防御系である．感染の初期には，自然免疫系が作動し，その後，獲得免疫系が抗原特異的に応答する．

自然免疫系は，主に，好中球，マクロファージ，樹状細胞，NK細胞などによって担われている．これらの細胞は，病原体だけが持っている病原体関連分子パターン（pathogen-associated molecular pattern：PAMP）を認識するパターン認識受容体（pattern-recognition receptor：PRR）を発現しており，病原体を個々に見分けることはせず，PAMPを認識すると活性化し，迅速に反応することにより，病原体の侵入に対して初期の応答を担っている．PRRには，マンノース受容体やグルカン受容体，Toll様受容体（Toll-like receptor：TLR）などが含まれる．

一方，獲得免疫系は，個々の病原体を区別して認識し，その病原体に対して特異的に応答する．1度出会った病原体に対しては，強力な排除能力を獲得するので，1度罹った感染症にはもう罹らない，いわゆる「2度罹りなし」といわれる現象が認められる．これを免疫記憶という．獲得免疫系を司る主な免疫細胞はT細胞とB細胞である．これらの細胞は，抗原受容体を表面に発現している．T細胞とB細胞の抗原受容体を，それぞれT細胞受容体（T cell receptor：TCR），B細胞受容体（B cell receptor：BCR）という．TCRやBCRは，抗原を特異的に認識し，T細胞やB細胞に活性化シグナルを伝達する．このことにより，T細胞やB細胞は，抗原特異的な免疫応答ができるのである．

このように免疫システムには，自然免疫系と獲得免疫系があるが，炎症反応には，後述のようにそれぞれが関与している．

D. マクロファージから産生される炎症性サイトカイン

マクロファージは，病原体やその他の有害物質を認識すると活性化してTNF-αやIL-1β，IL-6，IL-12などのサイトカインやCXCL8などのケモカインを産生し，炎症を惹起する．TNF-αやIL-1β，IL-6は，炎症性サイトカインとも呼ばれ，血管内皮細胞の接着分子の発現を誘導し，好中球をはじめとする免疫細胞の組織への浸潤を促進する働きを持つ．また，血管透過性を亢進して，補体等の漏出を促す．IL-12は，NK細胞やT細胞を活性化し，CXCL8は好中球を血管の中から感染部位へと誘導することで炎症の増大に関与している．

さらに，TNF-αは，病原体や免疫細胞を含んだ体液の流量を増やし，リンパ節への流入を促すことも知られている．このことにより，リンパ節では抗原特異的リンパ球が活性化され，獲得免疫系が始動する．

全身への作用としては，TNF-αやIL-6などの炎症性サイトカインは発熱を促す．また，炎症性サイトカインは，肝細胞においてC反応性蛋白（C-reactive protein：CRP）やマンノース結合レクチン（mannose binding lectin：MBL）などの急性期蛋白の産生を誘導することにより急性期反応に重要な役割を担っている．

E. 炎症部位への好中球の招集

好中球は，微生物が侵入すると2〜3時間以内に血管内から感染部位に招集される．炎症性サイトカインの作用により血管内皮細胞にセレクチンなどの接着分子の発現が誘導されると，血流中の好中球は，血管内皮細胞に付着しながら血管壁に沿ってゆっくり回転（ローリング）するようになる．さらに，インテグリンなどの分子接着により好中球は血管内皮細胞と強固に接着する．炎症局所で産生されたケモカインCXCL8などは，局所を中心として濃度勾配を形成するが，これらケモカインの誘導により，血管内皮細胞に接着している好中球は，血管内皮細胞間に入り込み，血管外へと漏出する．そして，CXCL8の濃度勾配に従って炎症局所に遊走し，集積する．

血流中の単球や活性化T細胞も，基本的に同じメカニズムで，血管内から局所へ遊走する．単球は組織に侵入した後，組織マクロファージへと分化する．

F. 好中球，マクロファージによる貪食と炎症

好中球，マクロファージは代表的な貪食細胞である．好中球は循環血液中の白血球の中で最も多数を占め，炎症初期に多数局所に集積して病原体を貪食する．マクロファージも，病原体に対して迅速に反応するが，好中球よりも長期に生存し，炎症の場に長く停留する．

好中球やマクロファージに貪食された微生物は，ファゴソームと呼ばれる小胞に取り込まれる．ファゴソームは，細胞内抗菌反応を持った酵素を含有するリソソームと融合して，ファゴリソソームを形成し，病原体を分解する．この病原体の分解には，活性酸素や一酸化窒素が強力に作用している．好中球とマクロファージが強く活性化されると，活性酸素や一酸化窒素などの放出により，組織が損傷され，炎症を増大させる原因になる．

G. 補体系の活性化と炎症

補体は，血漿蛋白の一種であり，多くの異なるコンポーネントから成り立っている．補体成分の多くは，蛋白質分解酵素であり，定常状態では機能的に不活性な状態で循環している．補体系が活性化されると，補体成分の各蛋白質分解酵素はその次の酵素を切断して活性化することを繰り返し，一連の酵素反応がカスケード式に進行する．補体系を活性化する経路は3種類あり，古典経路，第2経路，レクチン経路と呼ばれている．古典経路は，最初に発見された経路で，抗原と結合したIgMやIgGを認識することで活性化される．また，急性期蛋白のCRPも補体の古典経路を活性化する．第2経路は，補体の構成成分C3の加水分解によって開始される．この反応は，血漿中でも低い確率で起こるが，特定の微生物の表面構造によって触媒される．レクチン経路は，血漿蛋

白の1つであるMBLによって引き起こされ，微生物の糖蛋白や糖脂質の末端のマンノース残基を認識する．これらの活性化経路では開始メカニズムは異なるが，すべての経路においてC3をC3aとC3bに分解し，この反応以降は共通である．C3bは病原体表面に結合して，病原体をマクロファージや好中球に貪食されやすくする．このことをオプソニン化という．また，C3bは，補体活性化の後期経路の開始にも重要であり，C5をC5aとC5bに分解する．C3aとC5aはアナフィラトキシンとも呼ばれ，炎症性メディエーターの1種である．C5aは，C3aよりも安定であり，その生物活性も高い．C3aとC5aは，血管透過性の亢進を促し，血管内皮細胞の接着分子を誘導したり，マスト細胞からの炎症性メディエーターを産生させたりすることで，局所にマクロファージや好中球，補体や抗体などを動員し，炎症反応を惹起している．

H. 抗体による炎症

抗体は重鎖2本と軽鎖2本の4本鎖から構成されている．抗体には可変部と定常部があり，可変部にて抗原を特異的に認識する．一方，定常部は抗体のアイソタイプを決定しており，抗体の様々な機能に寄与している．抗体は，組織において抗原と結合して複合体を形成すると，構造が変化して，好中球やマクロファージなどの表面に発現しているFc受容体への親和性が上昇する．このことより，抗体の結合によってオプソニン化された病原体は，好中球やマクロファージに貪食されやすくなる．また，抗原と結合した抗体は，Fc受容体を介して，好中球やマクロファージを活性化し，サイトカインをはじめとする炎症性メディエーターの放出を促し，炎症を増大させる．さらに，抗原と結合して抗体の三次構造が変化すると，補体成分のC1qが抗体に結合できるようになり，前述したように補体系が古典経路によって活性化する．このようにして，抗体も炎症反応に寄与している．

I. T細胞の活性化と炎症

CD4$^+$T細胞は，Th1，Th2，Th17細胞などのサブセットに分類される．それぞれのサブセットは固有のサイトカインを分泌して，他の免疫細胞を活性化する働きがある．Th1細胞から産生されるIFN-γはマクロファージを活性化し，サイトカインをはじめとする炎症性メディエーターの産生を促す．活性化したマクロファージより産生されるIL-12は，Th1細胞を活性化しIFN-γの産生を促すので，ポジティブフィードバックがかかり，炎症が増大する．一方，Th2細胞から産生されるIL-10は，Th1細胞やマクロファージによる炎症を抑制する．しかし，アレルギー炎症では，Th2が産生するIL-4やIL-5が炎症を促進している．すなわち，IL-4はB細胞からのIgEの産生を促す．IgEはマスト細胞上で抗原により架橋されると，マスト細胞に活性化シグナルを伝達し，脱顆粒や炎症性メディエーターの放出を促す．また，Th2細胞から産生されるIL-5は，好酸球を局所に動員，活性化し，炎症反応を持続させる．Th17細胞が産生するIL-17は，血管内皮細胞や上皮細胞，線維芽細胞，マクロファージなどの種々の細胞に作用してIL-6などのサイトカインやケモカイン，接着因子を誘導して，好中球を局所に動員，活性化して炎症を増大させる．CD8$^+$T細胞は，ウイルス感染細胞などの標的細胞を認識すると活性化して，これを殺傷する働きを持つが，細胞傷害による組織損傷が炎症を引き起こす一因ともなる．また，CD8$^+$T細胞も活性化するとサイトカインを産生し，このことも炎症の促進に関与している．

J. 自己免疫疾患の炎症

免疫系の本来の役割は病原体や危険物に対する応答であるが，自己を構成する自己抗原に対しても免疫応答が起こってしまう病気を自己免疫疾患という．生体に侵入した病原体に対する応答であれば，病原体を排除できた段階で免疫応答は収束に向かう．しかし，自己抗原の場合は，体内に広く大量に存在するため，簡単には排除することはできず，応答が持続する．

自己免疫疾患では，自己寛容の破綻により自己反応性T細胞や自己反応性B細胞が出現する．これらの細胞が，自己抗原からの刺激を受けて活性化すると，自己抗体が産生される．組織抗原特異的な自己抗体が，抗原と結合して組織に沈着すると，Fc受容体を介して，好中球やマクロファージなどの炎症性細胞が活性化される．また，抗体の沈着により補体系も活性化し，炎症反応が誘導される．可溶型自己抗原と自己抗体が結合して形成された免疫複合体が，血管内皮や組織に沈着した場合も，同様の機序で炎症反応が起こる．炎症により，さらに組織損傷が進むと，細胞死が起こり，増加した自己抗原によって，さらに自己反応性のB細胞が活性化することにより，ポジティブフィードバックが成立し，炎症がますます増大する．このように，自己免疫疾患では自己抗原の持続的な存在により，炎症が慢性的に持続する．

（渋谷和子）

2. 腫瘍

多細胞生物を構成する細胞は，秩序だった増殖・分化・細胞死の均衡により，その大きさや数が制限されている．この均衡が破綻し，これ以上増殖する必要がないにもかかわらず新しい細胞を作り続けた結果，"腫瘍"が形成される．しかし，"腫瘍"のすべてが"癌"であるわけではない．良性腫瘍は，進行も遅く，正常組織と腫瘍との間に明確な境界があり，位置や大きさによる影響以外は，生体に危害はない．一方，いわゆる悪性腫瘍である"癌"は，近隣や遠位の組織を破壊しながら侵入するため，組織の機能障害が引き起こされる．放置すれば宿主を死に至らしめる．ここでは，癌の病態生化学について解説する．

A. 多段階発癌機構

癌は，単一の事象により引き起こされる病態ではなく，多種多様の可逆的あるいは不可逆的な変化が不規則に積み重なって発生すると考えられている．イニシエーション，プロモーション，プログレッションの，少なくとも3つの基本的なプロセスを経て多段階に発生すると考えられているが，これらを明確に区別するのは困難である．

a. イニシエーション

健常な細胞がDNAの不可逆的な変異を獲得すること．細胞が分裂する過程で，1,000万回のDNA複製を行う間に1回は誤った塩基を挿入してしまう．また，生体を構成する細胞は，放射線，紫外線，食物や環境中の化学物質，そして細胞が営む代謝過程で生じる活性酸素などのストレスに常に晒されているため，1日に約3万個のDNA損傷が発生しているといわれている．DNAが損傷した細胞は，細胞周期チェックポイントの働きで細胞周期を休止し，その間にDNA修復機構を働かせて損傷を修復するが，一部の細胞はDNA損傷（イニシエーション変異）を保持したまま存続することがある．DNA修復機構にかかわる蛋白質をコードする遺伝子に異常を持つ家系では，イニシエーション変異を保持する確率が高いので，発癌の危険性が高い．

b. プロモーション

イニシエーションを受けた細胞が細胞周期を短縮するような刺激を繰り返し受け，過増殖性変化をすること．プロモーション過程は可逆的であり，刺激から隔離されると増殖傾向は解除される．

c. プログレッション

過増殖性を有する細胞が悪性腫瘍の性質を引き起こすDNA変異を獲得すること．癌発生過程の不可逆点．プログレッション変異を獲得した細胞は，通常，ゲノム不安定性も併せ持つため，さらにDNA変異が集積していく．そのため，プログレッション変異を得て癌化した1つの細胞から，異なったDNA変異を持つヘテロな細胞集団が形成される．

B. 癌細胞の性質

癌細胞の"悪性"を象徴する特性として，高い増殖能，浸潤性，転移性があげられる．しかし，必ずしもすべての癌細胞がこれらの性質を等しく併せ持っているのではなく，多段階発癌の過程で強い悪性形質を持つ細胞集団が優位となり，より

悪性度の高い癌が形成される．

a. 無秩序な増殖

外界からの増殖抑制機構により制御されない，独自の増殖機構により無限に増殖する癌細胞の性質．癌細胞には，癌の無秩序な増殖を支持する特有のメカニズムが複数存在している．癌に対する現在の薬物治療では，高い増殖能を標的とした作用点の異なる治療を組み合わせて用いることが多い．

1）遺伝子の機能異常

多くの癌では，細胞の増殖や生存に有利となる特異的な遺伝子異常が同定されている．癌化に対して劣性に働く癌抑制遺伝子の不活性化が関与している場合が多く，さらに増殖因子受容体，シグナル伝達系，細胞周期調節，アポトーシスにかかわる遺伝子の発現または機能異常が複合的にかかわっている．癌抑制遺伝子座のDNA変異による機序が多いが，DNA変異を伴わないエピジェネティック異常でも癌抑制遺伝子が不活性化される．特に，*Helicobacter pylori* やウイルス感染により引き起こされる慢性炎症やホルモン異常などが誘因となって癌抑制遺伝子の転写プロモーター領域DNAが高度にメチル化され，その結果，癌抑制遺伝子発現が不活性化される．そのため，これらの基礎疾患があると，癌発症率が上昇する．また，ある種の癌では，ヒストンのメチル化やアセチル化などのヒストン修飾や，マイクロRNA（蛋白質をコードしないRNA．特定のmRNAに作用して，その翻訳を抑制する）による癌抑制遺伝子の不活性化が癌化に関与していることもわかってきた．これらのエピジェネティック異常による癌抑制遺伝子の不活性化は可逆的であるので，エピジェネティック異常を標的とした治療法や診断技術の開発が進められている．

2）テロメアの維持

真核生物の線状染色体末端には，遺伝情報の安定した維持機構にかかわる蛋白質が結合する機能ドメイン（テロメア）が存在する．テロメアは，有糸分裂ごとにその末端側から短小化するため，正常細胞では，有限数の分裂後に細胞増殖を不可逆的に停止させて染色体の不安定化を引き起こさせない，という癌抑制機構が備わっている．癌細胞のように無秩序に増殖する細胞では，ほとんどの場合，染色体末端に新しいテロメアDNAを付加するテロメラーゼという酵素が活性化されていて，細胞増殖に伴うテロメアの短小化がみられない．

3）代謝

無秩序な細胞増殖を継続するためには，大量のエネルギーを消費するとともに，DNA合成，蛋白質合成，脂質合成をフル稼働させる必要がある．正常な細胞に取り込まれた糖は，酸素が利用できる場合は，電子伝達系に共役して起こる酸化的リン酸化系により，グルコース1分子当たり38個のアデノシン5'-三リン酸（ATP）産生に利用される．酸素欠乏状態にある細胞では，嫌気的解糖系が進んで2個のATPを産生し，乳酸が蓄積していく．一方，癌細胞では，大量のグルコースを細胞内に取り込み，酸化的リン酸化による効率的なエネルギー産生の割合が低下し，嫌気的解糖系に依存した糖代謝に偏っている（Warburg効果という）．癌細胞に取り込まれた糖は，エネルギー産生のみならず，アミノ酸合成や蛋白質の糖鎖修飾に利用されたり，ペントースリン酸回路を経て核酸合成に必要なリボースや，脂肪酸やステロイド合成に必要な還元型ニコチンアミドアデニンジヌクレオチドリン酸（NADPH）の産生にも利用されている．フルオロデオキシグルコースを核種として用いた陽電子放射断層撮影（positron emission tomography：PET）は，大量のグルコースを細胞内に取り込む癌細胞の性質を利用した診断手法である．

4）血管新生

固形癌が腫瘤を形成しながら増殖を続けていくためには，酸素や栄養分を取り入れられるよう血管網を構築する必要がある．腫瘍内部の低酸素環境に応答した生体反応と，癌細胞自身がその多段階発癌過程で獲得した血管新生亢進能の両方が複雑にかかわって腫瘍内血管を構築すると考えられている．腫瘍内血管は，動脈・静脈・毛細血管から構成される階層性や，内皮細胞の基底膜や壁細胞による裏打ち構造が欠損しているなどの，発生

過程で構築される正常な脈管構造が欠落しているため，血管透過性が亢進し血流分布が不均衡となっている．その結果，さらに血管新生を助長し，腫瘍の悪性化を誘導する．腫瘍の病的な血管新生を標的とした治療薬も臨床応用されている．

b. 浸潤と転移

浸潤とは，癌細胞と細胞外基質との接触，細胞外基質の分解，癌細胞の運動性の亢進の3つが連動して生じる，癌細胞の隣接する組織への破壊的侵入と定義される．一方，転移は，癌細胞の脈管や管腔への浸潤，移動，転移臓器近傍の内皮細胞への接着・管外遊出，転移巣での新たな増殖などの，いくつかのプロセスを経て成立する遠位組織への播種を意味する．いずれも癌細胞と正常細胞との複雑な相互反応により惹起された癌の悪性度の指標ととらえられている．

1) 細胞運動性と細胞外基質分解

上皮細胞は，E-カドヘリンなどの細胞接着分子を介して細胞間で結合し，インテグリンを介して細胞外基質に接着している．この接着がはがれて足場を失った上皮細胞は，アノイキスと呼ばれる機構が働いて細胞死を起こす．運動性の高い癌細胞では，細胞外基質との接着面に高発現したメタロプロテアーゼにより細胞外基質が分解され，接着性がゆるむ．さらに，アクチンフィラメントの再編成が連動して，細胞外基質が分解されてできた間隙に浸潤突起を伸ばす．アノイキスに抵抗性を獲得している癌細胞は，細胞死を逃れ，細胞外基質の分解と細胞形態変化を連動させながら，間隙間を移動することができる．

2) 上皮間葉転換

同一の細胞が，高い細胞接着性と細胞極性を持つ上皮細胞の状態から，細胞間接合が弱まって細胞移動性と浸潤性が亢進した間葉系細胞の性質に変化する現象を上皮間葉転換という．胚発生時における器官形成過程にかかわる現象であり，病的な状態として組織修復や線維化の過程や上皮系細胞が腫瘍化した一部の癌種で起こる以外，完成した臓器では起こらない．上皮間葉転換した癌細胞は，E-カドヘリンなどの上皮細胞マーカーの発現が低下し，ビメンチン，N-カドヘリン，フィブロネクチンなどの間葉細胞マーカーの発現上昇がみられる．細胞間接着能が低く，高い運動性を有する間葉系細胞が腫瘍化した肉腫が，上皮系細胞が腫瘍化した癌腫と比較して臨床的に悪性である理由として，上皮間葉転換のプロセスを経ないで浸潤能・転移能を保持しているためだと考えられている．上皮間葉転換には，癌周囲組織に遊走された好中球やマクロファージから分泌された炎症性サイトカインや細胞間基質による刺激，低酸素環境などの，周囲組織からの刺激が誘因となっている．

3) 炎症と微小環境

免疫・炎症細胞は，癌発生や進展に抗腫瘍的に働く一方で，癌の進展にも関与している．特に，炎症応答において重要な役割を担う単球・マクロファージ系の関与が注目されている．通常，単球は，体内に侵入した異物や病原菌を処理する生体防御活性を持つM1マクロファージに分化して，炎症促進的・抗腫瘍的に働く．ところが，癌間質には腫瘍随伴マクロファージと呼ばれるM2マクロファージが多く浸潤しており，炎症抑制的・腫瘍促進的に働く．M2マクロファージは，癌細胞と相互作用をして，血管新生促進因子，炎症性サイトカイン，種々のプロテアーゼ，活性酸素などを産生し，癌の生存，増殖，運動や，上皮間葉転換・血管新生に極めて有利な環境を作っている．

4) 転移の臓器特異性

転移の臓器特異性とは，癌の種類によって特徴的な転移臓器の様式を示すことである．癌細胞は，主にリンパ行性または血行性に，そして稀に管腔性の様式で広がっていく．そのため，転移臓器は，癌細胞を運ぶ血行動態と，癌細胞がある特定の臓器で選択的に増殖しうる特性という2つの要素が関係していると考えられている．前者は，転移性肝癌が，主に門脈血流に乗って流れてきた消化器癌を起源とすることが臨床上よく経験されるように，流れに沿って運ばれた癌細胞の数が多い臓器ほど転移を起こしやすい，という考え方である．後者は，植物の種と土壌にたとえられるように，転移臓器への接着や増殖にかかわる癌細胞と正常細胞の相互作用が関与しているという考え

方で，近年，その分子機構が徐々に明らかになってきている．

c. 癌幹細胞

癌幹細胞とは，生体内の多くの組織・器官に少数存在する組織幹細胞と同様に，自己複製能と多分化能を併せ持つ癌細胞と定義される．組織幹細胞が悪性形質を獲得した場合と，やや分化した段階の細胞が幹細胞性を獲得して生じる場合の両方があると考えられている．自己複製能を持つ癌幹細胞と，自己複製能を喪失した非癌幹細胞を無限に産生する高い腫瘍形成能を持つ．特に転移の成立には癌幹細胞が関与しており，転移先に生着した癌幹細胞は，ゲノム不安定性に起因する変異の蓄積や腫瘍内微小環境の影響を受けながらも，様々な分化段階の非癌幹細胞を無限に産生することができるので，原発腫瘍と類似したサブクローンからなる転移腫瘍を構成すると考えられている．組織幹細胞と同様に多くの癌幹細胞は静止期にあること，また，薬剤代謝や薬剤排出機構が発達していることなどの，非癌幹細胞とは異なった特性を有しており，古典的な化学療法には抵抗性が高く，癌幹細胞の残存が癌再発の主要因となっている．癌幹細胞特異的な生化学的特性を標的とする治療開発研究が進められている．

C. 腫瘍マーカー

腫瘍マーカーとは，癌に伴って生じる癌関連物質の量的・質的な変化を検出し，臨床指標として用いる物質である．古典的には，患者の組織，血液などの体液，排泄物中に検出される蛋白質やペプチド，糖鎖などの物質を指す．これらは，癌組織自体が細胞外に分泌した分子の一部であるため，腫瘍が大きくなれば腫瘍マーカー値は上昇する．一方，体液や排泄物中に分泌され，希釈するため，早期診断に用いるのは一般的でない．近年，特定の病状についての客観的な評価指標として「バイオマーカー」という概念が提唱され，癌にかかわる診断・病期・転移の有無・治療法選択や効果判定・予後判定などの指標に有用な分子バイオマーカーを広義の腫瘍マーカーと定義している．腫瘍細胞の遺伝子変異や遺伝子の発現変動，メチル化DNAやマイクロRNAなどの核酸バイオマーカーや，流血・排泄物中に逸脱した微量な腫瘍細胞自身なども腫瘍マーカーとして活用されている．米国国立癌研究所で提示している一般的腫瘍マーカーを表1に示す．

また，腫瘍の変異蛋白を抗原認識して産生した自己抗体をマーカーとして癌の検出が可能になり，いくつかの蛋白抗原に対する自己抗体と疾患特異性が報告されている．変異p53蛋白に対する自己抗体は，食道癌，大腸癌，乳癌において従来の腫瘍マーカーより早期から陽性となることから，癌診断の補助としての保険収載されている．

癌は，その発生にかかわる分子機構からみても，多種多様な疾患であるため，現在の診断技術で同一のカテゴリーに分類されている癌であっても，全く同じ病態や検査所見を示すとは限らない．したがって，有用な腫瘍マーカーであっても，100%の診断感受性，特異性を示すものではなく，いくつかのマーカーを組み合わせて用いることが重要である．

また，多くの腫瘍マーカーは，そのカットオフ値が健常人の平均や感受性・特異性を考慮して決定されているので，特に微妙な数値を評価するためには，CT，MRI，PETなどのイメージングバイオマーカーや病理学的診断手法などの他の検査と組み合わせて評価する必要がある．

（清水律子）

3. 代謝の統合
A. エネルギー過剰による肥満（図2）

人体は，食事によりエネルギーを摂取し，基礎代謝・運動などで消費している．適度なエネルギー摂取と運動はin・outのバランスが取れ，恒常性が維持されている．エネルギー不足は，るい痩・栄養失調を引き起こし，逆にエネルギーの過剰摂取は肥満を招く．近年，過食・高脂肪食・運動不足などの体内にエネルギーを蓄積する生活習慣が引き金となり，メタボリックシンドローム，ひいては心血管疾患の合併症を引き起こすことが問題となっている．

余剰なエネルギーは脂肪として体内に蓄積され

表1 米国国立癌研究所で提示している一般的腫瘍マーカー

	腫瘍マーカー	腫瘍	腫瘍マーカーの有用性
生体サンプルを用いた腫瘍マーカー	AFP	肝臓癌	診断, 治療効果
		胚細胞腫瘍	病期, 予後, 治療効果
	β_2ミクログロブリン	多発性骨髄腫, リンパ腫, 慢性リンパ性白血病	予後, 治療効果
	HCG-β	絨毛癌, 精巣腫瘍	病期, 予後, 治療効果
	CA15-3／CA27.29	乳癌	治療効果, 再発
	C19-9	膵癌, 胆嚢癌, 胆管癌, 胃癌	治療効果
	CA125	卵巣癌	診断, 治療効果, 再発
	カルシトニン	甲状腺髄様癌	診断, 治療効果, 再発
	CEA	結腸直腸癌	進展度
		乳癌	治療効果判定再発
	CD20	非ホジキンリンパ腫	標的療法の決定
	クロモグラニンA	神経内分泌腫瘍	診断, 治療効果, 再発
	サイトケラチン19フラグメント（CYFRA21-1）	肺癌	再発
	フィブリン, フィブリノゲン	膀胱癌	進展度, 治療効果
	HE4	卵巣癌	進展度, 再発
	免疫グロブリン	多発性骨髄腫, 原発性マクログロブリン血症	診断, 治療効果, 再発
	LDH	胚細胞腫瘍	病期, 予後, 治療効果
	NMP22	膀胱癌	治療効果
	PSA	前立腺癌	診断, 治療効果, 再発
	サイログロブリン	甲状腺癌	治療効果, 再発
	uPA／PAI-1（腫瘍内）	乳癌	悪性度, 治療方針
	Ova1	卵巣癌	骨盤内腫瘤の術前診断
核酸由来の腫瘍マーカー	*ALK*遺伝子	非小細胞肺癌, 未分化大細胞型リンパ腫	治療方針, 予後
	*BCR-ABL*融合遺伝子	慢性骨髄性白血病	診断, 病状の判定
	BRAF（V600E）変異	皮膚悪性黒色腫, 結腸直腸癌	治療反応性予測
	染色体3, 7, 17, 9p21	膀胱癌	再発のモニター
	*EGFR*遺伝子	非小細胞肺癌	治療方針決定, 予後
	エストロゲンレセプター プロゲステロンレセプター	乳癌	治療方針決定
	*HER2*遺伝子	乳癌, 胃癌, 食道癌	治療方針決定
	*KIT*遺伝子	消化管間葉系腫瘍, 粘膜悪性黒色種	診断, 治療方針決定
	*KRAS*遺伝子	結腸直腸癌, 非小細胞肺癌	治療方針決定
	21種遺伝子の発現プロファイル（Oncotype Dx®）	乳癌	再発リスク評価
	70種遺伝子の発現プロファイル（MammaPrint®）	乳癌	再発リスク評価

皮下脂肪型肥満　　　　　　　　　　　　　　　内臓脂肪型肥満

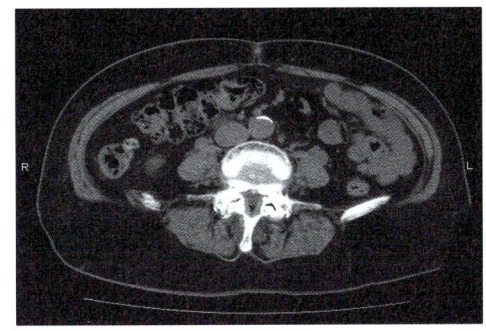

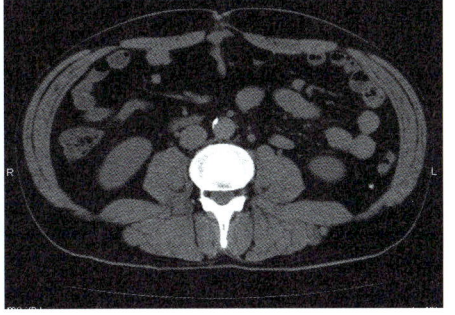

図2　BMI25の症例の臍レベルの腹部CT
皮下脂肪型肥満では，腹壁の外側に脂肪が蓄積するのに対し，内臓脂肪型肥満では腹壁の内側，内臓周囲に脂肪が蓄積する．内臓脂肪型肥満は男性に多いが，女性も閉経後は内臓脂肪が蓄積しやすくなる．

肥満を生じる．肥満は体のどの部分に脂肪がつくかによって2つのタイプに分かれ，下腹部，腰の回り，大腿，臀部の皮下に脂肪が蓄積するタイプを皮下脂肪型肥満，内臓周囲に脂肪が蓄積するタイプを内臓脂肪型肥満と呼ぶ．

内臓脂肪型肥満は，過食・高脂肪食・運動不足などにより，大量の脂肪を含んで肥大化した脂肪細胞が，腹部の臓器の間にある腸間膜などに蓄積された状態である．皮下脂肪型肥満の脂肪細胞からは，動脈硬化を抑制し，インスリン抵抗性を減少させる物質も分泌されるが，内臓脂肪型肥満の脂肪細胞からはこれらの分泌が少なく，逆に高血圧や高血糖，脂質異常症など，動脈硬化のリスクを高める複数の物質が多く分泌される．このため，内臓脂肪型肥満は，高血圧，糖尿病，脂質異常症をもたらし，動脈硬化などのリスクを増大させる悪性の肥満で，メタボリックシンドロームの主役とされている．

B. 内臓脂肪蓄積による病態

脂肪細胞は余剰なエネルギーをトリグリセリド（TG）として蓄積し，生体の必要に応じて再供給する．その細胞集団である脂肪組織は，皮下脂肪だけでなく，大網や腸間膜の周囲（内臓脂肪），腎周囲，心内膜，血管周囲など，様々な場所に生理的に存在する．しかし，過食・高脂肪食・運動不足などにより，生理的な範疇を超えてエネルギーが内臓脂肪に過剰に蓄積すると，脂肪細胞が肥大化し，アディポサイトカイン分泌異常，インスリン抵抗性などを引き起こす．

a. アディポサイトカイン異常（図3）

脂肪細胞はエネルギーを貯蔵する役割のみでなく，多彩な生理活性物資（アディポサイトカイン）を分泌している．アディポネクチンは最も重要なアディポサイトカインであり，抗糖尿病作用，抗動脈硬化作用，抗炎症作用，抗腫瘍作用，内皮機能保護作用など，多くの重要な疾患を予防する方向に働いている．しかし，内臓脂肪が蓄積した状態では，全身の脂肪組織でその合成は低下する．内臓脂肪量とアディポネクチンの血中濃度は逆相関を示し，内臓脂肪面積が $100\ cm^2$ を超えると，ほとんどの人で低アディポネクチン血症を認める．

また内臓脂肪は全身の炎症に関連している腫瘍壊死因子 α（TNF-α），血栓性疾患の要因となるプラスミノゲンアクチベーターインヒビター-1（PAI-1），平滑筋細胞の増殖の促進を通じて動脈硬化に関連するヘパリン結合性上皮増殖様因子（heparin binding-epidermal growth factor-like growth factor：HB-EGF）などのアディポサイトカインも分泌している．これらのアディポサイトカインは，内臓脂肪の蓄積とともに分泌が増加

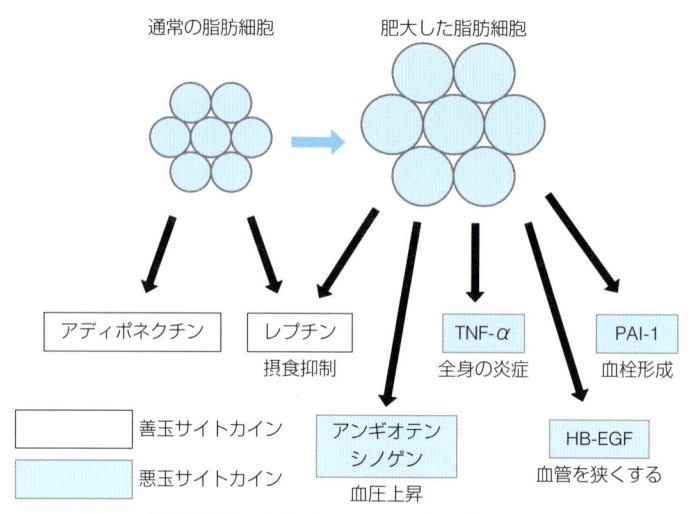

図3 脂肪細胞から分泌されるアディポサイトカイン

脂肪細胞からは，アディポサイトカインという様々なホルモンが分泌される．正常の脂肪細胞からは，善玉サイトカインが分泌されるが，肥大した脂肪細胞からは悪玉サイトカインが分泌され，動脈硬化などの種々の病態の原因となる．

する．つまり，内臓脂肪蓄積状態では，生体防御因子であるアディポネクチンが減少し，炎症性のアディポサイトカインが増加している．

b. 異所性脂肪蓄積

内臓脂肪は代謝が活発であり，脂肪細胞内に蓄積されたTGが遊離脂肪酸とグリセロールに分解され，また合成されるという変換を繰り返している．内臓脂肪蓄積では脂肪酸の分解と合成がともに亢進し，内臓脂肪から放出された過剰な遊離脂肪酸が，腸間膜静脈，門脈を経て肝臓に流入し，肝臓に蓄積し脂肪肝を引き起こす．また筋肉では異所性脂肪沈着を引き起こし，インスリン抵抗性を招く．

c. インスリン抵抗性

インスリン抵抗性は，インスリンの代謝調整作用，特に血糖降下作用が十分に発揮されない状態であり，具体的には骨格筋や脂肪組織でのインスリンによる糖取込みや，肝臓でのインスリンによる糖産生抑制が障害された状態である．内臓脂肪蓄積状態では，アディポネクチン低下，炎症性アディポサイトカインの増加，遊離脂肪酸増加，酸化ストレスなどによりインスリン抵抗性が生じる．インスリン抵抗性は耐糖能異常を引き起こす

のみでなく，高インスリン血症による動脈硬化性疾患など種々の病態の原因となる．

d. レプチン抵抗性

レプチンはアディポサイトカインの1つであり，エネルギー代謝の恒常性維持に重要な役割をしている．レプチンは脳内の視床下部にあるレプチン受容体に作用して，摂食抑制およびエネルギー消費の亢進に作用する．レプチンの分泌量は体脂肪量に相関するため，肥満すると血中のレプチン量は増加する．しかし，肥満によりレプチン抵抗性が起こり，レプチンは作用を十分に発揮できなくなり食欲抑制が破綻する．

C. 内臓脂肪蓄積による疾患（図4）

a. 高血圧

肥満を介した血行動態，内分泌，環境因子など，種々の影響により血圧が上昇する．特に内臓脂肪蓄積による高インスリン血症が昇圧に関与している．高インスリン血症では①腎尿細管におけるNa再吸収亢進による循環血漿量の増大を介して血圧が上昇，②交感神経活性亢進，またレニン-アンギオテンシン系（renin-angiotensin system：RAS）の亢進を介して末梢血管抵抗を増大させ

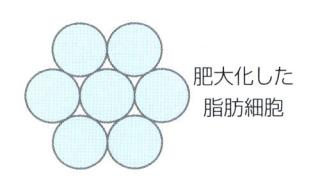

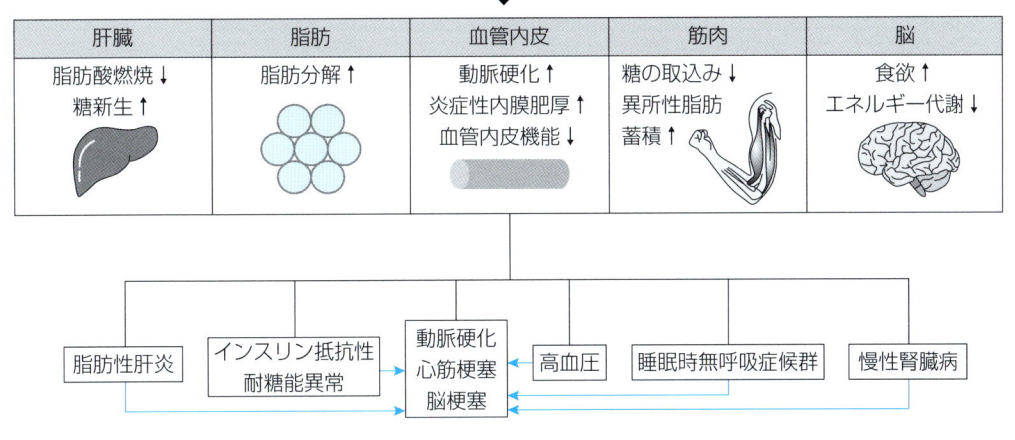

図4 内臓脂肪蓄積による病態

内臓脂肪の過剰蓄積により脂肪細胞機能異常が起こり，アディポサイトカイン異常，脂肪酸代謝異常，酸化ストレスなどが生じる．これが各臓器に影響し，糖尿病，高血圧，脂質異常症などの病態を招き，様々なリスクが重なりあうことにより，さらに動脈硬化を促進する．

る，③インスリン様増殖因子-1（insulin-like growth facter-1：IGF-1）などの細胞増殖に関する受容体を刺激して血管壁を肥厚させ，血管抵抗を増大させ血圧を上昇させる，などの機序で高血圧を生じる．

b. 耐糖能異常

内臓脂肪蓄積によりもたらされたインスリン抵抗性より耐糖能異常が生じる．食後高血糖は血管内皮に酸化ストレスを生じさせ，また糖尿病が軽症な状態では高インスリン血症も認め，炎症性アディポサイトカインの増加も加わり動脈硬化を促進する．また血中の遊離脂肪酸や炎症性サイトカイン増加は膵β細胞において，インスリンシグナルを障害したり，酸化ストレスを増大させることによりインスリン分泌を低下させ，糖尿病の増悪を招く．

c. 脂質異常症

内臓脂肪に由来する遊離脂肪酸などが，肝臓へ流入することにより，TG，超低比重リポ蛋白（VLDL）の増加に伴う高TG血症を認める．またインスリン抵抗性によるインスリン作用不足がリポ蛋白リパーゼ（LPL）の活性低下をもたらすため，VLDLから低比重リポ蛋白（LDL）への代謝が障害され，高TG血症を増悪させる．HDL-コレステロールも低下し，高LDL-コレステロール血症とは独立した動脈硬化のリスクとなっている．

d. 動脈硬化

血管内皮細胞は多くの生理活性因子を産生し，通常は抗血栓・抗炎症状態を保持している．しかし，内臓脂肪蓄積による前述のアディポサイトカイン産生異常，脂質異常，インスリン抵抗性などは血管内皮における抗炎症・抗血栓作用を破綻さ

せ，血管内皮障害を誘発する．血管内皮が障害されると，血液中のLDLが内膜に入り込み，酸化を受けて酸化LDLに変化する．これを処理するために単球も内膜へ入り込み，マクロファージへ変化し，酸化LDLを取り込んでやがて死んでいくが，その結果，内膜に，LDLに含まれていたコレステロールや脂肪が沈着物として貯留し，内膜が厚くなる．このようにしてできた血管の瘤をプラーク（粥腫）といい，プラークができた状態を粥状（アテローム性）動脈硬化という．プラークによる血流障害，またプラーク破裂による血栓により，狭心症・心筋梗塞・脳梗塞などの脳血管障害を生じる．

動脈硬化には多くの要因が関係しているが，危険因子として，耐糖能異常，脂質異常症（高LDL-コレステロール血症，高中性脂肪血症，低HDL-コレステロール血症），高血圧，慢性腎臓病，喫煙，年齢，性別などがあげられる．内臓脂肪型肥満は，これらの病態や生活習慣を複数有することが多く，リスクが重なるほど脳血管障害発症のリスクが増大する．

e. 非アルコール性脂肪性肝炎（NASH）

内臓脂肪から放出された過剰な遊離脂肪酸が肝臓に蓄積し脂肪肝となる．単純性脂肪肝の予後は良好であるが，これにインスリン抵抗性や酸化ストレスなどが影響すると，炎症・線維化が起こりNASH（non-alcoholic steatohepatitis）に進展する．NASHはおよそ10年間に5〜20％が肝硬変に進展し，一部に肝癌の合併が認められる．

f. 慢性腎臓病（CKD）

CKDの原因には種々の基礎疾患があるが，内臓脂肪蓄積による高血圧，耐糖能異常，脂質代謝異常もそれぞれCKDの原因として深く関連している．インスリン抵抗性は，血管内皮障害，糸球体高血圧を引き起こし，筋肉や脂肪組織ではインスリン感受性が減弱しているにもかかわらず，腎臓のインスリン感受性は保たれており，インスリンの持つ抗Na利尿作用によりNaの貯留が起こる．またアディポネクチンは腎保護作用も有しているため，アディポネクチンの低下による糸球体障害，尿細管障害も生じる．

必須項目	内臓脂肪蓄積
	ウエスト周囲径　男性　≧ 85 cm
	女性　≧ 90 cm
	（内臓脂肪蓄積　男女とも　≧ 100 cm² に相当）

＋

選択項目	高TG血症　≧ 150 mg/dL
これらの項目のうち2項目以上	かつ/または
	低HDLコレステロール血症　＜ 40 mg/dL
	収縮期血圧　≧ 130 mmHg
	かつ/または
	拡張期血圧　≧ 85 mmHg
	空腹時高血糖　≧ 110 mg/dL

図5　メタボリックシンドロームの診断基準
2005年4月制定のわが国の診断基準．ウエスト周囲径は立位，軽呼気時，臍レベルで測定する．
内臓脂肪蓄積が必須項目で，選択項目が2個以上該当した場合に診断される．各リスクの程度が軽くても，複数重なると動脈硬化性疾患発症の危険性が高まる．

g. 睡眠時無呼吸症候群

閉塞型睡眠時無呼吸症候群（obstructive sleep apnea syndrome：OSAS）を合併する肥満は，内臓脂肪型肥満が多い．OSASによる低酸素血症，呼吸再開による再酸素化は，生体に酸化ストレス，組織障害，交感神経活動亢進などを招く．睡眠分断・覚醒と併せて，インスリン抵抗性，高血圧，脳心血管合併症の因子となる．

D. メタボリックシンドローム（図5）

内臓脂肪蓄積を基盤として，一個人に耐糖能異常，脂質異常，血圧異常などの心血管病のリスクファクターが重責した状態を，メタボリックシンドロームという．わが国の診断基準では，まず内臓脂肪型肥満（腹囲が男性85 cm以上，女性90 cm以上）が必須項目であり，他に，①耐糖能異常，②高中性脂肪血症かつ，または低HDL-コレステロール血症，③血圧異常の3項目のうち2項目以上を有している場合と診断される．それぞれの病態が予備軍，軽症であったとしても複数有している場合は，動脈硬化の進行予防の観点から早い段階での介入が必要である．原因となっている内臓脂肪蓄積を改善するため，2008年から通称「メタボ健診」といわれる特定健康診査が開始さ

れ，メタボリックシンドロームと診断された人に対する生活習慣改善のためのサポートが開始されている．

(鈴木亜希子／羽入　修)

4. 栄養
A. 栄養と臨床化学検査学

　栄養は人体代謝の基本で，栄養アセスメントが食事箋に不可欠なので，臨床化学検査学の結果を臨床検査技師が栄養サポートチーム内で協議して治療方針を決める．また，糖尿病では血糖などの在宅の自己測定が広く行われているため，臨床検査技師にも糖尿病療養指導士などの受験資格があり，栄養学は重要である．

　臨床化学検査の対象は，無数の生体物質の集合体（オーム）であり，その大部分は三大栄養素から，細胞内で形成される．三大栄養素とは糖質，脂質，蛋白質を指し，人体栄養には他に13種の無機質，13種のビタミン，水が最低必要とされる．機器分析の飛躍的な発展に伴ってオームの網羅的な解析学（オミックス）が可能となった（図6）．従来の臨床化学検査学の対象である血糖などの栄養素，尿素などの代謝産物の解析はメタボロミクスと呼ばれるようになった（図6）．オミックスの情報の流れはDNA→RNA→蛋白質→代謝産物である（図6左）．オームは図6左の情報発現の段階にしたがって，DNAの全遺伝情報（ゲノム），そこから転写で生じる全mRNA集合体（トランスクリプトーム），その翻訳で形成される全蛋白質集合体（プロテオーム），その酵素活性によって形成，分解される全代謝産物集合体（メタボローム）に分かれる．それぞれの網羅的な解析が臨床化学検査の対象で，ゲノミクス，トランスクリプトミクス，プロテオミクス，メタボロミクスである（図6右）．検体検査の多くはメタボロミクスであるが，血清アルブミン，リポ蛋白などのプロテオミクスも日常臨床検査項目である（図6右）．遺伝子検査はゲノミクスに属し，mRNA解析のトランスクリプトミクスは，生検試料で分析される．さらに，オミックスの最終結果として人体から出力されるのが，図6右下の生体活動，疾病で，フェノームと呼ばれ，これらも心電図などが臨床検査技師の対象である．ゲノムからフェノームに至る物質，エネルギー，情報の源流に栄養素がある．

B. 栄養素の代謝と内的環境の恒常性維持

　栄養管理の基本は内的環境を一定に保つ恒常性維持作用の補助で，栄養素は絶えず体成分の更新や活動のために消費されるので，消化管による消化吸収で補充しているが，疾患に応じて，病人食，経管栄養，中心静脈栄養などを行って恒常性を維持する．臨床化学検査では検体成分が健常者の基準範囲にあるかを照合判定し，病態に応じた最適な栄養素供給を診断するのが栄養アセスメントである．

　栄養状態は，検査値だけでなく，体重変動などの指標を踏まえて総合的に行う必要がある．アルブミン，抹消血リンパ球数，総コレステロール値は，栄養状態悪化に伴い低下するため古くから指標とされており，スコア化されたものもある．CONUT（controlling nutritional status）は2003年の欧州静脈経腸栄養学会（European Society of Clinical Nutrition and Metabolism：ESPEN）でスペインのGonzalezらが発表した栄養評価法で，アルブミン，末梢血リンパ数，総コレステロール値をスコア化し，3つのスコアを積算して求めた値を栄養評価の指標としており，蛋白質代謝，免疫能，脂質代謝という3つの指標を反映している．

　アルブミンは，血中半減期が約20日と長く，栄養状態が悪化してから値が低下するのに時間がかかるため，近年はトランスサイレチン（プレアルブミン）を栄養状態評価の指標としている施設が増加している．トランスサイレチン（プレアルブミン）は，血中半減期が2日と短いため栄養状態悪化により早期に低下する．同様に，血中代謝の早いレチノール結合蛋白やトランスフェリン，体内蛋白質代謝動態をみる尿中3-メチルヒスチジンも指標として利用されている．

　図7に人体の食後の絶食期間と熱量素や血糖の代謝経過をⅠ～Ⅴ期に分けて示す．食後約4時

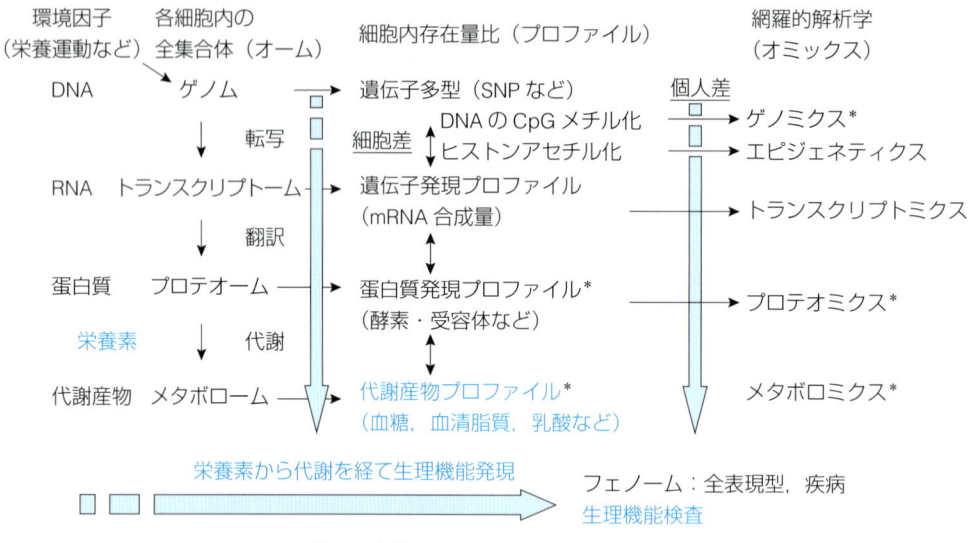

	環境因子 (栄養運動など)	各細胞内の 全集合体(オーム)	細胞内存在量比(プロファイル)		網羅的解析学 (オミックス)
DNA		ゲノム	遺伝子多型(SNPなど)	個人差	ゲノミクス*
		↓ 転写	細胞差 DNAのCpGメチル化 ヒストンアセチル化		エピジェネティクス
RNA		トランスクリプトーム	遺伝子発現プロファイル (mRNA合成量)		トランスクリプトミクス
		↓ 翻訳			
蛋白質		プロテオーム	蛋白質発現プロファイル* (酵素・受容体など)		プロテオミクス*
	栄養素	↓ 代謝			
代謝産物		メタボローム	代謝産物プロファイル* (血糖、血清脂質、乳酸など)		メタボロミクス*

栄養素から代謝を経て生理機能発現　　フェノーム：全表現型、疾病
　　　　　　　　　　　　　　　　　　生理機能検査

図6　栄養とオミックス過程の検査学

＊：臨床化学検体の分析
香川靖雄ほか：ゲノムビタミン学，p.67，建帛社，2008より引用

間で消化管からの血糖補給は終わる(Ⅰ期)．次いでⅡ期は肝臓のグリコーゲンを動員するが，グリコーゲンは半日の貯蔵分しかないので，食後4～16時間で終わる．脳はグルコースしか利用できないので，Ⅲ期に入り肝グリコーゲンからの糖の供給が絶たれた場合でも糖の補給を必要とする．この時期は筋肉の蛋白質を分解し，肝臓で糖に換える糖新生系が働く．**図7上**に示すように，摂食による外因性脂肪は小腸からカイロミクロンとして糖や蛋白質を源とする過剰熱量素は，内因性脂肪として肝臓においてVLDLに変換され，全身に送られ内臓脂肪となる．長期絶食時のⅣ期，Ⅴ期には脂肪から脂肪酸への分解が亢進し，脂肪酸は肝臓や筋肉においてエネルギー源として利用される．

栄養素の消化吸収と代謝からエネルギー生成までの主要経路を**図8**に示す．食物に含まれる糖質，脂質，蛋白質と核酸の大部分は高分子であり(脂質は低分子エステル)，それぞれの構成単位である単糖類，脂肪酸+グリセリン，アミノ酸，ヌクレオチドに消化管の中で水解される．それらの消化酵素は，胃，膵液などの上部消化管で分泌されるものは，endo型であって，例えばアミラー

ゼ，ペプシン，エンドヌクレアーゼなどが，高分子を大きな断片に切断する．現在50万人を超える経管栄養〔経皮内視鏡的胃瘻造設術(percutaneous endoscopic gastrostomy：PEG)〕で使用する半消化態のフォーミュラは，この段階の水解産物が多い．次いで小腸ではマルターゼ，アミノペプチダーゼ，スクラーゼなどのexo型の消化酵素が，分子の末端から構成単位を遊離させていく．エレメンタルダイエットや静脈栄養に用いられる栄養素は上記の構成単位が主で，血清蛋白質と乳化脂肪以外は低分子でなければ細胞に利用できない．脂質は胆汁酸で乳化され，リパーゼで部分的に分解される．こうして小腸粘膜を通過して脂質の大部分はリンパ管，他は門脈を経て肝臓で代謝される．一方，代謝終産物である尿素，尿酸の他，リン酸，硫酸をはじめとする過剰無機質は，腎臓から排出される．

栄養素は**図8**の主要経路で代謝される．糖質は解糖系，脂肪酸はβ酸化系による．また，アミノ酸はまず脱アミノを受けて糖原性とケト原性の中間代謝産物になる．いずれもクエン酸回路で脱炭酸されて呼気の炭酸ガスとなり，水素はミトコンドリアの電子伝達系で最後に酸素で酸化されて

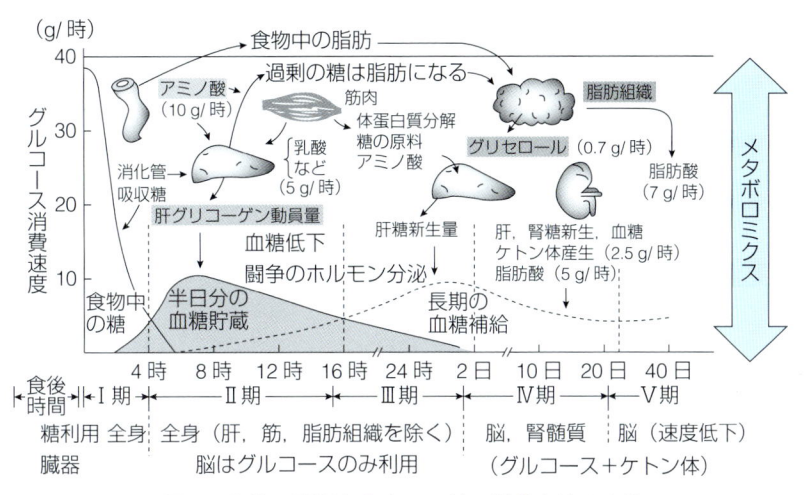

図7 食後の時間と体内での糖の供給方法の変化

水となる．その際に発生するエネルギーはミトコンドリアのATP合成酵素によってATPを形成して，人体活動のエネルギー源として用いられる．アミノ酸の窒素は脱アミノでアンモニアを生じ，尿素回路で尿素として排出される．含硫アミノ酸の硫黄は硫酸として，過剰の無機質とともに尿中に排泄される．なお，核酸中のプリンヌクレオチドは尿酸となる．食物中の非吸収物と胆汁に分泌された成分は便として排泄される．

C. 糖質

糖質（炭水化物）は日本人の1日の消費エネルギーの約60％を占め，穀類は総エネルギーの42％を供給し，その大半がデンプンによる．糖質は脳，赤血球，激しい運動時の骨格筋など，糖しか利用できない組織のエネルギー源である．脳のエネルギー消費量は約300 kcal/日，すなわち炭水化物75 g/日，脳以外の組織を合わせて考えると約100 g/日は必要である．厚生労働省は，総エネルギーの50〜70％を糖質で摂取できるよう食事摂取規準の目標量と定めた．糖質は単糖類，少糖類（砂糖，乳糖など），多糖類（デンプン，繊維素など）に分類される．ヒトの消化酵素で消化されない食物中の難消化成分の全体を食物繊維という．食物繊維はエネルギー摂取1,000 kcal当たり10 gが目標量である．

D. 脂質

脂質は水素の含量が高いので，エネルギーが9 kcal/gと高く，体内で酸化されて水を1.07 mL/gも生じるので，エネルギーと水の貯蔵のための栄養素である．脂質は必須脂肪酸の供給源でもあり，脂溶性ビタミンの吸収も助ける．長期の脂質の過剰摂取は，肥満，糖尿病をはじめ，生活習慣病の大きな原因となる．1〜69歳は脂肪エネルギー比率を20以上25未満，70歳以上は15以上25未満と定めた．コレステロールは男性750 mg/日未満，女性600 mg/日未満を目標量とする．脂肪の構成脂肪酸は炭素数16個と18個の脂肪酸が主である．魚油のエイコサペンタエン酸，ドコサヘキサエン酸は心筋梗塞，認知症などを防ぐために1日1 gの目標量が策定されている．

E. 蛋白質

蛋白質は細胞の生命活動を担う重要な栄養素である．人体には約10万種類もの蛋白質がある．このプロテオミクスによる栄養状態の変化に伴う人体内での各蛋白質の動きがわかるようになった．血清総蛋白質の基準値は7 g/dLで，アルブミンの基準値4 g/dLは蛋白質の供給状態を示す．蛋白質の推奨量は18歳以上で男性60 g/日，女性50 g/日とし，目標量は18〜69歳では総エネルギーの20％であるが70歳以上では25％と高く設

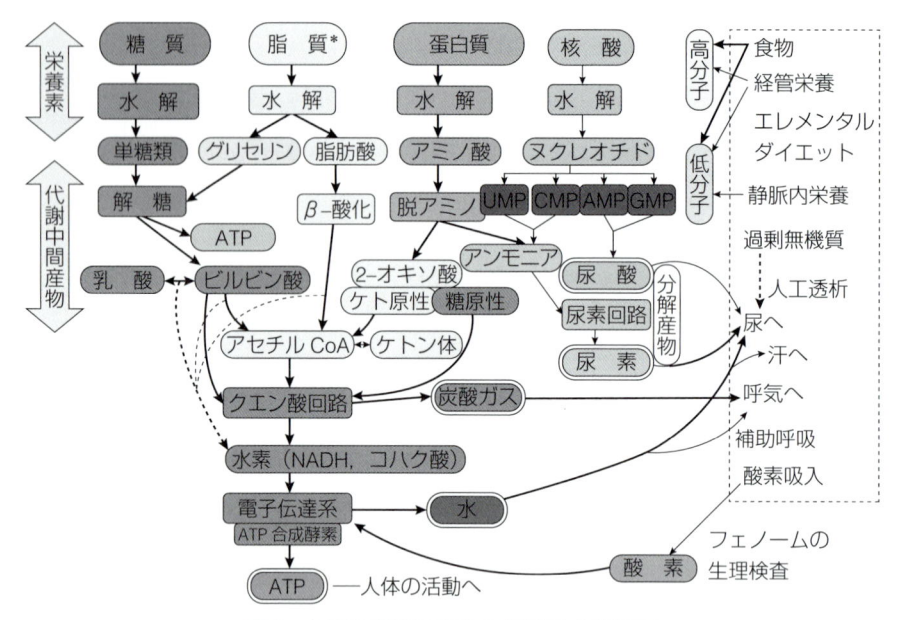

図8 主要栄養素の消化と代謝の主要経路

＊：脂質は高分子ではないので直接に輸液できる．
臨床化学検査のメタボロミクスの対象の基質は丸い形で，終産物は二重丸で，プロテオミクスの対象の酵素や酵素系は四角で囲んである．

香川靖雄ほか：ナースのための生化学・栄養学 第3版，p.62，南山堂，2001より引用

定されている．成長期には蛋白質 1.8 g/kg 体重，成人では 0.9 g/kg 体重が大体の目安である．血清アルブミンが 3.5 g/dL 以下の蛋白質エネルギー栄養障害は高齢者では重要である．

F. ビタミン

ビタミンは，微量で生理機能を円滑にするために不可欠な有機物であるが，体内では合成できない．ビタミンは水溶性ビタミン8種と脂溶性ビタミン5種に大別される．①化学的性質は3大栄養素に比べて，複雑である．②欠乏症は脚気，くる病のように明確に診断できる場合もあるが，全細胞の補酵素である場合には生化学検査でのみ判定される場合もある．③生理作用：ビタミンB群は補酵素として代謝そのものの酵素反応の担い手となるが，脂溶性ビタミンには代謝の制御にかかわるホルモンのような役割が多い．中にはビタミンAの視覚や，ビタミンKの血液凝固を助ける作用もある．ビタミンAとDは活性型が細胞核内の受容体蛋白に結合して，遺伝子の発現を調節する．

G. 無機質

無機質の中で水は体重の 60～80% を占める．主要無機質にはカルシウム，リン，硫黄，カリウム，ナトリウム，塩素，マグネシウムの7種類がある．この中のマグネシウム，カルシウム，リンの3種はともに硬組織（骨，歯）を作る．ナトリウム，塩素，カリウム，マグネシウム，カルシウムなどは電解質と呼ばれ，体液のpH，浸透圧を正常に保ち，神経や筋肉の興奮に必要である．微量元素としてクロム，モリブデン，マンガン，鉄，銅，亜鉛，セレン，ヨウ素，フッ素，コバルトなどがある．無機質は人体内で分解されないので，微量元素8種のすべてに上限量が定められている．

（香川靖雄）

5. 薬物・毒物
A. 薬と毒

薬物とは，人体に対して病気の予防，治療などの有益な作用を示す化学物質であるのに対して，毒物とは，生体に有害な影響を及ぼす化学物質として理解されている．ところが，中世の医師であり，錬金術師であったParacelsusは，「すべての物質は有害であり，無害な物質はなく，有害か無害かは量だけで決まる」と毒性の本質を定義している．言い換えれば，薬も使用量が多すぎると毒物となり得るということである．例えば，ヒトに対して抗血液凝固剤として使用されるワルファリンは，ネズミに対して殺鼠剤として用いられている．逆に，ボツリヌス毒素は1 μg/kgの用量で致死効果を示すが，それより低用量で使用すると，Parkinson病の治療薬になる．このように薬物と毒物の区別は便宜的なもので，明確な区別をつけることは困難であり，用量で有益と有害が変わることが少なくない．そのため，ここでは薬毒物と表現する．

ある薬毒物をヒトの代替として小動物に投与した際に，用量が少なすぎると薬理作用としての生体反応は発現しない．ところが，用量を増やすと何らかの薬理作用が観察される．50%の小動物に有効な薬理作用を発現する用量を50%有効量（50% effective dose：ED_{50}）といい，ED_{50}値は薬効の強さの指標とされている（図9）．さらに用量を増加すると有害な中毒症状を呈することが多く，このように中毒量を超えて投与すると小動物は死亡する．50%の小動物が死亡する用量を50%致死量（50% lethal dose：LD_{50}）という（図9）．LD_{50}値/ED_{50}値を安全域（あるいは治療係数）といい，安全性の一応の目安となっている．例えば，本値が3以下の場合は危険，10以上で安全性が高いとされている．

B. 薬毒物の体内動態

生体は生命維持に必要な栄養素以外の異物が生体内に侵入すると，これらが生体内に蓄積することを阻止するように働くことが知られている．摂取された栄養素がエネルギー産生のために酸化分

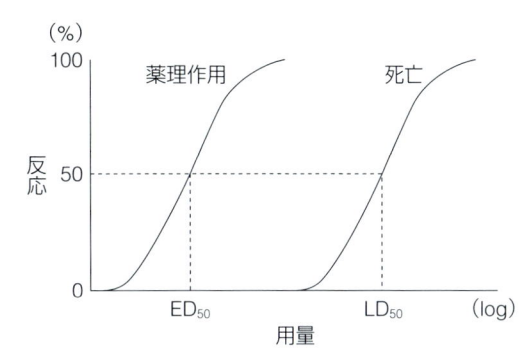

図9 用量-反応曲線

解されるのに対して，薬毒物のような異物はむしろエネルギーを消費する反応により構造を変換させた後に体外へと排泄される．

a. 吸収および分布

薬毒物が接触した細胞表面から体液やリンパ液などの脈管系に入るまでの過程を吸収といい，経口，経皮および吸入の3つが主な薬毒物の体内移行の経路である．薬毒物を経口摂取すると，大半の薬毒物はある程度の脂溶性があるので小腸などの消化管で吸収（absorption）され，血液中に分布（distribution）し，門脈を介して肝臓に運ばれて代謝（metabolism）を受ける（図10）．肝臓を最初に通過する際に生じる効果を，初回通過効果という．血液中に分布した薬毒物は血中アルブミンなどの蛋白質と可逆的に結合し，その一部は遊離型で循環する．遊離型として存在する薬毒物は毛細血管から組織間液に移行して，作用部位に到達して何らかの効果を発揮する．薬毒物が組織から生体内側に移行するには生体膜を通過することが必要であるが，薬毒物の多くはトランスポーターなどの担体を介さないエネルギー非依存的な受動拡散によって生体膜を通過する．

b. 代謝および排泄

一般に薬毒物は，代謝されることで本来の薬効・毒性を消失するが，一部は母化合物より薬理作用の増大や毒性が増加することも知られている．これを代謝活性化という．薬毒物の代謝反応は，第1相反応と第2相反応に大別される．第1相反応として酸化（水酸化），還元や加水分解が

知られているが，異物の酸化反応の中心的役割を演じているのがシトクロムP450（CYP）である．CYPは微生物から植物，動物まで生物界に広範に分布する一酸素原子添加酵素（モノオキシゲナーゼ）であり，極めて多数の分子種が存在する．本来はステロイドホルモンの生合成，脂肪酸やビタミンの代謝に働く一方で，医薬品や環境中に存在する化学物質の代謝も行うことから，その代謝と生成物の薬効を含めて薬理学的および毒性学的に重要である．CYPにより水酸化された薬毒物は，グルクロン酸，硫酸，グルタチオン（GSH）などの極性基の導入を触媒するUDP-グルクロン酸転移酵素（UGT），硫酸転移酵素（ST）およびグルタチオン S-転移酵素（glutathione S-transferase：GST）群を代表とする第2相異物代謝酵素群により，それぞれグルクロン酸抱合体，硫酸抱合体およびグルタチオン抱合体に変換される（図11）．さらにATPを利用して，多剤耐性関連蛋白（MRP）をはじめとする第3相異物トランスポーターを介してこれらの極性代謝物は肝臓から胆汁中に排泄（excretion）され，最終的に糞中に排泄されるか（図10），あるいは腸内細菌などで脱抱合されて脂溶性を取り戻すと，小腸で再吸収され循環血流中に再度移行する（腸肝循環）．一方，肝臓中の薬毒物は血液を介して各種臓器に分布し，腎臓では尿中に，肺においては，揮発性の高い薬毒物は肺胞を介して呼気に排泄される（図10）．薬毒物の吸収，分布，代謝および排泄のことを，それぞれの英語の頭文字を用いて"ADME"と呼ぶ．

C. 薬毒物の有害性発現

アセトアミノフェンは解熱・鎮痛作用を有する風邪薬で，内服後，速やかに消化管から吸収され，およそ1時間後に最高血中濃度に達する．アセトアミノフェンの常用量では尿中への未変化体の排泄はわずかで，その大部分は肝臓でUGTによりグルクロン酸抱合されることで解毒される．また，アセトアミノフェンの一部は，CYP分子種などにより酸化されて，N-アセチル-p-ベンゾキノンイミン体に変換される．本代謝物は化学

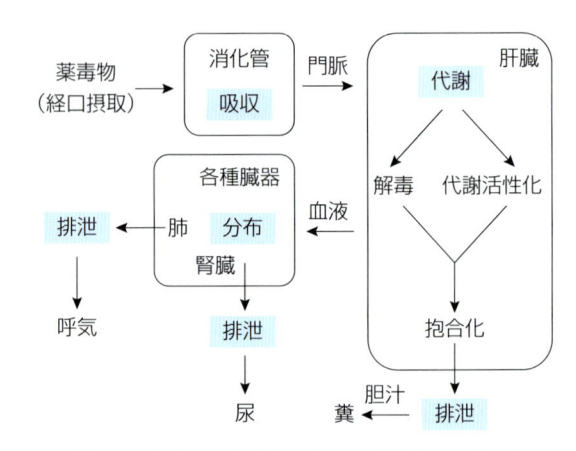

図10 薬毒物の吸収，分布，代謝および排泄

的に親電子性を有するために，GSTの（非）存在下において，肝臓中に数mmol/Lオーダー存在するGSHと共有結合してGSH抱合体に変換される．このGSH抱合体やアセトアミノフェンのグルクロン酸抱合体は，MRPを介して細胞外に排泄される．ところが，アセトアミノフェン投与量の増加に伴い，肝臓中のGSHは枯渇して，代償的に肝臓中の反応性システイン残基を有する蛋白質に共有結合する．アセトアミノフェンを大量（10 g以上）服用すると，致死的な肝臓の壊死が起きるとされているが，その主因はアセトアミノフェンの肝臓中蛋白質との結合体形成が関与する．アセトアミノフェンの生体内変換を図12にまとめた．このようなCYPを介した有害性発現にかかわる代謝活性化は，多環芳香族炭化水素類であるベンゾピレン，タバコの煙に含まれている脂肪族ニトロソアミン，食品の加熱により生成される複素環アミン類，カビ毒のアフラトキシンB_1，医薬品であるプロプラノロールなどでも生じることが報告されている．

D. CYPによる薬毒物の代謝と人種差および個体差

a. CYP分子種と薬物相互作用

異物代謝に重要な役割を演じるCYPはヒトにおいても多数の分子種の存在が明らかにされている（表2）．これ以外にも，CYP2B6，CYP2J2，CYP3A5なども見出されている．肝臓中で最も

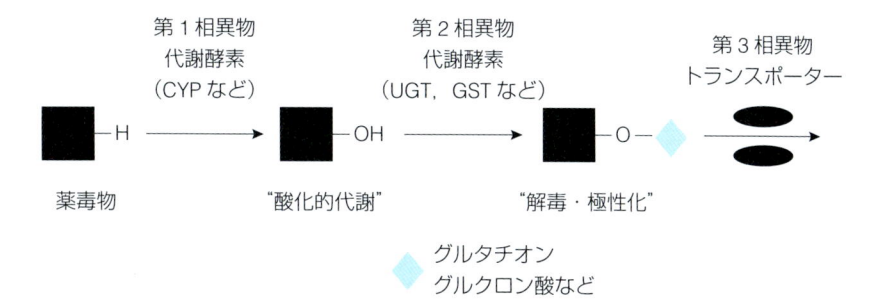

図11 薬毒物の酸化および極性基導入を介した解毒・排泄

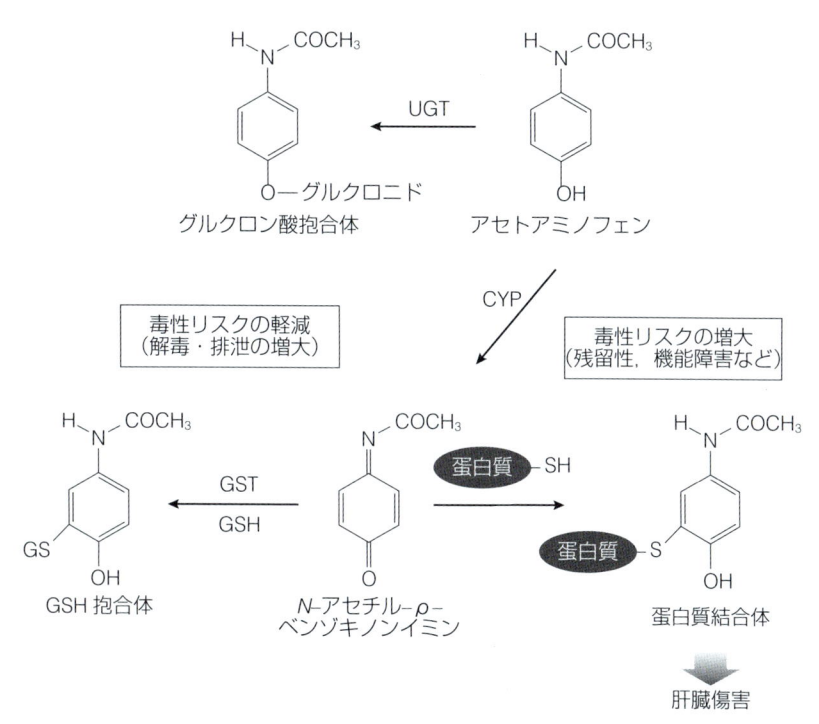

図12 アセトアミノフェンの解毒および代謝活性化

含量の高い分子種はCYP3A4であり，**表2**以外にも様々な薬毒物の代謝に関与している．消化管でのCYP3A4の存在量は全CYPの70%に達する．CYPの特徴の1つとして，種々の化学物質の摂取により誘導されることが知られている．例えば，CYP3A4，CYP2C9およびCYP2C19は，バルビツール系薬剤やリファンピシンによりそれぞれの含量は増加する．また，CYP2E1はエタノールをアセトアルデヒドに代謝する分子種である一方で，エタノール摂取で誘導される．すなわち，飲酒を繰り返すことで，酒に強くなる一因といえよう．

逆にCYPの酵素活性を阻害する物質も数多く見出されている．興味深いことに，グレープフルーツジュースに含まれているフラボノイド類およびフラノクマリン類がCYPの不可逆的阻害剤として働くことが示されている．例えば，グレープフルーツジュース成分がCa拮抗剤であるニフェジピンや免疫抑制剤であるシクロスポリンの代謝に関係するCYP3A4活性を抑制することで，こ

表2 ヒトにおける代表的な CYP 分子種

CYP分子種	肝臓での存在量 (% of total CYP)	典型的な基質
CYP1A2	〜15%	カフェイン，テオフィリン
CYP2A6	〜5%	ニコチン，クマリン
CYP3A4	〜30%	ニフェジピン，シクロスポリン
CYP2C8	＜5%	
CYP2C9	〜20%	フェニトイン，ワルファリン
CYP2C19	＜5%	メフェネトイン，オメプラゾール
CYP2D6	〜5%	デブリソキン，エクスタシー（麻薬）
CYP2E1	〜10%	エタノール，クロルゾキサゾン

れらの血中濃度は通常より顕著に上昇し，ニフェジピンによる過度の血圧低下およびシクロスポリンによる腎臓機能障害などの副作用が生じる．このような血中に複数の薬毒物が存在することに起因して，薬毒物の作用に影響を与えることを薬物相互作用という．想定を超えた体内濃度増加に由来する医薬品の効き過ぎが，"薬"を"毒物"に変える一例である．CYP 以外では，ウイルス感染症の治療薬であるソリブジンの代謝活性化で生じた代謝物が，ジヒドロピリミジン脱水素酵素を不可逆的に阻害し，その結果，抗癌剤である 5－フルオロウラシルと併用した場合に，5－フルオロウラシルの顕著な血中濃度上昇による重篤な副作用（白血球減少，血小板減少など）が生じ，それが原因で 14 名の死者が出た「ソリブジン薬害事件」(1993 年) は，薬物相互作用がもたらした悲劇である．

b. 遺伝的多型

古くから薬毒物の生体内代謝には年齢差，人種差や個体差があることがわかっており，その主因は，関係する第 1 相反応と第 2 相反応の酵素の遺伝的多型が大きな役割を担っている．第 1 相反応において，CYP2A6，CYP2C9，CYP2C19 および CYP2D6 の遺伝的多型がそれぞれの酵素活性に影響することが明らかにされている．表2に示す通り，CYP2A6 はニコチン代謝に関与する分子種であるが，*CYP2A6＊4* は遺伝子全欠損型であり，ホモで有する場合，酵素活性は全く認められない．日本人を対象とした研究により，*CYP2A6＊4* の遺伝子頻度は約 20％ と高い．第 2 相反応においても，UGT や GST の遺伝子多型の存在も知られており，薬毒物代謝能の個人差は，薬効および副作用発現の個人差に関連する．

（熊谷嘉人）

チェックリスト

炎症
- □自然免疫系と獲得免疫系の役割と担う細胞について述べよ．
- □炎症性サイトカインと T 細胞の炎症への関与について説明せよ．
- □補体の活性化機序と役割について説明せよ．
- □自己免疫疾患の病態について説明せよ．

腫瘍
- □多段階発癌機構について説明せよ．
- □癌細胞の持つ悪性形質について説明せよ．
- □腫瘍マーカーの臨床的意義について説明せよ．

代謝の統合
- □内蔵脂肪蓄積が疾患を惹起する病態を説明せよ．
- □内蔵脂肪蓄積によって惹起される疾患を述べよ．
- □メタボリックシンドロームの病態と診断基準を述べよ．

栄養
- □栄養素の構成成分について述べよ．
- □栄養アセスメントの重要性について説明せよ．
- □絶食による栄養素代謝の変化について説明せよ．

薬物・毒物
- □CYP 酵素活性が薬毒物代謝の人種差・個人差を起こす機序について説明せよ．
- □CYP 酵素活性を阻害する物質を述べよ．

臨床化学検査学 編

　本編では，人の病態を生化学的に検査するための生体分子の分析方法と臨床化学検査の実際について記述されている．分子から個体までの人の病態を理解した上で，検査基準値の意味を知ることは極めて重要である．ここでは，生体分子の各種の分析法の原理や，臨床現場で行われている生化学的な検査法が生体物質別にまとめられている．

◆学習目標

第Ⅲ章「分析の化学―生体分子の分析法」
　　分析法（放射線管理法を含む）の種類および，その原理，精度管理などを学ぶ．

第Ⅳ章「人体の臨床化学検査の実際―生体分子の分析各論」
　　臨床化学検査では「人体の生体物質の合成や代謝のどのステップを調べるのか」「検査値と病態がどのように結びつくのか」を理解し，実際の検査方法，基準値の範囲，臨床検査における注意事項などを学ぶ．

臨床化学検査学とは

臨床化学は，化学，生化学を基盤として生体材料を分析，解析し，臨床医学に役立てる学問である．生体は種々の物質代謝を行うことにより維持されている．物質は絶えず代謝され，時々刻々変化している．例えば，血液の成分の組成や個々の成分は量的にも質的にも変化しているのである．健常者の場合は生体の恒常性により，多くの成分は，ある範囲内にコントロールされているので，健康状態が維持されている．しかし，何らかの原因で生体に異常が起こったときには，正常に存在している成分の変動や，またこれらの成分の異常な変化や，異常な成分が出現してくる．そのため，生体の代謝異常を手段とする体液成分分析は疾患の診断，治療，経過観察に重要な情報を与える．

臨床化学で対象となる検体は，主に血液，尿であるが，その他に髄液，穿刺液，便，組織材料などがある．臨床化学検査は生体成分を分析し，その結果を疾病診療に役立てるもので，主な成分は以下のようなものがある．

①有機成分（蛋白質，糖，脂質，酵素など），無機成分（ナトリウム，カリウム，クロール，カルシウム，無機リンなど電解質や微量元素）の量的変動をみる．
②電解質の組成から酸塩基平衡の変動をみる．
③クレアチニンクリアランスや経口糖負荷試験など動的状態を把握する機能検査を行うことによって，臓器の機能を推定する．
④異常蛋白質や腫瘍マーカーのように疾患に特異的な異常物質を検出する．

臨床化学検査の進歩は分析方法の進歩に伴って急速に発展してきている．分析試薬は化学的方法から酵素的方法への移行が進み，微量物質測定に免疫化学的試薬が開発された．分析機器は，自動分析装置，生体成分を分析するセンサー，分離分析を行う電気泳動やクロマトグラフィ，さらに質量分析装置が発展した．

このように臨床化学検査は種々の成分が簡易に分析できるようになったが，その分析データが診療に用いられるために重要なのは絶対的な信頼性の確保である．そのためには，信頼できる標準物質と標準的測定法，高度な技術が必要となる．主な検査項目においては国際的に認証された標準物質と標準的測定法が整備され，正確さが日常検査に伝承されている．しかし，分析技術に関しては分析者自身が習熟していなければならない．

生体試料は生体の一部であり，その取扱いは慎重に行わなければならない．試料の取扱いが不適当であれば，分析が正しくても誤った結果を臨床に報告することになりかねない．臨床検査技師は分析しようとする成分の適切な採取法，保存安定性，分析上の誤差要因などの基礎的知識を身につけた上で，分析に臨む必要がある．そして，生体成分の生理的変動を加味した上で，検査結果の臨床的判断を行うことが重要である．今後，臨床化学検査の対象となる物質の種類はさらに増えていくものと思われる．日常の臨床化学検査を興味を持って行っていれば，新しい測定方法の創造や，未知の物質を見出し，臨床研究の端緒となったりすることも考えられる．

臨床化学検査は疾患の診断，治療，経過観察を行う上での客観的データであり，その役割は今後さらに重要になっていくと思われる．

（下村弘治）

III 分析の化学―生体分子の分析法

1 分析法の基礎

1. SI単位
A. SI基本単位

SI単位とは，フランス語で「国際単位系」を意味する"Le Systeme International d'Unites"の略称である．初めて国際的に単位の統一が図られたのは，1875年にフランスで締結されたメートル条約で，これを基に，1960年，国際度量衡総会（Conférence Générale des Poids et Measures：CGPM）から勧告された単位系が現在のSI単位の原型である．わが国では，1993年に新計量法として，SI単位系が正式に採用された．

表1に示す7つの単位が，SI単位系の基本骨格をなすものであり，これらを組み合わせたものが後述するSI組立単位である．

SI単位系を使うに当たっての注意点とルールは，国際規格 ISO1000，日本工業規格 JIS Z 8203「国際単位系（SI）及びその使い方」に明記されている．その要点は以下の通りである．

① 書体は立体とし（ローマン体），人名に由来する単位の場合は，記号の最初の文字を大文字とし，他は小文字とする．
② 単位記号は，文末を除いて終止符を打たない．また，常に単数形で記載する．
③ 複数の単位の積で新しい単位を表現する場合は，「N・m」「N.m」「N m」のいずれかの記法を用いる．単位記号と接頭語記号が同じとなる「m」「T」「h」を使う場合は，注釈をつけるなど誤解の生じないように注意する．
④ 単位同士の商の形で新しい単位を表現する場合は，「m/s^2」または「m・s^{-2}」のどちらかの記法に従う．斜線による記法では，「m/s/s」のように，2つ以上の斜線を用いてはいけない．

表1 SI基本単位

量	単位の名称	単位記号	定義
長さ	メートル	m	1秒の1/299,792,458間に光が真空中を進む距離
質量	キログラム	kg	国際キログラム原器の質量に等しい
時間	秒	s	セシウム133の原子の基底状態の2つの超微細準位の間の遷移に対応する放射の9,192,631,770周期の継続時間
電流	アンペア	A	真空中に1mの間隔で平行に置かれた無限に小さな円形断面を有する無限に長い2本の直線状導体のそれぞれを流れ，これらの導体の長さ1メートルごとに2×10^{-7}ニュートンの力を及ぼしあう一定の電流
温度	ケルビン	K	水の3重点の熱力学温度の1/273.16
物理量	モル	mol	0.012 kgの炭素12の中に存在する原子の数と等しい数の要素粒子または要素粒子の集合体（組成が明確にされたものに限る）で構成された系の物理量
光度	カンデラ	cd	周波数540×10^{12} Hzの単色放射を放出し，所定の方向の放射強度が1/683 W/srである光源の，その方向における光度

また，以下の例のように構造の複雑な単位は，負のべき乗，あるいは括弧を用いる．

【例】 $J \cdot mol^{-1} \cdot K^{-1}$ あるいは $J/(mol \cdot K)$

B. SI接頭語

実際に計測される値が，SI基本単位よりもはるかに大きな値，あるいは極めて微小な値である場合，10の指数表現でも対応できるが，桁数の増加に伴い，直感的な量の比較が困難となり，また混乱の原因ともなる．そこで表2に示す大きさを表す接頭語を単位に付けて表現する．以下に接頭語の使い方について述べる．

① 接頭語の字体は立体とし（ローマン体），単位記号との間にはスペースを入れない．
② 目的とする大きさの単位を作るために自由に接頭語を選択できるが，原則的にはその単位で表される値が0.1と1,000の間に入るように選択する．
③ 接頭語は，μμFやmmmのように基本単位記号に2つ以上つけるのではなく，pFやnmのように1つだけ用いる．この規則は，2つ以上の単位を組み合わせて表現する単位についても同様である．キログラム（kg）は，すでに接頭語がついているので，例えば，10^{-6} kgは，前述の規則よりmgと表現する．ただし，ISO 1000およびJIS Z8203では，組み合わせた単位の分母にkgがある場合は，これを接頭語付きの単位とはみなさない．
④ 1 cm³のように，接頭語付きの単位に指数がかかっている場合は，母体となる単位と接頭語の両方に指数をかけて，1 cm³ $(10^{-2}$ m$)^3 = 10^{-6}$ m³ と表記する．

ただし，以上の規則は，今後修正される可能性があり，必ずしも普遍的なルールではない．

C. SI組立単位

SI基本単位の組み合わせで定義されるSI組立単位の中で，22個の単位に固有の名称と記号が付けられている．表3に主なSI組立単位および，SIと併用される10個の単位を示す．

表2 接頭語

値	接頭語	読み	値	接頭語	読み
10	da	デカ	10^{-1}	d	デシ
10^2	h	ヘクト	10^{-2}	c	センチ
10^3	k	キロ	10^{-3}	m	ミリ
10^6	M	メガ	10^{-6}	μ	マイクロ
10^9	G	ギガ	10^{-9}	n	ナノ
10^{12}	T	テラ	10^{-12}	p	ピコ
10^{15}	P	ペタ	10^{-15}	f	フェムト
10^{18}	E	エクサ	10^{-18}	a	アト
10^{21}	Z	ゼタ	10^{-21}	z	ゼプト
10^{24}	Y	ヨタ	10^{-24}	y	ヨクト

2. 化学分析の単位

A. モル濃度

溶液1 L中に溶解している溶質のモル数で表した濃度をモル濃度という．単位は「mol/L」あるいは「M」である．1mol/Lは濃度単位であるので，1mol/Lの溶液という表現は1 Lの体積を必要とするものではない．日本語では，1モル濃度（1mol/L）も1モル（1グラム分子）も1モルと表現するが，前者は濃度（molar），後者は物質の量の単位（mole）であるので，明確に区別する必要がある．

【例】 NaCl（分子量58.5）5.85 gを500 mLの水に溶解したときのモル濃度

$$\text{NaClのモル濃度} = \frac{5.85}{58.5} \div 0.5 = 0.2 \text{（mol/L）}$$

【例】 98%の H_2SO_4 の密度が1.83 g/cm³のときのモル濃度

$$1.83 \times 1{,}000 \times 0.98 \times \frac{1}{98} = 18.3 \text{（mol/L）}$$

B. グラム当量と規定度

化合物のグラム当量とは，1グラム原子の水素を与えるか，あるいは受け取ることのできる重量を表し，溶液1 L中に溶質の1グラム当量を含む濃度を1規定（1 normal；1N）とする．あるいは，この溶液の規定度（normality）は1である

表3 主な SI 組立単位

量	単位記号	名称	SI 基本単位による表現
平面角	rad	ラジアン	$m \cdot m^{-1} = 1$
立体角	sr	ステラジアン	$m^2 \cdot m^{-2} = 1$
周波数	Hz	ヘルツ	s^{-1}
力	N	ニュートン	$m \cdot kg \cdot s^{-2}$
圧力, 応力	Pa	パスカル	$m^{-1} \cdot kg \cdot s^{-2}$
エネルギー, 仕事, 熱量	J	ジュール	$m^2 \cdot kg \cdot s^{-2}$
工率, 放射束	W	ワット	$m^2 \cdot kg \cdot s^{-3}$
電荷, 電気量	C	クーロン	$s \cdot A$
電位差(電圧), 起電力	V	ボルト	$m^2 \cdot kg \cdot s^{-3} \cdot A^{-1}$
静電容量	F	ファラド	$m^{-2} \cdot kg^{-1} \cdot s^4 \cdot A^2$
電気抵抗	Ω	オーム	$m^2 \cdot kg \cdot s^{-3} \cdot A^{-2}$
コンダクタンス	S	ジーメンス	$m^{-2} \cdot kg^{-1} \cdot s^3 \cdot A^2$
磁束	Wb	ウェーバ	$m^2 \cdot kg \cdot s^{-2} \cdot A^{-1}$
磁束密度	T	テスラ	$kg \cdot s^{-2} \cdot A^{-1}$
インダクタンス	H	ヘンリー	$m^2 \cdot kg \cdot s^{-2} \cdot A^{-2}$
セルシウム温度	℃	セルシウム度	K
光束	lm	ルーメン	$m^2 \cdot m^{-2} \cdot cd = cd \cdot sr$
照度	lx	ルクス	$m^2 \cdot m^{-4} \cdot cd = m^{-2} \cdot cd$
放射能	Bq	ベクレル	s^{-1}
吸収線量・カーマ	Gy	グレイ	$m^2 \cdot s^{-2}$
線量当量	Sv	シーベルト	$m^2 \cdot s^{-2}$
酵素活性	kat	カタール	$s^{-1} \cdot mol$

と表現する．例えば，HCl，CH$_3$CO$_2$H，KHSO$_4$ などの1塩基酸では，その1モルを溶媒1Lに溶かしたものが1N溶液であり，H$_2$SO$_4$のような2塩基酸では1/2モルを1Lに溶かした溶液が1Nである．

次式は規定度の一般公式である．

グラム当量 (g/当量)×規定度 (N)×溶液の体積 (L)
 ＝溶質の重量 (g)

【例】H$_3$PO$_4$（分子量98）の3N溶液を500 mL調整するには，H$_3$PO$_4$は3塩基酸であるので，その1グラム当量は，

98/3 ＝ 32.7 (g)

公式に当てはめると，

32.7×3×0.5＝49 (g)

のH$_3$PO$_4$が必要となる．

【例】CaCl$_2$（分子量111）5.5 gを水に溶解して250 mL（0.25 L）としたとき，CaCl$_2$はCa^{2+}とH$^+$を置換して考えると，Ca^{2+}→2H$^+$であるので，その1グラム当量は，

111/2＝55.5

したがって，CaCl$_2$の当量数は，

5.5/55.5 ＝ 0.099

であり，溶液の規定度は，

0.099/0.25＝0.396 (N)

と計算される．

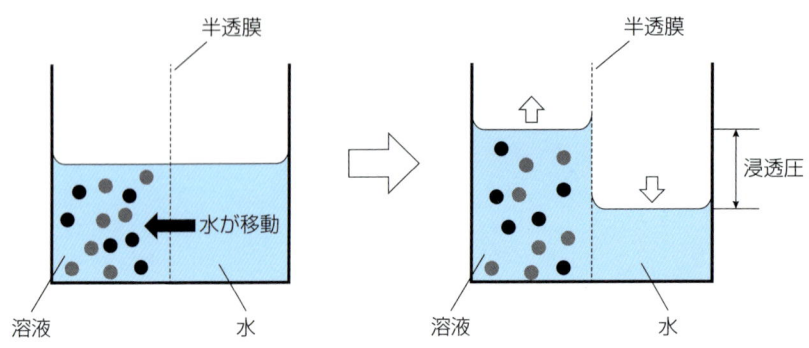

図1 浸透圧

右の区画の水は，溶液中の溶質が作る浸透圧によって左の区画に移動し，溶液の体積が増加するとともにその濃度は低下する．その結果，水をさらに引き寄せようとする溶液の浸透圧と，溶液の体積が増すことにより生じる静水圧が等しくなったときに水の移動が止まる．このときの溶液の浸透圧が左右の水面の差による静水圧 mmHg として表現される．

C. 容量百分率

体積百分率，あるいはパーセント濃度ともいう．これは，溶液の重量，または体積を 100 としたときの溶質の重量，あるいは体積の割合を表したもので，①重量/重量％（w/w％）と，②体積/体積％（v/v％），および③重量/体積％（w/v％）の3種類が用いられる．これらの中で w/v％ がよく用いられ，濃度単位が単に％だけ示されている場合は w/v％ と考えてよいが，誤解を避けるために正しく単位表示する必要がある．

$$w/w\% = \frac{溶質の質量}{溶媒の質量 + 溶質の質量} \times 100$$

$$v/v\% = \frac{溶質の体積}{溶媒の体積 + 溶質の体積} \times 100 \text{（溶質が液体の場合）}$$

$$w/v\% = \frac{溶質の質量}{溶液の体積} \times 100$$

また，次の公式が成立する．

体積（mL）× 濃度（g/100 mL）= 溶質の重量（g）

【例】0.9％ NaCl を 3 L 調整するのに必要な NaCl 量は，上の公式より，

3,000 mL × 0.9 g/100 mL = 27 g

と計算される．

D. 浸透圧

図1に示すように，半透膜（水は自由に通過できるが，粒子は通過できない膜）を隔てて，濃度の異なる溶液，例えば水と食塩水が接触すると，水が食塩水側に移動する．このように，濃度の高い溶液が，濃度の低い溶液から水を引き寄せる力を浸透圧という．

浸透圧の単位はミリオスモル（milli-osmole：mOsm）で，1ミリモルの粒子が水1Lに溶解しているときの浸透圧の大きさが 1 mOsm/L と定義されている．1ミリモルの粒子数は，溶質の種類に関係なく同じであるので，Ca^{2+} が 1 mmol/L の溶液と Na^{+} が 1 mmol/L の溶液の浸透圧は等しい．

【例】1ミリモルの NaCl が 1 L の水に溶解しているとき，NaCl は Na^{+} と Cl^{-} に完全に解離するので，その浸透圧は 2 mOsm/L となる．

mg, mEq および mOsm の間には次の関係が成立する．

$$mOsm = \frac{mg}{原子量} = \frac{mEq}{原子価}$$

E. 酵素活性の単位

国際生化学連合（International Union of Biochemistry：IUB）から，酵素活性の定義について次のような勧告が出された．

「酵素活性の測定は至適条件で行い，その初速度から基質の変化量を求め，1分間に1 μmolの基質の変化を触媒する酵素活性を，1国際単位（U）とする．測定温度は30℃とし，それ以外の温度で測定した場合は温度を併記すること」．通常は，試料1 L当たりの活性値をU/Lで表示する．自動分析が主体となった現在では，日常検査としての酵素活性は37℃における国際単位である．

酵素活性は，吸光度をA，基質あるいは生成物のモル吸光度係数を ε（L・mol^{-1}・cm^{-1}），セルの光路長を l（cm），試薬および試料の容量を V_r，V_s とすると，次式で与えられる．

$$U/L = \frac{\Delta A}{min} \times \frac{1}{\varepsilon \cdot l} \times \frac{V_s + V_r}{V_s} \times 10^6$$

その後1972年に，IUBはSI単位での酵素活性表示を「1秒間に基質1 molを変化させる量を1 katal（kat）とする」と定義した．また国際臨床化学連合（International Federation of Clinical Chemistry：IFCC）では「試料を1 Lとし，1秒間に1 nmolの基質を変化させる酵素量を1 nkat/Lとする」としている．U/Lとnkat/Lの関係を以下に示す．

$$\begin{aligned}
1\ U/L &= 1\ \mu mol \cdot min^{-1} \cdot L^{-1} \\
&= 1/60\ \mu mol \cdot s^{-1} \cdot L^{-1} \\
&= 1/60\ \mu kat \cdot L^{-1} \\
&= 16.67\ nkat/L \\
1\ nkat &= 1\ nmol \cdot s^{-1} \cdot L^{-1} \\
&= 60\ nmol \cdot min^{-1} \cdot L^{-1} \\
&= 60 \times 10^{-3}\ \mu mol \cdot min^{-1} \cdot L^{-1} \\
&= 0.06\ U/L
\end{aligned}$$

3. 分析試薬
A. 試薬の取り扱いと調整
a. 試薬の規格

試薬規格とは，日本工業標準調査会（Japanese Industrial Standards Committee：JISC）の定める日本工業規格（Japanese Industrial Standards：JIS）に基づいている．JIS規格は工業標準化の促進を目的とする工業標準化法により制定される国家規格で，試薬規格を含め2012年3月現在で10,289件が制定されている．ただし，日本国内で流通している試薬がすべてJIS規格を満たしているわけではなく，個々の製造企業が独自に設定した規格に基づいて販売されているのが現状である．この場合，試薬の純度は「工業用試薬」「一級試薬」「特級試薬」に分類されているが，工業用試薬の純度は95％以下，一級相当試薬は95％前後，特級試薬は95％以上であることが多い．

b. 試薬の取り扱い

試薬の取り扱い上の注意事項は，「消防法」「毒物及び劇物取締法」「労働安全衛生法」などで細かく規定されているが，特に皮膚・粘膜刺激性のある酸（硫酸，塩酸，硝酸など）やアルカリ（水酸化ナトリウムなど），フェノールの取り扱いには十分に注意する必要がある．**表4**に毒物および劇物の判定基準を要約した．ここで，LD$_{50}$とは，毒性試験で，実験動物の50％が死亡する薬物の量である（50％致死量）．

1）試薬の廃棄

「廃棄物の処理及び清掃に関する法律」「水質汚濁防止法」「下水道法」「特定化学物質の環境への排出量の把握等及び管理の改善の促進に関する法律」などで厳しくその方法が定められている．**表5**に「廃棄物の処理及び清掃に関する法律」における試薬に関連する特別管理産業廃棄物の分類を示す．

2）試薬の保存

法律で細かく規定されているが，一般的な保存上の注意点としては，劣化，還元，酸化を阻止する目的から，試薬の種類を問わず，湿気を避け，化学反応の起こらない容器に密栓して冷暗所に保

表4 毒物および劇物の判定基準

経路	毒物基準	劇物基準
経口	LD_{50} が 50 mg/kg 以下	LD_{50} が 50 mg/kg を超え 300 mg/kg 以下
経皮	LD_{50} が 200 mg/kg 以下	LD_{50} が 200 mg/kg を超え 1,000 mg/kg 以下
吸入（ガス）	LD_{50} が 500 ppm（4 時間）以下	LD_{50} が 500 ppm（4 時間）を超え 2,500 ppm（4 時間）以下
吸入（蒸気）	LD_{50} が 2.0 mg/L（4 時間）以下	LD_{50} が 2.0 mg/L（4 時間）を超え 10 mg/L（4 時間）以下
吸入（ダスト・ミスト）	LD_{50} が 0.5 mg/L（4 時間）以下	LD_{50} が 0.5 mg/L（4 時間）を超え 1.0 mg/L（4 時間）以下

毒物基準を1つ以上満たす場合は毒物，毒物基準には該当せず劇物基準を1つ以上満たす場合は劇物とする．この基準は化学品の分類および表示に関する世界調和システム（GHS）における急性毒性，皮膚腐食性，眼傷害性の判定基準に準拠している．

表5 試薬に関連した特定管理産業廃棄物

種類	対象となる化合物などの例
廃油	有機溶媒類の廃液
廃酸	pH2.0 以下の強酸性廃液
廃アルカリ	pH12.5 以上の強アルカリ性廃液
感染性産業廃棄物	感染性病原体を含むか，その恐れのある産業廃棄物（使用済みの注射針，採血管，検査道具など）
廃 PCB	廃 PCB および PCB を含む廃油
PCB 汚染物	PCB を含む汚泥，がれき，木くず，紙くず，金属くず，プラスチック類など
PCB 処理物	PCB 汚染物を処理したもので，PCB が基準不適合のもの
廃石綿	石綿を含む廃棄物
有害産業廃棄物	水銀，カドミウム，鉛，六価クロム，ヒ素，シアン，PCB，トリクロロエチレン，ジクロロメタン，四塩化炭素，ベンゼン，セレンまたはその化合物，1,2-ジクロロエタン，1,1,1-トリクロロエタン，ダイオキシン類が基準値を超えて含まれる汚泥など

管する必要がある．また表6に示す危険物を保管する場合は，表7に従い混載の可否を確認する必要がある．

B. 純水

　純水とは，文字通り不純物を含まない水のことであり，水道水などの常水を，最終的に強酸性陽イオン樹脂と強塩基性陰イオン交換樹脂で脱イオン化して得られた「脱イオン水」，蒸留処理による「蒸留水」，逆浸透膜濾過された「RO水」がある．また，純水をさらにフィルター処理するなどにより純度を高めた水を「超純水」という．
　水の純度は，測定が容易な比電気抵抗（比抵抗）で評価される（表8）．通常のイオン交換処理だけでは細菌などの微生物は除去できないの

で，その前処理としてRO処理をしてからイオン交換処理をする必要がある．

4. 検査試料
A. 検体の種類

　臨床検査に用いる主な試料を表9に示す．尿，糞便は非侵襲的に採取可能な検査材料であるが，これらも含めて，採取から測定まで試料を適切に取り扱わなければ正しい検査結果を得ることはできない．検査結果に影響する主な要因としては，採取方法，採取条件，採取後の処理および保存方法があげられる．

B. 検体の採取条件

　臨床検査は，検査目的に応じた検体を適切に採

表6 危険物の分類

類別	性質	品名	
第1類	酸化性個体	1. 塩素酸塩類 2. 過塩素酸塩類 3. 無機過酸化物 4. 亜塩素酸塩類 5. 臭素酸塩類 6. 硝酸塩類	7. ヨウ素酸塩類 8. 過マンガン酸塩類 9. 重クロム酸塩類 10. その他のもので政令で定めるもの 11. 前各号に掲げるもののいずれかを含有するもの
第2類	可燃性個体	1. 硫化りん 2. 赤りん 3. 硫黄 4. 鉄粉 5. 金属粉	6. マグネシウム 7. その他のもので政令で定めるもの 8. 前各号に掲げるもののいずれかを含有するもの 9. 引火性個体
第3類	自家発火性物質及び禁水性物質	1. カリウム 2. ナトリウム 3. アルキルナトリウム 4. アルキルリチウム 5. 黄りん 6. アルカリ金属及びアルカリ土類金属[*1]	7. 有機金属化合汚物[*2] 8. 金属の水素化物 9. 金属のりん化物 10. カルシウム又はアルミニウムの炭化物 11. その他のもので政令で定めるもの 12. 前各号に掲げるもののいずれかを含有するもの
第4類	引火性液体	1. 特殊引火物 2. 第1石油類 3. アルコール類 4. 第2石油類	5. 第3石油類 6. 第4石油類 7. 動植物油類
第5類	自己反応性物質	1. 有機過酸化物 2. 硝酸エステル類 3. ニトロ化合物 4. ニトロソ化合物 5. アゾ化合物 6. ジアゾ化合物	7. ヒドラジンの誘導体 8. ヒドロキシルアミン 9. ヒドロキシルアミン塩類 10. その他のもので政令で定めるもの 11. 前各号に掲げるもののいずれかを含有するもの
第6類	酸化性液体	1. 過塩素酸 2. 過酸化水素 3. 硝酸	4. その他のもので政令で定めるもの 5. 前各号に掲げるもののいずれかを含有するもの

[*1]：カリウム及びナトリウムを除く
[*2]：アルキルアルミニウム及びアルキルリチウムを除く
消防法（2013年6月14日改正）別表第一より

表7 危険物の混載の組み合わせ

	第1類	第2類	第3類	第4類	第5類	第6類
第1類		×	×	×	×	○
第2類	×		×	○	○	×
第3類	×	×		○	×	×
第4類	×	○	○		○	×
第5類	×	○	×	○		×
第6類	○	×	×	×	×	

○：混載可能な組み合わせ
×：混載することを禁止する組み合わせ

取することから始まる．つまり，検体を採取した時点から検査が開始しているといっても過言ではない．中でも血液は最も多くの検査で用いられる検査材料であり，採血方法や採血条件について正しい知識と技術が必要である．採血の詳しい手技については，日本臨床検査標準協議会（Japanese Committee for Clinical Laboratory Standards：JCCLS）による「標準採血法ガイドライン」を参照されたい．検査値に影響を与える要因には，

表8 水の電気抵抗率

分類	電気抵抗率 (MΩ·cm)	用途	備考
超純水	15以上	半導体デバイス洗浄，液晶ディスプレイ部品洗浄，医薬品製造，火力・原子力発電，微量分析	10MΩ·cm以上を超純水，1〜10MΩ·cmを純水とする場合もある
純水	0.1〜15	精密機器洗浄，化学製品製造，飲料原料，理化学実験	
水道水 工業用水 河川水，地下水など	0.002〜0.02	料理，選択，入浴 工場の冷却水，雑用水 工業用水，水道水の水源	

表9 主な検査試料

血液	全血，血漿，血清
分泌液	胃液，膵液，胆汁，唾液，喀痰，精液
穿刺液	脳脊髄液，胸水，腹水，心嚢液，関節腔液，羊水，骨髄液
排泄物	尿，糞便
その他	臓器片，組織片，結石

生理的変動，治療行為による変動，採血手技による変動がある．

a. 生理的変動

生理的変動は個体内変動（日内変動，食事，運動，飲酒，喫煙，月経周期，体位など）と個体間変動（性別，年齢，環境，生活習慣，人種など）に分けられる．各要因により変動する主な項目を表10に示す．

1) 日内変動

1日のうちで血中レベルが周期的に変動する項目は，採血時間の影響を考慮する必要がある．日内変動が大きい項目としてホルモンが代表的であり，早朝に高値を示す副腎皮質刺激ホルモン（ACTH）やコルチゾール，逆に夜間に高値を示す甲状腺刺激ホルモン（TSH）や成長ホルモン（GH）がある．

2) 食事

食事による影響は，短期的な影響（1回の食事）と長期的な影響（食習慣）とに区別される．採血時間に関連するのは前者であり，食事内容や食後から採血までの時間により，グルコースや中性脂肪は上昇，遊離脂肪酸は低下する．中性脂肪は食後6時間までカイロミクロンとして上昇するため，採血は原則として早朝空腹時（食後12時間以上経過後）に行う．

3) 運動

運動による筋肉への負荷により，クレアチンキナーゼ（CK），アスパラギン酸アミノトランスフェラーゼ（AST），乳酸脱水素酵素（LD）などの骨格筋由来の血清中酵素活性が高値となるが，その程度は運動量や運動習慣により異なる．また，運動による生体反応に起因して，グルコース，クレアチニン，乳酸などの項目が上昇する．

4) 体位

姿勢が仰臥位から立位へ変わると，下肢の毛細管圧の上昇により循環血漿量が約10%減少する．その結果，高分子成分である総蛋白やアルブミン，また蛋白と結合して存在するカルシウムやコレステロールが濃縮により高値を呈する．さらに，血圧低下に対する反応としてレニン，アドレナリンなども高値となる．

5) 性差

男性では，筋肉量や活動量に起因して，女性よりもクレアチニンや尿酸などが高値を示し，女性では女性ホルモンの作用でHDL-コレステロールが高値傾向を示す．また，女性では閉経が重要な変動因子であり，アルカリ性ホスファターゼ（ALP），コリンエステラーゼ（ChE），無機リン（IP）は閉経後に上昇，トランスフェリンは低下を

表10 生理的変動因子と主な項目

変動要因		主な検査項目
日内変動	早朝高値	ACTH, コルチゾール, 血清鉄, 総ビリルビン
	夜間高値	TSH, GH, 無機リン
食事（短期）	上昇	グルコース, 中性脂肪, インスリン
	低下	遊離脂肪酸, 無機リン, カリウム
食事（長期）	上昇	高脂肪食：総コレステロール, 中性脂肪
		高蛋白食：尿素窒素, アルブミン
運動	上昇	CK, AST, LD, グルコース, クレアチニン, 乳酸, 白血球数
	低下	無機リン
体位（立位）	上昇	総蛋白, アルブミン, カルシウム, 総コレステロール
		レニン, アドレナリン, ノルアドレナリン
飲酒	上昇	γ-GT, 中性脂肪, ALT, AST, HDL-C
喫煙（短期）	上昇	グルコース
	低下	LD
喫煙（長期）	上昇	CRP, CEA, MCV, 白血球数
	低下	IgG
月経周期	変動	LH, FSH
性別	男＞女	クレアチニン, 尿酸, 血清鉄, ヘモグロビン, トランスフェリン, フェリチン
	女＞男	LH, FSH, HDL-C, クレアチン
年齢	新生児期高値	CK, LD, ALT, AST, γ-GT, ALP, ビリルビン, 白血球数
	新生児期低値	総蛋白, アルブミン, 尿素窒素
	加齢で上昇	尿素窒素, クレアチニン, LD
	加齢で低下	アルブミン, カルシウム, ヘモグロビン, 赤血球数, トランスフェリン

認める.

6）年齢

小児期, 特に新生児期や乳児期では, 身体的成長に伴い大きく変動する項目がある. 体重当たりの運動量が多いためCK, LDなどの酵素は高値を示し, 新生児でのビリルビンは, 肝機能の未発達により高値となるが（生理的黄疸）, 乳児期には極低値となる. ALPは骨代謝と関連し, 新生時期と思春期で高値を呈する. また, 加齢とともに各種臓器の機能低下に伴った変動がみられ, 例えば肝機能に関連してアルブミンが低下, 腎機能に関連して尿素窒素やクレアチニンが高値を示す.

b. 治療行為による変動

手術, 輸血, 透析, 輸液, 麻酔などの治療行為により検査値が大きく変動する場合がある. 例として, 血液製剤にはカリウムが多く含まれているため, 大量の輸血により血清カリウムが上昇する. また, 輸液時には検体試料への輸液混入を防止するため, 輸液をした反対側の腕から採血する必要がある.

c. 採血手技による変動

1）採血部位

採血は, 部位により動脈血採血, 静脈血採血, 毛細管血採血に大別される. 血液の種類によって濃度が異なる項目があり, グルコースでは動脈血＞毛細管血＞静脈血, アンモニアでは静脈血＞動脈血となる.

2）駆血

採血時に静脈確保のために行う駆血は, 長時間に及ぶと種々の血中成分の変動要因となる. 例として, カリウムやカルシウムの上昇があげられる. また, クレンチング（手のひらを握ったり開いたりする動作）により, カリウムや乳酸が上昇する.

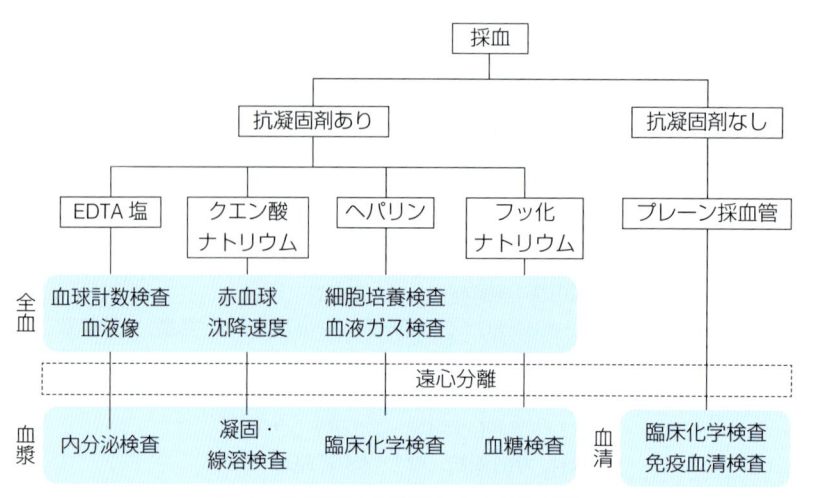

図2 抗凝固剤の種類と主な検査目的

3) 抗凝固剤

　抗凝固剤入り採血管で採取した血液は，全血のまま使用する場合と，遠心分離で細胞成分を除いた血漿として使用する場合がある．抗凝固剤は検査目的に応じて適切なものを使用し，液体の抗凝固剤では，血液との混合比が検査値に影響するため規定の採血量を厳守する．一方，抗凝固剤が入っていない採血管（プレーン採血管）で採取し，凝固させてから遠心分離したものが血清である．血清と血漿の成分濃度差は，主に凝固反応過程における血小板成分の遊離により生じ，カリウム，IP，LDなどは血漿より血清で高値となる．抗凝固剤および材料（全血，血漿，血清）と，主な検査目的を図2に示す．

C. 検体の保存法・安定性

　検査試料は一般的に不安定なものが多く，採取後，直ちに検査することが望ましい．しかし，直ちに検査できない場合や，臨床側からの再検査や追加検査に対応するために，検体を一定期間保存する場合がある．その際の正しい保存法および安定性について理解しておく必要がある．

a. 血液検体の保存法・安定性

　採血後の変動要因と主な不安定項目を表11に示す．臨床化学検査に用いる血液検体の保存安定性は，①遠心分離前の全血状態での安定性，②遠心分離後の血漿または血清の安定性に分けて考える必要がある．

表11　採血後の変動要因と不安定項目

要因		主な不安定項目	対策
酸化		アスコルビン酸，CK，LD	低温保存，安定剤添加
光分解		ビリルビン	遮光
酵素作用	変換	遊離コレステロール	低温保存
	生合成	遊離脂肪酸，アンモニア	阻害剤，除蛋白
血球成分	漏出	カリウム，LD，AST	血球分離
	代謝	グルコース，乳酸	
微生物汚染		グルコース	低温保存，無菌操作
拡散		血液ガス	密栓

1) 全血状態での保存

　主に血球成分の漏出や代謝による影響を受ける．血球中と血漿中で濃度差の大きいカリウム，LDなどは血球内からの漏出により高値となり，血球の代謝によりグルコースは消費され低値，逆に乳酸やピルビン酸は高値となる．よって，臨床化学検査に使用する検体は，採血後速やかに遠心分離（3,000 rpm，10分）し，血球と血漿または血清を分離する必要がある．

表 12　血清成分の安定性

A 〔室温で 24 時間〕	B 〔冷蔵（2～8℃） で 1 週間〕	C 〔冷凍（-20℃） で 1 カ月〕	D 〔冷凍（-80℃） で 1 カ月〕	主な項目
○	○	○	—	総蛋白，アルブミン，AST，ALP，γGT クレアチニン，尿酸，尿素窒素，グルコース 総コレステロール，中性脂肪，リン脂質，電解質
△	○	○	—	総ビリルビン（遮光保存），乳酸*，ピルビン酸* エステル型コレステロール
△	△	○	—	アンモニア，遊離脂肪酸，BNP
○	△	△	○	LD
△	○	×	○	CK，ALT

○：安定，△：不安定
＊：乳酸，ピルビン酸は，除蛋白すれば 24 時間は安定

表 13　尿放置による成分変化

項目	変化	主な原因
色調	濃黄褐色化	ウロビリノゲンが酸化されてウロビリンに変化
清濁	増強	塩類析出，細菌増殖
pH	アルカリ化	細菌増殖による尿素分解でアンモニアが発生
ブドウ糖	減少	細菌増殖による消費
ビリルビン	減少	空気中の O_2 により酸化されてビリベルジンに変化
ウロビリノゲン	減少	空気中の O_2 に酸化されてウロビリン体に変化
ケトン体	減少	アセトン・アセト酢酸の揮発
ポルホビリノゲン	減少	空気中の O_2 に酸化されてポルフィリンに変化
潜血反応	やや亢進， やがて陰性化	始め溶血が進み亢進，やがてヘモグロビンの POD 様酵素活性が失活し陰性化
亜硝酸塩	やや増加， やがて陰性化	細菌による硝酸の還元促進，長時間たつと分解して陰性化
尿中有形成分	変性，崩壊	アルカリ化による円柱の溶解，上皮細胞の崩壊

2）遠心分離後の血漿または血清での保存

　主に酵素作用による影響が問題となる．分離後 24 時間程度は室温で保存可能な項目もあるが，長期保存のためには冷蔵（2～10℃）または冷凍（-20℃以下）保存が望ましい．ただし，光により分解されるビリルビンや，血清のアルカリ化により容易に失活する酸性ホスファターゼ（ACP）は，採取後直ちに測定する必要があり，アラニンアミノトランスフェラーゼ（ALT）や CK，LD のように -20℃ 前後の保存で失活する酵素は，-80℃で凍結保存する必要がある．主な血清成分の保存安定性を表 12 に示す．

b. 尿検体の保存・安定性

　尿検体は，採尿時間により早朝尿，随時尿，蓄尿（24 時間尿），時間尿（負荷後尿）に，採尿方法により自然尿（全尿，初尿，中間尿，分杯尿），カテーテル尿，膀胱穿刺尿に分類される．一般的には早朝または随時尿が用いられるが，日内変動の大きい化学成分の定量検査には蓄尿（24 時間尿）が用いられる．

　表 13 に示すように，尿は放置することにより有機成分の分解や変性，細菌の増殖などの変化が

表 14　尿の保存方法（防腐剤）

防腐剤	検査目的	使用量
ホルマリン	尿沈渣，尿細胞診，Addis カウント	ホルマリン（37%ホルムアルデヒド水溶液）を尿 100 mL に対し 0.5 mL 添加
細胞保存液	尿沈渣，尿細胞診	エタノール（40 容），リンゲル液（58 容），ホルマリン（2 容）の混合液を尿と等量添加
トルエン	糖，蛋白，クレアチニン，その他	蓄尿ビンに 1〜2 mL 添加
塩酸	カテコールアミン，VMA[*1]，HVA[*2]，5 HIAA[*3]，ステロイド	蓄尿ビンに 6 N 塩酸を約 20 mL（小児は 10 mL）添加
炭酸ナトリウム 石油エーテル	ポルフィリン体，ウロビリノゲン	炭酸ナトリウムを 1%の濃度になるよう添加し，石油エーテルで表面を覆う．
チモール	酸性ムコ多糖類	チモール 0.5 g 入り容器に蓄尿
アジ化ナトリウム	蛋白成分，成長ホルモン，ポリアミン，C-ペプチド	アジ化ナトリウムを 0.1%の濃度になるよう添加

＊1：バニリルマンデル酸，＊2：ホモバニリン酸，＊3：5-ヒドロキシインドール酢酸

起こるため，検査は採尿後直ちに行うことが原則である．しかし，やむを得ない事情により，検査開始が 2〜3 時間後になる場合は冷所保存，6〜12 時間後となる場合は冷蔵保存（4℃）する．ただし，尿中有形成分（尿沈渣）は，経時的に変性，崩壊するため直ちに検査する必要がある．一方，検査項目に応じて表14 に示すような防腐剤を使用して保存する場合もある．

D. 共存物質の影響
a. 溶血の影響
溶血とは，血球が壊れることにより血球の内容物が血漿（血清）中に漏れ出す現象であり，種々の項目に測定誤差をきたす．生体外溶血は，採血手技および遠心分離などの検体処理による物理的な原因で起こる．溶血の測定誤差として，①血漿（血清）中に血球内成分が増加する，②ヘモグロビンの色調が測定波長の吸光度に影響する，③血球内から漏出した成分が測定の反応に影響することがあげられる．
赤血球内と血漿の成分濃度および酵素活性の比を表15 に示す．カリウム，LD，AST，ACP などは軽度〜中等度の溶血でも大きく正誤差を受ける．また，ヘモグロビンは 541 nm と 576 nm に極大吸収があり，この波長付近で測定する項目は注

表 15　赤血球と血清の成分濃度比

項目	赤血球／血漿比
総蛋白	8.5
AST	20
ALT	5
LD	160
ACP	67
アルドラーゼ	150
血清鉄	97
カリウム	23
マグネシウム	2.5

意する必要がある．特に総蛋白は，測定上の影響を回避してもヘモグロビンを測り込むため偽高値となる．その他，赤血球から漏出したアデニレートキナーゼにより CK が偽高値を示したり，プロテアーゼにより脳性ナトリウム利尿ペプチド（BNP）が分解され偽低値を示す場合がある．
溶血以外にも，色調による影響は脂肪血症（乳び）や黄疸（ビリルビン）などでみられる．これらの影響は，自動分析法では検体ブランクや二波長測定法などにより回避できる．

b. 薬物の影響
薬物の影響には，薬物およびその代謝産物の色

調や混濁の影響，還元性による目的の化学反応への干渉，あるいは酵素活性への直接的な影響などがある．代表的な例がアスコルビン酸（ビタミンC）で，アスコルビン酸の持つ還元性は，グルコースや尿酸などの酵素測定法として利用される過酸化水素・ペルオキシダーゼ呈色反応において負誤差を与える．また，薬剤やその代謝物の排泄は主に腎臓で行われるため，尿検査への影響を把握しておく必要がある．

（山西八郎／八木美智子）

チェックリスト

☐ SI基本単位について，量，単位の名称，単位の記号を示せ．
☐ SI接頭語について説明せよ．
☐ モル濃度，規定度，容量百分率について説明せよ．
☐ 酵素活性単位の定義について説明せよ．
☐ 血液成分の生理的変動要因を示せ．
☐ 不安定な血液成分と保存・対策について示せ．
☐ 防腐剤による保存が必要な検査項目を示せ．

III 分析の化学―生体分子の分析法

2 精度管理

1. 概要

臨床検査は，疾病の診断・治療・予防に役立つ客観的な検査データを迅速に提供することを目的とする．その際，最も重要な要因の1つが検査結果の信頼性の確保である．この信頼性を保証するための手段の体系がクオリティマネジメントシステムである．

A. 精度管理と品質管理

米国のLevey SとJennings ERが，工業生産の品質管理を目的としたShewhartの$\bar{x}-R$管理図法を，臨床検査に適用したのが1950年である．臨床検査で用いられる精度管理（quality control：QC）の用語は，工業生産における品質管理に由来する．

B. 精度管理からクオリティマネジメントへの進展

従来，精度管理の対象は測定法の誤差管理が中心であった．検査結果に不可避的に含まれる測定誤差の制御は，継続的な課題であるが，今日では分析段階だけの管理では不十分で，分析の前後過程まで範囲を拡大したクオリティマネジメントシステムが必要である（図1）．WHOの会議報告によれば，狭義の検査室内における測定法の管理を内部精度管理（internal quality control：IQC），検査室間の測定精度向上への対応を外部精度評価（external quality assessment：EQA），分析の前後過程の管理を含めた総合的な概念を精度保証（quality assurance：QA）とする．また，検査室の技術水準の継続的な実績の監視を技能試験（proficiency testing：PT）ともいう．さらに，

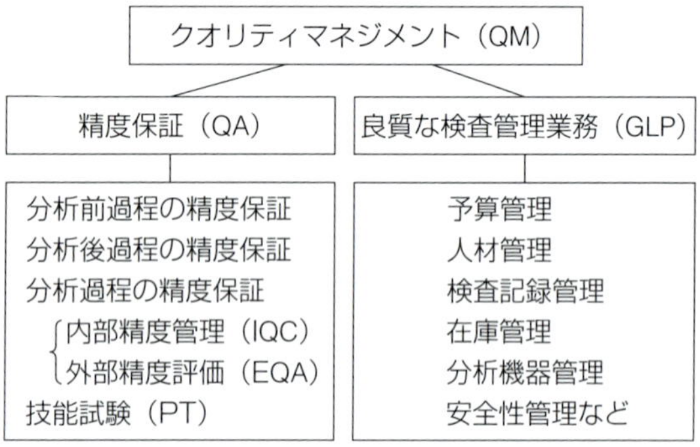

図1 クオリティマネジメントシステムの構成要素

検査室の運営に関する予算，人材，検査記録，在庫管理，分析用機器，安全性など実際上の要因の良質な検査管理業務（good laboratory practice：GLP）を含め，クオリティマネジメント（quality management：QM）の体系が構成される．

2. 誤差

A. 誤差の分類

真の値が既知の試料を測定したとき，測定値と真の値との差を誤差（error）といい，誤差が小さいほどその測定法は望ましい状態にある．ただし，真の値は通常求めることができず，基準分析法の測定結果や標準物質の認証値を真の値とみなすことが多い．

誤差は，以下の3つに大別できる．

① 検体取り違いや操作ミスなど予期できない検査過誤によって起こる間違い（過失誤差）
② 不適切な標準物質や試薬の使用，妨害物質の影響，分析機器の不備などによって起こる真の値

からのかたよりを表す系統誤差（systematic error）

③原因がつきとめられない，あるいは，器具の汚染や測定環境の微妙な変化など，予想はできても実際には取り除くことができない原因によって起こる測定値のばらつき（偶然誤差：random error）

さらに，系統誤差はかたよりの程度が濃度に比例し増大する比例系統誤差（proportional systematic error，相乗誤差ともいう）と，かたよりの程度が濃度に依存せず一定の大きさで生じる一定系統誤差（constant systematic error，相加誤差またはゲタバキ誤差ともいう）に区別することがある．

ここで，かたより（bias）の程度を正確さ（または真度，trueness）といい，標準物質を繰り返し測定した平均値から認証値を引いて推定する．ばらつきの程度を精密さ（または精度，precision）といい，同一試料の繰り返し測定値の標準偏差（SD）や変動係数（CV％）で表したものを精密度（または不精密度，imprecision）という．また，正確さと精密さを合わせたものを精確さ（または総合精度，accuracy）という（図2）．

B. 許容誤差限界

誤差の大きさを評価する際に基準となる許容誤差限界（または誤差の許容限界ともいう）は，4つの考え方に大別できる．

第1は，管理図や精度管理調査で用いられる方法で，同一測定法群の，平均値±2（3）倍の標準偏差の範囲を限界値とする，統計的な誤差分布に基づく定め方である．

第2は，Barnettら（1968）が提唱し，臨床的な有用性に基づき医学的意思決定濃度における限界を経験的に定める方法である．また，渡辺ら（1994）による血球計測値の臨床的許容限界などの報告がある．

第3は，測定誤差を健常者の生理的変動と比較し評価する考え方である．歴史的な議論を背景に，Fraserら（1992）は，ばらつき（精密さ，CV_A）とかたより（正確さ，B_A）の限界値を次のよう

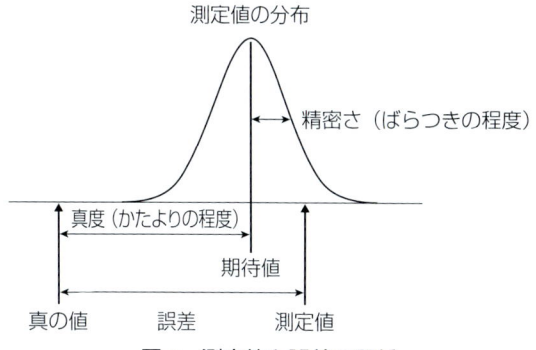

図2 測定値と誤差の関係

に設定し，この基準が広く利用されている．

精密さ（CV_A）≦1/2×個体内生理的変動
かたより（B_A）≦1/4×（個体内＋個体間）生理的変動

すなわち，精密さ評価の基準を個体内生理的変動の半分の大きさとし，かたよりの基準を個体内および個体間生理的変動の1/4の大きさとした．これら生理的変動に基づく許容誤差限界に関する日本臨床化学会の報告値を**表1**に示す．ただし，これら基準は目安であり，技術水準が高い測定法については，これらの半分の大きさを基準とすることもある．

第4は，現在の技術水準（state-of-the-art）に基づき測定誤差の目標を定める方法である．代表的な評価法として，トレーサビリティ連鎖が満足な状態にある検査室間再現精度を，そのときの技術水準で達成し得る目標とする方法がある．この考え方は，ISO Guide 33「認証標準物質の使い方」に基づき，測定プロセスの総合的な不確かさのチェックに，標準物質を利用する評価法であり，日本臨床検査技師会からの指針の提示を**表1**に併記する．

3. 標準化
A. 国際標準化

臨床検査室のクオリティマネジメントに関する国際標準化が進んでいる．1995年に国際標準化機構の「臨床検査及び体外診断検査システム」専門委員会（ISO/TC212）が発足し，4つのワー

表1 生理的変動および技術水準に基づく基準範囲濃度域の許容誤差限界値の例

検査項目	生理的変動に基づく基準 精密さ CV_A [*1]	生理的変動に基づく基準 真度 B_A [*1]	技術水準に基づく基準 [*2]
AST	7.6	7.1	3.6
ALT	11.1	12.4	4.9
LD	3.4	3.9	3.1
CK	11.1	11.3	4.7
ALP	3.9	6.5	5.5
γ-GT	8.2	12.8	3.5
AMY	4.2	6.8	4.4
ChE	2.6	4.7	6.3
CRP	28.6	27.7	11.1
TC	3.4	4.5	3.1
TG	14.8	15.4	5.0
HDL-C	4.2	6.0	5.0
LDL-C	4.6	6.9	4.5
TP	1.5	1.2	3.5
Alb	1.6	1.3	5.9
UN	7.1	6.0	3.5
CRE	2.7	4.8	7.3
UA	4.4	6.5	2.9
TB	11.7	12.1	5.1
Na	0.4	0.3	1.4
K	2.6	1.9	2.3
Cl	0.7	0.5	2.4
Ca	1.3	1.0	2.5
IP	4.6	3.5	5.1
Fe	16.9	11.3	3.9
GLU	2.9	2.3	3.2

CV_A (CV%), B_A (±%)
[*1]：日本臨床化学会（2006），[*2]：日本臨床衛生検査技師会（2008）

キンググループ，すなわち WG1：臨床検査室における品質と能力（quality and competence in the medical laboratory），WG2：基準システム（reference systems），WG3：体外診断用製品（*In vitro* diagnostic products），WG4：抗菌薬感受性検査（antimicrobial susceptibility testing）で，各種の国際規格を発行している．

中でも，ISO 15189「臨床検査室―品質と能力に関する要求事項」は，臨床検査室のクオリティマネジメントに関する要因を網羅した総括的な品質の管理を目的とし，継続的な改善に貢献する規格で，臨床検査室の認定（accreditation）の基準となっている．

また，標準物質や基準測定操作法の整備・活用を目的とした国際組織、臨床検査におけるトレーサビリティ合同委員会（Joint Committee on Traceability in Laboratory Medicine：JCTLM）が発足している．

B. トレーサビリティ連鎖

a. 計量学的トレーサビリティ連鎖

この概念は，国際規格 ISO 17511「体外診断用医薬品・医療機器―生物試料の定量測定―校正物質と管理物質への表示値の計量学的トレーサビリティ」の中で規定されている．

トレーサビリティ連鎖（traceability chain）は，不確かさがすべて表記された，切れ目のない比較の連鎖を通じて，通常は国家標準または国際標準である決められた標準に関連づけられ得る測定結果または標準の値の性質である．この概念はしばしばトレーサブル（traceable）という形容詞で表現される．

この反対の方向に向かう体系を校正の階層段階といい，表示値を有した標準物質はキャリブレータとしての機能を持ち，伝達プロトコルで示される測定操作法によって下位の標準物質を校正する（図3）．ここで，校正物質は十分に確定された値を保存し伝達する役割を持ち，校正物質に表示された値は，それより上位のすべての校正物質と測定操作法から受け継いだ不確かさ（uncertainty）を含む．

具体的には，測定値の信頼性を確保するためには，上位の基準測定操作法と互換性のある測定法を用い，信頼性の高い標準物質を用い適正に校正することが重要となる．

b. 測定の体系の現状

実際のトレーサビリティ連鎖は，上位の基準測定操作法や校正物質が存在するかどうかで体系が異なる．図3のような，SI単位の定義にまで遡

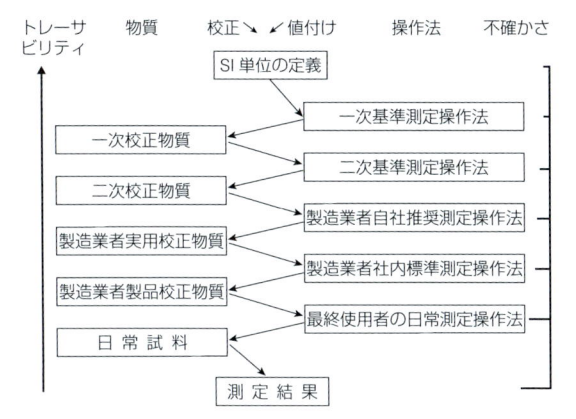

図3 校正の階層段階とトレーサビリティ連鎖（ISO 17511より）

れる測定対象物質は，一次校正物質が存在するほんの一部である．

　酵素活性測定の場合，わが国で最上位に位置する基準測定操作法は日本臨床化学会（Japan Society of Clinical Chemistry：JSCC）常用基準法であり，その値が常用参照標準物質（JSCC 常用酵素 JCCLS CRM-001，-002）を介して製造業者基準測定操作法を校正し，さらに，その値を検量用標準物質に伝えている．ここで，JSCC 常用基準法と互換性があり，その値を伝達する測定法を標準化対応法と呼ぶ．

　血清蛋白成分の測定では，二次校正物質に対応する国際臨床化学連合（International Federation of Clinical Chemistry：IFCC）血漿蛋白国際標準品（ERM-DA470k/IFCC）から体系が始まる．

　臨床検査の測定対象の多くが製造業者の基準測定操作法や社内校正物質から始まる．

c. 測定の不確かさ

　従来，測定値の信頼性は，正確さや精密さで表現してきた．その前提には真の値を想定しているが実際にそれを求めることはできない．そこで，測定の信頼性を不確かさで表現する新しい国際ルールが普及しつつある．不確かさによる表現は，真の値を前提とせず，測定された結果そのものから測定量の値が存在する範囲を求める．

　測定結果に不確かさを併記し，値の信頼性を示す表現法は，ISO などが中心となり編集した国際文書「計測の不確かさ表現に関するガイド（Guide to the expression of uncertainty in measurement：GUM）」に示されている．測定の不確かさ（uncertainty of measurement）は，測定の結果に付随した，合理的に測定量に結びつけられ得る値のばらつきを特徴づけるパラメタと定義され，通常ばらつきの大きさを標準偏差で表す．

　測定の不確かさは，トレーサビリティ連鎖の信頼性を具体的に表現する指標であり，測定量の最良推定値（y）に対し，不確かさの成分ごとの標準不確かさを二乗和し平方根をとった合成標準不確かさに包含係数（一般に，$k=2$）を乗じた拡張不確かさ（U）を用い，$y \pm U$（ただし，包含係数は $k=2$）と表現する．

4. 基準法と標準物質
A. 基準法

　測定値の信頼性を保証するには，基準となる測定法が設定されているかが要件となる．それらは基準（分析）法と呼ばれる．基準法は標準物質に値を付け，その標準物質を用い下位の実用基準法を校正（calibration）する．測定の体系の上位に位置する基準法や標準物質から，日常検査法製造業者の社内基準法や検量用標準物質を介し，日常検査法に値が伝達される．このような値付けと校正の階層段階の観点から，基準法を基準測定操作法（reference measurement procedure：RMP），標準物質を校正物質（calibtator）ともいう．

a.（絶対）基準法（definitive method）

　目的とする測定対象に関する理論的基礎が明確で，系統誤差が無視できるほど小さく，正確さと精密さが満足な測定法である．測定の体系の要であり，重量法，電量法，同位体希釈・質量分析法（isotope dilution mass spectrometry：IDMS）がこれに属する．高度な技術や機器を要し，一般の施設では実施が困難なことが多く，公的な施設などで一次標準物質の値付けや実用基準法の評価に用いられる．

b. 実用基準法（reference method）

　それによる測定結果が基準法の値と一致するか，あるいはかたよりが精密さに対し無視できる

程度に小さい測定法である．専門学会で提示した勧告法などの多くがこれに相当する．これらの測定法は，二次標準物質の値付けや日常一般法の評価などに用いられる．例として血清カルシウム測定の場合，基準法は IDMS，実用基準法は原子吸光法となる．

これらに対し，日常一般法は広く検査室で日常検査に用いられる測定法であり，精密さに優れ，多数の患者検体を迅速測定可能な性能が重視される．

B. 標準物質

標準物質（reference material：RM）は，測定装置の校正，測定方法の評価などに用い，1つ以上の特性値が十分に均一で，適切に確定されている物質である．一次標準物質や二次標準物質などと分けて扱うことがある．

一次標準物質は，測定対象となる特性値が基準法によって決定され，対象物質の純品を秤量し，あるいは適当な溶媒に溶解し一定容量や質量にすることで，その値が決まるものである．現在，この対象となる標準物質には，米国 NIST（Natinal Institute of Standards and Technology）で供給する SRM 909b（熱イオン化質量分析計を用いる IDMS：カルシウム，マグネシウム，カリウム，クロール，リチウム，イオン交換分離重量分析法：ナトリウム，IDMS：グルコース，クレアチニン，尿素，尿酸，コレステロール，トリグリセリド），956b（ナトリウム，カリウム，リチウム，カルシウム，マグネシウム），965a（グルコース），1951b（コレステロール，トリグリセリド），1952a（コレステロール）などがある．

二次標準物質は，その特性値が一次標準物質と実用基準法，あるいは精確さが満足な状態の測定法による複数試験室の室間試験で値が決められる標準物質である（「測定の体系の現状」140頁参照）．

また，信頼できる組織や機関が発行する認証書の付いた標準物質を認証標準物質（certified reference material：CRM）という．

複合多成分系試料である血清が主な測定対象となる臨床化学検査では，目的成分以外の物質が測定値に与える影響を回避するため，校正に用いる標準物質は実試料に類似している必要があり，実試料標準物質または標準血清などと呼ばれる．

5. 測定法の評価
A. 測定法のバリデーション

臨床検査で用いる測定法が，日常検査法として適しているか否かを判断するには，測定法の実用性と信頼性に関する特性を評価する．実用性とは，処理速度，安全性，簡便性，試薬や消耗品などのコスト，要求される技術的熟練度など，その測定法の運用に関する特性である．また，信頼性とは，測定対象に対する特異性，正確さ，精密さ，検出限界など，測定値の精確さに関する特性を指す．

測定法の信頼性に関する妥当性の確認をバリデーションという．バリデーションは，日常検査法導入時，分析装置の更新時，測定法に問題点が発見された場合，あるいは新たな測定法との性能比較時などに実施する．

日本臨床化学会クオリティマネジメント専門委員会の指針によれば，信頼性の評価に関するバリデーション特性は，特異性，真度，併行精度，室内再現精度，室間再現精度，検出限界，定量限界，直線性，範囲，頑健性，トレーサビリティ，および不確かさなどである．これら信頼性に関する特性の評価は，適切な手順に従い実施する必要がある（**表2**）．

B. 精密さの評価

精密さは，同一検査室内で測定条件が同一とみなすことができ，最も小さな精度である併行精度（従来の同時再現性に対応），同一検査室内で日間・日内誤差変動からなり患者検体の測定精度に対応する室内精度（中間精度），および検査室・人・装置・試薬・日時のすべてが異なる測定条件で，最大の精度となる室間再現精度のそれぞれを評価する．

室内精度は，日間と日内を因子とする管理試料の繰り返し測定値に分散分析を適用し，日間精度

表2 バリデーション特性と評価方法一覧

バリデーション特性	バリデーション特性の評価方法
特異性(選択性)	NCCLS EP7-A：Interference testing in clinical chemistry
真度(正確さ)	日臨技：臨床化学における定量検査の精密さ・正確さ評価法
併行精度	JIS Z8402（ISO 5725と同じ）測定法および測定結果の精確さ
室内中間精度	JIS Z8402（ISO 5725と同じ）測定法および測定結果の精確さ
室間再現精度	JIS Z8402（ISO 5725と同じ）測定法および測定結果の精確さ
検出限界	JSCC：定量分析法における検出限界および定量限界の評価法
定量限界	JSCC：定量分析法における検出限界および定量限界の評価法
直線性	NCCLS EP6-A：Evaluation of the linearity
範囲	JSCC：定量限界の評価法，およびNCCLS EP6-A：Linearity
頑健性	日本化学試験所認定機構テクニカルノート
トレーサビリティ	JSCC：キャリブレータおよびQA用試料の不確かさ評価法
不確かさ	臨床検査における測定の不確かさ・ケース別推定法

日本臨床化学会クオリティマネジメント専門委員会：臨床化学 40：149-157, 2011 より引用

と日内精度のそれぞれを推定する．日内の誤差変動に対し，有意な日間変動が存在する場合は，精度管理法もその誤差特性に合った適切な手法を選択する．

また，室間再現精度は大規模精度管理調査の成績などから推定する．

C. 正確さの評価

正確さや特異性は，標準物質やブランク試料の測定，妨害物質の影響試験，また基準測定法との比較などで評価する．測定の体系が整備され上位の基準測定操作法や標準物質が存在する場合は，トレーサビリティ連鎖に整合性がとれていることを確認し，測定の不確かさを求める．また，直線性や定量限界を評価し測定範囲全体の正確さを確認する．

正確さの評価結果で，無視できないかたよりが認められた場合は，その原因を追求し是正する．かたよりを是正できない測定法を，日常検査法として用いることは問題である．

また，検出限界は測定対象を定性的に検出できる最低の量であり，定量限界は許容できる精密さと正確さで定量値が得られる最低の量である．

6. 精度管理法

A. 精度管理試料

臨床化学検査の対象は，複合多成分系の生体試料であり，測定法の正確さと精密さのモニターには，値が一定で患者試料に近い組成を持つ管理試料を使用する．

市販の多くの管理血清（コントロール血清）は，ヒトまたは動物血清を基材として作られ，安定性を保つために凍結乾燥製品や，溶解誤差が少なく利用しやすい液状や凍結状態の管理血清が多い．凍結乾燥品は冷凍または冷蔵保存で2～3年，酵素用管理血清は約1年安定である．また，管理血清には，成分濃度を表示してある製品と未表示のもの，濃度が基準値付近と異常値のものなどがあり，用途に応じて選択する．管理血清を扱う際の注意として，透明度，表示値設定に用いた測定法，添加物質（特に酵素）の由来などに相違がみられるため，内容を十分吟味し使用する．

その他に，単一項目用（ビリルビン，アルブミン，脂質，酸塩基平衡検査，電解質，HbA1cなど），尿，髄液検査などの管理用製品がある．

B. 内部精度管理
a. 適切な精度管理法の選択

　測定法の誤差特性に基づき精度管理法を分類し表3に示す．日常検査では，多くの精度管理法を利用することが必ずしも有用ではなく，測定法の誤差特性を十分に把握した上で適合する管理法の適用が有効となる．

　狭義の精度管理の対象は測定誤差であり，正確さと精密さの維持管理を目的とする．具体的には，値が変化しない管理試料を毎日患者検体の間に一定数無作為に投入し，それら測定値から測定状態を推測する方法が一般的である．

　測定法が安定状態にあるときの日内・日間変動など，取り除くことができない変動を基本に，測定状態を管理図法などで継続的にチェックし，見逃せない測定異常が起きたときは，迅速に原因を追求し取り除き再検査を実施する．

　日内・日間変動の管理には，管理試料を用いる管理図法が一般である．日間変動を無視できる測定法には $\bar{x}-R$ 管理図法を用いればよいが，日内変動に対して有意な日間変動が存在する測定法（多くの臨床化学および免疫化学分析法）には，$\bar{x}-Rs-R$ 管理図法（図4）が適している．日々の管理試料測定値の平均値（$\bar{x}$），範囲（R），前日と当日の平均値の差（Rs）をプロットし，各点が管理限界線の中にあるか，上下傾向や周期性がないかなどをチェックする．$\bar{x}$ 管理図は日間のかたよりを，Rs 管理図は日間のばらつきを，R 管理図は日内のばらつきを管理する．

　すなわち，測定法の誤差特性に合った管理法を採用する必要があり，異なる数濃度の管理試料を用いた多点管理が有効である．

　また，管理試料を用いる方法に対し，患者検体測定値を利用する管理法もあるが，標本となる患者集団の均質性が必ずしも保証できないため，補助的手法になる．

　一方，測定法の誤差管理は，個々の患者検体測定値の信頼性を直接的に保証するものではない．検体の採取・前処理・保存に伴う試料変性，検体取り違い・検査過誤など，測定の前後過程を含めた総合的な信頼性を確保するための管理手順も重要である（「検査試料」130頁参照）．

　個別データの管理には，極端値チェック，項目間の相関性チェック，同一患者の前回値との比較チェック（デルタ・チェック）などが用いられる．本来は，検査過誤を極力発生させない運用形態の構築が重要であるが，不可避的に発生する検査過誤が現実にある以上，それらデータを臨床に提示する前の未然防止策も必要である．

b. 時間的要素からみた精度管理法

　迅速検査や診察前検査などの必要性が強調される今日，精度管理法を時間的要因から見直すことも重要である．

　リアルタイム（実時間）チェック法には，自動分析装置の反応過程（タイムコース），検量線，溶血など検体情報のチェック，また，測定値の範囲チェック，項目間相関性チェック，前回値との比較チェックなどがある．また，管理試料を用いた管理法として $\bar{x}-Rs$ 管理図法が有効である．

　$\bar{x}-R$ 管理図や $x-Rs-R$ 管理図は，1日から数週の間に起こるかたよりやばらつきの変化を管理するが，小さな継続的かたよりのチェックには累積

表3　精度管理の目的別に分類できる管理手法

精度管理の目的（対象）	精度管理手法
A　内部精度管理 　（施設内精度管理）	
1　測定誤差の管理	（ばらつきとかたよりの管理）
a）管理試料を用いる方法	
1）日内誤差変動の管理	$x-Rs$ 管理図など
2）日間誤差がない測定法の管理	$\bar{x}-R$ 管理図など
3）日間誤差がある測定法の管理	$\bar{x}-Rs-R$ 管理図など
4）継続的偏りの管理	累積和管理図など
b）患者測定値のかたよりの管理	正常者平均法など
2　個別データの管理	（極端値・検査過誤の管理）
a）極端値の管理	範囲チェックなど
b）検査過誤の管理	前回値チェックなど
B　外部精度評価 　（施設間精度管理）	（施設間変動の解析・管理） （施設ごとのかたよりの管理）
1　精度管理調査 　　（日医・日臨技など）	コントロールサーベイ
2　施設認定に伴う精確さ評価	技能試験（proficiency testing）

図4　$\bar{x}$-Rs-R管理図の例

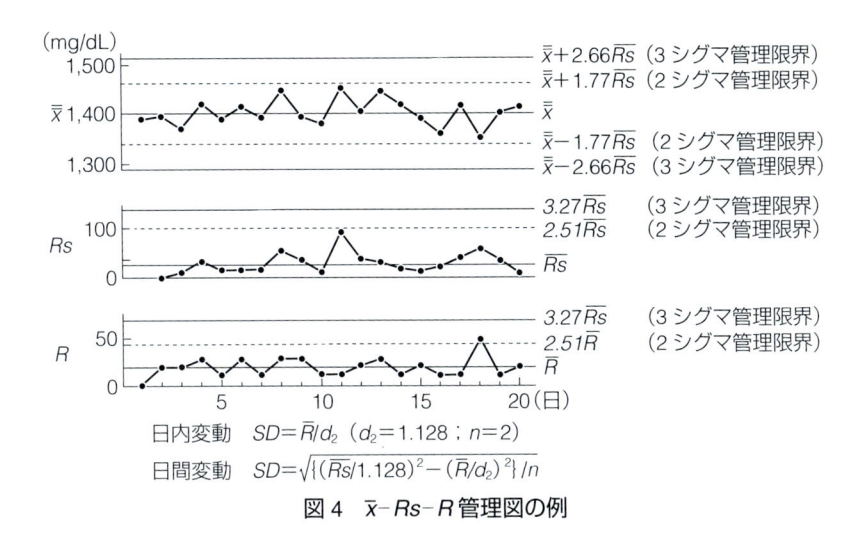

日内変動　$SD = \bar{R}/d_2$　($d_2 = 1.128$；$n = 2$)
日間変動　$SD = \sqrt{\{(\overline{Rs}/1.128)^2 - (\bar{R}/d_2)^2\}/n}$

和管理図が適している．なお，管理試料のロット変更時には慎重な正確さ管理が要求される．

自動分析装置の発達や試薬性能の向上により数カ月単位の検査室内精度は著しく改善された．一方，健診や慢性疾患の経年的観察には長期的安定性の管理が要求される．長期的な精度チェック法として，健診データなどを用い基準範囲内測定値の平均値を管理指標とする正常者平均法が有用な場合がある．また，定期的な外部精度評価への参加や，認証標準物質の測定などが正確さの長期的管理に有効である．

いずれの場合も，測定法導入時にバリデーションを確実に実施し，信頼性の高い測定法を採用することが前提となる．

C. 外部精度評価

外部精度評価の目的は，施設間変動の実態の把握であり，また検査室ごと自施設測定値のかたよりのチェックである．それら調査は，精度管理調査やコントロールサーベイと呼ばれる．

国際的規模で行われているCollege of American Pathologists（CAP）の技能試験（proficiency testing：PT），国内では日本医師会，日本臨床衛生検査技師会（日臨技）主催の精度管理調査などは，歴史があり参加施設も多く，各種の施設間誤差要因を解明し，検査精度向上に寄与してきた．

通常，2濃度の試料を一斉に参加施設に配布し，回収した測定値を集計する．施設間変動の様子は，試料ごとのヒストグラムや，2次元の散布図（双値図やツインプロット図と呼ばれる）で表示される．また，個々の施設測定値の評価は，試料マトリックスの影響を考慮し，同一測定法群（peer group）を対象とした標準偏差指数（standard deviation index：SDI）を用いることが多い．

$$SDI = \frac{自施設の測定値 - 同一測定法群の平均値}{同一測定法群の標準偏差}$$

7. 基準範囲
A. 基準範囲の概念

基準範囲は健常者がとり得る測定値で，検査結果を臨床的に解釈する際の基本的な尺度である．しかし，測定値は健常時と疾患罹患時の分布が重なり，両者を明確に区別することは困難であるため，一般的な基準範囲の概念は，健常者集団を対象に設定し，観測された測定値が健常者のとり得る値のどの付近に位置するのかを判断するために用いる．

ただし，健常者でも，性差・個体差などの遺伝的要因，日内リズム・加齢などの時間的要因，飲食・運動などの生活環境因子など，様々な生理的変動要因によって測定値は変化する．また，測定

技術に起因する測定値の施設間差もある（**注**：付録に日本臨床検査医学会で設定された学生用基準範囲を掲載した．ただし本文に掲載した数値とは必ずしも一致しない）．これらの変動要因の中で測定値に著しい影響を与えるものは極力取り除くか，あるいは要因別の基準範囲を考える必要がある．基準範囲は地域・時代・対象などに左右されない普遍的なものとして扱うことが理想である．

異質要因を含まない均一な健常者集団の測定値は，成分によりほぼ一定した分布を示す．この分布の中央の95％を含む範囲を基準範囲（reference interval）といい，基準範囲の両端の値を基準下限値，基準上限値という．したがって，健常者であっても，全体の5％は基準範囲から外れることになる．

基準範囲を Clinical and Laboratory Standards Institute〔CLSI，旧称：米国臨床検査標準協議会（NCCLS）〕の指針に基づき求めても，対象とした健常人の遺伝的特性，生活習慣，地域，人種など，さらに用いた測定方法により基準範囲は異なることになる．しかし，特定の地域（日本国内など）で基準化された測定方法を用いれば共有化が可能とされ，JCCLS による共用基準範囲を設定し活用する動きがある．病院・施設間の基準範囲が共有化できれば効率的な医療ができることになる．

B. 基準範囲の求め方

基準範囲とその設定法に関し CLSI の指針が出され，関連する用語や設定手順が規定され明確になった（**図5**）．

CLSI の指針では，基準個体の選択に当たり，目的成分の変動要因を事前に調査し，基準個体の除外要因・層別要因（**表4**）を定め，それに基づき作成した問診表を活用し基準個体を選択する．選択された基準個体を対象に，適正な条件下で検体採取・前処理・測定を実施し，得られた基準値に対し適切な統計処理法で基準範囲を設定する．

基準値の分布から中央部の95％を含む範囲を求める統計手法として，パラメトリック法とノンパラメトリック法がある．パラメトリック法は，

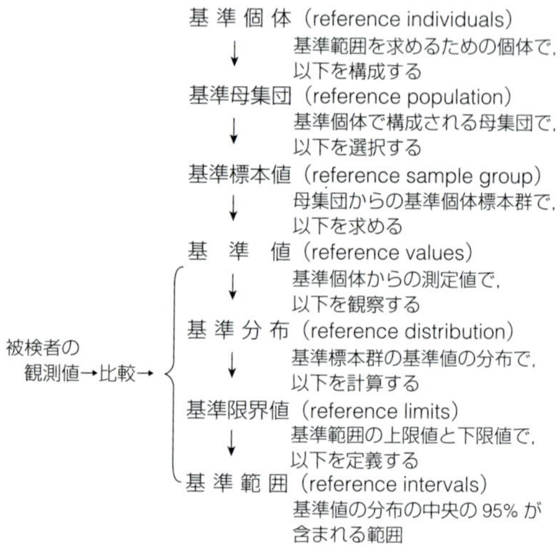

図5　基準範囲に関連する用語
CLSI の指針 C28−A3，2008 より引用

基準値の分布に正規分布などの理論分布を当てはめ95％範囲を推定する．そのため，正規分布に近似させる適当な変換式で処理（正規化）したデータを利用する手順をとる．ノンパラメトリック法は，分布型によらず測定値を大きさの順に並び替え，2.5 および 97.5 パーセンタイルに対応する95％範囲を定める．この方法は，分布型がどんな形であっても簡単に適用できる利点がる．

基準範囲の設定に，必要最小な標本数は120例以上としているが，正規分布でない場合や，異常値混入の可能性がある場合は，より大きな標本（300例以上）が必要となる．

問診表でチェックできない潜在病態や，測定異常などによる外れ値は，Dixon の検定，Grubbs-Smirnov 棄却検定，また CLSI 指針にはないが市原らによる潜在異常値除外法などで検討する．

基準値が生理的な要因で明らかに異なる値を示す成分は，要因別の基準範囲を設定する．CLSI 指針では，層別の基準範囲を設定する判断基準として，2つのサブクラスの平均値（$\bar{x}$），分散（s^2），標本数（n）から得られる統計量 $z=|\bar{x}_1-\bar{x}_2|/\sqrt{(s_1^2/n_1)+(s_2^2/n_2)}$ が，$3\sqrt{(n_1+n_2)/240}$ より大きいとき，サブクラス別の設定を行う方法を提唱している．

表4 基準範囲設定時の除外要因と層別要因（CLSI）

除外要因	層別要因
過度の飲酒	年齢
血圧異常	血液型
薬物（OTC含む）	日内変動
経口避妊薬	運動
過度の絶食・摂食	食事
遺伝因子	地理的要因
最近の病気・手術	検体採取時間と体位
妊娠・授乳期間	人種
過度の肥満	性別
過度の喫煙	月経週数
最近の輸血	妊娠週数
特殊な環境・職業	喫煙

C. 病態識別値

病態識別値は，いくつかに分類できる．まず，目的とする疾患群と非疾患群との判別を目的とする判読基準は，両群の識別が臨床的に適切に行われるように設定する．腫瘍マーカーのカットオフ値などがこれに相当する．

また，日本糖尿病学会が定める糖尿病型の診断に関する空腹時血糖または75g経口ブドウ糖負荷試験の判定基準や，日本痛風・核酸代謝学会による高尿酸血症診断のための血清尿酸値などがある．日本動脈硬化学会が脂質異常症の治療のために定めた血清脂質濃度に関する治療を開始する判断のための値や，治療目標としての基準などもある．

このように，臨床検査の利用目的により，測定値を解釈する判断基準が異なる．また，健診データや慢性疾患などの経過観察時は，個人ごとの変動範囲（基準値）に対する評価が主となる．

（細萱茂実）

チェックリスト

□許容誤差限界を定める方法について述べよ．
□測定法のバリデーションとは何か．
□校正の階層段階とトレーサビリティ連鎖について説明せよ．
□精密さの評価法，正確さの評価法をあげよ．
□内部精度管理法，外部精度評価法をあげ，その特性を述べよ．
□基準範囲の求め方について説明せよ．
□病態識別値について説明せよ．

III 分析の化学—生体分子の分析法

3 各種分析法の原理

1. 吸光光度法

光が溶液中の分子やイオンに当たると特有の波長の光が吸収される．通り抜けて出てくる光は可視光線の場合，吸収された波長が抜けた色（補色）を示すことになる．溶液中に光を吸収する分子やイオンが多くあるとその分，透過する光の量も減少することとなる．この吸収される光の量と溶液中の分子あるいはイオンの濃度を測定する方法を吸光光度法という．

A. 光と波長

光は電磁波であり，表1に示すように分類される．可視光線は正常な人間の目で見える範囲の光をいい，約400〜800 nmの波長を持つ電磁波である．例えば，太陽光線には可視光線が含まれており，物質に太陽光線を当てると，その物質固有の波長の光が吸収されるため，吸収されずに残った光が人間の目には補色として感じることができる．吸収する光の色と補色の関係は表2に示す．例えば，物が青く見えるのは580 nm付近の黄色光を吸収するためである．紫外線は，可視光線よりも短波長側，約200〜400 nmの電磁波で，目には見えない．吸光光度法で扱う波長範囲は紫外，可視および赤外（800 nm〜5 mm）であるが，一般的な分析には紫外可視吸光度法が用いられ，赤外領域は分子を構成する原子の振動・回転状態の変化に基づく赤外吸収分析法として扱われる．

分子の持つエネルギーは電子エネルギー，振動エネルギーおよび回転エネルギーの3つが存在し，全エネルギーはそれらを合わせたものとなる．それぞれ基底状態と励起状態が存在する．基底および電子エネルギーの間のエネルギー遷移の幅は回転，振動，電子の順に大きくなる．吸収できる光のエネルギーは分子に固有な電子エネルギー遷移幅と一致する．基底および励起電子エネ

表1 電磁波の種類とそれを利用する分析法

電磁波	波長	相互作用する対象	吸収現象を利用する分析法	発光現象を利用する分析法
γ線	10^{-2}〜10^{-6} nm	原子核	γ線吸収分析	放射化学分析
X線	10〜10^{-2} nm	内殻電子	X線吸収分析	蛍光X線分析
				発光X線分析
紫外線	200〜400 nm	外殻電子	紫外吸光分析	原子蛍光分析
			原子吸光分析	フレーム分析
可視光線	400〜800 nm	分子軌道電子	可視吸光分析	蛍光分析
				Raman分析
赤外線	800 nm〜5 mm	分子	赤外吸収分析	
マイクロ波	1 m〜1 cm	電子スピン	常磁性共鳴吸収分析（ESR）	
ラジオ波	1 m以上	核スピン	核磁気共鳴吸収分析（NMR）	

表2 吸収した色と補色の関係

波長（nm）	吸収した色	補色
400〜450	紫	黄緑
450〜480	青	黄
480〜490	青緑	橙
490〜500	緑青	赤
500〜560	緑	赤紫
560〜575	緑黄	紫
575〜590	黄	青
590〜625	橙	青緑
625〜750	赤	緑青

ギー準位には多数の振動，回転エネルギー準位が存在するため吸収する光は1つではなく近隣した波長の光も吸収することになる．そのため吸収スペクトルでは山型の吸収極大が認められる．

B. 単位と用語

光の波長は λ で表され，単位は nm（$1\,\text{nm}=10^{-9}$ m）が用いられる．光のエネルギー E は，次式のように表される．

$$E = h\nu$$

h：プランク定数（6.626×10^{-34} js），ν：光の振動数

単色光が I_0 の強度の場合，透過光の強度を I とすると透過度（transmittance：t），透過率（per-cent transmittance：T）および吸光度（absorbance：A）は次式のように表される．

$$A = \log I_0/I$$

$t = I/I_0$，$T = 100\,t$ をそれぞれ式に代入すると，

$$A = \log 1/t = \log 100/T = 2-\log T$$

となり，吸光度と透過率との関係で表すことができる．

C. Lambert-Beer の法則

試料濃度が一定であれば吸光度は，溶質の長さ（セル層長：l）に比例する．これを Lambert の法則といい，次式のように表される．

$$A = -\log I/I_0 = k \cdot l \cdots\cdots (1)$$

k：比例定数

またセル層長が一定であれば吸光度は濃度（c）に比例する．これを Beer の法則といい，次式のように表される．

$$A = -\log I/I_0 = k' \cdot c \cdots\cdots (2)$$

k'：比例定数

この両者を合わせると吸光度は試料の濃度とセル層長の積に比例するということになり，これを Lambert-Beer の法則といい，次式のように表される．

$$A = -\log I/I_0 = a \cdot c \cdot l \cdots\cdots (3)$$

a は比例定数で吸光係数（absorption coefficient）と呼ばれる．l を1 cm，c を1 mol/L の時の溶液の吸光係数をモル吸光係数（ε）（molar extinction coefficient）といい，l を1 cm，c を1%（w/v）溶液の吸光係数を比吸光係数（$E^{1\%}_{1\,\text{cm}}$）という．

モル吸光係数は，感度を表し，値が大きいほど感度が高い分析法であることを示している．NAD(P)Hのモル吸光係数は，6.3×10^3（L/mol・cm），SI 単位では 6.3×10^2（m^2/mol）となる．これは例えば0.1 mmol/L の NAD(P)H を1 cm のセルで測定したときには吸光度が0.63になることを示している．

D. 分光光度計の装置

分光光度計の基本構成は図1のように，1. 光源部，2. 波長選択部，3. 試料部，4. 測光・記録部に分かれる．

a. 光源部

測定に必要な光を供給する部分である．紫外部の測定には，水素放電管や重水素放電管の180〜400 nm の連続光源を用いる．可視部の測定にはタングステンランプやハロゲンランプの320〜3,000 nm の連続光源を用いる．どの光源を用いる場合にも光源の輝度を安定化させるための定電圧装置および定電流装置を必要とする．

図1　分光光度計の装置

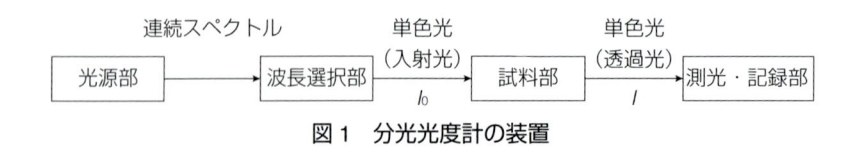

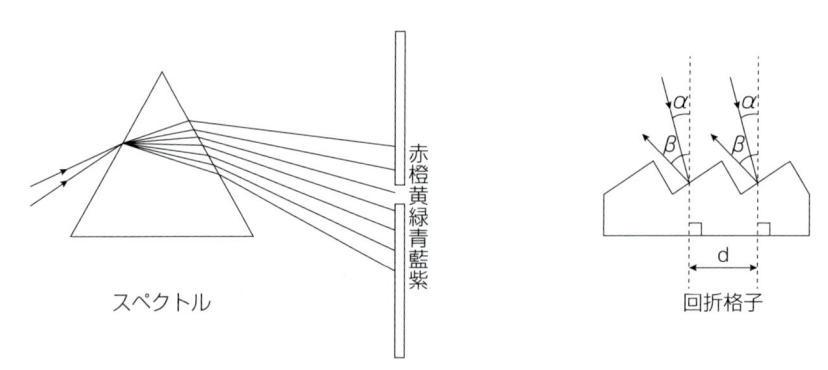

図2　分光器と回折格子分光器

b. 波長選択部

　光源部の光は種々の波長を含む連続スペクトルであるため，試料への入射光として必要な波長の単色光を取り出す必要がある．そのためにはフィルターあるいは分光器（monochromator）を用いる．フィルターは色ガラスフィルター，干渉フィルターなどがあり，連続的な波長の選択ができないため，選択する光の波長ごとにフィルターを変えなければならない．分光器は光源の光を分散させることにより必要な波長（単色光）を出口スリットの位置を変えることで選択する装置である．これらは連続的に変化する波長を取り出すことができ，プリズム分光器と回析格子分光器がある（図2）．

c. 試料部

　測定試料を入れたセルが試料部となる．通常は層長が1 cmの角型セルが用いられる．セルには角形，試験管型，キャップ付角型，ミクロ型，フローセル型などがあり，その材質は，石英，ガラス，プラスチックがある．石英セルは紫外部，可視部両方で用いられるが，ガラスとプラスチックセルは紫外線を吸収するため可視部のみで用いられる．

分光した光が試料部にのみ入射する単光束方式（single beam system）と対照液と試料液両者に互い違いに光が入射し，その差が厳密に測定できる二光束方式（double beam system）とがある．

d. 測光・記録部

　試料および対照の透過光の光エネルギーを電気エネルギーに変換して測定して，それを記録する部分である．測光部にはフォトダイオード，光電池，光電管，光電子増倍管からなる．

E. 原子吸光装置

　中性原子の蒸気にこれと同じ元素から放射されたスペクトル線を照射すると吸収が起こる．この現象を原子吸光という．原子吸光装置はこの原理を利用して，試料中の金属元素を高感度で分析できる装置である．周期表の2族（Be, Mg），12族（Zn, Cd, Hg）は高感度に分析でき，1族（Li, Na, K, Rb, Cs）と11族（Cu, Ag, Au）がこれに次いで感度が良い．

　原子蒸気層に照射された入射光 I_0 は原子に吸収され透過光 I となる．これは紫外可視吸光度法と同様にLambert-Beerの法則が成り立ち，次式のようになる．

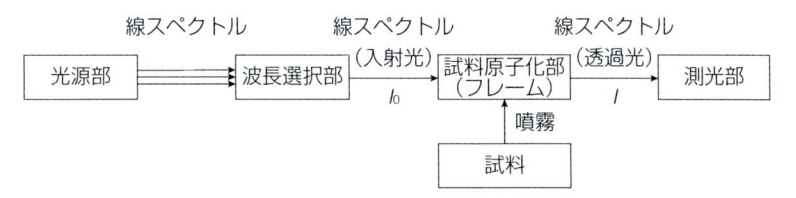

図3 原子吸光光度計の装置

$$\log I_0/I = K \cdot c \cdot l$$

K：吸光係数, c：溶液濃度, l：フレーム層の長さ

フレーム層の長さを一定にしておけば，吸光度はフレーム層に存在する基底状態の原子数に比例する．また原子数は試料の供給速度，ガス圧，ガス流速，試料中の物質濃度に依存する．装置は 1. 光源部, 2. 波長選択部, 3. 試料原子化部, 4. 測光部からなる（**図3**）．

a. 光源部

光源はほとんどの元素に対して中空陰性ランプが用いられる．中空陰性ランプは線幅が狭く，強力な共鳴線を発する．中空陰性ランプは陰極と陽極が希ガスと一緒に封入された放電管で，陰極は分析対象の元素あるいはその元素を含む合金で作られ，不活性ガス〔ネオン（Ne），アルゴン（Ar）など〕が封入されている．電極間に直流電圧をかけるとグロー放電が生じ，陰極の原子がはじき出され，封入ガス原子や電子などと衝突して励起される．この励起原子が基底状態に戻るときに原子固有の波長の光を放射する．この他にヒ素（As），セレン（Se），アンチモン（Sb），テルル（Te）の定量には無電極放電管が光源として使用される．

b. 波長選択部

波長選択部では中空陰性ランプから放射されたスペクトル線からフレーム中の原子に照射する光を選択する部分であり，回折格子やプリズムが用いられる．

c. 試料原子化部

試料原子化部（atomizer）は試料中の元素を原子蒸気層にする部分である．バーナーを用いてフレーム中で加熱するフレーム方式，電気加熱炉で加熱する電気加熱方式，水銀の測定を対象とした冷蒸気方式などがある．

d. 測光部

フレームを透過してきたスペクトル線は，光電管，光電子増倍管によって電気信号に変換される．測光方式としてシングルビームとダブルビーム方式がある．

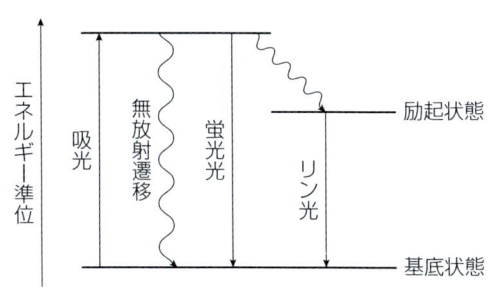

図4 蛍光・リン光の励起状態

2. 蛍光分析法

ある種の物質はエネルギーを吸収すると熱を伴わずに光を発する現象を発光という．このエネルギーが光に変わることを光ルミネセンス（photoluminescence）といい，蛍光（fluorescence）とリン光（phosphorescence）とがある．これらの発光現象を利用して目的物質を定量する方法が蛍光分析法である．蛍光分析法は，吸光度分析法と比べて高感度で測定できることや目的物質を選択的に検出できるという特徴がある．

A. 発光の原理

物質の取り得るエネルギー状態は，量子化され振動・回転状態に応じて様々な準位として存在している．物質に紫外部から可視部の光を照射すると，そのエネルギーを吸収して基底状態から様々な励起状態に遷移する．ここから基底状態の種々

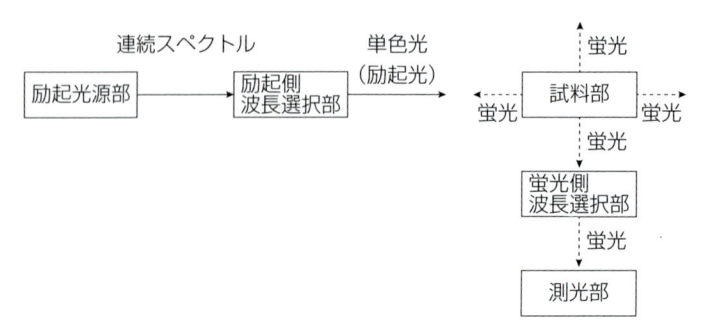

図5 蛍光光度計の装置

の振動・回転準位に遷移するときに，蛍光が放射される．また，第一励起一重項状態から第一励起三重項状態に励起した場合，基底状態に戻る際にリン光が観察される．蛍光は物質に光が照射されている時だけ放射されるが，リン光は照射が停止された後も放射される（図4）．

B. 蛍光強度

蛍光強度は吸収した励起光の量に比例する．入射光の強さを I_0，透過光の強さを I とすると，Lambert-Beer の法則が成り立ち，次式のようになる．

$$\log I_0/I = \varepsilon cl$$

ε：吸光係数, c：溶液濃度, l：フレーム層の長さ

$I = I_0 10^{-\varepsilon cl}$ から吸収した光量は $I_0 - I = I_0 (1 - 10^{-\varepsilon cl})$ となる．
蛍光に変換する割合を ϕ（蛍光量子収率）とすると，次式のようになる．

$$F = \phi k I_0 (1 - 10^{-\varepsilon cl})$$

F：蛍光強度, k：比例定数

また，

$$F = \phi k I_0 (1 - e^{-2.303\varepsilon cl})$$

と書き換えることができる．
この式を展開すると，次式のようになる．

$$F = \phi k I_0 (2.303\,\varepsilon cl)[1 - (2.303\,\varepsilon cl)/2 + (2.303\,\varepsilon cl)^2/6\cdots\cdots]$$

濃度 c が十分小さく，εcl も小さいときは次の近似式が成り立つ．

$$F = 2.303\,\phi I_0 k\,\varepsilon cl$$
$$F = \phi I_0 k'\,\varepsilon cl$$

この式の結果，蛍光強度は濃度と比例することになる．

蛍光強度に影響を及ぼす要因として次のものがあげられる．

① 濃度消光：蛍光物質の濃度が高くなると蛍光強度が低下する．
② 温度消光：高温では蛍光が低下する．特にリン光ではこの傾向が強い．
③ 共存物質による消光：溶存酸素，ハロゲン，遷移金属イオンなどの存在で蛍光強度は低下する．
④ 溶媒による消光：粘度の高い溶媒や溶質との分子間相互作用により蛍光強度が低下する．

C. 装置

蛍光光度計の装置は，1. 光源部，2. 分光部（励起測波長選択部），3. 試料部，4. 分光部（蛍光測波長選択部），5. 測光部に分かれる（図5）．蛍光光度法の場合，励起光と蛍光の波長が異なるため，励起側と蛍光側の両方に波長選択部が必要となる．

3. 化学発光分析法

化学発光とは，化学反応により分子が励起状態となり，そこから基底状態に戻るときに吸収した

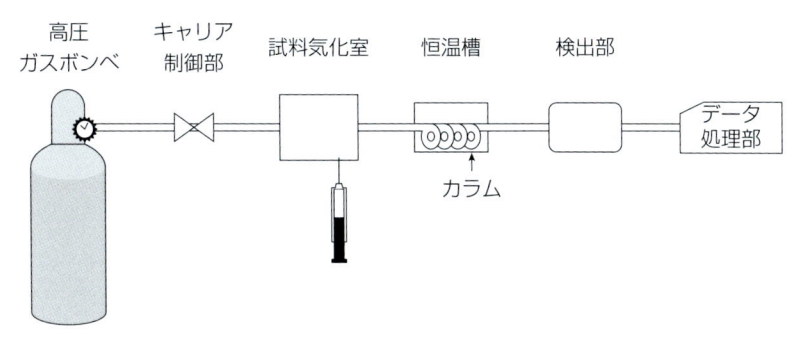

図6 GCの基本構造

化学エネルギーを光として放出する現象である．放出する化学発光を測定する方法が化学発光分析法である．また，生物由来の物質で起こる発光（蛍やクラゲの発光やバクテリアの発光）を生物発光という．蛍光やリン光の場合，光のエネルギーを吸収して起きる発光のため光源が必要であるが，化学発光は光源が不要である．このため，光源由来の散乱光などのノイズが小さいため蛍光分析法よりも高感度の測定が可能である．

測定装置は暗室内の試料部から発せられる光を光電子増倍管で検出する．感度を上げるために光電子増倍管を冷却する．

化学発光分析法の特徴は，高感度な測定法で，測定機器が簡単という利点はあるが，選択性が低いことや，発光強度が溶媒や共存物質によって影響を受けやすいという欠点がある．

4. クロマトグラフィ

クロマトグラフィは，1903年にロシアの植物学者のTswett MSが植物色素であるクロロフィルを炭酸カルシウムの層に石油エーテルを通して分離したのが始めである．その語源はギリシャ語で色（chroma）を書く（graphein）からchromatographyと名付けられた．すなわち，クロマトグラフィは混合物から特定の物質を分離し，それを分析する方法として利用されている．

クロマトグラフィは固定相と移動相の2つの相からなり，移動相が気体のものをガスクロマトグラフィ，液体のものを液体クロマトグラフィという．またそれぞれ固定相が液体のものと固体のものがあり，移動相-固定相の関係から，ガス-液クロマトグラフィ（gas liquid chromatography），ガス-固クロマトグラフィ（gas solid chromatography），液-固クロマトグラフィ（liquid-solid chromatography），液-液クロマトグラフィ（liquid-liquid chromatography）の4つに分類される．さらに，固定相支持体による分類ではカラムクロマトグラフィ（column chromatography）と薄相クロマトグラフィ（thin layer chromatography）とに分かれ，また分離手法による分類からは，ゲル浸透クロマトグラフィ，ゲル濾過クロマトグラフィ，分配クロマトグラフィ，吸着クロマトグラフィ，イオン交換クロマトグラフィ，アフィニティクロマトグラフィ，逆相クロマトグラフィなど多くの種類がある．

A. ガスクロマトグラフィ

ガスクロマトグラフィ（GC）は揮発性の液体（400〜700℃の加熱によって気体になる）や気体の分離に適している．その特徴は，①適応範囲が広く，様々な成分の分離に利用できること，②分離能が高く，微量成分の測定に適していること，③短時間で測定できること，などがあげられる．しかし，難揮発性の物質や熱に不安定な成分の分析には不適である．

移動相のガスは，キャリアガスといわれ，ヘリウムガス，窒素ガス，アルゴンガスなどの不活性ガスが用いられ，これらのガスとともにガス化した試料が固定相に移動する．固定相は固体と液体とがあり，一般に試料の沸点の違いに伴って溶出

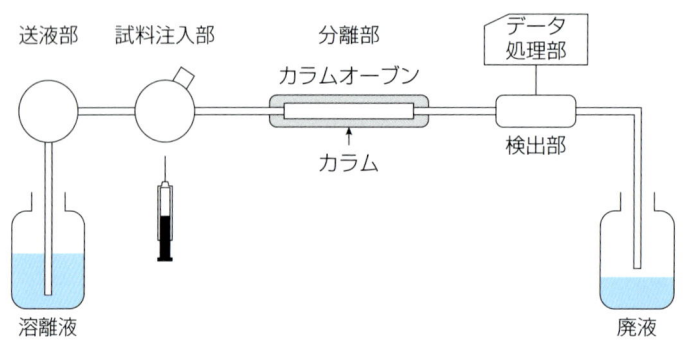

図7　HPLCの基本構造

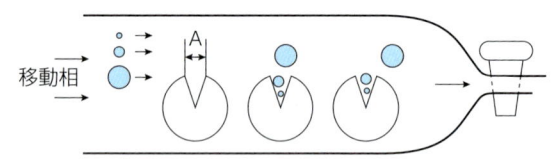

図8　ゲル濾過分子ふるい効果

してくる．固定相が固体の場合には充填カラムが，液体の場合にはキャピラリー（毛細管）カラムが使用される．検出器は熱伝導度型検出器，水素炎イオン化検出器，電子捕獲型検出器，炎光光度検出器，フレームサーミオニック検出器，光イオン化検出器などがあり，それぞれ用途に応じた検出器が選択される（図6）．また，質量分析計（mass spectrometer：MS）を直結させたGC-MSが利用されている．GCで分離した成分をMS中で生成された分子イオンや分解イオンのマススペクトルを測定するものである．臨床的には農薬，薬物，自然毒などの中毒の分析に利用されている．

B. 液体クロマトグラフィ

液体クロマトグラフィは，固定相支持体の分類によりカラムクロマトグラフィ，薄相クロマトグラフィそしてペーパークロマトグラフィに分けられる．現在は高性能で迅速に分析できる高速液体クロマトグラフィ（high performance liquid chromatography：HPLC）が主流である．HPLCは1969年にKirkland Jが高圧ポンプを用いて高速で溶離液を流すクロマト法を開発したのが始まりである．HPLCの基本構成は，①送液部，②試料注入部，③分離部（カラム），④検出部，⑤記録部（データ処理）に分かれる（図7）．

送液部では溶離液を一定流量で圧力の変動なく送液することが求められる．試料によっては溶離液の濃度を変えてグラジエント法を用いて分離を行う．試料注入部は手動で注入するマニュアルインジェクターと自動注入が可能なオートサンプラーがある．

分離部のカラムは，分離目的に応じて選択する．カラムを一定温度に保つために恒温装置があり，カラムオーブンといわれる．温度は25～50℃に設定して行うことが多いが，蛋白質など活性のある試料を分析する場合には4℃あるいは0℃で分離を行うことがある．

検出部は，紫外吸収検出器（UV検出器）が一般的に用いられる．UV-VIS（紫外可視）検出器の場合，重水素とタングステンランプを使用し，可視領域まで測定可能である．また，示差屈折率検出器（RI検出器）は溶液の屈折率が試料の濃度によって変化することを利用した検出器である．蛍光検出器は，紫外線を照射することで励起した物質の蛍光エネルギーを測定する．UV検出器と比べて感度が良く，微量成分の検出に適している．その他に，ダイオードアレイ検出器，電気化学検出器，蒸発光散乱検出器などがある．またHPLC分離後質量分析計で検出するLC-MSも応用されている．

HPLCは，HbA1cをはじめ，アミノ酸の分析，血中薬物濃度，ホルモン，ビタミンなどの分析に利用されている．また，血清クレアチニンおよび

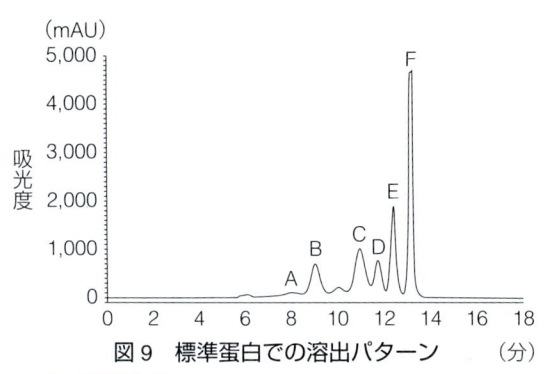

図9　標準蛋白での溶出パターン　　（分）

A：蛋白質凝集体
B：サイログロブリン　　　MW　670,000
C：γグロブリン　　　　　 MW　158,000
D：オボアルブミン　　　　MW　 44,000
E：ミオグロブリン　　　　MW　 17,000
F：ビタミンB$_{12}$　　　　 MW　 1,350

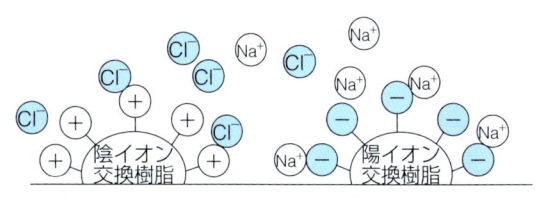

図10　イオン交換クロマトグラフィの原理

尿酸の日本臨床化学会（Japan Society of Clinical Chemistry：JSCC）勧告法（実用基準法）として，二次標準血清の評定や日常一般法の正確さ評価に用いられている．

C. ゲル濾過クロマトグラフィ

ゲル濾過クロマトグラフィは，分離手法による固定相の分類で，カラムに充填された担体の中を蛋白質が通過する間に分子の大きさに従って分離する方法である．大きな分子は担体の分子内に入り込めずに始めに溶出され，小さな分子は担体の中に浸透し大きな分子より遅れて溶出されるため，分離が可能となる．この原理は分子ふるい効果による（図8）．使用される担体は吸着性や反応性が低いポリアクリルアミドゲルやアガロースゲル，セファデックスゲルなど物理的・化学的に安定した多孔性の樹脂が用いられている．ゲル濾過クロマトグラフィは固定相への吸着がないため蛋白質が変性しにくいことや，イオン強度やpHの影響を受けにくいことなどの利点がある．図9に標準蛋白での溶出パターンを示す．

D. イオン交換クロマトグラフィ

イオン交換クロマトグラフィは，荷電基を持つイオン交換体と反対の荷電を持つ蛋白質あるいはアミノ酸とが静電結合させた後，それに対する対イオン（カウンターイオン）を用いてイオン交換体に結合した蛋白質あるいはアミノ酸を対イオンと置換して溶出する方法である（図10）．例えば，陰イオンを持つ物質はジエチルアミノエチル，第四級アミノエチルなどの陰イオン交換樹脂が用いられ，陽イオンを持つ物質にはカルボキシメチルなどの陽イオン交換樹脂が用いられる．

イオン交換クロマトグラフィで分離される物質は解離基に解離定数を持ち，溶媒のpHに応じて陽イオン，陰イオン，そして等電点付近では両性イオンに解離する．充填剤である交換樹脂の表面にある交換基に溶媒イオンと競合して結合する．この結合割合の大きさによって移動速度が異なり分離が可能となる．処理スピードに優れ，多くの量を処理できる．水中の微量のイオンの定量に有効なため，主に水質の検査や酸性雨の検査に用いられている．生体試料中の種々のイオンの分析にも用いられている

E. アフィニティクロマトグラフィ

アフィニティとは，ある物質と他の物質が特異的に結合する能力をいう．例えば，酵素は特定の基質と抗体は特定の抗原と，そしてホルモンは特定のレセプターにのみ可逆的に結合する．このように，特異的な親和性を利用したクロマトグラフィをアフィニティクロマトグラフィという．不溶性のマトリックス（支持体）に蛋白質と結合する物質（リガンド）を結合させ，特異的吸着体をカラムに詰める．これに混合サンプルを注入するとリガンドに親和性のない分子は素通りし，親和性のある分子は吸着する．吸着された分子はpHを変化させたり，塩濃度を高くしたり，リガンドに

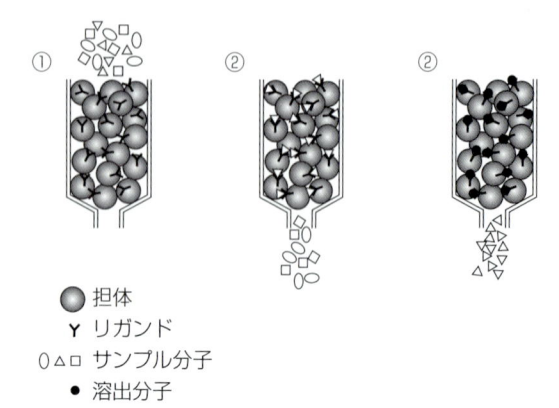

- 担体
- Y リガンド
- ○△□ サンプル分子
- ● 溶出分子

図11 アフィニティクロマトグラフィの原理

対する競合分子を加えたりすることで溶出される（図11）．特異性が高いため，高純度のサンプルを得ることができる．抗体の精製や組換え蛋白質の精製に用いられている．また近年では，抗体医薬の精製やプロテオソーム解析にも利用されている．

（三村邦裕）

5. 電気泳動法
A. 原理
a. 電気泳動法

電気泳動法は，分子を置いた電極間に電位差（電圧）を発生させ，その電場により目的分子を分離する方法であり，電気泳動現象により，プラス電荷を持つ分子は陰極へ，マイナス電荷を持つ分子は陽極へと移動する．この方法は，蛋白質や核酸など生体高分子の分離に優れた性能を発揮し，生体試料分析や生化学研究などで汎用されている．臨床化学領域では，血清・尿蛋白分画，アイソザイム，リポ蛋白分析などに利用されている．

電気泳動における荷電粒子の移動度は，荷電粒子自身の電荷や電場の強さに比例し，溶媒の粘度，荷電粒子半径（分子半径）に反比例する．また，温度は，緩衝液の粘度などを変化させるため，荷電粒子の移動度に影響を及ぼす．電気泳動法は，蛋白質や核酸など様々な物質の相互分離に適用されるが，本項では，特に臨床化学分析で汎用されている蛋白質の分離について記載する．

蛋白質の構成単位はアミノ酸であり，N末端，C末端のアミノ酸がイオン化するだけでなく，側鎖にNH_3^+，COO^-などの官能基を持つアミノ酸がある．このため，アミノ酸配列，分子量が異なる蛋白質ごとに荷電状態が異なる．この荷電状態は周囲のpHにより変化し，分子内の見かけ上の荷電が±0となるpHを等電点（isoelectric point：pI）という．すなわち，蛋白質自身の等電点よりも酸性側のpHでは，プラスに荷電し，アルカリ側ではマイナスに荷電する（図12）．さらに高次構造をとる蛋白質は，蛋白質分子の表面に局在し，等電点を決定する極性基の解離状態は，周囲の官能基の影響を受ける．例えば，極性基との静電的相互作用，水素結合の有無などによって分子表面の荷電が変化する．また，蛋白質分子に結合したリン酸基や，糖鎖中に存在するN-アセチルノイラミニン酸（シアル酸）も荷電を持つため，個々の蛋白質は固有の荷電状態を有し，電気泳動による相互分離が可能となる．

b. 支持体

電気泳動法における物質の相互分離の原理として，分子ふるい効果を利用した分子サイズの違いによる分離と，分子の荷電・等電点の違いによる分離の2つがあげられる．電気泳動は，自由溶液中または支持体上で行われ，電気泳動時に用いる支持体により，セルロースアセテート（cellulose acetate：CA）膜電気泳動，アガロースゲル電気泳動，ポリアクリルアミドゲル電気泳動（polyacrylamide gel electrophoresis：PAGE），キャピラリー電気泳動（capillary electrophoresis：CE）などに分類される．

低濃度のアガロースゲルやCA膜では，支持体中の網目構造が大きく，分子ふるい効果が発揮されない．このため，これらの支持体は，蛋白質の荷電の違いを利用して分離するゾーン電気泳動や，等電点電気泳動に利用される．一方，一定濃度以上のアガロースゲルやポリアクリルアミドゲルは，分子ふるい効果を有し，ポリアクリルアミドゲルは，蛋白質を分子サイズごとに分離するSDS-PAGEに利用される．

支持体やゲルを保持する容器が，マイナスの電

図12 蛋白質の荷電の変化

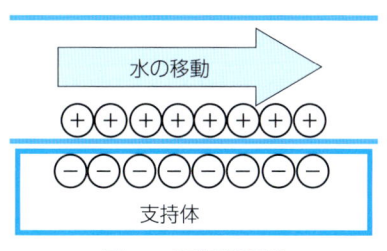

図13 電気浸透流

荷を持っていた場合，緩衝液中の陽イオンが静電的に容器や支持体に接近している．ここに電圧がかかると陽イオンは，陰極側に移動し，さらに陽イオンを水和している周辺の水分子も陰極側に引かれていく．これを電気浸透現象と呼び，この現象によって発生する水の流れを電気浸透流と呼ぶ（図13）．

c. 検出法，染色法

蛋白質は，ほとんどが無色であるため，電気泳動後に染色し可視化する必要がある．染色法として，ポンソー3R，アミドブラック10B, coomasie brilliant blue（CBB）などの色素を非特異的に結合させる方法，および銀染色法が汎用されている．ポンソー3R，CBBは，ともに硫酸基のマイナス電荷と蛋白質のプラス電荷によるイオン結合と，蛋白質と色素との疎水性相互作用により，蛋白質が染色されると考えられている（図14）．CBBで染色する場合は，1つのバンド当たり，約5 μgの蛋白質量が必要である．一方，銀染色法は非常に感度が高く，CBB染色法の約50倍の感度である．一般的に行われている銀染色法は，銀の錯体を蛋白質に結合させ，その錯体をホルムアルデヒドで還元して，銀を析出させ検出する方法である．

蛋白質を特異的に検出する方法としてウエスタンブロット法がある．これは，電気泳動の優れた

図14 電気泳動後の蛋白質検出に用いられる色素

分離能と抗原抗体反応の高い特異性を組み合わせて，蛋白質混合物から特定の蛋白質を検出する手法である．この方法において抗体分子はサイズが大きいため，細かな網目構造を持つゲル中の蛋白質に到達できない．このため，電気の力を利用してゲルから蛋白質を膜へ転写し，電気泳動のレプリカを作成する．蛋白質を転写する膜は，蛋白質の保持量が高いニトロセルロース膜や，polyvinylidene difluoride（PVDF）膜が利用される．その後，膜上での蛋白質を検出するために，目的蛋白質と結合する抗体（一次抗体）を反応させ，さらに，一次抗体に対する抗体に酵素などを結合させた二次抗体を反応させる．この二次抗体に結合している酵素を利用して色素を発色させ，蛋白質を検出する．

B. セルロースアセテート（CA）膜電気泳動法

この方法は，種々の血清蛋白を，CA（cellulose acetate）膜上で主に荷電に従い分離する方法で，臨床検査で応用されている．多くの血清蛋白の等電点はpI3〜8間にあり，血清蛋白をpH8.6の緩

- 泳動前
  - ● (pI 6.0) は等電点より酸性側 (pH5) のpH層に存在するため正荷電
  - ▲ (pI 5.0) は等電点と等しいpH層 (pH5) に存在するため荷電がゼロ
  - ■ (pI 4.0) は等電点よりアルカリ側 (pH5) のpH層に存在するため負荷電

- 泳動中
  - ● (pI6.0) は正荷電のため陰極へ移動
  - ▲ (pI5.0) は荷電がゼロのため移動しない
  - ■ (pI4.0) は負荷電のため陽極へ泳動

- 泳動中
  - ● (pI6.0) は等電点よりアルカリ側 (pH6.1) のpH層に移動すると負荷電となり陽極へ移動
  - ▲ (pI5.0) は荷電が等しいため移動しない
  - ■ (pI4.0) は等電点より酸性側 (pH3.9) のpH層に移動すると，正荷電となり陰極へ泳動

- 泳動後　すべての蛋白質は自身の等電点と等しいpH層で静止し濃縮される

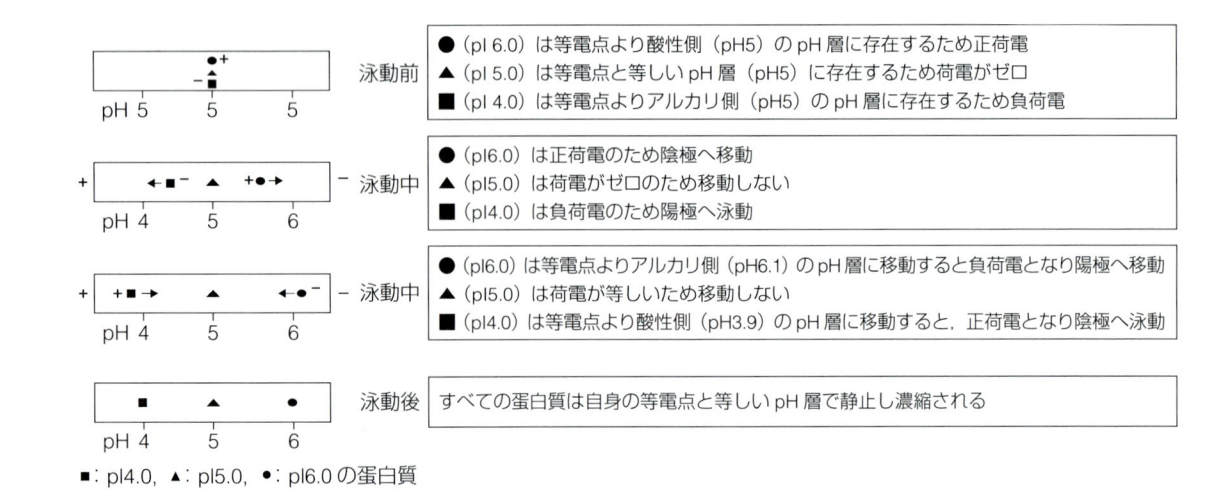

■: pI4.0, ▲: pI5.0, ●: pI6.0の蛋白質

図15　等電点電気泳動の原理

衝液中に置くと負電荷を帯びる．このため，血清をCA膜の陰極側に塗布すると，負電荷の多い蛋白質ほど泳動速度が速く，より陽極へ移動し，結果として血清中の蛋白質が相互分離される．近年市販されているCA膜は，電気浸透現象が発生しないよう加工されており，電気浸透流により陰極へ泳動される蛋白質はない．本法は，他の電気泳動法に比べ，短時間で簡便に実施できるが，分離度は高くない．このため，様々な血清中の蛋白質を5つの分画（アルブミン，α_1-，α_2-，β-，γ-グロブリン）に分離することができ，疾病の診断や病態把握に利用されている．実施方法は「血清蛋白分画」240頁を参照．

C. 等電点電気泳動法（IEF）

等電点電気泳動法（isoelectric focusing：IEF）は，個々の蛋白質の等電点に応じて分離を行う方法であり，蛋白質を構成するわずかなアミノ酸の違いや，リン酸化，結合糖鎖の構造変化などが分析可能である．前述したように，蛋白質分子は，自身の等電点と等しいpHでは実効電荷がゼロとなり，電気泳動現象は観察されず，等電点より低いpHでは蛋白質分子中の正の電荷が増大するため，電気泳動により陰極側へ泳動される．逆に，pHがその蛋白質の等電点より高い場合，負の電荷が増大し，電気泳動により陽極側へ泳動される

（図12）．したがって，等電点の異なる蛋白質は，同じpHのもとでも，異なる荷電状態にあるため，異なった移動速度で電気泳動が行われ，相互分離が可能となる．さらに，電気泳動が進み蛋白質が自身の等電点に等しいpH層に達すると，総電荷がゼロとなるため，泳動しなくなり，その場で静止する．もし，蛋白質が自身の等電点より低いpH層へ入ると，総電荷は正となり，その結果，反転して陰極側へ泳動され，もとのpH層へ押し戻される．逆に，蛋白質が自身の等電点より高いpH層に入ると，総電荷は負となり，その結果，再び陽極側へ戻される．このように，電気泳動終了直前では，個々の蛋白質は，隣接する他の蛋白質や両性担体に挟み込まれるように濃縮され分離される（図15）．

このように，IEFは，pH勾配を形成させ，蛋白質をその等電点と等しいpH層に濃縮し，分離する電気泳動法である．そのため，他の電気泳動法に比べ，高い分離能を有する．

次項のSDS-PAGEは比較的簡便に実施できるが，わずかな組成の違いを検出することは，困難である．例えば分子量が100程度の差では分離できない．しかし，IEFでは，分子の荷電で分離するため，電荷1つの違いでも分離できる場合がある．図16に，血清・尿中トランスフェリンの分析例を示した．トランスフェリンは鉄を輸送

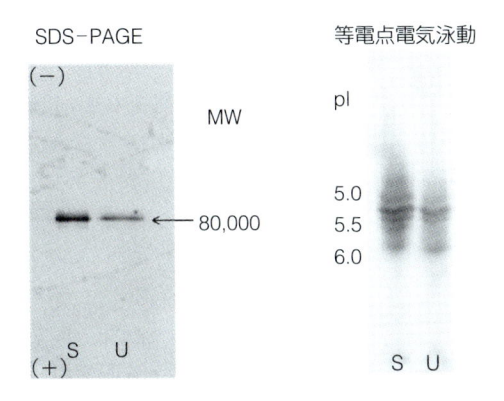

図16 トランスフェリン検出における等電点電気泳動とSDS-PAGEの比較
S：血清，U：尿

する蛋白質で，分子内に2カ所の鉄結合サイトがある．SDS-PAGEでは，分子量8万の位置に1本のバンドしか検出されない．IEFでは，鉄イオンを2個結合したもの，1個結合したもの，結合していないものなどの多くのバンドが検出される．

D. SDS-ポリアクリルアミドゲル電気泳動（SDS-PAGE）

分子量の違いにより，蛋白質を分離する方法として，SDS-ポリアクリルアミドゲル電気泳動（sodium dodecylsulfate-polyacrylamide gel electrophoresis：SDS-PAGE）がよく知られている．本法では，蛋白質の分子量の推定が可能であり，さらに，装置および操作が手軽であるため，蛋白質を扱う研究室で頻繁に利用されている．SDS-PAGEは，1970年にLaemmliにより開発された方法であり，蛋白質を分子サイズごとに分離するために，①蛋白質のアミノ酸側鎖同士の結合（ジスルフィド結合）を切断して一本鎖のポリペプチド鎖とし，②ポリペプチド鎖の周りに多数のマイナス荷電を持ったSDSを結合させてポリペプチド鎖が持っていた荷電を打ち消し蛋白質全体の荷電状態を負とする．この試料を，電気泳動によりゲル内に引き込み，③ポリアクリルアミドゲルが持つ分子ふるい効果を利用して，蛋白質を分子量ごとに分離する（図17）．

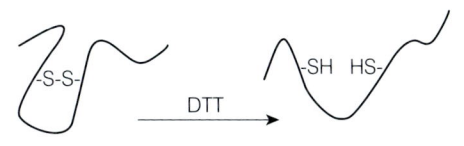

①アミノ酸側鎖のジスルフィド結合の切断

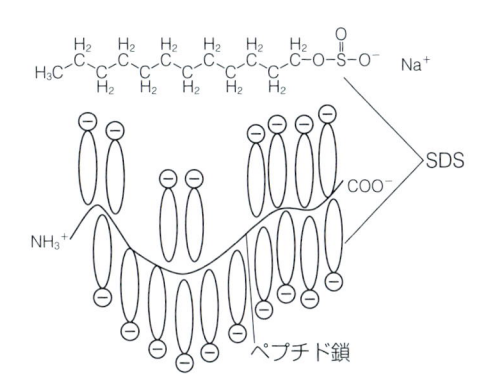

②SDSのポリペプチド鎖への結合

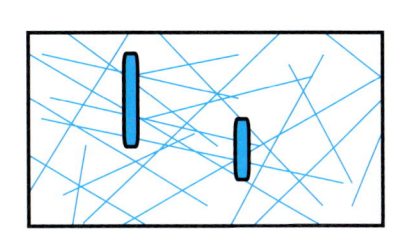

③ゲル中での分子サイズの異なる蛋白質の移動の模式図

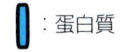

■：蛋白質

図17　SDS-PAGEの原理

a. 蛋白質のジスルフィド結合の切断

ジチオスレイトール（dithiothreitol：DTT）やメルカプトエタノールは，還元性を持つため，蛋白質の分子内や分子間に形成されているジスルフィド結合を切断する．すなわち，分子内の結合が切断されてポリペプチド鎖は直鎖状になる．IgGのようにH鎖とL鎖がジスルフィド結合している分子ではジスルフィド結合を切断すると，蛋白質がサブユニットごとに分かれる．

b. SDSのポリペプチド鎖への結合

SDSは，アニオン性の界面活性剤であり，その疎水部分が蛋白質の疎水性領域と相互作用して蛋白質の高次構造を壊し，一本鎖のポリペプチド

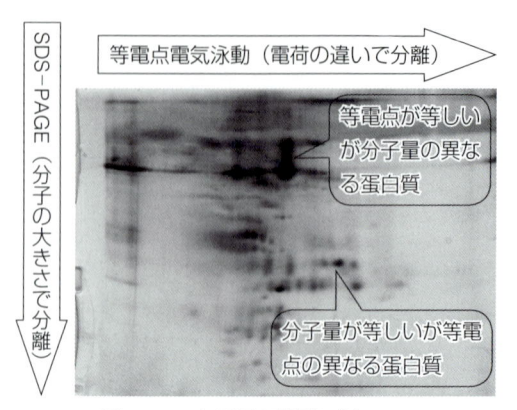

図18 2次元電気泳動パターン

(図中ラベル：等電点電気泳動（電荷の違いで分離）／SDS-PAGE（分子の大きさで分離）／等電点が等しいが分子量の異なる蛋白質／分子量が等しいが等電点の異なる蛋白質)

とする．SDSが蛋白質に結合すると，蛋白質は強く負に帯電し，蛋白質自身が持っていた荷電がほぼ打ち消される．

<u>c. ポリアクリルアミドゲルによる分子ふるい効果</u>

ポリアクリルアミドは，アクリルアミドを重合させて調製する．ここで，さらにメチレンビスアクリルアミドなどの架橋剤を加えると，3次元の網目構造を持つポリアクリルアミドゲルを作成することができる．このゲル中で蛋白質を電気泳動すると，大きな蛋白質分子はゲル内の網目に引っかかり移動度が遅くなる．一方，小さな蛋白質分子はゲル内の網目を容易に通り抜けるため，低分子ほどゲル内での移動速度が速くなる．これを利用して，蛋白質を分子量で分離することが可能となる．さらに，アクリルアミド，メチレンビスアクリルアミド濃度を変化させて様々な網目サイズの分離ゲルが作成可能であり，低分子蛋白質の分離には網目の細かい高濃度ゲルを，高分子蛋白質の分離には低濃度ゲルを用いる．このように，分離ゲルのゲル濃度は，分離する蛋白質の分子量に合わせて選択する必要がある．

E. 2次元電気泳動法

2次元電気泳動法は，蛋白質を，2つの異なった要因，例えば，荷電と分子サイズを組み合わせてXY方向に2回電気泳動することにより，1次元の電気泳動より優れた分離能を得る方法である．一般的には1次元目は等電点電気泳動による分離，2次元目はSDS-PAGEによる分離によって展開するため，分離能が非常に高い．すなわち本法は，等電点電気泳動のみでは分離できない，等電点が等しいが分子量の異なる蛋白質や，SDS-PAGEでは分離できない分子量が等しいが等電点の異なる蛋白質を分離に利用され（図18），主に，プロテオーム解析，蛋白質の純度・精製度の確認，分離・同定・定量などに使用される．

F. キャピラリー電気泳動（CE）（241頁参照）

キャピラリー電気泳動（capillary electrophoresis：CE）は，キャピラリー（毛細管）内に緩衝液または充填剤を満たし，両端に電圧をかけて分離する方法で，様々な物質の分離に応用可能である．試料の分離は，内径25～100 μmのキャピラリー内で行い，検出部で分離された試料の吸光度，蛍光を検出する．本法では，キャピラリー中で分離するため，温度制御が容易で試料の拡散が少ないこと，分離モードによっては，キャピラリー内壁付近で生じる電気浸透流が引き起こす栓流により高分解能が得られることが特徴となる．

また，キャピラリー内に充填する物質により蛋白質，核酸のみならず，低分子有機化合物の分離が可能である．代表的な例を表3に示した．

CEでの液体の駆動力は，キャピラリー内壁で発生する電気浸透流により与えられる．一方，クロマトグラフィでは，クロマト管の内側と中を流れる溶離液で摩擦が発生するため，中心に比べ周囲で流れが遅くなる．すなわち，キャピラリー内では栓流となるため，CEの分解能は高い（図19）．しかし，キャピラリー内には大量の試料は注入できない．

支持体を用いる電気泳動では，緩衝液の移動による支持体の乾燥等が発生し分離に影響が出ることがあるため，電気浸透流が発生しないよう加工が施されている．しかし，CEにおいて，キャピラリー内面に＝S-OH（シラノール基，フューズドシリカ）を意図的に露出させると，中性から塩基性条件では，シラノール基が解離し，負電荷を持つS-O⁻基となる．支持体（キャピラリー）は移動しないので，電圧をかけたときに，緩衝液

表3 CEの分離モードと応用例

分類	キャピラリー内に充填するもの	分離の原理	応用例
CZE	緩衝液	荷電,電気浸透流	荷電物質,血清蛋白分画
MEKC	界面活性剤	疎水性相互作用,荷電,電気浸透流	薬物,疎水性化合物
CGE	ポリマー	分子ふるい	DNAシーケンサー
CIEF	両性担体	荷電,等電点	蛋白質

CZE：capillary zone electrophoresis（キャピラリーゾーン電気泳動），MECK：micellar electrokinetic capillary chromatography（ミセル動電クロマトグラフィ），CGE：capillary gel electrophoresis（キャピラリーゲル電気泳動），CIEF：capillary isoelectric foucusing（キャピラリー等電点電気泳動）

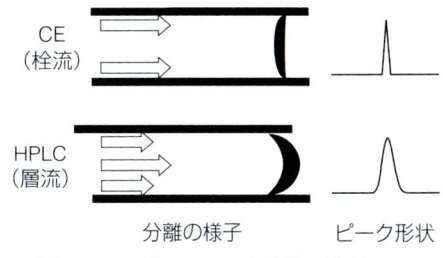

図19 CEとHPLCの分離の比較

中の陽イオンおよび水和水が陰極へ向けて移動する．すなわち，CEにおいては，電気浸透流を活用する場合がある．

6. 免疫化学分析法

A. 免疫化学分析の特徴

生体試料である血液や尿には，様々な物質が多量に含まれており，この中に含まれる極微量の物質を定量するためには，目的物質をクロマトグラフィなどにより分離するか，特異性の高い酵素や抗体を用いて分析することが必要である．免疫化学分析法は，分子のサイズ，荷電，疎水性相互作用，水素結合など様々な条件が整って成立する「鍵と鍵穴」にたとえられる抗原抗体反応の特異性の高さを利用した方法である．この方法では，生体内成分，細菌・ウイルスや血中薬物などを高感度に，かつ簡便に分析することができるが，測定対象分子に対する抗体をあらかじめ準備する必要がある．すなわち，免疫化学反応の特徴は，「抗原と抗体の親和性が高い」ことより，「低濃度の抗原に対しても効率よく抗体が結合」し，「抗原抗体反応の感度が良い」ことである．現在，免疫学的手法を用いた分析法は，ホルモン，生体内微量蛋白，腫瘍マーカー関連，乱用薬物や薬剤，体内で産生された抗体など，様々な物質を対象としている．

高感度で簡便な免疫化学分析法であるが，抗原抗体反応ならではの注意点を理解して実施する必要がある．第1の注意点は地帯現象（プロゾーン現象）である．これは，抗原が過剰に存在する場合に，見かけ上測定値が低値となって測定される現象である．第2の注意点として，抗体特異性があげられる．例えば生体内には，類似構造を持つ多くのホルモンが存在し，また薬物とその代謝物も類似の構造を持つ．このように，測定対象化合物と類似の構造を持つ化合物が存在すると，交差反応を起こしてしまう．このため，使用する抗体が抗原のどの部分を認識するかを理解しておくことが重要である．第3の注意点として異好抗体の存在があげられる．中でもhuman anti-mouse antibody（HAMA）は，稀にヒト血清に含まれるマウス免疫グロブリンに対する抗体であり，試薬中に抗マウス抗体を用いた測定では，これら2つの抗体が反応してしまい，測定に影響を及ぼす．この他にも，M蛋白など異常免疫グロブリンが試料中に多く含まれると，測定を妨害することがある．

B. 抗原と抗体

抗原が蛋白質の場合，抗原決定基となるアミノ酸配列は，6残基程度である．これをエピトープと呼び，一般的に1つの蛋白質でも，複数の抗原決定基（エピトープ）がある．ポリクローナル抗体は，1つの抗原に対するエピトープが異なる抗体の集合体であり，動物に抗原を免疫し，その血

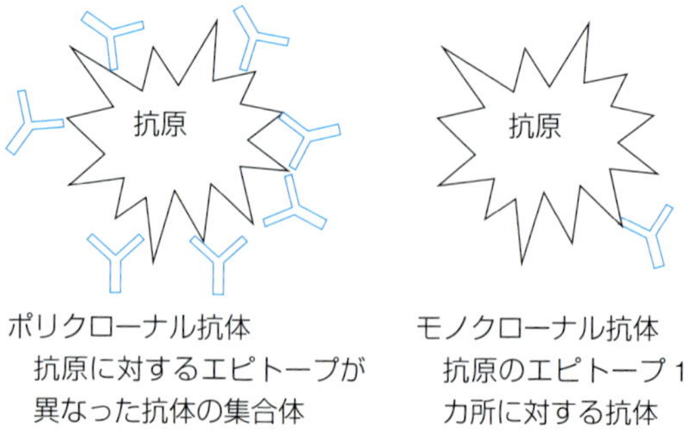

図20 ポリクローナル抗体とモノクローナル抗体

ポリクローナル抗体
抗原に対するエピトープが異なった抗体の集合体

モノクローナル抗体
抗原のエピトープ1カ所に対する抗体

清より精製して得る．このようなポリクローナル抗体を含む血清を抗血清と呼ぶ．一方，モノクローナル抗体は，1つの抗原に対して，単一のエピトープのみを認識する抗体であり，単一のB細胞より産生される（図21）．このB細胞はクローン化され，長期にわたって均一の抗体を産生することが可能となる．

なお，医薬品などの低分子化合物は，アルブミンなどのキャリア蛋白に結合させることにより抗体が産生可能となることがある．このような低分子化合物をハプテンと呼ぶ．

C. イムノアッセイの種類と原理

a. 標識の有無，標識物による分類

抗原抗体反応がどの程度起こったか定量するための方法として，抗原または抗体に様々な標識物を結合させる方法と，標識物を用いない方法がある．

標識物によってアッセイ法を分類すると，放射性同位元素を用いる放射性免疫測定法（radioimmunoassay：RIA），ルミノールなどの化学発光物質による化学発光免疫測定法（chemiluminescent immunoassay：CLIA），フルオレセイン，ローダミンなどの蛍光物質を用いる蛍光免疫測定法（fluoroimmunoassay：FIA），金コロイドなどの呈色物質を用いる方法がある．その他，酵素を抗体や抗原に結合させる酵素免疫測定法（enzyme immunoassay：EIA）は，様々な分析に応用されている．標識物を用いない方法としては，ラテックス免疫凝集法，免疫比濁法，免疫比ろう法などがあり，

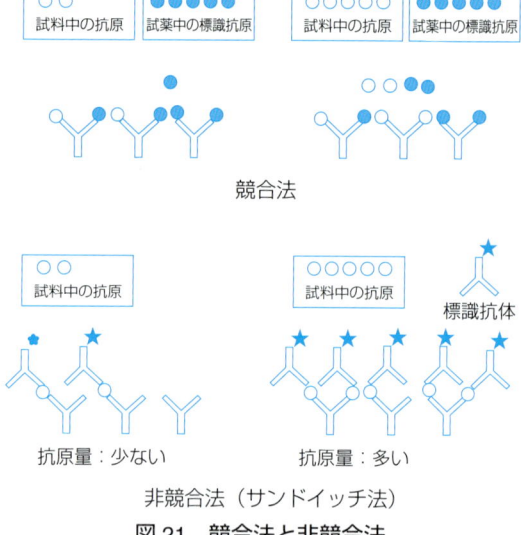

図21 競合法と非競合法

これらは抗原抗体反応の生成物による濁度の変化を測定する方法である．

b. 競合反応の有無による分類（図21）

競合法は，試料中の測定対象である抗原と試薬中の標識抗原を競合させ分析する方法である．試料中の測定対象物である抗原が少ない場合，試薬中の標識抗原が抗体と多数結合する．一方，試料中の抗原が多い場合は，抗体と結合する標識抗原量が減少する．競合反応後，遊離または，結合した標識抗原量を測定し分析する．この方法は，血中の薬物濃度測定などの応用されており，EMIT法，蛍光偏光測定法などがある．

非競合法は，抗体と結合したすべての抗原を検出するもので，サンドイッチ法などがこれに当たる．サンドイッチ法は，測定対象の抗原を2種類の抗体で挟んで測定する．この方法では，抗原の2つのエピトープを利用するため，特異性が高い．

c. B(bound)/F(free) 分離の有無による分類

抗原と結合した標識抗体（bound：B）と，結合していない標識抗体（free：F）を測定中に分離する方法を，ヘテロジニアスイムノアッセイ（不均一免疫測定法）と呼び，サンドイッチ法，RIAなどで利用されている．この方法は比較的

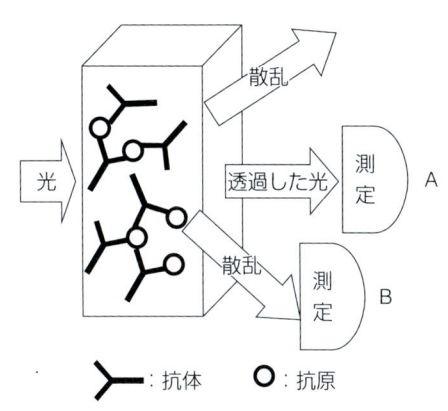

図22 免疫比濁法と免疫比ろう法の原理
A：比濁法，B：比ろう法

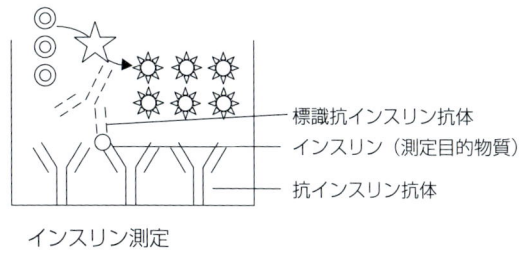

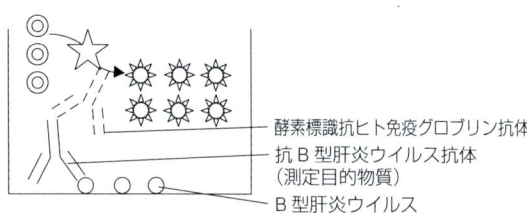

図23 サンドイッチEIA

高感度だが，B/F分離を行う分，手間がかかる．一方，B/F分離する必要がないホモジニアスイムノアッセイ（均一免疫測定法）は，感度はやや低いが，分離操作が不要なため手間がかからない．このため，臨床では簡便なTDMなどに応用される．EMIT法や蛍光偏光測定法がある．

D. 分析法各論
a. 免疫比濁法と免疫比ろう法（図22）

試料と抗体を混和したとき，抗原抗体反応が起こる．この時の反応生成物は，試料中の抗原量に比例して生じるが，分子量が大きく溶解できず反応溶液は白濁する．この反応液に光を当て，白濁物にさえぎられず透過した光を測定する方法を比濁法と呼ぶ．一方，白濁物により散乱した光を測定する方法を比ろう法と呼ぶ．これらの方法では，抗体や抗原を微少粒子に多数結合させた場合，混濁が起こりやすくなり，高感度測定が可能となる．また，この方法ではB/F分離が不要で操作が簡便であり，自動分析機への応用が可能であるため血中薬物，血中蛋白質，尿中蛋白質の測定に応用されている．

b. 酵素免疫測定法（EIA）

抗体または抗原を酵素標識するEIAは，様々な分析法が開発され，臨床応用されている．この方法では，標識酵素として，アルカリ性ホスファターゼ，ペルオキシダーゼ，グルコースオキシダーゼなどが用いられており，抗原抗体反応した物質が少なくとも，一定時間，基質と反応させることにより，酵素による大量の生成物を得ることができるため，高感度測定が可能である．

EIAは競合法や非競合法が開発されているが，中でも固相にあらかじめ吸着させた抗体（または抗原）で測定対象の抗原（または抗体）を捕捉し，さらに酵素標識抗体により抗原（または抗体）を挟んで非競合的に測定する方法が汎用されている（図23）．この方法はサンドイッチEIA，two-site immunoenzymometric assay（two-site IEMA）またはenzyme linked immunosorbent assay（ELISA）と呼ばれ，B/F分離するため高感度であり，生体内の微量蛋白，細菌やウイルスの抗原蛋白，抗体など比較的高分子の蛋白質の測定に広く応用されている．本法の実施には，エピトープが異なる抗体が2つ必要であるが，特異性は高い．

7. 電気化学的分析法

電気化学分析法は，電極間に発生する電位差，

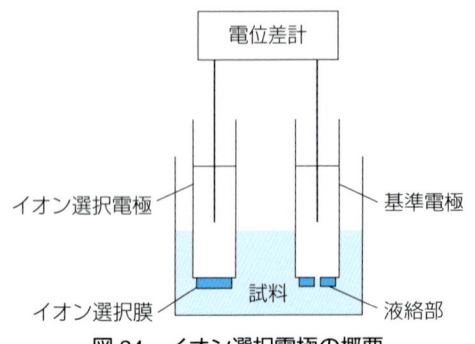

図24 イオン選択電極の概要

起電力，電流などを測定して様々な物質を測定する方法の総称で，pH，電解質，血液ガス，グルコースなどの測定に応用されている．

次のNernstの式で示されるように，測定される電位は，イオン濃度（イオン活量）に比例する．

$$E = E_0 + \frac{R \cdot T}{z \cdot F} \cdot \ln a$$

E：測定される電位（V），E_0：標準電位（V），R：気体定数（J/mol），T：絶対温度（K），z：イオンの荷数，F：ファラデー定数（C），a：イオン濃度（mol）

これは，標準電位は電極ごとに一定の値であり，気体定数，絶対温度，イオンの荷数，ファラデー定数も一定であるためである．

実際の測定では，基準電極（比較電極）とイオン選択電極との電位差Eを求めることになる．これをNernstの式に当てはめてイオン濃度（イオン活量）を求める．

A. イオン選択電極

臨床検査ではpH，Na，K，Clなどがイオン選択電極（図24）を用いて測定される．このイオン選択電極としては，ガラス膜電極やクラウンエーテル膜を利用した液体膜電極，固体膜電極などがある．

a. pHメーター

水溶液の性質の1つを現す指標である水素イオン指数pHは，水溶液中で起こるさまざまな反応に影響する．このため，pH測定は頻回に行われ

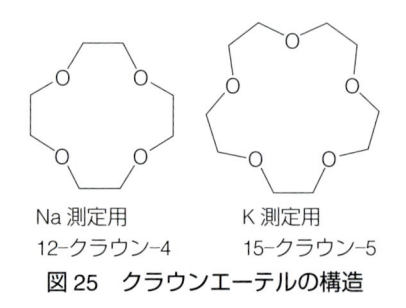

図25 クラウンエーテルの構造

るとともに，血液ガス測定にも含まれる．pHは，水溶液中の水素イオン濃度の値に活動係数を乗じ，その逆数の常用対数と定義されており，pHを求めるためには，水素イオン濃度の測定が必須となる．現在，汎用されているpH電極は，ガラス膜電極や半導体センサー（ion sensitive field effect transistor：ISFET）である．

pHメーターでは，水素イオンを選択的に透過させるガラス膜電極がよく用いられている．ガラス膜にはリチウムなどのアルカリ金属やケイ素などが含まれており，測定対象の溶液に浸すと，ガラス膜の表面に水和層が形成され，この水和層で膜内のリチウムイオンと水素イオンとの交換が起こる．この交換反応は測定対象溶液の水素イオン濃度に比例して起こるため，その結果を起電力の変化として観察する．このようなガラス膜電極と，液絡部を介して直接試料と接する基準電極の2本の電極を用い，電極間に生じた電位差を測定することで，溶液のpHを測定する方法をガラス膜電極法と呼ぶ．ガラス膜電極の他には，小型化されたISFETが応用されており，少ない試料での測定が可能である．

なお，pH測定では標準液による電極の校正が必要であり，pH4ではフタル酸塩標準液，pH7ではリン酸緩衝液，pH9ではホウ酸緩衝液が用いられる．

b. ナトリウム（Na），カリウム（K），クロール（Cl）

Na，Kの測定には，クラウンエーテルと呼ばれる金属イオンを包接する環状分子が結合したイオン選択膜が用いられる．クラウンエーテルはサイズによって最適な金属イオンの種類が異なり，Naの測定には12-クラウン-4エーテル，イオン

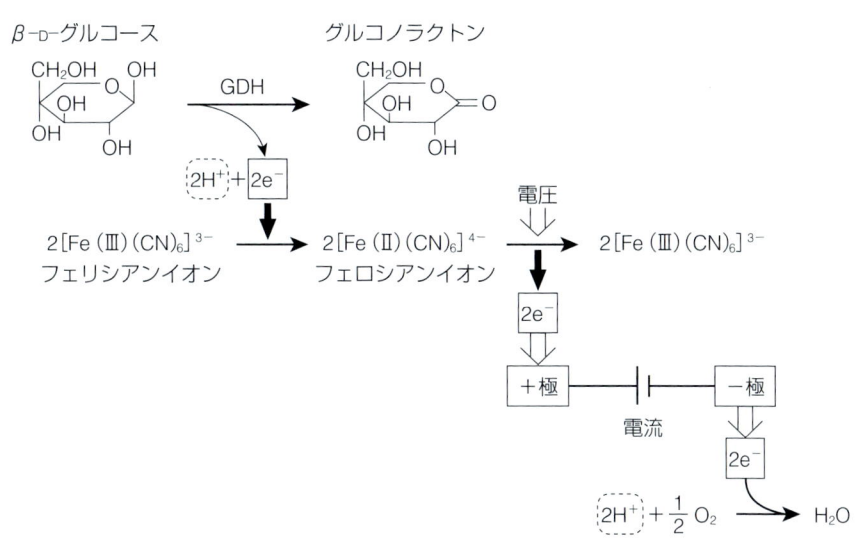

図26 GDHを利用した酵素電極の原理

半径の大きいKの測定には，15-クラウン-5エーテル膜電極が用いられる．図25に示したそれぞれのクラウンエーテルは，2分子で1個の金属イオンをサンドイッチのように挟み込むようにして選択性を示す．

血清Na測定において測定に影響する陽イオンはKであるが，KイオンはNaに比べて少ないため影響は無視できる．また，K測定に用いられる15-クラウン-5エーテル膜はKの選択性が高く，Naの影響を受けにくい．このほかK測定には，36員環構造を持つバリノマイシン膜も応用される．

Clの測定には，窒素原子に炭素数12〜18のアルキル鎖を4つ結合した4級アンモニウム塩が用いられている．4級アンモニウム塩は分子が正に帯電しているため，陰イオンであるCl以外にも臭素（Br），ヨウ素（I），HCO_3^-の影響を受ける．このため，BrやIを含む医薬品の服用が測定値に影響する場合がある．

B. 酵素電極

酵素はやや不安定な物質であるが，基質特異性が高い，反応触媒効率が高い，反応速度が速いなどの特徴がある．このため，酵素を電極に固定し，酵素反応により生成した物質を電極で検出する方法が開発されている．

a. 自己血糖測定

血糖値を測定しながらインスリン投与量を決定するインスリン療法は，糖尿病のコントロールに有用であることが示されており，自己血糖測定（self-monitoring of blood glucose：SMBG）が広く実施されている．SMBGでは，患者が指先を専用の器具で穿刺し，血液を採取する．酵素電極内に取り込まれる血液量は多くの場合0.6 μLであり，測定時間は約5秒のものが多い．酵素電極中には，グルコース脱水素酵素（GDH）が固定されており，この酵素により血中のグルコースからグルコノラクトンと電子が生成する．放出された電子は酵素電極中のフェリシアンイオンを還元型のフェロシアンイオンとする．フェロシアンイオンを，再びフェリシアンイオンへ酸化させる時に電流が流れる（図26）．この電流は，グルコース濃度に比例するため，この電流を測定すれば，グルコース濃度を求めることができる．

GDHには，補酵素が異なるものが存在し，特異性の異なる分析機器が存在する（表4）．また，マルトースを含む輸液を投与された患者などで，ピロロキノリンキノン（pyrroloquinoline quinine：PQQ）を補酵素とするGDH（EC1.1.5.2）を用いたシステムで測定した場合，正の誤差を生じる．

表4 グルコース脱水素酵素の補酵素と特異性

EC	補酵素	基質特異性	マルトースの影響
1.1.1.47	NAD, NADP	高	なし
1.1.5.2	PQQ	低	あり
1.1.99.10	FAD	高	なし

このため，輸液中の患者などでは，これらの機器を使用せず，「原則として患者自身が自宅等で血糖を測定する場合」に使用するよう添付文書に警告が記載されている．

C. ガス分析法

動脈血中の酸素分圧（P_{O_2}）および二酸化炭素分圧（P_{CO_2}）が緊急検査などで頻繁に測定されている．この際に用いられるのは酸素電極および二酸化炭素電極が用いられている．

a. 酸素電極

酸素電極は，血液中の酸素分子を選択的に透過させる透過膜と，透過した酸素を検出する電極部で構成されている．酸素透過膜は，テフロンやポリプロピレン製であり，血液中のP_{O_2}に比例して酸素を透過させる．透過した酸素分子は電極部から電子を受け取り，還元される．この電子は，銀-塩化銀電極の銀が酸化されることにより放出される．このとき，電解液内のCl⁻イオンが消費されて塩化銀となる．すなわち，溶存酸素の量に応じて酸化還元反応が起こるため，酸素濃度に比例した電流が流れる（図27）．この流れる電流量を測定し，P_{O_2}を測定する．

b. 二酸化炭素電極

二酸化炭素電極は，酸素電極と同様の機器構成であり，酸素に比べて二酸化炭素をより選択的に透過させるシリコン膜が用いられ，電極部はpH測定と同様のガラス電極が用いられている．電極部では，透過した二酸化炭素は，$CO_2 + H_2O \rightarrow H_2CO_3 \rightarrow H^+ + HCO_3^-$の反応により水素イオンを生じる．生じた水素イオンを，ガラス電極で水素イオン濃度として検出する．このpH変化は，P_{CO_2}

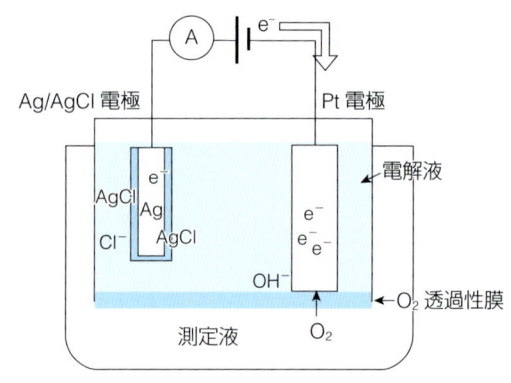

Ag/AgCl電極で起こる反応： $Ag + Cl^- \rightarrow AgCl + e^-$

Pt電極で起こる反応： $O_2 + 2H_2O + 4e^- \rightarrow 4OH^-$

図27 酸素電極

に比例するため，P_{CO_2}を求めることができる．

(飯島史朗)

8. 酵素学的分析法

酵素は動物，植物，微生物などあらゆる生物の細胞が作り出す蛋白質性の触媒であり，生物はそれら酵素の働きにより生命現象が営まれているといえる．酵素学的分析法とは，そうした酵素を用いて血清などの検体中成分を分析する方法である．

酵素による触媒反応としての特徴は，①特定の基質に作用し（基質特異性），②蛋白質であることから熱に不安定であり，③温度（至適温度），pH（至適pH）などの反応条件により活性が影響を受けることである．

A. 酵素反応速度

酵素の反応速度vと基質濃度$[S]$との関係は図1に示すとおりであり，この関係は次のMichaelis-Mentenの式で表わされる．

$$v = \frac{V_{max} \cdot [S]}{K_m + [S]}$$

V_{max}は最大速度を示す．K_mはMichaelis定数と呼ばれ$V_{max}/2$の時の基質濃度であり，酵素と基質の親和性を示す1つの指標である．K_mが小さいということは酵素と基質の親和性が強く，酵素と基質の反応は速く進行し，K_mが大きいということは親和性が弱く，酵素と基質の反応はゆっく

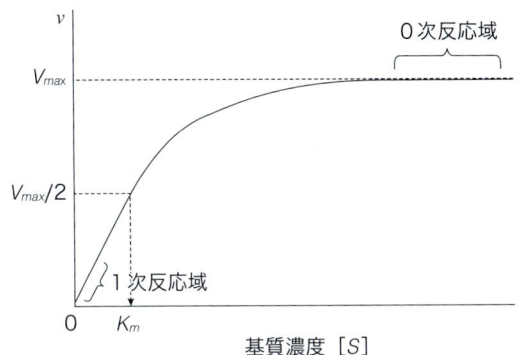

図28 酵素反応速度 v と基質濃度 [S] の関係

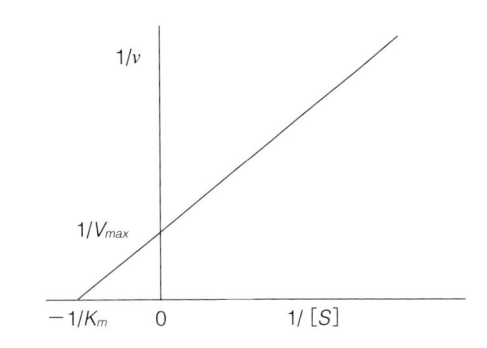

図29 1/v と 1/[S] の関係（Lineweaver–Burk プロット）

りと進むことを示す.

いま, [S]≫K_m の時には, 反応速度 v は V_{max} に近づき, 基質濃度 [S] が多少変化（減少）しても v はほとんど変わらない. この領域を0次反応域といい, 酵素活性を測定する場合にはこの領域で測定されねばならない.

関係式では, 次式のようになる.

$$v = \frac{V_{max} \cdot [S]}{K_m + [S]} \fallingdotseq \frac{V_{max} \cdot [S]}{[S]} = V_{max}$$

一方, [S]≪K_m の時には, 反応速度 v は基質濃度 [S] に比例して直線的に増加する. この領域は1次反応域であり, 血清成分などの基質濃度を酵素反応で初速度測定する場合には, この領域で行うことになる.

関係式では, 次式のようになる.

$$v = \frac{V_{max} \cdot [S]}{K_m + [S]} \fallingdotseq \frac{V_{max}}{K_m} \cdot [S]$$

V_{max} と K_m を算出する場合, 図28 の S–v 曲線を作成し, そこから V_{max} を求め, K_m は V_{max}/2 のときの [S] を求めるという方法も理論的には可能であるが, S–v 曲線自体の作成が難しく, 広範囲にわたって基質濃度を多数プロットしなければならないことや, 基質が高濃度域では基質阻害現象が生じやすいことなどから V_{max} が得られない場合も多い. そのため, 実際には以下の Lineweaver–Burk の式から算出する. この式は v と S の関係を示す Michaelis–Menten 式の逆数をとることにより, 1/v と 1/S の関数に変換した式で次式のようになる.

$$\frac{1}{v} = \frac{K_m + [S]}{V_{max} \cdot [S]} = \frac{K_m}{V_{max}} \cdot \frac{1}{[S]} + \frac{1}{V_{max}}$$

これは, 1/v を y 軸, 1/[S] を x 軸にとり, K_m/V_{max} を係数 a, 1/[S] を x, 1/V_{max} を b とした場合に, $y = ax + b$ の直線式に変換されたことになる. 図29 に示すような直線式であることから, 極端にいえば, 基質の2濃度における v を算出しプロットすればグラフが描けることになる. 1/v 軸との交点が 1/V_{max}, 1/[S] 軸との交点が $-1/K_m$ であり, 容易に K_m および V_{max} を算出できる.

a. 酵素反応阻害

試料中の生体内物質や試薬中の不純物などが酵素反応を阻害することがあり, いくつかの阻害様式がある.

1) 拮抗阻害

阻害剤と基質とが互いに競り合って酵素の基質結合部位に結合しようとする様式を拮抗阻害という. 基質とよく似た構造を示す物質にこの様式が多い. このような阻害剤が存在すると基質と酵素の親和性は低下し, 見かけ上の K_m は大きくなる. したがって, 基質濃度を高くすることで阻害率は低下し, 最終的には最大速度に等しくなる.

2) 非拮抗阻害

酵素と基質との結合に阻害剤が影響を及ぼすのではなく, 酵素反応速度のみに影響を与える阻害様式をいう. K_m は変わらず, V_{max} は阻害剤の濃度に依存して低下する. シアン化水素（HCN），

硫化水素（H_2S）による酵素中の金属イオンとの錯塩形成や銀（Ag），水銀（Hg）などの重金属による酵素蛋白のシステイン残基との反応などによる阻害である．

3) 不拮抗阻害

酸素・基質複合体のみに阻害物質が結合し，生成物を生じない場合をいう．V_{max} および見かけ上の K_m は低値を示す．

B. 基質成分測定の原理

生体内成分である基質の濃度測定法として，酵素反応にて基質のすべてを別の検出可能な成分に変化させてそれを測定する終点分析法と，酵素反応における基質の減少や生成物の増加を単位時間当たりの変化量として測定する初速度分析法がある．

a. 終点分析法

基質溶液に酵素を添加すると，基質は時間とともに減少し，やがて反応しなくなる．酵素反応が終点に達したという意味で終点分析法（end point assay），または，酵素反応が平衡に達したという意味で平衡分析法（equilibrium assay）ともいう．酵素反応が平衡に達した点での吸光度（A_1）から反応開始時の吸光度（A_0）を差し引いた吸光度（$A_1 - A_0$）が全基質変化量に相当する．濃度の算出は標準物質で作成した検量線やモル吸光係数から求める．日常検査における終点分析では短時間に酵素反応を終了させることが必要であり，①酵素と基質の親和性の強い酵素（K_m の小さい酵素）を選ぶ，②使用する酵素量を多くする，③最大速度の大きい酵素を選ぶ，などで対応する．反応系中の基質のすべてを別の測定物質に変化させるので低濃度成分でも高感度な測定が可能となる．

b. 初速度分析法

基質から生成物への単位時間における変化量を初速度的に測定する分析を初速度分析法（rate assay, kinetic analysis）という．基質濃度を測定する場合には，酵素反応速度 v が基質濃度 $[S]$ に比例することが必要である．そのためには $[S] \ll K_m$（およそ $[S]/K_m < 1/10$）の場合であり，

$v = V_{max} \cdot [S]/(K_m + [S])$ が $v = (V_{max}/K_m) \cdot [S]$ となることで可能となる．初速度測定は K_m に左右され，しかも狭い範囲でしか測定できない．したがって，基質濃度の初速度測定は用いる酵素の性質によって規制される部分が多い．基質の初速度測定に，広い範囲の其質濃度を測定するために K_m の大きな酵素を選ぶ必要がある．しかし，K_m が大きいことは感度が悪くなることでもあり，測定条件のわずかな変動でも誤差を生じやすい．故に，初速度分析では患者検体と同時に標準物質を測定し，必ず検量線を作成する必要がある．

c. 酵素共役反応

基質成分の酵素的測定法の多くは，2種類以上の酵素反応を共役させる測定系が多く用いられている．いま，成分 A_1 を2段階の酵素反応 E_1, E_2 で A_2, A_3 を生成させ測定するものとする．E_1, E_2 の反応速度を v_1, v_2, 基質 A_1, A_2 に対する K_m を各々 K_{m1}, K_{m2} とする．

$$A_1 \xrightarrow{E_1(v_1)} A_2 \xrightarrow{E_2(v_2)} A_3$$

測定方法には，E_1 の第1段階反応と E_2 の第2段階反応に分けて行う場合と両者の反応を同時に行わせる場合がある．前者は A_1 をすべて A_2 に終点分析法にて変化させた後に，A_2 から A_3 の E_2 反応を初速度分析法または終点分析法にて測定する方法であり，第1，第2の反応を独立に測定していることになる．後者は，E_1, E_2 を同時に働かせて成分 A_1 の初速度分析を行う方法である．すなわち，$v_1 \ll v_2$ の場合に A_1 から E_1 によって変化した A_2 を直ちに E_2 にて A_3 に変化させ測定するものである．v_2 を大きくするために，①E_2 の酵素量を増やす，②K_{m2} が小さい酵素を選ぶ．なお，この場合には E_1 の反応で A_2 が一定濃度以上生成されるまでは（定常状態になるまでは），E_2 の反応は直線性を示さない．この時間をラグタイム（lag time）という．

ここでは，尿素窒素（UN）のウレアーゼ（urease）-ロイシン脱水素酵素（leucine dehydrogenase：LED）系を用いた酵素的分析法（試薬・反応条件などは自動分析用を一部変更）を例として説明する（表5）．

表5 試薬組成と反応時の濃度

	濃度	反応時（血清 15 μL＋試薬 400 μL）の終濃度	備考
血清	UN 100 mg/dL, 35.7 mmol/L	UN 1.29 mmol/L	生成される NH_3 2.58 mmol/L
試薬			
ウレアーゼ	18 KU/L	17.3 KU/L	$K_m \cdot urea = 11$ mmol/L
LED	1.5 KU/L	1.45 KU/L	$K_m \cdot NH_3 = 500$ mmol/L
NADH	0.3 mmol/L	0.29 mmol/L	
2-ケトイソヘキサン酸	3.0 mmol/L	2.89 mmol/L	
緩衝液など			

反応原理は以下の通りである．

$$尿素 + H_2O \xrightarrow{ウレアーゼ} 2NH_3 + CO_2$$

$$NH_3 + 2\text{-ケトイソヘキサン酸} + NADH \xrightarrow{LED} L\text{-ロイシン} + NAD + H_2O$$

測定方法は，血清 15 μL に試薬（ウレアーゼ，LED，NADH，2-ケトイソヘキサン酸，緩衝液，他）400 μL を添加し，約 3 分後から 4 分間，340 nm での NADH の減少を初速度測定する．

本反応におけるウレアーゼ反応（v_1）および LED 反応（v_2）は，$v_1 \gg v_2$ であるため，反応系中に尿素が存在する約 3 分間はウレアーゼ反応（第 1 段階反応）による終点分析が進み，その後の 4 分間は LED 反応（第 2 段階反応）による NH_3 の初速度分析が行われる．

第 1 段階のウレアーゼ反応では，血清 UN 濃度を 100 mg/dL（35.7 mmol/L）とすると反応時の UN 終濃度 [S] は 1.29 mmol/L（35.7×15/415）である．ウレアーゼの尿素に対する K_m は 11 mmol/L であることから $[S]/K_m = 0.12$ である．これを $[S] \ll K_m$ と考えれば，

$$v \fallingdotseq V_{max}/K_m \cdot [S] = k \cdot [S]$$

の一次反応式が成り立つ．また，一時反応における初速度 v は，単位時間 t における基質の変化量 x であり，基質の初濃度を a_0，反応速度定数を k とすると次式のようになる．

$$v = dx/dt = k(a_0 - x)$$

これを積分し，$k = V_{max}/K_m$ を代入すると，以下のようになる．

$$\int dx/(a_0 - x) = k \int dt$$
$$kt = ln\{a_0/(a_0 - x)\}$$
$$\therefore t = 1/k \cdot ln\{a_0/(a_0 - x)\}$$
$$= K_m/V_{max} \times 2.3 \log\{a_0/(a_0 - x)\}$$

ウレアーゼの V_{max} は 17.3 KU/L である．17.3 KU は 1 分間に 17.3 mmol の基質を変化させる酵素活性であり 17.3 mmol/分に相当する．また尿素に対する K_m は 11 mmol/L であり，基質の 99％が変化するのに要する時間 t は 2.9 分〔$= K_m/V_{max} \times 2.3 \log a_0/(a_0 - x) = 11(\text{mmol/L})/\{17.3 \text{ mmol}/(\text{L} \cdot 分)\} \times 2.3 \log 100/(100 - 99) = 2.9$ 分〕であり，尿素からアンモニアの生成は 3 分間でほぼ終了することになる．

第 2 段階の LED 反応は，アンモニアに対して 500 mmol/L という大きな K_m を有することから初速度分析が適している．尿素から生成されたアンモニア [S] は 2.58 mmol/L（1.29×2）であり，$[S] \ll K_m$（$\because [S]/K_m = 2.58/500 = 0.0052$）となり，初速度分析が適用されている．なお，基質濃度は測定中も減少し続けており，測定中における基質変化量を初期濃度の数％以内に抑えれることが必要である．測定 4 分間中の基質の変化率を調べると 1.2％（$t = 4$ 分，LED のアンモニアに対する $K_m = 500$ mmol/L, $V_{max} = 1.45$ KU/L = 1.45 mmol/L・分を $t = K_m/V_{max} \times 2.3 \log a_0/(a_0 - x)$ に代入し，$a_0 = 100$ として変化量 x を求めると $x = 1.16$ となる）で非常に小さいことから，初速度測定として適切であることが理解できる．

C. 検出方法

血清や尿中成分の多くは酵素反応を用いて分析されるが，その検出方法は，最終的に①酸化酵素 (oxidase) 反応によって生じた過酸化水素 (H_2O_2) をペルオキシダーゼ (POD) 反応による呈色反応にて測定する，②脱水素酵素反応によって生じたピリジンヌクレオチドの酸化・還元を紫外部にて測定する，といった場合が多い．

a. 酸化酵素 (oxidase) 反応によって生じた H_2O_2 の POD 反応による呈色測定法

尿酸はウリカーゼ，コレステロールはコレステロールオキシダーゼ，グルコースはグルコースオキシダーゼ (GOD) によって，その他，クレアチニン，中性脂肪，リン脂質，無機リンなども最終的に酸化酵素によって H_2O_2 を生成させ，POD 反応にて測定する方法が多く用いられている．POD は H_2O_2 による水素供与体 AH_2 の酸化反応を触媒する．

$$H_2O_2 + AH_2 \xrightarrow{POD} A + 2H_2O$$

AH_2 に o-トリジンや o-ジアニシジンなどの色原体を用いた呈色反応が尿糖の試験紙法に利用されている．血中成分定量には 4-AA とフェノールなどの水素供与体（トリンダー試薬ともいわれる）の存在下で POD 反応を行わせ，生じた酸化縮合物であるキノン色素を比色測定する方法が使われている．

$$2H_2O_2 + 4\text{-AA} + フェノール \xrightarrow{POD} キノン色素（赤）+ 4H_2O$$

この反応は，図 30 に示すように，2 mol の H_2O_2 を用いて 1 mol の赤色キノン色素（505 nm 付近に極大吸収を持つ）を生成させるものであり，モル吸光係数（ε）は $5 \sim 9 \times 10^3$ L·mol^{-1}·cm^{-1} である．

水素供与体としてフェノールの他に p-クロロフェノールや p-ヒドロキシ安息香酸などの種々のフェノール誘導体が用いられるが，例えば p-クロロフェノールでは p 位の Cl がキノン色素生成時に離脱することで 1 mol の H_2O_2 から 1 モルのキノン色素が生成される．このため，p-クロ

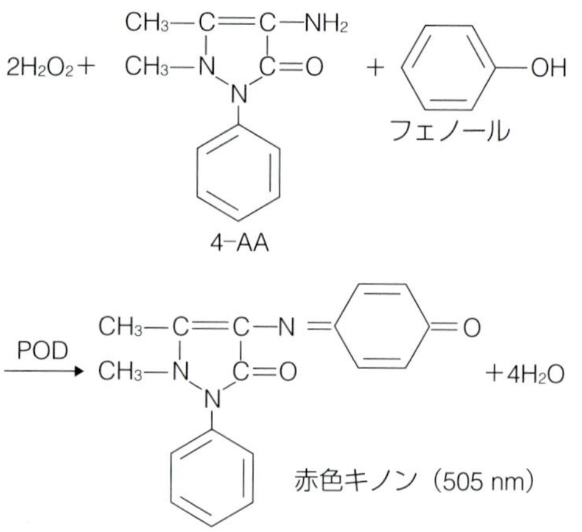

図 30 H_2O_2 測定における POD 呈色反応

ロフェノール使用時のモル吸光係数はフェノールのそれとほとんど変わらないが，フェノールに比べて 2 倍の測定感度が得られることになる．

$$H_2O_2 + 4AA + p\text{-クロロフェノール}$$
$$\xrightarrow{POD} キノン色素（赤）+ HCl + 2H_2O$$

また，フェノール系以外のトリンダー試薬としては，アニリン系としてジメトキシアニリンやトルイジン系として m-トルイジンなどそれらの誘導体が多く用いられている．これらは，フェノール系が 500 nm 付近に極大吸収を持つのに対し 550〜600 nm の高波長域に極大吸収を持ち，モル吸光係数はフェノール系と比べて数倍大きな値を示す．通常，色原体の選択は，①高感度であること，②呈色の安定性がよいこと，③高波長域に極大吸収を持つことなどから決定される．ただし，高感度試薬であればあるほど共存物質の影響も強く受けることから，測定物質の濃度を考慮した適当な感度の色原体が用いられている．

POD 反応は H_2O_2 による水素供与体の酸化反応であることから，生体試料中には水素供与体になりうる物質や H_2O_2 の酸化反応を妨害したりする還元性物質が多数存在する．特に，アスコルビン酸，ビリルビン，ヘモグロビンによる影響が強く，その他にシステイン，グルタチオン，尿酸などの物質がある．血清中に含まれるアスコルビン酸は 1 mg/dL 以下であまり問題にならないが，

近年はビタミンC（アスコルビン酸）入り清涼飲料水を飲む人が多く，尿中では 200 mg/dL に及ぶ場合もあるので尿中成分測定時には注意が必要である．通常，アスコルビン酸オキシダーゼ（AOD）を添加することにより，アスコルビン酸をデヒドロアスコルビン酸にしてその影響を回避している．

L-アスコルビン酸 + $O_2/2$ $\xrightarrow{AOD}$ デヒドロアスコルビン酸 + H_2O

ビリルビンは 4-AA 濃度や pH などの反応条件を変化させることにより，溶血に伴うヘモグロビンのカタラーゼ作用による H_2O_2 消費は反応系中へアジ化ソーダを添加することでその影響をある程度まで抑えられる．H_2O_2 への影響ではないが，乳び血清による影響はリポ蛋白リパーゼや界面活性剤の使用にて清澄化が可能である．

b. 脱水素酵素を用いる検出反応（紫外部法，UV 法）

脱水素酵素反応の多くは，補酵素に NAD(P)（酸化型）または NAD(P)H（還元型）を必要とする．NAD(P) および NAD(P)H は 260 nm に吸収を持つが，NAD(P)H は 340 nm にも吸収を持つため，NAD(P) ⇌ NAD(P)H の変化を 340 nm での吸光度の変化として捉える．すなわち NAD(P)H から NAD(P) の酸化は 340 nm の波長での吸光度の減少として，NAD(P) から NAD(P)H の還元は吸光度の増加として測定する．このような NAD(P)H はアルカリ性下で安定であるのに対し，NAD(P) は弱酸性下で安定である．なお，反応の平衡は中性付近では NAD(P)H 減少方向に傾いている．また，NAD(P)H の 340 nm でのモル吸光係数 ε は $6.3×10^3$ L・mol^{-1}・cm^{-1} である（図31）．

A + NAD(P)H + H^+ $\xrightarrow{脱水素酵素}$ AH_2 + NAD(P)$^+$

NAD(P)H 減少法では脱水素酵素反応開始時の NAD(P)H 初期吸光度を，分光光度計の比色上限を考慮してモル吸光係数から設定しなければならない．すなわち，反応時の終濃度 NAD(P)H 0.1 mmol/L で吸光度は 0.63 ということになる．

一方，NAD(P)H 増加法では平衡が NAD(P)H 減少方向に傾いていることから NAD(P) 濃度を高くしたり pH をアルカリ性側に上げたりするなどする必要がある．また反応系中の A をトラップするなどの工夫が必要である．このような検出系は，得られた吸光度から NAD(P)H のモル吸光係数を用いて濃度換算することができ，また POD 反応と異なり種々の生体内成分の影響を受けにくいため，生体成分分析の標準的測定法の検出系として適用されている．

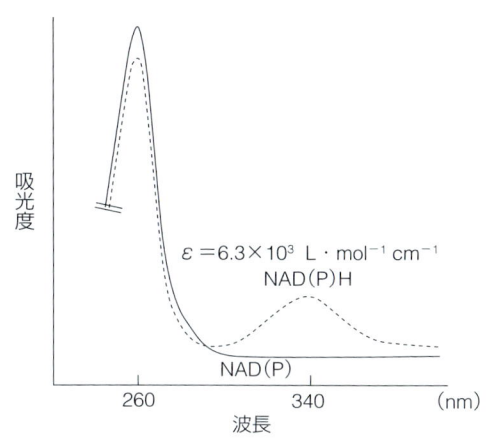

図 31　NAD(P)・NAD(P)H の吸収曲線
ε = $6.3×10^3$ L・mol^{-1} cm^{-1}
NAD(P)H
NAD(P)
260　340 (nm)
吸光度／波長

D. 酵素活性測定法

a. 酵素活性測定の条件

酵素活性測定のための条件は，国際生化学連合（International Union of Biochemistry：IUB）や国際臨床化学連合（International Federation of Clinical Chemistry：IFCC）などが示すように，基質濃度，pH，補酵素，緩衝液，活性化剤などをできる限り至適にし，酵素の触媒活性が最大になるような条件下で，初速度測定を行うこととしている．そして温度は 30℃ となっている．なお，わが国の場合は，アイソザイムの種類によって反応性に差が出ないような条件が提案されている．

酵素活性の単位については 129 頁を参照されたい．

b. 酵素活性測定の原理

1）初速度分析

試料中の酵素活性（濃度）を測定するために

は，まず酵素反応速度 v が酵素活性（濃度）$[E]$ に比例すること，すなわち $v=k\cdot[E]$（k は一定）が成り立つことである．例えば2倍の酵素活性（濃度）を有する試料は，単位時間当たりの基質変化量（生成物量），すなわち v は2倍でなくてはならないということである（図32A, B）．したがって，①酵素反応速度 v が基質濃度に左右されないこと，②生成物が酵素反応を阻害しないこと，③酵素，基質，補酵素などが酵素反応中に変性しないことなどが必要であり，それらを満たすためには，基質は高濃度でできる限り0分からの酵素反応速度すなわち初速度測定が適することになる．基質の高濃度域とは Michaelis–Menten 式において $[S] \gg K_m$ の領域であり，その場合 $v = V_{max}$ の0次反応となり，測定中に基質濃度が多少変化（減少）しても反応速度は V_{max} のまま一定である．基質濃度 $[S]$ を K_m として Michaelis–Menten 式に代入すると，v は 50% V_{max}（$V_{max}/2$）に，10倍の $10K_m$（$[S]=10K_m$ を代入）にするとほぼ 90% V_{max}（$10V_{max}/11$）に，20倍の $20K_m$（$[S]=20K_m$ を代入）にすると 95% V_{max}（$20V_{max}/21$）が得られることになる．通常，基質濃度「S」は $10K_m \sim 20K_m$ が用いられるが，①基質濃度を上げると基質阻害現象が起こる，②基質の溶解度が低くて調整できない，③基質が高コストである，などの理由から十分な高濃度基質が用いられない場合もある．

2）酵素共役反応

次のような初発酵素を E_1，共役酵素を E_2 とした連鎖反応系について考えてみる．

$$S_1 \xrightarrow{E_1(v_1)} S_2 \xrightarrow{E_2(v_2)} P_2$$

初発酵素 E_1 活性の測定に際しては，$S_1 \to S_2$ の変化率と $S_2 \to P_2$ の変化率が近似的に平衡状態であることが必要である．すなわち，生成される S_2 は常に一定の速度で P_2 に変化され，反応中の S_2 の濃度に増減はない．そのためには共役酵素 E_2 は高活性が要求される．また，使用する E_2 には，酵素と基質の親和性が強い K_m の小さい酵素が適する．しかし，K_m が大きい場合には大過剰の酵素を反応系に添加することになり，その場合

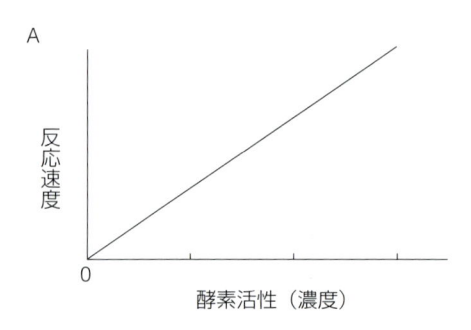

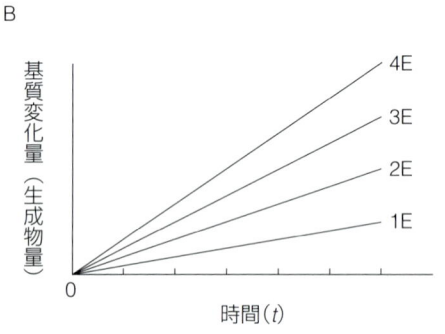

図32　酵素活性と反応速度（A），反応時間と基礎変化量（B）

2E, 3E, 4E は，1E に比較し，2倍，3倍，4倍の酵素活性をもつ試料

には夾雑酵素や混在物質の影響を受けやすくなるので注意が必要である．

また，共役酵素 E_2 活性があまり高くないと初発酵素 E_1 の反応速度と一致するまでにラグタイムが発生する（図33）．通常，共役酵素 E_2 は K_m の小さい酵素が選ばれ，E_1 活性の約100倍高活性になるように反応系に添加すればラグタイムも短くなり理想的である．

なお，堀尾らは初発酵素 E_1 の反応速度 v_1 は0次反応に従い，共役酵素 E_2 の反応速度 v_2 は Michaelis–Menten 式に従って進行するという仮定で，v_2/v_1 が 0.99 に達するまでのラグタイム（t）と E_2 の添加酵素量（V_{max2}）の関係について，次のような近似式を立てている．

$$V_{max2} = 4.6 \cdot K_{m2}/t + 1.4v_1 \quad (K_{m2}\text{ は }E_2\text{ の }K_m)$$

c. 検出法

時間経過とともに酵素反応が直線的に進行する

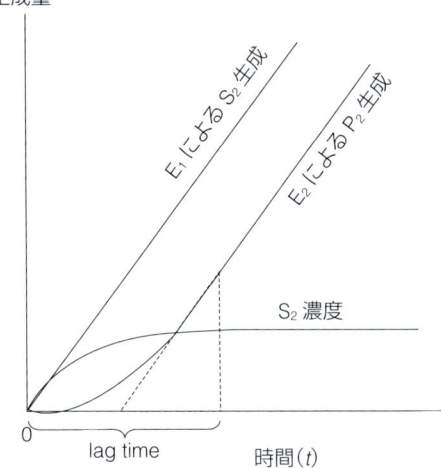

図33 酵素共役反応における反応時間と生成物量との関係

0次反応域において初速度測定を連続的に行うのが基本である．自動分析機器による酵素活性測定では単位時間当たりの吸光度変化量（ΔA/分）を一定時間，多点測定を行うことが可能である．用手法では多点測定は困難であり，酵素反応を開始して一定時間後にpHを変化させるなどして酵素反応を停止させその間の吸光度変化量を測定，あるいは反応を止めずに開始後の2点間での吸光度変化量を測定するなど，一定時間後に測定する定時分析（fixed time assay）を行う．定時分析でも測定時間中は0次反応でなくてはならない．

いま，LD活性測定において，血清0.2 mL，試薬2.8 mLを混和し，340 nmでのNADからNADHへの吸光度増加を1分間測定し，ΔA/分＝0.1/分が得られたとする．LD活性は以下のように算出される．

$$A = \varepsilon \cdot c \cdot l$$

A：吸光度（ΔA/分），ε：NADHのモル吸光係数 $6.3 \times 10^3 \cdot L \cdot mol^{-1} \cdot cm^{-1}$，$c$：LD活性，$l$：光路長で1 cm

cは$c \times 0.2/3.0$に希釈されており，これらを上式に代入するとLD活性は238 U/Lとなる．計算は以下の通りである．

$A = \varepsilon \times c \times 0.2/3.0 \times 1\,cm$

$c = 0.1/分 \times 3.0/0.2 \times 1/1\,cm \times 1(mol \cdot cm)/(6.3 \times 10^3\,L)$

$= 0.1/分 \times 3.0/0.2 \times \{1/(6.3 \times 10^3)\} \times 10^6\,\mu mol/L$

$= 238\,\mu mol/分 \cdot L$

$= 238\,U/L$

9. 自動分析法

自動分析法とは自動分析機器による測定法をいう．臨床検査室における臨床化学検査，血液検査，免疫・血清検査，輸血検査，遺伝子検査，微生物検査，病理検査，生理機能検査など日常検査のほとんどが，自動分析機器を用いて測定している．自動化の意義は，日常検査業務の省力化・効率化はもとより，測定の迅速化，微量化，簡易化，高精度化，低コスト化などであり，それらを満たすべく，機器メーカーは最先端の工学技術の粋を結集して，その時代の医療のニーズに合った自動分析機器を開発してきた．

近年は，医学や医療が進歩する中，国民の病気の予防や健康の維持への関心も高まり，病院を受診する外来患者数は年々増加の一途である．それに伴い検査室に検査依頼されるスクリーニング検査数はかなりの数であり，今や臨床検査と自動分析機器は切っても切り離せない関係にあるといえる．

A. 自動分析機器の誕生―コンティニアスフロー方式とディスクリート方式

a. コンティニアスフロー方式オートアナライザー

臨床化学検査における自動化の魁として1950年代後半に颯爽と登場し，多検体処理が必要とされる大学病院などの検査室で広く利用されたのがコンティニアスフロー方式（continuous flow system，フロー方式）によるテクニコン社のオートアナライザー（auto analyzer）であった．コンティニアスフロー方式とは連続流れ方式のことであり，種々の内径のタイゴンチューブをペリスタポンプ（プロポーショニングポンプ）で，しごきながら試料，試薬そして空気をガラスコイル管内

に吸引し，空気による分節・上下運動を利用して試料と試薬を絶妙に混和し，さらに加熱槽内で化学反応による発色，そしてフローセルにて吸光度測定を行うというものである．1台の自動化学分析機器というよりも，各種の分析関連装置の持ち寄りといった方がイメージしやすく，サンプラー，ペリスタポンプ，反応器（反応コイル），加熱槽，透析器，比色計，記録計で構成されていた．記録計上に記録された波形から吸光度を読み取らねばならないアナログ処理であった．単項目用の自動分析機器であり，処理能力は1時間に約60検体程度（項目によって可変）であったが，当時としては十分に自動化の役目を果たした．なお，このようなフロー方式の欠点としては，タイゴンチューブの摩耗や変形により試料や試薬の正確な定量が困難であり，また，患者血清と粘性が異なる標準液ではサンプリング量が各々異なることから，検量には標準血清を用いて，しかも患者血清と同時に測定する相対分析を行う必要があった．その後，2つの測定ラインを並べて2項目同時に測定できるAA-Ⅱ型や6項目測定用のSMA 6/60などが開発された．しかし，このようなコンティニアスフロー方式による自動分析機器は現在ではほとんど利用されていない．

b. ディスクリート方式オートアナライザー

一方，ディスクリート方式（discrete system）による自動分析機器も開発され，国産では1960年代後半になって日立M-400，M-500やオリンパスACAといった自動分析機器が登場した．この方式は，試験管に血清を採取し数種類の反応試薬を添加して混和し，恒温槽内で一定時間反応させた後に比色定量するという用手法で行う作業・手順をそのまま忠実に自動化したものであった．何十本もの反応容器がベルトライン上に一列に並んで括り付けられ，37℃の恒温槽に浸されて一定の速度で1ステップずつ移動するのである．また，試料および試薬は様々な内径のシリンジおよびプランジャーの1ストロークの長さを変化させることで種々の量を定量的に採取し反応容器内に注入する．化学反応終了後の反応液は検出部のフローセル内に吸引され吸光度が測定され検量線より濃度換算される機構である．この方式の長所は，フロー方式と異なり，試料（血清など）および試薬を定量的に採取できること，標準血清を用いた相対分析ではなく絶対分析が可能なことがあげられる．本方式は，現在の多くの自動分析装置の原型となって活かされている．

B. スーパーマルチ型自動分析機器，そしてシングルマルチ型自動分析機器の時代へ

a. スーパーマルチ型自動分析機器

1980年代前半は「スーパーマルチ型自動分析機器」の時代であった．多くの患者検体に多項目セット検査が依頼された当時では，一括大量検体処理や極度の省力化を目標とした大型スーパーマルチ型自動分析機器が大規模病院や民間の検査センターで広く用いられた．本機器は1項目に対し1試薬分注ラインを基本としており，試薬間のクロスコンタミネーションはほとんど発生しないものの，測定開始時の試薬のプライミング（充填）や測定終了後のライン上の残試薬などによる試薬の無駄が発生した．

b. シングルマルチ型自動分析機器

試薬が無駄なく多項目を随時に迅速に測定できるシングルマルチ型自動分析機器が大規模病院から中規模病院の多くの検査室で利用されるようになった．

シングルマルチ型自動分析機器とは患者検体ごとに依頼される様々な検査項目に対し，試薬や波長などを切り替えながら1つのライン上で何種類もの検査を行う方式の自動分析機器をいう．種々の検査項目にランダムに（直接に）その場所にアクセスするランダムアクセス方式がとられる．

以下に，日立7180形自動分析装置の仕様を示す．他社の同格の機種ほぼ同等の性能を有している．

① 迅速測定：最大800テスト/時（電解質分析装置使用時は最大1,200テスト/時），最短5分で8項目報告（電解質Na, K, Clのみは1.5分で報告）；1患者に10数項目が検査依頼され，数百人程度の患者であれば数時間で検査は終了することになり，極めて迅速に処理できる．

② 検体の微量化：1.5〜35 μL/テスト（0.1 μL単位で設定可）；1テスト約10 μLとして20項目のスクリーニング検査を行う場合の必要量はわずかに0.2 mLと極めて微量である．

③ 試薬の少量化：1〜4試薬の各試薬20〜270 μL/テスト（1 μL単位で設定可），反応液量120〜300 μL/テスト；少量化による低ランニングコスト化が可能．

④ 高精度：多くの検査はCV 1%以内の高精密性を有する．液面センサー付きプローブを使用し，反応容器内への試料の注入は，試薬とともに洗い流すことにより検体間のキャリーオーバーを防止し，また試薬間プローブ自動洗浄操作による試薬間のクロスコンタミネーションを防止している．

⑤ 患者検体のバーコード化対応：患者および依頼項目のバーコード化対応による患者検体の取り違い防止

⑥ 多項目同時分析：最大86項目（電解質分析装置使用時は最大89項目）

⑦ その他の機能：全試薬保冷，反応容器（プラスチック製，セミディスポーザブル，光路長5 mm），反応温度（37℃±0.1℃），検体前希釈機能，多様なアプリケーション（反応時間：3, 4, 5, 10, 15, 22分，添加試薬数：最大4試薬），多彩な分析法（エンドポイント法，2ポイント法，レート法など多種類），データ処理機能（自動キャリブレーション，多点キャリブレーション，検体ブランク補正，項目間演算，リアルタイム精度管理，$\bar{x}-R$精度管理，パニック値や異常データのアラーム監視機能，自動再検機能，プロゾーンチェック機能，データ記憶機能など）

このように，現代の大型自動分析機器は，ランダムアクセス方式により，微量の検体で多項目を同時に，試薬の無駄をなくして効率よく，迅速に，様々なデータ保証機能により高精度（高正確性・高精密性）に定量可能である．さらに，患者とデータの一元管理を可能にさせる検査情報システム（laboratory information system：LIS）および病院情報システム（hospital information system：HIS）とも連携できる機能を有している．

C. ドライケミストリー

「ドライケミストリー（dry chemistry）」とは，濾紙，多層フィルム（スライド），キュベットなどに乾燥状態で保存された分析試薬に患者試料の一定量を滴下して目的成分を反応させ測定する方法をいう．

このようなドライケミストリーは，①誰でも（医師・看護師・専門外の人でも），②どこでも（中央検査室，サテライト検査室，診察室，ベッドサイド，在宅など），③いつでも（24時間），④簡単に（試薬調整やメンテナンスはほとんどなく，簡単なボタン操作のみで），⑤迅速に，⑥微量の検体で，⑦正確に（精度良く）測定できるという特徴を有している．そして，機種によっては，⑧何でも（全血，血清，血漿，尿など）測定できる機能も兼ね備えている．ランニングコストは比較的高いが，阪神・淡路大震災や東日本大震災などの大災害時にも救急対応機器としてその真価を発揮している．

現在，ドライケミストリーを用いた市販の機器として，ランダムアクセス型で高速処理能を有し微量の検体で高精度に測定できる大型自動分析機器，単項目から20数項目測定用の卓上型の簡易検査機器，さらには持ち運び自由なハンディタイプの簡易検査機器もある．大型自動分析機器は，中央検査室の主要な自動分析機器のバックアップ用機器，緊急検査用機器，不特定多数の技師がかかわる日当直用検査機器として，また，卓上型の簡易検査機器は，サテライト検査室，手術室，ICU，診察室，ベッドサイドなどで患者をリアルタイムに測定したりモニタリングしたりするための機器として利用されている．以下に，ドライケミストリーとして古くから知られる試験紙方式，そして現在よく使用されている多層フィルム方式を示す．

a. ドライケミストリーを用いた測定

1）試験紙方式

尿の臨床検査として，尿試験紙による方法が古くから利用されてきた．尿試験紙法は，蛋白，

糖，潜血などの定性検査で，機器は用いないが，ドライケミストリーを原理とする目視判定による簡易検査である．近年は，一定波長の光を照射しその反射光を一定時間後に測定する装置と試験紙が一体となった尿検査用簡易検査機器が市販されている．

また，全血（血清など）を用いて，総蛋白，糖，尿素窒素，AST，ALT，ALP など臨床化学の主たる検査 10 数項目を同時に測定できる多項目測定用の簡易検査機器もある．検量線が内蔵されており，精度良く（正確に）測定できる．

2）多層フィルム方式

ドライケミストリーの多くが多層フィルム（スライドなど）を分析素子とする方法を使用している．展開層，反射層，試薬層，透明支持体の多層フィルム（**図 34**）からなるスライド（プラスチックマウント）上に検体を一定量添加して化学反応を行わせ，裏面透明支持体側から特定波長の光を照射しその反射光を測定する．そのため，Lambert-Beer の法則に従った濃度と吸光度との比例関係はない．したがって，検量線から求められることになるが，検量線は専用の磁気カードに収められ，装置の指定のところへカードを挿入するだけで検量線作成ができるようになっている．このような検量線は，専用の標準血清あるいは値の定まった新鮮血清をあらかじめ当該の装置を用いて値付けし，作成した検量線を磁気カードに読み込ませたものである．一方，反応にかかわる水分は試料のみによるものであり，しかも狭い空間で反応にかなりの制限を伴うため，適用されている測定系は特殊な反応系が多い．しかし，比較対照法に標準法や日常法が使用されており，得られる測定値はそれらに換算された数値である．

反射光以外に，電気化学分析を用いて Na, K, Cl の電解質を定量するドライケミストリーも存在する．イオン選択性電極法によるものであり，Na, K, Cl が各々のイオン選択膜を通過して選択性電極と比較電極で発生する電位差を測定する方法である．Nernst 式に従い正確に定量でき，日常法の検査データと比較して遜色ない精度が得られている．

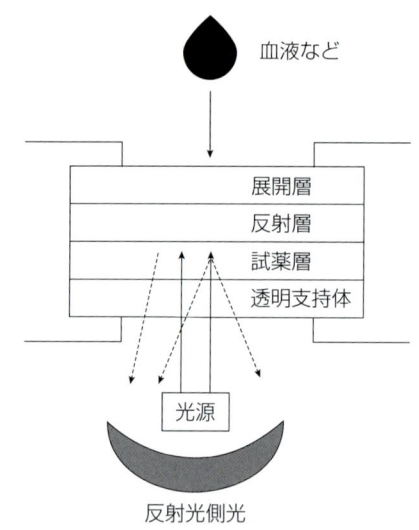

図 34 多層フィルム方式

b. ドライケミストリーの問題点

1）1 テスト当たりの試薬代は高価である

ドライケミストリーを用いた自動分析機器は，機器と試薬がセットになっており，汎用の日常試薬による測定と比較すると，1 テスト当たりの試薬代は割高である．しかし，液状試薬に比較し，試薬の安定性が高いこと，測定に際しての試薬の準備・調整，測定後のメンテナンスは，ほとんど不要であり，それらに伴う経済的効果は大きいといえる．

2）マトリックス効果による影響

ドライケミストリーで得られる測定値は，新鮮な血清（血漿，尿など）について保証されているが，安定化剤や保存剤の添加，凍結乾燥などの処理が加わった管理血清などでは，正しく測定されない．これは，試料の物理的化学的性状変化によるマトリックス効果と考えられている．このため，内部精度管理に使用する管理血清の測定値は表示値に合致しないし，全国サーベイ用の精度管理試料についても液状試薬で得られた全国平均値と合致しない．

10. 簡易検査法

A. 小型簡易測定器と POCT 機器

自動分析機器には大型自動分析機器の他に，卓

上型自動分析機器や小型のハンディタイプの簡易測定器がある．病院によって使用されている分析機器の種類や設置場所は異なるが，卓上型の自動分析機器として血液ガス分析装置，電解質測定装置，凝固測定装置，血球計数装置などは集中治療室（ICU），手術室，救急治療室，内科外来診察室に隣接したサテライト検査室などに設置され，また，小型のハンディタイプの簡易測定器としては血糖測定用の簡易測定器（通院中のインスリン治療中の糖尿病患者が自己血糖のモニタリングとして使用する SMBG 機器とは異なる）は，糖尿病病棟や糖尿病外来診察室などに設置されている．なお，これらの機器により得られた患者データの管理および各装置の精度管理とメンテナンスなどは，検査室の臨床検査技師がその臨床現場に出向いて実施している．このように，臨床検査は，中央検査室一辺倒の検査から，近年は，診療の現場に広く行き渡り良質な医療を提供すべく検査の多様化が進みつつある．そしてこれらの検査すべてが POCT（point of care testing，臨床現場即時検査）そのものである．日本臨床検査自動化学会・POCT 推進委員会が 2009 年に発刊した『POCT ガイドライン第 2 版』に基づいて POCT を以下に解説する．

a. POCT とは

POCT は，「被験者の傍らで医療従事者が行う検査であり，検査時間の短縮および被験者が検査を身近に感じるという利点を活かし，迅速かつ適切な診療・看護・疾病の予防，健康増進等に寄与し，ひいては医療の質，被験者の QOL（quality of life）および満足度の向上に資する検査である」と定義している．

このような POCT の最大の利点は診療の質を向上させることである．医療現場では，必要に応じてリアルタイムに得られる検査データが求められており，それに応えられるのが POCT である．

b. POCT 対応機器・試薬

POCT とは一言で言うと「診療・看護などの医療現場での臨床検査」という意味であり，病院の検査室あるいは外注検査センター以外の場所で実施されるすべての臨床検査をいう．したがって，POCT 対応機器・試薬とは，医療現場で看護師などの医療従事者が簡単な操作で迅速にデータを得ることができる小型の簡易分析機器やイムノクロマトグラフィパネルをはじめ，心電図や超音波検査などの生体検査機器も対象となる．

一方，被検者が自ら行う検査は POCT に含まれない．例えば，インスリン使用糖尿病患者における自己血糖モニタリング（SMBG）や在宅酸素療法患者のパルスオキシメーター，また，厚生労働省が薬局などで購入できる OTC（over the counter）検査として認可している尿糖，尿蛋白試験紙と妊娠検査薬，さらに在宅で行われる血圧測定や郵送検診などは医療従事者の関与なしに行われる検査でありこれらは POCT には含まれない．

c. POCT コーディネーターとしての役割

日本臨床検査自動化学会は POCT コーディネーターの認定制度を定めており，POCT コーディネーターには臨床検査についての十分な知識と技能を有する臨床検査技師などの臨床検査従事者が望ましいとしている．POCT コーディネーターの主な役割は，POCT 使用者の教育・指導，POCT 機器・試薬の管理など，POCT の適切な管理運営である．

B. イムノクロマトグラフィ

イムノクロマトグラフィ（immunochromatography）とは抗原抗体反応とクロマトグラフィを組み合わせた，抗原あるいは抗体の測定法である．近年は POCT の普及とともに，病院の緊急検査室やサテライト検査室あるいは入院患者のベッドサイド検査として，また，医院やクリニックでは患者を診察しながら，イムノクロマトグラフィを利用した簡易検査が使われるなど広く利用されつつある．イムノクロマトグラフィの特徴は，「いつでも（24 時間）」「簡単」に測定できることである．また，試薬調製も不要で，目視判定であるため装置も不要である．測定時間は 5〜30 分，検体は血清，血漿が主で，全血で測定できるキットもある．

現在，HBs 抗原・抗体，HCV 抗体，トレポネーマ抗体，HIV-1/2 抗体，大腸菌 O157 抗原，クラミジア抗原，RS ウイルス・アデノウイル

ス・インフルエンザウイルス・ノロウイルスなどのウイルス抗原，ヘリコバクター・ピロリ抗原・抗体などの多くの感染症検査項目の他，心筋トロポニンT，ヒト心臓由来脂肪酸結合蛋白，尿中HCG，尿中黄体形成ホルモン，糞便中ヒトヘモグロビンなどの臨床化学検査項目に適用されており，今後もさらに増加するであろう．

a. 反応原理

試料中の抗原（または抗体）は，その抗体（または抗原）を感作した着色粒子（標識物）と抗原抗体反応にて結合し，多孔質性のクロマトグラフィ担体中を展開し，その結合物は，さらに固相化抗体（または抗原）と抗原抗体反応にてサンドイッチ型複合物を形成する．反応ライン上に生じた発色の有無を目視にて読み取り，陽性，陰性を判定する（図35）．なお，試料中の抗原（または抗体）とその抗体（または抗原）を感作した着色粒子（標識物）との反応，さらにはその結合物と固相化抗体（または抗原）との反応は，3者が同時に反応するのではなく，各々が担体中を展開する途中で順次反応することで，通常の溶液内でのサンドイッチ型抗原抗体反応時のB/F分離をクロマトグラフィ担体は担っている．

担体である多孔質性メンブレンにはニトロセルロースやガラス繊維フィルターが，着色粒子には金コロイド，ポリスチレンやセレンなどの非金属コロイドが用いられる．アルカリ性ホスファターゼなどの酵素で標識した酵素標識抗体（または抗原）を用い基質と反応させて発色させる方法もある．

b. 問題点

イムノクロマトグラフィは，①一般的にEIA法や化学発光法などの自動分析法に比較し感度が低いこと，②フック（プロゾーン）現象が報告されているキットもあること，などから，自施設で使用しているイムノクロマトグラフィの検出限界をよく知り，そのキットの性能や問題点などよく理解した上で使用する必要がある．POCTの項でも記載したが臨床検査技師等のPOCTコーディネーターが検出感度や測定上の問題などに関する最新情報を利用者に提供していく必要がある．

（森下芳孝）

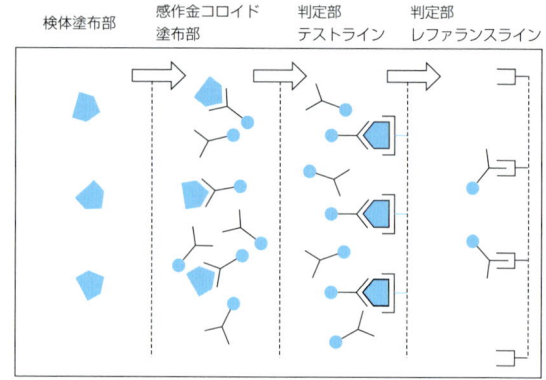

図35 イムノクロマトグラフィによるHBs抗原の測定原理

チェックリスト

☐ Lambert-Beerの法則について説明せよ．
☐ 吸光光度法，原子吸光法，蛍光分析法，化学発光分析法の違いを述べよ．
☐ 各種クロマトグラフィ（ガス-，液体-，ゲル-，イオン交換-，アフィニティ-）の特徴をあげよ．
☐ 電気泳動現象について説明せよ．
☐ 支持体を用いる電気泳動法の種類と特徴をあげよ．
☐ 等電点電気泳動法，キャピラリー電気泳動法の特徴をあげよ．
☐ 免疫化学分析法の問題点，注意点をあげよ．
☐ イオン選択膜にはどんなものがあるか．
☐ 酵素電極の原理を説明せよ．
☐ Michaelis-Mentenの式，Lineweaver-Burkの式を説明せよ．
☐ 酵素を用いた基質成分測定における終点分析法と初速度分析法の違いを説明せよ．
☐ 酸化酵素反応によって生じたH_2O_2のPOD呈色反応の問題点を述べよ．
☐ 酵素活性測定のための条件を示せ．
☐ Lambert-Beerの式より酵素の国際単位を算出する式を示せ．
☐ ドライケミストリーの特徴と問題点を述べよ．
☐ イムノクロマトグラフィの特徴と問題点を述べよ．

III 分析の化学—生体分子の分析法

4 放射性同位元素検査

1. 基礎的事項
A. 放射性同位元素
a. 原子の構造

物質を構成する原子は，原子核とその周りを負の電荷を帯びた電子が高速で回っており，軌道電子とも呼ばれる．原子核は正の電荷を帯びた陽子と電荷を持たない中性子からなり，これらは核子と呼ばれる．原子の質量の大部分は原子核にあり，陽子と中性子の質量はほとんど同じで，電子の質量の約1,800倍である．陽子の数を原子番号（Z），陽子数と中性子数（N）の和を質量数（A）という．一般に電子の数は原子番号に等しく，原子全体としては電気的に中性である．原子の大きさは約 10^{-10} m，原子核の半径はそれよりかなり小さく約 10^{-15} m である（**表1**）．

b. 核種

陽子数と中性子数，エネルギー準位により分類される原子を核種と呼ぶ．原子番号は同じであるが，質量数が異なる核種を同位元素（isotope）または同位体という．陽子数は同じであるが中性子数が異なる核種，あるいは質量数は異なるが軌道電子数は同じ核種と言い換えることもできる．同位元素には，エネルギー的に安定同位元素と不安定同位元素がある．後者を放射性同位元素（radioisotope）と呼び，エネルギー的不安定状態から，放射線を放出することによって，より安定な原子に変わろうとする性質がある．

同位元素を記号で表す場合には，左肩に質量数を，左下に原子番号を書く．原子番号と質量数が同じであっても，核のエネルギー準位が異なる核種を互いに核異性体（^{99}Tc と ^{99m}Tc など）という．m は metastable（準安定）を意味する．その他の核種の種類を**表2**に示す．

c. 放射線の種類と性質

放射性同位元素から放出される放射線には，α 線，β 線，γ 線またはX線，中性子線，陽子線，重陽子線などがあるが，本章では α 線，β 線，γ（X）線を扱う．

1）α 線

高速で走る陽子2個と中性子2個からなる α 粒子の流れで，$^{4}_{2}$He の原子核と同じである．物質に対する透過力（飛程）は β 線，γ（X）線に比べ

表1 原子の構成

粒子		電荷		質量			大きさ		粒子数
		クーロン (C)	相対比	単位 (amu)	単位 (kg)	相対比	直径	相対比	原子番号 (Z) 中性子数 (N) 質量数 (A)
原子 原子核	陽子 p (proton)	$+1.602\times10^{-19}$	$+1$	1.007276	1.673×10^{-27}	1837	原子 10^{-10} m 原子核 $10^{-15}\sim10^{-14}$ m	原子 $10^{-4}\sim10^{5}$ 原子核 1	Z $\Big\}$ A N
	中性子 n (neutron)	0	0	1.008665	1.675×10^{-27}	1839			
電子 e^{-}		-1.602×10^{-19}	-1	0.005486	9.110×10^{-31}	1			Zと同じ

表2　核種の種類

	陽子数（Z）	中性子数（N）	質量数（A）
同位体	同じ	異なる	異なる
同中性子体	異なる	同じ	異なる
同重体	異なる	異なる	同じ
核異性体	同じ	同じ	同じ

て最も小さい．反対に電離能は最も大きい．

2）β線

高速で走る電子で，陰電子（β^-線）と陽電子（β^+線）がある．質量が小さく，透過力はα線より大きいが，γ（X）線よりは小さい．電離能はα線より小さくγ（X）線よりは大きい．

3）γ（X）線

電磁波の一種であり，質量も電荷もない．透過力はα線，β線に比べ最も大きいが電離能は最も小さい．γ線もX線も同じ電磁波であるが，γ線は原子核から放出され，X線は核外から放出されることで名称が異なる．

B. 放射性崩壊（表3）

不安定核種が放射線を放出して別の核種に変化する現象を原子核崩壊または放射性崩壊という．崩壊（decay）は壊変（disintegration）ともいい，放射性崩壊には数種の形式がある．それぞれの放射性同位元素は固有の形式により崩壊する．

a. 崩壊の種類

1）α崩壊

エネルギー的に不安定な原子核がα線を放出して別の原子核に変わる過程をα崩壊という．崩壊前を親核種，崩壊後を娘核種と呼ぶ．親核種がα線を放出すると，質量数が4，原子番号が2少ない娘核種になる．α崩壊は原子番号81以上，質量数200以上の放射性核種に起こる．

2）β崩壊

不安定な原子核から電子を放出したり，吸収したりして別の原子核の娘核種に変わる過程をβ崩壊といい，β崩壊にはβ^-崩壊，β^+崩壊，電子補獲の3種類がある．

β^-崩壊では原子核がβ^-線（陰電子）を放出して別の原子核に変わる．この時，原子核内の1個の中性子が陰電子と中性微子（ニュートリノ，ν）を放出して陽子に変わる．中性微子は無電荷で質量もほとんどない．β^-崩壊すると原子番号が1大きくなり，質量数は変わらない．

β^+崩壊では原子核がβ^+線（陽電子）を放出して別の原子核に変わる．この時，原子核内の1個の陽子が陽電子と中性微子を放出して中性子に変わる．β^+崩壊すると原子番号が1小さくなり，質量数は変わらない．

電子補獲では原子核の陽子が軌道電子（主にK軌道）を捕獲して中性子と中性微子に変わる．電子補獲が起こると原子番号が1小さくなり，質量数は変わらない．

3）γ線の放出

α崩壊，β崩壊に付随してγ線の放出を伴うことが多い．親核種のα崩壊，β崩壊が起きた直後には，娘核種が一時的にエネルギー的に不安定状態（励起状態）にあり，そのエネルギーを電磁波として放出して安定状態（基底状態）になる．この電磁波をγ線と呼ぶ．γ線を放出しても原子番号や質量数は変わらない．この一時的不安定状態は一般に極めて短時間で起こる（10^{-10}秒以内）が，比較的長時間で起こる場合には，その励起状態にある核種を核異性体と呼び，エネルギーの高い準安定状態からγ線を放出してエネルギー0の基底状態に変わる過程を核異性体転移（isomeric transition：IT）という．また，励起状態から基底状態に変わる時にγ線を放出せずに核の励起エネルギーを直接軌道電子に与えてこれを放出させる場合もあり，内部転換（internal conversion：IC）といい，放出された電子を内部転換電子という．

b. 崩壊図

崩壊の形式，その過程のエネルギー状態，放出される放射線の割合，半減期などの表現法を決め，わかりやすく図示したものを崩壊図という．縦軸はエネルギー準位（上方向にエネルギー準位が高い）を，横軸は原子番号（右方向に原子番号が大きい）を示す．またβ^-崩壊などの原子番号が増える崩壊は右下方向，α崩壊，β^+崩壊などの原子番号が減る崩壊は左下方向，IT，ICなどの原子番号が変化しない崩壊は下方向の矢印で表

表3 崩壊の種類

名称	形式	崩壊後の核内変化 原子番号	質量数	例
α崩壊	$^{A}_{Z}X \rightarrow {^{A-4}_{Z-2}}Y + {^{4}_{2}}\alpha$	−4	−2	$^{226}_{88}X \rightarrow {^{222}_{86}}Rn + \alpha$
β崩壊　β⁻崩壊	$^{A}_{Z}X \rightarrow {^{A}_{Z+1}}Y + \beta^{-} + \nu$	+1	0	$^{14}_{6}C \rightarrow {^{14}_{7}}N + \beta^{-} + \nu$
β⁺崩壊	$^{A}_{Z}X \rightarrow {^{A}_{Z-1}}Y + \beta^{+} + \nu$	−1	0	$^{11}_{6}C \rightarrow {^{11}_{5}}B + \beta^{+} + \nu$
電子捕獲	$^{A}_{Z}X + e^{-} \rightarrow {^{A}_{Z-1}}Y + \nu$	−1	0	$^{125}_{53}I + e^{-} \rightarrow {^{125}_{52}}Te + \nu$
γ線の放出	核異性体転移，内部転換など	0	0	$^{99m}_{43}Tc \rightarrow {^{99}_{43}}Tc + \gamma$

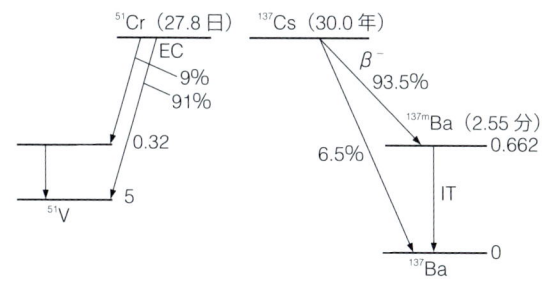

図1 崩壊図
数字はエネルギー，（ ）は半減期，%は2つ以上の崩壊が同時に起こる時の比率

す（図1）．

c. 放射能，半減期

放射能（radioactivity）とは，原子核が放射性崩壊を起こし放射線を放出する能力，性質のことである．しかし，わが国では放射線を出す能力，放射性物質そのもの，放射能の強さ，放射性物質の量など，多義語として用いられている．

放射能の強さはその放射性同位元素の単位時間当たりに崩壊する原子数で表す．その単位の記号はSI単位ではベクレル（Bq）である．1Bqとは1秒間に1個の原子核が崩壊することを表す．

原子核が崩壊する過程はランダムな現象で確率の法則で起こる．したがって，原子1個では考えずに集団として考える．この集団内の原子核はそこに存在する原子の数（N）に比例する．1個の原子核の単位時間当たりに崩壊する確率は崩壊定数（λ）で表し，それぞれの放射性同位元素に固有の値を持つ．ある時刻にそこに存在する放射性同位元素の原子数Nが，単位時間dtにdN個崩壊した時の放射能の強さA（単位時間当たりの崩壊数）は，$A = -dN/dt = \lambda N$である．これを積分して，最初（t=0）に存在した原子数をN_0，原子数が半分になるまでの時間すなわち半減期（half life）をTとすると，$N = N_0(1/2)^{t/T}$となり，図2のようになる．原子数Nは経過時間tに対して指数関数的に減少する．

原子数と同様に放射能の強さもT時間経過すると1/2に減衰する．それぞれの放射性同位元素は固有の半減期Tを持っている（表4）．半減期が大きいほど崩壊定数は小さくなり，半減期と崩壊定数は反比例の関係にある．

C. 放射線と物質との相互作用

放射線と物質との相互作用は，放射線を測定したり，生物に対する影響を考えたりする場合に重要である．その相互作用は放射線の種類により異なっている．

a. α線の相互作用

α線は電荷を持つ粒子で，物質原子との衝突により，その原子に対して電離（軌道電子を原子外にはじき出してイオン化する）や励起（軌道電子を外側の軌道に移す）を起こしてエネルギーを失い停止する．α線は質量が大きいので物質中を直進する．

b. β線の相互作用

β⁻線やβ⁺線などのβ線も電荷を持つ粒子で，物質中を通過する際，衝突により電離や励起を起こしてエネルギーを失い停止する．しかし，β線は軌道電子と同じ質量で軽いため，衝突しても散乱され，物質中をジグザグ運動して進行する．物質原子の原子番号が高く，β線のエネルギーが高いほど，β線は核の近くを通過する際に核のクー

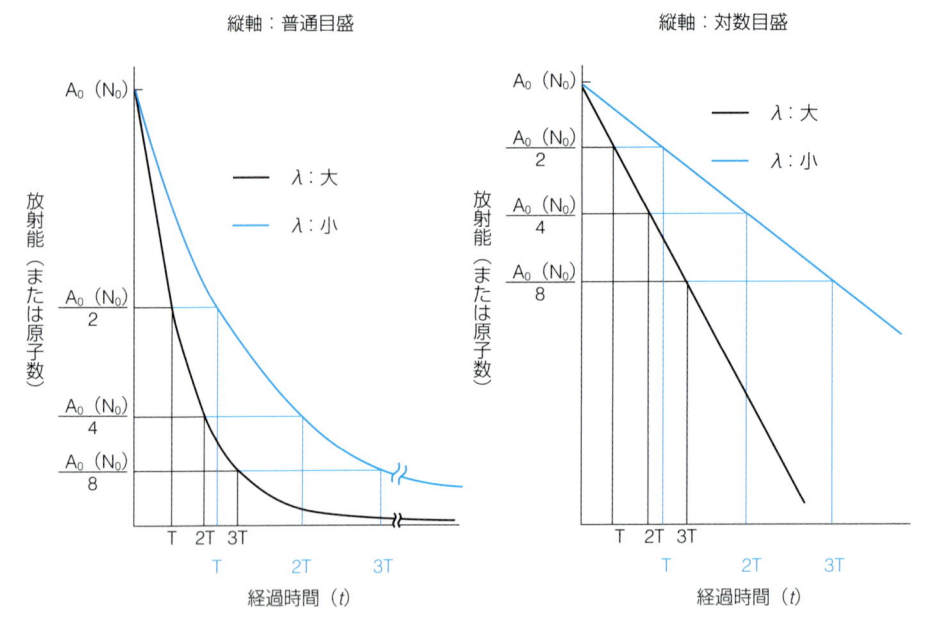

図2　放射線の減衰と半減期

表4　主な放射性核種と半減期

核種	半減期	核種	半減期	核種	半減期
^{3}H	12.3年	^{59}Fe	44.5日	^{99m}Tc	6時間
^{11}C	20.4分	^{58}Co	70.8日	^{111}In	2.8日
^{14}C	5730年	^{67}Ga	78時間	^{123}I	12.3時間
^{13}N	10分	^{68}Ga	68分	^{125}I	60日
^{15}O	2分	^{75}Se	120日	^{131}I	8日
^{18}F	110分	^{81m}Kr	13秒	^{133}Xe	5.24日
^{32}P	14日	^{81}Rb	4.6時間	^{198}Au	2.7日
^{51}Cr	27.7日	^{99}Mo	66時間	^{201}Tl	73時間

ロン力で進行方向が変わるだけでなく，核の電荷により速度が減速されて，失ったエネルギーを電磁波（制動放射線）として放出する制動放射が起こる．

　なお，$β^{+}$線は不安定で，物質中でエネルギーを失い静止すると物質中の周囲の陰電子と結合して電子の対を作ってすぐ消滅し，2本のγ線（0.51MeV）を180°正反対の方向に放出する．

c. γ(X)線の相互作用

　α線やβ線は荷電粒子であり物質原子を直接電離するので直接電離放射線と呼ばれるのに対して，γ(X)線は質量も電荷もない電磁波であるので，相互作用の結果，二次的に生じた荷電粒子が間接的に電離する間接電離放射線と呼ばれている．γ(X)線が物質中を通過する際には，次の3つの相互作用を起こしてエネルギーを失い停止する．

1) 光電効果

　γ(X)線が原子に入射した際，物質原子の1個の軌道電子に衝突して，その全エネルギーを軌道電子に与え原子外に光電子として飛び出させ，自らはエネルギーを失い停止する現象である．エネルギーが比較的低い核種に起こる．

2) コンプトン散乱

　γ(X)線が軌道電子に衝突して，その軌道電子を原子外に飛び出させるとともに，自身はより低いエネルギーに減弱し異なる方向に散乱する現象である．エネルギーが低く，高密度物質で起こりやすいが，中エネルギー領域では，この現象が中心である．

3) 電子対生成

　γ(X)線が原子核の近くに通る際に，その電場の中で陰・陽の電子の対を作り，自らはエネルギ

ーを失い消滅する現象である．1.02 MeV 以上の高エネルギー領域で起こる相互作用である．

D. 放射性同位元素の量と単位（表5）

a. 放射能の単位

放射能の強さは放射性同位元素の単位時間当たりに崩壊する原子数すなわち崩壊率で表す．その単位には古くはキュリー（Ci）が使われたが，現在は SI 単位の Bq（崩壊数/秒）が使われている．便宜的に崩壊数/秒（disintegration per second：dps）や崩壊数/分（isintegration per minute：dpm）も用いられる．

$$1\ Ci = 3.7 \times 10^{10}\ Bq\ (37\ GBq)$$
$$1\ Bq = 1\ dps = 60\ dpm$$

放射能の強さは放射性同位元素の原子数に比例することから，放射能の単位 Bq は放射性同位元素の量を示す単位でもある．

b. エネルギーの単位

放射線のエネルギーの単位はエレクトロンボルト（eV，電子ボルト）を用いる．1 eV は，電子1個が1 V の電位差で加速された時に得られる運動エネルギーの大きさを意味する．運動エネルギーは SI 単位系ではジュール（J）が知られており，次式の関係がある．

$$1\ eV = 1\ e \times 1\ V = 1.6 \times 10^{-19}\ C \times 1\ V$$
$$= 1.6 \times 10^{-19}\ J$$

c. 線量の単位

放射線量は，放射線が物質との相互作用を起こした結果，生じた効果，影響の程度を表す時に使用する．

1）吸収線量（absorbed dose）

吸収線量は，放射線を照射された物質が，その物質の単位質量当たりでどれだけのエネルギーを吸収したのかを表している．放射線の物質に及ぼす影響の程度を示す基本的なもので，単位にはグレイ（Gy）が用いられる．1 Gy は物質1 kg 当たりに1 J のエネルギーを吸収したことを示す．古くは rad が使われており，次式の関係がある．

$$1\ Gy = 1\ J/kg = 100\ rad$$

表5 放射性同位元素に関係する単位

単位名	記号（読み方）	内容
放射能（壊変率）	Bq（ベクレル）	1 Bq = 1崩壊/秒
原子レベルのエネルギー	eV（エレクトロンボルト）	1 eV = 1.6×10^{-19} J
吸収線量	Gy（グレイ）	1 Gy = 1 J/kg
照射線量	C/kg（クーロン毎キログラム）	1 R = 2.58×10^{-4} C/kg
線量当量，等価線量，実効線量	Sv（シーベルト）	

2）照射線量（exposure dose）

γ（X）線にのみ使われる．照射線量は γ（X）線（光子）により照射を受ける場合に，その場所の γ（X）線の強度を，空気に対する電離能力で表している．単位にはクーロン（C）/kg が用いられる．1 C/kg は空気1 kg 中に電離によって1 C の電気量を生じさせる γ（X）線の線量を示す．古くはレントゲン（R）が使われており，次式の関係がある．

$$1\ R = 2.58 \times 10^{-4}\ C/kg$$

3）線量当量，等価線量，実効線量

放射線の人体に及ぼす影響の程度は，同じ吸収線量（Gy）を受けても同じであるとは限らない．放射線の種類，エネルギー，対象組織などによって異なる．これを補正し，放射線の人体に及ぼす効果，影響を共通の尺度で表すための線量として線量当量，等価線量，実効線量がある．単位はシーベルト（Sv）である．

①線量当量

場所や個人のモニタリングなど放射線防護を目的とする単位で，吸収線量に線質係数，その他の係数を乗じて求める．実際に測定可能な線量である．

$$線量当量（Sv）= 吸収線量（Gy）\times 線質係数（Q）\times その他の係数（通常は考慮しない）$$

②等価線量

組織，臓器における局所の被曝の影響を評価す

るもので，その組織・臓器の平均吸収線量に放射線加重係数を乗じて求める．放射線防護の基準として使用されるが，測定不可能な線量である．

等価線量（Sv）＝
組織の吸収線量（Gy）×放射線加重係数（W_R）

③実効線量
体全体への被曝の影響を評価するもので，各組織・臓器ごとの等価線量に各組織・臓器ごとの組織加重係数を乗じたものの総計である．放射線防護の基準として使用されるが，測定不可能な線量である．

実効線量（Sv）＝
Σ｛各組織・臓器ごとの等価線量 （G_y）×
各組織・臓器ごとの組織加重係数（W_T）｝

2. 放射能・放射線の測定

放射線測定には，放射能の強さを求める場合と放射線量を求める場合がある．放射能は医学領域では治療や診断のための臨床検査などに使われ，放射線量は人体の被曝の程度の測定などで使われる．

A. 検出原理

放射線が物質との相互作用で生じる次のような現象を利用することで放射線を検出している（**表6**）．

a. 気体，固体の電離作用を利用する方法

放射線が気体に入射すると気体の分子や原子に対して電離作用が起こり，電子と陽イオンの対（イオン対）が生じる．電極間に印加された電圧により電子は陽極，陽イオンは陰極に集めて電離電流または電気パルスとして測定する．電極間電圧の大きさを変えることで検出装置も異なる．電離箱，GM計数管，比例計数管などがある．

また，放射線が半導体であるシリコンやゲルマニウムなどの固体に入射すると電子－正孔の対を生じるので，これを電離電流として測定することもでき，半導体検出器はその例である．

b. 発光現象を利用する方法

放射線がある物質に入射すると，そのエネルギーを光として発する現象がある．この発光現象をシンチレーション（scintillation）といい，発光する物質をシンチレーター（scintillator）という．

この光（閃光）を光電子増倍管で電気的パルスに変換して測定する．こうした検出器をシンチレーションカウンターと呼び，放射性同位元素を用いた臨床検査にも最も多く使われている．シンチレーターにはタリウム活性化ヨウ化ナトリウム〔NaI（Tl）〕などの個体のものと，ポリフェニレンオキサイド（PPO）などの有機シンチレーターをキシレン，トルエンなどの有機溶媒に溶かした液体のものがある．シンチレーターの種類により対象とする放射線に適したものがある．

発光現象の一種ではあるが他の原理で線量測定をすることもある．放射線が LiF，CaF_2 などに入射すると，電子が励起され準安定状態になる．これに熱を加えると電子は再び元に戻り，余分なエネルギーを光（ルミネセンス）として放出する（熱ルミネセンス現象）のでこれを光電子増倍管で計測する．

c. 感光作用を利用する方法

放射線がフィルムに入射すると，表面にコートされている写真乳剤が感光し黒化する現象がある．フィルムバッジはこの感光作用を利用して個人被曝線量を測定する．

表6　放射線の検出原理と主な測定機器

原理	測定機器
電離作用を利用	
気体の電離作用	電離箱，比例計数管，GM計数管
固体の電離作用	半導体検出器
発光作用を利用	
シンチレーション	ウェル型シンチレーションカウンター，液体シンチレーションカウンター，シンチカメラ
熱ルミネセンス	熱ルミネセンス線量計（TLD）
感光作用を利用	フィルムバッジ
その他の原理	化学的検出器など

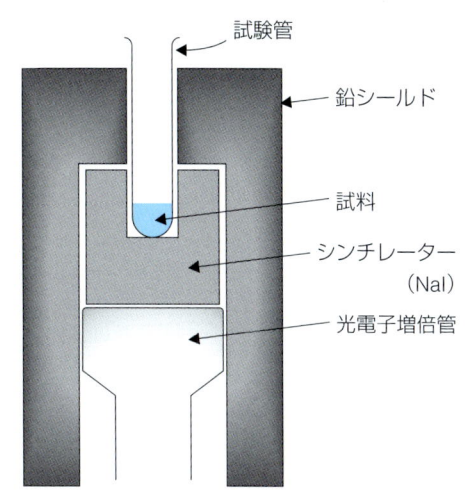

図3 ウェル（井戸）型シンチレーションカウンターの検出器

B. 測定機器

a. 試料の測定機器

In vitro の臨床検査で最も広く使われる．血液や尿などの試料中の放射能測定をする．

1) NaI（Tl）ウェル（井戸）型シンチレーションカウンター

発光増感剤としての Tl を混入した NaI をウェル（井戸）型に穴をあけ，そこに試料が入った試験管を挿入して測定する．シンチレーター内で生じた発光を光電陰極で光電子に変換し，光電子増倍管で増幅して電気的パルスとして測定する．井戸型にしているのは計数効率を上げるためであるが，同時に液体試料の測定も可能にしている．α 線，β 線には不適で，^{125}I, ^{51}Cr, ^{59}Fe などの γ（X）線放出核種を含む試料測定に適している（図3）．

2) 液体シンチレーションカウンター

専用バイアルびん中の液体シンチレーターに試料を入れて，生じた発光を光電子増倍管で測定する．放射性核種とシンチレーターが直接接するので，α 線や低エネルギー β 線（^{3}H，^{14}C など）の測定に適している．

b. 体外測定機器

γ（X）線放出核種を含む放射性医薬品を体内に投与し，目的臓器から発する γ（X）線を体外から測定する機器である．

1) シンチカメラ

複数個または大口径の NaI（Tl）シンチレーターを装備し，目的臓器に分布した放射性核種または標識化合物から発する γ（X）線を体外から測定し，その分布を画像化したり（シンチグラフィ），放射能の経時変化（動態機能検査）が計測できる装置である．臓器全体が表示できるように検出部には直径 30〜50 cm の単結晶 NaI（Tl）を用い数十本の光電子増倍管に結ばれている．この検出器を走査したり，あるいはベッドを動かしたりして全身像を撮影する装置もある．

2) エミッション CT（emission computed tomography）

体内から発する放射線を多方向から検出してコンピュータ処理をし，体軸に対する横断層像を得るもので，近年病気の検査や診断には欠くことができない機器となっている．この断層法をエミッション CT と呼ぶ．エミッション CT は，一般的な単一 γ 線放出核種の放射線を測定する single photon emission CT（SPECT）と，^{11}C, ^{13}N, ^{15}O, ^{18}F など短半減期の陽電子放出核種から放出される γ 線を測定する positron ECT（PET）に分けられる．検出法としては SPECT では検出器回転型とリング配列検出器型が，PET ではリング配列検出器型がある．同時多層断層像を得るためには検出器のリングを複数にしているものもある．最近は SPECT と PET が兼用できる装置も開発されている．

3) 動態機能測定装置

レノグラム測定装置，甲状腺放射性ヨード摂取率測定装置などある．

c. 放射線管理測定装置

個人の被曝線量を測定する機器と，空間や場所表面の汚染を測定する機器に分けられる．

1) 個人被曝量測定機器

熱ルミネセンス線量計（thermoluminescent dosimeter：TLD），蛍光ガラス線量計，optically stimulation luminescence（OSL）線量計，フィルムバッジ，ポケット線量計（電離箱式，半導体式），全身計測装置（ホールボディカウンター）

などがある．

2）作業環境管理測定機器

作業室内とその周辺の外部放射線量（空間線量率）や表面汚染を測定するサーベイメーター（電離箱式，GM式，シンチレーション式），管理区域出入口で作業者の手・足・作業衣の表面汚染を測定するハンドフットクローズモニター，床・排気・排水・外部放射線量などを測定するフロアモニター，ガスモニター，水モニター，エリアモニターなどがある．

3. 臨床検査
A. 放射性医薬品

診断や治療に用いられる非密封放射性同位元素，その化合物やそれらの製剤で，体内に投与する *in vivo* 用と投与しない *in vitro* 用に分けられる．一般の医薬品と異なる次のような特徴がある．放射性同位元素を含むため使用や廃棄の法的規制を受ける，薬理作用を持たず比放射能（Bq/g）が高い，診断には測定機器が必要，検出感度が極めて高い，などである．

放射性医薬品に含まれる放射性核種は，原子炉，サイクロトロンなどで製造されるが，医療現場で使う短半減期核種の製造にはRIジェネレーター（カウ）装置でも製造される．

B. 試料測定法

放射性同位元素を使った臨床検査は，試料測定法と体外測定法に大別される．

試料測定法には，患者に放射性同位元素を投与する検査と投与しない検査がある．患者に投与する方法は，投与後の血液，尿，糞便などの試料を採取しその放射能を測定して体液量，生体機能，代謝機能などを知るものである．一方，患者に投与しない方法は，患者試料だけを採取し *in vitro* で放射性医薬品と反応させてその放射能を測定し体液中の目的物質量を知るものである．

C. 体外測定法

患者に放射性医薬品を投与し，体内から発するγ（X）線を体外からシンチカメラなどで測定する方法である．目的臓器の放射能分布像を知るシンチグラフィ，放射能経時変化を知る動態機能検査，臓器への摂取率を知る摂取率測定検査などがある．

4. 放射線管理
A. 関係法規

放射線防護の基本概念や基準を国際的に報告，勧告しているのが国際放射線防護委員会（International Commission on Radilogical Protection：ICRP）である．わが国の放射線防護の基本精神は「原子力基本法」にあり，原子力の利用は平和目的のみである．放射線の安全を確保し，障害を防止するために「放射線同位元素等による放射線障害の防止に関する法律」（通称，放射線障害防止法）でその基本的指針を決めている．ICRP勧告などを参考にして随時改正が行われている．その他の関係法規としては，「医療法施行規則」「臨床検査技師，衛生検査技師等に関する法律施行規則」があり，その他「電離放射線障害防止規則」「職員の放射線障害の防止」「放射性医薬品の製造及び取扱規則」などがある．

放射線障害防止法は，放射性同位元素の使用，販売，廃棄，その他の取扱い，放射線発生装置の使用および放射性同位元素によって汚染された物の廃棄その他の取扱いを規制することにより，放射線障害を防止し，公共の安全を確保している．これらの使用者，販売業者，廃棄業者には場所や人の測定，教育訓練，健康診断，記帳などの義務が課せられている．

B. 人体に及ぼす影響
a. 身体的影響と遺伝的影響

放射線の人体への影響は，被曝した個人に現れる身体的影響とその子孫に現れる遺伝的影響に分けられる．

1）身体的影響

被曝後数週間で皮膚の紅斑，脱毛，血液障害として現れる急性影響と，被曝後数カ月から数十年で現れる発癌，白内障，胎児への影響として現われる晩発障害がある．

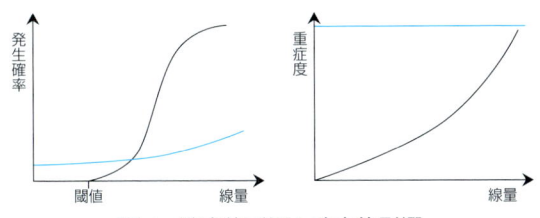

図4 確率的影響と確定的影響
― : 確率的影響
― : 確定的影響

2) 遺伝的影響

遺伝子の突然変異などとして現われると考えられている．

b. 確率的影響と確定的影響

放射線の人体への影響を被曝線量とその影響の現われ方（発生確率，重症度）の違いからみた場合に，確率的影響と確定的影響に大別される（図4）．

1) 確率的影響

被曝線量とともに影響の発生確率が大きくなっていき，閾値（域値）はない．影響の大きさ（重症度）は被曝線量に関係しない．確率的影響には発癌，遺伝的影響がある．

2) 確定的影響

被曝線量が閾値を超えた場合に発生確率が急に大きくなっていく．影響の大きさは被曝線量とともに重症化していく．紅斑，脱毛，血液障害，白内障，胎児への影響などがある．

c. 放射線感受性

放射線の影響を放射線感受性からみると，臓器・組織への感受性が高いものには，リンパ組織（胸腺），骨髄，生殖器などがあり，低いものには筋組織，脂肪組織，結合組織，神経組織などがある（表7）．

C. 放射線防護

a. 外部被曝と内部被曝

放射線被爆は体外（外部）被曝と体内（内部）被曝に分類される．外部被曝は体外から放射線を浴びることで，α線，β線に比べて透過力が大きく遮蔽が容易でないγ(X)線において問題となる．内部被曝は放射性同位元素を含むほこりなどを吸い込んだり飲み込んだりして，体内の放射性同位元素によって被曝することである．この場合にはγ(X)線，β線に比べて電離能が大きいα線が組織に接することから問題となり，人体には外部被曝以上に大きな影響を与える．

b. 外部被曝防護の3原則

外部被曝を防ぐ方法として次の3原則がある．

1) 距離

線源に近づくことをできるだけ避け，距離をおくことである．γ(X)線の線量は点線源から距離の2乗に反比例するので，高エネルギーγ(X)線放出核種を使う場合にはトングなどの器具を用いて線源からの距離をとるようにするとよい．

表7 臓器・組織，腫瘍の放射線感受性

	程度	臓器・組織名
臓器・組織の 放射線感受性	高い 比較的高い 中程度 比較的低い 低い	リンパ組織（胸腺），骨髄，生殖器，大小腸上皮（直腸除く） 皮膚，粘膜上皮（角膜，口腔粘膜，食道，直腸，膣，子宮頸部，膀胱，尿管） 微細血管系，間質結合組織，神経膠質細胞，成長期の骨・軟骨 軟骨・骨，唾液腺，肺胞上皮，肝，腎，膵，甲状腺，副腎，下垂体 筋組織，脂肪組織（脳，脊髄），結合組織，神経組織
腫瘍の 放射線感受性	高い 低い	神経芽細胞腫，ウィルムス腫瘍，悪性リンパ腫，未分化癌 線維肉腫，悪性黒色腫

表8 放射線業務（診療）従事者の線量限度

実効線量限度

1	下記以外の	100 mSv/5年 [*1]
2	放射線業務（診療）従事者	50 mSv/年 [*2]
3	女子 [*3]	5 mSv/3月 [*4]
4	妊娠中である女子	本人の申出等により使用者等が妊娠の事実を知ったときから出産までの間につき，内部被曝について1 mSv

等価線量限度

1	眼の水晶体	150 mSv/年 [*2]
2	皮膚	500 mSv/年 [*2]
3	妊娠中である女子の腹部表面	実効線量限度の4に規定する期間につき2 mSv

*1：平成13年4月1日以後5年ごとに区分した各期間
*2：4月1日を始期とする1年間
*3：妊娠不能と診断された者，妊娠の意思のない旨を使用者等に書面で申し出た者，および妊娠中の者を除く
*4：4月1日，7月1日，10月1日，および1月1日を始期とする各3カ月間

2）遮蔽

線源と人体との間を遮蔽することである．プラスチック，ガラス，アルミニウムなどの板や，鉛，鉄のブロックなどの遮蔽物を用いる．

3）時間

放射性同位元素を使う作業時間をできるだけ短くすることである．予め放射性同位元素を使わずに作業の練習をしておく（cold run）とよい．

C. 線量限度

わが国の法律では放射線防護の対象になる個人を放射線業務従事者または放射線診療従事者といい，一般の者と区別して線量限度が定められている．管理区域内で働く職業上被曝の危険を伴う放射線業務従事者は**表8**にある線量限度を超えないようにしなければならない．

（寺平良治）

チェックリスト

□同位元素の記号での表し方，核種について説明せよ．
□放射性崩壊の種類について述べよ．
□主な放射性核種の半減期をあげよ．
□放射線の相互作用を述べよ．
□放射能の単位，放射線量の単位を説明せよ．
□放射線の主な測定機器とその測定原理を示せ．
□放射線を使った臨床検査について説明せよ．
□放射線の身体的影響と遺伝的影響を説明せよ．
□放射線防御について説明せよ．
□法で定められている放射線業務従事者の線量限度について説明せよ．

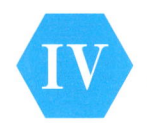

IV 人体の臨床化学検査の実際—生体分子の分析各論

1 糖質

1. 糖質とは

糖質とはアルデヒド基あるいはケトン基を1つ持ち，2つ以上のヒドロキシ基を持つ（多価アルコール）化合物であると定義され，アルデヒド基を持つ糖はアルドース，ケトン基を持つ糖はケトースに分類される（「糖質」5頁参照）．生命体にとって幅広い役割を担っており，すべての生命体にとってエネルギーを生み出す重要な化合物である．ペントースであるデオキシリボースやリボースなどはDNA，RNAの骨格の一部を形成している．また細菌や植物の細胞壁の構造を形成する成分でもある．

2. 血糖
A. 生理学的意義

血液中の糖は多種の糖が混在しているが，ガラクトース血症など一部の特殊な場合を除きほとんどがグルコースである．還元法など古典的な測定法ではその特性によりグルコース以外の糖も含めて測定されてきたが，現在ではグルコースに特異性を持つ酵素を利用した方法で測定されるため，血糖とは血中のグルコース濃度を意味している．グルコースはすべての細胞の重要なエネルギー源であり，すなわち血糖の主たる生理学的意義がここにある．それ以外の生理学的意義としては，炭素源としてアミノ酸，脂肪，コレステロール，ヌクレオチドなどの合成に用いられる．また生体組織，細胞の構成成分として糖蛋白，プロテオグリカン，糖脂質の構成成分としても重要である．

a. 消化と吸収

食事から摂取されたデンプンは唾液と膵液中のα-アミラーゼによりマルトース，マルトトリオースあるいはイソマルトースにまで加水分解され，最終的な消化は小腸の粘膜細胞の刷子縁膜にあるα-グルコシダーゼによりグルコースにまで分解され粘膜細胞内に吸収される．吸収された後は門脈経由で肝臓に送られる（図1）．

b. 血糖値の調節

健常成人の空腹時血糖値は80〜110 mg/dLの範囲に保たれている．赤血球はミトコンドリアがないためエネルギーをグルコースに完全に依存している他，脳においてはエネルギーの20%はケトン体でまかなえるものの，残りはグルコースに依存している．よって常に一定量の血糖値が維持されなければならない．食事により血中濃度が増加したグルコースは膵臓ランゲルハンス島β細胞膜のグルコーストランスポーター（GLUT2）から細胞内に輸送され，高Km値のグルコキナーゼの働きによりグルコース濃度に応じた量のインスリンが分泌される．インスリンは，筋肉，脂肪細胞，肝臓でのグルコース取込みを増加させ，筋や肝ではグリコーゲン合成を，脂肪細胞では中性脂肪の合成を促進させることで食後の血糖値上昇を抑制する．一方，血中のグルコース濃度が低下してくると膵臓ランゲルハンス島α細胞からグルカゴンが分泌される．グルカゴンは肝グリコーゲンの分解を促進させ，さらにはグリコーゲンが枯渇した後は糖新生を活性化させることで血糖値を上昇させる．このようにインスリンとグルカゴンは反対の作用を有することで血糖値を一定のレベルに維持している．グルカゴン以外に，副腎皮質刺激ホルモン（ACTH），成長ホルモン，グルココ

図1 糖質代謝

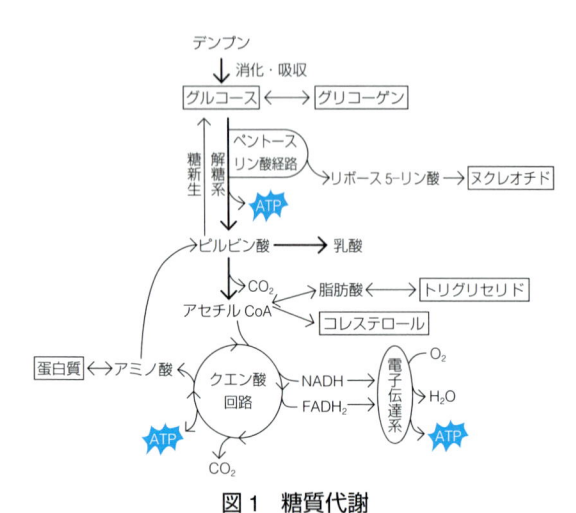

ルチコイド，アドレナリン，甲状腺ホルモンにも血糖上昇作用がある．腎臓において，グルコースは糸球体でいったん濾過され，尿細管でほとんどが再吸収される．

c. 細胞内糖質代謝

解糖はグルコース代謝の主要経路であり，すべての細胞において行われる．最終産物であるピルビン酸まで代謝することで1分子のグルコースから2分子のアデノシン5'-三リン酸(ATP)を獲得できる（「糖質」5頁参照）．この代謝において重要なことは，酸素の供給がなくても乳酸脱水素酵素（LD）によりピルビン酸を乳酸に還元することでATPを供給できる点であり，酸素供給が不足した場合でも骨格筋での高いレベルでの活動を可能にしている．酸素供給が十分な場合には，ピルビン酸はミトコンドリア内においてアセチルCoAを介してクエン酸回路によって酸化されてCO_2となる．嫌気的解糖に比べて効率の良いATP産生が行われ，1分子のグルコースから30または32分子のATPが獲得できる．空腹時には肝臓で蓄積されたグリコーゲンを分解してグルコースとし，血液中に供給することで血糖値が一定に保たれる．グリコーゲンの枯渇後には，主に糖原性アミノ酸に加え，乳酸，脂肪酸の動員に伴い生じるグリセロールを素材としてグルコースが産生される．この代謝経路を糖新生と呼んでいる．

B. 検査法

古くは還元法や縮合法が用いられたが，現在では酵素法が主に利用されている．

a. 還元法

グルコース分子中のアルデヒド基（–CHO）の還元力を利用し，アルカリ性下で金属塩などを還元する方法で，フェリシアン塩（$Fe^{3+} \to Fe^{2+}$）を用いたHagedorn-Jensen法や，銅塩（$Cu^{2+} \to Cu^+$）を用いたSomogyi-Nelson法，Folin-Wu法などがある．還元法は尿酸やビリルビン，アスコルビン酸などの非糖還元物質の影響を受けるため，現在では定量検査としては利用されない．

b. 縮合法

グルコースを強酸性下で加熱するとフルフラール誘導体となり，o-トルイジンやアンスロンなどの芳香族アミンと縮合させ発色させる方法である．安定剤としてチオ尿素を，発色増強剤としてホウ酸を使ったo-トルイジン・ホウ酸法（o-TB法）は除蛋白なしで比較的簡単に測定できることから，自動分析器が登場するまでの初期の臨床検査室ではよく利用された．この方法ではグルコース以外のガラクトースなどのアルドヘキソースとも反応するが，ガラクトース血症など特殊な場合を除いて血液中の糖は，ほぼグルコースであるため，実用的には問題はなかった．

c. 酵素法

酵素法に主に利用されるのはヘキソキナーゼ（HK），グルコースオキシダーゼ（GOD），グルコース脱水素酵素（GDH）を用いる方法である．臨床検査室で最もよく用いられているのはHKを用いた，HK-グルコース-6-リン酸脱水素酵素（HK-G6PDH）法である．GODを用いた方法には，生成する過酸化水素を電極で捉えるGOD-電極法と，過酸化水素をPODと共役させて発色系に導く方法があるが，近年ではHK-G6PDH法に次いでGOD過酸化水素電極法がよく利用されている．

1) HK-G6PDH法

日本臨床化学会（Japan Society of Clinical Chemistry：JSCC）勧告法であり，最もグルコースに対して特異性の高い標準的測定法とされてい

る．ATP および Mg 存在下でグルコースに HK を作用させ，生成したグルコース-6-リン酸に NADP⁺共存下で G6PDH を作用させる．この時生成する還元型ニコチンアミドアデニンジヌクレオチドリン酸（NADPH）を 340 nm の吸光度増加からグルコースを定量する．生成した 6-ホスホグルコノ-δ-ラクトンはアルカリ下では不安定で，反応液の液性下（pH8.2）では非酵素的に 6-ホスホグルコン酸となる（図2）．この方法で利用する HK はグルコース以外のヘキソースにも作用するが，共役反応で利用する G6PDH はグルコースに由来するグルコース-6-リン酸のみに反応するため，この方法のグルコースに対する特異性は高く保たれている．使用する G6PDH が動物由来の場合には補酵素はニコチンアミドアデニンジヌクレオチドリン酸（NADP）であるが，植物由来の酵素ではニコチンアミドアデニンジヌクレオチド（NAD）を補酵素として利用できるものもある．

2）GOD を利用した方法

グルコースに GOD を作用させて生成する H_2O_2 に POD を共役させ，水素供与体（トリンダー試薬）と 4-アミノアンチピリン（4-AA，カップラー試薬）との酸化縮合により発色させる GOD-POD 法（図3）と，電極を利用する GOD 電極法（図4）がある．

GOD は β-D-グルコースに作用しグルコン酸と H_2O_2 を生成する．生成した H_2O_2 に POD を作用させると，4-AA（カップラー試薬）とフェノール（トリンダー試薬）が酸化縮合して赤色のキノン色素を生成するので 505 nm で比色定量する．GOD は α-D-グルコースには作用しないが，反応が進むと平衡状態が崩れて α から β への移行が進むため，すべてのグルコースが測定されることとなる．しかし，時間がかかるために実際の臨床検査試薬には，平衡反応を触媒するムタロターゼを添加して測定時間の短縮を図っている．またこの方法では POD 反応において水素供与体（フェノール）に対する特異性は低く，血液中に共存するアスコルビン酸やビリルビンなど還元性を持つ物質が水素供与体として働くことで負誤差を生じ

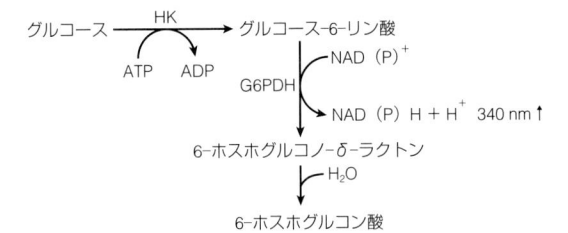

図2　HK-G6PDH 法の原理

る．これに対しては，アスコルビン酸オキシダーゼやビリルビンオキシダーゼ（H_2O_2 を生成しない）を添加することで誤差の発生を防いでいる．

電極法には GOD 反応で消費される O_2 量を白金・銀塩化銀からなる酸素電極で測定する GOD 酸素電極法や，生成する H_2O_2 量を同じく白金・銀塩化銀からなる過酸化水素電極で測定する GOD 過酸化水素電極法があり，日常の臨床検査機器や POCT に利用されている．

過酸化水素電極法では膜に固定化された GOD により発生した H_2O_2 は，過酸化水素選択透過膜を透過し陽極の白金上で酸化され水素イオンと酸素になり（$H_2O_2 \rightarrow 2H^+ + O_2 + 2e^-$），陰極の銀塩化銀上で酸素が還元され（$2H^+ + 1/2O_2 + 2e^- \rightarrow H_2O$）グルコース量に応じた電流が流れる．

近年，普及の著しい自己血糖測定装置（self-monitoring of blood glucose：SMBG）においても GOD 電極が利用されているが，電極サイズが小さいため複雑な構造が困難なことから GOD 酵素反応で発生する電子を電子伝達体（メディエーター）を介し直接電子を電極に作用させることで，H_2O_2 を発生させずに測定している（図5）．メディエーターにはフェリシアン/フェロシアンイオンがよく用いられる．この方法では酸素下では過酸化水素を生成する通常の GOD 酵素反応も同時に進むために，溶存酸素の影響を受ける．通常の酸素濃度では問題がないように構成されているが，低酸素血症ではより高値に，高酸素血症ではより低値となる．また，アスコルビン酸が共存する場合にも偽高値となることが指摘されている．これはアスコルビン酸がデヒドロアスコルビン酸に酸化する過程で生じた電子が GOD の反応とは別にフェリシアンイオンに渡ることで偽高値

図3 GOD‐POD法の原理

図4 GOD過酸化水素電極法の原理

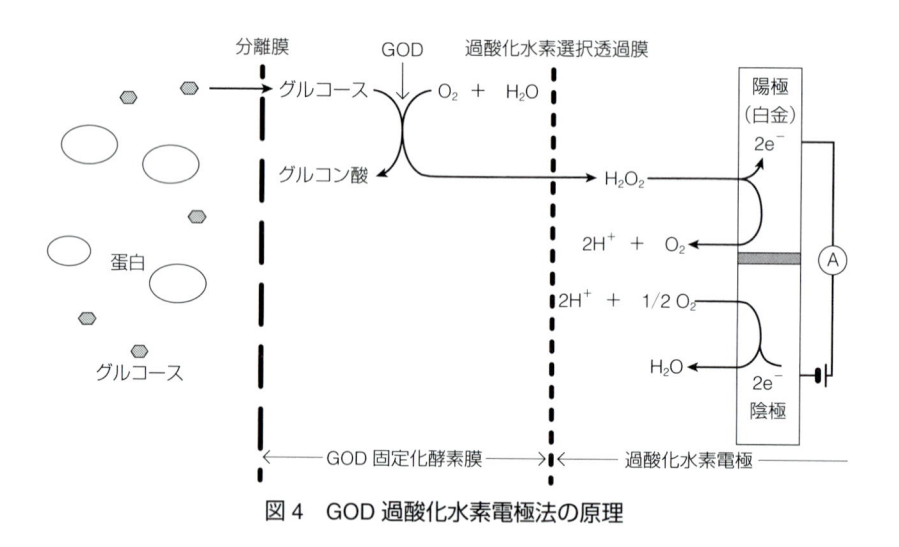

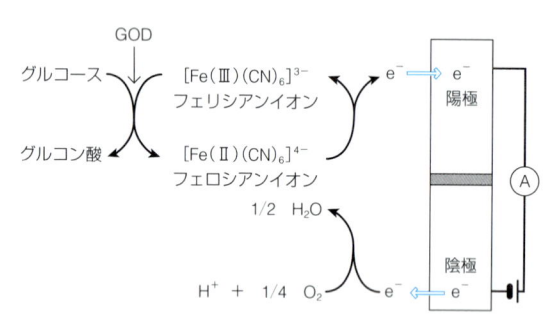

図5 SMBGに用いられるGOD電極法の原理

グルコースはGODによってグルコン酸に変えられると同時にフェリシアンイオンに電子を与えてフェロシアンイオンにする．ここで電極に一定電圧が印加されるとフェロシアンイオンは陽極に電子を与える．陰極では水素イオンと酸素が電子を受け取り水となる．この時生じた電流量はグルコース濃度と比例する．

が生じるためである．このようなメディエーターを用いる場合にはGODの代わりにGDHの使用も可能となり，SMBGも利用される．

3）GDH電極法

GDHはGODと同じ反応を触媒する．ただしGODがフラビンアデニンジヌクレオチド（FAD）を補酵素とするのに対しGDHはNAD(H)を補酵素としている．この方法においてもGODと同様にβ-D-グルコースにのみ作用するため，測定に当たってはムタロターゼの添加が必要になる．NAD(P)存在下でβ-D-グルコースに作用してグルコン酸とNAD(P)Hを生成するので生成したNAD(P)Hを340 nmの吸光度の増加を測定する．

$$\beta\text{-D-グルコース} \xrightarrow[\text{NAD(P)}^+ \quad \text{NAD(P)H+H}^+]{\text{GDH}} \text{グルコン酸}$$

近年ではSMBGにおいてGDH電極法として利用されている（「GODを利用した方法」191頁参照）．GDHには2種類ありNAD(P)を補酵素とするもの以外に，ピロロキノリンキノン（pyrroloquinoline quinone：PQQ）を補酵素とするものがある．NAD(P)を補酵素とするGDH電極法はグルコースに対する特異性が高いが，PQQを補酵素とするGDHはマルトースやガラクトースなどのグルコース以外の糖にも作用することから，例えばマルトースを輸液した患者検体の測定時には偽高値を示すので注意が必要である．

C. 検体採取・保存の注意事項

血糖値は食事の影響を強く受け，健常者の場合では食後30分〜1時間くらいでピークとなる．一般的に140 mg/dLを超えることは少なく，その後2〜3時間後には前値に戻る．そのため，血糖値の評価は空腹時での血糖値が主な対象となる．日本糖尿病学会の基準では，空腹時とは10時間以上絶食した状態と定義されている．しかし，一般の検診による採血などでは厳密には難しい場合もあり，判読する上で考慮する必要がある．

採血後に室温で全血を放置しておくと血球のエネルギー源としてグルコースは消費され1時間当たり6〜7 mg/dLの速度で減少する．よって，採血後の試験管内でのグルコース消費を抑えるために，エノラーゼを阻害するフッ化ナトリウム（NaF）やモノヨード酢酸などの解糖阻止剤入りの採血管を使用するのが望ましい．NaFは解糖系のエノラーゼを，モノヨード酢酸はグリセルアルデヒド-3-リン酸脱水素酵素を阻害することにより血糖値の低下を防いでいる．臨床では血糖値と同時に血球を検体とするHbA1cを測定することが多く，NaFが抗凝固作用を有しているものの弱いためエチレンジアミン四酢酸二ナトリウム（EDTA-2Na）などを併用して添加されている．

近年では診察前検査が行われる場合も多く，採血後にすぐ遠心分離するような場合に限っては解糖阻止剤はそれほど問題とはならない．

D. 基準範囲

空腹時で80〜110 mg/dL，随時血糖では140 mg/dL以下が基準範囲である．血清と血漿では測定値に差はないが，血球中のグルコース濃度は血漿より低いため，全血で測定した場合は血漿値の約90％程度と低値を示し，ヘマトクリット値が高いほどより低値に，低いほどより高値を示す．また採血部位により血糖値が異なり，動脈血＞毛細管血＞静脈血となる．空腹時には静脈血に比べ毛細管血は4 mg/dL，動脈血では10 mg/dL程度高く，食後ではその差が大きくなり，また個人差も大きい．測定原理の違いにこれらの理由も加わってSMBGの機器で測定した値と臨床検査で測定した血糖値が異なるのが普通であり，一般的にSMBGの値の方が高く出ることが多い．

E. 臨床的意義

高値を示す病態としては糖尿病がある．その他，膵炎などの膵疾患，Cushing症候群（コルチゾール），先端肥大症（成長ホルモン），褐色細胞腫（カテコールアミン），甲状腺機能亢進症などの血糖値を上昇させるホルモンの過剰分泌による疾患で血糖値は上昇する．

低値を示す病態としては，代表的な疾患としてインスリノーマがあげられる．

糖尿病の診断基準では以下に記した①〜③のいずれかと④が同一採血であった場合，あるいは①〜③のいずれかがあり，さらに別の日に再検査を実施して①〜④のいずれかが確認された場合には糖尿病と診断できる，とされている．

①空腹時血糖値126 mg/dL以上
②75 g経口ブドウ糖負荷試験（OGTT）2時間値 200 mg/dL以上
③随時血糖値200 mg/dL以上
④HbA1c 6.5％以上

空腹時血糖値が110〜125 mg/dLは空腹時血糖異常（impaired fasting glucose：IFG）と呼ば

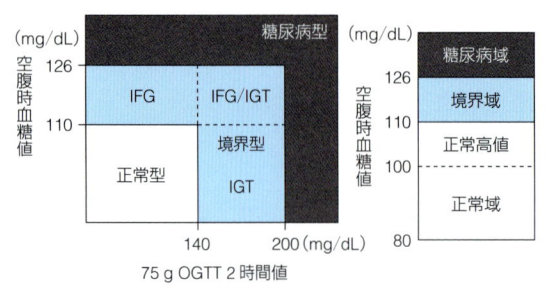

図6 糖尿病の診断基準

れている境界域であり，75 g OGTT 2時間値の境界域（140～199 mg/dL）は耐糖能異常（impaired glucose tolerance：IGT）として区別されている（図6）．

IGT は IFG に比べ糖尿病型へ移行しやすく，動脈硬化の危険度が高いと考えられている．IFG に属するものの中に 75 g OGTT を実施すると，すでに糖尿病であるケースが 30％も含まれており，これは一般の検診で行われる空腹時血糖だけでは初期の糖尿病を見逃す可能性があることを示している．これらのことから日本糖尿病学会では，2008年に，空腹時血糖値 100 mg/dL 以上 110 mg/dL 未満を正常域ではあるが「正常高値」とし，75 g OGTT を実施して正常型，境界型あるいは糖尿病型のいずれに属するか判定することを勧めている．

3. 尿糖
A. 生理学的意義
グルコース以外に，稀にマルトース，ラクトース，フルクトースなどが尿中に排泄されることがあるが，一般的には尿中グルコースを尿糖と呼んでいる．

血中のグルコースは分子量が小さいために糸球体で濾過されるが，尿細管においてそのほとんどが再吸収されて尿中への排泄はごくわずかとなる．試験紙法で実施される通常の半定量検査では検出されない程度である．血糖値が 180 mg/dL 程度以上となると腎糸球体で濾過されたグルコース量が尿細管での再吸収能（排泄閾値）を超えるために尿へのグルコース排泄量が増加する．

B. 検査法
尿糖の定量測定には，血漿グルコース測定に用いられる GOD-POD 法と同様に，グルコースに GOD を作用させて生成する H_2O_2 に POD を共役させてトリンダー試薬とカップラー試薬との酸化縮合反応により発色させる方法が用いられる（図7）．試験紙による定性・半定量法では POD の共役反応において直接に o-トリジンなどの色原体を酸化呈色させる方法も用いられる．

C. 検体採取・保存の注意事項
新鮮尿が原則である．保存すると細菌尿の場合や採取後に混入した落下細菌により糖が分解されて低値となるため保存する場合は低温で行う．特に 24 時間蓄尿においては防腐剤の添加が望ましい．

D. 基準範囲
試験紙法による方法では「陰性（－）」が基準となる．食事，運動，ストレスによって一過性に陽性となることもある．定量法では尿量にも依存するが，およそ 2～20 mg/dL 程度で，1日の排泄量はおよそ 30～130 mg 程度である．

E. 臨床的意義
高値を示す病態として，糖尿病など高血糖に由来して尿糖が陽性になる場合と，正常血糖域にもかかわらず腎の原因によって陽性になる場合がある．

正常血糖域においては，糸球体で濾過された糖のほとんどが尿細管で再吸収されるため，尿糖は陰性になる．しかし，糖尿病など高血糖の場合には尿細管のグルコース再吸収能力（糖排泄閾値；血糖値にして約 160 mg/dL 以上）を超えると尿中に排泄されて尿糖が陽性となる．しかし，閾値は 140～200 mg/dL の間で個人差があり，健常者であっても炭水化物の大量摂取やストレスなどで一過性に血糖値が上昇すると尿糖は出現する．また尿細管の糖の再吸収能力が低下し，腎の糖排泄閾値が低下すると正常血糖域であっても尿糖は陽性になる．高齢者や妊娠時，Fanconi 症候群などで

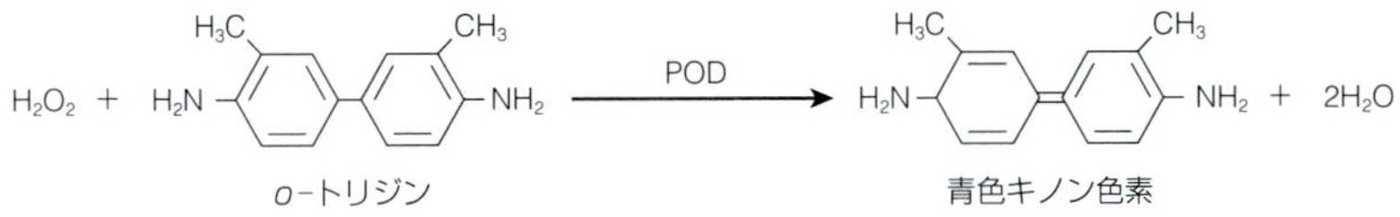

図7　色原体に o-トリジンを用いた POD の反応

腎尿細管での再吸収能力が低下していることがあり，正常血糖にもかかわらず尿糖が陽性となり，腎性糖尿と呼ばれる．

4. 75 g 経口ブドウ糖負荷試験（75 g OGTT）
A. 生理学的意義

75 g OGTT（oral glucose tolerance test）はブドウ糖経口負荷後の糖処理能を調べる検査であり，軽い糖質代謝異常の有無を調べる最も鋭敏な検査法である．空腹時血糖や随時血糖値，HbA1c で糖尿病の診断が確定しない場合に実施され，例えば血糖値が境界域の場合や HbA1c が 6.5% 以下であった場合でも OGTT を行って耐糖能を確認することが推奨される．

B. 検査法

早朝空腹時にグルコース 75 g に相当するオリゴ糖液（トレーラン®G）を 5 分以内に服用させ，負荷前，負荷後 30 分，60 分，90 分，120 分後に採血を行い血糖値の推移を調べる．場合によっては同時に採尿を行い尿糖の有無を調べたり負荷後 180 分後にも実施することもある．またグルコースの測定以外に，インスリンも同時に測定する場合がある．実施するに当たっては，①炭水化物摂取量が長期間不足しているとインスリン分泌量が低下し耐糖能が悪化するため，検査実施前 3 日間は糖質 150 g/日以上含む食事を摂取する．②検査前夜から実施まで 10 〜 14 時間は空腹とする（飲水は可）．③検査中はなるべく安静を保つ，などの注意が必要である．

C. 検体採取・保存の注意事項

血糖値測定に関しては血糖の項を参照のこと．インスリン測定は血清および血漿のいずれでも測定可能である．ただし，溶血検体では赤血球中にインスリン分解酵素が存在することから低値となるため不適切となる．

D. 基準範囲

負荷前の空腹時血糖で 80 〜 110 mg/dL，負荷後 2 時間値では 140 mg/dL 以下が基準範囲であり，両者を満たすものを正常型とする．インスリン値は負荷前の空腹時で 5 〜 10 μU/mL が基準範囲である．

E. 臨床的意義

血糖の臨床的意義（193 頁）も参照．負荷前の空腹時血糖値で 126 mg/dL 以上か 75 g OGTT 2 時間値が 200 mg/dL 以上のいずれかが満たされれば糖尿病型と判定される．正常型にも糖尿病型にも属さないものは境界型とする．

インスリンを同時測定した場合には，「インスリン分泌指数（insulinogenic index）」や「HOMA-IR（homeostasis model assessment-insulin resistance）」などの指標が臨床で利用される．インスリン分泌指数は，食後のインスリン追加分泌の初期分泌の指標となるもので，負荷前と負荷後 30 分の血糖値とインスリン値から求められる（図 8）．健常者は 0.4 以上で，2 型糖尿病の場合はインスリン分泌が遅れるため低下し，0.4 未満の場合には糖尿病へ移行する可能性が高いと判定される．

高血糖の原因はインスリンの分泌不足かインスリン抵抗性かのどちらかとなるが，そのうち HOMA-IR はインスリン抵抗性の指標となるものである．インスリン抵抗性を正確に調べるためには「グルコースクランプ法*」と呼ばれる検査法があるが，かなり煩雑なため簡易的に空腹時インスリン値と空腹時血糖値から計算式で求められる．基準値は 1.6 未満であり，2.5 を超えるとインスリン抵抗性があるとされている．

$$\text{インスリン分泌指数} = \frac{\text{負荷後 30 分インスリン値} - \text{負荷前（空腹時）インスリン値（}\mu\text{U/mL）}}{\text{負荷後 30 分血糖値} - \text{負荷前（空腹時）血糖値（mg/dL）}}$$

HOMA-IR＝ 負荷前（空腹時）インスリン値（μU/mL）× 負荷前（空腹時）血糖値（mg/dL）/405

例えば，健常者の空腹時血糖値 90 mg/dL× 健常者のインスリン値 4.5 μU/mL＝405 であり，健常者の場合，HOMA-IR＝1 となるよう設定されている．

図8　インスリン分泌指数と HOMA-IR

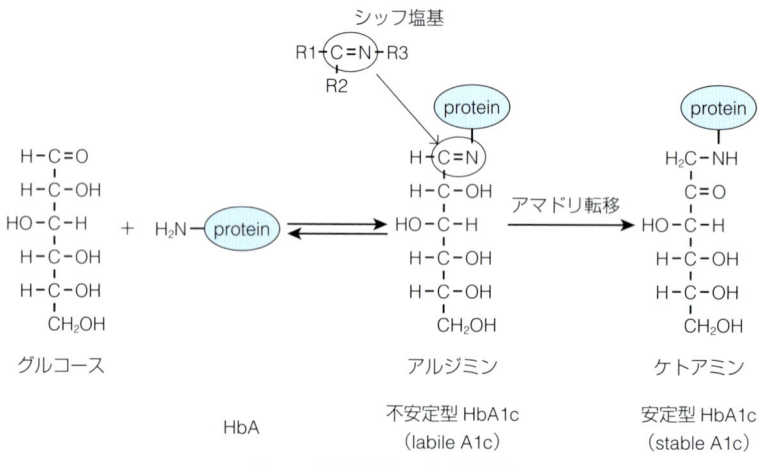

図9　糖化蛋白の生成過程

対象となる蛋白質が Hb の場合には HbA1c，アルブミンの場合にはグリコアルブミンと呼ばれる．この非酵素的な反応はグリケーションと呼ばれ，蛋白質の糖鎖が形成される時のように酵素により目的を持って進行するグリコシレーションとは区別される．

＊：グルコースクランプ法
　被験者の両腕静脈から血液回路を確保し一定量のインスリンを持続注入して血中インスリン濃度を固定した上で，血糖値を一定に保つようにブドウ糖も持続注入する．この時に必要なブドウ糖量が多ければインスリンの感受性が高く（インスリン抵抗性が低い），少なければインスリン感受性が低い（インスリン抵抗性が高い）と判断される．インスリン抵抗性を最も正確に測定する方法といわれているが，煩雑なために一般には行われない．

5．ヘモグロビン A1c（HbA1c）
A. 生理学的意義
　グルコースが蛋白質と共存すると非酵素的に結合し糖化蛋白が生成される．この反応は食品化学の分野ではアミノ酸と還元糖を加熱すると褐色の色素が生成する Maillard 反応として昔から知られてきた．この非酵素的な糖化反応は生体内においても赤血球中でグルコースと HbA との間でも起こっており，HbA1c と呼ばれる糖化蛋白が生成されている．生成過程は 2 段階で進行する（図9）．まず HbA の β 鎖 N 末端バリンのアミノ基にグルコースのアルデヒド基が結合しアルジミンと呼ばれるシッフ塩基を形成するが，この反応は可逆的であるため容易に解離するため不安定型（labile）HbA1c（LA1c）と呼ばれる．次の段階としてアマドリ転移が起こりケトアミンに緩徐に移行する．この 2 段階目の反応は不可逆反応であり安定型（stable）HbA1c（sA1c）と呼ばれる．

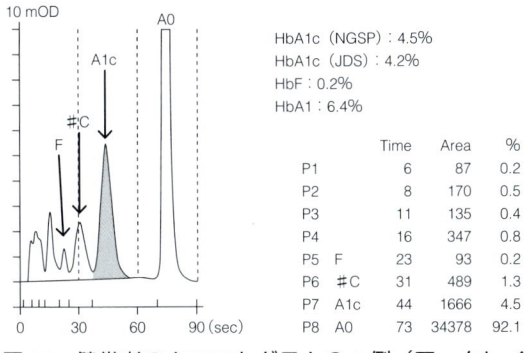

図10 健常者のクロマトグラムの1例（アークレイ ADAMS A1c HA-8170）

クロマトグラム中のP5（F）分画には胎児型ヘモグロビン，P6（#C）分画にはLA1cと種々の修飾ヘモグロビンが含まれている．P7（A1c）分画はSA1c，P8（A0）分画は成人型ヘモグロビンである．

このHbの非酵素的な糖化反応は血中グルコースの平均濃度に依存し，血糖値のように食事による日内変動の影響がなく長期的な血糖値の状態を知ることができる．

赤血球の寿命が約120日であり，血管内においてその間にグルコース量に応じたHbA1cが緩徐な非酵素的反応によって形成される．したがってHbA1cは過去の血糖値の平均的なレベルを反映し，現在からおよそ1～2カ月の間の平均血糖値をよく表している．

B. 検査法

高速液体クロマトグラフィ（high performance liquid chromatography：HPLC），免疫法，酵素法が利用される．

a. HPLC

非多孔性の陽イオン交換樹脂カラムを用い荷電の違いを利用して分離する方法が病院の臨床検査室で多く用いられている．最初，溶出バッファーを酸性に保つことで蛋白質を陽性荷電させ充填剤表面の陰性荷電基に吸着させる．その後バッファーをアルカリ性に段階的に移行させることで陽性荷電の弱いものから順次溶出させることで分離し，Hb特有の415 nm（Soret帯）の吸収を測定している．非多孔性充填剤は細孔内への試料拡散が抑制できるためシャープなピークを得ることができ，短時間でも高い分離能を得ることができる（図10）．以前，LA1cとSA1cの分離が難しかった時代には前処理液にポリリン酸やホウ酸を加えてLA1cを除去してからカラムで分離していたが，充填剤の小型化や均一化などの改良や溶離液の最適化が行われ，カラム上でLA1cとSA1cの分離が可能となった．現在では特に記載がない限りHbA1cはSA1cを表している．分析時間も1検体当たり最速で40秒を切る機器も登場しており，診察前検査に十分対応が可能となっている．

b. 免疫法

ラテックスを用いた免疫凝集法や免疫阻害法などが利用される．ラテックス免疫凝集法（図11）の原理は，まず溶血検体に第1試薬として未感作ラテックスを加え，Hbを非特異的にラテックス表面に吸着させる．次に，第2試薬としてヒトHbA1cに対し特異的なマウスモノクローナル抗体を添加し複合体を形成させ，さらに抗マウスIgGヤギ抗体を添加すると凝集する．凝集塊はHbA1cの量に応じて形成されるので，濁度を660 nmで測定し，検量線よりHbA1c濃度を求める．

c. 酵素法

Hbのβ鎖N末端の糖化ジペプチドを特異的に切り出すプロテアーゼを作用させると，糖化したβ鎖N末端断片であるフルクトシルバリルヒスチジン（FVH）が生成する．次にフルクトシルペプチドオキシダーゼを作用させ，生成する過酸化水素を発色系に導いて定量する方法である（図12）．

C. 検体採取・保存の注意事項

HbA1cは赤血球を溶血させて検査材料とするために抗凝固剤入りの採血管で採血する．抗凝固剤の種類はEDTAやヘパリンなどであるが，血糖値も同時に検査依頼される場合が多く，血糖検査用の採血管（NaF + EDTA-2Na）で採血される．

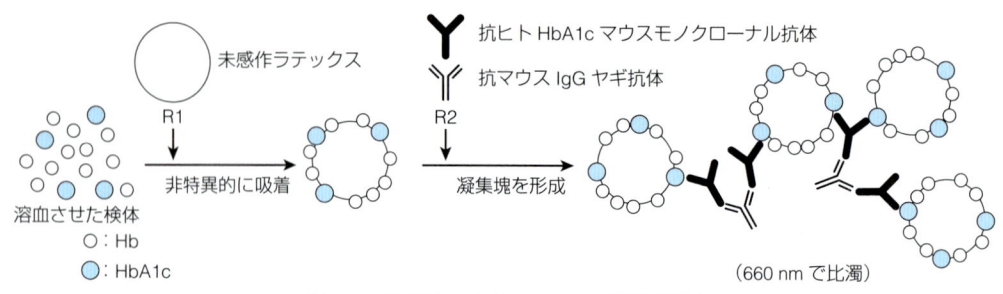

図11 免疫法によるHbA1cの測定原理

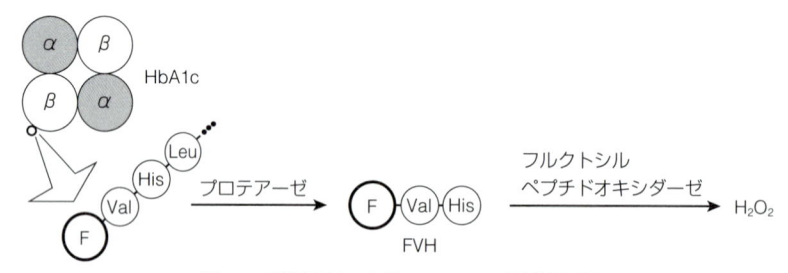

図12 酵素法によるHbA1cの測定原理

HbA1cはグルコースのアルデヒド基とHbのβ鎖N末端バリンのアミノ基が非酵素的にシッフ塩基を形成することで生成されるが，安定型となったアマドリ転移生成物はフルクトース構造をとっており，切り出された糖化ジペプチド（糖化バリン-ヒスチジン）はフルクトシルバリルヒスチジン（FVH）と呼ばれる．

D. 基準範囲

HbA1c量は総ヘモグロビン量中に占めるHbA1cの割合（％）で表される．安定型HbA1cの基準範囲は4.6〜6.2％（NGSP値*）であり，糖尿病型の診断基準はHbA1c 6.5％以上（NGSP値）である．

＊：HbA1c値の表記に関して

海外では米国を中心としたNGSP（National Glycohemoglobin Standardization Program）値が使用されてきた一方で，わが国においては独自のJDS（Japan Diabetes Society）値で表記されてきた．NGSPは1983年に始まった糖尿病の大規模臨床研究であるDCCT（Diabetes Control and Complication Trial）で報告されたHbA1c値に一致しているかを認証するプログラムで，多くの測定機器やキットが認証を受けている．わが国では遅れて1993年から標準化が開始されたため，測定機器の分離能の向上や修飾ヘモグロビンなどの余分な成分がより除かれていることから NGSP値よりも低値となった．その後わが国では独自のJDS値での運用を続けていたが，2010年7月よりJDSから簡易的にNGSP相当値（NGSP相当値＝JDS値＋0.4％）を求めて整合性を図った．その後，JDS測定系がNGSPに認証を受けることで，換算式HbA1c（NGSP値）＝HbA1c（JDS値）×1.02＋0.025（％）が正式に認定され2012年4月より臨床の場で使用されている．

E. 臨床的意義

HbA1cは食事などの一時的な血糖値の変動には影響を受けず，一般的には現在からおよそ1〜2カ月の間の平均血糖値をよく表す．よって高値を示した場合は過去の中長期的な血糖コントロール状態が不良であったことを意味している（図13）．

6.5％以上が糖尿病の補助診断指標である．診断後も糖尿病患者の長期血糖コントロールの指標として有用であり，日本糖尿病学会の治療ガイドでは表1のように利用される．血糖値で35〜

40 mg/dL の上昇は HbA1c の 1% に相当すると考えられている．

HPLC を用いた測定法では，高血糖でなくても HbA1c が偽高値を示す場合がある．慢性腎不全ではカルバミル化 Hb が，大量のアスピリン服用によってアセチル化 Hb が出現し A1c 分画に含まれることで発生する．その他にもアルコール中毒で代謝物のアセトアルデヒドが Hb と結合したり，陰性荷電 Hb が増加する異常ヘモグロビン症でも偽高値を示すことが知られている．逆に，赤血球寿命が低下する溶血性疾患や，陽性荷電ヘモグロビンが増加する異常ヘモグロビン症では偽低値を示す．

（大橋鉱二）

6. グリコアルブミン（糖化アルブミン）

アルブミンを含む血漿蛋白は血液中を流れている間にグルコースなどの還元糖により徐々にシッフ塩基形成，アマドリ転換を受け，安定した糖化蛋白が生じる．この一連の反応を糖化反応（glycation），あるいは Maillard 反応と呼ぶ．これにより生成された糖化血漿蛋白をフルクトサミンといい，血漿蛋白の主成分であるアルブミンが糖化されたものをグリコアルブミン（glycoalbumin）という．アルブミンの糖化は 4 カ所のリジン（Lys-199，281，439，525）で起こるとされ，アルブミンと糖の結合率はヘモグロビン（Hb）の約 10 倍とされている．

A. 生理学的意義

アルブミンの生理的半減期が約 17 日であることから，グリコアルブミンの半減期も約 17 日とされる．

HbA1c が採血前約 1〜2 カ月間の血糖のコントロール状態を把握できるのに対し，グリコアルブミンは採血前約 2 週間と，HbA1c より直近の血糖のコントロール状態を把握することができる（図 13）．さらに，一般的にグリコアルブミン値

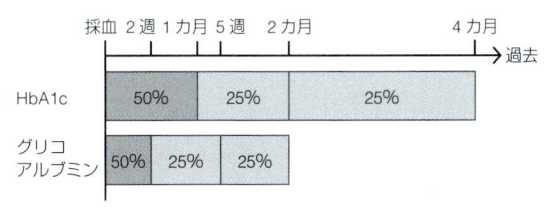

図 13 HbA1c，グリコアルブミンと過去の血糖との関係

HbA1c 値が反映する過去の血糖値の期間は赤血球寿命に依存するために長く，直前 1 カ月間の血糖値が 50%，その前の 1 カ月間が 25%，さらにその前の 2 カ月間の血糖値が 25% 寄与している．一般的には現在から過去 1〜2 カ月間の平均血糖値をよく反映しているといわれている．
グリコアルブミン値は，現在から約 2 週間前までの血糖状態を 50%（1/2），約 2〜4 週間前までの血糖状態を 25%（1/4），それ以前の血糖状態を 25% 反映している．したがって，現在の直近約 2 週間の血糖のコントロール状態把握に利用できる．

表 1 糖尿病治療における血糖コントロール目標

指標	コントロール目標値[4]		
	血糖正常化を目指す際の目標[1]	合併症予防のための目標[2]	治療強化が困難な際の目標[3]
HbA1c（NGSP 値）%	6.0 未満	7.0 未満	8.0 未満

治療目標は年齢，罹病期間，臓器障害，低血糖の危険性，サポート体制などを考慮して個別に設定する．
[1]：適切な食事療法や運動療法だけで達成可能な場合，または薬物療法中でも低血糖などの副作用なく達成可能な場合の目標とする．
[2]：合併症予防の観点から HbA1c の目標値を 7% 未満とする．対応する血糖値としては，空腹時血糖値 130 mg/dL 未満，食事 2 時間血糖値 180 mg/dL 未満をおおよその目安とする．
[3]：低血糖などの副作用，その他の理由で治療の強化が難しい場合の目標とする．
[4]：いずれも成人に対しての目標値であり，また妊娠例は除くものとする．
日本糖尿病学会編：糖尿病治療ガイド 2012-2013 血糖コントロール目標改訂版，p. 25，文光堂，2013 より

はHbA1c値の約3倍とされ，同じ血糖コントロールの状況下では，グリコアルブミンはHbA1cの約3倍大きく変動し，感度よく検出可能である．

グリコアルブミンの生成は，アルブミンがグルコースと接触した時間，濃度に比例してその比率が増加する．

B. 検査法

測定法としては，HPLC，酵素免疫測定法（enzyme immunoassay：EIA），酵素法がある．これまではHPLCが主流だったが，近年は酵素法を採用する医療機関が増えている．

a. 酵素法

ケトアミンオキシダーゼ（KAOD）法

① 内在性の糖化アミノ酸が測定値に影響をするため，KAOD（ketoamine oxidase）により糖化アミノ酸を除去する．

内在性糖化アミノ酸 + O_2 + H_2O

$\xrightarrow{KAOD}$ グルコソン + アミノ酸 + H_2O_2

② グリコアルブミンに，アルブミンに対して特異性を持つプロテアーゼを作用させ，糖化アミノ酸に分解する．

グリコアルブミン $\xrightarrow{プロテアーゼ}$ 糖化アミノ酸

③ KAODにより糖化アミノ酸をグルコソンとアミノ酸に分解する．この際生じた過酸化水素をPOD反応系で発色・比色法を行う．

糖化アミノ酸 + O_2 + H_2O

$\xrightarrow{KAOD}$ グルコソン + アミノ酸 + H_2O_2

H_2O_2 + 4-AA + TODB $\xrightarrow{POD}$ 青紫色色素 + H_2O

b. グリコアルブミン値の計算

アルブミンをブロムクレゾールパープル（bromcresol purple：BCP）法などで測定し，以下の計算式より糖化率を求める．

グリコアルブミン値（％）= グリコアルブミン濃度／総アルブミン濃度 × 100

C. 検体採取・保存の注意事項

検体は血清または血漿を使用し測定する．アルブミンとともに測定し，その比率を求める．検体は冷蔵保存で約1週間は安定である．

D. 基準範囲

12.3 〜 16.5%

ただし，測定法の違いにより多少異なる．

腎不全のない糖尿病患者のコントロール目標値は19.5％以下とされる．

E. 臨床的意義

臨床的意義はフルクトサミンとほぼ同様で採血前約2週間の血糖のコントロール状態を把握できる．しかし，グリコアルブミンはフルクトサミンよりも血清中の共存物質（ビリルビンなど）の影響を受けにくく，測定対象がグリコアルブミンに特定されるため血糖コントロール指標としての信頼性がより高い．また，グリコアルブミンは蛋白の糖化度を総量ではなく比率（％）で算出するため，比較的低蛋白血症の影響を受けにくく，食事や運動の影響，日内変動はみられない．しかし，グリコアルブミンはアルブミンの血中半減期変動や加齢の影響を受ける．特に乳幼児期においては，少年期や成人と比較すると蛋白質の代謝回転が大きく低値を示す．

IGTのように空腹時は正常血糖値で食後のみ高血糖が続くような場合，高血糖状態が比較的短時間であるため，HbA1cの値はそれほど上昇せず，IGTを見逃しやすい．しかし，グリコアルブミンは高血糖状態をより鋭敏に反映するため有用である．また，腎不全に伴う高窒素血症で生ずるカルバミル化Hbの影響をグリコアルブミンは受けない．アルブミン濃度の変動が顕著な妊婦の糖尿病のコントロールや経口血糖降下薬（αグルコシダーゼ阻害薬，スルホニル尿素薬など）の投与，インスリン治療を行っている患者の治療経過や効果の判定に有用である．

高値を示す病態：糖尿病，甲状腺機能低下症，肝硬変，高度痩せ，栄養不良

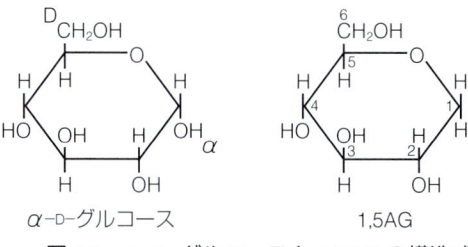

図14 α-D-グルコースと1,5AGの構造式

図15 酵素法による1,5AG測定

低値を示す病態：ネフローゼ症候群，甲状腺機能亢進症，ステロイド投与，高度の火傷，高度肥満

7. 1,5-アンヒドログルシトール（1,5AG）

A. 生理的意義

1,5AG（1,5-anhydroglucitol）は，グルコースに類似した構造を持つポリオールで，1-デオキシグルコースまたは1,5-アンヒドロソルビトールとも呼ばれる（図14）．1,5AGは極微量体内で合成されるが，ほとんどが食物として経口的に摂取され，体内ではほとんど代謝を受けず，膨大な体内プールを形成する．食事による摂取量に対し体内プールが膨大なため血中1,5AG値は食事の影響を受けない．健常者では腎尿細管でほぼ99.9％再吸収を受け，余剰分が尿中に排泄される．1日の経口摂取量と尿中排泄量がほぼ均衡し，健常者の血中ではほぼ一定した濃度に保たれている．

経口摂取された1,5AGは体内プールに貯蔵される．血中に存在する1,5AGは腎糸球体から濾過されるが，腎尿細管の1,5AG/マンノース/フルクトース共輸送体により99.9％が再吸収を受ける．

B. 検査法

測定法としては，HPLCと酵素法がある．近年は，ほとんどの施設において酵素法が採用されている．

a. 酵素法

① 1,5AGの酸化酵素としてピラノースオキシダーゼ（pyranose oxdase：PROD）を用い，2位の水酸基を酸化し発生した過酸化水素をPOD反応系で発色・比色する（図15）．

PRODはグルコースなどのアルドースとも反応するため前処理として，ミニカラムなどで除去するか，グルコキナーゼを用いグルコースをリン酸化して非反応性の物質に変える必要がある．

② 1,5AGにアデノシン5'-二リン酸（ADP）依存性ヘキソキナーゼ（ADP-HK）とADPを加え，1,5AG-6-リン酸（AG6P）を生成する．このAG6PにNADP$^+$とAG-6-リン酸デヒドロゲナーゼ（AG6PDH）を作用させるとNADPHを生じる．このNADPHとテトラゾリウム塩にジアホラーゼ（diaphorase：DIP）を作用させると水溶性ホルマザン色素を生じる．このホルマザン色素の発色を438 nmで比色定量する．

$$1,5AG + ADP \xrightarrow{ADP-HK} AG6P + AMP$$

$$AG6P + NADP^+ \xrightarrow{AG6PDH} C_6H_{11}O_8P + NADPH + H^+$$

$$NADPH + テトラゾリウム塩 \xrightarrow{DIP} NADP^+ + ホルマザン色素$$
$$(\lambda\ max = 438\ nm)$$

C. 検体採取・保存の注意事項

検体には血清または血漿を使用する．測定にはできるだけ新鮮な検体を使用する．

検体は冷蔵（2～8℃）で1～4週間，冷凍（-80℃）で15カ月間保存可能である．

D. 基準範囲

14.0 μg/mL以上

糖尿病の血糖コントロールの目標としては，10～13 μg/mL以上を優，6～9.9 μg/mLが良，2

〜5.9 μg/mL ではやや不良，2 μg/mL 以下は不良となる．

E. 臨床的意義

1,5AG は，血糖コントロールの状態を表す指標の 1 つで，検査時点から過去数日間の短期間の状態を反映する．

1,5AG は，血糖と同じように腎臓で濾過された後，そのほとんどは再吸収され，一部が尿中に排泄されて，血中の濃度を一定に保っている．

高血糖状態では，腎臓で濾過されるグルコースの量が多くなり再吸収するグルコースも多くなる．このとき，1,5AG の構造がグルコースに類似しているため再吸収の競合阻害が起こる．その結果，1,5AG はより多く尿中に喪失されて血中濃度や体内プールが少なくなる．失われた 1,5AG は経口摂取により数日間かけて徐々に元の状態に戻るため，直近 1 〜数日間の血糖値のコントロール状態がわかる．

高血糖状態に際して 1,5AG は，尿中に失われ急減するため，血糖上昇に対応する変化が素早く，逆に血糖改善時の回復も HbA1c，グリコアルブミンと比較すると速やかである．つまり，食後の一時的な高血糖状態や正常から境界値付近の血糖値の変動などを敏感に捉えることができるので，軽度の糖尿病の初期や薬剤を変更して間もない状態の治療効果の判定に有用である．

1,5AG は，血糖値が正常域付近で大きな変動幅を持ち，他の血糖指標よりも正確で客観的な血糖情報を提供することが可能である．しかし，HbA1c 値で 10% 以上の状態では，1,5AG が極度に低値になるため変化に乏しくなり判定が困難となる．

高値を示す病態（高値側の臨床的意義は少ない）：デキストリン投与

低値を示す病態：糖尿病，腎性糖尿病，慢性腎不全，長期 IVH（中心静脈栄養法），重症肝硬変，胃切除後，妊娠（30 週以降）

8. ピルビン酸・乳酸

A. 生理的意義

a. ピルビン酸（12 頁，図 2 参照）

ピルビン酸は細胞内でグルコースの嫌気的解糖により生じる中間代謝産物である．組織中に酸素が十分存在する場合はミトコンドリアに取り込まれ，アセチル CoA を介し，クエン酸回路に入り H_2O と CO_2 に燃焼される．またピルビン酸は，アセチル CoA を介し，脂肪酸の代謝やコレステロール合成にも関与している．さらに，ピルビン酸はアラニンアミノトランスフェラーゼ（ALT）の働きによりグルタミン酸からアミノ酸転移を受けアラニンとなる．このようにピルビン酸は生体内で糖質，脂質，アミノ酸の代謝経路の接点に位置し，生体の恒常性維持に重要な役割を果たしている．

b. 乳酸

嫌気的解糖の終末代謝産物．組織が酸素供給不足の状態ではピルビン酸から乳酸を産生する．産生された乳酸は血液を介し肝臓に運ばれ，糖新生により再びグルコースに戻される（Cori の回路）．乳酸を生じる嫌気的解糖では ATP 産生量は好気的解糖と比較するとかなり少ないが，NAD^+ を消費しないため，グルコースの存在下でエネルギー産生が持続的に進行する．乳酸は血液中では酸（陰イオン）として存在し，酸塩基平衡の維持にも重要な役割を果たしている．

B. 検査法

現在，ピルビン酸および乳酸の測定は酵素法が中心になっている．

a. ピルビン酸

1) 乳酸脱水素酵素（LD）法

LD の反応は pH7.5 では乳酸産生へと向かう．この時消費される NADH の量を 340 nm で測定する．

$$\text{ピルビン酸} + NADH + H^+ \xrightarrow[\text{pH7.5}]{\text{LD}} \text{乳酸} + NAD^+$$

2) ピルビン酸オキシダーゼ（POP）法

ピルビン酸に POP を作用させると過酸化水素を生成する．生じた過酸化水素を POD 反応系を

用い発色・比色する.

$$\text{ピルビン酸} + \text{リン酸} + O_2 \xrightarrow{POD} \text{アセチルリン酸} + CO_2 + H_2O_2$$

$$H_2O_2 + BCMA + H_3^+O \xrightarrow{POD} \text{緑色色素} + 3H_2O$$
$$(\lambda \max = 755 \text{ nm})$$

BCMA：bis［3-bis（4-chlorophenyl）methyl-4-dimetyl-aminophenyl］amin

b. 乳酸
1）乳酸脱水素酵素（LD）法

　ピルビン酸測定法の逆反応．LDの存在下pH9.0〜9.5では乳酸からピルビン酸産生へと向かう．この時に増加するNADHの量を340 nmで測定する．

$$\text{乳酸} + NAD^+ \xrightarrow[pH9.5]{LD} \text{ピルビン酸} + NADH + H^+$$

2）乳酸オキシダーゼ（LOD）法

　乳酸はLODと反応し，過酸化水素を生成する．生じた過酸化水素をPOD反応系を用い発色・比色する．

$$\text{乳酸} + O_2 \xrightarrow{LOD} \text{ピルビン酸} + H_2O_2$$

$$2H_2O_2 + 4\text{-}AA + EMAE + H_3^+O \xrightarrow{POD} \text{赤紫色キノン色素} + 5H_2O$$
$$(\lambda \max = 555 \text{ nm})$$

EMAE：N-ethyl-N-（3-methylphenyl）-N'-acetylethylenediamine

　最近ではLOD酵素電極を使用した簡易血中乳酸測定器も存在する．全血乳酸測定技術の出現により，血液ガスと同じ時間で乳酸測定が可能になり，重篤患者の即時治療のサポートができるようになった．

C. 検体採取・保存の注意事項
　採血は安静時に静脈をうっ血させずに採血するか動脈血から行う．乳酸，ピルビン酸は不安定であるので，採血後は迅速に除蛋白液を加え，上清を分離し凍結保存する必要がある．氷冷0.8 N過塩素酸と全血を等量混合し，十分撹拌後3,000 rpm，5分間遠心し除蛋白上清を得る．凍結保存で4週間安定である．

　血漿を用いる場合は，EDTA/NaFを抗凝固剤に用い，採血後直ちに低温遠心分離する．凍結保存で1週間安定である．

D. 基準範囲
　乳酸：3.7〜16.3 mg/dL
　ピルビン酸：0.30〜0.90 mg/dL

　乳酸の変化値から代謝動態を判定する場合には，ピルビン酸との相対的な比率の観察が必要である．
　乳酸/ピルビン酸＝8〜10

E. 臨床的意義
　ピルビン酸は嫌気性解糖系の中間代謝産物であるとともに，アラニンを通じたアミノ酸代謝，クエン酸回路や脂肪酸代謝などに関係している．ピルビン酸はピルビン酸キナーゼによりホスホエノールピルビン酸より生成され，LDの作用により還元されて乳酸となる．ピルビン酸の血中濃度は栄養状態，各種臓器（特に筋肉，肝臓）の代謝状態，虚血などの酸素分圧異常によって左右される．

　乳酸は解糖系代謝経路の最終代謝産物でαヒドロキシ酸の1つである．一価の陰イオンとして酸塩基平衡に大きな役割を果たしている．

　健常者においては，血糖：乳酸：ピルビン酸の濃度比は約100：10：1に保たれている．特に乳酸/ピルビン酸の比は臨床診断に重要で8〜10とされている．生体内のNADHによる酸化が障害されると上昇し，高乳酸血症を引き起こす．

　臨床的には，乳酸アシドーシスが問題となる．乳酸アシドーシスは，血中乳酸濃度が18 mg/dL以上となり，血液pHが酸性に傾いた場合をいう．多量のHCO_3^-の喪失をきたす代謝性アシドーシスの代表的病態である．乳酸アシドーシスを起こす原因には，組織循環不全による低酸素血症によるものと，糖尿病や肝不全などの代謝性のものの2種類がある．

ミトコンドリア異常による脳筋症では，エルゴメーター負荷試験において，ピルビン酸，乳酸ともに上昇し，乳酸/ピルビン酸比も上昇する．

高値を示す病態
・乳酸・ピルビン酸高値：循環不全，貧血，肝障害，尿毒症，糖尿病，ミトコンドリア異常症
・ピルビン酸高値，乳酸低値：LD欠損症

低値を示す病態：ホスホグリセリン酸キナーゼ欠損症，ホスホグリセリン酸ムターゼ欠損症

（山城安啓）

チェックリスト
□糖質の定義と生体における種類をあげよ．
□糖質代謝について説明せよ．
□血糖値の調節について説明せよ．
□HbA1c測定の臨床的意義と基準値を説明せよ．

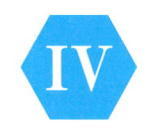

IV 人体の臨床化学検査の実際—生体分子の分析各論

2 脂質

1. 脂質とは

血清中に存在する主な脂質成分は，コレステロールエステル（CE），遊離型コレステロール（FC），トリグリセリド（TG），リン脂質，遊離脂肪酸（FFA）である．コレステロールとリン脂質は生体細胞膜の重要な構成成分であり，TGとFFAは生体エネルギー源としての役割を担っている．これらの脂質は水に難溶であるため，生体組織中では両親媒性のアポリポ蛋白（アポ蛋白）と結合して球状ミセル構造のリポ蛋白〔カイロミクロン（CM），超低比重リポ蛋白（VLDL），中間比重リポ蛋白（IDL），低比重リポ蛋白（LDL），高比重リポ蛋白（HDL）〕を形成することで血清中に可溶化されている．リポ蛋白は末梢組織や肝臓に脂質を運搬するという役割を担っている．

臨床検査では，各リポ蛋白に含まれるコレステロールまたはTGの総和をそれぞれ血清総コレステロール（TC），血清TGとして測定する．また，HDL-コレステロール（HDL-C）やLDL-コレステロール（LDL-C）はHDLまたはLDL粒子内のコレステロールを意味する．

2. トリグリセリド（TG）

A. 生理学的意義

TGは，グリセロールの水酸基に3分子の脂肪酸がエステル結合したもので，脂肪酸の結合部分がアシル基（R-CO-）であるためにトリアシルグリセロールともいわれ，主として脂肪組織にエネルギー源として貯蔵されている．この他に脂肪酸が2分子結合したジグリセリド（DG），1分子結合したモノグリセリド（MG）があるが，これらを合わせて中性脂肪と総称する．血清中では，TGが90～95％を占めるのでTGと中性脂肪は同義語として用いられる．TGに結合している脂肪酸はオレイン酸44％，パルミチン酸26％，リノール酸16％，パルミトオレイン酸7％，その他8％である．脂肪酸が結合する位置は，オレイン酸やリノール酸のような炭素数が18の不飽和脂肪酸はC2位の-OHと結合しやすく，一方で飽和脂肪酸はC1位，C3位の-OHに結合していることが多い（図1）．

体内分布は，皮下脂肪が最も多く，体重70 kgの男性で約6 kg，肝臓と細胞外液ではそれぞれ約20 gといわれている．また，血中ではCMやVLDLに多く含まれている．

食事から摂取される脂質の大半はTG（約50

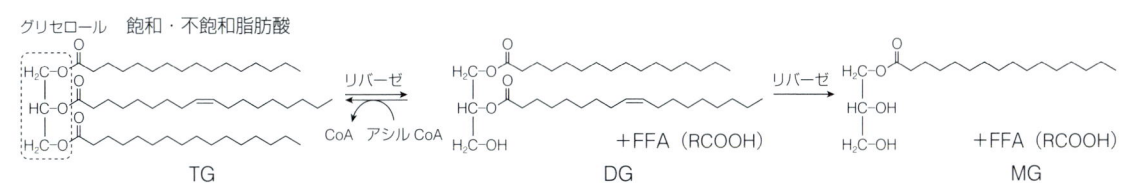

図1 TGの合成と加水分解

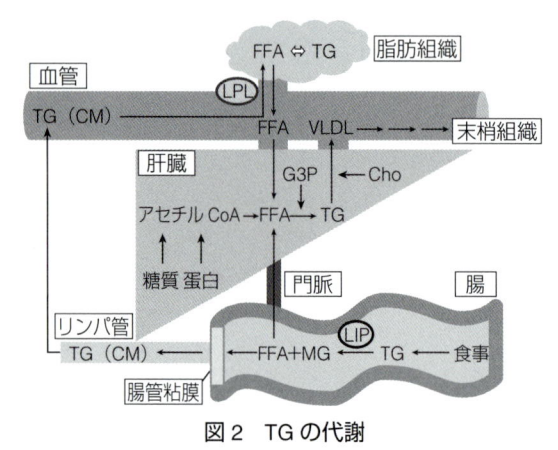

図2　TGの代謝
Cho：コレステロール，LIP：膵リパーゼ，LPL：リポ蛋白リパーゼ

〜60 g/日）である．食物中のTGは，腸管内で乳化作用を持つ胆汁酸の助けを借りて，膵リパーゼによりMGと脂肪酸に加水分解され，胆汁酸とミセルを形成して腸管粘膜より吸収される（図2）．腸管粘膜の細胞内でMGと脂肪酸からTGに再合成され，食事由来のコレステロールとともにCMを形成し，リンパ管から胸管を経て鎖骨下静脈から血中に入る（外因性TG）．このとき，炭素数8〜10以下の脂肪酸は，そのまま門脈血中に移行し肝臓でエネルギー源として使用される．CM中のTGの大部分は毛細血管壁のリポ蛋白リパーゼ（LPL）によって加水分解され，生じたFFAは脂肪組織に取り込まれ，そこで再びTGに合成されてエネルギー源として貯蔵される．

肝臓では，糖質代謝や蛋白質（アミノ酸）代謝によって生じたアセチルCoAから合成された脂肪酸や，脂肪組織から血中を輸送されたFFAおよび食事由来のFFAをグリセロール-3-リン酸（G3P）にエステル結合させTGが合成される．肝臓で合成されたTGはコレステロールとともに，VLDLとして血中に分泌され各組織に運搬される（内因性TG）．

B. 検査法

TGの定量法には，化学的測定法と酵素法があるが，今日では，日常検査には迅速性，簡便性，正確性などの点から酵素法が広く用いられている．

a. 酵素法

TGを加水分解して生成したグリセロールを酵素的に測定する方法で，加水分解にはアルコール性水酸化カリウムを用いる方法とLPLを用いる方法の2つがある．グリセロールの測定法には，グリセロールキナーゼ（GK），グリセロールオキシダーゼまたはグリセロール脱水素酵素（GD）で測定する3種の測定系がある．現在，日常検査に最も利用されているのはLPLで加水分解後のグリセロールをGK-グリセロール-3-リン酸オキシダーゼ（G3POD）-ペルオキシダーゼ（POD）系で測定する方法（LPL-GK-G3POD-POD法）である．酵素法のほとんどの試薬では，血清中に存在する遊離グリセロールの影響を回避するために，あらかじめ遊離グリセロールを消去した後にTGを測定する（遊離グリセロール消去法）．日本臨床化学会（Japan Society of Clinical Chemistry：JSCC）の勧告法は，アルコール性水酸化カリウム（KOH）で加水分解後のグリセロールをGK-ピルビン酸キナーゼ（PK）-乳酸脱水素酵素（LD）系を用いて測定する方法（KOH-GK-PK-LD法）である．

1) LPL-GK-G3POD-POD法（図3）

TGをLPLで加水分解して生じたグリセロールにGKとG3PODを作用させ，過酸化水素（H_2O_2）を生成させる．生じたH_2O_2をPODの存在下でフェノールと4-アミノアンチピリン（4-AA）を酸化縮合させて比色定量する．前述したように，遊離グリセロール消去法では，最初に，血清中に存在する内因性の遊離グリセロールにGKとG3PODを作用させ生成したH_2O_2にカタラーゼを作用させH_2OとO_2に分解してグリセロールを消去しておく．

2) KOH-GK-PK-LD法（JSCC勧告法）（図4）

TGにアルコール性KOHを加えて55℃の湯浴中で加水分解する．冷却後，除蛋白と遠心操作に

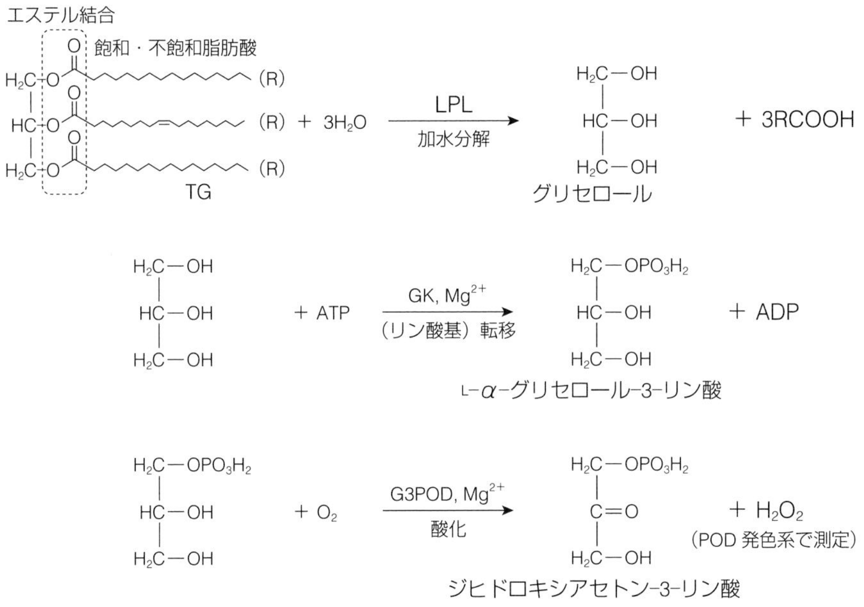

図3　LPL-GK-G3POD-POD法の原理

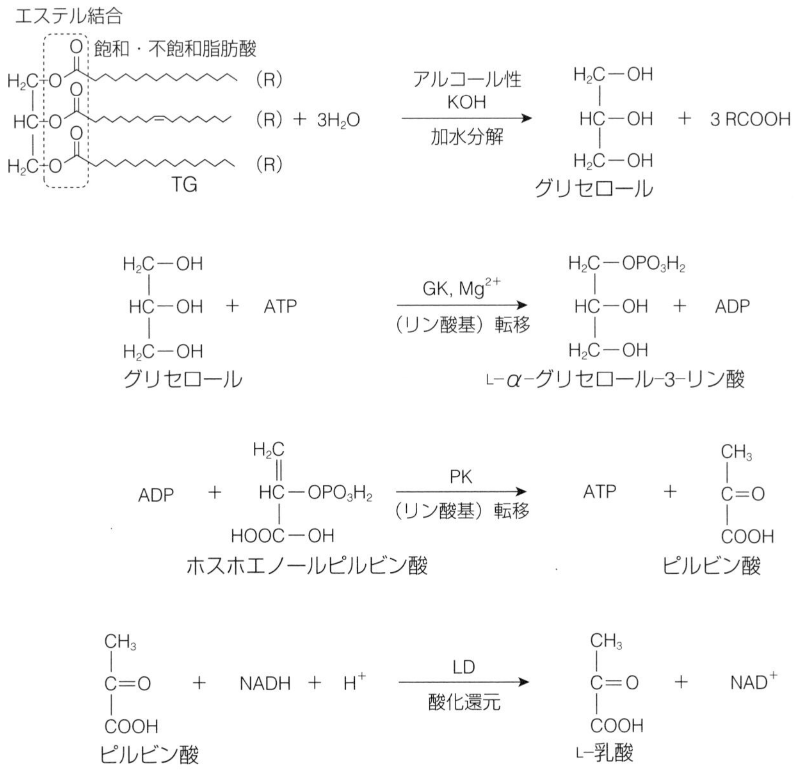

図4　KOH-GK-PK-LD法（JSCC勧告法）

より上清を得る．生じた遊離グリセロールにGKを作用させアデノシン5'-二リン酸（ADP）を生成させる．このADPの存在下でホスホエノールピルビン酸にPKを作用させるとピルビン酸とアデノシン5'-三リン酸（ATP）を生成する．この生成したピルビン酸はLDの作用でL-乳酸となるが，同時に補酵素として加えた還元型ニコチンアミドアデニンジヌクレオチド（NADH）はNAD$^+$になる．この時のNADHの340 nmにおける吸光度減少を測定する．なお，内因性グリセロールの影響は，アルコール性水酸化カリウムを加えないで測定した値をブランクとして差し引くことで回避される．

b. 測定上の注意事項

1) 検体中には遊離グリセロールが含まれるので，遊離グリセロール消去法と未消去法とでは測定値の乖離が生じる．新鮮血清では，0.5～1.5 mg/dLの遊離グリセロールが存在しており，これはTGに換算すると約5～15 mg/dLに相当する．
2) 血清保存では，TGがLPLによって加水分解され，遊離グリセロール量が増加するので注意が必要である．増加する遊離グリセロール量は，保存温度，保存時間や検体によって異なる．
3) 管理血清やプール血清には，特に多くの遊離グリセロールが存在するので注意が必要である．

C. 検体採取・保存の注意事項

食事や運動による影響が大きいので，安静時や早朝空腹時に採血を行う．測定試料は血清を用いる．食後のTGの増加は，個人差があり，食事内容，特に高カロリー・高脂肪食で大きくなる．通常は食後2～4時間でピークに達し，その後，徐々に低下し8時間以上で平常値に戻る．短時間の運動では変化はないが，長時間の運動ではエネルギー源が血糖から脂肪酸に移行する．さらに運動によって筋肉血流量が増加し，インスリン感受性も増加する．その結果，筋肉のLPL活性が増加し，CMやVLDLなどのTGが豊富なリポ蛋

表1 血清TG値に異常を示す病態

	増加する病態	減少する病態
原発性 （一次性）	家族性LPL欠損症 アポ蛋白C-II欠損症 原発性V型脂質異常症 家族性IV型脂質異常症 肝性TGリパーゼ（HTGL）欠損症 家族性III型脂質異常症 家族性複合型脂質異常症	無β-リポ蛋白血症 低β-リポ蛋白血症
続発性 （二次性）	甲状腺機能低下症 ネフローゼ症候群 Cushing症候群 閉塞性黄疸（Lp-Y） 糖尿病，肥満症 薬剤性高TG血症（アルコール，ステロイドホルモン，経口避妊薬，β-遮断薬）	甲状腺機能亢進症 重症肝実質障害 肝硬変 Addison病 吸収不良症候群

白のTGの加水分解を促進させる．

血清の長時間保存では，TGは，LPLの作用でFFAとグリセロールに加水分解される．このため，血清中のFFAとグリセロールは，いずれも増加する．したがって，血清TG測定値は，遊離グリセロール消去法による酵素的測定法では低値となり，遊離グリセロール未消去法では高値となる．血清分離した後，少なくとも1～2日以内に測定するのが望ましい．

D. 基準範囲

男性：41～222 mg/dL
女性：30～124 mg/dL

TGは男性＞女性であり，年齢とともに高値となるが，60歳以降では下降してくる．また，LDL-C，TGは都市部において農村・漁村部より高値をとる傾向がある．

日本動脈硬化学会の脂質異常症（高脂血症）の診断基準では，血清TG値が150 mg/dL以上を高TG血症としている．

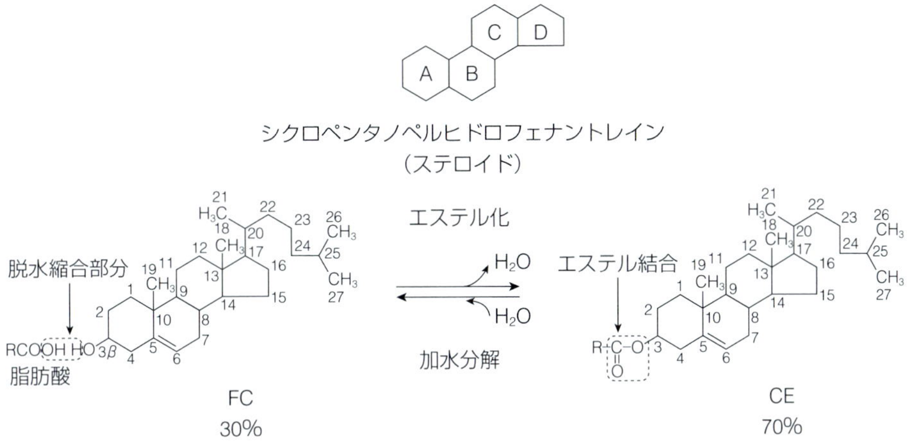

図5　コレステロールの構造

E. 臨床的意義

表1に血清TG値に異常を示す主な病態を示した．家族性LPL欠損症は，常染色体劣性遺伝形式をとり，LPLの合成障害による異常と考えられている．100万人に1人程度発生し，血清は白濁，TGは数千から，時には10,000 mg/dLを超える値をとる．糖尿病では，高インスリン血症を伴う場合，インスリンが肝臓でのVLDL合成やLPL活性を促進させるため血清TGは増加する．また，インスリンの作用低下でグルコースがエネルギー源として利用されないので，脂肪組織からFFAが動員され，それに続いてケトン体産生亢進，α-グリセリン酸の増加により，TG合成が亢進する．

3. コレステロール

A. 生理学的意義

コレステロールは，リン脂質とともに脂質二重層構造を持つ生体細胞膜の重要な構成物質であり，その機能の維持に大きな役割を果たしている．また，胆汁酸，副腎皮質ホルモン，性ホルモン（アンドロゲン，エストロゲン，プロゲストーゲン），ビタミンDなどの合成原料となる．

コレステロール構造の基本となっている核は，シクロペンタノペルヒドロフェナントレン（cyclopentanoperhydrophenanthrene，ステロイド）で，C17位に長い炭素鎖（C-8）を持ち，C5位とC6位の間には二重結合があり，C3位にアルコール基（-OH）を有する炭素多環式1級アルコールである．コレステロールは，cholest-5-en-3β-olなどとも呼ばれている．C3位に-OHを持つのがFCであり，3β-OHに脂肪酸がエステル結合したものがCEである（図5）．エステル結合している脂肪酸は，リノール酸48％，オレイン酸18％，パルミチン酸12％，パルミトオレイン酸6％，アラキドン酸5％，ステアリン酸3％であり，飽和脂肪酸のパルミチン酸とステアリン酸を除いて全て不飽和脂肪酸である．血清中のコレステロールは，他の脂質とともにLDL，HDL，VLDL，CMなどのリポ蛋白を構成し，約70％がエステル型として，30％が遊離型として存在している．臨床検査では，各リポ蛋白のエステル型と遊離型の総和をTCとしている．

生体内のコレステロールは，食事由来の外因性コレステロールと，主に肝臓において生合成される内因性コレステロールに大別される．食事由来のコレステロールは胆汁酸と複合体を形成し腸管から0.2～0.3 g/日が吸収され，TGや蛋白質と結合してCMとなり，CMはリンパ管，胸管を経由して血中に入り，LPLの作用でTGが水解されCMレムナントとなり肝臓に取り込まれる．

コレステロールの生合成は副腎皮質，皮膚，筋肉，腸，動脈など，ほとんどの組織で行われるが，肝臓が最も盛んであり，全組織で生合成され

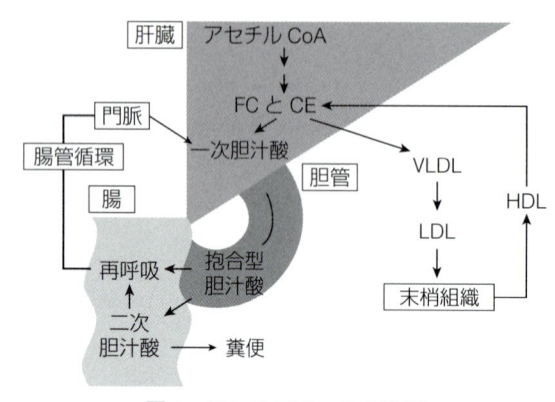

図6 コレステロールの代謝

る量の約70％にあたる1〜1.5 g/日が肝臓で生合成される．コレステロールは，アセチルCoAを出発原料として合成される（図6）．肝臓で合成されたコレステロールは他の脂質とともにVLDLとして血中に放出される．このVLDLは，LDLに変化し，末梢組織の細胞に取り込まれる．末梢細胞で異化または不用となったコレステロールはHDLの逆転送経路によって肝臓に回収される．肝臓内でコレステロールから合成された一次胆汁酸（コール酸，ケノデオキシコール酸）は胆汁中に排泄される段階で抱合型となる．そして，そのほとんどが小腸で再吸収され，門脈より肝臓に運ばれ再利用される（腸肝循環）．小腸で再吸収されなかった胆汁酸は腸内細菌の作用で二次胆汁酸（デオキシコール酸，リトコール酸）となり，一部は再吸収され，残りは糞便中に排泄される．

B. 検査法

コレステロールは，血清脂質の中で測定の歴史が最も古く，極めて多くの測定法が用いられてきた．これらの方法は化学的測定法，酵素的測定法に大別される．

a. 化学的測定法

Liebermann-Burchard（L-B）反応や塩化鉄反応（Kiliani反応）を応用した方法が広く普及したが，煩雑なため現在では日常検査には用いられていない．L-B反応を利用したAbell-Kendall法は，米国疾病予防管理センター（Centers of Disease Control and Prevention：CDC）の標準法として扱われている．この方法は，CEをアルコール性水酸化カリウム液で加水分解し，生じたFCを石油エーテルで抽出し，溶媒を蒸発させてL-B反応でコレステロールを発色させる方法である．

b. 酵素的測定法

コレステロールオキシダーゼ（COD），コレステロールエステラーゼ（CHE）およびコレステロールデヒドロゲナーゼ（CD）を用いる方法がある．これらの酵素法は自動分析装置の普及とともに急速に普及してきている．以下に（CHE）-COD-POD法および CDを用いUV法で検出可能な（CHE）-CD-UV法を示す．

1）COD-POD法（図7）

この方法は，日常検査法として最も普及している．血清中のCEは，CHEの加水分解作用によりFCと脂肪酸に分解される．次いで，FCにCODを作用させるとFCを酸化して，Δ-4-コレステン-3-オンとH_2O_2を生成する．生成したH_2O_2はPODの作用によりキノン系色素に導かれる．このときの吸光度を測定することでTC濃度を算出する．血中のFCのみを測定するときは，CHEを用いないで測定する．したがって，CEはTCからFCを差し引くことで求めることができる．

2）CD-UV法（図8）

COD-POD法と同様に，CHEの加水分解作用によりFCを最初に生成させる．次いで，NADの存在下で，CDを作用させるとFCを酸化して，Δ-4-コレステン-3-オンとNADHを生成する．この時，生成するNADHの340 nmにおける吸光度の増加量を測定することによって試料中のTC濃度を算出する．日本臨床化学会では，この方法をTC測定の比較対照法として勧告している．

C. 検体採取・保存の注意事項

採血は早朝空腹時に行い，測定試料は血清を用いる．コレステロールは食事による影響をほとんど受けない．冷蔵保存で数日，冷凍保存で長期間

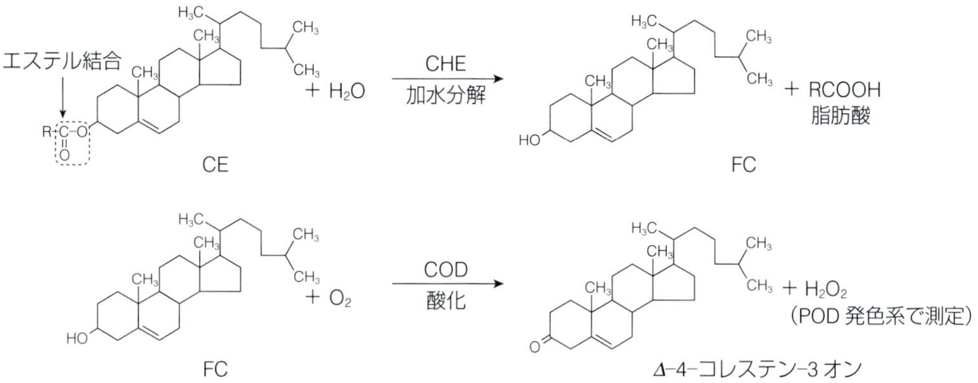

図7 COD-POD法

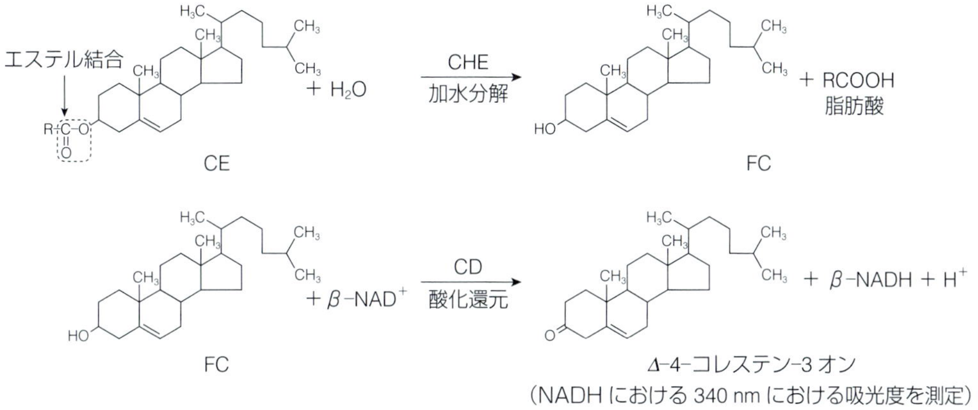

図8 CD-UV法

安定である．

D. 基準範囲と生理的変動
a. 基準範囲
男性：135〜262 mg/dL
女性：142〜264 mg/dL
（成人・早朝空腹時）

20〜60歳までのTCの基準範囲は，140〜264 mg/dLであるが，男女差，年齢差が認められる（**表2**）．新生児では70 mg/dL前後と低く，生後1年で100〜150 mg/dLとなり，思春期まではほとんど変化はない．20歳以上では年齢とともに上昇し，50歳までは男性の方が女性よりも高く，閉経期以降では女性の方が男性より高くな

表2 血清TCの性別，年齢別基準範囲

年齢	男性（mg/dL）	女性（mg/dL）	全体（mg/dL）
20〜29	126〜231	139〜230	131〜228
30〜39	144〜254	147〜247	144〜251
40〜49	161〜274	150〜253	158〜265
50〜59	161〜269	170〜279	165〜275
計	135〜262	142〜264	140〜264

山本慶和：日本臨床検査自動化学会会誌 37（suppl.1）：70，2012．

る．この性差が生じる原因としてはエストロゲンの関与が考えられている．

b. 生理的変動
妊娠では月数とともに上昇し，出産後低下する．生活環境や生活習慣で差があり，都市部住民

表3 血清TC値（LDL-C）に異常を示す病態

	増加する病態	減少する病態
原発性 （一次性）	家族性Ⅲ型脂質異常症 家族性高コレステロール血症 家族性複合型脂質異常症	タンジール病 無β-リポ蛋白症 低β-リポ蛋白血症 LCAT欠損症
続発性 （二次性）	甲状腺機能低下症 ネフローゼ症候群 妊娠，Cushing症候群 閉塞性黄疸（Lp-X） 糖尿病 ステロイドホルモン投与	甲状腺機能亢進症 重症肝実質障害 Addison病 下垂体機能低下症 栄養障害 吸収不良症候群

＞農村・漁村部住民，頭脳労働者＞肉体労働者のような傾向がある．食事による影響はほとんどないが，摂取される脂質の脂肪酸構成が大きく影響し，飽和脂肪酸は血清TCを増加させ，多価不飽和脂肪酸はこれを低下させる．

E. 臨床的意義
表3を参照．

4. HDL-コレステロール（HDL-C）
A. 生理学的意義

HDL-Cの低下が動脈硬化性のハイリスクとなる理由としては以下のことが考えられる．リポ蛋白代謝において，VLDL，LDL系が肝臓で合成されたコレステロールを末梢組織に運搬するのに対して，HDLは，末梢組織の細胞から余分なコレステロールを引き抜き肝臓に転送する，いわゆるコレステロール逆転送において中心的役割を果たしている．このため，血中のHDLが減少すると，コレステロール逆転送が滞り，末梢組織にコレステロールが蓄積され動脈硬化を引き起こすと考えられている．

肝臓と小腸で合成・分泌されたHDLはアポリポ蛋白（アポ）A-Ⅰとリン脂質を主成分とする円盤状粒子であり，原始HDL（nascent HDL）と呼ばれる．原始HDLは，末梢組織の細胞膜からFCを引き抜いて粒子内に取り込む．引き抜かれたFCは，原始HDLの表面に存在するレシチンコレステロールアシルトランスフェラーゼ（LCAT）の作用でCEに変換される．原始HDLは内殻にこの合成されたCEを蓄え丸みを持ったHDL_3となる．HDL_3はさらに末梢細胞からFCを引き抜き，LCATの作用でCE量を増して球状のHDL_2に成熟していく．このとき，アポA-ⅠはLCATの活性因子としての役割をする．アポA-ⅠはHDLの形成には不可欠であり，アポA-Ⅰ欠損症では血中にHDLが認められない．CEに富むHDL_2は，肝臓に運ばれて代謝される．さらに，HDL_2中のCEは，CE転送蛋白（CETP）により，アポBを有するVLDL，LDLなどに転送されると同時に，VLDLおよびLDL中のTGはHDL_2に転送される．CEを与えられたVLDL，LDLの一部は肝臓に取り込まれる．

B. 検査法
a. 測定法

多くの疫学調査でHDLの抗動脈硬化作用が認識され，HDL-C測定の重要性が確立した．日常検査法としては，沈殿法とホモジニアス法がある．これらの測定法の評価基準として比較対照法がある．

1）沈殿法

沈殿法は，ポリアニオンと二価陽イオンによりVLDLやLDLを遠心操作で沈殿させ，上清中に残存するHDL-Cを定量するものである．沈殿法は1970年代後半〜1990年代に日常検査に盛んに用いられたが，1990年後半になると，ホモジニアス法が開発され，沈殿法は次第に用いられなくなった．

2）HDL-Cホモジニアス法

HDL-Cホモジニアス法は，遠心分離が不要で自動分析装置で測定できることから日常検査法として広く普及している．ホモジニアス法は，その測定原理から，選択的阻害法（または選択的可溶化法）と選択的消去法とに大別される．

①選択的阻害法（選択的可溶化法）

第一反応で，界面活性剤などにより，HDL以外のリポ蛋白コレステロールと酵素の反応を阻害し，第二反応でHDLに選択性の高い界面活性剤

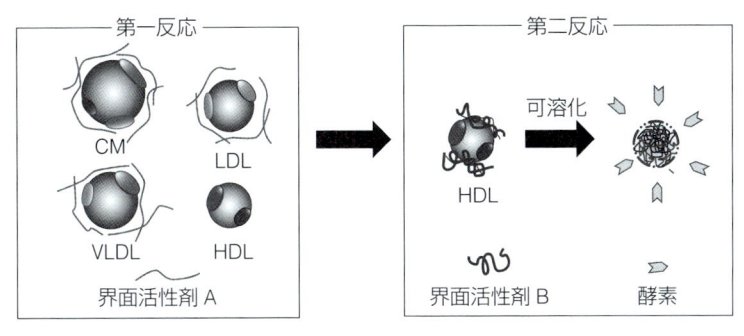

第一反応　CM, VLDL, LDL＋界面活性剤A ──────→ HDL以外のリポ蛋白と酵素との反応を阻害
第二反応　HDL-C＋H_2O＋O_2＋界面活性剤B＋CHE＋COD ──────→ コレステノン＋脂肪酸＋H_2O_2
　　　　　$2H_2O_2$＋4-AA＋フェノール＋POD ──────→ 赤色キノン色素（λ＝600/700 nm）

図9　HDL-Cホモジニアス法の測定原理（選択的阻害法）

などを用いてHDLのみを可溶化してコレステロールを酵素反応系に導いて測定する（図9）．

②選択的消去法

　第一反応で，界面活性剤などにより，HDL以外のリポ蛋白コレステロールを先に酵素と反応させ，その生成物（例えばH_2O_2）をカタラーゼなどで消去する．第二反応で，残存するHDLを可溶化してコレステロールを酵素反応系に導いて測定する（図10）．

③JSCCのHDL-C勧告法

　脂質測定値の標準化のために，米国CDCと，世界8ヵ国，10施設の基準分析室で構成されるCRMLN（Cholesterol Reference Method Laboratory Network）では，超遠心法を用いるCDC基準分析法の簡易法として，試料に沈殿試薬（デキストラン硫酸と塩化マグネシウム）を加えて遠心分離し，上清のコレステロールをAbell-Kendall法（「検査法」210頁参照）で測定する比較対照法（designated comparison method：DCM法）を採用している．本法では測定条件としてTG 200 mg/dL以下の検体に限定される．わが国ではJSCCが，DCM法のコレステロール測定をAbell-Kendall法の代わりにCDを用いた酵素法（CD-UV法）で測定する方法を勧告（2008年）している（図11）．

b. 測定上の注意事項

1) CETP欠損症，胆汁うっ滞症やCETP阻害剤服用の患者血清では，アポE濃度が高く，大型粒子のアポE-rich HDLが増加する．本HDLが増加すると，測定原理の異なるホモジニアス法間で測定値が乖離する．これまでに，かなり改良されてはいるが今後の課題である．

2) 市販の管理血清やプール血清は，原料として古い血清をプールした試料を用いているために，ホモジニアス法では試薬間差が大きくなるので精度管理調査などの試料には不適である．

C. 検体採取・保存の注意事項

　食事の影響は受けないが，他の脂質との関連で早朝空腹時に採血する．HDLではFCはLCATの作用でCEとなり，さらに，その一部はCETPの作用でVLDLやLDLに転送され，逆にHDLはTGを受け取る．このようなHDL粒子内の脂質の質的変化は，血清の中でも持続しており，保存温度が高くなるほど，保存時間が長くなるほどその変化が大きくなる．長時間保存の検体を用いると測定値は低下するが，その程度は検体によっても異なる．このため，遠心分離した血清は，その日のうちに測定する．当日測定ができない場合は密栓して冷蔵保存し少なくとも2日以内には測定する．電気泳動を行う場合は，長時間放置や凍結は禁忌であるが，血清にEDTA-2Kとショ糖を混合し，-20℃に凍結すると約2週間の保存が可能である．

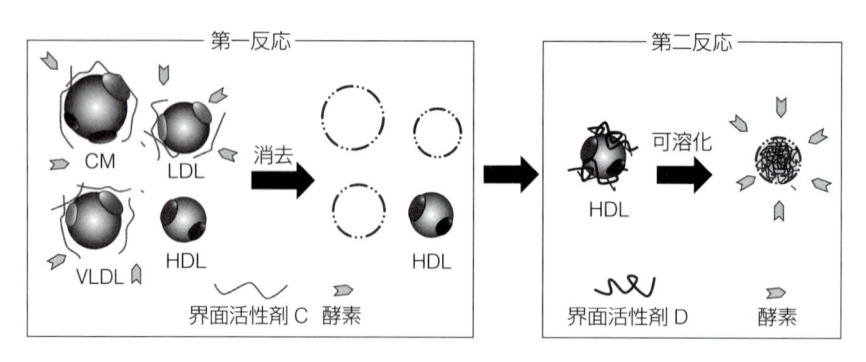

第一反応　　　　CM-C, VLDL-C, LDL-C+H₂O+O₂+界面活性剤C+CHE+COD ──→ コレステノン+脂肪酸+H₂O₂
（HDL-C 以外を消去）2H₂O₂+カタラーゼ ────────────────→ O₂+2H₂O
第二反応　　　　HDL-C+H₂O+CHE+COD+界面活性剤D ─────────→ コレステノン+H₂O₂
　　　　　　　　H₂O₂+4-AA+フェノール+POD ────────────→ キノン色素（λ＝600/700 nm）

図10　HDL-C ホモジニアス法の原理（選択的消去法）

血清試料　1.0 mL

＋沈殿試薬 100 μL
　｛デキストラン硫酸（0.9 g/L）
　　MgCl₂（45 mmol/L）

混和

遠心（1,500 g 4℃, 30分）

上清画分（HDL-C）

CD-UV 法によるコレステロール測定

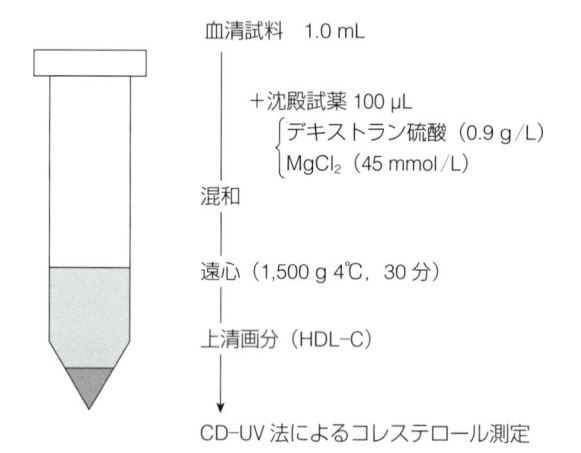

図11　JSCC 勧告法の HDL-C 測定操作概略

D. 基準範囲

男性：39 ～ 91 mg/dL
女性：50 ～ 104 mg/dL
（成人・空腹時）

報告者によって異なる．性差があり，女性の方が男性より 10 mg/dL 程度高値を示す．加齢とともに低下する．喫煙で低下，運動や飲酒週間で上昇する．肥満や高 TG 血症では低下する．日本動脈硬化学会では，脂質異常症の診断基準として 40 mg/dL 未満を低 HDL-C 血症としている．

E. 臨床的意義

表4に示した．

5. LDL-コレステロール（LDL-C）

A. 生理学的意義

LDL はコレステロール含量が多く，肝臓や末梢組織の細胞にコレステロールを運搬する役割を持つ．LDL-C の増加は冠動脈性疾患の危険因子であることが疫学研究で実証され，ほとんどの検査室で測定されている．また，LDL とともに，IDL や Lp(a) についても動脈硬化惹起性があるとして，米国 CDC では，LDL（狭義 LDL），IDL，Lp(a) の総和を広義の LDL として，そのコレステロールを測定することを推奨している．また，LDL のうち，最も動脈硬化惹起性が強いとされる small dense LDL（sd-LDL）や酸化 LDL の測定試薬も開発され，今後の臨床データの蓄積が期待されている．

肝臓で FC はアシル CoA コレステロールアシルトランスフェラーゼ（ACAT）によりエステル化され，TG やアポリポ蛋白（アポ）B とともに VLDL として血中に放出される．VLDL は IDL となり，さらに LDL に変換される．血中 LDL の 2/3 はアポ B を認識する LDL レセプターと結合し，エンドサイトーシスで細胞内に取り込まれ，リソソームで分解される．アポ B はアミノ

表4 HDL-Cが異常を示す疾患

	減少する疾患	増加する疾患
原発性 (一次性)	タンジール病 アポA-I欠損症 アポA-I異常症 魚眼症 家族性LCAT欠損症 家族性LPL欠損症 家族性低HDL血症(ミラノ,ノルウェー,ミュンスターなど)	CETP欠損症 肝性TGリパーゼ(HTGL) 欠損症
続発性 (二次性)	虚血性心疾患 メタボリックシンドローム 肝障害(急性肝炎,慢性肝炎,肝硬変,脂肪肝) 糖尿病 甲状腺機能亢進症 肥満,喫煙,腎不全 薬剤(サイアザイド,アンドロゲン,プロブコール,β遮断薬,他)	閉塞性黄疸(アポE-rich HDL) 原発性胆汁性肝硬変症(PBC) 妊娠 飲酒習慣 薬剤投与(エストロゲン,インスリン,ニコチン酸クロフィブラート,他)

酸に分解され，CEはFCに分解されて，リソソームから細胞質に出て細胞膜の構築に利用される．細胞内のFCが増加すると肝臓でのコレステロール合成やLDLレセプターの合成が抑制され，細胞内コレステロールの増加を防ぎ，さらに過剰のFCはエステル化されて細胞内に貯蔵される．LDLレセプターの欠損やアポBの構造異常があると細胞内にLDLが取り込まれないので高LDL(高コレステロール)血症を引き起こす．

B. 検査法

以前は，LDL-Cよりも沈殿法で簡便に測定できるHDL-Cを日常的に測定する傾向があった．1998年にLDL-Cホモジニアス法が開発され，その後の診療保険点数改正でLDL-Cが新たな項目として追加された(TC, LDL-C, HDL-Cのうち2項目まで算定)．これにより，これまで検査項目としてTC, TG, HDL-Cを測定していたのが，動脈硬化発症と密接に関係するLDL-CをTCの代わりに測定するようになった．

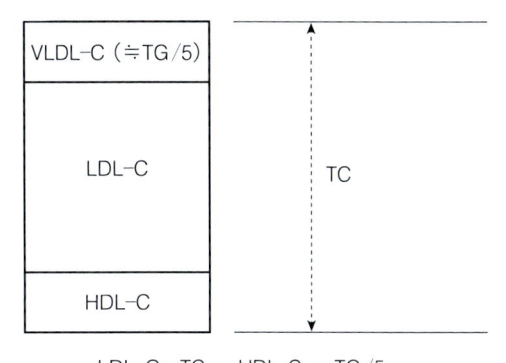

図12 Friedewald式の由来

a. Friedewaldの式(F式)

LDL-Cは，TC値，HDL-C値，TG値からF式($LDL-C = TC - HDL-C - TG/5$)を用いて間接的に計算される(図12)．F式では，TGの1/5をVLDL-Cに相当としているが，①TG値が400 mg/dLを超えるとVLDL-Cに換算できない，②TGの1/5という設定は人種によって異なる，③食事による影響を受けるため空腹時採血が必須である，などの問題点も指摘される．F式のTG/5は，TGが低い場合はかなりVLDL-Cとしての正確性が高いが，TGが高値になるにつれてVLDLやCMのコレステロール含量がTGの1/5より少なくなるため，F式によるLDL-C値は実際より低く算定される．F式が適用されるのは，TGが400 mg/dL未満とされているが，これより低くても実測値と比較して低値を示すことが多いので注意を要する．

b. LDL-Cホモジニアス法

LDL-Cホモジニアス法の測定原理には，HDL-C同様，選択的阻害法(または選択的可溶化法)と選択的消去法がある(図13)．

1) 選択的阻害法(選択的可溶化法)

第一反応で，界面活性剤などにより，LDL以外のリポ蛋白コレステロールと酵素との反応を阻害し，第二反応でLDLのみを可溶化してコレステロールを酵素反応系に導いて測定する．

2) 選択的消去法

第一反応で，界面活性剤などにより，LDL以外のリポ蛋白コレステロールを先に消去する．第

選択的阻害法
第一反応　　CM, VLDL, HDL ＋ 界面活性剤 A ────────→ LDL 以外のリポ蛋白と
　　　　　　　　　　　　　　　　　　　　　　　　　　　　　酵素との反応を阻害
第二反応　　LDL-C ＋ H$_2$O ＋ O$_2$ ＋ 界面活性剤 B ＋ CHE ＋ COD ──→ コレステノン ＋ 脂肪酸 ＋ H$_2$O$_2$
　　　　　　2H$_2$O$_2$ ＋ 4-AA ＋ フェノール ＋ POD ────────→ 赤色キノン色素（λ＝600/700 nm）

選択的消去法
第一反応　　CM-C, VLDL-C, HDL-C ＋ H$_2$O ＋ O$_2$ ＋ 界面活性剤 C ＋ CHE ＋ COD→ コレステノン ＋
（LDL-C 以外を消去）　　　　　　　　　　　　　　　　　　　　　　　　　　　　　　　　　脂肪酸 ＋ H$_2$O$_2$
　　　　　　2H$_2$O$_2$ ＋ カタラーゼ ────────────→ O$_2$ ＋ 2H$_2$O
第二反応　　LDL-C ＋ H$_2$O ＋ CHE ＋ COD ＋ 界面活性剤 D ─────→ コレステノン ＋ H$_2$O$_2$
　　　　　　H$_2$O$_2$ ＋ 4-AA ＋ フェノール ＋ POD ────────→ キノン色素（λ＝600/700 nm）

図 13　LDL-C ホモジニアス法の測定原理の概要

二反応で，残存する LDL を可溶化してコレステロールを酵素反応系に導いて測定する．

c. JSCC の LDL-C 勧告法

JSCC の勧告法は，超遠心法，デキストラン硫酸-Mg^{2+} 沈殿法，コレステロールデヒドロゲナーゼ酵素法（CD-UV 法）を組み合わせた方法である．

この方法は，血清に比重液（比重 1.006）を加え，遠心分離（10℃，105,000×g，18.5 時間）を行い，上層画分（CM＋VLDL）と下層画分（LDL＋HDL）を分離する．下層（LDL＋HDL 画分）のコレステロール濃度（A）を CD-UV 法で測定する．次に，下層画分にデキストラン硫酸と塩化マグネシウムからなる沈殿試薬を加え，遠心分離後，上清のコレステロール濃度（B）を CD-UV 法で測定する（HDL-C）．(A)－(B) により LDL-C 濃度を求める（**図 14**）．

d. 測定上の注意事項

① F 式の他に，最近推奨されている動脈硬化の予測指標として，TC から HDL-C を差し引いて求める non HDL-C がある．non HDL-C は，動脈硬化促進性リポ蛋白〔LDL, IDL, VLDL, CM, Lp(a)〕のコレステロールのすべてを包括する．その他の指標として，動脈硬化指数（TC－HDL-C）/HDL-C（基準値 4.0 以下）や LDL-C/HDL-C（基準値 2.0 以下）がある．

② Lp-X，Lp-Y，IDL，Lp(a) などの特殊リポ蛋白が増加した検体では，ホモジニアス法の測定値は試薬間で一致しないことがあるので注意が必要である．

C. 検体採取・保存の注意事項

検体の長時間保存では，LDL-C は，HDL-C 同様，LCAT，CETP やリパーゼなどの作用を受けて変性し低値を示す．したがって，検体の保存は 4℃ に冷蔵保存し，24 時間以内に測定する．また，リポ蛋白の変性を防ぐために凍結保存は避ける．F 式を用いる場合は食事による TG の影響を受けるが，ホモジニアス法では食事の影響は受けない．採血は早朝空腹時が原則である．

D. 基準範囲

男性：66 〜 178 mg/dL
女性：62 〜 163 mg/dL
（成人・空腹時）

動物性脂肪に富む食習慣で上昇する．生理的変動では加齢とともに上昇し，20 〜 40 歳では男性＞女性，閉経期以降は女性＞男性となる傾向がある．『日本動脈硬化性疾患予防ガイドライン 2012 年版』では，脂質異常症のスクリーニングのための診断基準値を **表 5** のように設定している．2012 版では，LDL-C は F 式で計算することや LDL-C の境界域 120 〜 130 mg/dL が新たに追加されている．

1. 超遠心分離

血清 5.0 mL
比重 1.006
10℃，105,000×g，18.5 時間

スライス

下層画分（LDL＋HDL）
5 mL にメスアップ
CD–UV 法でコレステロール
を測定…(A)

1.0 mL 下層部分
100 μL 沈殿試薬
　デキストラン硫酸（0.9 g/L）
　MgCl₂（45 mmol/L）
4℃，1,500×g，30 分

2. 選択的沈殿分離

上清の HDL 画分のコレステロールを
CD–UV 法で測定…(B)

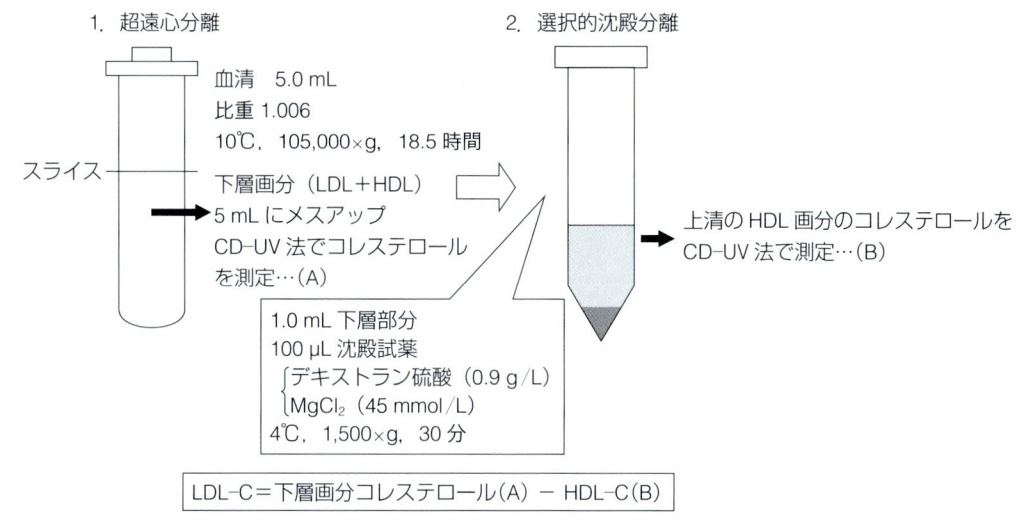

LDL−C＝下層画分コレステロール(A) − HDL−C(B)

図 14　JSCC の LDL−C 勧告法

表 5　脂質異常症：スクリーニングのための診断基準（空腹時採血）

LDL−C	140 mg/dL	高 LDL−C 血症
	120〜139 mg/dL	境界域高 LDL−C 血症
HDL−C	40 mg/dL 未満	低 HDL−C 血症
TG	150 mg/dL 以上	高 TG 血症

＊：LDL−C は Friedewald（TC − HDL−C − TG/5）式で計算する（TG が 400 mg/dL 未満の場合）

＊：TG が 400 mg/dL 以上や食後採血の場合には non HDL−C（TC − HDL−C）を使用し，その基準は LDL−C ＋ 30 mg/dL とする．

E. 臨床的意義

212 頁，表 3 を参照．

（杉内博幸／安楽健作）

6. リン脂質

A. 生理学的意義

リン脂質はリン酸をエステルの形で含む複合脂質の一種である．ホスファチジン酸を骨格としたグリセロリン脂質とセラミドを骨格としたスフィンゴリン脂質に分けられる．血清中の主なリン脂質はグリセロリン脂質のホスファチジルコリン（レシチン），リゾレシチン，ホスファチジルエタノールアミン（セファリン）とスフィンゴリン脂質のスフィンゴミエリンなどである．

生体内で細胞膜の構成する主要な成分である．血清中ではリポ蛋白の構成成分として，FC と蛋白質とともにリン脂質の疎水基の脂肪酸が内側に，親水基は外側に配列されて，TG や CE の溶解性を高めている．HDL の主要脂質成分であり，血液中でコレステロールのエステル化を行う LCAT の基質になっている．

食物中のリン脂質は，そのまま，またはホスホリパーゼで脂肪酸とグリセロールホスホリルコリンに加水分解してから吸収される．

体内のリン脂質は，コリンなどの窒素化合物，脂肪酸およびグリセロールを材料として，ほとんど肝で生合成され，合成後はリポ蛋白として血中に存在し，胆汁中にも排泄される．

B. 検査法

a. 測定法

現在は，リン脂質を分解する酵素であるホスホリパーゼ D を用いる酵素法が考案され使用されている．レシチン，リゾレシチン，スフィンゴミエリンからコリンを遊離させ，コリンオキシダーゼを作用させ生じた過酸化水素を測定する．この方法で血清中のコリンを含むリン脂質（約 95％）を測定することができる（図 15）．

$$R_1-\overset{O}{\overset{\|}{C}}-O-CH_2 \quad (レシチン) \quad \leftarrow ホスホリパーゼ A_1$$

$$R_2-\overset{O}{\overset{\|}{C}}-O-CH$$

ホスホリパーゼ A_2

$$H_2C-O-\overset{O}{\overset{\|}{\underset{O}{P}}}-\boxed{O-CH_2CH_2N^+(CH_3)_3} \leftarrow コリン$$

ホスホリパーゼ C　　ホスホリパーゼ P

レシチン　　　　　　　ホスホリパーゼ D　　ホスファチジン酸
リゾレシチン　　　　　─────────→　　リゾホスファチジン酸　　＋ コリン
スフィンゴミエリン　　　　　　H₂O　　　N-アシルスフィンゴシンリン酸

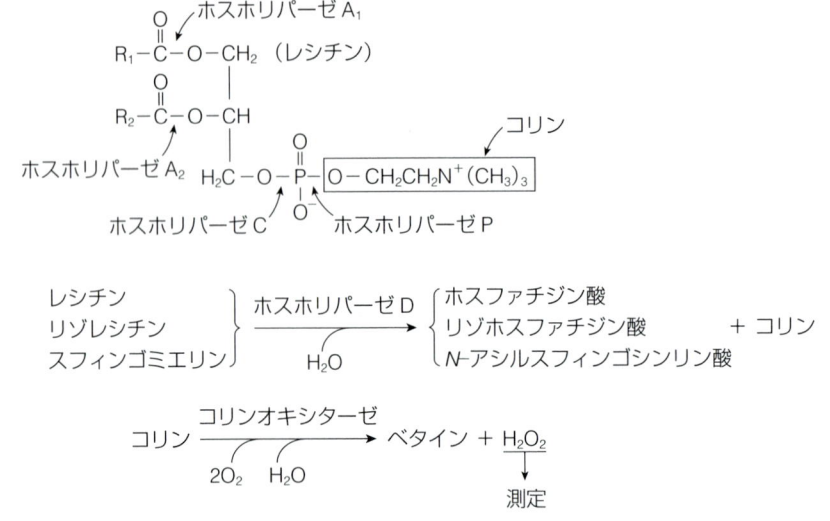

コリン　──コリンオキシターゼ──→　ベタイン ＋ H₂O₂
　　　　2O₂　　H₂O　　　　　　　　　　　　　　↓
　　　　　　　　　　　　　　　　　　　　　　　測定

図15　ホスホリパーゼ D を用いる脂質の酵素的測定法

その他，リン脂質にホスホリパーゼ C を作用させると，DG あるいはセラミドとホスホリルコリンが生じる．このホスホリルコリンにアルカリ性ホスファターゼを作用させ，生じた無機リン酸を測定する方法と DG に LPL を作用させ，生じたグリセロールを酵素的に測定する方法がある．

化学的定量では，ほぼ全血清リン脂質を測定できるが，リン脂質には複数の種類があるため酵素法の測定方法では約 95% を測定するのが限度である．

化学的定量は，3 段階の操作① Bloor 法あるいは Folch 法によるリン脂質の有機溶媒への抽出，②過塩素酸による灰化（無機リン化），③モリブデンブルー法による無機リンの定量により測定する．

現在，リン脂質は日常検査としてはあまり測定されていない．

b. 注意事項

標準液塩化コリン（分子量 139）を使用する場合，リン脂質への換算は平均分子量を 774 として計算する．

市販管理血清中には，遊離のコリンが 2～10 mg/dL（11～56 mg/dL のリン脂質に相当する）が含まれているので注意が必要である．

C. 検体採取・保存の注意事項

採決後，できるだけ早く血清・血漿を分離し，速やかに測定する．検体が古くなると，値が低下することがある．

D. 基準範囲

150～250 mg/dL（1.94～3.23 mmol/L）
（酵素法）

コレステロールとほぼ同様な年齢差，性差が認められる．

E. 臨床的意義

血清中のリン脂質は，コレステロールと同様，ほとんど肝でつくられるため，健常者の場合は血清コレステロールとほぼ同値を示し，リン脂質/総コレステロール比はほぼ 1.0 である．リン脂質は，HDL 中に他のリポ蛋白に比べて含有率が高く，HDL 中の LCAT によりコレステロールのエステル化が行われるため，リン脂質は動脈硬化を防止する因子の 1 つと考えられている．したがって，リン脂質/コレステロールの比が減少すると動脈硬化になりやすいと考えられている．胆汁成分の排泄に障害（原発性胆汁性肝硬変など）があるときには，リン脂質の排泄低下のためコレステ

ロールの増加を超えてリン脂質が増加し，リン脂質/コレステロールの比が大きくなる．

リン脂質の変動は肝での生合成，分解および胆汁中への排泄異常に大きく影響される．肝機能障害時に低下を示し，生合成の後，胆汁中にも放出されるので閉塞性黄疸の場合にはコレステロールの増加とともにリン脂質（特にレシチン）の増加がみられる．LCAT は肝臓で生成されるので肝実質障害（肝炎や肝硬変など）や家族性 LCAT 欠損症の場合には，エステル型コレステロールの低下とともに，リゾレシチン/レシチン比が減少する．

またリン脂質はコレステロールと比べ，胆汁うっ滞をより優位に反映し，閉塞性黄疸などではリポ X と呼ばれるリン脂質に富んだリポ蛋白が出現することも知られている．

高値を示す病態：種々の原発性脂質異常症（Ⅱa，Ⅱb，Ⅲ，Ⅳ型），二次性脂質異常症（特に閉塞性黄疸），甲状腺機能低下症，糖尿病，ネフローゼ症候群，コレステロールエステルトランスファー蛋白（CETP）欠損症など

低値を示す病態：重症肝実質障害，重症貧血，甲状腺機能亢進症，タンジール病，βリポ蛋白欠損症，白血病，骨髄腫，栄養障害など

7. 遊離脂肪酸（FFA）
A. 生理学的意義

FFA は主にアルブミンと結合して血清中に存在し，末梢組織の重要なエネルギー源となっている．血清中濃度は他の脂質に比べて低いが，その代謝性は極めて高く，血中での半減期は 1〜2 分程度である．

生体がエネルギーを必要とするとき，脂肪組織の TG がホルモン感受性リパーゼにより，あるいは血漿 TG が LPL の作用により FFA とグリセロールに水解され，FFA が β 酸化を受けてエネルギーを産生する．心筋，骨格筋，腎臓などの主要エネルギー源となる．

血清中の FFA の 20〜40％は肝臓で摂取され，エステル化され，コレステロール，中性脂肪，リン脂質の中に組み込まれるか，あるいは β 酸化されケトン体を形成する．

血清中の FFA 濃度は，生成量と TG への再エステル化量との平衡の上に成り立っている．

TG の加水分解は，アドレナリン，ノルアドレナリン，副腎皮質刺激ホルモン（ACTH），成長ホルモン，甲状腺刺激ホルモン（TSH），グルカゴンなどにより促進し，インスリン，プロスタグランジン，血糖などにより抑制される．寒冷，恐怖などのアドレナリン分泌を促進するような神経性因子にも調節されている．

余った FFA は肝臓で TG となり，再び血中に放出され脂肪組織に摂取され貯えられる．

B. 検査法
a. 測定法

FFA の測定は，化学的測定法と酵素法に大別される．前者は滴定法と比色法がある．滴定法は血中から FFA をヘプタン層に抽出し，カルボン酸としてアルカリにより滴定するものである（Dole 法 他）．比色法は FFA の抽出，銅やコバルトによる錯塩形成，錯塩の有機溶媒への抽出および銅錯塩，コバルト錯塩のキレート発色で比色定量する．銅錯塩形成法には Itaya-Ui（板谷-宇井）法，コバルト錯塩形成法には Novak 法と Elphick 法がある．

酵素法の第 1 反応は FFA を CoA，ATP，アシル CoA シンテターゼ（acyl-CoA synthetase：ACS）によりアシル CoA，アデニル酸（AMP），ピロリン酸を生成させる．第 2 反応は減少する CoA を SH 基定量試薬である 5,5'-ジチオビス（2-ニトロ安息香酸）（DTNB）を用いて測定する方法，アシル CoA にアシル CoA オキシダーゼ（ACOD）と POD を共役させる方法および AMP にアデニル酸キナーゼ，PK，LD を共役させる方法が報告されている（**図 16**）．現在では抽出操作が不要な酵素法が開発され普及している．各測定法の詳細はキット説明書を参照する．

b. 注意事項
① 酵素法は炭素数 14〜18 の脂肪酸は飽和度に関係なく測定できる．
② 2,000 mmol/L まで特異的に測定できる．

```
                  ┌─ 化学的測定法 ┬─ 滴定法（Dole 法 他）
                  │               └─ 比色法（金属錯塩抽出測定法）
                  │                    ┌─ 銅錯塩形成法（Itaya-Ui 法 他）
                  │                    └─ コバルト錯塩形成法
                  │                       （Novak 法，Elphick 法）
                  └─ 酵素法
    酵素法
      ┌─ 第 1 反応   FFA＋CoA  ──ACS──→ アシル CoA＋AMP＋ピロリン酸
      │                         ATP
      └─ 第 2 反応 ┬─ CoA（減少）DTNB を用いる方法
                   ├─ アシル CoA に ACOD と POD を用いる方法
                   └─ AMP にアデニル酸キナーゼ，PK，LD を用いる方法
```

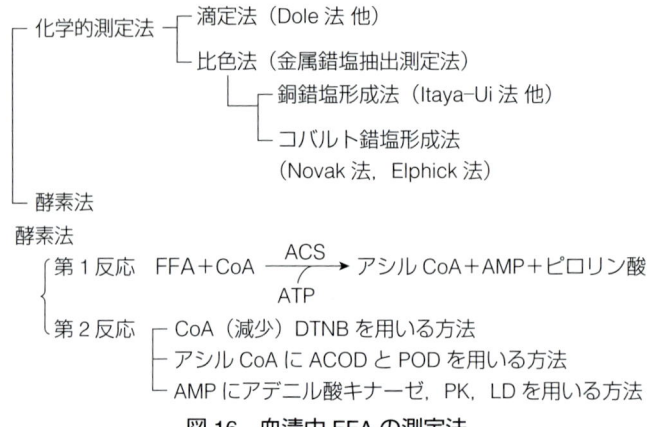

図 16　血清中 FFA の測定法

③FFA の標準物質はパルミチン酸が用いられるため，FFA の分子量はパルミチン酸として 256.43 を用いる．

C. 検体採取・保存の注意事項
①種々の要因により変動するので，早朝の安静・空腹時に採血する．
②血液および血清を放置すると FFA が増加（特に透析後患者で著増）するので，採血後，直ちに血清を分離する．また，血清を保存する場合には凍結保存をする．
③上記の方法では，乳び血清または溶血検体は検体ブランクを必要とする．

D. 基準範囲
140〜850 μEq/L（140〜850 μmol/L）
（酵素法）

食事により低下し，空腹時には増加する．ホルモンの変動により影響を受けるため日内変動が大きく，日中は低く，夜間に高値を示す．また，季節的変動があり，寒冷時期には増加する．

E. 臨床的意義
FFA を生成させるホルモン感受性リパーゼの活性促進に働くホルモンの分泌亢進により FFA は増加する．主な疾患として甲状腺機能亢進症，先端巨大症，Cushing 症候群，褐色細胞腫がある．また糖尿病ではインスリンの産生低下あるいはインスリンの作用低下によりホルモン感受性リパーゼの活性を促進させ FFA が増加するため，糖尿病のコントロールの指標になる．その他，重症肝障害，肥満症，ネフローゼ症候群，心筋梗塞などで高値を示す．

一方，逆にインスリノーマはインスリンの産生増加により FFA は低下する．その他，低下する疾患に甲状腺機能低下症，汎下垂体機能低下症，Addison 病などがある．

高値を示す病態：糖尿病，重症肝障害，甲状腺機能亢進症，褐色細胞腫，末端肥大症，Cushing 症候群，von Gierke 病，肥満症，心筋梗塞，冠不全，飢餓，妊娠後期，急性膵炎，ネフローゼ症候群など

低値を示す病態：甲状腺機能低下症，下垂体機能低下症，Addison 病，インスリノーマなど

8. ケトン体
A. 生理学的意義
3（β）-ヒドロキシ酪酸，アセト酢酸，アセトンを総称してケトン体という（「脂質代謝」15 頁を参照）．肝臓で脂肪酸が酸化によりアセチル CoA が生成され，アセト酢酸を経てアセトンまたは 3-ヒドロキシ酪酸に分解され血中に入り，一部は筋肉，心臓その他の組織でエネルギー源として利用される．

FFA の一部は肝細胞に取り込まれ，アシル

CoAとなり，その一部はミトコンドリアに入りβ酸化を受け，アセトアセチルCoA，アセチルCoA，HMG-CoAを経てアセト酢酸が生成される．さらに3-ヒドロキシ酪酸脱水素酵素によって還元されて3-ヒドロキシ酪酸となる．アセトンはアセト酢酸の脱炭酸によって生じ，呼気中に排出され，血中にはほとんど存在しない．アセト酢酸，3-ヒドロキシ酪酸は肝では代謝されず，末梢組織（筋，脳，心，腎など）に摂取され，アセト酢酸からアセチルCoAに転換され，さらに脂肪に合成されるか，酸化され二酸化炭素と水になる（「脂質代謝」15頁を参照）．

B. 検体採取・保存の注意事項

アセト酢酸とアセトンは揮発性である．

C. 検査法

a. 測定法

血中のアセト酢酸と3-ヒドロキシ酪酸をケトン体として測定する．総ケトン体の測定はでは，3-ヒドロキシ酪酸がThio-NAD$^+$の存在下，3-ヒドロキシ酪酸脱水素酵素の酸化により，アセト酢酸とThio-NADHを生成させる．さらに，生成したアセト酢酸と検体中のアセト酢酸から，NADHの存在下で3-ヒドロキシ酪酸脱水素酵素の反応により，3-ヒドロキシ酪酸とNAD$^+$を生成させる．この3-ヒドロキシ酪酸がまた3-ヒドロキシ酪酸脱水素酵素によりThio-NADHの生成をするという循環がされる．この生成速度が検体中のケトン体濃度に比例するため，Thio-NADH量を波長404 nmで測定する．

3-ヒドロキシ酪酸の測定は，前処理に内因性アセト酢酸をアセト酢酸デカルボキシラーゼ（AADC）でアセトンと二酸化炭素に分解後に総ケトン体の測定と同様に行う（図17）．

b. 注意事項

①試薬に含まれるアジ化ナトリウム（NaN$_3$）は銅などとアジ化金属を形成することがあるので，廃液は希釈して排出する．
②ケトン体は，正常尿中にもごく微量（2 mg/dL以下）排泄されるが，普通，用いられる定性法では証明できない．

D. 基準範囲

血清，血漿中総ケトン体：28～120 μmol/L
血清，血漿中3-HB：0～74 μmol/L
血清，血漿中アセト酢酸：14～68 μmol/L
動脈血血清ケトン体比（3-HB/AA）：0.91±0.07
尿中3-HB：65～145 μmol/L
尿中アセト酢酸：25～35 μmol/L

E. 臨床的意義

糖尿病ではインスリンの産生低下あるいはインスリンの作用低下により，またホルモン感受性リパーゼ活性に働くホルモンの分泌亢進により脂肪組織の分解が亢進し，血中へのFFAの放出が著増する．FFAはβ酸化によりアセチルCoAを経てケトン体が産生されるが，ケトン体の利用速度が増加しても組織の処理能力の限界や血中濃度の飽和を超えるケトン体は著しく血中に蓄積される．この状態をケトーシス（ketosis）といい，脂肪酸に偏ったエネルギー代謝状態を反映している．血液は普通，アシドーシス（acidosis）に傾く（ケトアシドーシス）．同時に尿中にもケトン体が排泄され，そのため尿は強い酸性を示す．したがって，糖尿病の場合，血中ケトン体レベルの増加はインスリン作用の不足の程度を反映する重要な指標である．また血中ケトン体レベルは治療に速やかに反応することから，ケトン体の定量が重要視されている．

一方，3-ヒドロキシ酪酸脱水素酵素は肝ミトコンドリア内膜に局在しており，肝より流出するアセト酢酸/3-ヒドロキシ酪酸比（ケトン体比）は，肝ミトコンドリアの機能を反映していると考えられる．したがって，動脈血中（末梢組織における消費の影響が少ない）ケトン体比の測定は肝の残存機能（肝予備能）の推定，肝不全の程度とその推移の把握などに利用され，肝切除・肝移植手術などにおいて有用な検査とされている．

高値を示す病態：糖尿病，絶食，飢餓（ダイエット），ストレス，感染，発熱，運動，糖代謝異常，糖原病，ケトン性低血糖（小児），周期性嘔吐症

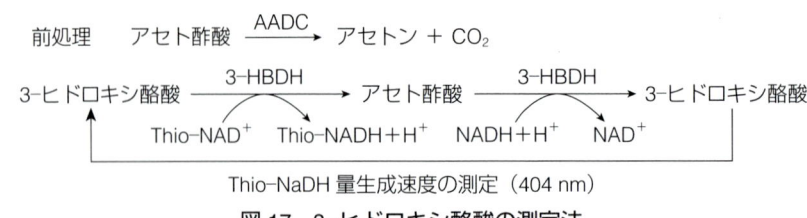

$$\text{前処理} \quad \text{アセト酢酸} \xrightarrow{\text{AADC}} \text{アセトン} + CO_2$$

$$\text{3-ヒドロキシ酪酸} \xrightarrow{\text{3-HBDH}} \text{アセト酢酸} \xrightarrow{\text{3-HBDH}} \text{3-ヒドロキシ酪酸}$$
$$\text{Thio-NAD}^+ \quad \text{Thio-NADH+H}^+ \quad \text{NADH+H}^+ \quad \text{NAD}^+$$

Thio-NaDH 量生成速度の測定（404 nm）

図17 3-ヒドロキシ酪酸の測定法
AADC：アセト酢酸デカルボキシラーゼ，3-HBDH：3-ヒドロキシ酪酸脱水素酵素

（小児），食事性（高脂肪など），下痢，嘔吐，甲状腺機能亢進症，末端肥大症，褐色細胞腫，グルカゴノーマなど．

9. 過酸化脂質
A. 生理学的意義

過酸化脂質は多価不飽和脂肪酸を有する脂肪の非酵素的酸化（自動酸化）によって変化した分子内に-O-O-結合を持つ脂質である．

過酸化脂質は多価不飽和脂肪酸がラジカル（活性酸素もその一種）によりラジカル連鎖反応（自動酸化）が進展した結果，生成される．過酸化脂質は，動脈硬化，肝障害，老化現象などと密接な関係がある．

生体内ではラジカルが発生し，連鎖反応を引き起こしている．ラジカルは過酸化水素の分解によって生じたヒドロキシラジカル（HO・），ヒドロペルオキシラジカル（HOO・）やヘモグロビンなどに起因するスーパーオキシドアニオン（・O_2^-）などがある．これらのラジカルは膜リン脂質の多価不飽和脂肪酸を脂質ラジカル（L・）に変化させ，ラジカル連鎖反応が開始される．L・は，さらに脂質ペルオキシラジカル（LOO・）を生成し，ラジカル連鎖反応が進展し，生体中に過酸化脂質が貯えられ，細胞の老化につながるとされている．活性酸素自身はDNAや酵素に強い障害を有することが知られているが，半減期が非常に短いため，その影響は極めて限局される．しかし，過酸化脂質は前述のように，さらに周辺の多価不飽和脂肪酸を過酸化し，膜蛋白障害による組織傷害を引き起こす．

B. 検査法
a. 測定法

測定法は紫外部吸収スペクトル法，ヨウ素滴定法，比色法，酵素法，チオバルビツール酸（TBA）法および蛍光法などがある．

紫外部吸収スペクトル法は不飽和脂肪酸の酸化によるヒドロペルオキシドの生成に伴い生じる共役ジエンを230〜235 nmで検出する方法である．

ヨウ素滴定法は過酸化脂質がヨウ化水素（HI）を酸化させ，生成されたヨード（I_2）をチオ硫酸ナトリウムで滴定測定する．その他，生成されたヨード（I_2）をトリヨウ素イオン（I_3^-）とし，290 nmまたは360 nmで吸光度を測定する方法もある．

酵素法はヒドロペルオキシド（-OOH）をグルタチオンペルオキシダーゼ-グルタチオンレダクターゼの共役酵素反応を利用して340 nmにおける還元型ニコチンアミドアデニンジヌクレオチドリン酸（NADPH）の吸光度の減少を測定する．

TBA法は血清中の過酸化脂質を蛋白質との複合物として硫酸酸性リンタングステン酸により蛋白質と共沈させ，その沈殿物にTBAを加えた後，加熱によりマロンジアルデヒド（MDA）にしTBAと反応させ，生成される赤色物質を蛍光測定する．

b. 注意事項

血中の過酸化脂質は多価不飽和脂肪酸，前駆体，誘導体，分解産物の状態で存在し，反応性に富むため，測定条件のわずかな変化で影響を受けやすい．したがって，過酸化脂質を正確に測定することには限界がある．

C. 検体採取・保存の注意事項

空腹時採血で行い，分離した血清（ヘパリン血

漿）はできる限り直ちに測定する．

D. 基準範囲

1.22～3.04 μmol/L

年齢による変動も認められるとの報告もある．

E. 臨床的意義

粥状動脈硬化巣内に過酸化脂質やコレステロールのヒドロペルオキシド体が存在することが証明され，粥状動脈硬化発症の原因の1つとして過酸化脂質の関与が指摘されている．

また自動酸化による過酸化脂質の生成を酸化防止能を有するビタミンEで防止できることが知られている．

高値を示す病態：動脈硬化症，脂質異常症，虚血性心疾患，脳血管障害など

（伊藤昭三）

10. リポ蛋白
A. 生理学的意義

FFAのほとんどはアルブミンと結合して循環している．それ以外の脂質は，基本的に単独では血液に溶けないため，親水性部分を持つ蛋白質と結合してコロイド状の粒子となって可溶化し，血流に乗って必要とする組織に分配される．この脂質と蛋白質との複合体をリポ蛋白，蛋白質成分をアポリポ蛋白（アポ蛋白）と呼ぶ．

図18に示すように，リポ蛋白は，その中心部分にはTGやエステル型コレステロールからなる脂質の核が存在し，両媒性脂質であるリン脂質とFCが親水性部分を外側にして単分子層の殻が核

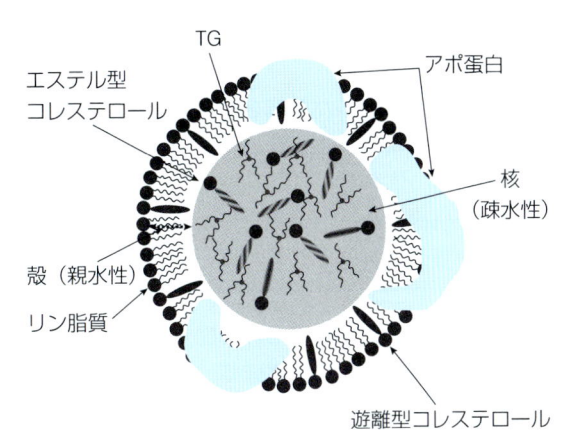

図18 リポ蛋白の基本構造

を包み込む二層構造をとる．外殻のリン脂質の層には，アポ蛋白も存在している．

リポ蛋白は，アポ蛋白成分に対し脂質成分の割合が高いほど比重が低く，サイズの大きな粒子になる．逆に，脂質成分に対しアポ蛋白成分の割合が高くなると比重が高く，サイズの小さな粒子になる．リポ蛋白は，このような性状の差異に基づいた分離法（224頁参照）により，比重の低い方から，CM，VLDL，LDL，HDLに分けられる．さらに，VLDLとLDLの中間の比重を持つIDLやHDLの亜分画としてHDL$_2$とHDL$_3$などに分けられる（表6）．また，リポ蛋白粒子の荷電量の違いに基づいた方法（224頁参照）では，陰極側から原点に留まるCM，βリポ蛋白（LDLに相当），preβリポ蛋白（VLDLに相当），αリポ蛋白（HDLに相当）に分けられる．

リポ蛋白の基本的な役割は，脂質を必要とする

表6 リポ蛋白の分類

分画	アガロース電気泳動の移動度	比重 (kg/L)	直径 (nm)	脂質含有量（重量%） CE	FC	TG	PL	FFA	蛋白含有量 (重量%)
CM	原点（塗布点）	<0.96	100～1,000	3	1	87	8	1	1
VLDL	pre β	0.96～1.006	30～80	15	8	55	20	2	10
IDL	β (broad β)	1.006～1.019	25～35	46	14	14	25	1	20
LDL	β	1.019～1.063	20～25						25
HDL$_2$	α	1.063～1.125	10～12.5	33	25	9	48	4	45
HDL$_3$		1.125～1.210	7.5～10	26	1	11	53	4	55

組織に輸送するキャリア（運搬体）として作用することにあるが，より詳細にみると，各リポ蛋白は種類ごとに異なった機能を果たしており，どのような機能を司っているかは，リポ蛋白を構成するアポ蛋白に依存している（230頁，表13参照）．

リポ蛋白検査は，脂質代謝の増減のみでは捉えることが難しい質的な異常を捉え脂質異常症を的確に診断することを可能にする．

リポ蛋白の代謝経路は，外因性（食餌性）脂質代謝経路，内因性脂質代謝経路，コレステロール逆転送経路の3つに大別することができる．さらに，変性リポ蛋白や異常リポ蛋白を処理する経路としてスカベンジャー経路がある（図19）．

a. 外因性脂質代謝経路

食事として摂取したTGとコレステロールが腸管で消化，吸収されて肝臓に転送されていく経路で中心的な役割を担うリポ蛋白は，CMと呼ばれる大型のTG-richリポ蛋白である．

TGは，膵リパーゼの作用を受けてMGとFFAに水解され，小腸上皮細胞に吸収された後，細胞内で再びTGに再合成される（外因性TG）．

一方，コレステロールも，コレステロールエステル加水分解酵素によってFCとなり，小腸上皮細胞から吸収され，細胞内でアシルCoAと再びエステル化される．

b. 内因性脂質代謝経路

外因性脂質代謝経路の主役であるCMが小腸上皮で合成されるのに対し，内因性脂質代謝経路の起点となるVLDLは肝臓で合成される．VLDLは，肝臓で合成されたTG（内因性TG）がミクロソームTG転送蛋白（MTP）の作用によりアポB-100と結合し，さらに，アポC群，アポEを含有して合成される大型のTG-richリポ蛋白である．

c. コレステロール逆転送経路（reverse cholesterol transport system）

末梢組織の過剰なコレステロールを肝臓へ逆転送する経路であり，その主役を務めるのが，組織からコレステロールを引き抜くHDLである．HDLはリン脂質，エステル型コレステロール，アポA-Ⅰ，アポA-Ⅱを主成分とする小型のリポ蛋白である．

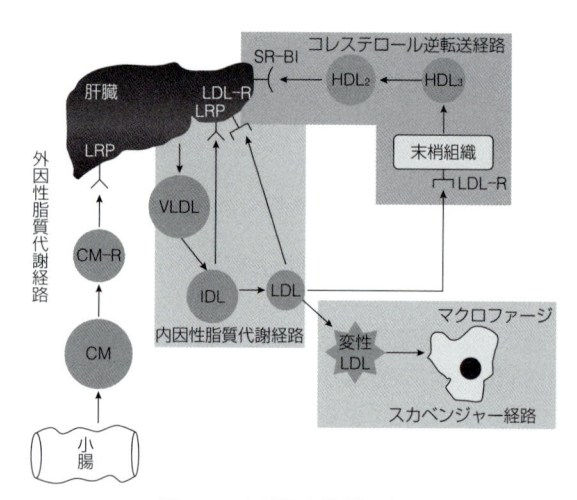

図19 リポ蛋白代謝の概要
CM-R：カイロミクロンレムナント，LRP：レムナント受容体，LDL-R：LDL受容体

d. スカベンジャー経路

変性LDLやレムナントリポ蛋白はLDL受容体で認識されず，マクロファージに発現しているスカベンジャー受容体を介して取り込まれる．この過程をスカベンジャー経路と呼ぶ．スカベンジャー受容体はLDL受容体のようにネガティブフィードバック機構により発現が抑制されないため，マクロファージは，細胞内のコレステロール量とは無関係に，変性LDLやレムナントリポ蛋白を大量に取り込み，容易に泡沫化して動脈硬化症の原因となる（図20）．

B. 検体採取・保存の注意事項

検体は早朝空腹時に採取された血液から分離した血清が用いられる．検体採取後は速やかに検査することが望ましい．すぐに検査できない場合は冷蔵保存（4℃）する．凍結融解はリポ蛋白を変性させることになるため，凍結保存は避ける．

C. 検査法

遠心分離法，HPLC，電気泳動法，結合沈澱法，自動分析法などがある．

血中リポ蛋白を比重の違いによって分離する超

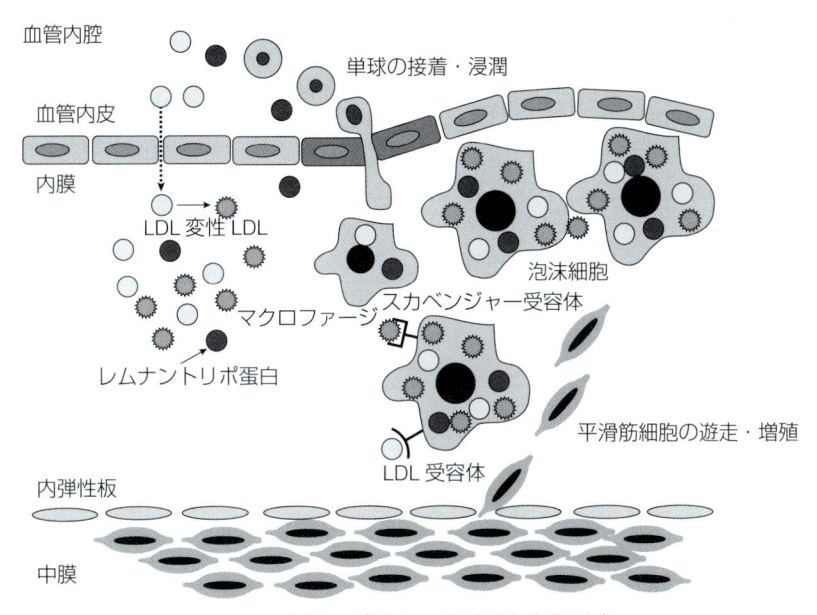

図20 変性リポ蛋白と動脈硬化病変形成

遠心分離法は基準的なリポ蛋白分画測定法である．しかし，①高価な超遠心機を用いて長時間遠心しなければならない，②多量の血清を用いる，③比重調整に手間がかかる，④アポA，アポC群，アポEなどは，高重力，高濃度の塩にさらされた場合にリポ蛋白粒子から脱落しやすい，⑤分離後の各分画は高濃度の塩を含み，分離後の分析に影響する，などの問題点がある．HPLCは，試料の調整が不要で比較的短時間に温和な条件で分離することが可能であるが，特殊な装置を必要とする．これらに対し，アガロース膜やポリアクリルアミドゲルを支持体とした電気泳動法は少量（数μL程度）の血清で簡便に分析することができることから，日常検査に多用されている．また，HDL分画の測定には，ポリアニオン（ヘパリン，デキストラン硫酸，リンタングステン酸など）と2価の金属イオン（Mn^{2+}，Mg^{2+}，Ca^{2+}など）を用いてLDLとVLDL画分を不溶性沈殿物として除去し，上清のHDL-Cを測定する結合沈殿法や，遠心分離操作が不要で自動分析装置による測定が容易な直接法がある（「HDL-コレステロール」212頁参照）．一方，LDL分画は，Friedewaldの式から求める間接法，超遠心分離法とヘパリン-Mn^{2+}沈殿法を併用するCDCの基準法（β-Quantification法：BQ法），LDL-Cを選択的に定量する直接法などがある（「LDL-コレステロール」214頁参照）．その他，最近では，抗原抗体反応を駆使して，リポ蛋白代謝異常で増加するレムナントリポ蛋白や，酸化LDLを定量する方法なども実施できるようになってきている．

ここでは，日常検査法の主流である電気泳動法によるリポ蛋白分画法について概説する．

a. アガロースゲル電気泳動（Fat Red 7B染色）

1）Fat Red 7B染色法

①原理

支持体に薄膜アガロースを用いて，リポ蛋白粒子を荷電量の違いにより分離した後，Fat Red 7Bで染色する．脂溶性色素であるFat Red 7Bは，リポ蛋白粒子の脂質成分と高い親和性を示すため，膜上に分離されたリポ蛋白を赤色に染色する（図21）．

②基準範囲および結果の解釈（図22）

基準範囲
 α-リポ蛋白：26〜45%
 pre β-リポ蛋白：6〜22%

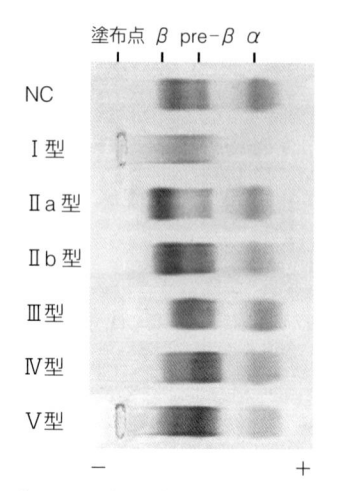

図21 アガロースゲル電気泳動像（Fat Red 7B 染色）
NC：健常者（正脂）血清
Ⅰ型～Ⅴ型：Fredricksonの分類（WHOの分類）

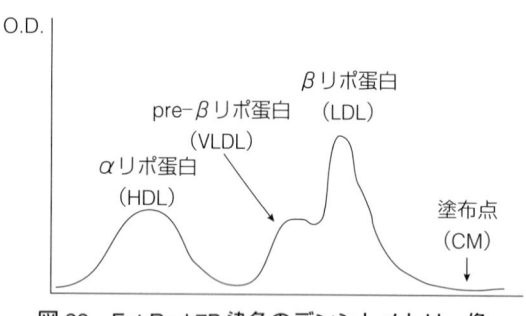

図22 Fat Red 7B染色のデンシトメトリー像

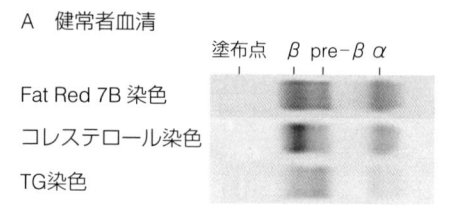

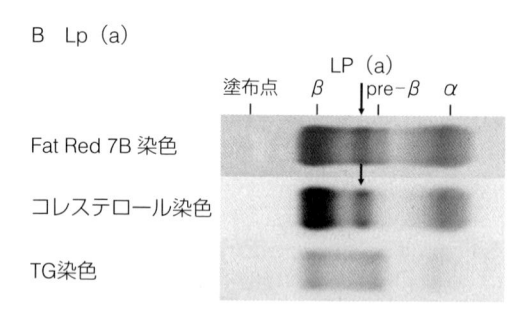

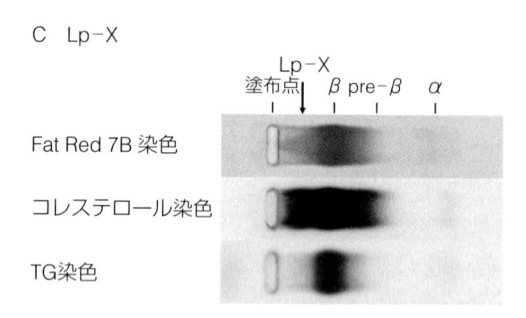

A 健常者血清

B Lp（a）

C Lp-X

図23 アガロースゲル電気泳動像

β-リポ蛋白：43〜58％

異常値

各種の原発性脂質異常症，二次性脂質異常症，で異常値を示す（**表7**）．

2) アガロースゲル電気泳動法で検出される特殊なリポ蛋白

・Lp（a）：血中Lp（a）濃度が10 mg/dL以上の新鮮血ではpre βリポ蛋白とβリポ蛋白の中間付近にエキストラバンドとして検出され，コレステロール染色によく染まる（**図23B**）．

・レムナントリポ蛋白：CMレムナントやIDLはpre βリポ蛋白とβリポ蛋白の中間付近に検出される．Ⅲ型脂質異常症で出現する異常なレムナントリポ蛋白であるβ-VLDLも同様の移動度に検出され，コレステロール染色，TG染色ともにpre β分画とβ分画の境界が不明瞭なブロード状（broad β）を呈する（**図23A**）．

・変性LDL：酸化LDLや糖化LDLなどの変性LDLは，含有するアポB-100のリジン残基が修飾されて陰性荷電が増加することにより，正常なLDL（βリポ蛋白）に比べ移動度が早くなる．

・slow α：胆汁うっ滞，閉塞性黄疸を伴う患者血清から検出されることがある移動度の遅いαリポ蛋白である．

・Lp-X：胆汁うっ滞，閉塞性黄疸，LCAT欠損

表7 原発性脂質異常症

型	所見 外観*	リポ蛋白	血清TC	血清TG	病因
I	上層：クリーム層 下層：透明	CM ↑↑	↑	↑↑↑	LPL欠損, アポCⅡ欠損
Ⅱa	透明	LDL ↑	↑↑	→	LDL受容体異常
Ⅱb	わずかに混濁	LDL ↑, VLDL ↑	↑↑	↑↑	不明
Ⅲ	混濁	IDL ↑	↑↑	↑↑	アポE異常(E2/E2など)
Ⅳ	混濁	VLDL ↑	↑ or →	↑↑	不明
Ⅴ	上層：クリーム層 下層：混濁	CM ↑, VLDL ↑	↑	↑↑↑	LPL欠損 ヘテロ型

＊：血清静置試験：血漿を静置（4℃，16～24時間）することにより，CMの増加（上層にクリーム状の層を形成），VLDLの増加（下層が混濁），LDLの増加（下層が透明）をスクリーニングする方法．

表8 二次性脂質異常症

原因	増加する主なリポ蛋白	表現型
内分泌代謝疾患		
糖尿病	VLDL, LDL, (CM)	Ⅳ, Ⅱb, (Ⅴ)
甲状腺機能低下症	IDL, (LDL)	Ⅱa, (Ⅲ)
Cushing症候群	VLDL, LDL	Ⅱa, Ⅱb
末端肥大症	VLDL	Ⅳ
痛風	VLDL	Ⅳ
肝胆疾患		
閉塞性黄疸	LDL (Lp-X)	Ⅱa
原発性胆汁性肝硬変	LDL (Lp-X)	Ⅱa
腎疾患		
ネフローゼ症候群	VLDL, LDL	Ⅱa, Ⅱb
慢性腎不全	VLDL, (IDL)	Ⅳ, (Ⅲ)
膵疾患		
急性膵炎・慢性膵炎	CM, VLDL	Ⅰ, Ⅳ, Ⅴ
免疫異常		
多発性骨髄腫	VLDL	Ⅳ
SLE	VLDL, (IDL, CM)	Ⅳ, (Ⅲ, Ⅴ)
薬剤性その他		
肥満	VLDL, LDL	Ⅳ, Ⅱb
飲酒	VLDL, (CM)	Ⅳ, (Ⅴ)
妊娠	VLDL, LDL	Ⅱb
ステロイド剤	VLDL, LDL	Ⅱa, Ⅱb
エストロゲン剤	VLDL, (CM)	Ⅳ, (Ⅴ)
サイアザイド系利尿薬	VLDL, LDL	Ⅱb, Ⅳ

症を伴う患者血清から検出されることがあるリン脂質とFCに富む異常リポ蛋白である．アガロースゲル電気泳動では，原点～β位（slow β位）に泳動され，アガー（寒天）電気泳動では，陰極側に移動度を持つ．超遠心分離法ではLDLに分画される．コレステロール染色では，塗布点からβ位にかけてテーリングした染色帯として検出される（図23C）．なお，肝不全患者血清から検出されることがある異常リポ蛋白Lp-Yも，Lp-Xと同様にLDLに分画される．

3）コレステロール・TG染色法
①原理
　各リポ蛋白が含有するコレステロールとTGを別々に染色する方法である．コレステロール染色はコレステロール脱水素酵素法，TG染色はグリセロール-3-リン酸脱水素酵素法に基づき，いずれも，酵素反応により生じたNADHにジアホラーゼを介して還元型ニトロブルーテトラゾリウム（NBT）を生成させて可視化する．

ヘレナ研究所より，染色用酵素剤キット（コレトリコンボCH/TG）が市販されている．詳細についてはキットの添付説明書を参考にされたい．
②基準範囲と結果の解釈
基準範囲
・TC濃度が123～230 mg/dLの場合
　α位：HDL-C　　　　　36.8～94.3 mg/dL
　pre β位：VLDL-C　　　2.6～24.6 mg/dL
　β位：LDL-C　　　　　65.6～154.9 mg/dL
・TG濃度が35～135 mg/dLの場合
　α位：HDL-TG　　　　 5.2～23.1 mg/dL
　pre β位：VLDL-TG　　11.6～76.2 mg/dL
　β位：LDL-TG　　　　 17.2～60.1 mg/dL
異常値（表7～9）

表9　その他の脂質異常症

	原発性	二次性
低HDL血症	タンジール病 アポA-Ⅰ欠損症 アポA-Ⅰ/C-Ⅲ欠損症 アポA-Ⅰ変異（アポA-Ⅰ Milanoなど） 魚眼病 LCAT欠損症 LPL欠損症	糖尿病 甲状腺機能亢進症 肝障害（肝硬変，慢性肝炎，脂肪肝など） 虚血性心疾患 慢性腎不全 肥満 メタボリックシンドローム 薬剤（抗脂質異常症薬，サイアザイド系利尿薬剤など）
高HDL血症	CETP欠損症 HTGL欠損症	原発性胆汁性肝硬変症 長期大量飲酒 薬剤（ステロイド，フェニトイン，シメチジンなど）
低LDL血症	先天性無βリポ蛋白血症（MTP遺伝子異常） 家族性低βリポ蛋白血症	甲状腺機能亢進症 肝障害（肝硬変，慢性肝炎など） 吸収不良症候群

b. ポリアクリルアミドディスク電気泳動法

①原理

　ズダン黒B染色液を含むローディング溶液と試料を混合し，リポ蛋白を泳動前に染色する．この混合液をポリアクリルアミドゲル管の上層部に重層して，蛍光灯下で光重合させて試料ゲルを形成した後，電気泳動を行う（**図24**）．リポ蛋白は分子ふるい効果によって分離される（**図25**）．

　調整済みのキット（リポフォー，常光）が市販されている．詳細についてはキットの添付説明書を参照にされたい．

②基準範囲と結果の解釈

基準範囲

　　HDL：　男性 22～50%　　女性 26～53%
　　LDL：　男性 44～69%　　女性 42～65%
　　VLDL：男性 5～20%　　　女性 26～53%

異常値（**表7～9**）

③ポリアクリルアミドディスク電気泳動法で検出される特殊なリポ蛋白

- ミッドバンド：VLDL分画とLDL分画の間に検出される分画で，レムナントリポ蛋白とLp(a)の存在を示す．
- sd LDL：正常なLDLよりも小型で比重が高く（1.044～1.063 g/mL），酸化されやすく動

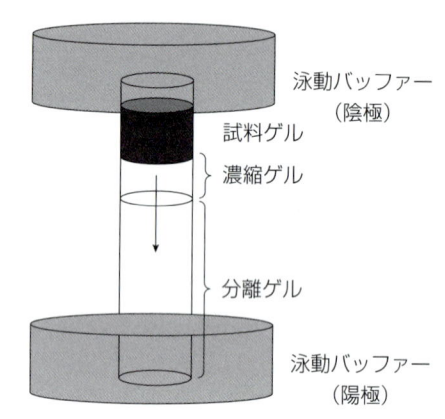

図24　ポリアクリルアミドディスク電気泳動の原理

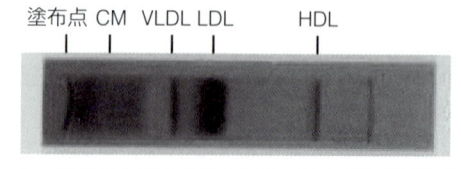

図25　ポリアクリルアミドディスク電気泳動（ズダン黒B染色）
試料：Ⅱb型脂質異常症患者血清

表10 主な動脈硬化惹起性リポ蛋白

	病態生理学的意義
レムナントリポ蛋白	・血管壁内への易侵入性，停滞による炎症惹起 ・LDL 受容体，LRP 受容体を介した無制限な取り込みによるマクロファージの泡沫化 ・HDL 低下と sd LDL 増加
酸化 LDL	・スカベンジャー受容体を介した取り込みによるマクロファージの泡沫化 ・マトリックスメタロプロテアーゼの産生促進による動脈硬化プラークの破綻 ・組織因子の発現誘導による血栓形成惹起
糖化 LDL	・LDL 受容体による細胞内取り込み遅延？ ・血管内皮細胞からの接着分子分泌促進と内膜への単核球球の集積促進
sd LDL	・易酸化性による LDL 受容体による細胞内取り込み遅延，マクロファージの泡沫化
Lp(a)	・抗線溶作用，血栓形成促進作用 ・トランスフォーミング増殖因子β活性抑制 ・血管内皮細胞からの接着分子分泌促進と内膜への単核球球の集積促進

脈硬化惹起性が高いリポ蛋白粒子である．LDL 分画に比べ陽極側（移動度が早い位置）に検出される．

D. 臨床的意義

各種脂質異常症の成因と病態を的確に捉え，それぞれに適した治療を施すとともに，その効果を判定していく上で有用である．また，粥状動脈硬化症のバイオマーカーとして，動脈惹起性リポ蛋白（表10）を検出する意味においても重要である．

11. アポリポ蛋白（アポ蛋白）

A. 生理学的意義

アポ蛋白はアルファベット順で命名されており，主要なアポ蛋白としてはA-Ⅰ，A-Ⅱ，A-Ⅳ，B（B-48, B-100），C-Ⅰ，C-Ⅱ，C-Ⅲ，D，E などがあり，現在まで，アポ M まで報告されている．その他，血清アミロイド A（SAA）やパラオキソナーゼ1なども リポ蛋白の代謝に影響を与えることから，広い意味ではアポ蛋白の一種と考えられている．アポ蛋白の機能は多彩であり，種類により異なるが，主には，①水に溶けない脂質をリポ蛋白として血液中に可溶化する作用，②粒子構造を安定に保つ構造蛋白質としての作用，③リポ蛋白代謝酵素の活性を調節する作用，④細胞がリポ蛋白受容体を介して脂質を取り込む際のリガンドとしての作用などに大別することができる．個々のアポ蛋白の主要な機能を表11にまとめた．

アポ蛋白は表11に記したような機能を発揮しながら，リポ蛋白の代謝を制御している．したがって，アポ蛋白の代謝は，当該アポ蛋白が構成するリポ蛋白の代謝に等しいといえる．

B. 検査法

自動化が容易な免疫比濁法（turbidimeric immunoassay：TIA）が日常検査法として広く利用されている．

定量的な検査だけでなく，質的な検査も重要である．特に，アポ E フェノタイピングは，Alzheimer 病などとの関連性から重要である．アポ E フェノタイピングは等電点電気泳動法とウエスタンブロット法を組み合わせた方法により行われる．

C. 検体採取・保存の注意事項

リポ蛋白分画測定と同様に，早朝空腹時に採取された血液から分離した血清が用いられる．アポ蛋白の抗原性は比較的安定であるが，アポ蛋白の種類により異なる．基本的には，検体採取後は速やかに検査することが望ましい．

表11　アポ蛋白の主要な機能

アポ蛋白	分子量(kDa)	主な合成部位	リポ蛋白の局在	主な機能
A-I	28.4	小腸・肝	CM, HDL	HDLの構造蛋白質，LCATの活性化
A-II	8.7×2	肝	CM, HDL	LCATの抑制？，HTGLの活性化？
A-IV	46	小腸	CM, VLDL, HDL	LCAT・LPLの活性化？
B-100	549	肝	VLDL, IDL, LDL	LDL受容体のリガンド，LDLの構造蛋白質
B-48	264	小腸	CM	CM受容体のリガンド，CMの構造蛋白質
C-I	6.6	肝	CM, VLDL, IDL, HDL	LCATの活性化，CETPの抑制？
C-II	8.8	肝	CM, VLDL, IDL, HDL	LPLの活性化
C-III	8.8	肝	CM, VLDL, IDL, HDL	LPLの抑制
E	34	肝・脳 マクロファージ	CM, VLDL, IDL, HDL	LDL受容体・レムナント受容体のリガンド

D. 基準範囲

アポ蛋白濃度（TIA）

　アポA-I：108～158 mg/dL
　アポA-II：24.9～35.7 mg/dL
　アポB：68～98 mg/dL
　アポC-II：1.9～4.1 mg/dL
　アポC-III：5.6～10.2 mg/dL
　アポE：3.1～4.9 mg/dL

E. 臨床的意義

　アポ蛋白定量検査は，各種アポ蛋白異常症と，それに伴う脂質代謝異常の診断に有用である．また，アポEのフェノタイピング検査は，III型脂質異常症におけるアポE2/E2，Alzheimer病の危険因子であるアポE4の有無などを同定する上で有用である．

12. Lp(a)
A. 生理学的意義

　Lp(a)は1963年ノルウェーの遺伝学者Bergによりβリポ蛋白の遺伝的変異型として見出されたリポ蛋白である．Lp(a)の脂質組成はLDLと類似しているが，LDL粒子のアポB-100にアポ(a)がジスルフィド（S-S）結合した構造をとり（図26），その粒子サイズはVLDLとLDLの中間で，比重はHDL₂に相当し，アガロースゲル電気泳動法ではpre βとβの間に泳動される（図

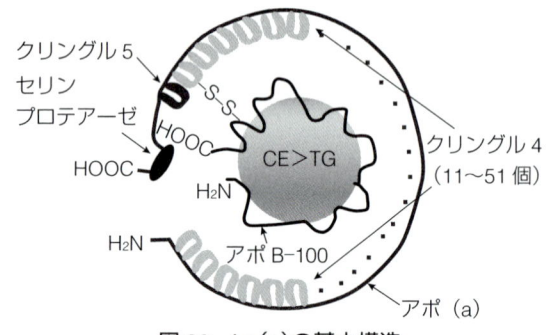

図26　Lp(a)の基本構造
Utermann G: Science 246: 904-910, 1989 より引用改変

23B）などの特徴を有する．
　アポ(a)は，染色体6q2.6-2.7に座位する遺伝子によってコードされる分子量約300～800 kDaの高分子糖蛋白であり，N末端側から11～51個のクリングル4（K4），クリングル5（K5），セリンプロテアーゼの3つのドメインからなる．アポ(a)の一次構造はプラスミノゲンと相同性が高く，血液凝固線溶系の調節に関与している．その機能はプラスミノゲンと拮抗的な関係にあり，血栓形成を促進性する作用を持つ．加えて，プラスミンによるトランスフォーミング増殖因子β（transforming growth factor β：TGF-β）活性作用を抑制して，動脈硬化病変の形成を促進する．また，心筋梗塞発作後や外科手術後では血中Lp(a)濃度が上昇することから，急性相反応蛋白として

表12 アポ(a) アイソフォームと血中Lp(a) 濃度

アイソフォーム	分子量（kDa）	対立遺伝子	遺伝子頻度	フェノタイプ	フェノタイプ頻度	Lp(a)濃度（mg/dL）
F	400	Lp^F	＜0.002			
B	460	Lp^B	0.007	B	1.1	61.7±33.8
S1	520	Lp^{S1}	0.017	S1	2.9	34.4±20.7
S2	580	Lp^{S2}	0.154	S2	17.9	24.5±24.2
S3	640	Lp^{S3}	0.209	S3	20.8	10.2±9.7
S4	700	Lp^{S4}	0.269	S4	31.9	5.7±7.6
		Lp^0	0.344	0	5.7	0.4±1.3

オーストラリア人を対象としたデータ．Utermann G: Science 246: 904-910, 1989 より引用改変

の性質も持ち合わせていると考えられている．

健常人におけるLp(a) 血中濃度は，優性遺伝により規定されている．すなわち，アポ(a)のK4ドメインの繰り返し回数の違いにより生じるアイソフォームの違いが，血中濃度に個人差を生じさせる．血中Lp(a) 濃度はアポ(a)アイソフォームの分子量と負の相関を示す．なお，アポ(a)のアイソフォームにはF，B，S1，S2，S3，S4の6種類が知られており，それぞれ対立遺伝子 Lp^F, Lp^B, Lp^{S1}, Lp^{S2}, Lp^{S3}, Lp^{S4} にコードされている．ホモ接合体のフェノタイプには，B，S1，S2，S3，S4型の5種類と，ウエスタンブロット法でアポ(a)を検出することができない null(0)型がある（表12）．

肝細胞で合成されたアポ(a) が分泌後に，LDL粒子のアポB-100とS-S結合してLp(a) 粒子になると考えられている．半減期はおよそ3日で，異化よりも生合成が血中の動的平衡を規定している．げっ歯類を用いた実験データから，細網内皮系で異化が行われると考えられている．

B. 検査法

a. 定量検査

自動化が容易なTIAやラテックス免疫凝集比濁法（latex agglutination immunoassay：LAIA）が主流である．測定感度はTIA（5〜10 mg/dL）に比べ，LAIA（1〜5 mg/dL）が優れている．

b. フェノタイプ検査

血中Lp(a) 濃度はアポ(a) のアイソフォームによって大きく異なる．したがって，定量検査と併せてフェノタイプを同定して，同一のフェノタイプ間で量的な比較をすることが臨床的に重要である．Lp(a) フェノタイプは，SDS-PAGEとウエスタンブロット法を組み合わせた方法により同定する．

C. 検体採取・保存の注意事項

電気泳動法による定性的な検出が目的の際は，pre βとβの分離が明瞭な新鮮血を用いる．

D. 基準範囲

30 mg/dL 以下

E. 臨床的意義

Lp(a) は動脈硬化の独立した危険因子である．特に，急性心筋梗塞をはじめとする虚血性心疾患や脳梗塞では高頻度に高Lp(a) 血症を認める．また，急性炎症で一過性に上昇するほか，糖尿病に伴う二次的な脂質代謝異常の影響も受け，コントロール不良の糖尿病患者では高値を示すといわれている．一方，産生臓器である肝機能の低下（肝硬変症など）では低値となる．

13. 胆汁酸

A. 生理学的意義

胆汁酸は，コレステロールの代謝産物である（図27）．腸内に分泌された胆汁酸は，①膵リパーゼによる脂肪の分解促進，②脂質，脂溶性ビタミンのミセル化および吸収促進，③コレステロール排泄，④界面活性作用による殺菌など様々な生

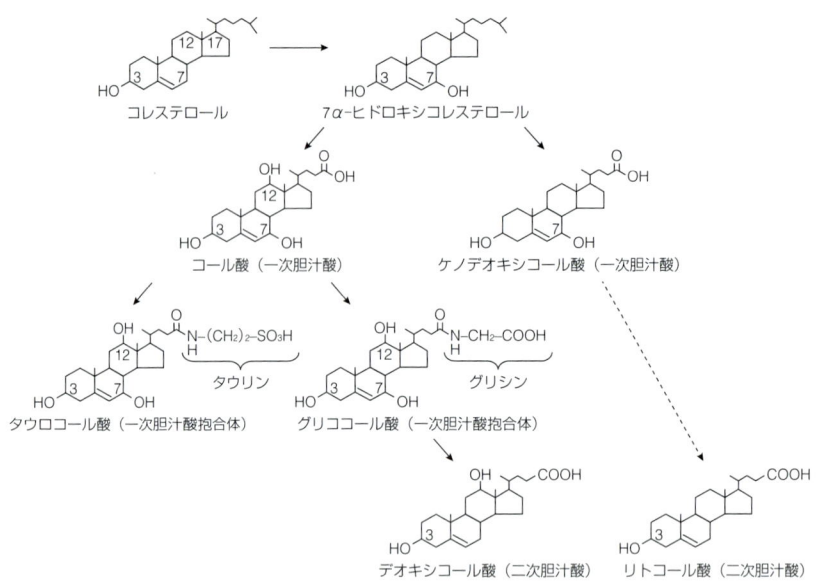

図 27　胆汁酸の合成と分解

理機能を担っている.

　コレステロールの異化によって肝臓で合成された, コール酸 (3α-, 7α, 12α-OH) とケノデオキシコール酸 (3α-, 7α-OH) を一次胆汁酸と呼ぶ. 胆汁酸のおよそ80%はコール酸である. 一次胆汁酸のほとんどは, グリシンと抱合したグリコール酸, あるいはタウリンと抱合したタウロコール酸, ごく一部は硫酸抱合型として胆汁中 (約 5 g/dL) に分泌され, 胆嚢に貯えられる. 食後, 腸管に排出され, 脂肪の消化吸収に携わっている. 腸管に排泄された大部分の一次胆汁酸は再吸収され腸肝循環に入り, 一部は腸内細菌の脱抱合と脱水酸化作用により, デオキシコール酸とリトコール酸 (二次胆汁酸) になる (図27). 二次胆汁酸も腸管から吸収され, 腸肝循環を行っているが, 一部は便中に排泄される (約 500 mg/日). 血液中の胆汁酸濃度は 1〜8 μmol/L 程度で, 尿中への排泄はごくわずか (約 0.4 mg/日以下) である. しかし, 胆道閉塞, 重症肝障害などの場合には, 腸肝循環が妨げられ, 血中および尿中の胆汁酸濃度は増加する.

B. 検査法

　酵素法, 高速液体クロマトグラフィ (high performance liquid chromatography：HPLC), ガスクロマトグラフィ (gas chromatography：GC) などがある.

C. 検体採取・保存の注意事項

　食後間もなくは胆嚢が収縮し, 胆汁酸が腸管に分泌されて血中濃度が高くなる (10〜20 μmol/L 増加) ので, 早朝空腹時の採血が基本である.

D. 基準範囲

　空腹時：1〜8 μmol/L (HPLC), 10 μmol/L 以下 (酵素法)

E. 臨床的意義

　急性肝炎の初期や胆汁うっ滞では著増, 慢性肝炎や肝硬変では軽度から中程度の増加をみる. HPLC法による分画測定を行うと, 閉塞性黄疸と肝細胞性黄疸の鑑別も可能になる. 閉塞性黄疸では, C (12) に-OH が結合したトリヒドロキシ型の胆汁酸が増加する.

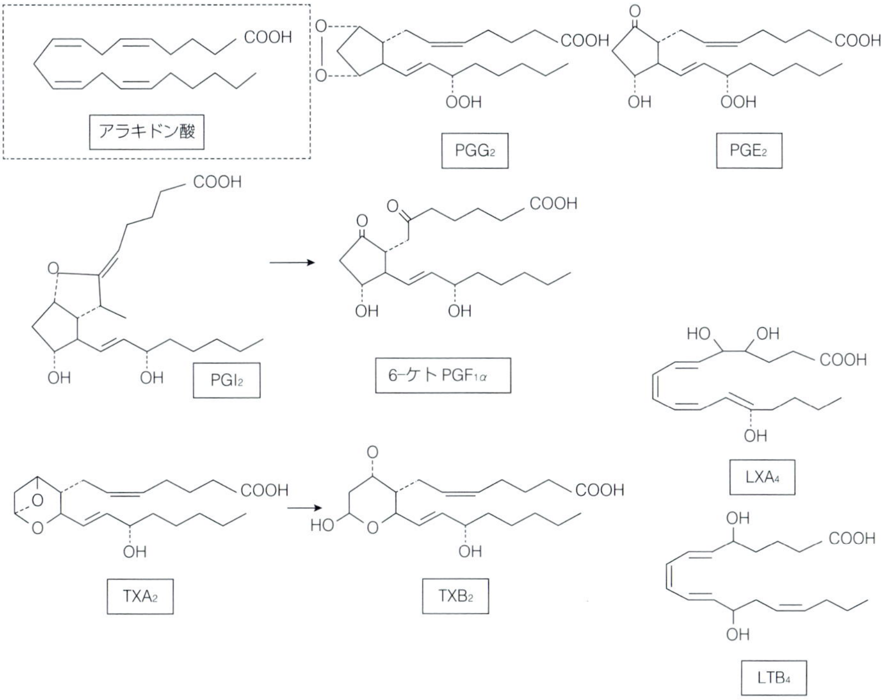

図28 主なエイコサノイドの化学構造

表13 主なエイコサノイドの種類とその生理作用

エイコサノイド	生理作用
PGD_2	睡眠誘発，血小板凝集
PGE_2	血管拡張，血管透過性亢進，血圧降下，発熱，発痛，子宮収縮，胃液分泌抑制，気管支拡張，骨吸収
$PGF_{2\alpha}$	血管収縮，子宮収縮，黄体退行，気管支収縮
PGI_2	血小板凝集阻害，動脈弛緩，血管透過性亢進
TXA_2	血小板凝集惹起，動脈収縮，気管支収縮
LXA_4	好中球遊走阻害，単球遊走促進，マクロファージの貪食促進，活性酸素産生抑制，炎症性サイトカイン産生抑制
LTB_4	白血球遊走促進

略語の数字は側鎖に含まれる二重結合の数

14. エイコサノイド

A. 生理学的意義

エイコサノイドは，ω-6必須脂肪酸であるアライキドン酸（エイコ酸）から生成される生理活性脂質の総称であり，プロスタノイド，ロイコトリエン（LT），リポキシンに大別される．プロスタノイドはプロスタグランジン（PG）とトロンボキサン（TX）の総称である（図28）．

エイコサノイドは炎症を引き起こすメディエーターとして広く知られているが，抗炎症作用や炎症収束作用も有し，炎症の急性期から収束期に至る全過程で多彩な機能を果たしている（表13）．

エイコサノイドの生合成は，ホスホリパーゼA_2（PLA_2）の加水分解作用により始まり，核膜

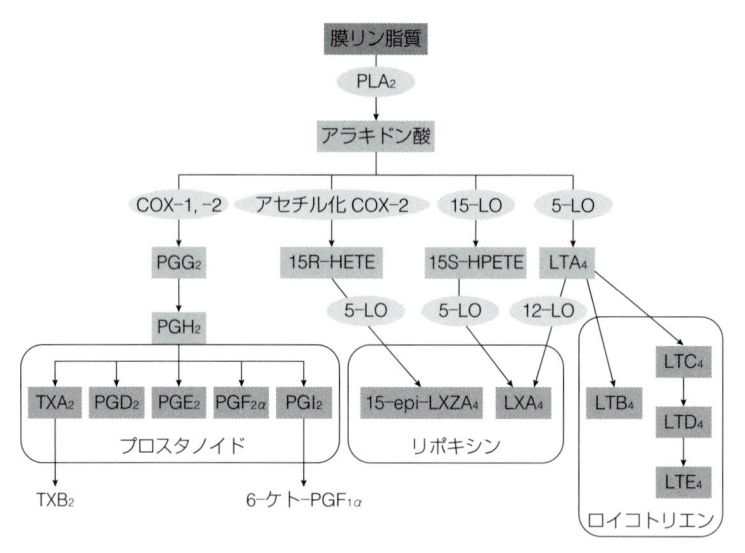

図 29　エイコノサイドの生合成経路
LO：リポキシゲナーゼ，HETE：ヒドロキシエイコサテトラエン酸，
HPETE：5-ヒドロペルオキシエイコサテトラエン酸，LX：リポキシン

表 14　エイコサノイドと医薬品

医薬品	薬理作用
ステロイド性抗炎症剤（コルチゾール，プレドニゾロン，デキサメタゾンなど）	PLA_2 活性を抑制→エイコサノイド産生抑制→抗炎症作用
非ステロイド性抗炎症剤（インドメタシン，イブプロフェン，アスピリン，ジクロフェナクなど）	COX-1, COX-2 を阻害→エイコサノイド産生抑制→抗炎症作用，血小板凝集抑制
PGE_1 製剤	血管拡張，血小板凝集抑制→血行障害，血栓治療
PGE_2 製剤	子宮収縮作用→分娩誘発，胃液分泌抑制→胃潰瘍治療
$PGF_{2\alpha}$ 製剤	子宮収縮作用→分娩誘発，眼房水流出促進→緑内障治療
プランルカスト水和物製剤	LT 拮抗作用→気管支喘息・アレルギー性鼻炎治療
塩酸オザグレル製剤	TXA_2 合成阻害→気管支喘息治療
セラトロダスト製剤	TXA_2 競合阻害→気管支喘息治療

や小胞体膜のリン脂質からアラキドン酸が遊離し，これにシクロオキシゲナーゼ（COX）が作用して PGG_2 となり，次いで POD が作用して PGH_2 となり，その後，各種のプロスタノイド合成酵素の作用により，種々の PG と TX が合成される（図 29）．各エイコサノイドは，表 13 にあげたような生理活性を発揮する．

多くのエイコサノイドは，化学的半減期が短く，また体内における代謝回転も速いため，血中濃度は極めて微量（pg/mL 程度）である．

B. 検査法

不安定なエイコサノイドの中で比較的安定な PGE_2 と $PGF_{1\alpha}$ や，TXA_2 と PGI_2 の代謝産物である TXB_2 や 6-ケト $PGF_{1\alpha}$ を対象として放射性免疫測定法（radioimmunoassay：RIA）などで測定されることがあるが，日常検査として測定されることはほとんどない．

C. 検体採取・保存の注意事項

　一般に血漿を試料とする．特に，TXB_2 を測定する際には，血餅退縮時の血小板凝集に伴って，大量に放出される TXB_2 の影響があるので，血清を試料とすることはできない．採血後，全血 9 容に対して 500 mmol/L インドメタシンと 2% EDTA-2Na を含む溶液 1 容を混合後，速やかに遠心して血漿を分離し，凍結保存する．

　感度の高い測定法の場合には，血漿を直接測定することも可能であるが，一般的には，血漿を塩酸酸性（pH3 前後）にした後，酢酸エチルなどの有機溶媒を用いて抽出濃縮し，さらに薄層クロマトグラフィや HPLC で分離精製を施して測定試料とする．

D. 基準範囲

　確立された基準範囲がないのが実状である．なお，PGE_2 の健常者参考値として，男性 8.4 pg/mL 以下，女性 4.4 pg/mL 以下が利用されている．

E. 臨床的意義

　エイコサノイドの生理活性やそれに対する拮抗作用が医薬品に応用されている（**表 14**）．

（山内一由）

チェックリスト

□ 脂質の種類をあげよ．
□ TG の検査法について説明せよ．
□ HDL-C の Friedewald 式について説明せよ．
□ Lp(a) 測定の臨床的意義を述べよ．

IV 人体の臨床化学検査の実際―生体分子の分析各論

3 蛋白質

1. 蛋白質とは

蛋白質（protein）とは，約80個以上のアミノ酸がリボソーム上でペプチド結合（-CO-NH-）によって結合した高分子化合物である．蛋白質は約20種類のアミノ酸から構成され，約16％の窒素を含む．蛋白質の性質は，構成アミノ酸と結合順序によって決まる．このポリマーの末端の結合していない部分は，α-アミノ基側をN末端，カルボキシル基側をC末端という．そのアミノ酸の種類と結合順序をコードするヒトの遺伝子は31,000程度であるが，30万余りとも考えられる多様性を持った蛋白質が存在すると考えられている．蛋白質は遺伝情報に基づいて翻訳される間に，あるいは翻訳後に様々な修飾を受けることが知られている．これは蛋白質の翻訳後修飾（post-translational modification）といわれており，翻訳後修飾は300種類以上あるため同修飾を受けない蛋白質はまだ見出されていないと考えられている．翻訳後修飾の代表的なものとして，アセチル化，アミド化，グリコシル化，メチル化，ユビキチン化，ラセミ化，リン酸化，硫酸化，ジスルフィド結合形成，脂肪酸付加などがあり，それぞれ蛋白質の多彩な機能発現に必要なものである．

A. 分類

蛋白質は機能の面から一般に**表1**に示すような8種類に分類されている．いずれも生命の維持・恒常性の維持に重要な役割を果たしている．また，アミノ酸のみからなる単純蛋白（simple protein），糖・金属・色素・脂質・核酸などを含む複合蛋白（conjugated protein）および変性・加水分解で生じる誘導蛋白（derived protein）という組成からみた分類もある（**表2**）．

臨床化学における蛋白質検査では，血清総蛋白測定，血清アルブミン測定および血清蛋白電気泳動による血清蛋白分画が病態把握のためのスクリーニング検査として実施される．加えて免疫学的手法を用いた単一蛋白（微量蛋白）の定量検査が実施される．

表1 蛋白質の機能による分類

蛋白質の種類	主な機能	例
貯蔵蛋白	栄養・膠質浸透圧	アルブミン
酵素蛋白	生体反応の触媒	アミラーゼ，LD，AST，ALT，CK，ALPなど
輸送蛋白	物質輸送	ヘモグロビン，トランスフェリン，リポ蛋白など
防御蛋白	生体防御反応	免疫グロブリン，補体系，血液凝固・線溶蛋白
構造蛋白	結合組織・細胞の運動	コラーゲン，エラスチン，フィブロネクチン，ラミニン
収縮・運動蛋白	筋肉の収縮・細胞の運動	アクチン，ミオシン，トロポニンなど
調整蛋白	代謝調節	ホルモン
受容体蛋白	情報伝達	ホルモン受容体，神経伝達物質受容体

表2 蛋白質の組成による分類

蛋白質の種類	性質	例
1. 単純蛋白	アミノ酸のみからなる	アルブミン
2. 複合蛋白		
糖蛋白	糖が Asn, Ser, Thr と共有結合	ほとんどの血漿蛋白
金属蛋白	金属と結合	トランスフェリン，フェリチン，セルロプラスミン
色素蛋白	色素が共有結合（会合）	ヘム蛋白質（ヘモグロビン，カタラーゼ，シトクロム），フラビン蛋白
リポ蛋白	脂質と会合	リポ蛋白
核蛋白	核酸と会合	ヒストン，プロタミン
3. 誘導蛋白	変性・加水分解により生じる	プロテオース，ペプトン

B. 構造

蛋白質の立体構造は，ペプチド結合（-CO-NH-）やジスルフィド結合（-S-S-）のような共有結合に加えて，①水素結合，②疎水結合，③静電結合，④ van der Waals（ファンデルワールス）力のような弱い非共有結合により保持されている．ペプチド結合からなるアミノ酸の配列順序を蛋白質の一次構造といい，いくつもの水素結合で形成される特徴的な α ヘリックスおよび β シートのような特殊構造を二次構造という．二次構造を占める割合は蛋白質により異なる．また，1本のポリペプチド鎖が折りたたまれてできる立体構造を蛋白質の三次構造といい，1本のポリペプチド鎖の中で機能的または構造的にまとまった部分をドメイン（domain）と呼ぶ．そして蛋白の四次構造とは，三次構造を持った2本以上のポリペプチド鎖からなる蛋白質でありオリゴマー蛋白（oligomeric protein）のことを示す．四次構造を構成するそれぞれのポリペプチド鎖をサブユニット（subunit）という．各サブユニット間は，その表面の側鎖アミノ酸間で水素結合や静電結合で結合している．

C. 機能

蛋白質は何らかの翻訳後修飾を受けた後，初めて本来の機能を獲得する．数多い翻訳後修飾の中でここではメチル化，グルコシル化およびリン酸化について簡単に触れる．メチル化とは，ヒストンのアルギニン残基などで起こるもので転写制御にかかわる．グルコシル化とは，蛋白質に2～6種類の単糖からなるオリゴ糖が結合することであり，アスパラギン残基に結合するN結合型糖鎖，セリンやトレオニン残基に結合するO結合型糖鎖がある．グルコシル化によって，酵素の活性化，蛋白質間相互作用，細胞認識，細胞増殖および分化制御などの機能発現が推定されている．またリン酸化とは，セリン，トレオニン，チロシン残基などでみられ，成長因子，ホルモン，神経伝達物質の細胞内情報伝達にかかわっている．

2. 血清総蛋白（TP）

A. 生理学的意義

ヒトの蛋白質で血漿中に反映されている蛋白質は少なくとも約300種が同定されている．その中で主な血清蛋白の種類と生化学的性状および主たる機能について表3に要約する．血漿内では，蛋白質の種類により半減期が大きく異なるが，合成と分解・異化および体外への喪失を反映した動的平衡が成り立っている．また，栄養状態が反映されるアミノ酸プールサイズにより総蛋白量が決定される．臨床化学検査において，通常は血清を対象にすることから，総蛋白とはフィブリノゲンを中心とする血液凝固因子を省いた血清総蛋白として考える．

γ 分画の5種類の免疫グロブリンは，形質細胞で産生されるが，ほとんどの血漿蛋白は肝臓で生合成される．血漿中にはその他，様々な臓器・細胞で産生される酵素や内分泌器官で産生されるホ

表3 主な血清蛋白の性状と機能

分画	蛋白名	濃度(mg/dL)	M (kDa)	等電点	半減期(日)	機能
アルブミン	トランスサイレチン*	22～40	55	4.7	2	サイロキシンおよびレチノールの結合蛋白，短期の栄養指標蛋白
	アルブミン	3,900～4,900	66	4.7～5.2	20	栄養源（長期の栄養指標蛋白），膠質浸透圧の維持，物質輸送，緩衝作用
α_1グロブリン	α_1リポ蛋白（HDL）	37～270	HDL2：400, HDL3：200		4～5	脂質成分の輸送と代謝
	α_1アンチトリプシン	94～150	45～55	4.4～4.8	3	プロテアーゼ活性の阻害，急性相反応蛋白
	α_1アシッドグリコ蛋白	42～93	40～42	1.8～2.7	5	急性相反応蛋白，オロソムコイドが別名
	α_1ミクログロブリン	1～3	30			尿細管性蛋白
α_2グロブリン	α_2マクログロブリン	110～230	720～820	5.4		プロテアーゼ活性の阻害，急性相反応蛋白，結合蛋白
	α_2リポ蛋白	～200	5,000～10,000			脂質成分の輸送と代謝
	ハプトグロビン	19～170	1-1：100, 2-1：200, 2-2400	4.1～4.5	3～4	ヘモグロビンの結合蛋白，急性相反応蛋白，3種類の遺伝型
	セルロプラスミン	21～37	130～140	4.4	5	銅の結合蛋白，急性相反応蛋白
βグロブリン	リポ蛋白（LDL）	200～700			3	脂質成分の輸送と代謝
	トランスフェリン	190～320	80～90	5.2～5.5	8	鉄の結合蛋白
	ヘモペキシン	50～100	57	19.7～21.8		ヘム蛋白の結合蛋白
	C3（β_1C/A グロブリン）	86～160	185～190		3	補体蛋白，急性相反応蛋白
	C4（β_1E グロブリン）	17～45	210			補体蛋白，急性相反応蛋白
	β_2ミクログロブリン	0.08～0.18	11.8	5.4～5.5	0.4	尿細管性蛋白
γグロブリン	IgG	870～1,700	150	5.8～7.7	19～24	抗体活性，二次免疫応答抗体，胎盤通過抗体，4種類のサブクラス
	IgA	110～410	160		6	抗体活性，2種類のサブクラス，分泌型IgA，粘膜免疫
	IgM	M：33～190 F：46～260	970	5.1～7.8	5	抗体活性，一次免疫応答抗体
	IgD	～9	184		2.8	抗体活性，表面免疫グロブリン
	IgE	0.01～0.1	188		2	抗体活性，Ⅰ型アレルギー
	CRP	～0.1	115		4～6時間	急性相反応蛋白

＊：トランスサイレチンは，正確にはアルブミンより陽極側に分画されることから，かつてはプレアルブミンと呼ばれていた．

ルモンも反映される．

表3に示すように，蛋白質の種類により血中半減期は大きく異なっている．健常成人では約7〜8 g/dLであるが，この濃度はそれぞれの蛋白質の合成，異化，体外への喪失，血管外液への移動および栄養状態による動的平衡によって規定される．

B. 検査法

血清総蛋白の測定に際しては日常検査においてビウレット（biuret）法が普遍的に利用されているが，他の体液の総蛋白測定法と歴史的に重要な方法で現在も臨床検査以外に用いられている方法について述べる．

a. 化学的方法

化学的測定法は，含窒素測定法，比色法および色素結合法に大別される．

1）含窒素測定法

蛋白質の窒素含有量が約16％であることを根拠に，その窒素量を求め6.25倍（100/16）して蛋白質量を求めるものである．Kjeldahl-Nessler法が血清総蛋白測定法として最初に使用された．極めて客観性のある総蛋白測定法であることから現在も食品化学領域では用いられているが，操作が煩雑であること自動化ができないことから臨床検査には用いられていない．

2）ビウレット反応

比色法の代表的方法としてビウレット反応とFolin-Lowry法があり，前者が自動分析装置に応用されている．トリペプチド以上のペプチドは，ビウレットに似た構造を持ち，アルカリ性溶液中でCu^{2+}イオンに配位し，赤紫色から青紫色に呈色する（545 nm）．蛋白質がペプチド結合を多く含むほど強く呈色し，さらに，蛋白質のグラム当たりに現れるペプチド結合の数はほぼ同じであるあることから，蛋白質濃度を測定することが可能となる．

3）Folin-Lowry法

ビウレット反応と芳香族アミノ酸の酸化反応とを組み合わせたものである．蛋白質の微量測定に適している．しかし，フェノール試薬を用いることから慎重な対応が必要となる．

4）色素結合法

尿や髄液などの総蛋白測定法として開発された方法である．クマシーブリリアントブルー法やピロガロールレッド法が用いられている．特に後者は自動分析法に応用されている．これらの標準物質として通常，ウシ血清アルブミン（BSA）が用いられる．

b. 物理化学的方法

物理化学的方法とは，スルホサリチル酸やトリクロロ酢酸などの試薬と試料を混合し蛋白質を沈殿させ濁度を測定する方法である．Kingsbury-Clark（スルホサリチル酸）法として尿や髄液の総蛋白測定法として用いられてきたが，感度とアルブミンとグロブリンに対する特異性に問題があることから現在はほとんど利用されていない．

c. 物理的方法

1）比重法・屈折法

物理的方法とは蛋白質溶液の物理的性質を利用したもので，比重法と屈折法があり古くより臨床検査に応用されてきた．これらは蛋白質溶液の比重や屈折率は，蛋白質濃度を反映することを利用したものである．

2）紫外部吸収法

もう1つの方法として紫外部吸収法がある．本法は，蛋白質に普遍的に存在する芳香族アミノ酸（トリプトファンとチロシン）が280 nmに吸収を示すことを利用したものである．一般に$OD_{280\,nm}$が1.0のとき蛋白質濃度1.0 mg/mLとして定量するものである．本法は各種のクロマトグラフ法の蛋白質のモニタリングに応用されている．ただし，吸収を示すこれらのアミノ酸の含有量が大きく異なる場合，蛋白質量に違いが生じることになる．

C. 検体採取・保存の注意事項

血清総蛋白は，採血の体位により測定値の異なる代表的な項目となる．すなわち立位または座位では，水分の移動により横臥位に比較し0.5〜1.0 g/dL高値となる．ただし，体位による変化については10分程度で改善されるといわれている．

血清分離後の検体保存については，直ちに分析ができない場合は−80℃保存すべきである．

D. 基準範囲

基準範囲は，6.7〜8.3 g/dL（立位・座位）であり，臨床的には6.0 g/dL以下を低蛋白血症，8.5 g/dL以上を高蛋白血症という．

E. 臨床的意義

異常値になるメカニズムとして，血清総蛋白の約60〜70%は肝臓で産生されるアルブミンであり，次いで15〜20%はγ分画の形質細胞で産生される5種類の免疫グロブリン（同分画の約80%はIgG）である．このようなことから一般にはA/G比を算出して異常値をスクリーニングしている．

蛋白質産生の場である肝臓が高度の障害を受けた場合はアルブミンが低下することから血清総蛋白は，肝機能を反映する．その他，栄養不足により産生低下した場合，あるいは崩壊・消費の亢進，血管外，体外への漏出によってもアルブミンの低下を生じる．

一方，血清総蛋白の上昇はアルブミンの産生増加によるものではなく，γ分画の免疫グロブリン産生の異常な亢進（M蛋白産生）によることが原因となる．脱水によっても見かけ上，軽度の上昇がみられる．

高値を示す病態：多発性骨髄腫，原発性マクログロブリン血症，脱水

低値を示す病態：肝での合成低下（重症肝炎，劇症肝炎，肝硬変），栄養不足（栄養障害，飢餓），血管外・体外での漏出（ネフローゼ症候群，蛋白質漏出性胃腸炎，重症下痢，火傷），消費・崩壊の亢進（慢性肝炎，悪性腫瘍）

3. 血清蛋白分画

A. 生理学的意義

血清蛋白分画とは，血清を試料として電気泳動という分離分析法により，主要血清蛋白（**表3**）の病態を反映した増減をスクリーニングすることを目的に実施されるものである．正常血清蛋白は，陽極からアルブミン分画に加えてα_1, α_2, β, γグロブリン分画の5分画に分離される．ただし，稀に採血時のトラブルで抗凝固剤の混入によりβ位〜γ位の中間にフィブリノゲン分画（ϕ分画）がみられ，M蛋白などの病的蛋白との鑑別に苦慮することがあるので注意が必要となる．

B. 検査法

a. セルロースアセテート膜電気泳動（157頁参照）

血清蛋白分画においてはセルロースアセテート膜電気泳動およびキャピラリー電気泳動が通常用いられている．

荷電物質である蛋白質にはそれぞれ固有の等電点があり，等電点において荷電はゼロとなる．**図1**に示すように，等電点より酸性側では正の荷電をアルカリ性側では負の荷電を持つことになる．電気泳動に際して，蛋白質（酵素）のような荷電している物質に直流電流を流すと，それらの荷電は蛋白質の種類により大きく異なることから移動度に差が生じる．荷電粒子や分子は荷電とは反対の極に向かって移動する．この移動度は，蛋白質分子の大きさ，形状，表面荷電数によって変わり，また溶媒中（電気泳動緩衝液）の電解質，イオン強度，pHにより左右される．通常，電気泳動緩衝液はアルカリ側に設定されるため蛋白質の泳動方向は陽極側となる．これに対して，液体と固体が接しているところに電圧をかけた場合には，荷電粒子・分子の電気泳動現象とは反対方向に陽性荷電した液体が移動する電気浸透現象（electroosmosis）という現象が発生する（**図2**）．すなわち液体（電気泳動緩衝液）と個体（支持体）が接すると，その界面に正負の電気二重層が生じる．**図2**に示すように支持体側は負に帯電し，液体側は正に帯電する．ここに直流電流を流すと，正に帯電した溶媒分子が陰極側へ移動することになる．この現象は，セルロースアセテート膜電気泳動やアガロースゲル電気泳動において顕著にみられる．電気浸透現象は，それぞれの支持体に固有の値をもつことから支持体の種類によって，試料の原点（塗布位置）が異なることになる．これに対して近年，わが国で電気浸透ゼロと

酸性側　　　　　　　　等電点　　　　　　　アルカリ性側

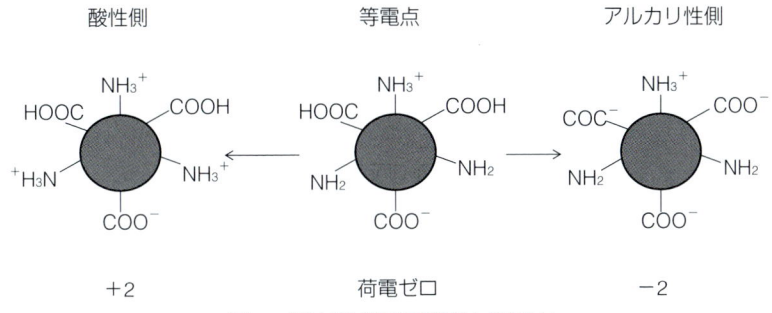

+2　　　　　　　　　荷電ゼロ　　　　　　　　-2

図1　蛋白質分子の荷電と等電点

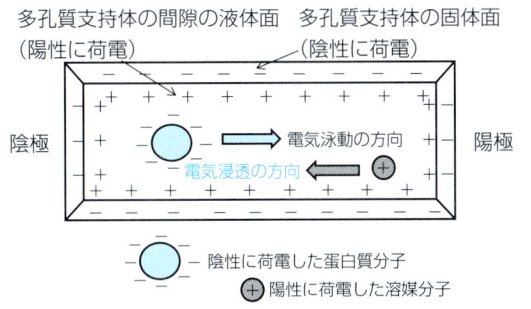

図2　電気泳動現象と電気浸透現象

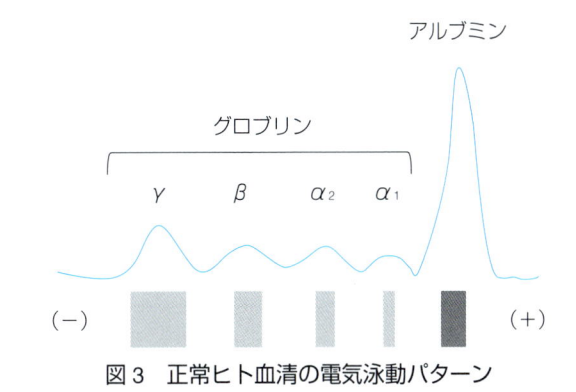

図3　正常ヒト血清の電気泳動パターン

いう支持体が開発され同支持体では原点がポストγ位となる．図3に正常ヒト血清を試料としたセルロースアセテート膜電気泳動を実施後にポンソー3R蛋白染色を施した支持体のデンシトメトリーパターンのイメージを示す．

b. キャピラリー電気泳動

　毛細管（キャピラリー）に充填された電解溶液（泳動液）の中で実施される電気泳動をキャピラリー電気泳動という．一般に利用されるキャピラリーは，内径25～100 μmで有効長30～50 cmの溶融石英製（フェーズドシリカ管）を用い高圧電圧下で蛋白質や核酸などの分離に実施される．装置の概念図について図4に示す．従来の電気泳動法のほとんどがキャピラリー電気泳動で応用可能である．本法の最大の利点として，分析試料が微量であり，泳動時間が短く検出感度が高いことがあげられる．キャピラリーの容積に対して表面液が大きいことからジュール熱の拡散が大きく

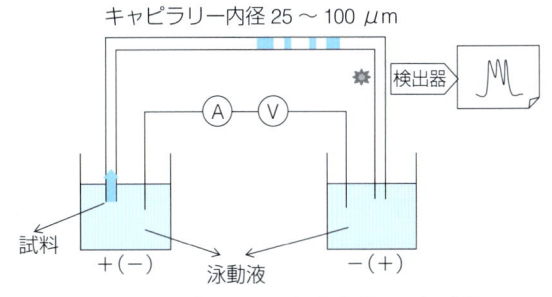

図4　キャピラリー電気泳動装置の概略図

高電圧下での電気泳動が可能となる．キャピラリーの内径が小さいことから対流も起きにくい．検出はキャピラリー外部から吸光度を直接測定する．光路長が短いので濃度単位でμmol，絶対検出感度でpg以下で超微量分析が可能である．電圧は一般に試料注入側に高圧（±30 kV）を印加し検出側を接地する．電流は100 μA以下で操作することが望ましいとされている．

分離モードの違いにより，キャピラリーゾーン電気泳動，キャピラリーゲル電気泳動，キャピラリー等電点電気泳動，キャピラリー等速電気泳動などがある．理化学研究分野において中心に普及，発展してきたが，キャピラリーゾーン電気泳動（capillary zone electrophoresis：CZE）を血清蛋白分画専用に設計された装置が日常検査にも利用されている．本法は，迅速な検査結果を出力可能なことが最大のメリットとなる．

C. 基準範囲

血清蛋白分画は分画％として表現されるが，同時に血清総蛋白測定値（g/dL）に分画％を乗じた蛋白質絶対量（g/dL）として理解される．以下に5分画の分画％と蛋白質濃度を示す．ただし，アルブミンに関しては日常検査として普及しているブロムクレゾールパープル（bromcresol purple：BCP）法による測定値がより正確な値を示すことになることからA/G比においても蛋白分画から得られたデータはあくまでも参考値として考えるべきである．

アルブミン　　51.5〜66.8%（3.77〜4.96 g/dL）
α_1グロブリン　1.7〜2.9%（0.12〜0.22 g/dL）
α_2グロブリン　6.5〜10.4%（0.74〜1.16 g/dL）
βグロブリン　　10.2〜15.6%（0.80〜1.98 g/dL）
γグロブリン　　11.3〜24.8%（1.04〜1.86 g/dL）
A/G比　　　　1.6〜2.4

D. 臨床的意義

血清蛋白分画分析においてみられる分画％（蛋白質濃度）の変動は，基本的にはその分画の主要蛋白質の増減を反映することになる．したがって結果の評価に際しては常に血清総蛋白濃度と関連し考えることが重要となる．また，デンシトメトリーパターンは視覚的に分画値の変化が理解できることから大変重要な情報となる．特にM蛋白の検出は血清蛋白分画において初めて検出されることから支持体の観察とパターンの評価は極めて重要となる．図5に代表的な異常パターンの特徴を示した．

a. アルブミン分画

アルブミンが増加する病態は知られていないが減少は以下の4点があげられる．①栄養摂取の低下・消化管における吸収障害，②肝臓における合成障害，③炎症による消費の促進，④腎・消化管からの漏出．遺伝性の変化として2峰性アルブミン血症（fast-type あるいは slow-type）がよく知られている（図5の2）．

b. α_1およびα_2グロブリン分画

両分画には急性相反応蛋白が含まれていることから，急性炎症の際に増加する．低下することは少なく稀にα_1アンチトリプシンの欠損症が報告されている．α_2グロブリン分画ではネフローゼ症候群でリポ蛋白およびα_2マクログロブリンの産生亢進と腎から排泄できないことから相対的に増加する（図5の3）．低下は肝障害・蛋白質漏出性胃腸症でみられる．

c. βグロブリン分画

肝硬変症ではγグロブリンとつながったβ-γ bridgingという所見がみられる（図5の4）．これは多クローン性の高 IgG血症に加えβ-γ位に泳動されるIgAが高値になることが原因となる．低下は肝障害・蛋白質漏出性胃腸症でみられる．

d. γグロブリン分画

免疫グロブリンの産生が亢進する病態で増加するが多クローン性（図5の4）と単クローン性（図5の5）高γグロブリン血症2つのパターンがある．

多クローン性高γグロブリン血症：慢性活動性肝炎，肝硬変，膠原病，慢性感染症など

単クローン性高γグロブリン血症：MGUS（monoclonal gammopathy of undetermined significance），多発性骨髄腫，原発性マクログロブリン血症

低γグロブリン血症としては，先天性もしくは続発性液性免疫不全症がある．図5の6に無γグロブリン血症（Bruton型無γグロブリン血症）のパターンを示す．

血清蛋白分画は，異常蛋白のスクリーニングとして第一選択肢となる．とりわけM蛋白が検出された場合は，免疫グロブリンの定量検査，免疫電気泳動，免疫固定法あるいはキャピラリー電気

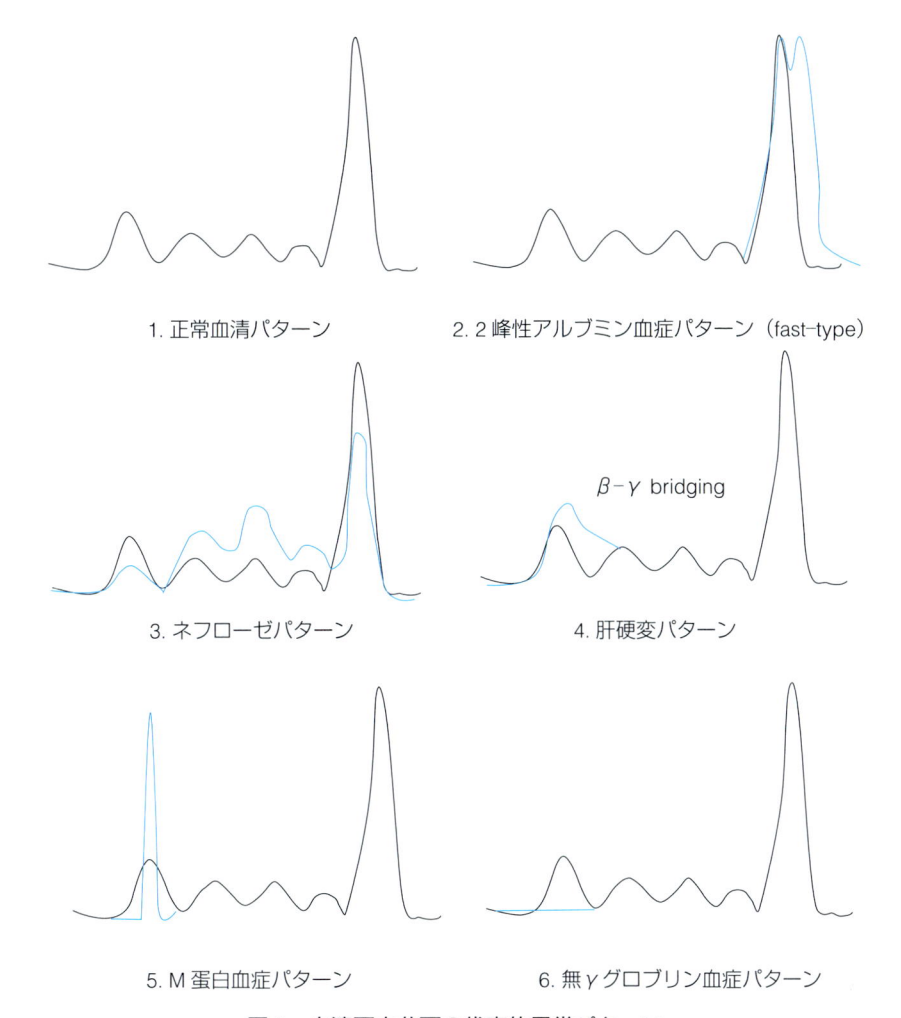

1. 正常血清パターン
2. 2峰性アルブミン血症パターン (fast-type)
3. ネフローゼパターン
4. 肝硬変パターン　β-γ bridging
5. M蛋白血症パターン
6. 無γグロブリン血症パターン

図5　血清蛋白分画の代表的異常パターン

泳動で実施されるイムノサブトラクション法（免疫吸収用法）などが関連検査として重要となる．

（森山隆則／田村彰吾）

4. 急性相反応蛋白

生体が浸襲されると，図6に示すような神経内分泌，免疫，代謝に関する急性相反応が出現し，血中アルブミンの低下とa_1，a_2グロブリン分画の増加が観察される．これらの変動は，急性炎症時に変動が見られる炎症性サイトカインであるインターロイキン（IL）-6，IL1やTNF-aなどの炎症性サイトカイン他のシグナルにより増加・減少する血清急性相反応蛋白に起因し，体内の炎症，組織障害などの指標として用いられる．主な急性相反応蛋白を表4に示した．急性相蛋白の中で，臨床的に最も利用されているのがC反応性蛋白（C reactive protein：CRP）であり，炎症，悪性腫瘍などの組織損傷をきたす疾患の有無，疾患の重症度，治療効果，予後判定などに用いる．

■ C反応性蛋白（CRP）

A. 生理学的意義

CRPは肺炎球菌体のC多糖体と沈降反応する蛋白質として発見された．分子量105,000で5つのサブユニットが輪状に結合した構造を持ち，非

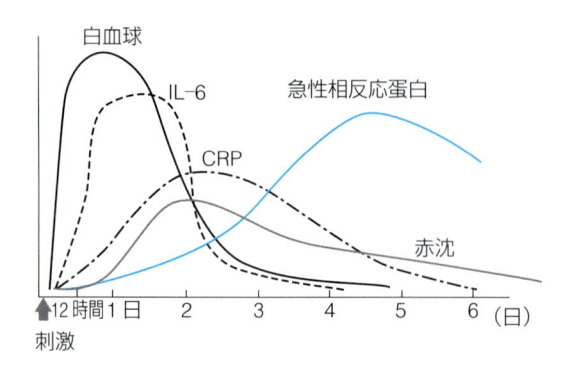

図6 炎症マーカーの経時的変動

表4 主な血清急性相反応蛋白

増加	CRP	（βグロブリン分画）
	SAA	（α_1グロブリン分画）
	α_1アンチトリプシン	（α_1グロブリン分画）
	α_1アンチキモトリプシン	（α_1グロブリン分画）
	α_1酸性糖蛋白	（α_1グロブリン分画）
	ハプトグロビン	（α_2グロブリン分画）
	セルロプラスミン	（α_2グロブリン分画）
減少	アルブミン	
	トランスサイレチン	（プレアルブミン）
	トランスフェリン	（βグロブリン分画）

（　）内は電気泳動による分画を示す．
フィブリノゲンは急性相反応蛋白に位置し，炎症により値は増加するが，消費する場合もあるので一定しない．

特異的な反応であるが，組織の損傷に鋭敏に反応する．
　組織障害によって活性化された単球/マクロファージより IL-6，IL-1，TNF-α などのサイトカインが分泌され，肝細胞の CRP 合成が促進され血中に放出される．

B. 検査法
　ラテックス免疫凝集法（図7），免疫比濁法（図8），ラテックス凝集免疫比ろう法（図9）などがある．性別，食事，運動による影響はほとんどない．出生時は低いが，生後間もなく増加し約1週間で成人値となる．

C. 検体採取・保存の注意事項
　血清分離後，4℃保存で少なくとも1週間，−20℃凍結で数カ月以上安定である．

D. 基準範囲
　0.3 mg/dL 以下

E. 臨床的意義
　急性相反応蛋白は，炎症性病巣の存在や病変の程度を鋭敏に反映する代表的な炎症マーカーである．感染症，膠原病など炎症性疾患の活動性や重症度，経過観察および予後判定の指標として用いられる．炎症で上昇する検査項目の1つに赤沈（赤血球沈降速度）があるが，CRP の反応の方が鋭敏である．近年，慢性炎症に関連して動脈硬化による心疾患の発症リスクや新生児の感染症のモニターとして高感度 CRP が臨床応用されている．

高値を示す病態：強陽性反応（結核などの感染症，膠原病，リウマチ熱，心筋梗塞[*1]，肝硬変，敗血症，悪性腫瘍[*2] など），弱陽性反応（ウイルス性疾患，急性肝炎，脳炎，内分泌疾患など）

[*1] 心筋梗塞：発症後6〜8時間で上昇し，3〜4日にピークとなり，病態が改善されると急激に低下する．不安定狭心症で，CRP 値が 0.3 mg/dL 以上の場合に心筋梗塞を併発する頻度が高くなることが報告されている．

[*2] 悪性腫瘍：腫瘍の増殖に伴った炎症により上昇傾向を示す．治療法が有効な症例では CRP 値は低下するので，有効性の評価，術後の再発のモニターとしても有用な場合がある．

■ 血清アミロイド A（SAA）
A. 生理学的意義
　SAA（serum amyloid A）は慢性炎症性疾患に続発する AA アミロイドーシスで組織に沈着するアミロイド A 蛋白の血中前駆体として発見された．分子量 12,000 で通常血中では HDL の構成アポ蛋白として存在し，4種類のアイソタイプがあり，SAA1 と 2 が組織の損傷で鋭敏に反応する．
　組織障害によって活性化された単球/マクロファージより IL-6，IL-1，TNF-α などのサイト

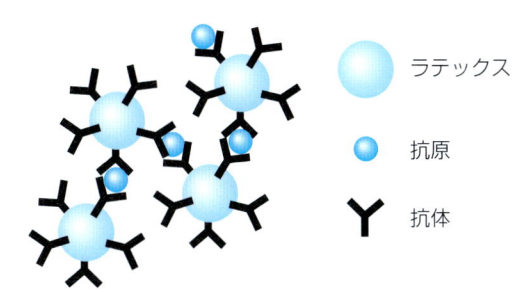

図7 ラテックス免疫凝集法
ラテックス粒子に抗体（または抗原）を固相化し，測定すべき抗原（または抗体）と反応させることで，ラテックス粒子が凝集する．この原理を応用して，サンプル中の抗体（抗原）量を測定する．

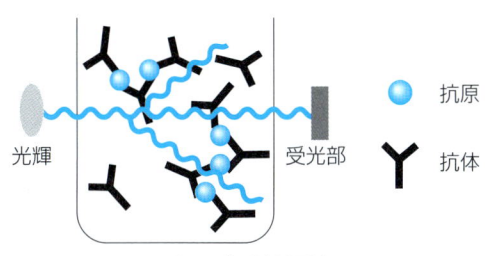

図8 免疫比濁法
抗原抗体反応により生成された免疫複合体の凝集塊に光を照射し，散乱による照射光の減弱を吸光度として測定する．この原理を応用して，サンプル中の抗原量を測定する．

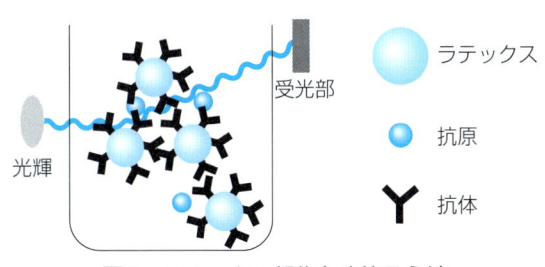

図9 ラテックス凝集免疫比ろう法
ラテックス粒子などに抗体（または抗原）を固相化し，測定すべき抗原（または抗体）と免疫複合体を形成させる．生成された免疫複合体にレーザーなどを照射し，散乱した光を測定する．この原理を応用して，サンプル中の抗体（抗原）量を測定する．

カインが分泌され，主に肝細胞のSAA1および2の合成が促進され血中に放出される．

B. 検査法

ラテックス凝集免疫比濁法などが用いられる．
性別，年齢，食事，運動による影響はほとんどない．

C. 検体採取・保存の注意事項

血清分離後，4℃保存で少なくとも3日，-20℃凍結で数カ月以上安定である．

D. 基準範囲

8.0 μg/mL 以下

E. 臨床的意義

CRPと同様に急性炎症あるいは組織崩壊性病変で増加する代表的な炎症マーカーである．
高値を示す病態：自己免疫性疾患（全身性エリテマトーデス，関節リウマチなど），ウイルス感染症，細菌・真菌感染症，急性心筋梗塞，悪性腫瘍，血管炎，移植後拒絶反応，免疫抑制剤使用時の日和見感染など

CRPとSAAの相違点
①ウイルス感染症
　通常ウイルス感染では，CRPの変動は小さいが，SAAは上昇する例が多い．したがって，細菌感染症とウイルス感染症の鑑別やモニタリングに有用である．
②ステロイド剤多量投与時，免疫抑制剤投与時
　ステロイド剤投与時では，CRPが低値化または陰性化することがあるが，SAAは影響をほとんど受けない．
　SAAが上昇する疾患ではCRPも陽性となる症例が非常に多い．SAA陰性でCRP陽性となるのは稀である．

■ ハプトグロビン（Hp）

A. 生理学的意義

Hpは分子量約100,000のヘモグロビン結合蛋

白で主に肝臓で生合成され，$α_2$グロブリン分画に属する．生物学的半減期は 3.5 〜 5 日の糖蛋白である．

体内では，溶血によりヘモグロビンと結合して（複合体の半減期は 10 〜 30 分と極めて短い），細網内皮系細胞のレセプターを介して速やかに取り込まれて分解され，遊離型ヘモグロビンの解毒と腎糸球体からのヘモグロビン喪失が防止される．

B. 検査法
ラテックス凝集免疫比ろう法などが用いられる．

C. 検体採取・保存の注意事項
血清分離後，4℃保存で少なくとも 3 日，−20℃凍結で数カ月以上安定である．
新生児で低く，幼児期に高い傾向がある．性差は認めない．

D. 基準範囲
30 〜 190 mg/dL

E. 臨床的意義
異常低値を呈した場合は，ヘモグロビンの異化亢進と解釈できる．血管内溶血を疑う場合は，血漿ヘモグロビン，ヘモグロビン尿，ヘモジデリン尿の有無を調べる．また，肝障害時では障害の程度に依存し，アルブミン・凝固因子などと同様に産生が減少し血中濃度が低下する．
高値を示す病態：感染症，膠原病，悪性腫瘍，ネフローゼ症候群，好酸球増加症など
低値を示す病態：溶血性疾患（サラセミア，貧血，人工透析），肝疾患（肝実質細胞の障害）など

G. その他
Hp 型判定
Hp は Hp1-1，Hp2-1，Hp2-2 の 3 つの遺伝型に分類され，ポリマーを形成する．日本人での出現頻度は各遺伝型それぞれ約 7％，35％，58％の割合である．血清中の健常値は 1-1 型 43 〜 180 mg/dL，2-1 型 38 〜 179 mg/dL，2-2 型 15 〜 116 mg/dL である．

■ セルロプラスミン（Cp）

A. 生理学的意義
Cp は 1 分子中 6 〜 8 個の銅原子を有する分子量 132,000 の糖蛋白である．炎症性サイトカインによって産生は増強され，シアル酸の増加により分解が促進されることが知られている．血清中の銅イオンの 90 〜 95％が Cp と結合する．
Cp は銅とアポセルロプラスミンから肝のミクロソームで合成され，血中または胆汁中に分泌・排泄される．

B. 検査法
免疫比ろう法，比色法，免疫拡散法などが用いられる．
新生児で低値を示す．若干の日内変動が観察される．

C. 検体採取・保存の注意事項
血清分離後，4℃保存で少なくとも 1 週間，−20℃凍結で少なくとも 3 カ月以上安定である．激しい運動やストレスで高値を示す．

D. 基準範囲
21 〜 37 mg/dL

E. 臨床的意義
種々の病的状態で上昇し，疾患の補助的診断法として，またその重症度の判定に役立つ．逆に，低下する場合として Wilson 病[*1]や Menkes 病[*2]の診断には不可欠である．一方，胃，肺，骨などの悪性腫瘍では Cp はサイトカインの上昇とシアル酸減少により高値を示し，寛解により正常化するので治療効果の判定に有用性である．
高値を示す病態：慢性炎症性疾患，妊娠，悪性腫瘍（白血病など），閉塞性黄疸などで増加
低値を示す病態：Wilson 病[*1]，Menkes 病[*2]，ネフローゼ症候群，貧血，多発性硬化症，重度の肝障害

＊1 Wilson 病：肝臓，脳，腎臓などに銅イオンが異常

蓄積する遺伝的疾患．血清銅イオン濃度は低値である．角膜への銅沈着による青いリングなどが特徴．
＊2　Menkes病：ねじれ毛症ともいわれ，伴性遺伝性で出生35,000人に1人の割合で生後3カ月以内に発症し，ねじれ毛けい低体温などがみられ，早期に死亡する．銅イオンの腸管からの吸収障害が原因である．血清Cp，血清銅イオン濃度が低値となる．

■ α_1 アンチトリプシン
A. 生理学的意義
　α_1 アンチトリプシンは394個のアミノ酸からなる分子量51,000の糖蛋白である．血液中の主要なプロテアーゼ阻害剤であり，種々のセリンプロテアーゼを阻害する．好中球のエラスターゼを阻害し，組織障害を抑制する．
　α_1 アンチトリプシンは主に肝細胞で生成され，種々の炎症時に血中で増加する．

B. 検査法
　免疫比ろう法などが用いられる．
　妊娠や経口避妊薬の服用で値が上昇する．

C. 検体採取・保存の注意事項
　血清分離後，4℃保存で少なくとも1週間，－20℃凍結で少なくとも3カ月以上安定である．

D. 基準範囲
　94 ～ 150 mg/dL

E. 臨床的意義
　炎症マーカーであり，CRPと相関する．組織障害の2 ～ 3日後にピークとなる．白血病，肝臓癌，肺癌で高値を示すマーカーで，転移によりさらに高値となる．
高値を示す病態：急性・慢性炎症性疾患，感染症（急性，慢性），悪性腫瘍
低値を示す病態：新生児呼吸切迫症候群，蛋白質漏出性胃腸症，劇症肝炎，ネフローゼ症候群，肝実質性障害，栄養不良など
遺伝的欠損：α_1 アンチトリプシン欠乏症は常染色体優性遺伝で，小児肝硬変，若年性肺気腫など

を高率に合併する．

■ フィブリノゲン
A. 生理学的意義
　凝固第Ⅰ因子として知られ，分子量340,000での生物学的半減期は3 ～ 4日の糖蛋白である．トロンビン作用によりフィブリンとなる．
　主に肝細胞で生成され，種々の炎症時に血中で増加する．

B. 検査法
　凝固因子であるトロンビンを加えて，フィブリノゲンが凝固するまでの時間を調べるトロンビン法あるいは，フィブリノゲンをフィブリンとして測定する方法がある．フィブリノゲンに分子異常がある場合は偽低値を示すことがあるので注意が必要である．加齢による増加が認められる．

C. 検体採取・保存の注意事項
　クエン酸血漿を用いる．保存が必要な場合は－20℃凍結で1カ月安定である．

D. 基準範囲
　200 ～ 400 mg/dL

E. 臨床的意義
　出血傾向がある時のスクリーニング検査，播種性血管内凝固症候群（disseminated intravascular coagulation：DIC）[1]の診断および経過観察に必要な検査である．線溶療法[2]の経過観察にも必要である．
高値を示す病態：感染症，脳梗塞，急性心筋梗塞，癌，ネフローゼ症候群など
低値を示す病態：肝機能障害（肝硬変，肝臓癌），DIC，低フィブリノゲン血症，劇症肝炎など
＊1　DIC：何らかの原因により，極端な血液凝固性亢進状態を生じ，全身の細小血管内に血栓が多発し，過剰のフィブリノゲン消費による凝固障害を呈する症候群である．
＊2　線溶療法：血栓溶解法ともいう．血栓症の急性期に薬物により血栓を溶解する療法．組織プラスミノゲンアクチベーター（t-PA）が治療に用いられている．

表5 栄養アセスメント蛋白

	RBP[*1]	トランスサイレチン[*2]	トランスフェリン
産生臓器	肝臓	肝臓	肝臓
生物学的半減期	0.5日	2日	7日
分子量	21,000	55,000	80,000
健常者血中濃度	男：2.7～6.0 mg/dL 女：1.9～4.6 mg/dL	22～40 mg/dL	男：190～300 mg/dL 女：200～340 mg/dL
生理的役割	レチノールの輸送蛋白	サイロキシンの輸送，血中でRBPと結合して漏出を防ぐ	鉄 Fe^{3+} の輸送蛋白

*1：ビタミンAは大部分肝臓に蓄積されるが，体内の必要に応じてRBPと結合して血中に放出される．RBP自身の分子量は小さいので，腎臓から尿中に失われる．それを防ぐために，トランスサイレチンと結合して血中を循環する．
*2：プレアルブミンともいわれる．

5. rapid turnover protein（RTP）

患者の治療効果は栄養状態によって著しく左右される．血清蛋白のうち生物学的半減期の短い血清蛋白は短期の栄養状態（動的指標）として有用であり，半減期の長い蛋白質は中・長期的な栄養状態（静的指標）として有用である．栄養アセスメントに利用される主な指標を表5に記載した．代謝回転の早い蛋白質は，その時の栄養状態（アミノ酸・蛋白質の摂取状態）をリアルタイムに反映して増減する．これらの蛋白質のことをrapid turnover protein（RTP）と呼び，表6に代表的RTPを示した．

表6 「動的」および「静的」栄養指標

	静的指標	動的指標
生化学的指標	血清総蛋白 アルブミン 総コレステロール コリンエステラーゼ 尿中クレアチニン 血中ビタミン 微量元素	RTP トランスサイレチン レチノール結合蛋白 トランスフェリン アミノ酸代謝動態 アミノグラム 分岐鎖アミノ酸／ 　芳香族アミノ酸比 分岐鎖アミノ酸／ 　チロシン比

■ レチノール結合蛋白（RBP）

A. 生理学的意義

RBPは分子量21,000の血中レチノール（ビタミンA）特異輸送蛋白である．RBPの合成は肝細胞のビタミンAにより調節され，ビタミンAを結合したRBPはさらにプレアルブミンと複合体を形成して標的組織に転送される．

RBPは主に肝臓で合成される．腸管より吸収されたレチノールは肝臓で貯蔵された後，RBPと結合して血中に分泌される．ビタミンAを組織内に移行させた後にプレアルブミンから遊離し，腎糸球体の濾過および尿細管での再吸収により異化される．すなわち，血中ビタミンA濃度は通常肝のRBP合成と密接に関連する．

B. 検査法

ラテックス凝集免疫比濁法などが用いられる．性差が認められる．

C. 検体採取・保存の注意事項

血清分離後，4℃保存で少なくとも1週間安定である．

D. 基準範囲

男性：2.7～6.0 mg/dL
女性：1.9～4.6 mg/dL

E. 臨床的意義

　肝・腎機能，標的細胞における代謝や異化の程度により変動し，肝胆道疾患や腎疾患の病態の指標となる．RBPの血中半減期は12〜14時間と短いので栄養状態の把握に有用であるが，前述の疾患についての有無の確認は必須である．また，腎不全患者では糸球体濾過機能の低下によりRBPが著明な高値を示す．

高値を示す病態：腎不全，脂肪肝，脂質異常症
低値示す病態：重度肝障害，閉塞性黄疸，吸収不良症候群，甲状腺機能亢進症，ビタミンA欠乏症，外傷，感染症

■ トランスサイレチン（TTR）

A. 生理学的意義

　TTRは分子量55,000の四量体蛋白で，電気泳動でアルブミンより前（陽極側）に泳動されることからプレアルブミンと呼ぶ．必須アミノ酸/非必須アミノ酸比の比が高い蛋白質の1つである．TTRは前項で述べたようにRBPと結合し複合体を形成する他，血中でサイロキシンの一部（10〜15%）と結合し，その輸送蛋白として機能する．

　TTRは肝臓で合成され，そのプールサイズが小さく，半減期は2日と短いために短期の栄養指標として利用される．

B. 検査法

　ラテックス凝集免疫比濁法などが用いられる．
　加齢による増加が認められ，一般的に乳児で低値を示す．

C. 検体採取・保存の注意事項

　血清分離後，4℃保存で少なくとも3日，−20℃凍結で数カ月以上安定である．

D. 基準範囲

　22〜40 mg/dL

E. 臨床的意義

　蛋白質の摂取状況を鋭敏に反映する．TTRは肝臓で合成されているため，肝機能障害では速やかに低下する．そのため肝障害の重症度や肝予備能，肝臓での蛋白質合成能の把握に利用される．炎症性疾患，外傷，手術などでは末梢組織での異化亢進により低下する．

高値を示す病態：腎不全，ネフローゼ症候群，甲状腺機能亢進症
低値を示す病態：栄養摂取不足，術後栄養不良，急性炎症（火傷など），重症肝障害，感染症，妊娠，悪性腫瘍

■ トランスフェリン

A. 生理学的意義

　トランスフェリンは鉄の輸送蛋白で，トランスフェリン1分子（分子量約80,000）に対して3価の鉄を2原子結合する．血液中で鉄と結合したトランスフェリンは全トランスフェリンのうち約3分の1で，残りの3分の2は鉄を持たない．

　肝臓で産生され，半減期は7日と短く，短期の栄養指標として利用される．肝臓でのトランスフェリンの合成は鉄の代謝に影響される．鉄欠乏によりトランスフェリンの合成は増加し，その血清濃度が上昇し，鉄の過剰により合成が低下する．この他，肝障害時や感染症など炎症時には低下し，鉄欠乏性貧血などの鉄欠乏時には増加する．

B. 検査法

　ラテックス凝集免疫比濁法などが用いられる．
　妊娠時には貯蔵鉄の枯渇により高値を示す．

C. 検体採取・保存の注意事項

　血清あるいは血漿分離後，4℃保存で少なくとも3日，−20℃凍結で数カ月以上安定である．

D. 基準範囲

　男性：190〜300 mg/dL
　女性：200〜340 mg/dL

E. 臨床的意義

　トランスフェリンは貯蔵鉄の減少に従い増加する．反対に貯蔵鉄が増加した場合にトランスフェ

リンは低下する．炎症，悪性疾患，造血能低下，肝硬変などにより肝臓での産生低下によりトランスフェリンは減少し，ネフローゼ症候群では体外への喪失によりその値は低下する．

高値を示す病態：鉄欠乏性貧血，真性多血症，妊婦，避妊剤などホルモン剤服用者，急性肝炎
低値を示す病態：肝硬変，ネフローゼ症候群，慢性感染症，ヘモクロマトーシス，蛋白質漏出性胃腸症，無トランスフェリン血症，再生不良性貧血，悪性貧血，甲状腺機能亢進症，副甲状腺機能亢進症など

（齋藤邦明）

6. 膠質反応
A. 生理学的意義

血清蛋白はコロイド溶液としての性質があり，アルブミンは親水性コロイド，グロブリンは疎水性コロイドと相反する性質を持っている．正常血清中ではアルブミンが主体であり，親水性コロイドが疎水性コロイドより多い状態にある．この状態では疎水性コロイドを親水性コロイドが囲む状態にあり，血清コロイドは安定した状態（保護膠質）にある．一方，血清蛋白の割合が変化し，γグロブリンやフィブリノゲンが増加しアルブミンが減少すると，疎水性コロイドが多くなり不安定な状態となる．血清膠質反応はこの関係を知ろうとするものである．

しかし，膠質反応は非特異的反応であり，種々の血清蛋白量の比によって変動するため，現在は血清中のほとんどの蛋白質が測定できるようになってきたため，測定される頻度は低くなってきている．

親水性コロイドであるアルブミンは肝臓で合成される．そのため慢性肝疾患では肝線維化の進行とともにアルブミンが低下し，γグロブリンが増加するため，肝線維化や疾病の進行度の指標として利用される．また，慢性感染症や膠原病，多発性骨髄腫などγグロブリンが増加する疾患のスクリーニング検査としても測定される．

B. 検査法
a. チモール混濁試験（TTT）

TTT（thymol turbidity test）は，血清中のγグロブリン，特にIgMの増加およびアルブミンの減少を反映する．しかし，IgMの増加だけでなく，リポ蛋白の増加によっても上昇するため，血清脂質が増加している検体は高値を示す．

1）原理

pH7.55のベロナール緩衝液中で，マイナス荷電を減少させたグロブリンにチモールを反応させ，生じた混濁を1.41 mmol/Lの硫酸バリウム液を標準液として比濁測定する．

2）測定方法

①試験管に血清0.1 mLを取り，チモール試薬6.0 mLを一気に加えよく混和する．
②25±3℃に30分間放置した後，試薬を対照に660 nmで吸光度を測定する．
③検量線から検体のKunkel単位を算出する．

3）注意事項

TTTはリポ蛋白の上昇に伴い高値を示すため，更年期以降の女性では高値を示すことが多い．また，冷蔵保存で一般に低下するので，新鮮血清で測定する．

b. 硫酸亜鉛混濁試験（ZTT）

ZTT（zinc sulfate turbidity test）は，血清中のγグロブリン，特にIgGとよく相関する．γグロブリンが上昇する肝炎や肝硬変で高値を示す．しかし，TTT同様血清蛋白成分の構成比などで変化するため，疾患の特異的な診断価値は高くない．

1）原理

pH7.6のベロナール緩衝液中で，マイナス荷電を減少させたグロブリンにZn^{2+}を結合させ，生じた混濁を1.41 mmol/Lの硫酸バリウム液を標準液として比濁測定する．

測定方法

①試験管に血清0.1 mLを取り，硫酸亜鉛試薬6.0 mLを一気に加えよく混和する．
②25±3℃に30分間放置した後，試薬を対照に660 nmで吸光度を測定する．

③検量線から検体のKunkel単位を算出する．
2）注意事項

　ZTTは血清脂質の影響は受けない．高齢者では高値を示す傾向にある．また，反応液pH，温度，時間で濁度に差が生じる．

C. 検体採取・保存の注意事項

　空腹時に採血した血清を使用する．測定血清は室温で24時間，凍結で長期保存が可能である．

D. 基準範囲

　TTT：0～5 Kunkel単位（施設により異なる）
　ZTT：4～12 Kunkel単位（施設により異なる）

E. 臨床的意義

　TTTは，肝機能障害の指標として使用されてきた．肝疾患では，急性肝炎，特にA型急性肝炎の感染初期に上昇する．また，慢性肝炎，肝硬変でもγグロブリンの上昇とともに高値となる．そのため活動性の慢性肝炎の経過観察に利用される．特にγグロブリンが高値を示す自己免疫性肝炎では高値を示す．肝疾患以外では，膠原病や伝染性単核球症で高値を示す．

　ZTTも，急性肝炎，慢性肝炎，肝硬変で高値となる．慢性肝疾患においては，肝線維化の進行とともにIgGが上昇するため，ZTT値も徐々に増加する．特にIgGが著明高値を示す自己免疫性肝炎では高値を示す．その他，多発性骨髄腫や膠原病，結核などの慢性炎症で高値となる．一方，胆汁うっ滞，溶血性貧血では低値を示すことがある（表7）．

7. 免疫グロブリン
A. 生理学的意義

　免疫グロブリン（immunoglobulin：Ig）は体液性免疫に重要な蛋白質群である．この蛋白質の大部分が，血清蛋白分画においてはγグロブリン分画に含まれる．免疫グロブリンは抗原と特異的に反応する蛋白質群で，その機能から抗体ともいわれる．

　免疫グロブリンは，主に次の2つの機能を持っ

表7　膠質反応が高値を示す疾患

TTT高値	ZTT高値
急性肝炎（A型・E型急性肝炎）	急性肝炎
慢性肝炎	慢性肝炎
肝硬変	肝硬変
自己免疫性肝炎	肝細胞癌
原発性胆汁性肝硬変症	自己免疫性肝炎
膠原病（関節リウマチ）	膠原病
脂質異常症	多発性骨髄腫（IgG型）
γグロブリン上昇を伴う炎症性疾患	γグロブリン上昇を伴う炎症性疾患
マラリア　など	サルコイドーシス
	結核　など

ている．1つは抗原と結合し抗原の機能を失わせる機能，もう1つは抗原に結合することにより，マクロファージへの抗体認識情報を伝達する，補体との結合により補体を活性化するなど，生理活性をモジュレートする機能である．

　免疫グロブリンは，可変部領域（Vドメイン）のアミノ酸配列の相違によって異なる構造の抗原と特異的に反応する．また，特異性を決める部位とは異なる定常領域（Cドメイン）の構造によって，IgG，IgA，IgM，IgD，IgEの5つのクラスに大別される．また，ヒトの場合，IgGは4種，IgAは2種，IgMは2種のサブクラスが存在している．

　免疫グロブリンの基本構造は，1対のH鎖（heavy chain）と1対のL鎖（light chain）の4本のポリペプチド鎖が，ジスルフィド（S-S）結合により結合したものである（図10）．IgG，IgA，IgM，IgD，IgEのH鎖は，それぞれγ，α，μ，δ，ε鎖からなり，κ鎖かλ鎖のL鎖どちらか一方が結合している．しかし，クラス，サブクラスによってペプチド鎖やS-S結合の数や位置が異なっている．それぞれの免疫グロブリンの生化学的性状を表8に示した．また，特徴を表9に示した．

　免疫グロブリンは，Bリンパ球の分化した形質細胞において産生される．感染症などにおいては，感染初期にIgMクラスの免疫グロブリンが

表8 免疫グロブリンの種類と生化学的性状

	IgG	IgA	IgM	IgD	IgE
分子量	146,000	160,000	970,000	184,000	188,000
L鎖	κ, λ	κ, λ	κ, λ	κ, λ	κ, λ
H鎖	γ	α	μ	δ	ε
サブクラス	$\gamma_1, \gamma_2, \gamma_3, \gamma_4$	α_1, α_2	μ_1, μ_2	−	−
糖含有量（%）	4	10	15	18	18
補体（C1）活性性	＋	−	＋	−	−
胎盤透過性	＋	−	−	−	−
単球との結合性	＋	−	−	−	？
血中半減期（日）	21	6	5	3	2

産生され，その後IgGクラスの免疫グロブリンが産生されるようになる．IgG，IgA，IgM，IgD，IgEの血液中の半減期は，それぞれ21日，6日，5日，3日，2日である．

B. 検査法

免疫グロブリンのIgG，IgA，IgM，IgDは免疫比ろう法，免疫比濁法などで，IgD，IgEはラテックス凝集免疫比濁法，酵素免疫測定法などで測定する．

a. 免疫比ろう法

免疫比ろう法は抗原抗体反応を溶液内で行い，生成された抗原抗体複合体に光を照射すると，この複合体濃度に比例して光が散乱する．この散乱光を測定し，標準物質から免疫グロブリン量を測定する．現在，発光ダイオードを用いる免疫比ろう法が行われている．

【注意事項】
①乳び血清のように濁りのある血清は影響を受ける．
②抗原抗体複合体の格子形成と液相中の分散状態は，反応温度，反応時間，溶媒などにより影響を受けるので，反応条件は均一化する．

b. 免疫比濁法

免疫比濁法は抗原抗体反応を溶液内で行い，生成された抗原抗体複合体に光を照射すると，光が散乱し透過光は減少する．この光の減少量を吸光度変化率として測定し，免疫グロブリン量を測定する．この吸光度変化はLambert-Beerの法則に従う．

【注意事項】
抗原（免疫グロブリン）過剰の場合，抗体（試薬中）不足などにより測光値に影響する．そのため測定機器により対策が取られているが，完全ではない．

C. 検体採取・保存の注意事項

採血後，できるだけ速やかに血清を分離する．室温で24時間以上安定である．長期保存する場合は，−80℃以下で凍結する．試料の凍結融解を反復すると，構造が破壊されるため好ましくない．特にIgDは分解されやすいので保存には注意をする．

D. 基準範囲

（健常成人）
IgG：870〜1,700 mg/dL
IgA：110〜410 mg/dL
IgM：35〜220 mg/dL
IgD：10 mg/dL 以下
IgE：10〜100 μg/dL

免疫グロブリンのIgG，IgA，IgMには年齢による生理的変化がある．

E. 臨床的意義

免疫グロブリン濃度は，遺伝素因や体液免疫系

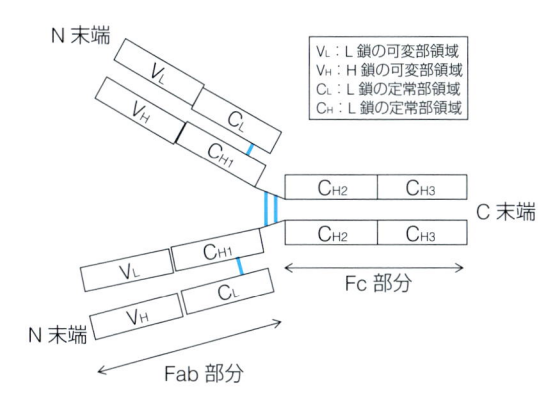

図10 免疫グロブリンの基本構造

L鎖とH鎖間，H鎖とH鎖間はS-S結合する．S-S結合の数や位置はクラス・サブクラスによって異なる．N末端側に抗原が結合する部位が存在する．CH₂ドメインには糖鎖が存在する．

表9 免疫グロブリンの特徴

	特　徴
IgG	・血管の内外に存在する． ・補体結合性（活性化能）を持つ． ・抗毒素活性を持つ． ・胎盤透過性があり，新生児期の体液性免疫に重要である．
IgA	・血液中で2，3，4量体として存在する． ・分泌型である（分泌片（Mw：70,000）と結合している）． ・咽頭，腸管，気管支，泌尿生殖器粘膜での感染防御に重要である． ・初乳中に多量に含まれる．
IgM	・血管内にのみ存在する． ・免疫初期に発現する抗体である． ・ABO血液型抗体である． ・B細胞表面に単量体として存在，抗原と結合し，免疫産生（B）細胞の分化を促す．
IgD	・B細胞表面抗原として，免疫産生（B）細胞の分化を促す．
IgE	・アレルゲンの侵入で産生される． ・肥満細胞，好塩基球の細胞表面に存在し，抗原レセプターとして機能する． ・即時型（Ⅰ型）アレルギーに関与する．

の動態を反映して変動する．血中免疫グロブリン濃度に異常をきたす代表的な疾患を**表10**に示す．また，単クローン性に異常増加を認めるM蛋白血症をきたす疾患には，多発性骨髄腫（IgA，IgG，IgD，IgE），原発性マクログロブリン血症（IgM），H鎖病，アミロイドーシスなどがある．

(小林隆志)

8. 血清アルブミン

A. 生理学的意義

血清アルブミンは血清中の主要蛋白として最も高濃度（約50〜70%）に存在し，分子量が最小であることから，血液の浸透圧（血管内膠質浸透圧）の調整・維持に関与し，ビリルビン，脂肪酸，微量元素，薬物など様々な物質の運搬分子として作用している．

肝臓で生合成される分子量66,500の均一な水溶性の蛋白質である．ヒト血清アルブミンは585個のアミノ酸残基と17個のジスルフィド（S-S）結合からなるポリペプチドである．N末端より34番目にシステイン残基のSH基が存在し，そのSH基がフリーな状態にあるもの（メルカプトアルブミン：MA，還元型アルブミン）とSH基がシステインやグルタチオンとS-S結合した状態のもの（ノンメルカプトアルブミン：NMA，

酸化型アルブミン）がある．アルブミンは健常者では糸球体からわずかに濾過されるが，近位尿細管で再吸収され，尿中にはほとんど排泄されない．各種体液に広く分布し，血清アルブミンとは動的平衡状態にあり，その主な崩壊場所は肝臓である．

B. 検査法

a. 測定法

現在，標準法は制定されていないが，準じた方法として抗原抗体反応を利用した免疫比ろう法がある．アルブミンを加えた溶液中ではpH指示薬は色調の変化を示す（変色反応，メタクロマジー）．この現象は蛋白誤差と呼ばれ，酸性溶液中で負の電荷を持つイオン型色素が正の電荷を持つアルブミンと結合して色素蛋白複合体を形成し，吸収スペクトルが変化することに起因する．この

表10 血中免疫グロブリン濃度が異常を示す代表的な疾患

	増加（多クローン性）	低　下
IgG	慢性感染症 慢性肝炎・肝硬変 膠原病 悪性腫瘍 免疫芽球性リンパ節症	Bruton 型無γグロブリン血症 重症複合免疫不全症 Wiscott-Aldrich 症候群 IgM 増加を伴う免疫不全症 悪性リンパ腫 ネフローゼ症候群 蛋白質漏出性胃腸症 低γグロブリン血症
IgA	IgA 腎症 慢性肝炎・肝硬変 膠原病 悪性腫瘍 免疫芽球性リンパ節症	IgA 単独欠損症 毛細血管拡張性運動失調症 Bruton 型無γグロブリン血症 蛋白質漏出性胃腸症 低γグロブリン血症
IgM	急性ウィルス性肝炎（感染初期） 子宮内感染症（トキソプラズマ，梅毒など） 膠原病 原発性胆汁性肝硬変 IgM 増加を伴う免疫不全症	Bruton 型無γグロブリン血症 Wiscott-Aldrich 症候群 低γグロブリン血症
IgD	膿皮症 膠原病	
IgE	アレルギー性疾患，寄生虫疾患 喘息 高 IgE 症候群 Wiscott-Aldrich 症候群	Bruton 型無γグロブリン血症 低γグロブリン血症 毛細血管拡張性運動失調症

蛋白誤差を利用した色素結合法が，日常臨床検査には広く利用されており，フタレイン系色素を用いたブロムクレゾールグリーン（bromcresol green：BCG）法，ブロムクレゾールパープル（bromcresol purpule：BCP）法と BCP 改良法がある（図11）．〔わが国での利用状況は，BCG 法：55.9 %，BCP 法：5.5 %，BCP 改良法：34.8 %（平成22年度　日本医師会精度管理調査）〕

b. BCG 法によるアルブミンの測定

1）試薬の調整

① 0.2 mol/L クエン酸-クエン酸ナトリウム緩衝液（pH 4.2）

　Ⓐクエン酸42 g を精製水に溶解し，1,000 mL とする．

　Ⓑクエン酸ナトリウム58.8 g を精製水に溶解し，1,000 mL とする．

　Ⓐ 600 mL にⒷ 500 mL を加えながら pH を 4.2 に調整する．

② BCG 原液

　BCG 0.35 g を 0.1 mol/L 水酸化ナトリウム溶液 10 mL で溶解し，精製水で 50 mL とする．一昼夜保存後，濾過して褐色瓶に保存する．

③ Briji 35（非イオン系界面活性剤）水溶液

　Briji 35 を 5 g 秤量し，精製水を加えて 60℃ 前後の温水で加温溶解後，50 mL とする．

④ 発色試薬（1,000 mL）

　上記試薬①を 500 mL ②を 15 mL ③を 12 mL を取り，精製水で 1,000 mL とし，褐色瓶に保存する．冷蔵保存で 1 カ月程度安定である．

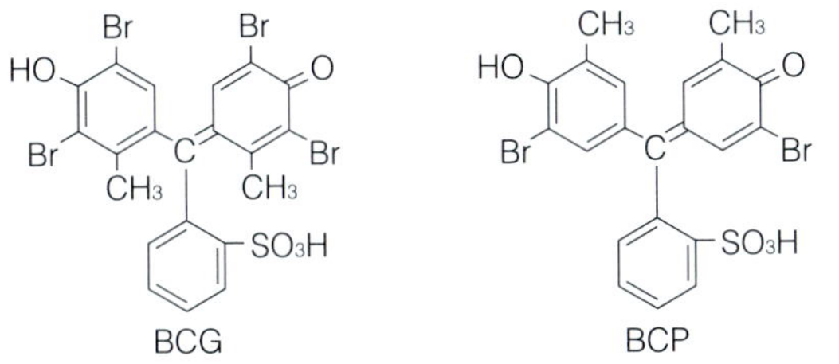

図11 BCGとBCP

BCGはアルブミンと結合することにより630 nm付近に吸収極大が変化し，BCPは600 nm付近に変化する．

⑤アルブミン標準溶液（5 g/dL）

市販のヒトアルブミン標準液または標準血清を用いる．ヒト結晶アルブミンを用いる場合は含まれる水分量の補正が必要である．

2）操作

①試薬盲検（精製水），アルブミン標準溶液，血清をそれぞれ20 μLを10 mLの試験管に採取する．

②発色試薬6 mLを加え，混和後15分間室温に放置する．

③試薬盲検を対照に630 nmの吸光度を測定する．

④標準液の吸光度を基準として，血清の吸光度を求める．

c. 注意事項

①BCG法はアルブミンのみならず一部のグロブリン（α_1，α_2，β）と反応するが，健常者の血清ではBCGとアルブミンとの結合速度がグロブリンに比べ速いことから，その影響はない．しかしながら，急性相反応蛋白が増加する炎症性の疾患ではBCGとの結合反応性が速く，BCP法の測定値より高値となる．

②BCP法はMAとNMAに対する結合性に差（MA＜NMA）があるため，血清を保存することにより，NMAが増え，アルブミン値は徐々に増加する．慢性腎不全，ネフローゼ症候群，透析，肝疾患などの患者では，MA濃度が大きく低下しており，アルブミンの真値より高値傾向を示す．

③腎不全患者，透析患者血清などにみられる尿毒症物質3-カルボキシ-4-メチル-5-プロピル-2-フランプロパン酸（3-carboxy-4methyl-5-propyl-2-furanpropanic acid：CMPF）はBCPのアルブミン結合部位に近似しているため，アルブミンとの結合が阻害され，アルブミン値は低値となる．

④BCP改良法は還元型，酸化型の結合性の差を解消し，CMPFの影響を排除した方法であり，利用施設が年々増加している．BCG法は低アルブミン領域で高値傾向を示すことから，BCG法からBCP改良法に方法を変更する場合には栄養療法やアルブミン製剤適用のカットオフ値の見直しが必要である．

⑤色素結合法ではウシアルブミンはヒトアルブミンの1/3程度しか色素と結合しないので，標準物質にはヒトアルブミンを用いる．また，測定系にはBriji 35などの非イオン性界面活性剤が添加されており，蛋白質の沈殿抑制，発色の増大，試薬ブランクの吸光度低下，直線性の向上などの効果がある．

C. 検体採取・保存の注意事項

安静時に静脈採血し，血液凝固後に遠心分離する．採血の体位（立位＞臥位）により，5〜10％の変動がある．夕方の採血では早朝に比し，5〜15％高値となる．冷蔵保存で1週間，凍結保存では長期間安定である．

D. 基準範囲

3.7〜4.9 g/dL

E. 臨床的意義

生合成低下，体外漏出，代謝亢進，栄養不良などで低下し，高値を示すのは脱水症のみである（表11）．

9. その他の血漿蛋白

■ フェリチン

フェリチンは分子量約45万の鉄結合蛋白である．全身の臓器に分布し，鉄貯留の役割を担っている．鉄欠乏状態では低値を示し，鉄過剰状態では高値を示す．体内の鉄の約30％がフェリチン鉄として貯蔵され，血清フェリチン濃度は全身の

表11　アルブミンが減少する疾患

原因	疾患名
蛋白質漏出	ネフローゼ症候群，蛋白質漏出性胃腸症，浸出性びまん性皮膚疾患，火傷，出血など
栄養不足	栄養摂取不足，悪液質，腸吸収不良症候群など
合成低下	急性肝炎，肝硬変，肝臓癌など
消費増大	甲状腺機能亢進症，Cushing 症候群など

表12　フェリチンの基準範囲

方法名	性別	基準範囲（ng/mL）
化学発光酵素免疫測定法（CLEIA）	男	39.4 ～ 340
	女	3.6 ～ 114
ラテックス凝集法（LA）	男	21 ～ 282
	女	5 ～ 157
金コロイド法	男	40 ～ 107
	女	20 ～ 70
RIA	男	20 ～ 250
	女	10 ～ 130

フェリチン貯蔵量を反映し，血清フェリチン 1 ng/mL は貯蔵鉄 8 mg に相当する．静脈採血し，すぐに測定できない時は −20℃ 以下で保存する．冷蔵庫（4℃）保存では数週間で低下する．

一般にイムノアッセイにより測定される．抗凝固剤，アスコルビン酸，高ビリルビン，溶血の影響はない．

悪性腫瘍では，血清中フェリチン結合蛋白の存在により，低値を示すことがある．基準範囲は測定法により差があるので注意を要する（表12）．閉経後の女性のフェリチン値は男性に近づく．フェリチン低値で貧血が認められる場合は鉄欠乏性貧血と診断できる．ヘモグロビン値，血清鉄が正常な場合はトランスフェリン飽和率が低下した潜在性鉄欠乏症である．1,000 ng/mL は鉄過剰症と考える．鉄芽球性貧血，β サラセミアや骨髄異形成症候群などで輸血を繰り返すと 5,000 ng/mL 以上にもなる．肝疾患，感染症，悪性腫瘍で高値となる．

■ β_2 ミクログロブリン

β_2 ミクログロブリン（β_2MG）は分子量 11,800，アミノ酸 99 個からなる低分子蛋白で，ヒト白血球抗原（human leukocyte antigen：HLA）クラス I の軽鎖として赤血球を除く全身の有核細胞表面に分布している．リンパ球，単球などに豊富に存在し，免疫応答に重要な役割をしている．細胞表面から分泌されると腎糸球体基底膜で濾過後，ほとんどが近位尿細管で再吸収され異化される．また，一部は肝臓でも異化される．血中の半減期は 2 時間程度である．血清 β_2MG 高値は悪性腫瘍や免疫疾患で細胞での turn-over が亢進した場合にみられる．また，糸球体濾過量の低下や肝臓での異化障害により上昇する．

腎機能低下では，血中濃度が上昇するとともに，尿細管再吸収能を上回る量が腎糸球体を通過すれば，尿中への排泄量も増加する．腎機能低下状態での血中濃度の増加は，他の低蛋白と比べ顕著である．また，透析アミロイドーシスの原因物質であり，手根管症候群として発症する．測定にはラテックス免疫凝集法や免疫比ろう法などの免疫学的測定法が用いられる．血清は分離後 4℃ で 1 週間，−20℃ で 1 年間安定である．尿中酸性プロテアーゼの作用を受け，分解するので，酸性尿では不安定である．基準範囲は血清 1.3 ～ 2.2 mg/L，尿 150 μg/L 以下である．

■ α_1 ミクログロブリン

α_1 ミクログロブリン（α_1MG）は分子量 3 万，糖含有量 20% の蛋白質である．肝臓で産生され，腎糸球体を通過し，近位尿細管で再吸収され異化される．血中では遊離型，IgA と共有結合した高分子型が主で，その他に，アルブミン，プロトロンビンなどにも結合し存在する．ヘムのスカベンジャーとして，生体内溶血に伴い増加する酸化ヘモグロビンなどの生体障害に作用する物質を取り込み，分解・体外排泄調整に作用する．血中濃度は肝臓での産生能，腎血流量に左右され，β_2MG などの低分子蛋白と同様の挙動を示す．また，IgA の増加に伴い，増加することがある．

尿中 β_2MG は酸性で不安定であるのに対し，α_1MG は安定であり β_2MG に代わって測定することが推奨されている．測定にはラテックス免疫凝集法や免疫比ろう法などの免疫学的測定法が用いられる．血清は分離後 4℃で 1 カ月，−20℃で 1 年間安定である．基準範囲は血清 9.2 〜 15.2 mg/dL，尿 2.5 g/L 以下である．

（宇治義則）

チェックリスト

□蛋白質の機能による分類を説明せよ．
□血清蛋白分画に用いられる電気泳動法の原理を説明せよ．
□α_2グロブリン分画に含まれる蛋白質をあげ，その機能を説明せよ．
□急性相反応蛋白をあげよ．
□動的および静的栄養指標について説明せよ．

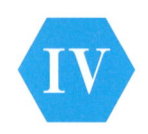

IV 人体の臨床化学検査の実際―生体分子の分析各論

4 酵素

1. 酵素とは

　酵素は生体内で直接化学反応に参加するのではなく，反応の妨げとなるエネルギーバリアを低くすることで，化学反応を進みやすくする場を与える触媒である．また，酵素は基質を数カ所で認識し，反応するため，特異性が高く，同じ化学基を有していても立体構造が相違すると反応しない．しかし，立体構造が近似している化合物には作用してしまう欠点がある．また，反応条件がマイルドで，分析機器の損傷を少なくすることができるため，生体内物質の定量にも広く用いられている．

　血中酵素活性測定の目的は細胞から放出された酵素（逸脱酵素と呼ぶ）を高感度に測定し，酵素の局在した臓器の異常を知ることにある．このため，酵素の臓器別局在や臓器内局在を理解する必要がある．アイソザイムの検出も，損傷臓器の特定に役立てることができる．逸脱酵素以外にも，分泌酵素や膜結合酵素を測定することもある．分泌酵素を測定する意義は酵素を産生している臓器の合成能の変異を知ることで，膜結合酵素は膜との結合を切断されることによって血中に増加することを観察する．

A. 酵素の分類

　酵素の分類は国際生化学連合（International Union of Biochemistry：IUB）で定められている．また，酵素の正式名はEC番号であり，最初の数値が分類名に相当する（表1）．

　EC番号が正式名であるが，番号だけではどのような酵素であるか規定もできないため，その他2つの名前を有している．常用名（慣用名）と系統名である．系統名は基質（酵素の反応物質）：もう1つの基質と作用名を列記したものであり，酵素がどのような働きをするかがすぐにわかる．例えば，乳酸に働きH$^+$を離脱させてケト酸であるピルビン酸を形成する反応を触媒する酵素である乳酸デヒドロゲナーゼ（常用名）は正式名（EC番号）で表すとEC 1.1.1.27となり，系統名で表すと L-lactate：NAD$^+$ oxidoreductase となる．

B. 反応式の書き方

　古くから用いられていた酵素ほど多くの常用名を持っている．また，利用する分野ごとに常用名

表1　酵素の分類

	分類名	常用名
1	oxidoreductase（酸化還元酵素）	デヒドロゲナーゼ，オキシダーゼ
2	transferase（転移酵素）	トランスアミナーゼ，キナーゼ
3	hydrolase（加水分解酵素）	蛋白分解酵素，アミラーゼ，エステラーゼ，リパーゼ
4	lyase（脱離酵素，除去酵素）	アルドラーゼ
5	isomerase（異性化酵素）	イソメラーゼ
6	ligase（合成酵素，結合酵素）	

が相違し，現在でも統一しようとする傾向にない．例えば，アミラーゼは薬物として用いる場合，ジアスターゼやタカジアスターゼと呼ばれるのに対して，臨床検査で用いられる場合にはアミラーゼと呼ばれる．どのような反応を触媒する酵素なのか反応式を一度は確認することを勧める．

補酵素の記述例であるが，NAD → NADHと書かれたり，NAD^+ → $NADH+H^+$と書かれたりする．正しくは後者の方である．しかし，面倒なので前者のように略して書くことが許されている．

C. アイソザイム

アイソザイムの定義に関しては様々な議論がなされたが，学問的進展を待たなければならない問題を排除する目的で，「基質特異性が同じで，分画できる酵素はアイソザイムと呼ぶ」と定義された．要するに電気泳動やその他分離手段によって分画できて，同じ活性染色にて呈色する場合，すべてアイソザイムと呼ばれる．名称は陽極側から1,2……と呼ぶことが正しい呼称法である．しかし，一般的には臓器名を付したり（膵臓由来-アミラーゼ：p-AMY，唾液腺由来-アミラーゼ：s-AMYなど），局在箇所を付したり（ミトコンドリア-AST：m-ASTなど），構成サブユニットの名前〔骨格筋由来Mと，脳由来Bで構成されたクレアチニンキナーゼ（CK）：CK-MB〕で呼ばれることが多い．アイソザイムを測定することで損傷臓器を特定したり，病態の深刻さを推定する．また，アイソザイムによって半減期が相違することを利用して，病態を解析することもできる．しかし，アイソザイム測定では電気泳動法を用いることが多く，技術を要求され，分析時間が長くなるため次第に敬遠されるようになった．それより，複数の酵素活性を測定し，損傷臓器を特定する方法が一般的となっている．

D. 単位

酵素活性を表す単位は，IUBが単位の定義を定め，共通の物差しとして国際単位（毎分基質1.0 μmolを変化させる酵素活性を1.0国際単位とする）が提案され，広く用いられている．しか し，以下の注意が必要である．①測定方法が変わると共通の物差しとはならない．例えばLD活性を測定する場合，基質をピルビン酸を用いるか乳酸を用いるかで，2〜3倍活性が変わる．合成基質を用いる場合にも，基質が変わると活性は変化する．このような多くの混乱が解消されなかったため，新しい単位としてカタール（毎秒基質1.0 molを変化させる酵素活性を1.0 katalと定めた）が提案されている．②酵素活性をSI単位系で表現する場合，国際単位はμmol/min，カタールはmol/sと記述する．③割り算をスラッシュ（/）で表すことは誤解を招きやすいため，正式には使用してはいけない．国際単位を正しく表現する時は$μmol・min^{-1}$と表記しなければならない．

E. 酵素の働き

a. 反応の可逆性

酵素反応は一般に可逆反応を触媒するといわれている．しかし，必ずしも可逆反応を行うわけではない．物質定量に広く用いられている各種オキシダーゼ類は，ほぼ一方的な反応を触媒する（一方的だから定量法として利用しやすい）．正しくは平衡定数をみることでどの程度可逆性があるか判断できる．

b. 補酵素

酵素には補酵素を持つ酵素と持たない酵素がある．補酵素を持つ酵素の場合，酵素反応を実際に行っているのが補酵素である．ピリジン系酵素群を除けば補酵素と酵素は一体化されていることが基本で，外れている場合には酵素活性がない．補酵素が反応の主体であるため，補酵素によって反応は特定される．例えば補酵素がピリドキサールリン酸（PLP）の場合，PLPと結合しやすいアミノ基に作用し，アミノ基転移反応を行う．ニコチンアミドアデニンジヌクレオチド（NAD）やフラビンアデニンジヌクレオチド（FAD）は基質から水素を取る働きを行う．また，補酵素とアポ酵素が一体化されている酵素をホロ酵素，補酵素が外れている場合をアポ酵素と称す．ピリジン酵素群（NAD，NADPを補酵素とする酵素群）は補酵素と酵素が反応の場で先に結合し，活性を

表2 補酵素と酵素の関係

ビタミン名	補酵素	酵素	欠損症
ニコチン酸（ナイアシン）	NAD, NADP	脱水素酵素	ペラクラ症候群
リボフラビン（ビタミンB₂）	FAD, FMN	オキシダーゼ, 脱水素酵素	舌炎, 口角炎, 皮膚炎
ピリドキシン（ビタミンB₆）	PLP	アミノ基転移酵素 アミノ酸の脱炭酸酵素	日光過敏症
パントテン酸	CoA	脂肪酸合成酵素	皮膚炎
チアミン（ビタミンB₁）	チアミンピロリン酸（TPP）	脱炭酸酵素	脚気, 多発性神経炎

示す．なお，補酵素は一般的にビタミンであるためビタミン名，補酵素名，酵素群および欠損症を表2にまとめた．

c. 活性中心

補酵素を持つ酵素では活性中心が補酵素である．例えば，ヘム酵素（ペルオキシダーゼ，カタラーゼ，シトクロムなど）の場合，活性中心がヘム鉄である．また，活性中心がCuなどの金属の場合もある．また，プロテアーゼやアミラーゼではヒスチジンがプロトンシャトルの中心となり，加水分解反応を触媒する．

d. キーエンザイム

生体内で生じる物質変化にはほとんどの段階で，酵素が介在する．この物質変化の流れを代謝と呼ぶ（「I-3物質の流れ」11頁参照）．代謝の流れの早さの制御は，一連の流れの中で，最も流れの遅い部分にある酵素が担い，キーエンザイムと呼ぶ．代謝調節を行う場合，キーエンザイムを制御することで，目的を達成できる．例えば，コレステロール合成のキーエンザイムであるHMG-CoAリダクターゼを阻害し，コレステロール合成を抑制する．その他，多くのキーエンザイム阻害剤が薬物として利用されている．

e. 酵素反応メカニズム

酵素反応メカニズムには次の4つがある．①オーダーメカニズム，②Theorell-Chanceメカニズム，③ピンポンメカニズム，④ランダムメカニズムである．オーダーメカニズムは酵素に1つ目の基質が結合し，次いで2つ目の基質が結合し，2つの基質間で反応が起こり，できあがった生成物が順次外れ，元の状態に戻るという順序正しい機序である（図1A）．このメカニズムに従う反応は乳酸脱水素酵素（LD）などのピリジン酵素群である．ピンポンメカニズムは補酵素に基質が反応し，補酵素に基質の一部が取り込まれ，生成物ができて補酵素から離れる．そこにもう1つの基質が反応し，補酵素に残されていた部分が新しい基質に結合し，もう1つの生成物が乖離し，一連の反応が終了するメカニズムである（図1C）．アミノトランスフェラーゼなどはこの反応に従う．Theorell-Chanceメカニズムは，ESコンプレックスに，もう一方の基質が反応するメカニズムで，ランダムメカニズムは，2種の基質の結合順序にかかわらず，酵素に基質が結合し反応するメカニズムである．

f. 酵素の代謝

血中に湧出した酵素は異物であり，血液中より速やかに排除される．多くの酵素は網内系細胞に取り込まれ，分解されるが，プロテアーゼやアミラーゼなどのように腎臓より尿中に排泄されるものもある．この排泄される速度のことを半減期と呼ぶが，この速度が相違するため，血中酵素活性パターンが変わる（図2）．半減期の短い酵素はあたかも早く血液中に出現し（ピークが早く来るため），その湧出量も少なかったようにみえる．反対に，半減期の長い酵素は出現が遅く，出現量

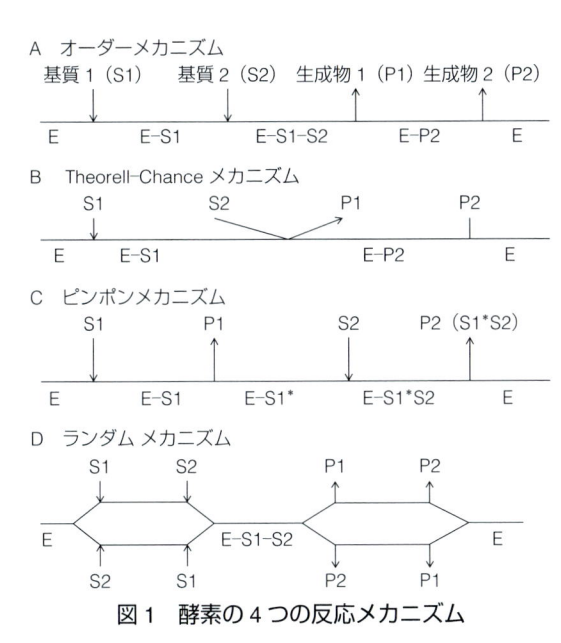

A　オーダーメカニズム

基質1 (S1)　基質2 (S2)　生成物1 (P1)　生成物2 (P2)
E　　E-S1　　E-S1-S2　　E-P2　　E

B　Theorell-Chance メカニズム

S1　　　S2　　　　P1　　　P2
E　　E-S1　　　　　E-P2　　　E

C　ピンポンメカニズム

S1　　P1　　S2　　P2 (S1*S2)
E　　E-S1　　E-S1*　　E-S1*S2　　E

D　ランダム メカニズム

S1　S2　　　　P1　P2
E　　　E-S1-S2　　　E
S2　S1　　　　P2　P1

図1　酵素の4つの反応メカニズム

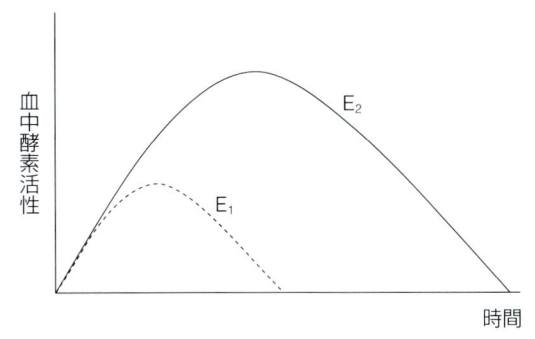

図2　逸脱酵素の半減期による血中活性の変化予想図

は多かったようにみえる．図2は同じ臓器から，2種類の同一活性を持つ酵素が湧出し，この2種の酵素（E_1とE_2）の半減期がE_1の方がE_2の半分とした場合の血中酵素活性の推移を予測した図である．

F. 病気とのかかわり

酵素は生体内で生じる化学反応全般（代謝）にかかわっている．酵素活性を測定することで，代謝の流れる速度を知ることができるはずである．また，遺伝疾患の多くは酵素の欠損か変異である．このため，酵素活性測定から遺伝疾患をみつけたり，変異を見出せるはずである．また，最近酵素をコントロールすることで薬物効果を上げる薬剤が多く使われている（コレステロール合成を抑制する薬剤（HMG-CoA リダクターゼの阻害剤）や，血圧降下剤（アンギオテンシン・コンバーチング・エンザイムの阻害剤）などがある．酵素活性を測定することで，薬効を観察できるはずである．しかし，酵素活性測定が利用しているのはこのような目的でなく，逸脱酵素活性の測定である．次に膜結合酵素，さらには分泌酵素活性の測定である．

a. 逸脱酵素

細胞が壊死を起こすと，細胞内に局在した酵素が逸脱し，血液中に湧出し，血中酵素活性が上昇する．このため，血中酵素活性を測定し，上昇している酵素から，その酵素を多く含む臓器の損傷を推定する．臓器の特定だけでなく，臓器内の局在や細胞内の局在から，疾患の深刻さや病態の原因を推定することができる．表3に臓器と局在酵素を示した．例えばAST活性が上昇すると，肝臓，骨格筋か心臓のどこかに壊死が生じていると考えられる．そこで同時にALTとCKを測定する．ALTも高値になれば肝臓の疾患が有力になるし，CKが上昇していれば心筋の疾患が有力になる．また，同じ肝臓疾患でも，門脈系か静脈系細胞の疾患かを知ることで様々な病因を推定できる．アイソザイム測定も，損傷臓器を特定できる．例えば，アミラーゼは膵臓と唾液腺で産生されている．高アミラーゼ血症の約80%が唾液腺由来である．唾液腺アミラーゼの湧出原因は身体的ショックや激痛で，膵臓疾患で高アミラーゼ血症となることは約10%程度である．膵臓疾患を明確にするためにはアイソザイム測定が推奨される．

b. 分泌酵素

血液中に存在することが目的の酵素もある．代表的な酵素は凝固因子群の酵素である．これらの酵素は肝臓にて合成されるため，肝臓における蛋白質合成能の低下を敏感に表す．同様に肝臓由来の偽性コリンエステラーゼ（ChE）やアルブミンも肝臓における蛋白質合成能の指標となる．

表3　測定されている酵素と由来臓器の関係

臓器	酵素（臓器内局在）
肝臓	AST（可溶性分画, ミトコンドリア）, ALT（可溶性分画, ミトコンドリア）, ALP, ChE（偽性）, γ-GT, LAP, LD
胆管	ALP, LAP, LD, γ-GT
骨格筋	AST, ALT, CK（MM）, LD
心臓	AST, CK（MM, MB）, LD
骨	ALP
膵臓	AMY, リパーゼ
消化管	ALP, LAP, LD, CK（BB）
前立腺	ACP
神経	ChE（真性）
血球	LD, ミオキナーゼ

c. 膜酵素

細胞外膜に付着し，物質の吸収や輸送を司っている酵素もある．総胆管の刷子縁（brush border membrane）に結合した酵素としてアルカリ性ホスファターゼ（ALP），ロイシンアミノペプチダーゼ（LAP），γ-GTやLDがある．閉塞性疾患で，胆汁の排泄が滞ると，結合していた酵素が切断され，血中に出現する．これらの酵素は切断箇所により，親油性部分があり，サンプルカップやリポ蛋白と結合し酵素活性を大きく変化させることがあるので注意が必要である．

d. ピットフォール

酵素に対する抗体が形成され，酵素の排泄障害から血中活性が上昇し，誤った判断の生じる場合がある．消化酵素の1つであるアミラーゼは血中に放出された場合，速やかに腎より尿中に排泄される．しかし，抗体が発生するとアミラーゼ抗体複合物が生じる．そのため，排泄が滞り，血中濃度が上昇し，誤った判断を起こしかねない．この場合，尿中と血中アミラーゼ活性を同時に測定するとよい．通常は尿中への排出が早いため，血中も尿中の活性も高くなる．しかし，抗体が発生している場合，血中活性が高いが，尿中活性が高くならない（なお，アミラーゼの抗体ができたとしても，症状がなく，病気とは一線を画す必要がある）．

血液中の半減期によって，出現のタイミングやピークの高さが変化し，診断を誤らせる原因となることがあるので，注意が必要である．例えば，同じ臓器から，2つの酵素（酵素Aと酵素B）が，同じ量湧出したとする．ところが，2つの酵素の半減期が相違し，酵素Aの半減期が酵素Bの1/2であったとする．要するに酵素Aの方が2倍の速度で血中から消失する．この場合，血中酵素Aのピークは早く来たように感じ，ピーク高は低く，少しの逸脱量しかなかったように感じることになる．一般的に，湧出酵素は異物であるため，必ず血中から消失させようとする作用が働く．このため，酵素がどこに局在し，存在比がどの程度であるかと，半減期を念頭に入れなければならない．

G. 酵素活性測定法

a. 守らなければならない条件

IUBは酵素活性測定において，次の2点を守ることを求めている．
1. 至適条件にて活性測定を行うこと．
2. 初速度測定を実施すること．

至適条件とは実験的に最も高い活性の得られる条件（基質濃度，pH，賦活剤などの濃度）のことである．至適条件を用いる理由は測定値を統一できるだけでなく，①条件が多少変化しても測定値が大きく変化しないため，精密度の高い測定ができやすい，②反応の直線性が保ちやすく，安定な測定を実施しやすい，③感度が良い，などのメリットを有する．しかし，ほとんどの酵素で至適条件が定まっていない．

初速度測定を行う理由は，生成物阻害の影響を受けないようにするためである．しかし，共役酵素を用いる場合，反応開始直後の速度が初速度とはならない．適切な共役酵素活性を添加し，適切な時間後に活性測定を行う必要がある（ラグフェイス）．

b. ブランクのとり方

1）検体ブランク

検体中に存在する何らかの物質によって引き起こされる非特異的反応．分析の基本は検体ブラン

クと試薬ブランクを測定し，本来の反応から差し引くことである．国際的な勧告法ではこの基本を忠実に守っている．しかし，わが国の考え方は相違し，ブランクが発生しないように測定操作を考えたり，試薬上の工夫を行い，ブランクを測定しない方法を選択している．このような相違があるのはわが国が現実的な測定誤差の発生を嫌っているからである．具体的には非常に活性の低いブランク活性を2種類も測定し，この測定値を加算したり，減算したりすることとなる．このため，理論的には正しくとも，測定誤差を誘発するという考え方からわが国の勧告法では相違した選択を行っている．国際的勧告法とわが国の勧告法の決定的な相違点の1つである．

c. 試薬ブランク

試薬中の物質によって引き起こされる非特異的反応．検体として精製水を用いることで測定できる．試薬中の物質によって生じる反応であるため，原因を特定しやすく，排除する努力が日々重ねられている．

d. 測定操作法

酵素活性測定法は単位時間当たりの生成物量を測定する方法（レートアッセイ，reaction rate assay）である．この中に，①酵素反応を直接モニターする方法（continuous monitoring procedure），②一定時間後に酵素反応を停止させ，生成物量を定量する one point assay や，③任意の2時点間の生成物量を測定する two point assay などがある．

2. アスパラギン酸アミノトランスフェラーゼ（AST）・アラニンアミノトランスフェラーゼ（ALT）

AST（asparatate aminotransferase, EC 2.6.1.1）・ALT（alanine aminotransferase, EC 2.6.1.2）は，以下の反応を触媒する酵素である．

アスパラギン酸 + 2-オキソグルタル酸
　　$\xrightarrow{\text{AST}}$　オキサロ酢酸 + グルタミン酸

アラニン + 2-オキソグルタル酸
　　$\xrightarrow{\text{ALT}}$　ピルビン酸 + グルタミン酸

補酵素はPLP（ビタミンB$_6$）で，補酵素と基質（アミノ酸）のアミノ基（アスパラギン酸かアラニンのアミノ基のアミノ基）が結合し，アミノ基を切り離し，ピリドキサミンリン酸となる．アスパラギン酸，アラニンはアミノ基を失い，ケト酸（オキサロ酢酸，ピルビン酸）となる．アミノ基をもらったピリドキサミンリン酸はケト酸（2-オキソグルタル酸）と結合し，アミノ基をケト酸に渡し，グルタミン酸となる．この反応を図3に示す．また，ASTとALTはアミノ基を転移する酵素であるため，トランスアミナーゼと呼ばれる．また，血清内での存在形式は2つのサブユニット（ペプチド鎖）がPLPを介して結合して存在する（図4）．

A. 生理学的意義

ASTの生理的意義は明確ではないが，ほとんどの臓器に，しかもかなりの活性が存在することから，何らかの役割を担っているだろうと考えられている．最も有力な説は1963年，Borstによって提唱されたボルストサイクル（リンゴ酸-アスパラギン酸サイクル）である．運動時などアデノシン5'-三リン酸（ATP）消費が多い時，解糖で細胞質に還元型ニコチンアミドアデニンジヌクレオチド（NADH）が産生される．NADHはミトコンドリア内膜を通過できないため，ボルストサイクルの働きによってミトコンドリア内にNADHを転送するシステムである（表4）．

ALTの生理的役割も明確ではない．アミノ基の転移に作用しているのではないかと考えられている．

アイソザイムは，細胞上清分画由来（s-AST）とミトコンドリア由来（m-AST）の2種類が知られている．ALTも細胞上清分画由来（s-ALT）とミトコンドリア由来（m-ALT）の2種類がある．血中に湧出したAST・ALTは脾臓・肝臓などの細網内皮系に取り込まれ，分解される．この速度（半減期）はm-AST（0.6～1.5時間），m-ALT（4～

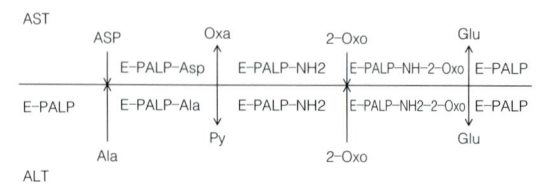

図3 AST・ALT の反応メカニズム（ピンポンメカニズム）

AST と ALT の反応．上部が AST 反応，下部が ALT 反応

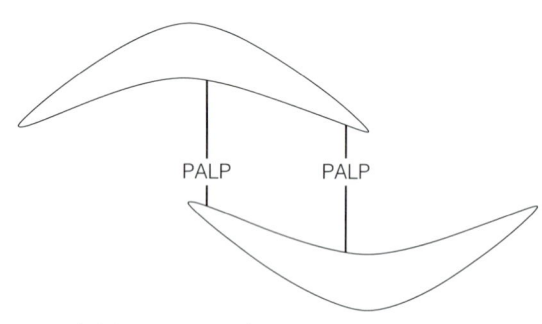

PALP を介して2つのサブユニットが結合し存在する．

図4 AST，ALT 2量体（血中の存在図）

表4 臓器内 AST 活性と m-AST 活性

臓器	AST 活性 （U/g 湿重量）	m-AST 活性 （U/g 湿重量）	m-AST/総AST （％）
心筋	136.7 ± 17.1	87.4 ± 17.7	64.0
肝臓	96.8 ± 14.7	68.8 ± 16.9	71.0
腎臓	51.9 ± 7.8	39.6 ± 7.7	76.3
骨格筋	38.4 ± 4.3	19.4 ± 4.1	50.1
甲状腺	60.3 ± 4.8	40.2 ± 5.8	66.7
脳	56.1 ± 6.7	33.8 ± 6.5	60.2
脾臓	14.0 ± 1.9	10.1 ± 2.3	72.1
肺	9.7 ± 1.8	7.3 ± 1.5	75.3
小腸	10.4 ± 2.1	7.8 ± 2.0	75.0
大腸	9.2 ± 0.4	9.2 ± 0.7	79.0

8時間）の方が s-AST（2～4時間），s-ALT（6～12時間）に比べ約1/2である．このため，同時に血液中に放出されたとしても，m-AST，m-ALT が早く放出され，放出量は少ないように観察される．また，AST と ALT を比べた場合も AST の方が早期に出現したようにみえる．回復期に ALT が高い理由である．

B. 検査法

　AST 活性測定法には多くの測定法があったが，現在は共役酵素としてリンゴ酸脱水素酵素（MD）を用いる Karmen が提案した測定法をベースに各種勧告法が作られている．

　日本臨床化学会（Japan Society of Clinical Chemistry：JSCC）勧告法に提示されている測定条件が広く用いられている．

　測定原理を反応式で表すと次のようになる．

AST

　アスパラギン酸 ＋ 2-オキソグルタル酸
　$\xrightarrow{AST}$ グルタミン酸 ＋ オキサロ酢酸
　オキサロ酢酸 ＋ NADH
　$\xrightarrow{MD}$ リンゴ酸 ＋ NAD

ALT

　アラニン ＋ 2-オキソグルタル酸
　$\xrightarrow{AST}$ グルタミン酸 ＋ ピルビン酸
　ピルビン酸 ＋ NADH
　$\xrightarrow{LD}$ 乳酸 ＋ NAD

　AST 反応で生成したオキサロ酢酸を MD によってリンゴ酸に変化させる．この時，減少する NADH を 340 nm にてモニターし，活性を求める．ALT は生成するピルビン酸を LD によって乳酸に変化させる．この時，減少する NADH を 340 nm にてモニターし，活性を求める．

a. JSCC 勧告法と日常検査法の相違点

①勧告法と日常検査法に用いられている測定操作法で大きく相違する点は反応開始剤である．勧告法においては反応開始液を AST や ALT で行うのに対し，日常検査法は 2-オキソグルタル酸を用いていることである．

②勧告法は検体ブランク，試薬ブランクを測定ごとに取るための測定操作法であるのに対し，日常検査法では検体ブランクを測定しない．

③反応をスタートさせる試薬量が多すぎるため，反応液の温度変化による影響を考慮している．

b. JSCC 勧告法と各国勧告法の相違点

　国際臨床化学会（International Federation of

Clinical Chemistry：IFCC），欧州臨床検査標準委員会（European Committee on Clinial Laboratory Standards：ECCLS），ドイツ臨床化学会（German Society for Clinical Chemistry：GSCC）勧告法ではPLPが添加されているのに対してJSCC勧告法では添加されていない．この理由は①試薬の安定性が悪い，②PLPが340 nmに吸光度を持っているため，測定可能範囲を縮める，③添加により，2～3 U/Lのゲタバキ誤差が発生する，④血清中の蛋白質によってホロ化反応が阻害される，⑤特殊な病気（カーパルターナル症候群や人工透析患者）や特定の薬物投与患者ではアポ酵素の出現が確認されているが，一般的にはアポ酵素出現患者をみつけられない，などである．ただし，添加したい時の測定操作法は提言されている．

測定のpHも各国の勧告法によって微妙に相違する．pH7.4付近で測定する勧告法とpH7.8付近で測定する勧告法がある．AST活性とpHの関係からみると，pH7.4からpH7.8の間で活性の変化がほとんどみられない．JSCCは試薬中に添加するLDやMDの持つ2-オキソグルタル酸に対して作用する試薬ブランク活性（2-ヒドロキシグルタル酸脱水素酵素活性）が7.8で小さくなることから，AST活性が極大活性を示すぎりぎりのpHであるpH7.8を選択している．

C. 検体採取・保存の注意事項

採血管や採血法は通常採血でよい．AST，ALTの安定性は高く，腐敗さえなければ，室温で3日程度，4℃で2～3週間安定である．ただ，ASTは赤血球中に血清中の40倍，白血球で2倍，血小板で6倍の活性があるため，溶血には注意すること．ALTは4℃で不安定なため，次第に活性を低下させる．

激しい運動によって，筋肉に由来するAST活性が上昇する．CKが湧出するため，同時に観察することを勧める．

D. 基準範囲

AST：5～25 U/L（JSCC法）
ALT：3～30 U/L（JSCC法）

JSCC勧告法が公表されるまではAST活性とALT活性を比較するとAST活性の方がやや高値を示すことが一般的であった．しかし，勧告法に従って測定されるようになって，ALT活性の方が若干高値に測定されることが一般的になった．

E. 臨床的意義

AST，ALTともにウイルス性肝炎時に高値となることから，肝臓疾患の指標として注目され，測定されるようになった．ただ，ASTもALTもほとんどの臓器に存在するため，各種疾患で上昇する．ASTとALTを比べるとALTの方が肝臓に特異的である．また，他の酵素CKやLDとの比（AST/CKやLD/AST）やAST/ALT比から損傷臓器の特定や疾患の識別に使われている．中でもAST/ALT比は広く用いられている（表5）．AST優位患者は急性肝炎の初期，劇症肝炎，アルコール性肝炎，肝硬変，肝細胞癌，心疾患，骨格筋疾患，溶血性疾患で，ALT優位の場合，急性肝炎の回復期，慢性肝炎，非アルコール性脂肪肝などである．なお，肝癌の場合，AST，ALTとも高値を示さないことがあり，終末期になって急速に上昇することがある．

1,000 U/L以上では，次のような病気の可能性がある．最も頻度の高いのが急性肝炎で，ビリルビン，LD，プロトロンビン時間の検査や精神症状が参考になる．劇症肝炎はさらに重傷で，アンモニア値が参考となる．ショック肝ではLD，CK値が参考となる．

PLPを欠いたアポ-ASTやアポ-ALTが上昇する疾患や症例がある．透析患者やビタミンB_6欠乏症，イソニアジド（イソニコチン酸ヒドラジド，結核治療薬）投薬患者や手根管症候群（carpal tunnel syndrome）である．長期人工透析による手根管症候群はアミロイドの沈着によると考えられているが，頻度的には非常に少ない．また，ASTやALTを抗体にて測定した場合，活性で求めるより約10倍高値に出ることが指摘されている．

表5　AST/ALT比

AST優位	急性肝炎（初期），劇症肝炎，アルコール性肝炎，肝硬変，肝細胞癌，心臓疾患，骨格筋疾患，溶血性疾患，ショック肝
ALT優位	急性肝炎，慢性肝炎，急性肝炎の回復期　非アルコール性脂肪肝

肝臓は門脈領域，静脈領域，胆管領域
ALTが門脈領域に多く存在するため

3. 乳酸脱水素酵素（LD）

LD（lactate dehydrogenase, EC 1.1.1.27）は，以下の反応を触媒する酵素である．

ピルビン酸 + NADH ⇌(LD) 乳酸 + NAD

この酵素反応のメカニズムはオーダーメカニズムで，酵素に補酵素であるNADHが結合する．そこにもう1つの基質であるピルビン酸が結合する．ピルビン酸のケト基にNADHのHを結合させる．Hを受け取ったピルビン酸は乳酸に変わる．この乳酸が外れ，酵素とNAD結合体が残る．次にはNADが外れ，元の酵素に戻る．

LDは4つのサブユニットが結合して1つの酵素を形成している．サブユニットは骨格筋型（M型）と心筋型（H型）の2種類である．2種類のサブユニットがランダムに4つずつ集まり1つの酵素を形成するため，5種類のアイソザイムが存在する（表6）．

A. 生理学的意義

グルコースの嫌気的代謝の最終段階で，ピルビン酸から乳酸に変化し最終代謝物となる．この代謝を触媒する酵素がLDである．糖の代謝系にかかわる酵素であることより生体内のほとんどの臓器に存在する．骨格筋，肝臓，心臓，腎臓の順で多く存在する．血球中にも多く存在（血漿中/血球中＝160）し，溶血の影響を強く受けるため注意が必要である．激しい運動によっても上昇する．また，新生児，乳幼児期は成人より高値である．

半減期は，サブユニットにより異なる．Hサブユニットは79時間であるのに対し，Mサブユニットは9時間と短い．また，Mサブユニットは0℃付近で不安定で，失活する．また，HとMサブユニットのそれぞれ純粋な2種を混合すると，1〜5型まですべてのアイソザイムが再構成される．

表6　臓器ごとのLDアイソザイム活性

	LD1 H4 type	LD2 H3M1 type	LD3 H2M2 type	LD4 H1M3 type	LD5 M4 type
心臓	145	81	15	7.6	5.1
腎臓	309	222	94	27	20
赤血球	36	34	24	1.9	0
肺臓	0.54	1.3	5.0	8.3	12
骨格筋	13	44	150	156	262
肝臓	0	4.1	21	37	350

単位：U/g 湿重量
腎臓由来の酵素は現在知られている疾患では血液中に湧出しない．

B. 検査法

活性測定法としては，ピルビン酸→乳酸（P→L）へ反応させて測定する方法と，逆に乳酸→ピルビン酸（L→P）に反応させて測定する方法がある．前者はpH7.5付近で反応させるのに対して，後者はpH9.0付近で反応させる．両者の反応速度を比較するとP→Lの反応の方が約2倍速いため，国際単位で表すと約2倍の相違が出る．どちらの測定法で測定された数値であるか確かめなければならない．

JSCC勧告法の操作法は簡単で，乳酸を含む緩衝液〔ジエタノールアミン（DEA）緩衝液 pH8.8〕2.5 mLとNAD溶液0.3 mLを混和し，30℃で5分間予備加温する．これに試料0.2 mLを加え，混和し20秒間放置し，340 nmにて吸光度の上昇速度を測定する．試料として精製水を加えて得られた吸光度変化量を試薬ブランクとし，試料を加えた時との差から活性値を求める方法である．

P→L反応で測定する場合は吸光度340 nmの減少速度を測定し，L→P反応の場合は吸光度上昇反応を測定する．

測定時の注意

LD は基質阻害が大きいため，基質濃度を十分上昇させることができない．また，生成物阻害が激しいため，反応の直線性を十分に確保できない．このため，反応開始から3分以内に活性測定を行わなければならない．また，測定反応が簡単すぎてブランクを検出し難く，正確な活性測定は大変困難である．さらに，測定操作法によって活性が微妙に変化する．

C. 検体採取・保存の注意事項

溶血の影響を強く受けるため，溶血検体をチェックしなければならない．また，M 型は 0℃ 付近で失活しやすい．−80℃ での保存は可能であるが一般的には保存し難いため，採血後なるべく早く測定することが望まれる．

D. 基準範囲

110 〜 210 U/L（37℃，JSCC 勧告法）
140 〜 280 U/L（30℃，FSBC 勧告法）

E. 臨床的意義

ほとんどすべての臓器に存在するため，LD 活性のみで損傷臓器の特定はできない．アイソエンザイムを測定することで，損傷臓器を絞り込むことはできるが，分析に時間と技術を要することから，次第に分析依頼は少なくなっている．これに対して他の検査項目との関連から病態を特定しようとする傾向がある．また，臓器によって LD とその他の酵素の含有率に相違があるため，血中に湧出する活性比に差が生じる．これを利用して損傷臓器を特定する方法が一般的になっている．

急性肝炎の場合，AST，ALT とともに上昇するが，LD は AST 活性に対して 3 倍には達しない．悪性貧血，白血病，溶血性貧血やリンパ腫では AST に比べ 10 倍程度高値となる．悪性腫瘍の場合，腫瘍細胞の産生場所によっても相違するが，AST より 5 倍程度上昇する．慢性筋肉疾患でも AST に対して 5 倍程度高値となる．パニック値は 1,000 U/L 以上である．極端な低値ではサブユニット欠損症や失活因子（免疫グロブリン）

の存在を調査すべきであるが，アイソザイム検出用電気泳動法で見出せる．

（小川善資）

4. クレアチンキナーゼ（CK）
A. 生理学的意義

CK（creatine kinase, EC 2.7.3.2）は，以前はクレアチンホスホキナーゼ（CPK）と呼ばれていた．CK は，Mg^{2+} の存在下でクレアチンに ATP のリン酸基を転移させてクレアチンリン酸を生成する正反応（至適 pH8.8 付近），およびクレアチンリン酸のリン酸基をアデノシン 5′−二リン酸（ADP）に転移させてクレアチンを生成する逆反応（至適 pH7.4 付近）の両反応を触媒する酵素である．なお，生体内では，至適 pH が示しているように，ATP を産生する逆反応の方向に傾いている．

$$\text{クレアチン} + \text{ATP} \xrightleftharpoons[\text{CK}(Mg^{2+}\ pH7.4)]{\text{CK}(Mg^{2+}\ pH8.8)} \text{クレアチンリン酸} + \text{ADP}$$

CK 分子は，B サブユニット（brain，脳）と M サブユニット（muscle，骨格筋）の異なる 2 種のサブユニットからなる 2 量体を形成していることから，その組み合わせの相違から，**図 5** に示したように，CK−BB（CK_1），CK−MB（CK_2），CK−MM（CK_3）の 3 種のアイソザイムが存在している．電気泳動法により，最も陽極側に移動する CK−BB は脳，中間的な移動度を持つ CK−MB は心筋，最も陰極側に移動する CK−MM は骨格筋に，それぞれ多く分布している．なお，この電気泳動法での移動度の相違は，B サブユニットが M サブユニットに比べ，等電点がより酸性側にあることに起因している．骨格筋や心筋では，これらの CK の作用により，高エネルギーリン酸化合物であるクレアチンリン酸を生成して貯蔵している．

クレアチンは，腎臓でグリシンとアルギニンからグアニジノ酢酸を合成し，その後，肝臓でグアニジノ酢酸から合成される．血液によって骨格筋

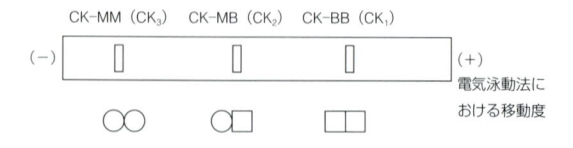

図5 電気泳動法によるCKアイソザイムの移動位置

や他の臓器に運搬され，そこで，CKの作用によりATPのリン酸基が転移され，クレアチンリン酸が合成される．このクレアチンリン酸は，骨格筋中に多く含まれ，高エネルギーリン酸結合の貯蔵体として重要な物質であり，筋肉の収縮時にはエネルギー源としてATPが必要となることから，クレアチンリン酸からCK逆反応によってATPを産生する．また，筋肉中でエネルギー源として消費されたクレアチンリン酸は，非酵素的に脱リン酸化され，クレアチニンとして尿中に排泄されて代謝される．

B. 検査法

a. CK活性の測定

CK活性の測定は，1989年に，JSCCがクレアチンリン酸を基質とする下記の方法を勧告法に認定したため，現在では，ほぼ100％の施設でこの方法を利用している．なお，IFCCにおいても，同一原理で同等の試薬処方を用いる方法が勧告法に認定されている．

この方法は，クレアチンリン酸とADPを基質として生成するATPに，ヘキソキナーゼ（HK），グルコース-6-リン酸脱水素酵素（G6PD）を作用させて，生成する還元型ニコチンアデニンジヌクレオチドリン酸（NADPH）の増加速度を340 nmの吸光度変化量として測定する．なお，JSCC勧告法の試薬中には，直接活性測定の反応系には関与しないアデノシン5′-一リン酸（AMP）やN-アセチルシステインなどが加えられている．前者は溶血血清を用いたときに赤血球から遊離するアデニレートキナーゼ（ADPからATPを生成）を阻害するため，また後者はSH酵素であるCKの安定化剤および活性化剤として添加されている．

$$\text{クレアチンリン酸} + \text{ADP} \xrightleftharpoons[\text{Mg}^{2+}]{\text{CK}} \text{クレアチン} + \text{ATP}$$

$$\text{グルコース} + \text{ATP} \xrightleftharpoons[\text{Mg}^{2+}]{\text{HK}} \text{グルコース 6-リン酸} + \text{ADP}$$

$$\text{グルコース 6-リン酸} + \text{NADP} \xrightarrow{\text{G6PD}} \text{6-ホスホグルコン酸} + \text{NADPH}$$

b. CKアイソザイム分析

CKアイソザイムの分析は，電気泳動法と免疫阻害法の2つに大きく分類され，どちらも心筋梗塞の早期診断のためのCK-MB量を定量することを目的としている．電気泳動法では，セルロースアセテート膜やアガロースゲルを用い，CK-BB，CK-MB，CK-MMの3種のアイソザイムに分離し，CK-MB分画値を算出する（図5）．

免疫阻害法では，血清を抗CK-M抗体と反応させ，阻害されずに残存するCK-MBのCK-B活性を，前述したJSCC法を用いて測定し，得られた活性値を2倍することでCK-MB活性を算出している（図6）．この方法は，通常の生化学自動分析機を用いた分析が可能である特徴を有する．しかし，血清中のCKがCK-MB，CK-MMのみが存在することを前提とした分析法であるため，CK-BB，ミトコンドリアCK（mt-CK），マクロCKなどが存在した場合には正誤差を招くことになる．近年，健常者血清中にはわずかにmt-CKが存在することが明らかとなり，この影響を除くために試薬中に抗mt-CK抗体を加えてmt-CKを阻害させる測定試薬も市販されている．また，最近ではこのような免疫阻害法の問題を根本的に解決するため，CK-MBを蛋白量として定量する分析法も開発されている．

C. 検体採取・保存の注意事項

CKは非常に不安定な酵素である．採血後室温（25℃）で放置すると24時間で50％，また，4℃で20％失活する．これは，CK分子中の活性中心にあるSH基が酸化されるためであり，この酸化を防ぐために，血清中にシステインや還元型グル

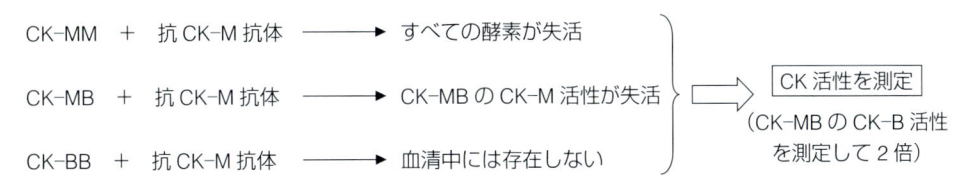

```
CK-MM  + 抗CK-M抗体 ─→ すべての酵素が失活  ┐
CK-MB  + 抗CK-M抗体 ─→ CK-MBのCK-M活性が失活 ├─⇒ CK活性を測定
CK-BB  + 抗CK-M抗体 ─→ 血清中には存在しない  ┘   （CK-MBのCK-B活性
                                                   を測定して2倍）
```

図6　免疫阻害法によるCK-MB活性の測定

タチオンなどのSH化合物を添加することで安定化する．このようなことから，CKは当日検査を基本とすることが好ましい．また，EDTAやクエン酸塩などの脱カルシウムイオン作用のある抗凝固剤を用いた血漿では，CKの活性化剤であるMg^{2+}が失われてしまうことから，低値となることもある．ただし，測定試薬中には，あらかじめ十分なMg^{2+}が添加されていることから，実際には抗凝固剤による影響は少ないものと考えられている．

D. 基準範囲

JSCC法を用いたときのCK活性の基準範囲は以下の通りである．CKは筋肉量にある程度比例することから，男性は女性に比べ約20％高値となる．

CK活性
　男性：36〜216 U/L
　女性：18〜165 U/L
CK-MB活性（免疫阻害法）
　25 U/L以下
CKアイソザイム（アガロースゲル電気泳動法）
　CK-MM：95％以上
　CK-MB：4％以下
　CK-BB：1％未満

E. 臨床的意義

CK活性は，心筋，および骨格筋がかかわる疾患で上昇すると考えてよい．進行性筋ジストロフィー〔Duchenne型，肢帯型〕，多発性筋炎，皮膚筋炎などの骨格筋の障害では，主にCK-MMが上昇することによってCK活性が上昇する．一方，急性心筋梗塞や心筋炎などの心筋の障害では，CK-MM，CK-MBの両者が上昇することによってCK活性が上昇する．これは，骨格筋に存在するアイソザイムのほとんどがCK-MMであるのに対して，心筋中に存在するアイソザイムは，約70％がCK-MM，残りの30％がCK-MBであることに起因している．特に，急性心筋梗塞では発作後，他の酵素（ASTやLD）よりも早期（3〜6時間）に血中に出現する特徴を有しているため，日常検査としてのCK活性測定は，急性心筋梗塞の診断，および繰り返し測定することで，その治療や経過観察を把握することを目的としている場合が多い．

CKは運動後に上昇する代表的な検査であり，マラソンなどを実施した後の活性が運動前の10倍以上となることもある．この上昇には個人差も認められ，元の活性値に戻るまでに1週間程度必要となる．このようなことから，健常者においても運動の習慣を持つ人とそうでない人では，基準範囲が異なることに注意しておかなければならない．

5. アルカリ性ホスファターゼ（ALP）

A. 生理学的意義

ALP（alkaline phosphatase, EC 3.1.3.1）は，有機リン酸モノエステルを加水分解する酵素で，しかもその至適pHがアルカリ性側（pH10.0付近）にあるものをいう．ALPは加水分解酵素に分類されているが，リン酸基の転移反応を触媒する転移酵素としての作用も有している（図7）．分子量は12〜15万で，ホスファチジルイノシトールを介して細胞膜の外側に結合した膜結合酵素である．また本酵素は活性中心にZn^{2+}を有し，Mg^{2+}によって活性化される．そのため，ALP分子中からZn^{2+}が取り除かれると活性を失うこととなる．

本酵素の狭義におけるアイソザイムは少なくとも4種が存在することが報告され、それは、臓器非特異型ALP（肝、骨、腎など），小腸型ALP，胎盤型ALP，胚細胞型ALP（germ cell）である．そして，一部の例外を除いて同一のサブユニットからなる2量体として形成され，それぞれのサブユニットは各アイソザイム間でその構造が異なる．また蛋白質の一次構造（アミノ酸配列）は，臓器非特異型と胎盤型では58％，胎盤型と小腸型では86％，胎盤型と胚細胞型では98％以上が同一であることが報告されている．なお，肝型ALPおよび骨型ALPは蛋白質の一次構造が同一であるが、それに結合している糖鎖構造が異なり，電気泳動法における移動度も異なる．そのため，狭義では両者の関係をアイソフォームと呼び，一次構造が異なるアイソザイムとは区別している．なお，肝型ALPと骨型ALPは互いに異なる臨床的意義を持つため，両者の関係は広義ではアイソザイムとして取り扱われている．これ以後ALPアイソザイムという表現は，広義でのアイソザイムを意味するものとし，これはALPの一次構造の相違ではなく，電気泳動法での移動度が異なるものを指すものとする．

また，生体内におけるALPの生理的基質は，PLP，ホスホエタノールアミン，およびピロリン酸と推測され，それは，遺伝的に臓器非特異型ALPが低値となる低ホスファターゼ血症では，これらのリン酸化合物の血清および尿中濃度が増加していたという報告から推測されたものである．ちなみに，低ホスファターゼ血症（重症型は10万人に1人）では，著しい骨形成障害を認めるが，肝や腎には変化がないという特徴を有している．これらのことから，ALPアイソザイムの中では，骨型ALPが極めて重要な役割を担っていると推測することができる．

ALPは，大腸菌からヒトまで広く分布しており，生命現象の基本的なところにかかわっているものと推測されている．しかしながら，前述したように生体内での真の役割や代謝などについては不明なところも多い．以下に肝型，骨型，小腸型，胎盤型ALPの代謝について説明する．肝型ALPは肝細胞膜の胆毛細管側に多く存在し，それが可溶化されて血中に出現するものと考えられている．この肝型ALPは誘導酵素とも呼ばれ，疾患などにより肝内・肝外胆汁うっ滞が起こり，それによって肝細胞におけるALP合成が促進され，血中に逆流してALP活性が上昇するものと考えられている．なお，血中から除去される半減期は7日程度と推定されている．骨型ALPは骨の新生や修復を行う骨芽細胞の細胞膜に多く存在し，骨の石灰化に深くかかわっているものと考えられている．血中の骨型ALPはこの骨芽細胞の増殖の程度に比例して出現することから，ALP合成の促進によって血中への放出が高まるものと考えられている．なお，血中から除去される半減期は2〜3日程度と推定されている．小腸型ALPは小腸の粘膜細胞膜に多く存在し，脂肪の吸収と密接な関連性があることが知られている．この小腸型ALPは脂肪の吸収とともにリンパ管に取り込まれ，その後，胸管を経て左鎖骨下静脈から血液中に分泌される．また小腸型ALPは，高分子型とノーマル分子型の2種のアイソフォームを持つことが明らかにされている．血中での半減期は，ノーマル分子小腸型が2〜3時間であるのに対して，高分子小腸型のそれはノーマル分子小腸型に比べてかなり長いものと推定されている．胎盤型ALPは胎盤の胞合体栄養細胞で産生され，その膜に結合して存在している．血液中の胎盤型ALPは，妊娠12週以降の妊婦で検出され，特に妊娠28週以降ではその活性は急激に増加し，胎盤のサイズや胎児の成長に比例して上昇することが知られている．

B. 検査法

a. ALP活性の測定

JSCCは，1989年に2-エチルアミノエタノール（EAE）を用いる方法を勧告法としたため，1990年代後半以降，このEAE法が主流となり，現在におけるこの方法の普及率は95％以上となっている（図7）．また，IFCCは，緩衝液に2-アミノ-2-メチル-1-プロパノール（AMP）を用いる方法を勧告法としていることから，国際的に

はこの AMP 法の普及率が圧倒的に高い．また ALP 活性は使用する緩衝液の相違によって，その活性値が大きく変動することが知られ，例えば EAE 法では AMP 法の約 3 倍，DEA 法の約 1.5 倍の活性値が得られる．さらに，緩衝液の相違によって，個々のアイソザイムの相対活性値が大きく変動する．そのため，アイソザイムの含有比の相違によって各分析法間の相関には乖離が生じる．特に小腸型 ALP に対する反応性は大きく異なり，臓器非特異型 ALP に対する相対活性は，EAE 法で高く，DEA 法では低くなる．このように，ALP 活性が緩衝液の相違によって異なることは，ALP の持つ加水分解活性とリン酸基転移活性が個々の緩衝液を使用した場合で大きく異なり，また個々のアイソザイムによって両者の比率が大きく変動するためと考えられている．このように，ALP は他の酵素に比べ緩衝液の相違によって活性値が大きく変動する酵素として知られているが，これは緩衝液として用いられている EAE や AMP が，ALP のリン酸基転移反応時では，基質として作用していることに起因することを理解しておくべきである（図 7）．

b. ALP のアイソザイム分析

ALP アイソザイム分析は，セルロースアセテート膜，アガロースゲル，およびポリアクリルアミドゲルなどを支持体とする電気泳動法が用いられ，その中でもアガロースゲルを用いる方法が最も普及している（図 8）．基質には 3-インドキシルリン酸を用い，基質が ALP に加水分解され，最終的に不溶性のホルマザン色素を生成する染色が利用されている．この ALP アイソザイム分析の目的は互いに臨床的意義が異なる肝型 ALP と骨型 ALP を分離することにある．ポリアクリルアミドゲルの使用では両者の分離は良好であるが，セルロースアセテート膜やアガロースゲルでは両者のバンドが一部重なることから，ノイラミニダーゼ処理をした後，電気泳動を行う方法も用いられている．また，電気泳動法での個々のアイソザイムの確認法として，胎盤型 ALP が 65℃，10 分間の加熱でほとんど活性を失わない，臓器非特異型 ALP が L-ホモアルギニンで阻害される，小腸型および胎盤型 ALP が L-フェニルアラニンで阻害される，などの方法が使用されている．

C. 検体採取・保存の注意事項

ALP 活性の測定は，血清検査を基本とする．血漿を用いた場合は，エチレンジアミン四酢酸（EDTA），クエン酸塩，およびシュウ酸塩などのカルシウムイオンと錯体を形成する抗凝固剤を使用した場合，その活性が低下する．それは，あらかじめ ALP 分子と結合した形で存在する Zn^{2+} や ALP が作用するときに結合する Mg^{2+} の両活性化剤が失われることによる．なお，Mg^{2+} は ALP 活性測定試薬中に 0.5 mmol/L 含まれていることから，実際に Mg^{2+} が失われて ALP 活性が低下することはほとんどないものと考えられている．また ALP は，わずかな pH 変化でその活性が大きく変動する．そのため，試薬を開封した状態で分析を実施した場合では，空気中の炭酸ガスが試薬に吸収され，試薬 pH が変化することに伴って ALP 活性も変動することになる．さらに，凍結乾燥してあるコントロール血清を溶解して使用するときでは，放置により活性が経時的に上昇することが知られている．これは高分子型の ALP が放置に伴い低分子化することによって，活性が高まるものと考えられている．そのため，精度管理用試料の扱いには注意が必要である．

D. 基準範囲

100 ～ 350 U/lL（JSCC 法）

空腹時の成人を対象とした ALP 活性の基準範囲は上記のとおりであるが，本来，ALP 活性の基準範囲は B または O 型で分泌型グループがそれ以外の血液型グループに比べ，約 20% 高値となることが報告されている．それは，血清中に出現する ALP アイソザイムが血液型の相違によって異なることに起因し，B または O 型で分泌型では肝型，骨型，小腸型の総和を ALP 活性，それ以外の血液型では肝型と骨型の和を ALP 活性としているためである．そのため，基準範囲上限

ALPの加水分解活性（使用する緩衝液に関係なく共通に起こる酵素反応）

$$4\text{-ニトロフェニルリン酸} + H_2O \xrightarrow[Mg^{2+}]{ALP} \boxed{4\text{-ニトロフェノール}} + H_3PO_4$$

ALPのリン酸基転移活性（使用する緩衝液によって異なる酵素反応）

① 緩衝液にEAEを用いる方法（JSCC勧告法）

$$4\text{-ニトロフェニルリン酸} + \underset{EAE}{HN(C_2H_5)CH_2CH_2OH} \xrightarrow[Mg^{2+}]{ALP} \boxed{4\text{-ニトロフェノール}} + \underset{(EAE-リン酸)}{HN(C_2H_5)CH_2CH_2OPO_3H_2}$$

② 緩衝液にAMPを用いる方法（IFCC勧告法）

$$4\text{-ニトロフェニルリン酸} + \underset{AMP}{CH_3C(HN_2)(CH_3)CH_2OH} \xrightarrow[Mg^{2+}]{ALP} \boxed{4\text{-ニトロフェノール}} + \underset{(AMP-リン酸)}{CH_3C(HN_2)(CH_3)CH_2OPO_3H_2}$$

図7　4-ニトロフェニルリン酸を基質とするALP活性測定の原理

付近には，前者の血液型の人が，また，基準範囲下限付近には，後者の血液型の人がより多く分布することになる．なお，分泌型と非分泌型の患者情報が得られないため，基準範囲を2つの血液型グループに分けて評価することは困難とされる．

E. 臨床的意義

ALP活性の測定は，一般的に肝胆道系疾患や骨疾患などの指標として利用され，これらの疾患では1,000 U/Lを超える異常値も出現する．そのため，ALP活性の臨床評価は，肝型ALPと骨型ALPの上昇が重要となる．また，通常のALP検査はほとんどの場合，ALPのアイソザイム分析が実施されていない状況下でALP活性値の評価を行わなければならないことから，ALP活性の上昇を肝型ALPや骨型ALPが上昇している場合と，その他のアイソザイム（小腸型ALPや胎盤型ALPなど）が上昇している場合を区別することが大切である．

a. 各アイソザイムの特徴

1）高分子肝型ALP（アガロースゲル電気泳動法ではALP₁）

肝型ALP（ALP₂）が肝細胞の膜断片を含む状態で血中に逆流したものと考えられ，閉塞性黄疸で著しく上昇する．また本アイソザイムの出現は後述するALP₂の著しい上昇を伴うことが多い．

2）肝型ALP（アガロースゲル電気泳動法ではALP₂）

健常者の主要なアイソザイムである．肝胆道系疾患においてALP活性が顕著に上昇する原因は，本アイソザイムの上昇によるところが大きく，これは肝細胞での合成亢進により，血中へ逆流し増加したものと考えられている．

3）骨型ALP（アガロースゲル電気泳動法ではALP₃）

ALP₂とともに健常者の主要なアイソザイムである．また小児のALP活性の基準範囲が成人に比べ高値となることは，本アイソザイム量に起因している．本アイソザイムの上昇は，骨の破壊よりも骨の新生を伴う場合に起こりやすい．成人では悪性腫瘍（前立腺癌や乳癌など）の骨転移，甲状腺および副甲状腺機能亢進症，骨折の修復時などで上昇する．

4）胎盤型ALP（アガロースゲル電気泳動法ではALP₄）

妊婦の血清中に検出される．妊娠中における本アイソザイムの急激な減少は，異常妊娠や流産が考えられる．またALP₄と同じ移動度を示す胚細胞型ALPは，一部の悪性腫瘍（肺癌や卵巣癌）で上昇することが報告されているが，腫瘍マーカ

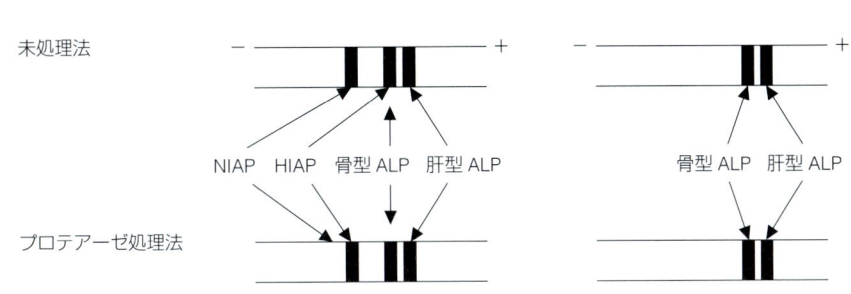

図8 アガロースゲル電気泳動法による健常者のALPアイソザイムパターン

BまたはO型で分泌型では未処理法では骨型ALPと高分子小腸型ALP（HIAP）が重なるが、プロテアーゼ処理法ではHIAPはノーマル分子小腸型ALP（NIAP）に変換される。一方、それ以外の血液型では未処理法とプロテアーゼ処理法の泳動パターンは一致する。
BまたはO型で分泌型ではプロテアーゼ処理法で肝型、骨型、小腸型ALPを分画し、未処理法でNIAPを分画する。小腸型ALPとNIAPの差からHIAPが分画される。通常はプロテアーゼ処理法のみを実施している場合が多い。

ーとしての特異性はかなり低い。

5) 小腸型ALP（アガロースゲル電気泳動法ではALP$_5$）

小腸型ALPは肝硬変、腎不全、糖尿病などで増加することが知られ、特に肝硬変で顕著に高値になることが報告されている。そして、小腸型ALPが上昇する肝硬変患者は血液型がBまたはO型で分泌型である場合が多い。これは主に半減期が短いノーマル分子小腸型ALPの上昇であり、このアイソザイムの血中への分泌量が多いBまたはO型で分泌型のヒトでは、肝における異化の低下に伴って、血中に停滞するものと推測されている。

b. 生理的変動

ALP活性は食事による影響が最も大きい検査と考える必要がある。これは、脂肪食摂取に伴い小腸型ALPが血中に分泌されることに起因する。この血清小腸型ALPの上昇は、ABO血液型と分泌型・非分泌型の相違によって異なり、BまたはO型で分泌型の人（日本人での頻度は35％程度）で大きく、これらの血液型の人では、脂肪食後のALP活性が空腹時に比べ50％以上高値となることも珍しくない。さらに、このALP活性の上昇は、脂肪食後3～6時間後にピークとなり、その上昇は摂取する脂肪食量に比例することも報告され、臨床化学検査の中では最も早朝空腹時の検査を原則としなければならない検査項目とされる。

また、小児のALP活性は骨の新生が盛んであることから成人に比べ著しく高値となる。これは個人差が認められるが、骨の成長が停止する年齢（16～18歳程度）まで持続し、一般的に成人の3倍程度の活性を有するものと考えてよい。また妊婦では胎盤ALPが血中に出現し、その量は妊娠8カ月以降では基準範囲の上限値を超えることが多く、その上昇は分娩時まで続く。

6. 酸性ホスファターゼ（ACP）

A. 生理学的意義

ACP（acid phosphatase, EC 3.1.3.2）は、有機リン酸モノエステルを加水分解する酵素で、しかもその至適pHが酸性側（pH5.0付近）にあるものをいう。ACPは加水分解酵素に分類されているが、ALPと同様にリン酸基の転移反応を触媒する転移酵素としての作用も有している（図7）。

ACPは、前立腺、赤血球、骨、肝臓など、ほとんどすべての臓器・組織に分布し、特に、前立腺や精液中での活性が高いことが知られている。

また，数種類のアイソザイムが存在することが知られているが，健常者の血清中に存在するACPは，破骨細胞および血小板由来のものが中心であり，わずかに前立腺由来ACP（prostate-ACP：PACP）も存在する破骨細胞由来のACPは，L-酒石酸抵抗性（tartrate-resistant）を有することから，L-酒石酸抵抗性ACP（TRACP-5b；TRACPの5b型）と呼び，このTRACP-5bが破骨細胞における骨吸収の促進に関与している．

B. 検査法

基本的にはALP活性測定と同じ基質を用いるが，至適pHが5.0付近であることから，酸性下においても自動分析機での初速度分析が可能である2,6-ジクロロ-4-ニトロフェニルリン酸，および2,6-ジクロロ-4-アセチルフェニルリン酸（2,6-dichloro-4-acetylphenyl phosphate：DCAP-P），などの基質が用いられている（DCAP法）．それぞれ，ACPの作用により遊離した2,6-ジクロロ-4-ニトロフェノール（測定波長405 nm），および2,6-ジクロロ-4-アセチルフェノール（DCAP）（測定波長340 nm）を測定する．PACPは，L-酒石酸によって阻害される性質を有することから，総ACP測定とL-酒石酸を加えた試薬によるACP（PACP以外のACP）測定を行い，両者の差からPACP活性を算出する．またTRACP-5b測定については，モノクローナル抗体を用いた免疫学的分析法が開発されている．

C. 検体採取・保存の注意事項

赤血球中のACPは血清中の100倍以上であるため，溶血血清を用いると著しく高値となる．また，ACPは最も不安定な酵素の1つであり，血清分離後の室温放置1時間で50%低下するという報告もある．そのため，直ちに検査ができない場合は，血清を-20℃で凍結保存することが好ましい．

D. 基準範囲

DCAP法：14 U/L以下

E. 臨床的意義

PACPは，前立腺癌の患者で上昇することから，このPACP活性を測定して前立腺癌の指標として利用されている．なお，ACP活性の測定は長年前立腺癌の指標として用いられてきたが，近年では，前立腺癌により特異性の高い前立腺特異抗原（prostate-specific antigen：PSA）の検査が普及し，ACP検査はほとんど行われていない．

（松下　誠）

7. γ-グルタミルトランスフェラーゼ（γ-GT）

A. 生理学的意義

γ-GT（γ-glutamyl transferase, EC 2.3.2.2）は，γ-グルタミルペプチドを加水分解するとともに，γ-グルタミル基を，アミノ酸やペプチドに転移する酵素であり，グルタチオン（図9）などの生成に関与している酵素である．以前は，γ-グルタミルトランスペプチダーゼ（γ-glutamyl transpeptidase：γ-GTP）といわれていたが，反応の正しい方向を示す意味でγ-GTに改正された．

生体内のグルタチオンは2つの大きな生理的機能があり，1つは成分の重要な抗酸化物質であるチオール基を用いて，フリーラジカルや過酸化物，活性酸素種を還元して消去すること，もう1つは様々な毒物や薬物，伝達物質などをチオール基に結合させ，抱合体として細胞外に排出して安全化することである．

γ-GTの体内型としては，成分の異なる2個のサブユニットからなる．分子量は約10万で，そのうちの20%が糖質を含み，ALPと同様に細胞膜に強く結合し，アミノ酸の移動に関与している．腎臓での存在量が最も多く，その1割以下の存在が膵臓や肝臓，さらにそれより少量なのが脾臓や脳，小腸，精巣，前立腺などで広く存在している．

血清中に存在しているγ-GTは，ほとんどが肝臓からの由来物質であり，尿中は腎臓由来である．肝臓のγ-GTは細胞内の小胞体で合成され，肝細胞の毛細胆管膜や胆管上皮細胞に存在し，また一部は胆汁の中に分泌される．

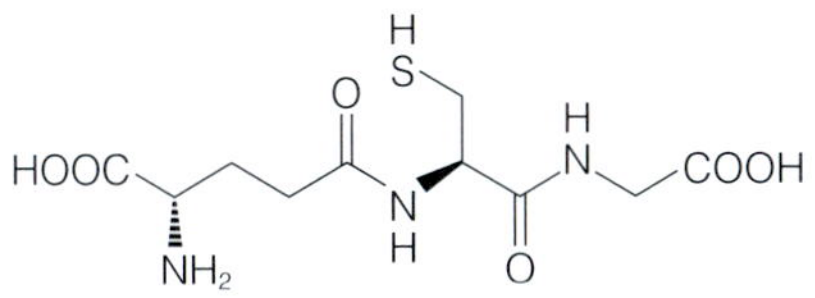

図9 グルタチオン

血清中のγ-GTを電気泳動するといくつかに分画され，その原因は本体と，細胞膜成分やリポ蛋白質糖鎖などとの結合の差によるものと考えられている．

B. 検査法

測定法の基質としては，γ-グルタミル基をペプチド鎖と接続合成したタイプが種々あり，加水分解とともにγ-グルタミル基をアミノ酸やペプチドに受け取るのであるが，ほぼグリシルグリシンが用いられる．

a. γ-グルタミル-4-ニトロアニリド法（Orlowski法，SSCC法，AACC法）（図10）

γ-グルタミル-4-ニトロアニリドのγ-グルタミン酸をグリシルグリシンに転移すると，4-ニトロアニリンを生じ，黄色の410 nm吸光度変化から定量する方法である．しかし，この基質と酵素の接触関係が不良で完全な反応が行われないので，界面活性剤を添加することで効率を上げる必要がある．

b. γ-グルタミル-β-ナフチルアミド法（図11）

γ-グルタミル-β-ナフチルアミドのγ-グルタミン酸をグリシルグリシンに転移すると，β-ナフチルアミンを生じ，これに4-ジメチルアミノシンナムアルデヒドと合成させ生じた赤色の540 nmでの吸光度で定量する．

c. γ-グルタミル-3-カルボキシ-4-ニトロアニリド法（JSCC法，IFCC法，ECCLS法）（図12）

γ-グルタミル-3-カルボキシ-4-ニトロアニリドのγ-グルタミン酸をグリシルグリシンに転移すると，3-カルボキシ-4-ニトロアニリン（5-アミノ-2-ニトロ安息香酸：ANB）を生じ，黄色の410 nmでの吸光度から定量する．この基質は溶解度が高く，酵素との接触性が高く反応しやすい．

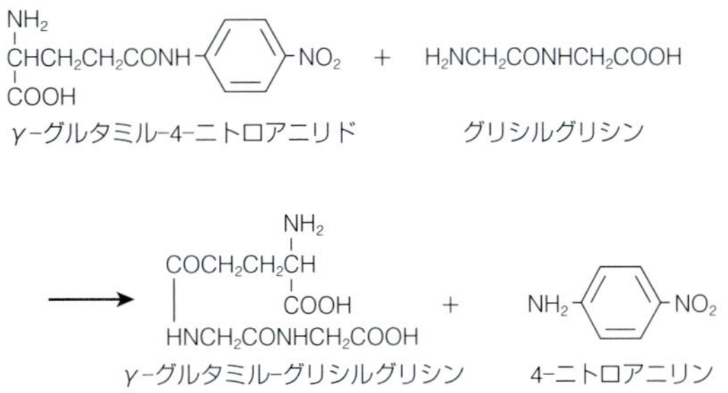

図10 γ-グルタミル-4-ニトロアニリド法

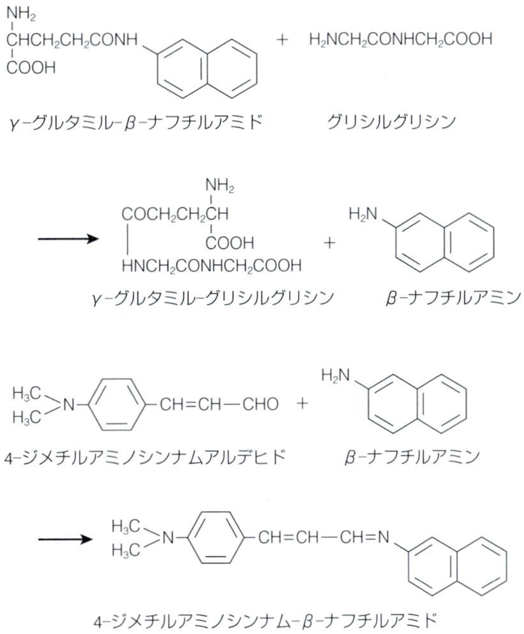

図11 γ-グルタミル-β-ナフチルアミド法

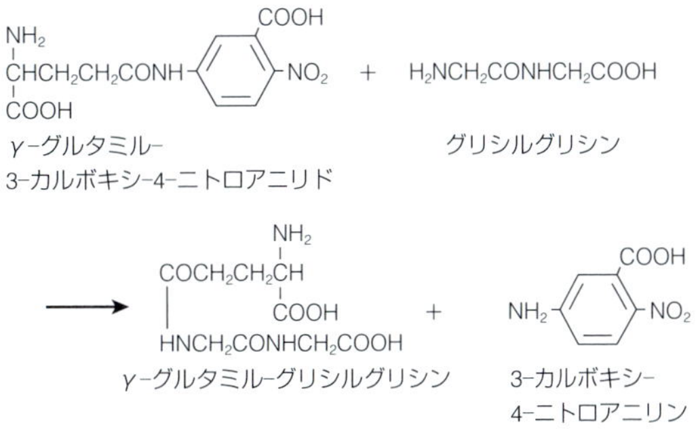

図12 γ-グルタミル-3-カルボキシ-4-ニトロアニリド法

C. 検体採取・保存の注意事項

血清と血漿では差が認められない．

血清は室温で2日，4℃で1カ月，凍結で3カ月まで保存可能である．また尿は室温で2日，4℃で10日保存可能であるが，凍結では失活するので不可能である．

γ-グルタミル-3-カルボキシ-4-ニトロアニリドとグリシルグリシンを基質とした測定の際には，ヘモグロビンは500 mg/dLまで，ビリルビンは20 mg/dLまで，アスコルビン酸は20 mg/dLまで影響はない．

D. 基準範囲

JSCC標準化対応法（γ-グルタミル-3-カルボキシ-4-ニトロアニリド法）

男性：12～65 U/L
女性：9～38 U/L

飲酒の習慣や性差により活性値に大きな違いがある．

新生児の時期では，成人の約10倍の高値を生じ，その後，成長とともに低下していき，乳児期では成人の2倍程度，小学生頃からほぼ成人の値になる．また，成人では加齢とともに少しずつ値が上昇していく．

日内変動はほとんどなく，また運動や食事の影響も受けない．男女差があり，飲酒量の違いも考えられるが，男性高値には前立腺由来のγ-GT酵素の排出が影響されている可能性がある．

また女性の妊娠の後半では低値を示す．これは女性ホルモンの活性反応や，γ-GT酵素の発現量に影響しているのではないかと考えられている．

E. 臨床的意義

γ-GTは，ALP，ロイシンアミノペプチダーゼ（LAP）と同じ胆管に存在し，肝・胆道系酵素と呼ばれている．したがって，肝臓障害，中でも小胞体機能異常や胆汁分泌機能異常，胆汁うっ滞性肝炎，閉塞性黄疸，胆汁性肝硬変が生じる際に，血清γ-GT活性値が上昇する（表7）．

表7　γ-GT活性上昇の原因と疾患

原因	病態・疾患
胆汁の流れの抑制	胆石，胆道結石，胆道癌
肝臓膜の腫れ	急性ウイルス性肝炎，原発性胆汁性肝硬変，脂肪肝
薬物による影響	抗てんかん薬，向精神薬，抗痙攣薬
悪性腫瘍	γ-GTを上昇させる転移癌細胞

また肝臓癌の時に合成されるγ-GTは，通常より4倍量もの糖鎖，中でもN-アセチルグルコサミンが多く結合しており，その結果，活性値が通常の約5倍まで上昇している．また，胆管癌や他の臓器癌で，癌細胞が肝臓へ転移する際に，高値となる場合がある．

一般に飲酒の生活習慣を続けていると，γ-GT活性高値に反映される．1日当たり2合アルコールを摂取すると，100 IU/Lを超えることになり，逆にその後2週間禁酒すると，2分の1まで低下する．

アルコール摂取は，①肝臓の機能低下，中性脂肪増加，脂肪肝，②長期のアルコール摂取でアルコール性肝硬変，③急激な多量アルコール摂取で急性肝炎が起き，γ-GT値に影響する．ALTやASTの上昇に比べてγ-GT上昇が大きければ，アルコールによる肝障害と判断できる．

飲酒に対する強弱には，遺伝子の違いが影響する．アルコールは，アルコールデヒドロゲナーゼ（ADH）により酸化されてアセトアルデヒドを生じ，次にアルデヒドデヒドロゲナーゼ2（ALDH2）によりさらに酸化され酢酸となる．飲酒に対する強弱の差はALDH2遺伝子の違いである．日本人の多くはAからGへの一塩基置換により487番目のグルタミン酸（E）がリジン（K）へとアミノ酸が変化している．このヘテロ型（EK）の活性は野生型（EE）の1/16で，ホモ変異型（KK）はほとんどないので，アセトアルデヒドが蓄積されて障害を起こす．日本人の多型の割合はEEが55％，EKが40％，KKが5％である．一般男性709人のALDH2遺伝子タイプとγ-GT活性の関係を調べたところ，明らかに飲酒で

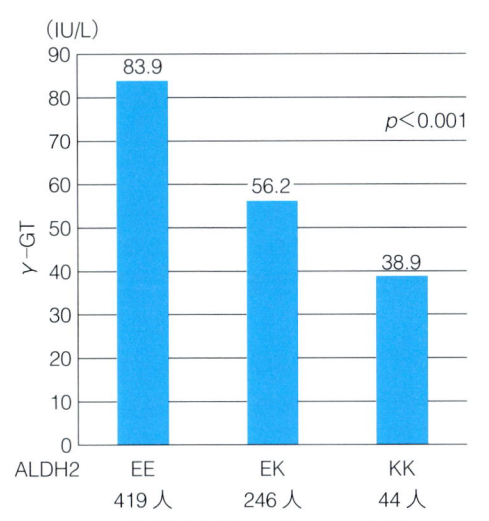

図13 ALDH2遺伝子変異によるγ-GT活性への影響

きるEEタイプの遺伝子でγ-GT活性が高値であった（図14）．

抗てんかん薬，抗けいれん薬，睡眠薬などの薬物がγ-GT合成の誘導を亢進し，高活性値となる．しかし，同様の位置に存在するALPやLAPが誘導されるか否かで，原因が薬物によるか否かがわかる．また，メタボリックシンドロームなどでは血糖値や血圧，中性脂肪値と同様にγ-GTも高値となる．ウイルス性肝炎ではγ-GTが約150 IU/Lに上昇するのに加えASTやALTも約1,000 IU/Lに達するので，疾患の特定ができる．

γ-GTアイソザイムは，セルロースアセテート膜電気泳動により分離して発色すると，通常はα1やα1とα2に分画される．βやγにもバンドが生じている際は，糖鎖の接触型が変わるからであり，悪性疾患や閉塞性障害などであることがわかる．

8. コリンエステラーゼ（ChE）
A. 生理学的意義

ChE（cholinesterase）はコリンエステルを加水分解して，コリンと有機酸を生成する酵素である．ヒト体内には数種類のChEが存在するが，体内分布や性質特異性により，大きく2つに分類される．

その1つは，アセチルChE（acetylcholinesterase）または真性ChE（true-cholinesterase, EC 3.1.1.7）で，神経細胞や骨格筋，赤血球，胸腺などに含まれており，分子量は約9万である．アセチルコリンは副交感神経や交感神経，運動神経などの神経伝達物質であり，アセチルChEは，コリンと酢酸に加水分解することで，アセチルコリンの影響を迅速に消去することができる有用な酵素である．このように神経刺激伝達に関与することから髄液中に多く存在して，神経伝達が効果的に調節されている．また，アセチルChEの阻害作用は，神経伝達物質成分が蓄積することになり，Alzheimer病治療に使われている．アセチルChEは，溶血により血清中に存在することはあるが，正常の場合は血清中にはほとんど存在しない．

もう1つはブチルChE（butyl-cholinesterase）または偽性ChE（pseudo-cholinesterase, EC 3.1.1.8）で，血清や肝臓，皮膚，心臓，膵臓などに含まれている．ChEはコリンの水酸基と他の構造のカルボキシル基が脱水縮合したエステル物質を加水分解し，ベンゾイルコリンが特異性基質であるが，それ以外のアセチルコリンやブチルコリンなどのコリンエステルにも反応し（図14），さらにα-ナフチル酢酸などのコリンエステルでない基質に対しても加水分解する（図15）．

分子量は約35万で，そのうち糖質は24%と含量が多い糖蛋白質である．合成はアルブミンと同様に肝臓で行われる．半減期はアルブミンの約20日に比べて半分の10日程度であるため，鋭敏な蛋白質合成機能の指標とも考えられている．

この酵素に対する基質としては，両方に共通のアセチルコリン（図14A），アセチルChEに特異的なアセチル-β-メチルコリン（図14B），ChEに特異的なベンゾイルコリン（図14C）とブチルコリン（図14D）などがある．

B. 検査法

初期の測定では，アセチルコリンを基質として反応させ，生じた酢酸による反応液のpH変化をpHメータをはじめ，pH指示薬の色調変化をみていた．しかし，現在は，生成物質の酸化還元反応

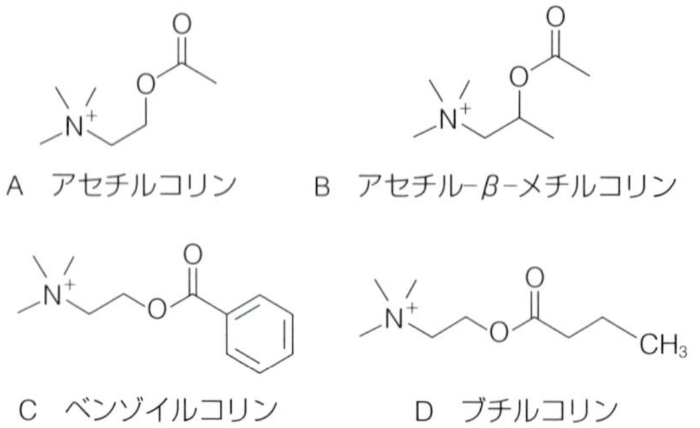

A　アセチルコリン　　B　アセチル-β-メチルコリン

C　ベンゾイルコリン　　D　ブチルコリン

図14　基質構造

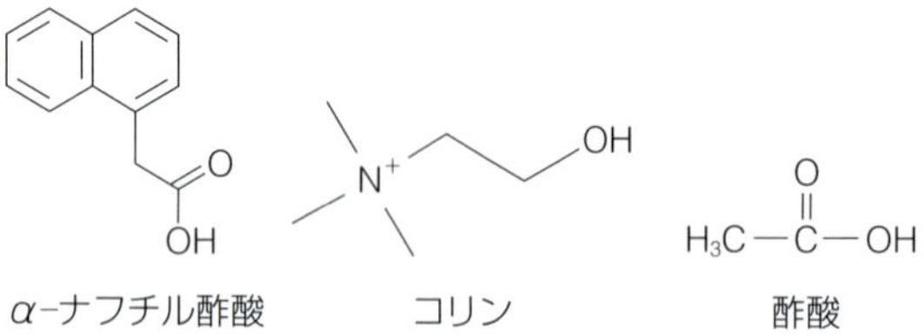

α-ナフチル酢酸　　コリン　　酢酸

図15　α-ナフチル酢酸とコリン，酢酸の構造

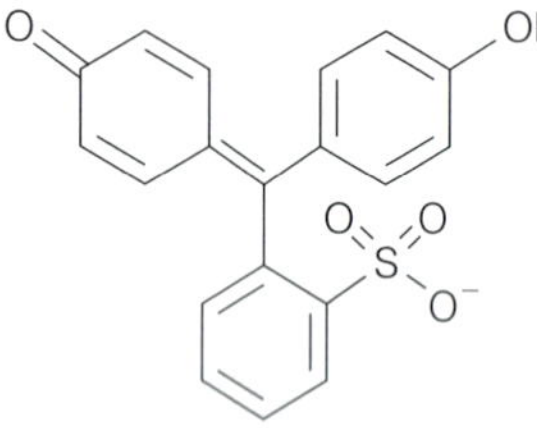

図16　フェノールレッド〔phenol red，別名：フェノールスルホンフタレイン（phenolsulfonphthalein）〕

などで定量を行っている．

a. 酸性物質を測定する方法-フェノールレッド法

ChE酵素活性の値をΔpHで示す方法である．アセチルコリンを基質として反応させるとコリンと酢酸が生じ，酢酸の発現量により，pH指示薬であるフェノールレッド（図16）に色調変化が起こり，これを570 nm吸光度で求め，どれだけの基質が分解できたかを計算する方法である．

b. チオコリンを測定する方法

ブチルチオコリンやプロピルチオコリンなどの基質を反応させ，生じたチオコリンのSH基に 5,5'ジチオビス（2-ニトロ安息香酸）（DTNB）を反応させ，5-チオ-2-ニトロ安息香酸（TNB）の412 nmにおける吸光度で求める方法である（図17）．

c. コリンの酸化

基質を加水分解して生じたコリンは，コリンオキシダーゼで酸化されベタインとなり，その際過酸化水素H_2O_2が同量発生する．これをペルオキシダーゼ（POD）反応により発色物で定量する（図18）．

d. JSCC標準化対応法

ρ-ヒドロキシベンゾイルコリン（ρ-hydroxybenzoylcholine idodide：ρHBC）をChEが加水分解し，コリンとρ-ヒドロキシ安息香酸（ρ-hydroxybenzoic acid：ρHBA）となる．次にρHBAは，4-ヒドロキシ安息香酸水酸化酵素（4-hydrozybenzoate 3-monooxygenase：4-HBO）によってプロトカテキン酸（protocatechuic acid：PCA；3,4ジヒドロキシベンゾエイト）に変わる．この時にNADPHが酸化されるので340 nm吸光度減少が活性値となる（図19）．

この際，生じたプロトカテキン酸は4-HBOの反応をさらに受けて，測定のNADPH量が変更してしまうので，プロトカテキン酸-3,4-ジオキシゲナーゼ（protocatechuate 3,4-dioxygenaze：PCO）を反応させて3-カルボキシムコン酸（β-carboxy muconic acid）に変化させる処置を行う．

C. 検体採取・保存の注意事項

ヘパリン以外を用いた血漿では，EDTAなどはCaが不足，フッ化ナトリウム（NaF）は酵素に対し阻害し，ChE活性が低下されるので，正しい値を得られない．

検体の室温放置では1週間，4℃の冷蔵下では2週間，凍結の場合は数カ月間安定である．

ρHBCを基質とした測定の際には，ヘモグロビンは500 mg/dLまで，ビリルビンは20 mg/dLまで，アスコルビン酸は20 mg/dLまで影響はない．通常，偽性ChEの場合には溶血の影響は受けない．

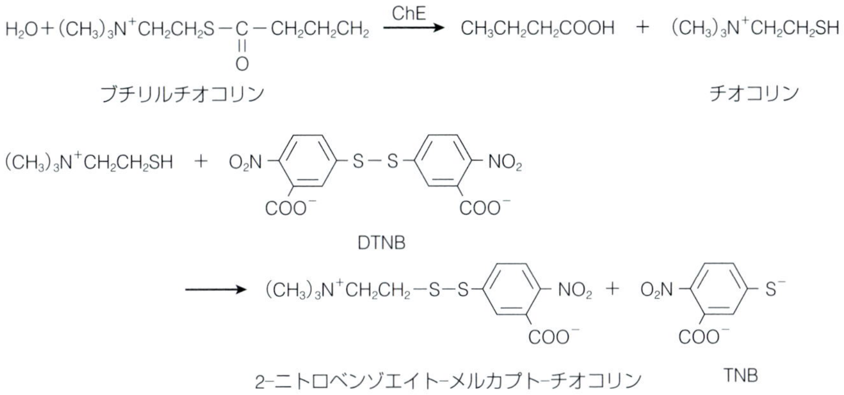

$$H_2O + (CH_3)_3N^+CH_2CH_2S-\underset{\underset{O}{\|}}{C}-CH_2CH_2 \xrightarrow{ChE} CH_3CH_2CH_2COOH + (CH_3)_3N^+CH_2CH_2SH$$

ブチリルチオコリン　　　　　　　　　　　　　　　　　　　　　チオコリン

図17　チオコリンの反応

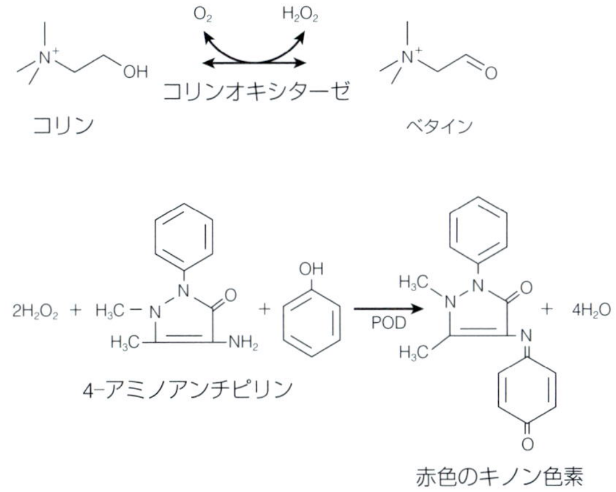

図18　コリンの酸化反応

D. 基準範囲

JSCC 標準化対応法（ρHBC 基質法）
男性：234 ～ 470 U/L
女性：200 ～ 425 U/L

ただし，**表8**のように基質が異なると活性値に大きな違いがある．

出生児は成人の3～4割低値だが，年齢が上がるに従って上昇していき，6歳頃には最大で成人の約3割高値になり，それ以降年齢上昇に伴い成人の値にまで下がっていく．

男女間は一般的に男性の方が高値であるが，女性は生理や妊娠時期には低下する．

正常基準値は広く，個人差が極めて大きくなっている．また通常の状態では個人の数値は安定しているので，全体の基準範囲内での変動よりも，個人のデータの変動を考慮する必要がある．

赤血球中にはアセチル ChE が多く含まれているので，溶血の際アセチルコリンを使用した測定法では高値を示すが，ρHBC などは反応しないので，活性上昇は起こらない．

E. 臨床的意義

アセチル ChE は神経刺激伝達に関与し，髄液中に多くアセチルコリンを分解し，神経系の刺激伝達に関係のある働きをしている．また正常な状

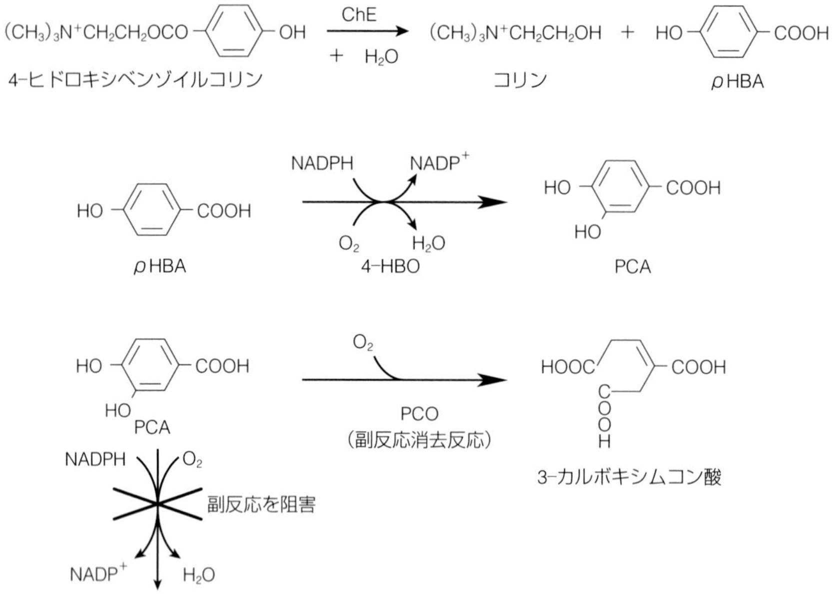

図19 ρHBC の反応

表8 他の基質の反応法

ベンゾイルチオコリン法	85 ～ 186 U/L
2,3-ジメトキシベンゾイルチオコリン法	109 ～ 249 U/L
ブチルチオコリン法	3,600 ～ 9,500 U/L
フェノールレッド比色 pH 法	0.6 ～ 1.2 ΔpH

態では血清中に存在しない．一方，ChE は，血清や肝蔵，膵蔵などに含まれ，アセチルコリンの他，様々なコリンエステルを加水分解しているが，その生理的意義は不明である．臨床検査で血清 ChE という場合は ChE のことで，血清中の ChE は大部分が肝細胞で合成され，血中に放出されるため，アルブミンなどとの関係をみながら，肝実質細胞の機能を推定する肝機能検査の指標として用いられる．

血清 ChE 活性値が高値である原因は，①肥満や脂肪肝，甲状腺機能亢進症などで脂肪代謝に関連して蛋白質合成が亢進すること，②ネフローゼ症候群で腎臓においてアルブミンが漏出するため，肝臓による蛋白質合成が亢進することなどがあげられる．②の場合にはアルブミン低値と ChE 高値とで一致しない．

一方，急性肝炎や肝硬変など肝機能障害が起こると合成が減少し，血清も低値となり，また栄養障害や外科的手術の操作でも活性は低下する．排尿障害や Alzheimer 病などの改善のために投与される ChE 阻害薬で活性値は低下する．さらに，農薬や殺虫剤などにある有機リンを含む食材を体内に取り込んだ際，ChE が大量に失活され異常な低値となり，有機リン中毒となる（表9）．

例は少ないが，ChE の遺伝子変異型タイプがあり，酵素活性値が低値である遺伝性 ChE 欠損症と，高値である ChE 変異による本態性家族性高 ChE 血症が存在する．サイレント型変異（Gly365Arg），フルオライド型変異（Leu330Ile），非定型変異，K 型変異（Ala539Thr）などの遺伝子の変異による低値の場合，①酵素蛋白質自体が発生しない，②阻害薬である NaF，あるいはジブカインに対する形式が異なる，③低活性である，などがある．通常は身体に異常がないものの，手術で筋弛緩剤を用いる際，例えばサクシニルコリンなど添加した薬物によるエステル分解が遅くなり，筋弛緩が維持され呼吸ができない危険

表9 病態・疾患と活性値

ChE	病態・疾患
高値	糖尿病, 肥満（脂肪肝）, 肝癌, ネフローゼ症候群, 甲状腺機能亢進症, アルコール中毒, 気管支端息, 本態性家族性高ChE血漿
低値	肝機能障害（急性肝炎, 劇症肝炎, 慢性肝炎）, 悪性腫瘍, 心筋梗塞, 慢性感染症, 栄養障害, ChE活性阻害薬, 外科的手術
極低値	遺伝性ChE欠損症, 有機リン中毒

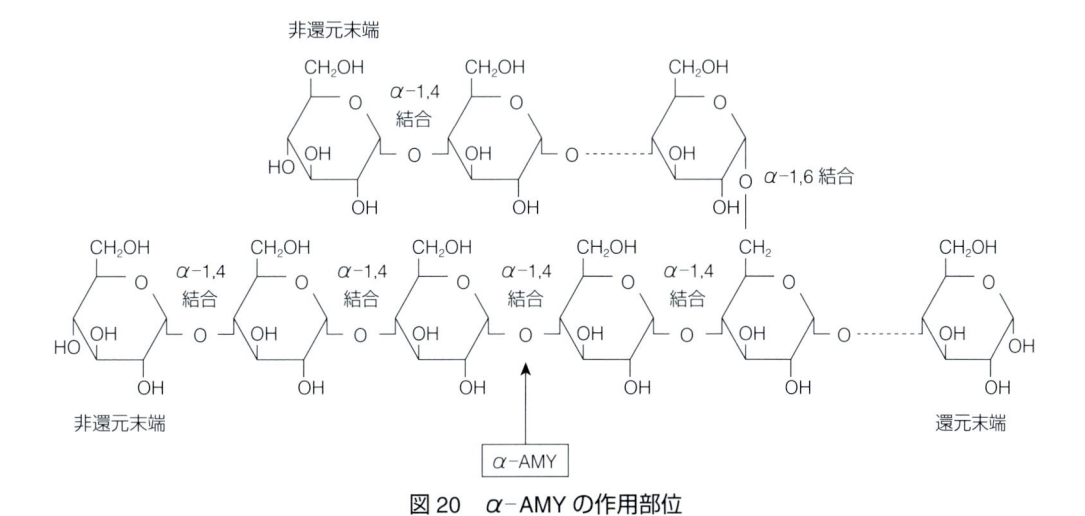

図20 α-AMYの作用部位

な状態に陥ってしまう場合がある．アイソザイムをセルロースアセテート膜電気泳動分析を行うことで，分子量の差で通常ではアイソザイムにC1からC4が認められるが，この違いによる臨床的意義ははっきりしていない．しかし，最も分量の大きいC5がある場合，遺伝性高ChEと判断することができる．

(島　幸夫)

9. アミラーゼ（AMY）
A. 生理学的意義

AMY（amylase）は，デンプンやグリコーゲンなどの多糖類のα-1,4-もしくはα-1,6-グルコシド結合を加水分解する酵素（グルコシダーゼ）の総称である．ヒトにはα-AMY（α-AMY, EC 3.2.1.1）のみが存在し，多糖類のα-1,4-グルコシド結合を内部からランダムに切断するエンド型の消化酵素として機能している（図20）．ヒトAMYは大部分が膵臓と唾液腺で産生されて消化管に外分泌され，これが血中や尿中に逸脱するため，血中や尿中のAMYは膵型（pancreas：P型）か唾液腺型（saliva：S型）のいずれかのアイソザイムに分類される．膵臓や唾液腺以外の臓器にもAMYが微量に存在するが，P型を示すのは膵臓由来のAMYのみである．ヒトα-AMYの分類と性状を表10に示した．AMYは，P型S型ともに分子量約6万と小さく，消化管内という過酷な状況下でも機能する非常に安定した蛋白質で，3つの蛋白分子（サブサイト）から成り立っている．このサブサイト蛋白の結合と構造安定化にはCa^{2+}が，酵素の活性化にはCl^-が必要とされ，両イオンの欠乏下ではAMYが活性を発揮できない．

AMYをコードする遺伝子は，1番染色体短腕に存在し，現時点では唾液型（AMY1）・膵型（AMY2A）・肝型（AMY2B）の3種の遺伝子が同

定されている．肝型 AMY は肝型遺伝子の同定によってその存在が確認された第 3 の AMY で，酵素学的に P 型に近似しているため両遺伝子は AMY2 という共通の遺伝子群に分類されている．肝型 AMY は血中の酵素活性が低いために正常では検出されず，電気泳動による通常のアイソザイム分析でも P 型と肝型を分離することはできない．

膵臓由来の AMY は膵腺房細胞で産生されて膵管を介して十二指腸内へ分泌され，唾液腺由来の AMY と同様に，その一部が血中に逸脱する．AMY はその他にも肺，肝臓，腎臓，小腸，乳腺など体内に広く存在するが，血中 AMY の大部分は膵臓と唾液腺に由来し，正常では P 型約 40％，S 型約 60％と S 型含有率の方が高い．

AMY の分子量はアルブミンよりも小さく，血中に逸脱した AMY の約 3 分の 1 が速やかに腎臓の糸球体を通過して尿中に排泄されるため，AMY の血中半減期は 2〜4 時間と短い．P 型 AMY は S 型 AMY に比べて分子量が若干小さいため，S 型 AMY の 1.8 倍尿中に排泄されやすく，正常尿中では約 70％が P 型，約 30％が S 型となり，血中の存在割合とは逆転する．

B. 検査法
a. 総酵素活性測定法

AMY の活性測定法を**表 11** に示した．現在主流となっている共役酵素法では，まず無修飾のオリゴ糖を用いるオリゴ糖基質法が開発された．この方法では検体中に元から存在する内因性還元糖の影響を受けるという問題があったため，オリゴ糖の還元末端に 4-ニトロフェノール（PNP）や 2-クロロ-4-ニトロフェロール（CNP）などの発色基を修飾した還元末端修飾オリゴ糖基質が開発された．しかし，共役酵素の作用で基質が分解されてブランク値が上昇する欠点が解消されておらず，この問題を解決するため，還元末端の修飾に加えて非還元末端をベンジル-，ベンジリデン-，

表 10　ヒトα-AMY の種類と性質

アイソザイム	P（膵）型 AMY	S（唾液腺）型 AMY ファミリーA	S（唾液腺）型 AMY ファミリーB
分子量	54,000	62,000	56,000
等電点	7.0	6.4	5.9
電気泳動位置	fast γ	fast pre γ	slow pre β
糖鎖含量	少ない	約 10％	少ない
至適 pH	6.9〜7.0		
含有金属	Ca^{2+}		
活性化物質	1 価陰イオン（特に Cl^-）		
阻害物質	キレート剤，Cu^{2+}，Ag^{2+}，Hg^{2+}，Pb^{2+}		

表 11　AMY の酵素活性測定法の分類

測定法分類		基質	原理	欠点
アミロクラスティック法		デンプン	AMY 作用後の残存デンプンをヨードデンプン反応で呈色させ，その減少量を測定する方法（Caraway 法など）．	・デンプンの品質の影響を受ける．
サッカロジェニック法		デンプン	AMY 作用後に生成される還元糖による還元性の増加を測定する方法（Somogyi 法など）．	・デンプンの品質の影響を受ける． ・内因性還元糖の影響を受ける．
クロモジェニック法		色素結合不溶性デンプン	AMY 作用後に遠心分離し，遊離した可溶性の色素結合低分子基質を比色定量する方法（blue starch 法など）．	・デンプンの品質の影響を受ける． ・遠心分離を必要とする．
共役酵素法	オリゴ糖基質法	無修飾オリゴ糖	AMY によって加水分解された生成物にα-グリコシダーゼなどを作用させてグルコースとし，グルコースの呈色反応（グルコースオキシダーゼ系，ヘキソキナーゼ G6PD 系）に導く方法．	・内因性還元糖の影響を受ける． ・基質が共役酵素によって分解されてブランクが上昇する．
共役酵素法	合成発色基質法	還元末端修飾オリゴ糖	AMY によって加水分解された生成物にα-グリコシダーゼやグリコアミラーゼなどを作用させ，基質から遊離する PNP や CNP などを比色定量する方法．	・基質が共役酵素によって分解されてブランクが上昇する．
共役酵素法	合成発色基質法	非還元末端・還元末端修飾オリゴ糖		・ブロック基によっては試薬感度や基質の溶解性の低下を認める．

還元末端修飾オリゴ糖基質を用いる方法

G-G-G-G-G-発色基 →(α-AMY) G-G-G + G-G-発色基

G-G-発色基 →(共役酵素) G + G + 発色基　発色基による吸光度の増加を測定

G : グルコース
共役酵素 : α-グルコシダーゼ
　　　　　 β-グルコシダーゼ
　　　　　 グルコアミラーゼ など

非還元末端・還元末端修飾オリゴ糖基質を用いる方法

ブロック基-G-G-G-G-G-発色基 →(α-AMY) ブロック基-G-G-G + G-G-発色基

G-G-発色基 →(共役酵素) G + G + 発色基　発色基による吸光度の増加を測定

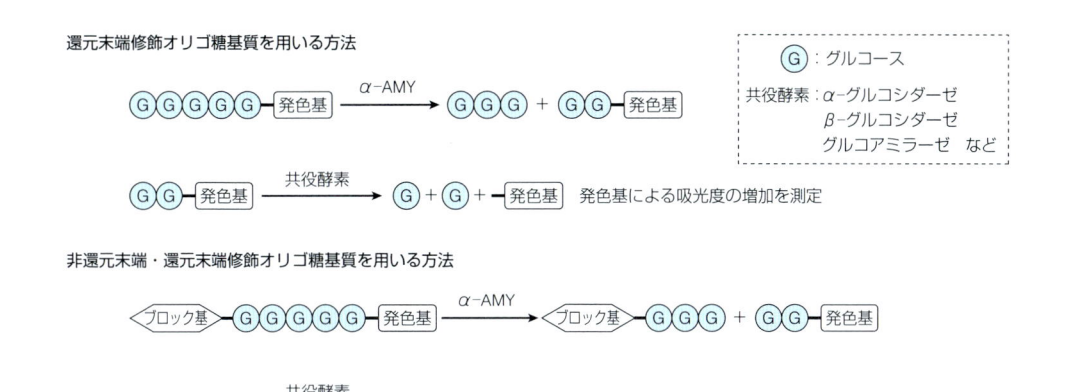

図 21　合成発色基質を用いた共役酵素法

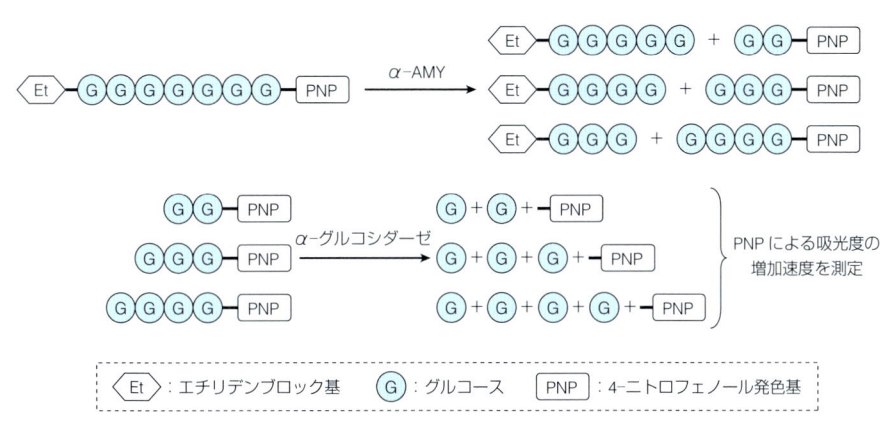

Et-G-G-G-G-G-G-G-PNP →(α-AMY) Et-G-G-G-G-G + G-G-PNP
　　　　　　　　　　　　　　　 Et-G-G-G-G + G-G-G-PNP
　　　　　　　　　　　　　　　 Et-G-G-G + G-G-G-G-PNP

G-G-PNP　　　　　　　　　　G+G+PNP
G-G-G-PNP →(α-グルコシダーゼ) G+G+G+PNP　　PNPによる吸光度の増加速度を測定
G-G-G-G-PNP　　　　　　　　 G+G+G+G+PNP

Et : エチリデンブロック基　G : グルコース　PNP : 4-ニトロフェノール発色基

図 22　AMY 測定の IFCC および JSCC 勧告法

4,6 エチリデン-, イソプロピリデン-, シクロヘキシリデン, 6-アジ化- などのブロック剤で修飾した非還元末端・還元末端修飾オリゴ糖基質法が開発された (図 21). この方法は IFCC 勧告法および JSCC 勧告法に採用されており, 現在最も広く使用されている. 勧告法では, マルトヘプタオシド (G7) の還元末端に PNP を修飾し, 非還元末端をエチリデン (Et) 基でブロックした 4,6-Et-G7-PNP 基質を使用している (図 22).

基質の非還元末端にブロック基を修飾すると, 基質の溶解性や試薬の感度が低下する場合があるため, これを回避する方法としてブロック剤を使用する代わりに非還元末端側のグルコースをガラクトースに置換した合成基質を使用する方法も開発されている. この方法では非還元末端がガラクトースに置換されているために共役酵素による基質の分解を回避できる一方, 基質としての反応性は非修飾基質と同様という特徴を有している.

AMY 高値検体を測定する場合には 100 mmol/L Cl$^-$ + 10 mmol/L Ca^{2+} + 10 mg/dL アルブミン溶液で希釈する. これは, Cl$^-$ が AMY の活性中心部に結合しなければ酵素活性が得られないこと, Ca^{2+} の欠乏が AMY 分子の熱安定性を低下させてサブサイト蛋白の解離とそれによる失活を招くこと, アルブミンが蛋白膜を形成して酵素の失活防止の作用を持つことによる.

b. 膵型酵素活性測定法

血中に検出可能な AMY は膵臓由来を除いてす

べてS型を示すため，P型AMYはS型に比べて臓器特異性が高く，その測定は膵疾患の診断や経過観察に有用となる．P型AMYの測定には，あらかじめS型AMYの活性阻害剤で検体を前処理した後にAMYの酵素活性を測定する自動分析法が用いられている．S型AMYの活性阻害剤としては，小麦胚芽由来インヒビター（インヒビター法）やS型AMYに対するモノクローナル抗体（免疫阻害法）が使用される．インヒビター法ではS型の阻害率が80％程度と低いことに加え，P型も20％程度阻害してしまうために正確さに欠けることが指摘されている．免疫阻害法では抗S型AMYモノクローナル抗体を用いてS型AMY活性を95％程度阻害できるため，現在はこの方法が主流となっている．しかし，免疫阻害法においても，S型AMYを100％阻害できるわけではないこと，後述のマクロAMYでは阻害率が低下して測定値が高くなることなどに注意する必要がある．

c. 電気泳動によるアイソザイム分析法

現在では前項の免疫阻害法による自動分析によってP型AMY活性を短時間で測定できるようになっている．しかし，臨床所見や他の検査所見との矛盾を認める症例においては，電気泳動によるアイソザイム分析を行う必要がある．セルロースアセテート膜を支持体に用いて電気泳動を行い，ブルースターチなどの色素デンプンで染色・可視化する．近年では，アガロースゲルを支持体とした全自動電気泳動装置による方法も開発されている．

新鮮血清では陰極側のfast-γ位にP型，陽極側のpre-γ位にS型のメインバンドが観察される．AMYは糖蛋白であるため，P型およびS型の各AMYの脱アミド化（$-COHN_2 \rightarrow -COO^-$）とその程度により，メインバンドよりも陽極側に移動度が変化した複数のサブバンドが出現する．このため通常の電気泳動と異なり，最も陰極側に出現するメインバンドを各々P1,S1とし，陽極に向かって順にP2, P3, S2, S3と命名する（図23）．膵臓や唾液腺以外の臓器に由来するAMYはほとんどS型AMYと同じ位置に泳動される．

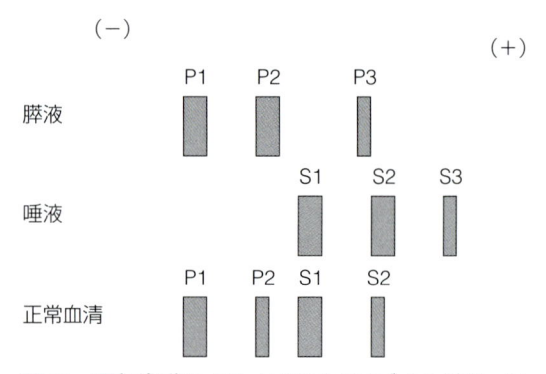

図23 電気泳動によるAMYアイソザイムパターン

なお，S型AMYは汗にも多量に含まれているため，素手で分析膜に触れると汗に含まれるAMYで汚染される危険がある．これを避けるため，アイソザイム分析実施時には手袋を着用する必要がある．

C. 検体採取・保存の注意事項

AMYの測定対象試料は主に血清と尿である．

血漿を試料とする場合には，ヘパリン以外の抗凝固剤を使用すると，AMYの構造安定化に寄与するCa^{2+}が除かれて活性が低下してしまう．AMYは非常に安定な酵素であり，血清では室温で1週間，4℃で数カ月間安定であるが，室温放置ではデアミダーゼの作用でアイソザイムの電気泳動パターンが変化することがある．

尿を低温保存後に測定する場合には，尿酸結晶の塩析効果でAMYが析出しやすくなるため，尿を加温溶解後に測定しないと偽低値となる．

AMYは唾液中に非常に高い活性（血清の1,000倍以上）で存在するため，いかなる試料を用いて測定する場合でも，唾液の飛沫混入に起因する偽高値を招かないように注意が必要である．

D. 基準範囲

a. 酵素活性（JSCC標準化対応法）

血清総AMY活性：40～130 U/L
血清P型AMY活性：15～50 U/L
尿総AMY活性：65～550 U/L

表12 血中AMY活性の変動要因

血中AMY	P（膵）型優位	S（唾液腺）型優位	P型・S型両者	異分画
上昇	急性膵炎，慢性膵炎，膵癌，肝胆道疾患	手術，熱症，ショック，耳下腺炎，耳下腺閉塞，AMY産生腫瘍	腎不全	マクロAMY
低下	膵臓摘出			

b. アイソザイム分画
　P型：28〜67%
　S型：34〜71%

E. 臨床的意義

　AMY活性が変動する要因を**表12**にまとめた．AMYは逸脱酵素であるため，炎症などによる細胞膜透過性の亢進・細胞壊死・分泌液の流出障害などによって血中および尿中活性が上昇する．特に膵腺房細胞の障害時に逸脱量が増加するため，AMY測定は急性膵炎をはじめとする膵疾患の診断マーカーとして利用されている．急性膵炎の場合には，発症後1〜12時間以内に血中のP型AMY活性が上昇し始めて1，2日でピークとなる．血中AMY活性の上昇から6〜10時間遅れて尿中のAMY活性も上昇する．P型AMYはS型よりも尿中に排出されやすく，血中半減期が2〜4時間と短いため，血中AMY活性がピーク到達後2〜6日程度で元に戻るのに対し，尿中AMY活性は1〜2週間にわたって高値が持続するため，特に膵疾患を疑う場合には尿中AMY活性の測定が有用となる．

　前述の，膵疾患による血中P型AMY活性の上昇は，高AMY血症全体のわずか10%程度であり，むしろ種々の臓器に存在するS型AMYの上昇をきたす疾患の方が種類も数も多い．最も頻度が高いのは手術などの痛みやショックに伴うS型AMYの上昇で，高AMY血症の約70%を占める．

　次いで高AMY血症の原因として多いのがマクロAMY血症で約10%を占める．マクロAMY血症は，AMYに対する自己抗体が産生され，これが自己のAMYと免疫複合体を形成して高分子化するために尿中に排泄されにくくなり，血中活性の持続的な上昇をきたす．尿中活性が極端に低下して血中活性との乖離を認める症例で，腎機能障害を認めない場合にはマクロAMY血症の可能性が高い．電気泳動によるアイソザイム分析では幅広いテーリング像を示すことで容易に発見できる．しかし，マクロAMY血症ではP型とS型の両者で免疫複合体が形成されるため，P型AMY活性の割合のみを算出する免疫阻害法による活性測定では，マクロAMY血症を検出できない可能性があり，注意が必要である．マクロAMY血症は，約80%がIgA結合型といわれているが，疾患との関連性は認められていない．

　その他，肺癌，卵巣癌，子宮癌，乳癌，多発性骨髄腫などに伴って血中S型AMY活性の上昇を認める場合がある．組織の腫瘍化によって流出するAMYは腫瘍産生AMYと呼ばれ，その原因として正常組織が本来保持しているAMY産生能が癌化により亢進する説や，胎生期に存在していたAMY産生能が癌化で再活性される説などが考えられている．

10. リパーゼ

　リパーゼ（lipase）は脂質を構成するグリセリド（グリセロールと脂肪酸のエステルで別名アシルグリセロール）のエステル結合を加水分解する酵素群の総称である．アミノ酸配列の相同性からいくつかのファミリーに分類されるが，膵臓で産生されて膵液中に分泌される膵リパーゼ，アドレナリンなどのホルモンによって活性化されるホルモン感受性リパーゼ，血管内皮細胞に存在してリポ蛋白代謝に関与するリポ蛋白リパーゼ，肝臓に存在して肝臓のリポ蛋白代謝に関与する肝性リパーゼは1つのファミリーに属し，共通の祖先蛋白

表13 ヒトリパーゼの種類と性質

種類	膵リパーゼ pancreatic lipase (LIP)	ホルモン感受性リパーゼ hormone sensitive lipase (HSL)	リポ蛋白リパーゼ lipoprotein lipase (LPL)	肝性リパーゼ hepatic triglyceride lipase (HL)
EC番号	EC 3.1.1.3		EC 3.1.1.34	
分布	膵臓（膵液）	脂肪組織	血管内皮細胞	肝臓
分子量	50,000	85,000	61,000	65,000
至適pH	8.5	6.8	8.2〜8.5	8.8〜9.0
作用・役割	脂肪の消化・吸収	貯蔵脂肪の分解・動員	TGリッチリポ蛋白のTGを分解	レムナント，IDL，HDL_2のTGやリン脂質を分解
基質特異性	α位（1,3位）の脂肪酸エステル	TG，コレステロールエステル	CM，VLDL	レムナント，IDL，HDL_2
活性化剤	コリパーゼ，胆汁酸，NaCl，Ca^{2+}，Mg^{2+}	アドレナリン，副腎皮質刺激ホルモン，グルカゴン	ヘパリン，アポCⅡ	ヘパリン，NaCl
阻害剤	重金属，ヨウ素	アセトン，インスリン，プロスタグランジンE2	プロタミン，胆汁酸，キニン，NaCl	ジイソフルオロリン酸

質に由来すると考えられている（**表13**）．

■ 膵リパーゼ（LIP）

A. 生理学的意義

LIP（pancreatic lipase, EC 3.1.1.3）は，分子量約5万のアルブミンよりも小さな糖蛋白で，食事として摂取したトリグリセリド（TG）の1,3位のエステル結合を水解して2-モノグリセリドと脂肪酸に分解する作用を持ち，生体における脂肪の消化吸収に重要な役割を果たしている（**図24**）．LIPと同様の作用を持つ酵素は，肝臓，腎臓，胃，小腸にも存在するが，大部分は膵臓に局在するため，血中のLIP活性は，ほぼ膵由来と考えることができる．同じ膵酵素のAMYが唾液腺由来も考慮しなければならないのに比べ，LIPは臓器特異性が高く膵障害の良い指標となる．

LIPは，基質の種類やミセルサイズ，コリパーゼ（colipase）や胆汁酸などの界面活性剤の存在によって活性が著しく変化する特徴を持つ点に注意しなければならない．コリパーゼはLIPとともに膵液中に分泌される蛋白質で，LIPと等量比で結合し，その至適pHを8.5から小腸内pHに近い6.0にすることによってLIPの活性増強に寄与している．LIPは特異的に脂肪酸エステルと水層との界面に吸着して活性化する性質を持つため，食物として摂取された油はLIPの作用を受けやすいように十二指腸で胆汁酸によって細かく分散されて乳濁化する．しかし，胆汁酸のこうした界面活性作用は同時にLIP分子の界面吸着を阻害する方向にも機能してしまうため，コリパーゼが基質と酵素の両者に結合することによって，胆汁酸の界面活性作用下においてもLIPと基質の結合を可能にする媒介役も果たしている．

LIPは，AMYと同様に膵臓の膵腺房細胞で産生され，膵液の構成成分として膵管を介して十二指腸に分泌される．血中に検出されるLIPはこの一部が血中に逸脱したものである．LIPは糸球体で濾過されるが，尿細管で再吸収されるため，AMYと異なり尿中への排泄は極めて少なく，通常では尿中にLIP活性は検出されない．

B. 検査法

LIPは，特異的に界面に吸着する性質を持ち，ミセル状基質に対して高い活性化を示すため，その測定においては基質をいかに安定したエマルジョンとして調製できるかによって精度が大きく左

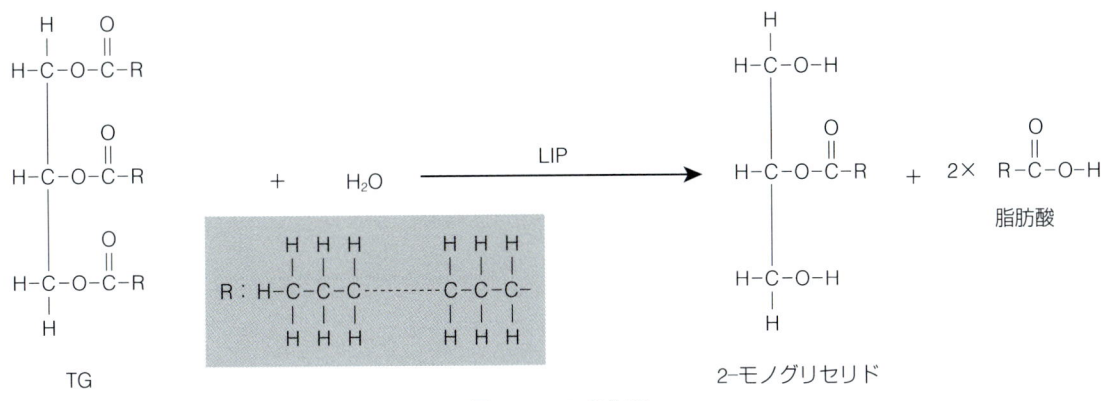

図24 LIPの作用

最も古典的な測定法としてCherry-Crandall法（中和滴定法）がある．本法はLIPに特異性が高いとされるトリオレインを主成分とするオリーブ油乳濁液を基質とし，37℃で24時間のインキュベーション後に，LIPの水解作用によって生成された遊離脂肪酸を滴定法で定量するもので，中和に要した0.05 mol/L水酸化ナトリウムのmL数で活性を表示する．

その他，α-ナフチル・パルミチン酸を基質として使用し，リパーゼの水解作用で遊離するα-ナフトールを比色定量する方法（比色法）や，リパーゼの水解作用に伴う基質乳濁液の濁度減少を比濁法や比ろう法でモニターする方法がある．

現在，主流となっているのは酵素法で，使用する基質の違いによって天然基質法と合成基質法に大別される．JSCCでは1,2-ジグリセリド（1,2-ジオレイルグリセロール）を基質とする天然基質法を勧告法とし，欧州では1,2-o-ジラウリル-rac-グリセロ-3-グルタル酸-（6'-メチルレソルフィン）-エステルを基質とする合成基質法を推奨している（図25）．

C. 検体採取・保存の注意事項

通常，血清を試料として使用する．ヘパリン，Mg^{2+}，Ca^{2+}などの陽イオンによってリパーゼ活性が変動するため，抗凝固剤を用いて得た血漿は試料としては不適である．ヘパリンの使用はLIP以外のリパーゼ活性を上昇させ，測定値の上昇をきたすとされてきたが，LIPに特異的な基質を使用することでヘパリンの影響を回避できることが報告されている．その他，測定値に影響を及ぼす可能性がある因子として，溶血，乳び，黄疸，リウマチ因子があげられる．

LIPは食事刺激によって膵腺房細胞から分泌されるが，生理的変動はわずかであるため，通常は問題とならない．日内変動も認められない．

D. 基準範囲

10～50 U/L

E. 臨床的意義

LIPは，ほとんどが膵臓由来であるため，S型が混在するAMYと比較して膵特異性が高く，血中のLIP活性は，急性膵炎や慢性膵炎などの膵臓疾患や，膵液うっ滞をきたす肝胆道疾患で上昇する．

急性膵炎では，発症後4～8時間で血中LIP活性が上昇し始めて24時間前後でピークに達する．LIPはAMYよりも血中半減期が長く，7～10日程度高値を持続する場合が多いため診断的価値が高い．しかし，血中のLIP活性値そのものと急性膵炎の重症度の間には相関性は認められず，重症度の指標にはならない．慢性膵炎では急性増悪時にLIP上昇がみられる．

アルコール性慢性膵炎では，血中AMYに比べ

JSCC 勧告法（天然基質法）

1,2-ジグリセリド ＋ H₂O $\xrightarrow{\text{LIP}}$ 2-モノグリセリド ＋ 遊離脂肪酸

2-モノグリセリド ＋ H₂O $\xrightarrow{\text{モノグリセリドリパーゼ (MGLP)}}$ グリセロール ＋ 遊離脂肪酸

グリセロール ＋ ATP $\xrightarrow{\text{グリセロキナーゼ (GK)}}$ グリセロール-3-リン酸 ＋ ADP

ADP ＋ D-グルコース $\xrightarrow{\text{ADP 依存性ヘキソキナーゼ (ADP-HK)}}$ D-グルコース-6-リン酸 ＋ AMP

D-グルコース-6-リン酸 ＋ NADP⁺ $\xrightarrow{\text{グルコース-6-リン酸脱水素酵素 (G6PDH)}}$ D-グルコノ-1,5-ラクトン-6-リン酸 ＋ NADPH ＋ H⁺ （測定）

D-グルコノ-1,5-ラクトン-6-リン酸 ＋ H₂O $\xrightarrow{\text{6-ホスホグルコノラクトナーゼ (6-PGL)}}$ 6-ホスホグルコネート

欧州推奨法（合成基質法）

1,2-o-ジラウリル-rac-グリセロ-3-グルタル酸-(6′-メチルレソルフィン)-エステル $\xrightarrow{\text{LIP}}$ グルタル酸-6′-メチルレソルフィンエステル ＋ 1,2-o-ジラウリル-rac-グリセロール

グルタル酸-6′-メチルレソルフィンエステル ＋ H₂O $\xrightarrow{\text{加水分解}}$ メチルレソルフィン（赤色）＋ グルタル酸 （測定）

図25　LIP 測定の勧告法

て血中リパーゼの上昇が大きく，LIP/AMY 比が2以上でアルコール性膵炎を鑑別できるとする報告もある．

LIP は通常では尿中にはほとんど排泄されない．慢性腎不全では糸球体の濾過機能が低下するために血中 LIP 活性の軽度上昇を認めることがある．

■ リポ蛋白リパーゼ（LPL）・肝性リパーゼ（HL）

A. 生理学的意義

LPL（lipoprotein lipase, EC 3.1.1.34）は，主として脂肪細胞や筋肉細胞で合成される分子量約6万の糖蛋白質で，毛細血管の内皮細胞表面にヘパラン硫酸プロテオグリカンを介して係留された形で存在し，その活性化にはアポリポ蛋白 C-Ⅱ（apoC-Ⅱ）が必須である．LPL は，食事由来の外因性 TG を運搬するカイロミクロン（chyromicron：CM）や，肝臓由来の内因性 TG を運搬する超低比重リポ蛋白（very low density lipoprotein：VLDL）中の TG を加水分解して小粒子化し，CM レムナントや中間比重リポ蛋白（intermediate density lipoprotein：IDL）へ異化させる．この水解過程で生じた脂肪酸やモノグリセリドは一部がエネルギー源として利用され，大部分は再び TG にエステル化されて脂肪組織に貯蔵される．さらにこの過程で VLDL 粒子表面のリン脂質，アポ蛋白，コレステロールの一部が表層から遊離することで未熟な高比重リポ蛋白（high density lipoprotein：HDL）が生成される．

HL（hepatic triglyceride lipase, EC 3.1.1.3）は，肝細胞で合成される分子量6.5万の糖蛋白で，肝臓の類洞に面した肝細胞と内皮細胞表面に，LPL と同様にヘパラン硫酸プロテオグリカ

ンを介して係留されている．HLは，LPLの水解作用で小粒子化したレムナント・リポ蛋白中に含まれるTGやリン脂質をさらに分解する役割を担っている．これによってCMレムナントの肝臓への取り込みが促進され，IDLは低比重リポ蛋白（low density lipoprotein：LDL）へ転換する．その他，HDLのTGやリン脂質を水解する作用もあり，HDL_2からHDL_3への転換にも関与している．

LPLがCMとVLDLに作用してそのTGを加水分解するのに対し，HLはCMレムナント，IDL，HDL_2など多様な基質に作用する点，TGのみならずリン脂質も加水分解する点，活性化にアポC-Ⅱを必要としない点でLPLと異なっている．

LPLは主に脂肪細胞や筋肉細胞内で低活性のLPLとして合成された後，糖化されて活性型LPLとなって細胞外へ分泌される．その後毛細血管内皮細胞表面に輸送され，その表面に存在するプロテオグリカンであるヘパラン硫酸に結合・係留されて安定化する．LPLが血管内皮表面に係留されて存在することで，血中のリポ蛋白粒子との接触および酵素作用の発揮が可能となる．LPLの合成・分泌量はホルモンや栄養状態などを反映して短時間に応答することが知られており，生体はLPLの合成量や分泌量を調節することによって，TGを中心としたエネルギー代謝やリポ蛋白代謝を調節しているものと考えられる．

HLは肝実質細胞で合成され，肝血管内皮細胞表面に転送された後，LPLと同様にヘパラン硫酸に結合・係留された状態で存在して生理機能を発揮する．

B. 検査法

LPLおよびHLの測定法は，蛋白量を測定する方法と酵素活性を測定する方法に大別される．

蛋白量を測定する方法では，ヘパリン静注前のプレ検体中にも不活性型酵素蛋白が微量に検出されるため，プレ検体とヘパリン静注後の（postheparin plasma：PHP）検体の両者を測定してその測定値の差を判定に使用する必要がある．LPLとHLともに，2種類のモノクローナル抗体を使用したサンドイッチEIAが各々開発されている．

酵素活性を測定する方法では，ヘパリン静注前のプレ検体中には両酵素ともに活性が認められないため，PHP検体のみを用いて測定がなされる．しかし，PHP中にはLPLとHLが共存しているため，何らかの方法で目的外の酵素活性を阻害した上で，目的とする酵素活性のみを測定しなければならない．生化学的差異を利用した阻害剤では非特異的阻害効果が起こって完全な分別定量が困難との報告があり，抗体を利用した不活化（酵素活性のブロック）が開発されている．

C. 検体採取・保存の注意事項

LPLとHLはいずれも細胞表面に係留された状態で存在・機能するため，通常の採血検体では，生体内でその役割を果たしていない微量な不活性型酵素しか検出できない．生体内で機能する活性型酵素を測定するには，ヘパリンを静注して酵素を係留から外して遊離させた後に採血したPHPを試料として使用しなければならない．具体的には，まず早朝空腹時にヘパリン静注前の採血を行う（プレ検体）．その後，ヘパリン30単位/kgを静注し，10分後に再度採血する（PHP検体）．各採血にはあらかじめ氷冷したEDTA-2Na採血管を使用し，4℃で遠心して得た血漿を−20℃以下で保存する．

D. 基準範囲

PHPのLPL蛋白量：146〜286 ng/mL
（参考値）

E. 臨床的意義

LPLやHLの測定は高TG血症の成因の特定や治療方針の決定に際し，TGの処理機能に障害があるか否かを評価するのに有用である．

LPL蛋白量が50 ng/mL未満の異常低値では，LPL欠損症ホモ接合体やアポC-Ⅱ欠損による高CM血症（高リポ蛋白血症Ⅰ型）が疑われる．LPL蛋白量が50〜140 ng/mLの中等度〜軽度低値では，LPL欠損症ヘテロ接合体にアルコー

ル多飲・肥満・糖尿病などを合併することによる動脈硬化性高TG血症（高リポ蛋白血症Ⅳ，Ｖ型）が疑われる．

HL活性はエストロゲンによって抑制されるため，閉経前女性で低値となる．HLは肝臓で合成されるが，合成に甲状腺ホルモンが関与するため，肝硬変・肝炎のみならず甲状腺機能低下症でも低値となる．本酵素の低下のみが成因となる高TG血症は少ないためLPLと同時測定されることが多い．

11. その他の酵素
■ レシチンコレステロールアシルトランスフェラーゼ（LCAT）
A. 生理学的意義

LCAT（lecithin-cholesterol acyltransferase, EC2.3.1.43）は分子量63,000の糖蛋白で，主として肝臓で合成され，血中では多くがHDLと結合して存在している．LCATは，リン脂質（レシチン）のβ位の脂肪酸を，HDL表面に存在する遊離型コレステロール（free cholesterol：FC）の3β-OH基に転移させる反応を触媒することによって，FCをエステル化する役割を担っている．血中コレステロールエステル（cholesterol ester：CE）の大部分がこの酵素で作られている．FCは親水基を持つため，LCATが作用する前の原始型HDLでは末梢細胞から引き抜いたFCが表層部に存在し，内部の脂質含量が少なく円盤状を呈している．LCATのエステル化作用を受けて生成されるCEは疎水性のため，HDLの表層部から中核部に移行する．その結果HDLはより多くのFCを取り込むことができ，大きな球状の成熟型HDLとなる．HDL中のCEはCE転送蛋白によってアポ蛋白B含有リポ蛋白（VLDL，LDL，IDL）に転送されて最終的に肝臓に取り込まれることから，LCATはコレステロール逆転送系において不可欠な酵素として機能している．

LCATにとってはHDLが最もよい反応の場であり，HDL上での作用はα-LCAT活性と呼ばれ，アポ蛋白A-Ⅰで活性化される．HDLの他にアポ蛋白B含有リポ蛋白も反応の場になり得ると考えられており，その作用はβ-LCAT活性と呼ばれているが，生理的意義はよくわかっていない．

B. 検査法

LCATの測定法には酵素活性を測定する方法と抗体を使用して蛋白量を測定する方法がある．

酵素活性を測定する方法はさらに，検体を直接インキュベーションして内因性リポ蛋白を基質として測定する自己基質法と，検体にLCAT活性を持たない基質を加えて測定する共通基質法に大別される．いずれの測定法も検体中のLCATによるCEの増加やFCの減少を捉えることによってLCAT活性を算出する．

C. 検体採取・保存の注意事項

LCATはHDLから遊離させた単独状態では不安定で失活しやすいが，血漿や血清中では4℃で数日間活性が維持される．室温下では徐々に活性が低下するため，室温保存は避ける．長期保存は−80℃が望ましいが，凍結融解を繰り返すと活性が低下する．

D. 基準範囲

酵素蛋白量：5.0〜10.3 μg/mL（ELISA）

酵素活性：使用する基質によって測定値が異なる．

E. 臨床的意義

LCATはコレステロールの逆転送系に関与する酵素として機能するため，血中のコレステロールの代謝状態を反映して測定値が変動する．一般に高カロリー，肥満，高TG血症に伴って活性が上昇し，低栄養，低βリポ蛋白血症，癌などで活性の低下を認める．

またLCATは肝臓で合成され，かつ血中半減期が2日と短いため，肝臓の実質障害時には低値となる他，活性発現のコファクターとしてアポ蛋白A-Ⅰの共存が必須となるため，アポA-Ⅰ遺

伝子異常でも活性が低下する．

LCAT 測定が必須の疾患として LCAT 遺伝子変異による家族性 LCAT 欠損症や魚眼病があげられる．家族性 LCAT 欠損症は α-LCAT 活性と β-LCAT 活性が共に低下しており，角膜混濁，溶血性貧血，蛋白尿に伴う腎障害を認める．魚眼病は α-LCAT 活性のみが低下した病態と考えられており，臨床的にも角膜混濁以外の明らかな症状を認めない．

■ アンギオテンシン変換酵素（ACE）

A. 生理学的意義

アンギオテンシン変換酵素（angiotensin converting enzyme，EC3.4.15.1）は肺や腎などの毛細血管内皮細胞で産生され，その細胞膜上に存在する分子量 14 万の膜貫通型の糖蛋白である．レニンによってアンギオテンシノゲンから産生された 10 個のアミノ酸からなるアンギオテンシン I を基質とし，その C 端の 2 個のアミノ酸を切り離して，強力な昇圧作用を有するアンギオテンシン II 〔Aug-(1-8)〕に変換する作用を持つ．近年，ACE の加水分解作用部位と一部相同性を有する酵素が発見され，ACE2 と呼ばれている．ACE2 は，ACE 同様アンギオテンシン I を基質として作用するが，ACE2 によって C 末端から切断されるアミノ酸は 1 個であり，その結果 Ang-(1-9) が産生される．Ang-(1-9) は，さらに ACE の作用を受けて Ang-(1-7) に加水分解され，これが Mas 受容体と結合することによって，アンギオテンシン II と反対の作用を発揮する（図26）．

この他，カリクレインによってキニノゲンから産生されたブラジキニンも ACE の基質となることが知られており，ACE による分解・不活化によってブラジキニンはその血管拡張作用を失う．

ACE は活性中心に Zn^{2+} を有するメタロプロテアーゼで，その活性には Cl^- を必要とし，至適 pH は中性～弱アルカリ性である．

B. 検査法

Cushmann らが開発した方法を改変した笠原法で測定される．本法は，基質に ρ-ヒドロキシベ

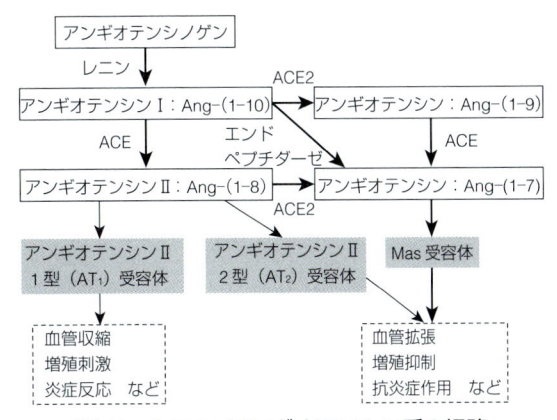

図26 レニン-アンギオテンシン系の経路

ンゾイル-グリシル-L-ヒスチジル-L-ロイシンを使用し，ACE によって遊離する ρ-ヒドロキシベンゾイルグリシンにヒプリカーゼを作用させて ρ HBA とグリシンに分解する．生じた ρ HBA を 4-アミノアンチピリンと酸化縮合させて生成するキノンイミン色素を 505 nm で測定する．

C. 検体採取・保存の注意事項

検体は血清を使用する．血漿でも測定可能であるが，活性中心に Zn^{2+} を有するため EDTA 血漿では酵素活性が失活して測定不能となる．酵素活性は －20℃ の凍結保存で長期安定であり，室温でも 1 日程度の保存では明らかな活性の変動は認められない．

D. 基準範囲

酵素活性：8.3 ～ 21.4 IU/L（参考値）

ACE 遺伝子のイントロン 16 には 287 bp の挿入（insertion：I）/欠失（deletion：D）多型が存在し，遺伝子多型によって ACE 活性に有意な差が認められることに注意しなければならない．健常成人の ACE 活性と遺伝子型との間には II 型＜ ID 型＜ DD 型の関係が認められ，DD 型の酵素活性は II 型の 2 倍程度高いことが報告されている．

E. 臨床的意義

健常者では ACE は血管内皮細胞によって産生

されるが，サルコイドーシスでは類上皮細胞肉芽腫から多量に遊離して血中活性が上昇するため，血中 ACE 活性の測定はサルコイドーシスの診断や活動性の指標，治療効果の判定に利用されている．

糖尿病患者では ACE 活性の上昇が微小血管の早期の障害を反映しており，ACE 活性の測定が網膜症の進展や増悪の予知に有用との報告がある．

（新井智子／塚田敏彦）

チェックリスト

☐ 酵素の単位について説明せよ．

☐ アイソザイムとは何か，またアイソザイムを持つ酵素の例をあげて種類や測定の意義について説明せよ．

☐ AST，ALT について，働き，補酵素，主な測定法の原理，検体取扱の注意，基準範囲，臨床的意義について述べよ．

☐ γ-GT，ALP，LAP の概要と臨床的意義について説明せよ．

☐ LD，CK，ACP，ChE，AMY の概要と臨床的意義について説明せよ．

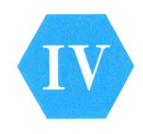

IV 人体の臨床化学検査の実際―生体分子の分析各論

5 非蛋白性窒素

1. 非蛋白性窒素とは

蛋白質以外の窒素含有成分を非蛋白性窒素（non protein nitrogen：NPN）または，残余窒素ともいわれる．NPN の含窒素低分子には尿素，尿酸，クレアチニン，クレアチン，アンモニア，アミノ酸などがある．NPN の約 50％は尿素が占め，従来は NPN の各成分を個別に測定できなかったため，Kjeldahl 法などで総窒素量を求めていた．現在では，各成分が容易に測定できるが，尿素やアンモニア量をそこに含まれる窒素量として測定している．NPN の基準範囲は 20〜40 mg/dL である．

A. 主な種類とその構造

NPN の含窒素低分子成分は尿素，尿酸，クレアチニン，クレアチン，アンモニアなどでその化学式を図1に示した．

尿素〔化学式（H$_2$N）$_2$C＝O〕は分子量 60 で無色無臭の結晶で水によく溶け，希酸，希アルカリ，また酵素ウレアーゼによっても二酸化炭素と 2 分子のアンモニアに分解される．

尿素は 4 つの水素が結合しているため，水との水素結合が容易に生成するため，水を保持する性質を持つ．この特性を利用して保湿クリームに使われている．

尿酸は分子量 168 で水に微溶であるが，2 塩基性酸でありリチウム塩が最も溶解する．血液中の溶解度は約 7 mg/dL である．アルカリ性で強い還元力を示し尿酸 1 mol で鉄を 4 mol 還元する．尿酸の還元力を利用してリンタングステン酸を還元し，その青色が比色定量に利用された．

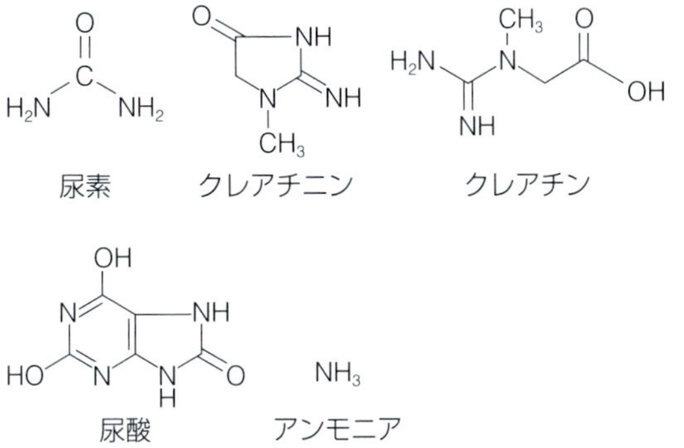

図1 主な非蛋白性窒素の種類と構造

クレアチニンは分子量 113 で塩基性を示し，分子内に活性メチレン基（−CH$_2$−CO−）を持ち，アルカリ性ピクリン酸と反応〔Jaffé 反応〕して赤色呈色する．分子内に環状構造を持つため酸性域で 234 nm に吸収を持つ．

クレアチンは分子量 131 で冷水に難溶で，熱水には溶け，酸と加熱するとクレアチニンに変化する．クレアチンキナーゼによりクレアチンリン酸を生成，筋肉のエネルギーに利用される．

アンモニアは刺激臭を持ち，分子量 17 で水に溶解してアンモニア水（NH$_4$OH）を生成してアルカリ性を示す．

アミノ酸はアミノ基とカルボキシル基の両方の官能基を持つ有機化合物の総称で，蛋白質の構成アミノ酸は 20 種類である．親水性アミノ酸（酸性，中性，塩基性），疎水性アミノ酸（脂肪族アミノ酸，分岐鎖アミノ酸，芳香族アミノ酸，含硫アミノ酸）と特殊アミノ酸（プロリン）がある．

血液中アミノ酸量は非常に微量であるが胃癌，

肺癌，大腸癌，前立腺癌，乳癌などで種々のアミノ酸の組成変化（アミノインデックス）を示し，早期癌のスクリーニング検査として利用されている．

2. 尿素窒素
A. 生理学的意義
　尿素は蛋白質の代謝産物であるため食事や組織の破壊などにより血液中濃度は増加する．生体内では蛋白質が分解されてアミノ酸を生じ，アミノ酸の分解によりアンモニアも生成されるが，尿素サイクルで尿素として腎臓から排泄される．また血液中の尿素は腎臓から排泄されるため，腎障害（腎炎，糸球体腎炎，腎不全など）により血液中の尿素の濃度が上昇する．一方，血液中濃度が低下する疾患は栄養不足や劇症肝炎による尿素の生成障害などがある．血清中の尿素量とクレアチニン量はほぼ比例して変動するが，尿素は高蛋白摂取，外傷，消化管出血などの組織異化亢進により上昇し，一方，重傷肝障害や低蛋白摂取では低下するため，病態により尿素量とクレアチニン量の比例性が変化することもある．

　尿素はアンモニアから肝臓で生成されるが，アンモニアは細胞内のミトコンドリアでカルバモイルリン酸シンテターゼ I とオルニチントランスカルバモイラーゼにより，カルバモイルリン酸からシトルリンに変換される（304頁，図12を参照）．このシトルリンはサイトゾルで3つの酵素によりアルギノコハク酸，アルギニンを経由して尿素とオルニチンが生成され，尿素は腎臓から尿中に排泄される．

B. 検体採取・保存の注意事項
　尿素は安定した成分で，血清では凍結保存で長期安定である．血液採取で抗凝固剤である二重シュウ酸塩にはシュウ酸アンモニウムが含まれるので，ウレアーゼを用いて最終的にアンモニアを測定する方法では正誤差が生じるので注意する．

C. 検査法
　尿素の測定法は酵素的測定法が利用され図2に示す3つの方法に大別される．尿素の定量には化学的な方法と酵素を用いた方法に大別されるが，酵素的測定法が主である．ウレアーゼ・インドフェノール法は酵素ウレアーゼを利用し，生成したアンモニアを Berthelot 反応でインドフェノールブルーを生成させ，その青色を比色定量する方法である．

　最も多く利用されている方法はウレアーゼ・グルタミン酸脱水素酵素法で終点分析法と速度分析法がある．

a. ウレアーゼ・グルタミン酸脱水素酵素法
　ウレアーゼにより生成した2分子のアンモニアを測定するため，試料中の内因性アンモニアを除去してから測定する方法がよく利用されている．最終検出系であるアンモニアは 2-オキソグルタール酸と補酵素の $NADPH_2$ の存在下でグルタミン酸脱水素酵素法により $NADPH_2$ の減少量を 340 nm で計測する．尿素は血液中濃度が高いことや1分子の尿素から2分子のアンモニアが生成するため，$NADPH_2$ の減少反応を計測するため測定範囲が十分ではなく，速度分析法を利用することで，すべて試料を再希釈なしに測定ができる（図2A）．

b. ウレアーゼ・ロイシン脱水素酵素法
　ウレアーゼにより生成したアンモニアを 2-ケトイソヘキサン酸と補酵素 $NADH_2$ を添加してロイシン脱水素酵素による $NADH_2$ の減少量を速度分析する方法である．ロイシン脱水素酵素は Km 値が大きいため速度分析が容易に利用することができる．

　ドライケミストリーではウレアーゼにより生成したアンモニアは選択的に通過する膜によって指示薬層に到達する．アンモニアは水酸化アンモニウムとなりアルカリ性を示すため，pH指示薬であるブロムフェノールブルーを青色に変化させる．この程度を反射光で計測する（図2B）．

　尿素の測定系はすべて最終的にアンモニアを測定する方法がよく利用され，内因性アンモニアによる正誤差が生じる．特に尿試料や管理血清でこの影響がみられる．このような試料では内因性アンモニアを消去する測定法が有用であり，正確な

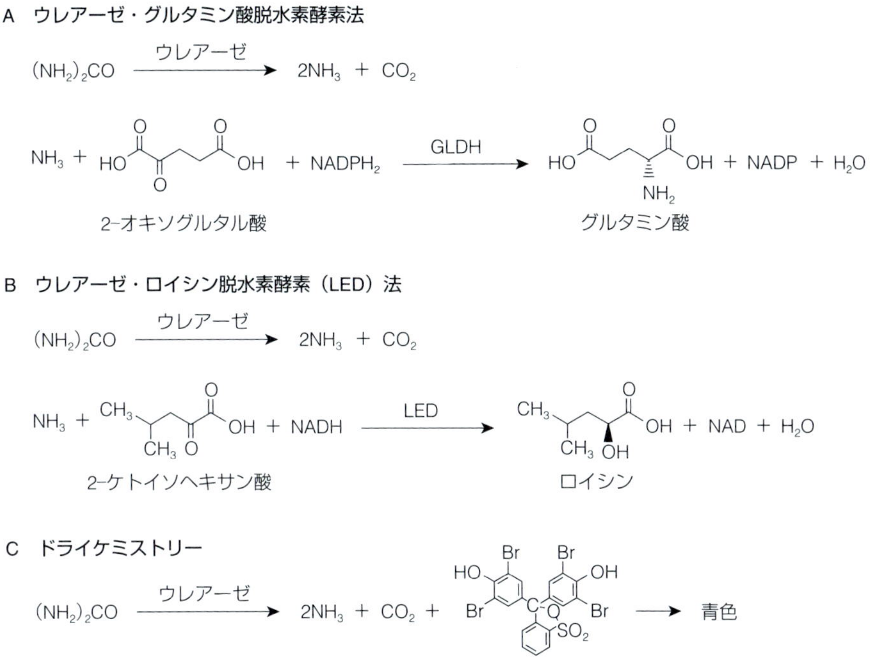

A ウレアーゼ・グルタミン酸脱水素酵素法

$$(NH_2)_2CO \xrightarrow{\text{ウレアーゼ}} 2NH_3 + CO_2$$

$$NH_3 + \text{2-オキソグルタル酸} + NADPH_2 \xrightarrow{\text{GLDH}} \text{グルタミン酸} + NADP + H_2O$$

B ウレアーゼ・ロイシン脱水素酵素（LED）法

$$(NH_2)_2CO \xrightarrow{\text{ウレアーゼ}} 2NH_3 + CO_2$$

$$NH_3 + \text{2-ケトイソヘキサン酸} + NADH \xrightarrow{\text{LED}} \text{ロイシン} + NAD + H_2O$$

C ドライケミストリー

$$(NH_2)_2CO \xrightarrow{\text{ウレアーゼ}} 2NH_3 + CO_2 + \text{(色素)} \longrightarrow \text{青色}$$

図2　尿素の酵素的測定法

測定値が得られる．

図3に内因性アンモニアを消去する酵素系を示した．グルタミン酸脱水素酵素とNADPH₂でグルタミン酸とNADPに変換する．しかし，内因性アンモニア消去によって生成したNADPを元に戻すためにイソクエン酸脱水素酵素を用いる．ウレアーゼを用いて尿素由来のアンモニアを測定する時にはイソクエン酸脱水素酵素は競合するので，この酵素の活性化剤であるMgイオンをエチレンジアミン四酢酸（EDTA）でマスクして酵素活性を失活させる．

自動分析装置のセルや測定器具がアンモニア汚染をされた場合，また洗浄用の精製水の劣化などは正誤差を生じるので注意が必要である．

D. 基準範囲

尿素窒素の基準範囲は8〜20 mg/dL（2.8〜7.1 mmol/L）で，女性は男性に比べ1〜2 mg/dL低い．血清値は0〜2歳までは成人に比べ低値を示すがその後は成人と同じレベルになる．男女差は男性が高いが50歳以降，徐々に上昇し，男女差はなくなる．妊娠により，基準範囲の低値となる．日内変動は日中高く，夜間は低い．季節変動は盛夏と厳冬で高く，春秋は低い．初診の外来患者の血清濃度が50 mg/dL以上であれば腎不全が考えられるので，担当医に連絡する．

E. 臨床的意義

主な疾患を表1にあげた．血液濃度が高値を示す病態では尿素の過剰生産，尿素の排泄障害，腎実質障害そして薬物による障害がある．低値を示す病態には低栄養状態，尿素生成障害，そして腎血流量の低下がある．尿素濃度が上昇する疾患は尿素の過剰生産では外科的侵襲，癌，火傷などがある．尿素の腎臓からの排泄障害には慢性腎炎，腎毒性薬剤，糸球体腎炎，尿毒症などがある．低下する疾患には低蛋白食，劇症肝炎，心不全などがある．

3. クレアチニン，クレアチン

A. 生理学的意義

クレアチンは主に肝で合成され，血中に入り，

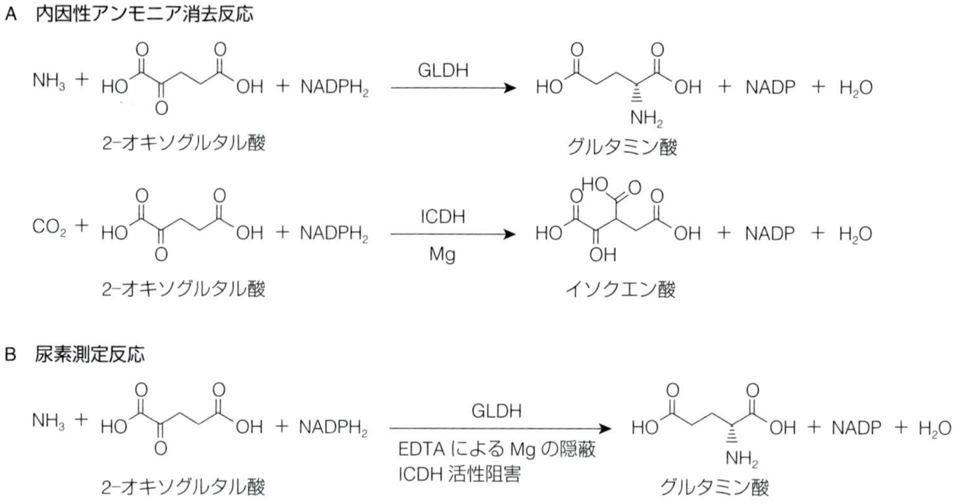

A 内因性アンモニア消去反応

NH₃ + 2-オキソグルタル酸 + NADPH₂ →(GLDH) グルタミン酸 + NADP + H₂O

CO₂ + 2-オキソグルタル酸 + NADPH₂ →(ICDH, Mg) イソクエン酸 + NADP + H₂O

B 尿素測定反応

NH₃ + 2-オキソグルタル酸 + NADPH₂ →(GLDH, EDTA による Mg の隠蔽, ICDH 活性阻害) グルタミン酸 + NADP + H₂O

図3 内因性アンモニアのイソクエン酸脱水素酵素（ICDH）による消去

表1 尿素濃度と病態

高値を示す病態	低値を示す病態
尿素の過剰生産：高蛋白食，外科的侵襲，癌，火傷，重傷感染症，消化管出血 尿素の排泄障害：慢性腎炎，腎毒性薬物，尿路閉塞，脱水 腎実質障害：糸球体腎炎，腎不全，尿毒症 薬物：テトラサイクリン，副腎皮質ステロイド 循環機能障害：腎血流量の低下，低血圧，心不全	低栄養状態：低蛋白食，尿崩症 尿素生成障害：劇症肝炎

98％は筋に1.5％は神経系に分布する．筋肉中のクレアチンの50％以上はクレアチンキナーゼによりクレアチンリン酸に合成され筋肉のエネルギー源として利用される．エネルギー源として利用されたクレアチンリン酸はリン酸が遊離して，クレアチニンに代謝されて最終的に尿中に排泄される．したがって，腎障害時にはクレアチニンの尿中排泄が滞り，血液中濃度が上昇する．血清，尿中クレアチン値の異常は臨床的にはほぼ筋疾患である．筋疾患時には筋崩壊や筋膜の異常に伴うクレアチンの取り込みの異常，筋肉中への保持の異常などがある．

筋肉中に存在するアミノ酸の一種であるクレアチンは図4のように腎でグリシンとアルギニンからグアニジノ酢酸を経て肝臓で生合成され，骨格筋に蓄えられる．筋肉内ではクレアチンキナーゼによりアデノミン5'-三リン酸（ATP）のリン酸を得てクレアチンリン酸を生成する．運動時には逆の反応が起こり，リン酸を遊離することで高エネルギーを産生する．休息時にはクレアチンリン酸を生成する．筋肉中でエネルギー源として消費されたクレアチンリン酸はリン酸を離し，非酵素的に環状構造のクレアチニンとなり，腎臓から尿中に排泄される．

B. 検査法

a. クレアチニン

化学的測定法と酵素的測定法に大別される．化学的測定法はクレアチニン分子内の活性メチレン基とアルカリ性ピクリン酸との呈色反応（Jaffé反応）が用いられるが，反応特異性は高くはない．このため反応特異性の向上ため，初速度分析法により反応性が強いクレアチニンの初期反応を計測する．しかし，正常濃度付近では0.2～0.3 mg/

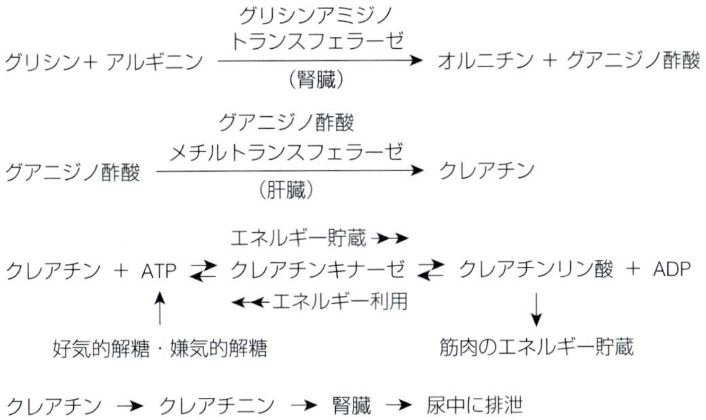

図4 クレアチンとクレアチニンの代謝

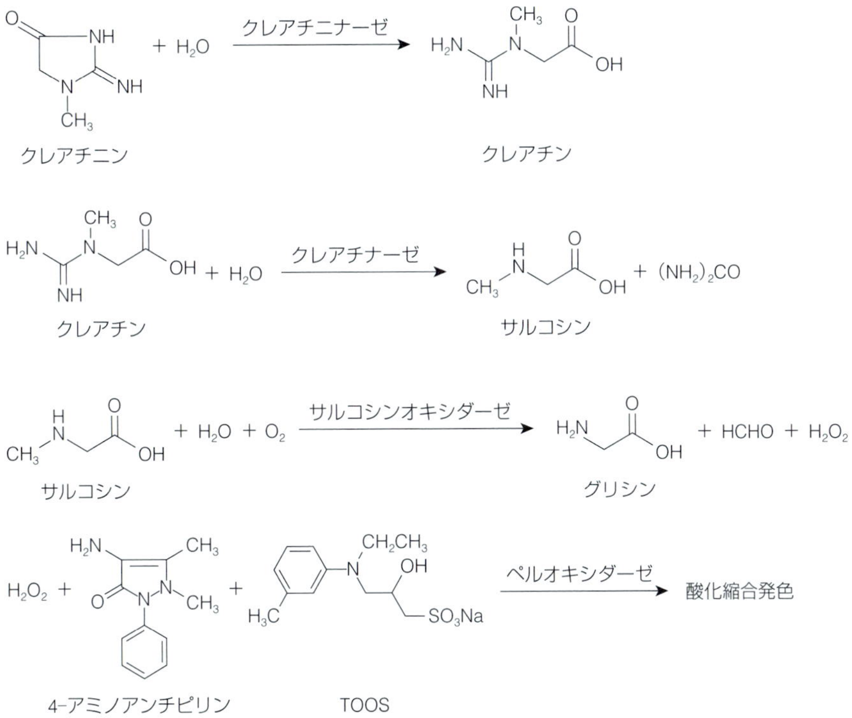

図5 クレアチニン，クレアチンの測定法

dLの正誤差を与える．

酵素的測定法では**図5**に示す4つの酵素を組み合わせた方法が利用されている．クレアチニナーゼでクレアチン，クレアチナーゼでサルコシンをそれぞれ生成，そしてサルコシンオキシダーゼを連続的に作用させ，生成した過酸化水素をペルオキシダーゼによって4-アミノアンチピリンとカップラーが酸化縮合し呈色する方法である．ドライケミストリーではクレアチニンにクレアチニンデイミナーゼを作用させ，生成したアンモニアによるアルカリ性変化をpH指示薬（ブロムフェノールブルー）の青色変化を測定する．

b. クレアチン

3つの酵素クレアチナーゼ，サルコシンオキシ

ダーゼ，ペルオキシダーゼによる酵素法が利用される．ペルオキシダーゼ系の測定法であるため，ビタミンCや抱合型ビリルビンなどの還元物質の影響を受けるが，アスコルビン酸オキシダーゼなどの処理やビリルビンの影響を回避する手法により，その影響は小さい．

血清クレアチニン値は男女差があり，男性が高い．加齢に伴い60歳以上で男女ともに上昇する．小児期の血清クレアチニン値に男女差はなく0.1〜0.3 mg/dL付近であるが，15歳以降は男女とも成人値と同等になる．妊娠では低下し，外来患者は入院患者より若干高値を示す．

外来患者での血清クレアチニンのパニック値は5 mg/dL以上で，担当医に直ちに連絡する．

C. 検体採取・保存の注意事項

血清クレアチニン，クレアチンともに安定な成分である．ただし，クレアチンは酸性中で脱水してクレアチニンに変換されるので，尿の保存では注意が必要である．

D. 基準範囲

血清クレアチニンの基準範囲は男女差があり，男性は0.65〜1.06 mg/dL，女性は0.46〜0.78 mg/dLである．

クレアチニンは筋肉中の高エネルギー化合物であるクレアチンリン酸からクレアチン，そしてクレアチニンとして代謝されることから，筋肉量によって血液中濃度に影響を与える．このため，その濃度は筋肉量が多い男性が高く，性差のある検査である．しかし，クレアチンは女性が男性よりも高い．

腎機能検査として血清クレアチニンが利用されているが，正確に把握するには糸球体濾過量（glomerular filtration rate：GFR）である24時間クレアチニンクリアランスが利用される．この検査では血清クレアチニン値，尿クレアチニン値，尿量，体表面積（体重と身長から計算）が必要となるため，簡便ではない．2002年に，慢性腎臓病（chronic kidney disease：CKD）の臨床分類法として簡便なGFR推算式（eGFR）が提案された．日本人のeGFRは以下の式を用いる．

$$\text{eGFR (mL/分/1.73m}^2\text{)} = 194 \times \text{血清クレアチニン値}^{-1.094} \times \text{年齢}^{-0.287}$$

（女性はこの式に0.739を掛ける）

E. 臨床的意義

血清，尿中クレアチン値の問題となるのは臨床的には，ほぼ筋疾患である．筋疾患時には筋崩壊や筋膜の異常に伴うクレアチンの取り込みの異常，筋肉中への保持の異常などがある．主な疾患とクレアチン値との関係を**表2**に示した．

クレアチニンの臨床的意義は主に腎疾患に関与する．主な疾患と血清クレアチニン値との関係を**表3**に示した．腎臓の糸球体機能障害などによりクレアチニンが尿中に排泄されなくなり，血清中にクレアチニンが停滞するため，腎臓機能検査

表2　クレアチン値と病態

高値を示す病態	低値を示す病態
筋疾患	肝障害
筋萎縮性疾患	甲状腺機能低下症
ポリオ	
筋ジストロフィー	
多発性筋炎	
皮膚筋炎	

表3　血清クレアチニン値と病態

高値を示す病態	低値を示す病態
糸球体機能低下：急性・慢性糸球体腎炎，うっ血性心不全，ショック	尿中排泄量の増大：尿崩症，妊娠
筋細胞肥大：末端巨人症・巨人症	筋萎縮：筋ジストロフィー，甲状腺疾患
血液濃縮：脱水症	産生障害：肝障害

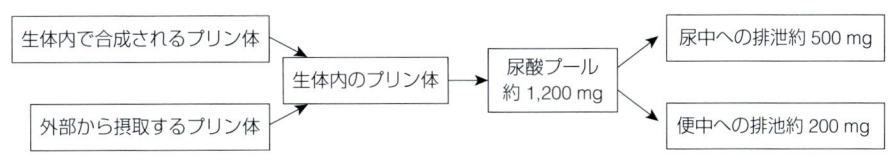

図6 生体内のプリン体と尿酸プール

として血清クレアチニンやクレアチニンクリアランスが測定される．クレアチニンクリアランスと同等の検査として最近はシスタチンCが利用されている．

(大澤　進)

4. 尿酸
A. 生理学的意義

尿酸は核酸の構成成分であるプリン体の終末産物で，細胞の増殖や活動により生じた老廃物である．肝臓の窒素代謝により生産され腎臓から排泄される．尿酸は血清中の溶解度（約7 mg/dL：420 μmol/L）が低く，高尿酸血症になると手足の関節腔や組織などに沈着し痛風の発症や腎障害を起こすことから痛風の検査として利用されている．

尿酸は骨髄，肝臓，筋肉などで生成され，健常者の体内には約1,200 mgの尿酸がある．その内の約700 mgが毎日入れ替わっている．体内の尿酸は尿酸プールとして体内で生成される尿酸と，排泄される尿酸の割合が約1.29と一定に保たれている．入れ替わる尿酸のうち，腎臓を通して尿に排泄される尿酸は約500 mgであり，尿酸は近位尿細管でほぼ完全に再吸収され，尿中へは尿細管からの分泌によるものと考えられる．残りの約200 mgは胆汁を通じ腸管から便中に排泄され，腸内細菌によって完全に分解されたのち，アンモニアとなり尿素サイクルにより尿素に合成される．その他，汗としても体外へ一部が排泄される（図6）．

このように生体内の尿酸量は生体での生合成と体外への排泄により調節され，体内の尿酸量増加の原因はプリン体合成の亢進，もしくは尿酸排泄能低下が原因となる．

プリンヌクレオチドの原料から *de novo* 合成系の生合成における律速酵素はホスホリボシルピロリン酸（PRPP）から5-ホスホリボシル-1-アミンへの代謝を調節するPRPPグルタミンアミドトランスフェラーゼとされており，この酵素活性の上昇や酵素の過剰生成または基質であるPRPPの増加により，原発性高尿酸血症が生じると推測される．

プリン体のヒポキサンチンとグアニンは，核酸を合成する回収経路として，ヒポキサンチン-グアニン-ホスホリボシルトランスフェラーゼ（HGPRT）によりそれぞれアデノシン5'-一リン酸（AMP）とグアノシン5'-二リン酸（GMP）が再合成されるが，HGPRTが欠損するとAMP，GMPともに再合成ができず，それを補完のためにPRPPアミドトランスフェラーゼ活性の上昇により，*de novo* 合成が活性化し尿酸値が増加する．HGPRTの遺伝子の完全欠損は，LeschとNyhanとの共同研究によって見出され，Lesch-Nyhan症候群として知られている．

ヒトではDNAやRNA由来のプリン体などプリン類の最終分解産物は尿酸であり，尿中に排泄される．尿酸生成の基となるプリン体は，①グリシン，ギ酸またはアンモニアから生体内での生合成，②体組織細胞の核酸の分解，③食物からの摂取等に由来している．

プリン体の合成系路は新規合成経路 *de novo* 合成の他，体外から栄養として摂取するプリン体以外に，核酸の分解や食物由来として体内に存在するプリン体を利用して新たなプリン体を作る回収経路の（サルベージ，salvage）経路がある（図7）．

アデニンはイノシンを経由し，イノシンからリボース部位がリボース1-リン酸として取除かれ，やがてヒポキサンチンを経てキサンチンとなる．他のプリン体であるグアニンの脱アミノによってもキサンチンは産生される．さらに，キサンチン

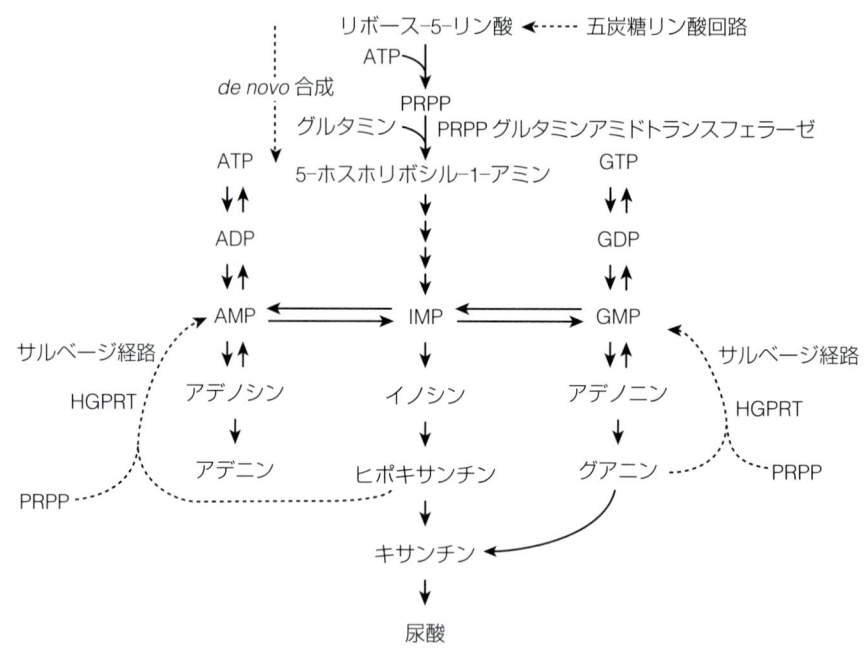

図7　生体内のプリン代謝および尿酸生成経路
IMP：イノシン-5'-リン酸（イノシン酸）

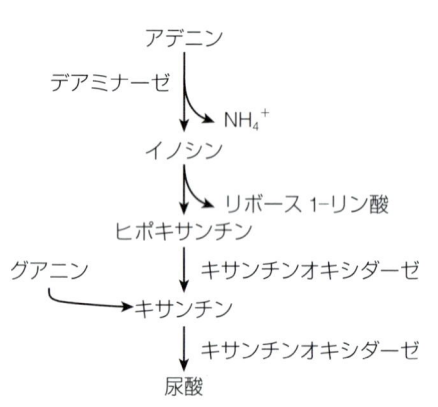

図8　アデニン系の代謝と尿酸生成
プリン体はキサンチンを経て尿酸となる．

はキサンチンオキシダーゼの作用によって尿酸になり，尿中に排泄される．キサンチンオキシダーゼ反応は過酸化水素も産生するが，過酸化水素はカタラーゼによって水と酸素に変換される（図8）．キサンチンオキシダーゼは，ヒポキサンチンからキサンチン，そして尿酸へ，それぞれの酸化を触媒し，プリン体の異化において重要な役割を果たしている．

B. 検査法

1970年代初めまでは尿酸の還元性を利用したリンタングステン酸法による還元法が主流だったが，現在は尿酸を特異的に酸化する酵素であるウリカーゼ（尿酸オキシダーゼ）を用いる酵素法が一般的である（図9）．

a. 酵素法

尿酸をウリカーゼで分解すると，酸化されてアラントインと二酸化炭素，そして過酸化水素を生成する（図9A）．尿素量の測定として，生じた過酸化水素をペルオキシダーゼあるいはカタラーゼの酵素反応により比色定量する．この反応は尿酸に特異的であり薬剤などの妨害物質の影響は少ない．

1）ウリカーゼ・ペルオキシダーゼ法

尿酸をウリカーゼで酸化し，生成した過酸化水素をペルオキシダーゼ存在下で，4-アミノアンチピリンとアニリン系あるいは，m-トルイジン系のカップリング試薬と酸化縮合させて生じたキ

A　ウリカーゼによる反応

尿酸 ＋ 2H$_2$O ＋ O$_2$ $\xrightarrow{\text{ウリカーゼ}}$ アラントイン ＋ CO$_2$ ＋ H$_2$O$_2$

B　ウリカーゼ・ペルオキシダーゼ法の反応

2H$_2$O$_2$ ＋ 4-アミノアンチピリン ＋ フェノール $\xrightarrow{\text{ペルオキシダーゼ}}$ 赤色キノン色素 ＋ 4H$_2$O

C　ウリカーゼ・カタラーゼ法によるカタラーゼ反応

H$_2$O$_2$ ＋ メタノール $\xrightarrow{\text{カタラーゼ}}$ ホルムアルデヒド ＋ 2H$_2$O

ホルムアルデヒド ＋ アセチルアセトン ＋ NH$_3$ $\longrightarrow$ 3,5-ジアセチル-1,4-ジヒドロルチジン
（黄色）

図9　尿酸の酵素法

ノン色素を比色する（図9B）．この方法は除蛋白が不要で短時間で反応が終わり，各種の自動分析装置に適用されている．

2）ウリカーゼ・カタラーゼ法

ウリカーゼにより生成した過酸化水素をカタラーゼの存在下で，メタノールを酸化しホルムアルデヒドを生成する．生じたホルムアルデヒドをアセチルアセトンとアンモニウムで反応し，生じるアンモニウム塩の黄色を比色する（図9C）．

3）ウリカーゼ・紫外部吸収法

尿酸は293 nmに最大吸収を持つが，アラントインは293 nmでは吸収波長がない．したがってウリカーゼを加える前の紫外部吸光度（ultraviolet：UV）を測定しておき，ウリカーゼを加えた後の293 nmの紫外部吸光度を測定し，ウリカーゼ添加前後の減少差から尿酸値を求める．

尿酸が持つ293 nmの最大吸収波長における現象を直接測定するので，アスコルビン酸など還元性物質の影響を受けない測定法である．

b. 還元法

リンタングステン酸法

アルカリ溶液中でリンタングステン酸を尿酸が還元し，生じた青色色素のタングステンブルーを測定する．

c. 高速液体クロマトグラフィ（HPLC）

尿酸は吸収波長284 nmで測定できるため，検体を除蛋白した後に高速液体クロマトグラフィ（high performance liquid chromatography：HPLC）を用いて測定する．HPLCによる尿酸の測定は，日本臨床化学会勧告法として精密度や正確度が高いが，操作が煩雑であるため，日常検査ではほとんど用いない．

C. 検体採取・保存の注意事項

ヒトは，尿酸をアラントインに分解する酵素である尿酸オキシダーゼ（ウリカーゼ）を持たないため，検体中の尿酸は安定であり，血清中の尿酸は室温保存で数日間安定である．

尿中の尿酸は細菌汚染により分解され低値になることがある．ただし，尿検体を冷蔵保存すると結晶が析出するので，検査を行う際には室温に戻してから測定を行う．

酵素法を用いて尿酸を測定する際，還元作用を持つアスコルビン酸のような物質が検体中にあると，ペルオキシダーゼを用いる酸化発色を阻害する．対策としてアスコルビン酸オキシダーゼを試薬中に添加しておくとよい．

血清尿酸値には日内変動や季節変動があり，明け方が高く夕方に低下する．健常者の日内変動は0.5 mg/dL程度で，血清尿酸値はプリン体を多く含む食事，大豆摂取や飲酒の後に上昇する．また運動により1.04倍，昼食により1.1倍ほど上昇することがあるので，高尿酸血症のスクリーニングを目的とする場合には複数回測定し，高尿酸血症状態が持続するか確認が必要である．

D. 基準範囲

血清：男性：4.0 ～ 7.0 mg/dL
　　　女性：3.0 ～ 5.5 mg/dL（酵素法）

血清尿酸は男女間で 1 ～ 2 mg/dL の性差が知られている代表的血中成分である．ただし，女性でも閉経後は尿酸値が上昇するので性差は少なくなる．

E. 臨床的意義

尿酸はプリンヌクレオチド代謝の最終生成物であり，尿酸生合成の異常が尿酸の過剰生成の主な原因となる．高尿酸血症（7.5 mg/dL 以上）は尿酸の生成過剰，または排泄が低下する場合に大別される．尿酸は水に難溶性であるが血液中ではナトリウム塩として存在している．尿酸濃度が 6.4 mg/dL で飽和状態になり，この濃度を超えると尿酸結晶を生じる．

尿酸は血漿中でほとんどが遊離型であり，糸球体で大部分の遊離型尿酸が濾過され，その後，近位尿細管で，そのほとんどが再吸収される．遠位尿細管および近位尿細管の遠位側では，尿酸の糸球体濾過量の約80％が分泌され，さらに，これらの約70％が遠位尿細管において再吸収される．最終的に糸球体での尿酸濾過量の約10％が尿中に排泄される．これら腎臓における尿酸排泄に障害が起こり，尿酸クリアランス能が低下すると結果的に高尿酸血症の原因となる．

高尿酸血症の原因が尿酸生合成の異常か，排泄低下によるかを明らかにすることは高尿酸血症治療法の決定に重要である．この判断に用いるため，尿中尿酸排泄量（E_{UA}），尿酸クリアランス（C_{UA}），尿酸クリアランス/クレアチンクリアランス比（C_{UA}/C_{Cr}）などの検査が有用である．

なお，尿酸値異常を示す病態を表4に示す（「プリンヌクレオチドの分解過程に関連する疾患」29頁も参照）．

5. アンモニア
A. 生理学的意義

アンモニアは食事由来の蛋白質，生体での蛋白質合成や核酸の生合成に利用されなかったアミノ酸の代謝産物として正常な状態でも生成される．また腸管内では尿素が腸内細菌によって分解され，多量のアンモニアを血液中に放出している．その他，アンモニアは，骨格筋や脳でも産生される．

生体内のアンモニアは，イオン化した NH_4^+（アンモニウムイオン）と NH_3（フリーアンモニア）があるが，体内ではアンモニウムイオンで存在することが多い．アンモニウムイオンは難脂溶性だが，フリーアンモニアは脂溶性であるため細胞膜の通過が可能で，細胞内にて細胞障害毒性を有する．

アンモニアは非常に毒性の強い物質であり，特に中枢神経系へのダメージが大きく，脳浮腫などの脳障害を起こす．しかし，ヒトの生体内には尿素サイクルに代表されるようなアンモニアの解毒機能があり，ヒトの生体内ではアンモニアは 10 ～ 70 μg/dL ほどの低濃度に保たれている．アンモニアは無毒化され，尿素として腎臓から排泄される．

一方，肝硬変，肝癌，劇症肝炎などの重篤な肝臓疾患や先天性の尿素サイクル欠損症といった解毒システムに重度な障害を生じた患者は，血中アンモニアが上昇しアンモニア中毒になる可能性が高い（図10）．

表4　尿酸値異常を示す病態

尿酸高値を示す病態	尿酸低値を示す病態
痛風：産生過剰型，排泄低下型，混合型	キサンチン尿症
悪性リンパ腫	シスチン尿症
糖尿病	重症肝障害
糖尿病性ケトアシドーシス	重金属中毒
腎障害：腎不全	Wilson 症候群
PRPP 合成酵素異常症	Fanconi 症候群
Lesch-Nyhan 症候群	Hodgkin 病
	PRPP 合成酵素欠損症
	肝硬変
	糸球体腎炎

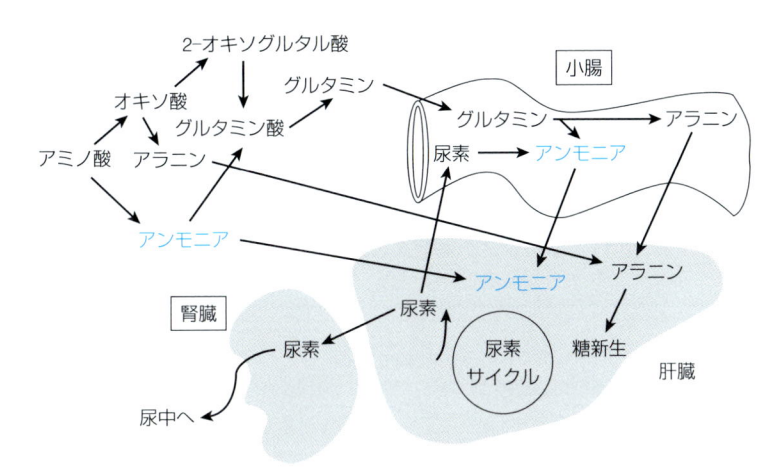

図10 ヒト生体内でのアンモニア代謝

a. 消化系でのアンモニア生成

ヒトでは腸管で産生されるアンモニアが最も多く、小腸においては食事由来のアミノ酸がグルタミン酸脱水素酵素や粘膜グルタミナーゼによりアンモニアが生成される．小腸粘膜グルタミナーゼは、腸管で生成するアンモニアの約半分を占める主要な働きを有す．大腸においてはアミノ酸が細菌デアミナーゼによりアンモニアを生成する以外に、1日に生成される尿素の約1/4もの尿素から細菌ウレアーゼによりアンモニアが生成されている．

肝臓で合成される尿素の20〜30％が腸管内腔へ分泌され、腸内細菌の持つウレアーゼによって分解されアンモニアとなる．腸管内で産生されたアンモニアは尿素回路で尿素に変換されたり、グルタミン酸やグルタミンの生成に利用される．肝臓は尿素回路などアンモニアを処理する能力が高く、肝臓が正常に機能している限りアンモニア産生が体内で増加しても、高アンモニア血症をきたすことはあまりない．しかし、肝硬変や特発性門脈圧亢進症などにより、門脈から肝臓を通らずに直接体循環につながる門脈大循環短路（シャント）を形成してしまうと、門脈血が肝臓を経ずに体循環に直接入り、高アンモニア血症が生じる．

絶食時には筋肉を構成する蛋白質からアミノ酸がアラニンとグルタミンに転換される．グルタミンは小腸にて代謝されてアラニンとアンモニアとなり門脈を経由して肝臓に到達する．肝臓ではアラニンから糖新生によりグルコースが作られ、アンモニアとアミノ窒素は尿素に合成される．生じたアンモニアはグルタミンとなって血流を経て肝臓に運ばれ、グルタミナーゼで分解され、アンモニアを生成する（図10）．

b. 腎臓でのアンモニア生成

腎臓にはグルタミンをグルタミン酸とアンモニアとに分解するグルタミナーゼ、グルタミン酸とアンモニアからグルタミンを生成するグルタミン合成酵素がある（図11）．正常な腎臓の状態だと、産生されるアンモニア量の方が処理されるアンモニアより多く、腎臓はアンモニア生成臓器の1つである．腎臓で生成されたアンモニアは約70％が血流を通じて体内に放出されるが、約30％は尿中へ排泄される．

c. 尿素回路でのアンモニアの無毒化

生体内で生じたアンモニアは血中に高濃度存在すると有害である．アンモニアは肝臓において尿素回路で尿素に変換される．

アンモニアが二酸化炭素とATPと反応して高エネルギー化合物のカルバモイルリン酸となる．その後、カルバモイルリン酸のカルバモイル部分がオルニチンと反応してシトルリンが合成され、尿素回路に入る．ここまでの反応はミトコンドリア内で行われ、以後の反応は細胞質で行われる．合成されたシトルリンはアスパラギン酸と反応し

A
グルタミン + H₂O →(グルタミナーゼ) グルタミン酸 + NH₃

B
グルタミン酸 + NH₃ →(グルタミン合成酵素) グルタミン + AMP + H₃PO₄
（ATP → ADP）

図11　グルタミナーゼおよびグルタミン合成酵素

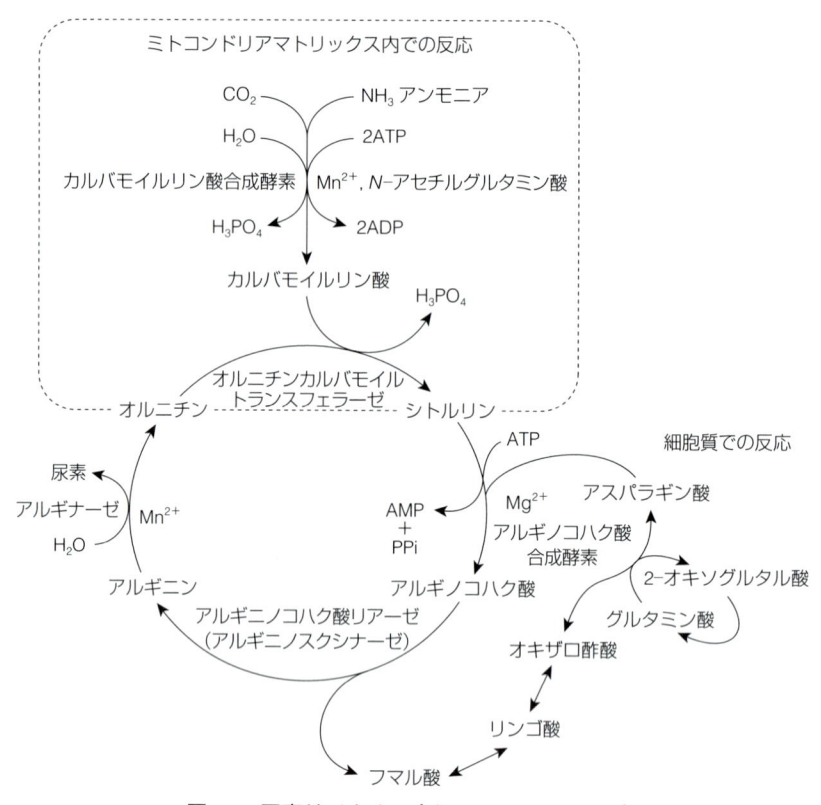

図12　尿素サイクル（オルニチンサイクル）

1 mol の ATP を消費してアルギノコハク酸となる．アルギノコハク酸からアルギニンができるが，アルギニンはアルギナーゼによりアルギニンからグアニジノ基が尿素としてはずれてオルニチンが再生され，オルニチンは再度次の回路で使われる（図12）．

d. 酸アミド形成によるアンモニアの無毒化

アンモニアの無毒化は酸アミド形成として，主にグルタミンを生成する（図13A）．この反応はほとんどの組織で行われるが，特に骨格筋や脳におけるアンモニアの無毒化では有効である．また，生成されたグルタミンはアスパラギン，ヒスチジン，トリプトファン，グルコサミン，プリン，ピリミジンなど生体内で多くの含窒物供給源として重要である．

骨格筋ではグルタミン合成酵素の活性は低いが，骨格筋量が多いのでアンモニアを無毒化する能力があり，骨格筋はアンモニアの無毒化においても重要な役割を果たし，肝不全などの際に骨格筋からの血中へのグルタミン放出が増加する．

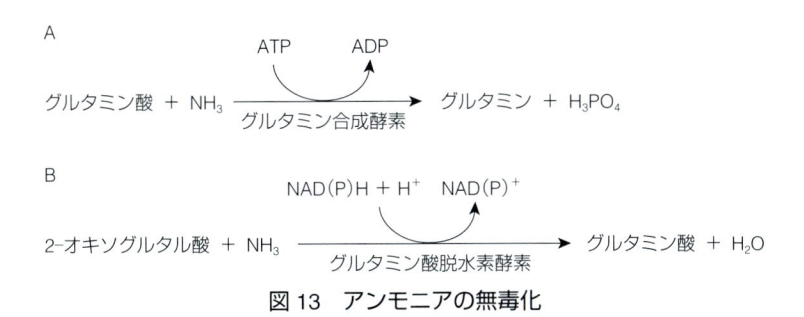

A

グルタミン酸 + NH₃ →(グルタミン合成酵素, ATP → ADP)→ グルタミン + H₃PO₄

B

2-オキソグルタル酸 + NH₃ →(グルタミン酸脱水素酵素, NAD(P)H + H⁺ → NAD(P)⁺)→ グルタミン酸 + H₂O

図13 アンモニアの無毒化

アンモニアイオン + 次亜塩素酸イオン ⟶ モノクロラミン

モノクロラミン + フェノール ⟶ キノンクロロアミン

キノンクロロアミン + フェノール ⟶ インドフェノールブルー

図14 インドフェノール法の反応

e. アミノ酸形成によるアンモニアの無毒化

2-オキソグルタル酸を代表とするケト酸のアミノ酸化にアンモニアが利用され，結果的にアンモニアが無毒化される（図13B）．この系はアンモニアが血液中にて上昇した際，アンモニア濃度を一時的に下げる際にも作用する．

B. 検査法

アンモニアは毒素として体外へ排出されるため，血液中の濃度が低い．加えて前述のように，採血後の放置で変動があるので測定は比較的難しい．測定法はアンモニアがアルカリ中で溶けない性質を利用したインドフェノール法，グルタミン酸脱水素酵素を用い特異性に優れた酵素法，短時間で測定可能なドライケミストリーなどがある．

a. インドフェノール法

除蛋白液として10％タングステン酸ナトリウムと1N硫酸を用い，直接除蛋白操作で呈色妨害成分を沈澱させるとともに，アンモニア発生の原因となる試料中の酵素を失活させる．除蛋白を行うことで，血液を放置することによるアンモニア量の増加防止が可能であり，除蛋白後の上清中アンモニアを安定にする．また，血液中に存在する尿酸および各種アミノ酸などの呈色も抑制可能となる．

遠心後の上清にフェノール，ニトロプルシッドナトリウムで反応後，アルカリ性にした後に次亜塩素酸ナトリウムで酸化し，生成するインドフェノールブルーによる630 nmにおける吸光度にて比色定量する（図14）．

b. 酵素法

グルタミン酸脱水素酵素を用いて試料中のアンモニウムイオンをグルタミン酸のα-アミノ基に固定し，この時に同時に生じる補酵素のNADPHの変化量からアンモニア濃度を求める．

酵素法はアンモニアに対する特異性が高く，操作も簡便であるが，重金属および界面活性剤の影響を受ける．NADPHは340 nmに最大吸収を示すが，NADPは340 nmで吸収が消失するので，340 nmにおける吸光度の現象からアンモニア量を測定する（図15）．

c. ドライケミストリー

階層化した乾燥（ドライ）した状態の測定カセットへ試料を添加すると，第1層目の展開層を拡散中に試料中の蛋白成分，色素成分，全血の場合には血球が除かれる．反応層へ到達した試料はpH9付近のアルカリ性にてアンモニアがガス化し，アンモニアガスのみを通す半透膜もしくは多孔質層を通過する（図16）．通過したアンモニアガスが検出層にてブロムフェノールブルーなどのpH指示薬と反応し，測定層にて色の変化からアンモニア量を測定する．

d. 酵素サイクリング法

酵素サイクリング法では，複数の酵素を組み合わせて，図17に示すように反応を回転（サイクリング）し，多量の生成物を得て高感度に測定できる．

$$NH_3 + 2\text{-オキソグルタミン酸} \xrightarrow{NADPH \to NADP} L\text{-グルタミン酸} + H_2O$$

図15　酵素法の反応

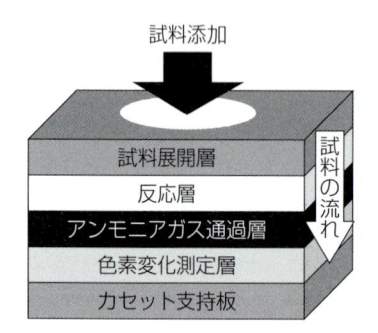

図16　ドライケミストリーの概略図

微量アンモニア測定のため，試料とデアミドNAD$^+$（ニコチン酸アデニンジヌクレオチド）とATPを反応し，NAD合成酵素にてNAD$^+$を生成する．NAD$^+$はグルコース脱水素酵素にてグルコース存在下でNADHを生成する．NADHはジアホラーゼとテトラゾリウム塩により酸化されホルマザンを生成しNAD$^+$となる．NAD$^+$はグルコースおよびグルコース脱水素酵素によりNADHを再度生成し，テトラゾリウム塩とジアホラーゼの存在で再びNAD$^+$となると同時に新たにホルマザンを生成する．このように反応を繰り返す（サイクル）することで，反応生成物のホルマザンが蓄積される．アンモニア濃度と上記反応速度は比例関係にあるので，ホルマザン量を吸光波長450 nmにて測定することで感度を飛躍的に上げることが可能である．

C. 検体採取・保存の注意事項

血液は採血後から凝固反応が進行し，フィブリンが析出してくる際に脱アミノ反応が生じてアンモニア値は400〜700 μg/dLと高値を示す．したがって，アンモニア値測定の際には採血後，直ちに氷冷し，ヘパリンもしくはEDTA-2Kを抗凝固剤として加えて血漿分離し，上清は2〜10℃か氷水中に保存し30分以内に測定が望ましい．

30分以内に測定ができない場合，試料を凍結し測定時まで保存する．

抗凝固剤としてヘパリンおよびEDTA-2Kではアンモニア値は上昇しないが，フッ化ナトリウムまたはシュウ酸カルシウムではアンモニア値が上昇するのでアンモニア測定用の抗凝固剤としては好ましくない．

D. 基準範囲

血漿アンモニア値：12〜66 μg/dL

E. 臨床的意義

アンモニア低値に臨床的な意義はない．アンモニアは脳血液関門を容易に移行可能であり，中枢神経系に対して毒性がある．劇症肝炎や肝硬変など肝機能障害などで尿素回路が機能せず，高アンモニア血症に陥ると脳障害が起こる．しかし，肝性脳症の重症度とアンモニア値に相関がほとんどないため，アンモニア値を治療のモニタリングで使用するには精度に限界がある．

肝性脳症のメカニズムとして，脳内でアンモニアが2-オキソグルタル酸と結合し，グルタミン酸を生成しアンモニアが処理され過程で2-オキソグルタル酸，オキサロ酢酸が減少し，結果的にクエン酸回路へ障害をきたす．クエン酸回路の障害によりATPの生成が不能になると脳内でのエネルギー産生が低下し，脳神経細胞障害を引き起こし，ついには細胞死を誘発する．

また，グルタミン酸濃度の上昇によるアンモニアの処理過程でグルタミンが合成される．このグルタミン濃度の上昇により，グリア細胞の細胞内浸透圧の上昇をきたし，細胞内水分量が増加して脳浮腫が生じる．

高値を示す病態：肝性昏睡，尿素サイクル酵素欠損症，劇症肝炎，肝癌，肝硬変，高蛋白
低値を示す病態：低蛋白症，貧血

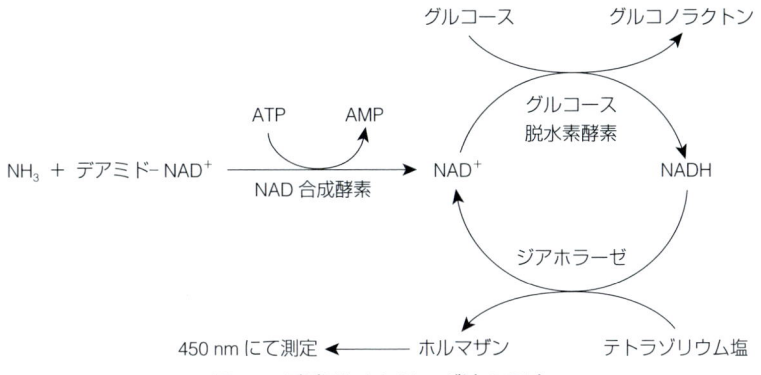

図 17　酵素サイクリング法の反応

6. その他の非蛋白性窒素成分

非蛋白態窒素成分として上記以外の成分として，グルタミン酸，グリシン，アラニン，バリン，ロイシンなどのアミノ酸がある（「アミノ酸代謝」20 頁を参照）．核酸関連の成分としてオロト酸，5'-CMP，5'-AMP，5'-GMP，5'-UMPなどがある．

（坂本秀生）

チェックリスト

□生体におけるアンモニア代謝について説明せよ．
□非蛋白性窒素について説明せよ．
□尿素窒素の検査法について説明せよ．
□尿酸測定の臨床的意義を述べよ．
□日本人における eGFR を記せ．

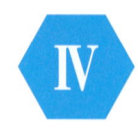

IV 人体の臨床化学検査の実際―生体分子の分析各論

6 生体色素

1. 生体色素とは

生体色素とは，ヘモグロビン，ミオグロビン，カタラーゼ，シトクロムなどのヘム蛋白質の構成成分であるヘム（赤色）と，その代謝産物であるビリルビン（黄色）をさす．ヘムはポルフィリンと鉄から生合成され，またヘムの分解産物はビリルビンと鉄である．ヘム代謝に付いては32頁を参照していただき，ここではビリルビンの測定法を中心に述べる．

2. ビリルビン

A. 生理学的意義

赤血球が細網内皮系で分解され生じたヘムは，ビリベルジンを経て還元されて黄色のビリルビンとなる．生体内では1日約250〜350 mgのビリルビンが作られるが，約75%は老廃赤血球中のヘモグロビン，15%はミオグロビン，残りは各種のヘム蛋白に由来し，生体を酸化ストレスから防御する化合物の1つである．血中を流れるグルクロン酸非抱合型と，肝細胞に取り込まれ，グルクロン酸による抱合を受けた後のグルクロン酸抱合型とがある（34頁，図26参照）．また，グルクロン酸以外の抱合として硫酸抱合型などもわずかに存在する．

また，ビリルビンは古典的測定法であるEhrlichのジアゾ試薬（ジアゾ化スルファニル酸）との反応性の差により，直接型と間接型に分類される．抱合型ビリルビンはジアゾ試薬と速やかに反応し，赤紫色のアゾ化合物を生成することから直接型と呼び，一方，非抱合型はメタノール，カフェイン，ダイフィリンなどを添加することにより反応を促進させるために間接型と呼ぶ．

さらに，1981年にLauffらが高速液体クロマトグラフィ（high-performance liquid chromatography：HPLC）による測定において，抱合型がさらにアルブミンと共有結合しているδ-ビリルビンを検出した．δ-ビリルビンは水溶性であり，直接型に分類されるが，アルブミンと同じ代謝過程をとる．HPLCでは血中ビリルビンは，α分画（非抱合型），β分画（モノグルクロニド），γ分画（ジグルクロニド），δ分画（抱合型とアルブミンの共有結合型）の4分画に分離される（図1）．

新生児黄疸では間接型のビリルビンが増加するが，ビリルビンの血中濃度がアルブミンと結合できる量（20〜25 mg/dL）を超えると，アルブミン非結合型ビリルビン（unbound bilirubin, UB-ビリルビン）となる．UB-ビリルビンは中枢神経に対して毒性を持っているため，高度な新生児黄疸ではUB-ビリルビンが容易に血液脳関門を通過して脳細胞に沈着して核黄疸を起こし，深刻な後遺症を残すことがある．

B. 検査法

かつて用いられてきた方法は，Ehrlichのジアゾ試薬によりビリルビンをアゾビリルビンに変換するもので，Malloy-Evelyn法，アルカリアゾ色素法であるJendrassik-Gróf法のMichaëlsson変法が代表的である．しかし，感度や特異性，共存物質の影響など問題点が多く，使用施設は減少した．

現在は，もっぱらビリルビンオキシダーゼ（BOD）を用いる酵素法，またはバナジン酸を用いる化学

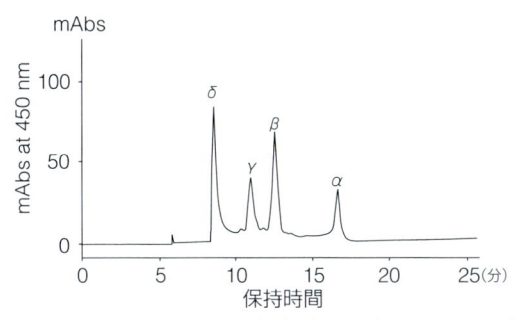

図1 LauffらのHPLCによる血清ビリルビンクロマトグラム

δ：δ-ビリルビン
γ：ジグルクロニドビリルビン
β：モノグルクロニドビリルビン
α：非抱合型ビリルビン

酸化法を使用している施設がほとんどである．両方法ともビリルビンを酸化してビリベルジンとし，ビリルビンの持つ450 nmでの吸光度の減少を測定し，総ビリルビンと直接型または抱合型ビリルビンとして求めている．通常，間接型は総ビリルビンから直接型を差し引いて計算により求められる．

測定試薬は各メーカーにより様々な工夫が加えられているが，化学反応上の違いによる直接型か間接型か，または構造上の違いによる抱合型か非抱合型かの分類が混在しており，測定原理の違いによる測定値の乖離がみられることや，標準化が進んでいないために施設間差が問題となっている．表1に血清ビリルビンの分類と測定法の関係を示した．以下に各測定法の1例を示す．

a. 酵素法1

総ビリルビンと直接ビリルビン測定系である．総ビリルビンはpH7.2，コール酸ナトリウム存在下で，直接ビリルビンはpH3.5，Cu^{2+}存在下でBODを作用させ，450 nmでの吸光度変化量からビリルビン濃度を求める（図2）．

b. 酵素法2

総ビリルビンと抱合型ビリルビン測定系である．総ビリルビンはpH7〜8，界面活性剤存在下で，抱合型ビリルビンはpH5〜6，非抱合型ビリルビン反応抑制剤存在下でBODを作用させ，450 nmでの吸光度変化量からビリルビン濃度を求める．抱合型ビリルビン測定法ではδ-ビリルビンは測定されないため，肝移植後のモニターとして有用である．

c. 化学酸化法

pH3付近でビリルビンに界面活性剤存在下でメタバナジン酸を作用させ，その酸化力によりビリルビンをビリベルジンに変化させて450 nmでの吸光度変化量から定量する．界面活性剤などの組み合わせを変えることにより，総ビリルビンと直接ビリルビンを測定することができる（図3）．

d. HPLC

逆相分配クロマトグラフィによる，感度と分離能に優れた方法である．溶離液は，① 5% 2-メトキシエタノール，50 mmol/Lリン酸ナトリウム（pH2）と，② 5% 2-メトキシエタノールイソプロピルアルコール，2.5%リン酸を用い，①と②の比が100：0から20：80へのリニアグラジエントで行う．疎水性の弱い順にδ-ビリルビン，γ-ビリルビン（ジグルクロニド），β-ビリルビン（モノグルクロニド），α-ビリルビン（非抱合型）の4分画が溶出される（図1）．

e. ドライケミストリー

総ビリルビン測定用と抱合型・非抱合型ビリルビン測定用の2枚を用いる．総ビリルビンにはジアゾ反応を用い，抱合型と非抱合型ビリルビンにはそれぞれモル吸光係数の違いによる460 nmと400 nmでの吸光度から分別定量を行う．δ-ビリ

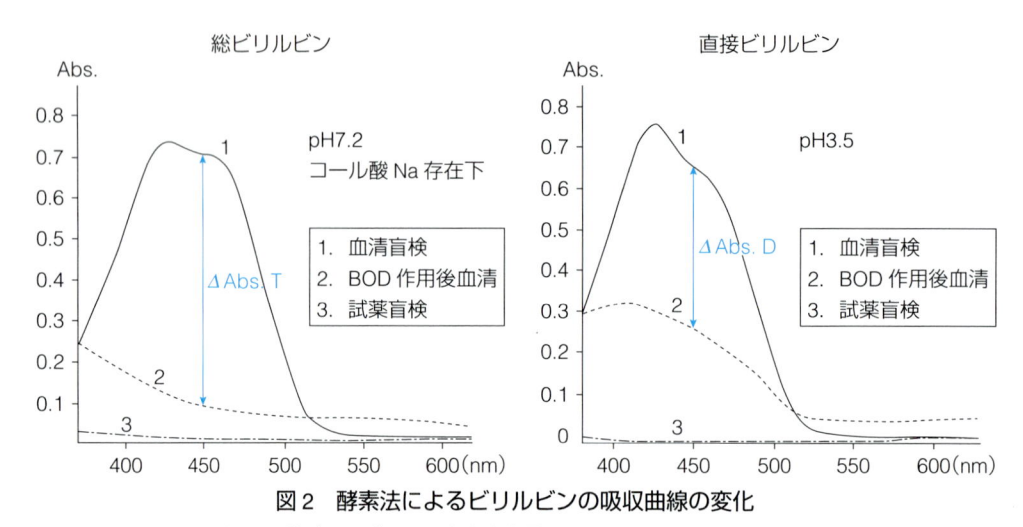

図2 酵素法によるビリルビンの吸収曲線の変化

ΔAbs. T：450 nm における総ビリルビンの吸光度変化量
ΔAbs. D：450 nm における直接ビリルビンの吸光度変化量
日本商事：「酵素法総ビリルビン・直接ビリルビン測定用試薬」より引用改変

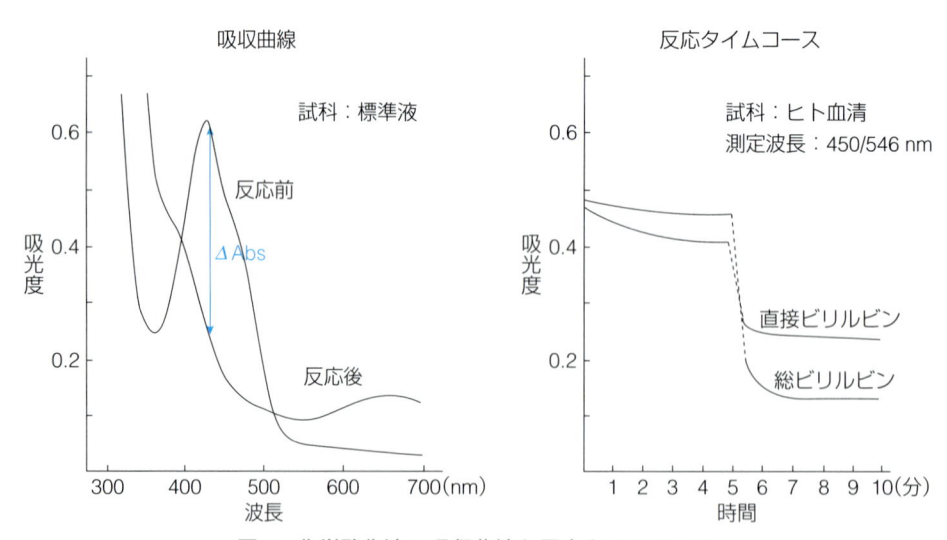

図3 化学酸化法の吸収曲線と反応タイムコース

総ビリルビン測定用反応液に含まれる成分：臭化セチルトリメチルアンモニウム，EDTA，メタバナジン酸ナトリウム
直接ビリルビン測定用反応液に含まれる成分：塩酸ヒドロキシルアミン，ヒドロキシエタンジスルホン酸，メタバナジン酸ナトリウム
徳田邦明ほか：臨床化学 22：117, 1993 より引用

表1 ビリルビンの分類

HPLC	分子構造 （グルクロン酸抱合）	酵素法1 化学酸化法	酵素法2	ジアゾ法
α	非抱合	間接ビリルビン	非抱合型ビリルビン	間接ビリルビン
β	1個抱合（モノグルクロニド）	直接ビリルビン	抱合型ビリルビン	直接ビリルビン
γ	2個抱合（ジグルクロニド）	直接ビリルビン	抱合型ビリルビン	直接ビリルビン
δ	抱合＋アルブミン共有結合	直接ビリルビン	−	直接ビリルビン

ルビンは次式により求められる．

$$\delta-ビリルビン = 総ビリルビン - (抱合型 + 非抱合型ビリルビン)$$

δ-ビリルビン測定には，HPLCよりドライケミストリーの方が簡便で実用的である．

f. 分光光度法

新生児黄疸では，カルチノイドなどの非ビリルビン性の黄色色素がほとんどないことから，分光光度計で450 nmの波長を用いて血清の黄色調を測定することでビリルビン濃度を測定できる．しかし，新生児の採血では溶血が起きやすいことから，ヘモグロビンの影響を除くために575 nmとの2波長測定により補正している．

g. UB-ビリルビン測定法

UB-ビリルビン濃度測定用専用機としてUB-アナライザー（アローズ）が用いられている．測定原理はアルブミン非結合型であるUB-ビリルビンは，過酸化水素とペルオキシダーゼ（POD）存在下で容易に酸化分解されるが，アルブミン結合型ビリルビンは酸化分解されにくいという性質に基づいており，UB-ビリルビン濃度はその酸化分解の初速度を460/575 nmの波長で測定する．575 nmは溶血の影響を補正するために用いる．反応に使用する過酸化水素は，血中に含まれるグルコースが試薬中のグルコースオキシダーゼ（GOD）により酸化分解される反応の副産物を利用している．

C. 検体採取・保存の注意事項

ビリルビンは光により分解されやすく，特に非抱合型は影響が大きい．そのため，検体は直射日光や蛍光灯から遮光して冷蔵保存する．また直接ビリルビンは溶血の影響により低値となるが，これは試薬が酸性の場合，ヘモグロビンが変性して直接ビリルビンを酸化させることによる．一方UB-ビリルビンは溶血の影響により高値となるが，これは高ヘモグロビンでは575 nmの補正が効かないことによる．しかし，肉眼的に強い溶血を認めなければ測定値に影響はない．さらに，直接ビリルビンが3 mg/dLを超えるとPODにより酸化分解されるために高値となり，一方，アスコルビン酸などの還元性物質はPODの反応を阻害するために低値となる．

D. 基準範囲と生理的変動

（全国共通基準範囲）
　　総ビリルビン：0.4〜1.5 mg/dL
　　直接型ビリルビン：0.0〜0.3 mg/dL
　　　　　　　（酵素法）
　　　　　　　0.0〜0.4 mg/dL
　　　　　　　（化学酸化法）

（長野県共通基準範囲）
新生児UB-ビリルビンカットオフ値
　　出生体重1,500 g未満：0.8 μg/dL以下
　　　　　　1,500 g以上：1.0 μg/dL以下

成人では男性の方が女性よりやや高い．新生児では著増するが3〜5カ月で最低となり，その後14〜15歳で成人値となる．

E. 臨床的意義

ビリルビン高値を示す病態の分類を表2に示した（「分解経路にかかわる疾患」35頁も参照）．血清中総ビリルビンと直接型（抱合型），間接型（非抱合型）の分画測定は溶血性疾患，肝・胆道

表2 ビリルビン高値を示す病態

黄疸の種類	増加する型	疾患・症状	主な原因
肝前性黄疸	間接	溶血性黄疸，異型輸血，シャント高ビリルビン血症（赤血球造血異常性黄疸）	ビリルビン産生亢進，無効造血，肝細胞への取り込み障害
肝性黄疸	間接，直接	肝細胞性黄疸，肝内胆汁うっ滞，薬剤による障害	UDP-グルクロン酸合成量低下，UDP-グルクロン酸転移酵素活性低下，抱合型の排泄障害
肝後性黄疸	直接	閉塞性黄疸	胆道癌，膵頭部癌，胆石などによる胆道系閉塞による排泄障害，血中への逆流
生理的黄疸	間接	新生児黄疸	UDP-グルクロン酸合成量不足，UDP-グルクロン酸転移酵素低活性（未熟）
家族性非溶血性黄疸	間接	Gilbert 症候群	肝細胞への取り込み障害，UDP-グルクロン酸転移酵素活性低下
	間接	Crigler-Najjar 症候群	UDP-グルクロン酸転移酵素欠損
	直接	Dubin-Johnson 症候群	抱合型の排泄障害
	直接	Rotor-Schiff 症候群	抱合型の排泄障害

系疾患，生理的黄疸などの鑑別に重要でありそれらの診断，経過観察，予後判定などに用いられている．直接ビリルビンと総ビリルビンの比（D-Bil/T-Bil）は，肝前性黄疸では30％以下，肝性黄疸では30～60％，肝後性黄疸では60％以上とされる．δ-ビリルビンは血中に直接型ビリルビンが長時間増加する病態で上昇するが，正常ではほとんど認められない．

新生児は生理的に多血であること，酸素分圧の変化で赤血球が壊れやすいこと，肝でのUDP-グルクロン酸転移酵素の活性が低くビリルビン抱合能力が未熟であること，腸肝循環の亢進などにより生後2～4日でピークとなる生理的黄疸を生ずる．しかし，生理的範囲を超える場合には，新生児高ビリルビン血症と呼ばれ，UB-ビリルビンが上昇する．このUB-ビリルビンは血液脳関門を容易に通過して中枢神経に侵入し，沈着してビリルビン脳症を引き起こすことから，血清UB-ビリルビンは専用の分析機による測定が行われ，急性ビリルビン脳症の早期発見に用いられている．

（寺澤文子／川崎健治）

チェックリスト

□生体色素とは何かを説明せよ．
□ビリルビン代謝について説明せよ．
□ヘムの生合成について説明せよ．
□間接ビリルビンと直接ビリルビンの違いを述べよ．

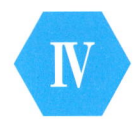

IV 人体の臨床化学検査の実際—生体分子の分析各論

7 電解質と微量元素

1. 電解質とは

血清電解質の主要な物質は，ナトリウム（Na），カリウム（K），クロール（Cl），カルシウム（Ca），マグネシウム（Mg），リン（P）がある．いずれも生命維持のための酸塩基平衡，水分の保持，細胞膜の電位差など生理的な動きに重要な役割を果たしており，血清中では常に一定の値を保っている．このような血清電解質濃度の恒常性は，各種ホルモン，ビタミンの作用により調節されている．また，これら以外に鉄（Fe）や銅（Cu），亜鉛（Zn）をはじめとする微量元素は，生体内の生理的な機能を維持する上で必須の元素である．特にFeはヘモグロビン分子に存在し酸素を運搬する働きを持ち，Cuはフリーラジカル除去作用があるスーパーオキサイドディスムターゼ（superoxide dismutase）やミトコンドリアの電子伝達に関与するシトクロム c オキシダーゼ（cytochrome c oxidase）の分子内金属として重要な働きを持っている．また，ZnはRNAポリメラーゼ，DNAポリメラーゼなどの核酸合成酵素，炭酸脱水酵素や毒性の強い重金属が体内に入った際に解毒作用を持つ低分子の蛋白質であるメタロチオネインを構成する微量金属である．

生体中の水分の約2/3は細胞内に，約1/3が細胞外に存在し細胞膜で仕切られている．また，細胞外液は血管壁によってさらに間質液と血漿（血液）に区分される．細胞内外の電解質濃度は各々の細胞内液濃度を1とすると，細胞外液にはNa約12倍，K約0.03倍，Ca約5,000倍，Cl約21倍，Mg約0.12，P約0.02倍の差がある．細胞膜は半透膜の性質を持ち，電解質のこのような細胞内外の濃度比でバランスが一定に保たれている．細胞外液の浸透圧はNa，グルコース，尿素窒素が関与するが，大部分の働きを制御しているのはNaであり，細胞内はカリウムである．Clは血清中で最も多い陰イオンであり，血清中のNaや重炭酸イオンとともに酸塩基平衡に関係する．また，血清CaとPは骨を最大のプールとしており，Mgを含め腎臓の排泄と腸管での吸収・分泌のバランスで恒常性を維持している．

2. 重炭酸イオン（HCO_3^-）
A. 生理学的意義

生理的な体液中のpHは 7.40 ± 0.05 の非常に狭い範囲で調節されている．pHを変動させる要因は酸の産生によるが，これには揮発性酸と不揮発性酸がある．揮発性酸は，糖や脂肪代謝産物により生成する二酸化炭素（CO_2）や水に溶けている炭酸（H_2CO_3）で，呼吸によって肺から排泄される．1日に15,000～20,000 mmol/L産生され，すべて肺から排泄される．そして，不揮発性酸は主にアミノ酸が代謝されて生成し CO_2 として肺から排泄できず，腎臓から排泄される．このような酸に対して，体液中のpHの恒常性を維持するために生体中にはいくつかの調節機構がある．酸塩基平衡調節の代表的な機構を図1に示す．

酸の負荷に対する生体反応としては，細胞外液における炭酸-重炭酸系緩衝作用，細胞内液による緩衝作用（蛋白，リン酸，ヘモグロビン），肺における呼吸代償作用，そして腎臓における酸の排泄である．この中で酸負荷に対する初動的な動きは緩衝機構が担っており，炭酸-重炭酸系緩衝

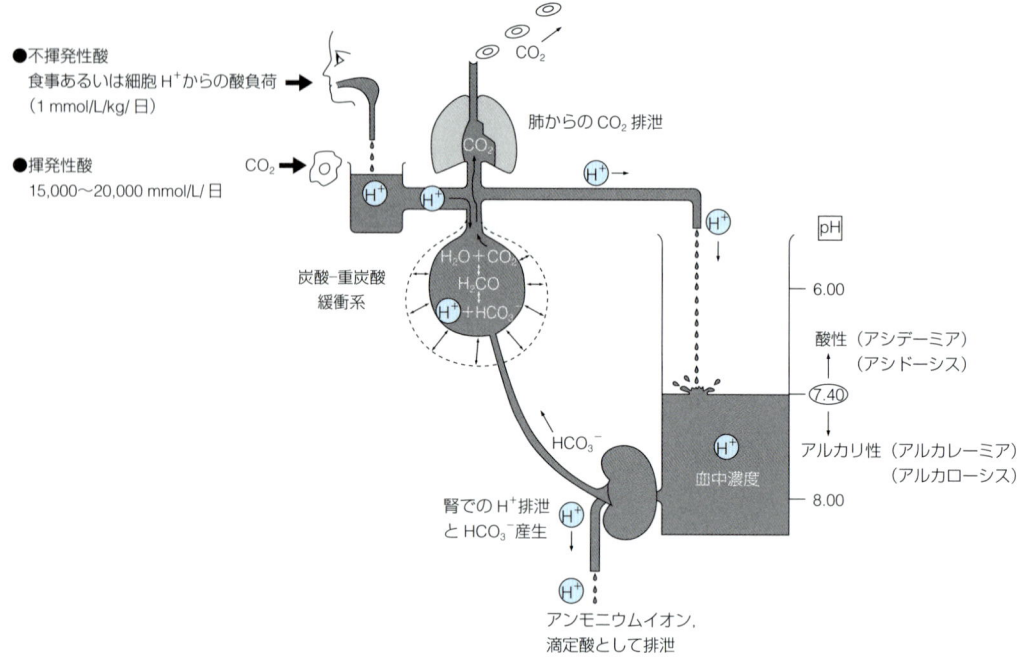

図1 酸塩基平衡の調節機構
①代謝により生成する乳酸やHイオンのような不揮発性の酸は1 mmol/L/kg/日が産生され，その最初の調節は血液中の炭酸-重炭酸緩衝系で行われる．
②細胞内液での蛋白質，P，ヘモグロビンなども緩衝作用を示す．
③揮発性の酸であるCO_2は15,000〜20,000 mmol/L/日取り込まれ，その調節は肺で行われる．
④腎臓の尿細管におけるHイオン分泌によって，酸を排泄する．これには，尿pH低下（HCO_3^-の中和），リン酸イオン等滴定酸排泄，アンモニウムイオン排泄によって行われる．

飯野靖彦：日本腎臓学会誌 43: 621-630, 2001 より引用，一部改変

作用が大きな役割を果たしている．HCO_3^-濃度は，体液が酸性側に傾くと増加方向に，逆にアルカリ側に傾くと減少方向に変化する．そのためにHCO_3^-は，体液中の酸塩基平衡調節の重要な指標となる．また，HCO_3^-はClイオンに次いで血液中で2番目に多い陰イオンであり，代謝性アシドーシスや代謝性アルカローシスを判断する際のアニオンギャップ（anion gap：AG）を計算する際に必要である（図2）．

生体内のHCO_3^-は糖や脂質の酸化によって代謝され生成するCO_2が水に溶けて生ずるH_2CO_3が，赤血球や腎臓の尿細管に存在する炭酸脱水酵素（carbonic anhydrase）の作用を受け，生成する．生成したHCO_3^-は，ほとんどが腎糸球体で濾過され，尿細管で再吸収される．

$$CO_2 + H_2O \xrightarrow{炭酸脱水酵素} HCO_3^- + H^+$$

B. 検査法

HCO_3^-を直接的に測定する方法は酵素（ホスホエノールピルビン酸カルボキシラーゼ，PEPC）を利用して分光学的に340 nmの紫外部域で測定する方法も一部市販されているが，現在は血液ガス測定装置での測定が主流である．測定原理としては，動脈血pHとP_{CO_2}を測定し，次のHenderson-Hasselbalchの式により計算で算出される．

$$pH = 6.1 + \log\{[HCO_3^-]/(0.03 \times P_{CO_2})\}$$

$$AG = Na^+ - (Cl^- + HCO_3^-)$$

基準範囲：12 ± 2 mmol/L

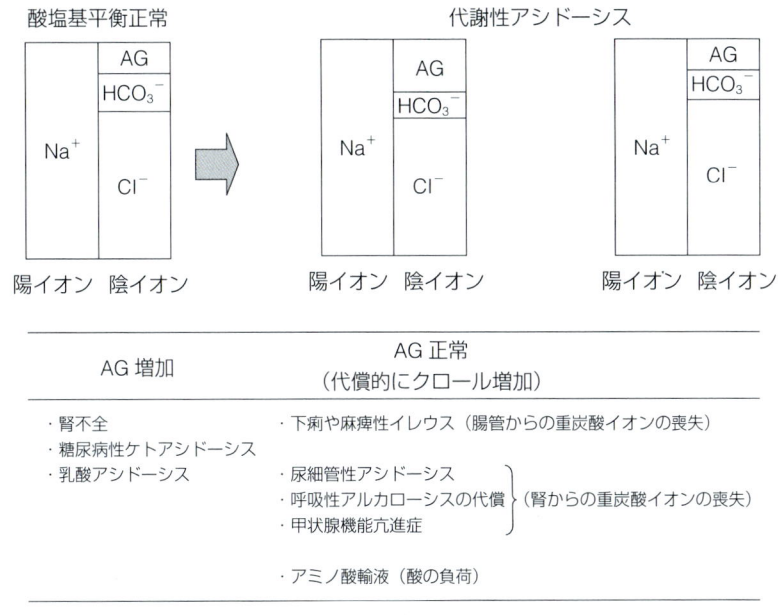

AG 増加	AG 正常（代償的にクロール増加）
・腎不全 ・糖尿病性ケトアシドーシス ・乳酸アシドーシス	・下痢や麻痺性イレウス（腸管からの重炭酸イオンの喪失） ・尿細管性アシドーシス ┐ ・呼吸性アルカローシスの代償 ├（腎からの重炭酸イオンの喪失） ・甲状腺機能亢進症 ┘ ・アミノ酸輸液（酸の負荷）

図2 酸塩基平衡と AG

C. 検体採取・保存の注意事項

試料採取に際しての注意点は，基本的には血液ガス測定に準ずる．採血に際しては緊張したり過呼吸や息を止めたりしない．

採血時手技など
① 採取用シリンジなどについては，プラスチック製の注射器は気泡が発生しやすく，材質によっては血液ガスが漏れやすいので，できるだけガラス製注射器を利用する．また，抗凝固剤としてはヘパリンが利用されるが，できるだけ少量で注射器の間壁を濡らす程度にする．量が多いと血液が希釈されるためである．また，血液の凝固がないことを確認する．
② 血球成分は保存中に解糖系の代謝が進行し，酸塩基平衡や血液ガス状態が変化するため，採血後すぐに測定することが望ましい．やむを得ずすぐに測定ができない場合には，血液を注射器に入れたまま氷水中あるいは冷蔵庫（0～4℃）に保存し，3時間以内に測定する．
③ 測定する前に，注射器を手のひらで十分に回転させてから測定する．採血した血液は気泡の混入や外気との接触を防ぐことが重要である．

D. 基準範囲

22～26 mmol/L

E. 臨床的意義

酸塩基平衡異常で重要なのは，血液が酸性（アシドーシス，acidosis）か，あるいはアルカリ性（アルカローシス，alkalosis）かどうかに加え，その pH 変化の原因が代謝性か呼吸性かを見極めることである．このため酸塩基平衡異常は，**表1**に示す4つの基本型がある．

高値を示す病態：呼吸性アシドーシス，代謝性アルカローシス

・消化管からの酸（H^+）の喪失
　1）嘔吐，胃液の吸引
　2）下痢（Cl の喪失）
・腎からの酸（H^+）の喪失

表1 酸塩基平衡の4つの基本形

	pH 低下（アシデミア）		pH 増加（アルカレミア）	
pH 変化要因	HCO$_3^-$ ↓	PCO$_2$ ↑	HCO$_3^-$ ↑	PCO$_2$ ↓
代償性変化	PCO$_2$ ↓	HCO$_3^-$ ↑	PCO$_2$ ↑	HCO$_3^-$ ↓
基礎病態	代謝性アシドーシス	呼吸性アシドーシス	代謝性アルカローシス	呼吸性アルカローシス

	pH	HCO$_3^-$ (mmol/L)	PCO$_2$ (torr)
基準範囲	7.40 ± 0.05	24 ± 2	40 ± 5

1) アルドステロン過剰（Conn 症候群, Bartter 症候群, グリチルリチン投与）
2) 糖質コルチコイド過剰（Cushing 症候群）
3) ステロイド過剰投与
4) 利尿薬

・細胞内への酸（H$^+$）の移動 低 K 血症
・HCO$_3^-$ 負荷　重曹, 炭酸 Ca

低値を示す病態：呼吸性アルカローシス, 代謝性アシドーシス

・異常な酸の産生
　1) ケトアシドーシス：糖尿病, 飢餓, アルコール中毒
　2) 乳酸アシドーシス：循環不全, ショック, ビグアナイド系経口糖尿病薬
・酸の排泄障害
　1) 腎不全
　2) 前立腺肥大
　3) 遠位尿細管性アシドーシス
・体内塩基の喪失
　1) 下痢
　2) 近位尿細管性アシドーシス
　3) 利尿剤（アセタゾラミドなどの炭酸脱水酵素阻害剤）投与

3. ナトリウム（Na）

A. 生理学的意義

Na は主要な電解質成分の1つで, 血清中の陽イオンの約90％以上を占めている. 細胞外の Na 濃度は体液全体の浸透圧維持に中心的な働きをしている. この働きには各種ホルモンと腎臓が大きく関与している.

Na は体液浸透圧や体液量調節の恒常性維持のために重要な役割を果たす. 前者は Na 濃度がシグナルとなり浸透圧受容体を刺激して腎臓での水の再吸収を調節する. また, 後者は体液量がシグナルとなり頸動脈, 腎臓, 心房にある圧受容体を刺激して腎臓での Na の再吸収を調節する. 図3 にそのメカニズムを示す.

血液中の水分が不足すると血清 Na 濃度が上昇して体液浸透圧が上昇する. そのシグナルが視床下部に存在する浸透圧受容体を刺激し, 抗利尿ホルモン（バソプレシン, ADH）の分泌が促進される. この作用によって腎臓からの水分の再吸収が促進され細胞外液に戻され, Na 濃度が生理的状態となって浸透圧の恒常性が維持される. また, 視床下部中枢への口渇刺激によって飲水行動が起きる. 逆に大量の水を摂取し体液浸透圧が低くなると, ADH の分泌が抑制され腎臓での再吸収が抑制される.

一方, 生理食塩水を摂取した場合を考えると, 細胞内外の浸透圧は変化しないため細胞内から細胞外への水の移動は起こらず, 摂取した水分量だけ体液量が増加する. この体液量増加がシグナルとなって頸動脈, 腎臓, 心房にある圧受容体が刺激される. この受容体刺激シグナルの結果として, Na の再吸収を促進する交感神経系の抑制, レニン-アンギオテンシン-アルドステロン（renin-angiotensin-aldosterone：RAA）系の抑制によって腎臓での Na の再吸収が抑制され, 排泄の促進を通して水分量の調節が行われる. 同時に, 心房性 Na 利尿ペプチド（ANP）分泌が亢進される結果, Na や水の排泄が促進され恒常性が維持される. 逆に血液中の水分が不足すると, RAA 系の促進によりアルドステロンの腎臓での Na の再吸収が促進され, さらに ADH の分泌促進や ANP の分泌抑制が起こり水分を体内に保持する方向に働く.

B. 検査法

臨床検査における Na の測定法としては, 炎光光度法（frame photometry）とイオン選択電極法（ion selective electrode）が一般的に利用されている. 炎光光度法は, 金属イオンにエネルギー

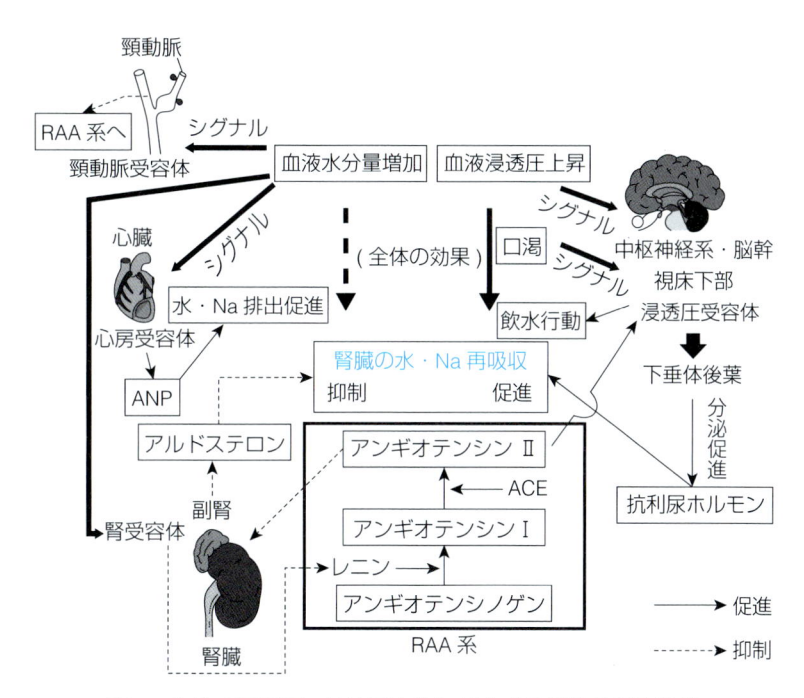

図3 生体の浸透圧・体液量変化に対応する恒常性調節機構

（熱）を加えると基底状態にある原子が遷移し励起状態になるが，この励起状態から基底状態に戻る際に物質固有の光が発せられることを利用し，リチウムを内部標準物質として Na の発光を 589 nm 付近で測定する．

イオン選択電極法は，溶液中の特定イオンにのみ感応する電極を用いて，イオン濃度を測定する手法である．基本的な電極の構造は**図4**のようなもので，官能膜（イオン選択性膜）の種類によって測定するイオンを変えることができる．Na 測定に利用される膜としては，ガラス膜とクラウンエーテル膜が一般的であり，最近では選択性の高いクラウンエーテル（12-クラウン 4-エーテル，別名：1，4，7，10-テトラオキサシクロドデカン）が利用されている．高脂血症や高蛋白血症が存在すると，血清を希釈する炎光光度法や間接イオン選択電極法による測定値は容積置換のため直接イオン選択電極法に比較し低値となる．現在の Na 測定法の普及割合は，2010 年度の日本臨床衛生検査技師会精度管理報告書によれば，イオン選択電極法の希釈（間接）法が 92％，直接法が 8.8 ％を占めており，炎光光度法はほとんど用いられていない．また，電解質（Na, K, Cl）の測定は，汎用型生化学分析装置に 3 項目一体化された電極法が装着され測定されている場合が多い．

C. 検体採取・保存の注意事項

通常の採血条件では特に大きな測定上の問題はない．採血から血清分離までは室温 24 時間以内では大きな変動はないが，2 時間以内に分離することが望ましい．冷蔵保存では血球膜の Na-K-ATPase の活性低下のため時間とともに低値となる．また，血清分離後は密閉した容器を利用し冷蔵・冷凍条件で保存すれば，1 カ月程度は大きな測定値の変化はない．

D. 基準範囲

139 〜 146 mmol/L

E. 臨床的意義

高値を示す病態：嘔吐，下痢，発汗過多（熱中症），尿崩症，高 Ca 血症，Cushing 症候群，口渇

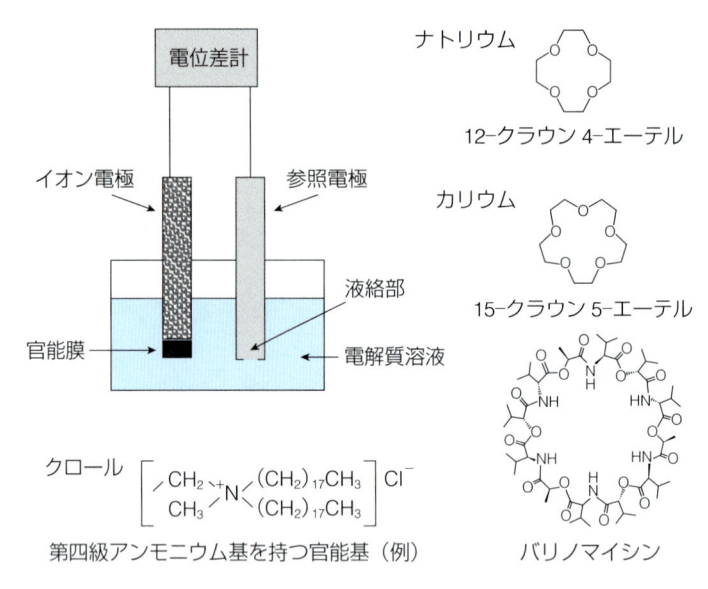

図4 イオン選択性電極の模式図とイオン選択官能基

中枢障害など
低値を示す病態：腎不全，ネフローゼ症候群，心不全，肝硬変，Addison病，妊娠中毒症，利尿剤・抗生物質投与など

4. カリウム（K）

A. 生理学的意義

Kは細胞内液の主要な陽イオンである．生体内の総K濃度は約4,000 mmolとされ，Na濃度とは反対に約98％が細胞内液中（約150 mmol/L）に存在し，残りの約2％が細胞外液中（約4.0 mmol/L）に存在している．この細胞内外のNaとKの濃度差は厳密に維持され，細胞膜に存在するイオンポンプと呼ばれるNa-K依存性ATPaseが担っており，Naイオン3個を細胞外へと運び出し，Kイオン2個を細胞内へと運び込む作用がある．この酵素の働きにはATPが必要である．このような血清K濃度の調節機構の中心は腎臓が担っている．

食物などで摂取されるKは，腎臓から90～95％，腸管から5～10％排泄される．血清K濃度の調節の主体は腎臓であり，各種ホルモン作用が関係している．図3のように，RAA系が活性化されるとアンギオテンシンⅡが副腎皮質球状帯からアルドステロンを放出させ，腎尿細管に作用してNaの再吸収を促進するが，同時に同じ陽イオンであるKを尿中に排泄させる．

B. 検査法

Naと同様にKの測定法は，炎光光度法（frame photometry）とイオン選択電極法（ion selective electrode）が一般的に利用されている．炎光光度法ではリチウムを内部標準物質として，Kを767 nm付近で測定する．一方，イオン選択電極法では官能膜としてクラウンエーテル（15-クラウン 5-エーテル，別名：1，4，7，10，13-ペンタオキサシクロペンタデカン）やペプチド系抗生物質でK$^+$イオノフォアであるバリノマイシンが利用されている．また，Naと同様に高脂血症や高蛋白血症の場合，直接イオン選択電極法に比較して血清を希釈する炎光光度法や間接イオン選択電極法の方が容積置換により低値となる．現在のK測定法の普及割合は，2010年度の日本臨床衛生検査技師会精度管理報告書によれば，イオン選択電極法の希釈（間接）法が91.3％，直接法が8.7％を占めており，炎光光度法はほとんど用いられていない．

C. 検体採取・保存の注意事項

採血時における注意としては，クレンチング（前腕運動）をすると筋肉の頻回の収縮によりK濃度が上昇する．K濃度は血球中が血清中よりも約25倍程度高いため，血液採取後はできるだけ早く（1〜2時間以内）遠心分離し，血球成分と血清成分を分離する．また，全血で冷蔵庫に放置すると急速（分あるいは時間単位）に血清中のK濃度が上昇する．これは，血球膜に存在するNa−K−依存性ATPase活性が抑制され，血球内のKが細胞外に流れ出すためである．採血管は血清の場合にはプレーン管，血漿の場合にはヘパリンリチウム管を使用する．血球採血用に利用されるEDTA−2KはK塩のため不可である．また，血清を試料とする場合，K濃度は血液凝固による血小板からのK放出によって，血漿を試料とする場合よりは約6％（0.2〜0.4 mmol/L）程度高くなる．また，溶血により高値となる．血清分離後は密閉した容器を利用し冷蔵・冷凍条件で保存すれば，1カ月程度は大きな測定値の変化はない．

D. 基準範囲

3.5〜5.0 mmol/L

E. 臨床的意義

血清K濃度異常は，①腎臓でのK濃度調節機構の異常，②細胞内・細胞外K分布の異常，③K摂取の異常，④消化管からのK排泄異常，が考えられる．②の場合には，体液の酸塩基平衡の変化により細胞外（血清）K濃度が増加すると心臓，神経・筋，腎臓，内分泌系に影響を及ぼし，特に心筋細胞の膜電位を変化させるため興奮伝導異常を起こす．

高値を示す病態

- 細胞内からの移動：代謝性アシドーシス，インスリン欠乏，薬物の影響など
- 腎臓での排泄低下：腎不全，Addison病，低アルドステロン症など
- その他：溶血，白血球増多，血小板増多など

低値を示す病態

- 細胞内への移動：代謝性アルカローシス，インスリン投与，高濃度輸液など
- 消化管からの喪失：嘔吐，下痢，吸収不良性症候群など
- 腎臓からの喪失：原発性アルドステロン症，Cushing症候群，利尿剤の影響など

5. クロール（Cl）

A. 生理学的意義

血清の中で最も多い陰イオンであり，一般的には血清浸透圧の主体であるNaと同じ変動を示すが，酸塩基平衡の異常が生じる場合には変化する．Na以外の影響を見る場合にはAG（基準範囲10〜14 mmol/L）が利用される．AGは，〔血清Na−（血清Cl＋血清重炭酸塩）〕で求められる．血液が酸性になる代謝性アシドーシスでは，乳酸やケトン体が産生され血清は酸性側に傾く．この場合，AGが正常か増加しているかによって，Clあるいは重炭酸塩が増加しているかの代謝性アシドーシスの原因の鑑別ができる（図2）．また，血清重炭酸塩が増加する代謝性アルカローシスでは，尿中のCl測定が鑑別診断に役立つとされている．

酸塩基平衡を一定に保つためCl・重炭酸塩移動と呼ばれる調節機構が働いており，Clイオンが減少すると重炭酸イオンが増加し，Clイオンが増加すると重炭酸イオンが減少して陰イオンの総和が一定に保つようになっている．また，Clは胃酸の主要な成分である塩酸（HCl）としてペプシノゲンをペプシンに変換する働きを持っている．

B. 検査法

これまで日常検査に利用する測定法は，ジフェニルカルバゾンを指示薬とし硝酸第二水銀〔$Hg(NO_3)_2$〕を利用する方法〔Schales−Schales法〕が連続流れ方式の自動分析装置であるAutoAnalyzer®で汎用されていたが，現在では利用されていない．電量滴定法（coulometric titration, coulometry）が基準的な測定法として利用される．電量滴定法は，銀電極より発生するAg^+とCl^-が反応し難溶性のAgClになる．Ag^+と1対1の化学量論的な

反応であり，試料中のCl⁻の滴定に要したAg⁺の消費量に相当するクーロン量（電気量）を測定することによりCl濃度を測定する．現在広く利用されている方法は，第四級アンモニウム塩を利用したイオン選択電極法が主流を占めている（図4）．イオン選択電極法による測定値で注意する点は，Cl以外のブロム（Br）イオンやヨウ素（I）イオンなどのハロゲン化イオンの測り込みによる影響である．Brは鎮痛剤などに，Iは甲状腺ホルモン製剤や一般医薬品の中にも含まれており，血中濃度が増加することによる影響も考慮する．しかし，最近ではCl電極の選択性が向上しており，かつてのように大きな影響は少なくなっている．影響が考えられた場合，化学量論的な反応をする電量滴定法で確認する．

現在のCl測定法の普及割合は，2010年度の日本臨床衛生検査技師会精度管理報告書によれば，イオン選択電極法の希釈（間接）法が91.4％，直接法が8.6％を占めており，電量滴定法はほとんど用いられていない．

C. 検体採取・保存の注意事項

採血時に駆血帯で長い時間（2分以上）締めつけると，うっ血のため血中の水分が血球中に移動する．Clも同時に移動するので血清Cl値は低下する．通常の条件で採血した血液は，24時間室温で全血放置しても大きな測定値の変化はなく，血清分離後は密閉した容器を利用し冷蔵・冷凍条件で保存すれば1カ月程度は大きな測定値の変化はない．

D. 基準範囲

96～108 mmol/L

E. 臨床的意義

酸塩基平衡を一定に保つために血清Clは，同じ陰イオンとして重炭酸塩とともに臨床的に重要な意義がある．代謝性アシドーシスで酸が過剰に産生された場合，AGが上昇する．この場合，pHを一定に保つためアルカリ性である重炭酸塩が中和するために消費され低下する．あるいは，重炭酸塩の減少分だけClが増加する．一方，AGが増加しない代謝性アシドーシスもあり，代表的な原因としては下痢による消化管からの重炭酸塩の喪失である．この場合にはAGは増加せずClが高値となる．また，嘔吐や胃液の持続吸引で多量の胃酸が喪失したり，利尿剤などにより腎臓からClが多量に排泄された場合には代謝性アルカローシスとなる．さらに，CO_2が体内に蓄積する呼吸性アシドーシスでpHが増加した場合には，腎臓における重炭酸塩の再吸収が亢進し，Clが排泄される．この結果，血中の重炭酸塩濃度が増加し，Clは低下する．このような機能を持つ腎臓の障害によってもCl濃度が異常値を示すことになる．

高値を示す病態：下痢，脳炎，呼吸性アルカローシス，低アルドステロン症，過換気症候群，尿細管性アシドーシス，高張性脱水症

低値を示す病態：胃液吸引，代謝性アルカローシス，抗利尿ホルモン不適合分泌症候群（SIADH），呼吸筋障害，呼吸性アシドーシス，呼吸中枢の障害，腎不全，大葉性肺炎，嘔吐，利尿剤の使用，慢性腎盂腎炎，慢性腎炎，肺気腫，低張性脱水症，水分過剰投与，Addison病

6. カルシウム（Ca）

A. 生理学的意義

生体内のCaの99％は骨や歯としてヒドロキシアパタイト $Ca_5(PO_4)_3(OH)$ の形で存在する．残りの1％のほとんどは血液を含む細胞外液に分布し，細胞内に存在するのは極微量に過ぎない．しかし，この微量のCaが細胞内の情報伝達機構に重要な役割を担っている．また，生体内のCa濃度調節には副甲状腺ホルモン（PTH）と活性型ビタミンDが大きく関与している．

血清中のCaの存在様式は，40％は主にアルブミンと結合した非透析性型，10％はクエン酸，リン酸，炭酸塩型，50％がイオン化型として存在する．これらのCaのうちイオン化Caが重要であり，筋肉の収縮，血液凝固，酵素の活性化など生命維持に関与する．Ca濃度の調節は，Pと同様にPTHと活性型ビタミンDが主役であり，腸管

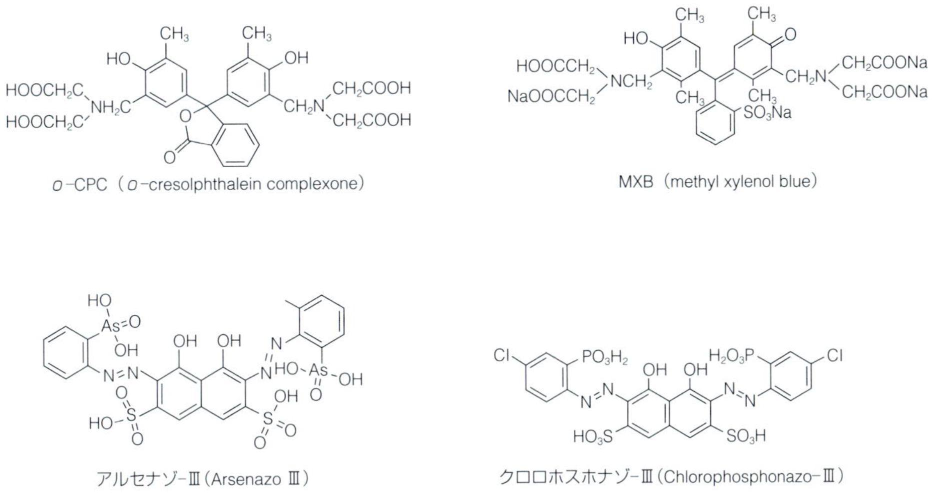

o-CPC (o-cresolphthalein complexone)

MXB (methyl xylenol blue)

アルセナゾ-Ⅲ (Arsenazo Ⅲ)

クロロホスホナゾ-Ⅲ (Chlorophosphonazo-Ⅲ)

図5　Ca測定キレート発色剤

からの吸収，腎臓からの排泄，骨での代謝調節を行うことで恒常性を維持している．このため，血清Caの異常値を示す病態や疾患は，腎機能障害，副甲状腺機能障害，ビタミンDの摂取異常が予想される．一般的に血清Ca濃度はイオン化Caと相関するが，血清アルブミンが低い場合（4 g/dL以下）には以下の式で補正する．

補正Ca濃度（mg/dL）＝血清Ca濃度（mg/dL）
　　＋（4 − 血清アルブミン濃度（g/dL））

B. 検査法

2価陽イオンであるCaの基準測定法とされるのは原子吸光法である．多数検体を測定する日常検査法としては，1990年代前半まではキレート比色法であるo-CPC（o-クレゾールフタレインコンプレクソン）法が90％以上のシェアを占め，同じキレート比色法であるMXB（メチルキシレノールブルー）法を含めキレート比色法が主流を占めていた．しかし，2010年にはo-CPC法30％台，MXB法20％台と減少してきている．それに代わって酵素の活性化を利用した酵素法やアルセナゾ-Ⅲ，クロロホスホナゾ-Ⅲなどの色素を利用した測定法が開発されてきた（図5）．

o-CPC法やMXB法のようなキレート比色法は，2価陽イオンがキレート錯体を形成することで色調が変化するため，575 nm付近の吸光度変化を測定する．しかし，これらのキレート比色法はCa以外の，特にMgとも反応するため隠蔽剤として8-ヒドロキシキノリンを添加して反応しないように工夫している．しかし，この隠蔽効果は不十分であり，Mgの濃度に応じて吸光度が増加する．ただし，血清中ではMg濃度は低いため正常な血清では大きく問題となることはないが，尿を試料とする場合にはMgの濃度が試料によって高いため正の影響を受ける．また，直線性が低値で低く，高値で高くなるシグモイド状となるため，正確性に問題がある．アルセナゾ-Ⅲやクロロホスホナゾ-Ⅲも構造的にはo-CPCやMXBと類似する構造であるが，Mgの影響は少ない．一方，酵素法は現在2つの別々の酵素を利用した試薬が市販されている（図6）．α-アミラーゼ（EC3. 2. 1. 1）とホスホリパーゼD（EC3. 1. 4. 4）がCaイオンによって活性化することを利用した方法であり，従来のキレート比色法のようにMgの影響を受けず，直線域も広く高い特異性を有している．

現在のCa測定法の普及割合は，2010年度の日本臨床衛生検査技師会精度管理報告書によれば，o-CPC法33％，MXB法21％，アルセナゾ-Ⅲ 23％，酵素法15％，クロロホスホナゾ-Ⅲ 1.8％，

アミラーゼ法

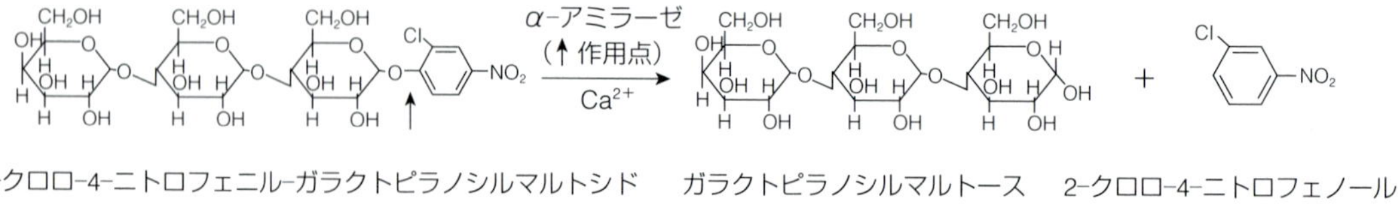

2-クロロ-4-ニトロフェニル-ガラクトピラノシルマルトシド　→（α-アミラーゼ、↑作用点、Ca²⁺）→　ガラクトピラノシルマルトース　＋　2-クロロ-4-ニトロフェノール

ホスホリパーゼD法

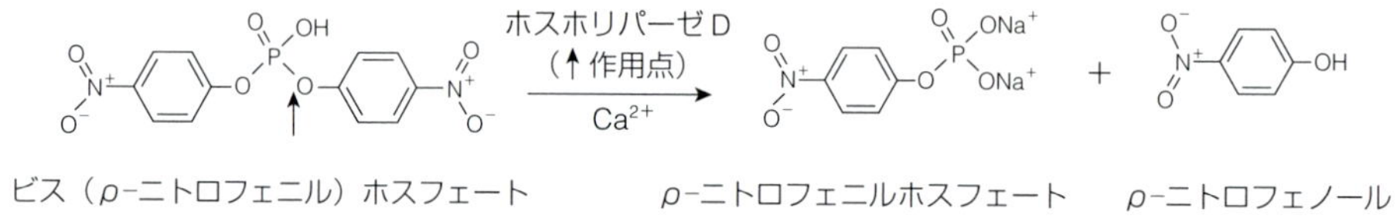

ビス（ρ-ニトロフェニル）ホスフェート　→（ホスホリパーゼD、↑作用点、Ca²⁺）→　ρ-ニトロフェニルホスフェート　＋　ρ-ニトロフェノール

図6　市販されているCaの酵素測定法

イオン選択電極1.0％, ドライケミストリー4.4％となっている.

C. 検体採取・保存の注意事項

採血後24時間以内であれば, 室温や冷蔵でも大きな測定値の変動はない. また, 血清分離後も冷蔵や冷凍保存では1カ月程度変動はない. 採血に際して立位では血清蛋白質濃度が高くなるため, アルブミンと結合している血清Ca濃度も高値傾向となる.

D. 基準範囲

8.5～10.2 mg/dL（2.12～2.55 mmol/L）

E. 臨床的意義

前述のように, Ca濃度はPTHと活性型ビタミンDの2つのホルモンによって腎臓, 骨, 腸管などの標的臓器への作用で制御されている. このため, 高Ca血症の場合, PTH分泌が過剰となる原発性副甲状腺機能亢進症, 悪性腫瘍, ビタミンDの過剰作用などが考えられる. 一方, 低Ca血症の場合, PTH分泌が低下する副甲状腺機能低下症, 腎臓からのP排泄が低下し高P血症に続発する慢性腎不全, ビタミンDの作用低下, 腎尿細管障害やグルココルチコイド過剰などの腎臓からのCa排泄亢進などがあげられる. Caの変動は制御ホルモンが類似するため, Pの変動と関連してみる必要がある.

高値を示す病態：Addison病, ミルク・アルカリ症候群（酸化Mg製剤と大量の牛乳摂取による高Ca血症）, 白血病, 低ホスファターゼ血症, 多発性骨髄腫, 甲状腺機能亢進症, 悪性腫瘍, サルコイドーシス, 副甲状腺機能亢進症

低値を示す病態：クレチン症, 腎不全, 副甲状腺機能低下症, 急性膵炎, 悪性腫瘍骨転移, Fanconi症候群（近位尿細管再吸収の機能障害）, ビタミンD欠乏症, ネフローゼ症候群

7. マグネシウム（Mg）

A. 生理学的意義

生体内のMgは50～60％が骨に, 約25％が筋肉に, 残りが他の軟部組織に存在する. 細胞内の酵素反応の活性化因子として働き, 神経筋における情報伝達, RNAやDNAの合成反応, アミノ酸の活性化と蛋白の合成などに関与している.

血清中のMgは, 約75～85％がイオンや塩類の形態の透析型で, 残りの15～25％はアルブミンなどと結合した蛋白結合型（非透析型）で存在する. 血清中のMg濃度は主に腎臓で調節が行われ, 糸球体から濾過され腎尿細管から再吸収される. そのため, 腎機能の低下に伴って血清Mg濃度が増加し, 反対に尿中濃度は低下する. また, 血中濃度が低下する原因には, Mgの摂取不足および腸からの吸収不足も考えられる.

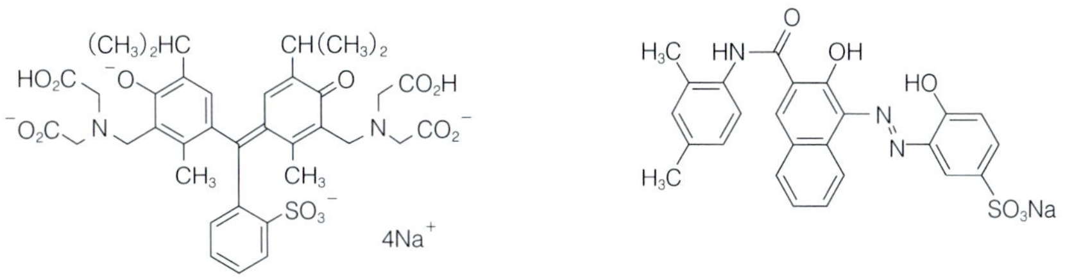

図7 Mg測定キレート発色剤

（左）メチルチモールブルー　（右）キシリジルブルー

図8 市販されているMgの酵素測定法

グルコキナーゼ法

D-グルコース + ATP →(グルコキナーゼ, Mg$^+$) グルコース-6-リン酸 + ADP + H$^+$

グルコース-6-リン酸 + NADP$^+$ →(G6PDH) 6-ホスホグルコン酸 + NADPH + H$^+$

イソクエン酸脱水素酵素法

イソクエン酸 + NADP$^+$ →(ICDH, Mg$^+$) 2-オキソグルタル酸 + CO$_2$ + NADPH

B. 検査法

Mg測定には，これまで重量法，キレート滴定法，蛍光法，炎光光度法，原子吸光法，比色法（メチルチモールブルー法，キシリジルブルー法），酵素法（イソクエン酸脱水素酵素法，グルコキナーゼ法），ドライケミストリーが報告されている．この中で原子吸光法はCaと同様に基準測定法とされている．現在のMg測定法の普及割合について2011年度九州臨床検査精度研究会資料を参考にすると，参加施設81施設中キシリジルブルー法24施設（29.6％），酵素法49施設（60.5％），ドライケミストリー5施設（6.2％），その他3施設（3.7％）となっている．キシリジルブルー法は図7のような構造をした金属キレート比色試薬であり，Mgと赤紫色の水溶性キレート形成する．

酵素法は現在2つの異なる酵素を利用した試薬が市販されている（図8）．イソクエン酸脱水素酵素（isocitrate dehydrogenase：ICDH, NADP$^+$, EC 1.1.1.42）法は，MgイオンによってICDHが活性化され，生成するNADPH量が比例関係にあることから340 nmの吸光度の増加量で定量する方法である．また，グルコキナーゼ（EC2.7.1.2）法はMgイオンによってグルコキナーゼが活性化することを利用した方法である．活性化されたグルコキナーゼにより，グルコースがリン酸化されグルコース-6-リン酸（G6P）となる．次に，このG6PとNADPがグルコース-6-リン酸脱水素酵素（G6PDH, EC 1.1.1.49）の作用によってD-グルコノ-δ-ラクトン-6-リン酸とNADPHを生成する．生成したNADPH量がグルコキナーゼを活性化するMgイオン量と比例関係にあることから340 nmの吸光度の増加量で定量する方法である．

C. 検体採取・保存の注意事項

採血後24時間以内であれば，室温や冷蔵保存でも大きな測定値の変動はない．また，血清分離

後も冷蔵や冷凍保存では1カ月程度変動はない．二価陽イオンのため，EDTA採血は不可である．生理的変動はほとんどなく，季節的な変動も小さい．ただし，尿中Mgは日内変動があるとされており随時尿を試料とする際には注意する．

D. 基準範囲
1.8～2.3 mg/dL（0.74～0.95 mmol/L）

E. 臨床的意義
生体中内のMg代謝は，①体外からのMg摂取，②腸管吸収，③尿への排泄が関係しており，Mg濃度の異常はこれらにかかわる調節異常が関係する．

高値を示す病態：Addison病，ビタミンD投与，リチウム治療，急性肝炎，急性腎不全乏尿期，甲状腺機能低下症，高Mg透析液使用，慢性腎不全，Mg剤過剰投与，白血病

低値を示す病態：原発性アルドステロン症，利尿剤投与，尿細管性アシドーシス，高Ca血症，急性膵炎，吸収不良症候群，家族性腎性Mg喪失症，SIADH，糖尿病

（栢森裕三）

8. 無機リン
A. 生理学的意義
生体内のリンは有機リン酸，無機リン酸化合物として約600 g存在する．体内分布は骨に約80％存在し，細胞内15％，細胞外液0.1％である．骨にはCaやMgと結合しヒドロキシアパタイトとして存在する．有機リンはリン脂質，核酸の構成成分，窒素代謝および高エネルギーリン酸化合物としてエネルギー代謝に関与している．

血清中の無機リンの3/4は，HPO_4^{2-}と$H_2PO_4^-$のイオン型で存在し，残りは蛋白と結合している．機能としては，酸塩基平衡の調整にかかわっており，HPO_4^{2-}と$H_2PO_4^-$イオンの存在比が4/1の比率において血漿ではpH7.4を示す．

リンはあらゆる食物に含まれており，摂取した食物中の無機リンはその型で吸収され，また有機リン化合物から生じた無機リンも小腸あるいは十二指腸から吸収される．

無機リンの排泄は，60％が腎，残りは主として腸から便中に排泄される．その調節はPTHにより調節され，PTHは尿細管での再吸収を抑制して尿中への排泄量を増加させる．その他排泄には，糸球体濾過値，酸塩基平衡，薬剤などに影響を受ける．

B. 検査法
無機リンの測定法には化学的測定法と酵素的測定法がある．

a. モリブデン酸還元法
血清を徐蛋白後，リン酸は酸性溶液中でモリブデン酸塩と反応し，リン・モリブデン酸錯体を生成する．次いで還元剤で還元し，生成したモリブデンブルーを比色定量する方法である．

b. 酵素的測定法
1）スクロースホスホリラーゼ法

リン酸とスクロースはスクロースホスホリラーゼの作用により，グルコース1-リン酸を生成する．次いでホスホグルコムターゼによりグルコース6-リン酸とする．生成したグルコース6-リン酸をグルコース-6-リン酸脱水素酵素（G6PDH）でNADPをNADPHに変化させ340 nmの吸光度変化を測定する方法である（図9）．

2）プリンヌクレオチドホスホリラーゼ法

リン酸とイノシンはプリンヌクレオチドホスホリラーゼによりヒポキサンチンを生成する．次いでキサンチンオキシダーゼより過酸化水素を生成させてPOD反応で生成するキノン色素を測定する方法である（図10）．本法の基質であるイノシン1 molから過酸化水素が2 mol発生する．そのため，キサントシンを用いて1 molの過酸化水素を生成させる方法が出現している．

c. 注意事項
全血放置，溶血で高値を示す．その理由は，溶血により赤血球中のアデノシン5'-三リン酸（ATP），2-ホスホグリセリン酸などの有機リンが加水分解され，無機リンを生成するためである．

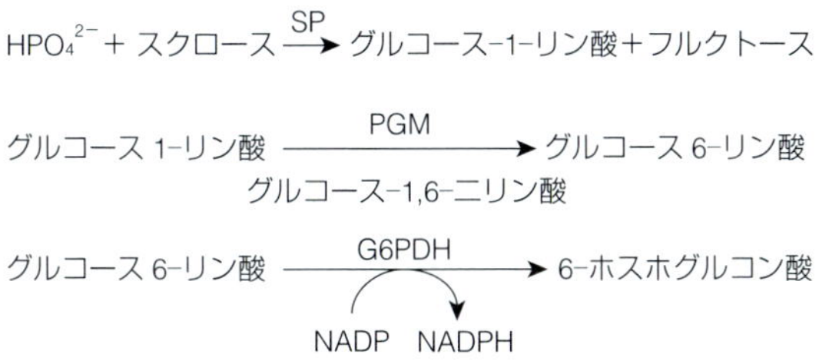

$$HPO_4^{2-} + スクロース \xrightarrow{SP} グルコース-1-リン酸 + フルクトース$$

$$グルコース 1-リン酸 \xrightarrow[グルコース-1,6-ニリン酸]{PGM} グルコース 6-リン酸$$

$$グルコース 6-リン酸 \xrightarrow[NADP \quad NADPH]{G6PDH} 6-ホスホグルコン酸$$

図9 スクロスホスホリラーゼ法

SP：スクロスホスホリラーゼ
PGM：ホスホグルコムターゼ
G6PDH：グルコース-6-リン酸脱水素酵素

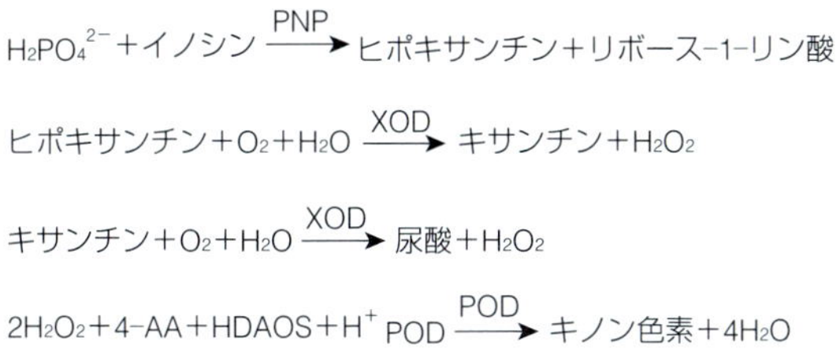

$$H_2PO_4^{2-} + イノシン \xrightarrow{PNP} ヒポキサンチン + リボース-1-リン酸$$

$$ヒポキサンチン + O_2 + H_2O \xrightarrow{XOD} キサンチン + H_2O_2$$

$$キサンチン + O_2 + H_2O \xrightarrow{XOD} 尿酸 + H_2O_2$$

$$2H_2O_2 + 4-AA + HDAOS + H^+ \xrightarrow{POD} キノン色素 + 4H_2O$$

図10 プリンヌクレオチドホスホリラーゼ法

PNP：プリンヌクレオチドホスホリラーゼ
XOD：キサンチンオキシダーゼ
4-AA：4-アミノアンチピリン
HDAOS：N-(2-ヒドロキシ-3-スルホプロピル)-3,5-ジメトキシアニリン

C. 検体採取・保存の注意事項

小児は高値であり、日内変動が存在し早朝は低く午後に高値を示す。また食後、わずか低下する。これは、ATP、ヘキソースリン酸などのリン酸化合物が解糖系に必要であると考えられている。

D. 基準範囲

成人：2.3～4.5 mg/dL
小児：4.0～7.0 mg/dL

E. 臨床的意義

無機リンが異常を示す疾患として、副甲状腺機能低下症、甲状腺機能亢進症で高値を示し、低下は副甲状腺機能亢進症やビタミンD_3欠乏症でみられる。

表2 血清無機リンの異常を呈する病態

高値を示す病態	低値を示す病態
経口摂取の過剰	ビタミンD欠乏
慢性，急性腎不全	飢餓状態
副甲状腺機能低下症	副甲状腺機能亢進症
偽性副甲状腺機能低下症	腫瘍性骨軟化症
甲状腺機能亢進症	呼吸性アルカローシス
横紋筋融解症	尿細管障害

最近、FGF23（fibroblast growth factor 23）が腎不全により骨細胞での産生が亢進し、腎臓尿細管におけるリン再吸収を抑制し、さらに活性化ビタミンDの産生を減少させることで低リン血症を引き起こすことが明らかにされている。それぞれの疾患については**表2**に示す。

9. 血清鉄

A. 生理学的意義

鉄は必須微量元素として、生体内に約4 gの鉄が存在する。その中で約65%はヘモグロビン、9%がミオグロビン、シトクロム、カタラーゼ・ペルオキシダーゼの構成成分として存在し細胞呼吸などの生理作用を有する。残りの鉄はフェリチンとヘモジデリンに貯蔵されている。

鉄は2価鉄（Fe^{2+}）あるいは3価鉄（Fe^{3+}）に容易に変化する性質により、酸化還元反応を通じて電子伝達や酵素の活性化に作用している。一方、酸化修飾を引き起こすラジカルの発生源となるため、細胞内濃度は厳密に制御されている。

食物中の鉄の吸収は、十二指腸管側絨毛表層に存在する2価金属輸送蛋白（duadenal cytochrome b：Dcytb，Fe^{3+}をFe^{2+}に還元）によりFe^{2+}のみを吸収し、さらに粘膜細胞内で酸化されFe^{3+}となりアポフェリチンと結合しフェリチンとなる。その後、フェリチンを離れ門脈に放出され、血漿中の鉄輸送蛋白であるトランスフェリンと結合して全身に運ばれる。骨髄赤芽球などの鉄を必要とする細胞では、細胞表面のトランスフェリン受容体1（transferrin receptor 1：TfR1）に結合して取り込まれる。

これらの鉄代謝に対して、TfR1とフェリチン

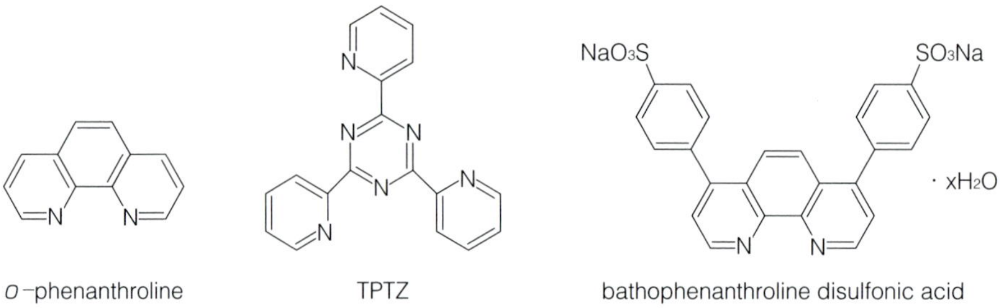

図11　キレート剤

の発現はmRNAレベルで制御している．その制御は細胞内鉄センサー蛋白（iron responsive protein：IRP）がTfR1とフェリチンのmRNAに存在するIRE（iron responsive element）に結合することで調整されている．

トランスフェリンは，2個のFe^{3+}と結合が可能であり，血中トランスフェリンの1/3は鉄と結合し，残り2/3は遊離トランスフェリンとして存在する．この遊離トランスフェリンと結合できる鉄の量を不飽和鉄結合能（unsaturated iron binding capacity：UIBC），すべてのトランスフェリンに結合できる鉄の総量を総鉄結合能（total iron binding capacity：TIBC）という．両者の関係はTIBC＝UIBC＋血清鉄である．

B. 検査法

血清鉄はトランスフェリンと結合しているため塩酸で処理をしてトリクロロ酢酸で除蛋白後，Fe^{3+}をFe^{2+}に還元しキレート剤を用いて発色させる．キレート剤として o-phenanthroline, tripyridyl-S-triazine（TPTZ），bathophenanthroline disulfonic acidが利用されている（図11）．これらの方法は多量の血清が必要であるため，より感度の良い方法としてnitoroso-5-（N-propyl-N-sulfopropyl-amino）phenol hydrochloride（Nitroso-PSAP）が使われている．

a. 松原法

血清鉄に塩酸を加えFe^{3+}を遊離させる．次いで蛋白部分をトリクロロ酢酸で除蛋白後，その上清のFe^{3+}をアスコルビン酸で還元してFe^{2+}とする．キレート剤としてbathophenanthroline disulfonic acidを用いて発色させ，535 nmで測定する（図12）．

b. 直接法

蛋白変性剤や界面活性剤を用いて，Fe^{3+}をトランスフェリンから遊離させて測定する方法である．キレート剤としてNitroso-PSAPを用いて呈色させ756 nmで測定する（図13）．

c. 総鉄結合能（TIBC）

あらかじめ血清に過剰のFe^{3+}を添加してトランスフェリンをFe^{3+}で飽和させる．次に$MgCO_3$を加えて過剰のFe^{3+}を吸着沈殿させる．その上清のトランスフェリンと結合しているFe^{3+}を測定する（図14）．

d. 注意事項

溶血によりヘモグロビン鉄が正誤差を与える．使用する水，器具の鉄汚染に注意が必要である．

C. 検体採取・保存の注意事項

日内変動があり，朝高く，夜間低くなる．したがって一定時間に採血する必要がある．また性差があり男性が高値を示す．

D. 基準範囲

a. 血清鉄
成人男性：80～180 μg/dL
成人女性：70～170 μg/dL

b. TIBC
成人男性：250～400 μg/dL
成人女性：250～400 μg/dL

1. 除蛋白操作：トリクロール酢酸
2. 呈色反応

Fe^{3+} —還元剤→ Fe^{2+}

Fe^{2+} —バソフェナンスロリン→ バソフェナンスロリン-Fe^{2+}キレート（535 nm）

図12　松原法

Fe^{3+} —還元剤→ Fe^{2+}

Fe^{2+} + Nitroso-PSAP —アルカリ性→ Nitroso-PSAP-Fe^{2+}キレート（750 nm）

図13　直接法

血清中鉄の状態

血清鉄
- トランスフェリン-Fe^{3+}（鉄を結合している）
- トランスフェリン（鉄を結合していない）

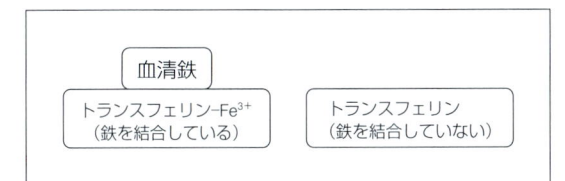

図14　総鉄結合能

総鉄結合能：血清鉄と結合しているトランスフェリンと，結合していないトランスフェリンの和（鉄と結合していないトランスフェリンは鉄を添加して測定する）

c. UIBC

成人男性：150〜300 μg/dL
成人女性：150〜350 μg/dL

E. 臨床的意義

血清鉄が低下を示す病態としては，鉄の供給量の減少，需要量の増加により生じる．一方，鉄吸収の増加，鉄利用の低下は増加を示す．それぞれの疾患を表3に示す．

鉄過剰状態では，遊離鉄イオンが増加し，フリーラジカル産生を促す．これは鉄イオンが広い酸化還元電位を取り得るため，他の成分と容易に反応する性質による．Fe^{3+}とH$_2$O$_2$によるフェントン反応の結果，生成するヒドロキシラジカル

表3　血清鉄の異常を呈する病態

高値を示す病態	低値を示す病態
ヘモクロマトーシス	鉄欠乏性貧血
再生不良性貧血	出血貧血
急性白血病	腎疾患
鉄芽球性貧血	妊娠・出産
急性肝炎	真性赤血球増加症
頻回の輸血	ネフローゼ症候群

（OH・）はよく知られている．生成したフリーラジカルはDNA損傷，脂質過酸化などによる組織障害を惹起する．

10. 血清銅（Cu）
A. 生理学的意義

生体内にCuは約100 mg存在する．体内分布は肝臓に最も多く含まれ，その他骨，筋肉に存在する．またCu酵素の構成成分としてシトクロム，カタラーゼ，モノアミオキシダーゼなどに存在し，赤血球中にはスーパーオキサイドジスムターゼ（Cu・Zn-SOD）が知られている．その他の機能として骨代謝，結合織代謝，造血作用などに重要な役割を果たしている．

血清中のCuは約5％がアルブミンと結合し，残りは約95％がセルロプラスミンとして存在している．セルロプラスミンはフェロオキシダーゼ活性（Fe^{2+}→Fe^{3+}）を有し鉄イオンによるフリーラジカルの産生を抑制している．遊離のCuイオンもまたフェントン反応によりフリーラジカルを産生する．

食物中のCuは腸管から吸収され，アルブミンと結合して肝に運ばれセルロプラスミンに取り込まれる．排泄は主として胆汁を通じて糞便中に排泄される．

B. 検査法

キレート法が利用されている．キレート剤としてbathocuproine disulfonate（BCP）法，直接比色法として4-(3,5-dibromo-2-pyridylazo-N-ethyl-N-3-sulfopropyl)aniline(3,5-DiBr-PAESA)を用いた方法が出現している．

a. BCP法

血清に還元剤を含む希塩酸を加えて加熱し、さらにトリクロール酢酸で除蛋白してCu^+を遊離させて、バソクプロインスルホン酸塩を加えて発色したキレート化合物を458 nmで測定する。

b. 3,5-DiBr-PAESA法

血清中のCu^{2+}を酸性下で還元しCu^+にして3,5-DiBr-PAESAとキレート化合物を形成させて582 nmで測定する。

c. 注意事項

水および器具のCu汚染に注意する。

C. 検体採取・保存の注意事項

日内変動を示し朝高く、夜間低値である。妊娠はセルロプラスミン合成の亢進により高値となる。性差があり、女性がやや高値である。

D. 基準範囲

男性：82 ～ 134 μg/dL
女性：103 ～ 159 μg/dL

E. 臨床的意義

血清銅が異常を示す疾患には銅代謝異常症など多くの疾患が認められている（表4）。

11. 微量元素
■亜鉛（Zn）
A. 生理学的意義

Znは生体に約2 g存在し、多くの組織に認められる。血中のZnは1/3がアルブミン、残り2/3はグロブリンと結合している。Znを含む酵素は、アルコール代謝に関与するアルコール脱水素酵素、抗酸化酵素であるCu・Zn-SOD、アルカリ性ホスファターゼ、アンギオテンシン変換酵素、DNA、RNA合成にかかわるDNAポリメラーゼ、その他インスリン、転写活性蛋白のジンクフィンガーなど200種以上の酵素に存在している。その生理作用は成長、味覚、臭覚の維持、骨格の発育、生殖機能、免疫機能など多岐にわたる。

摂取したZnは、十二指腸の粘膜上皮細胞より吸収される。その際、メタルチオネインが介在する。吸収されたZnはアルブミンと結合して各組織に運ばれる。肝臓ではZnからZn酵素、Zn蛋白を産生している。排泄は主として糞便中に排泄される。

B. 検査法

a. 2-[5-Bromo-2-pyridylazo]-5-[N-n-propyl-N-(3-sulfopropyl)amino]phenol, disodium（5-Br-PAPS）法

蛋白質に結合したZnを変性剤により遊離させ、5-Br-PAPSとZnのキレート錯体形成による発色を560 nmで測定する。

b. 注意事項

赤血球中に多量に含まれるため、溶血には注意が必要である。また、アルブミンの低下によりZnは低下する。

C. 検体採取・保存の注意事項

日内変動があり、昼間低値、夜間に高値となる。

D. 基準範囲

66 ～ 118 μg/dL

E. 臨床的意義

過剰症は極めて稀であり、微量元素欠乏症でZn欠乏症が最も多い。欠乏症としては成長遅延児、妊娠、高カロリー輸液、味覚・臭覚低下などである。異常値を示す疾患を表5に示す。

表4 血清銅の異常を呈する病態

高値を示す病態	低値を示す病態
リウマチ様関節炎	摂取不足
骨形成不全症	Menkes病
胆道閉鎖症	慢性下痢症
胆汁性肝硬変	蛋白質漏出性胃腸症
エリトマトーデス	ネフローゼ症候群
悪性腫瘍	Wilson病
白血病	低蛋白血症

■マンガン（Mn）

Mnは生体に約15 mg存在し，酵素の活性中心として，ピルビン酸カルボキシラーゼ，Mn-SODの構成成分，また酵素の活性因子として作用している．

検体採取・保存については，凍結，あるいは微量金属測定用硝酸に浸して保存する．検査方法は，原子吸光法，誘導結合プラズマ発光分析法が用いられている．測定に際して，溶血により高値を示すので注意をする．

基準範囲として，0.5〜2.0 ng/mL（血漿）7.0〜15.0 ng/mL（全血）が報告されている．高値を示す疾患として心筋梗塞，慢性ウイルス肝炎，リウマチ性関節炎，感染症で上昇する．低下する疾患は糖尿病，尿毒症，てんかんで低値となる．

■セレン（Se）

セレンは活性酸素代謝と関連のある多様な生理活性を有する．その作用は，酸化還元反応にかかわり脂質過酸化の防止などの重要な機能を果す．Se含有酵素として抗酸化作用を有するグルタチオンペルオキシダーゼ，甲状腺ホルモンのサイロキシン（T_4）をトリヨードサイロニン（T_3）に変換する脱ヨード酵素，生体内のレドックス反応に作用するチオレドキシン還元酵素などが知られている．

検査方法としては，蛍光光度法，原子吸光法，中性子放射化分析法などで分析されている．

蛍光光度法は2,3-ジアミノナフタレンと無機Seが反応して生成するピアセレノールをシクロヘキサンで抽出して蛍光を測定する方法である．

基準範囲は110〜130 μg/L（血清）とされている．通常の食生活ではSe欠乏症，中毒症の可能性はほとんどない．静脈栄養，経腸栄養の患者では，しばしばSe欠乏症を発症する．その他Se欠乏によりうっ血性心筋炎，不整脈，拡張型心筋炎，筋肉痛，爪の白色変化などがある．

■クロム（Cr）

生体内Crは3価Crとして存在し，糖質代謝，脂質代謝に関連し，動物では欠乏により糖，脂質

表5 血清亜鉛が異常を呈する病態

高値を示す病態	低値を示す病態
成長ホルモン欠損症	成長障害
甲状腺機能亢進症	味覚麻痺
Addison病	低栄養
溶血性貧血	肝硬変
赤血球増多症	妊娠

代謝障害の報告がある．腸管から吸収し，糖質代謝等に利用後，多くは尿中に排泄される．6価Crは人為的に産生されたものである．

検査方法は，原子吸光法，誘導結合プラズマ発光分析法，中性子放射化分析法などが利用されている．年齢とともに低下する傾向がみられ，基準範囲は全血0.82 ± 0.02 μg/dL，血漿では0.061〜0.654 μg/Lが報告されている．

臨床的意義として，血中Crが低下する疾患は冠動脈疾患で認められる．これはCrの欠乏が，糖質代謝に影響し耐糖能低下，インスリンの上昇など糖尿病による動脈硬化が進展する．その結果として冠状動脈疾患を発症する．一方，高値を示す疾患としてCr曝露労働者にCr中毒，肝疾患などが知られている．

6価CrはCr製造者に皮膚粘膜刺激作用，鼻中隔穿孔，アレルギー性皮膚炎，喘息，発癌性が認められている．

■コバルト（Co）

ビタミンB_{12}の必須構成成分であり，テトラヒドロプテロイルグルタミン酸メチルトランスフェラーゼの補酵素として作用する．

生体試料として尿，血清，全血などが用いられ，尿の場合はアルカリ性であれば塩酸でpHを5〜6に調整する．検査方法は，中性子放射化分析法，原子吸光法，誘導結合プラズマ発光分析法が用いられている．

基準範囲は0.2〜7 nmol/L（血清）が報告されている．Coの欠乏症はビタミンB_{12}欠乏症と同じ症状が現れる．悪性貧血，食欲不振，神経障害，早期老化などである．

■モリブデン（Mo）
　キサンチンオキシダーゼ，亜硫酸オキシダーゼの補酵素として作用する．食事より取り込み消化管から吸収し肝臓に蓄えられる．生体試料として全血，血清，尿が用いられている．保存は-20℃で長時間安定である．検査方法は，フレームレス原子吸光法，誘導結合プラズマ発光分析法などで測定されている．

　基準範囲は，2.25 μg/L 未満（全血，血清）10 ～ 200 μg/L（随時尿）50 ～ 250 μg/日（1日尿）が報告されている．高値を示す疾患は肝障害により血中に逸脱し，ウイルス肝炎，肝硬変で上昇する．また，腎機能が低下すると，排泄が障害されて血中で増加する．

■ヨウ素（I）
　甲状腺ホルモンである，T_4，T_3 の形成に必須である．小腸から吸収され，腎臓を介して尿中に排泄される．体内総ヨウ素の約 90％は甲状腺内に存在し，残りは細胞外に存在している．

　検査法は甲状腺ヨウ素接種率，蛋白結合ヨウ素が実施されている．欠乏症は甲状腺腫，精神反応の低下を示す．

（徳永賢治）

チェックリスト
□生体内の主な電解質をあげ，電解質の働きの概要を述べよ．
□細胞内，細胞外に多い主な電解質を陽イオン，陰イオンに分けてあげよ．
□HCO_3^-，Na，K，Cl の生理的役割，測定法，臨床的意義について述べよ．
□Ca，Mg，IP，血清鉄の生理的役割，測定法，臨床的意義について述べよ．
□その他の微量元素について簡単に述べよ．

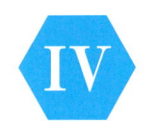

IV 人体の臨床化学検査の実際—生体分子の分析各論

8 ホルモン

1. ホルモンとは

ホルモン（hormone）とは，体内の特定の部位の細胞において生産され，血流を介して離れた特定の部位まで運ばれて微量で作用し，体の正常状態を維持するために働く作用物質である．ホルモンを分泌する腺器官を内分泌腺，または内分泌器官（endocrine organ）という．内分泌腺がホルモンを分泌することを内分泌（internal secretion）といい，ホルモンが作用する器官や組織を標的器官（target organ），標的組織（target tissue）という．また標的細胞とはそのホルモンに対する受容体（レセプター）を有する細胞をいう．

A. ホルモンの分類

ホルモンは，その化学構造に基づいてペプチドホルモン，ステロイドホルモンおよびアミノ酸誘導体ホルモンに分類される．ペプチドホルモンは複数〜多数個のアミノ酸がペプチド結合したもので，広義には蛋白質ホルモンも含む．甲状腺刺激ホルモン，黄体形成ホルモン，卵胞刺激ホルモンおよびヒト絨毛性ゴナドトロピンは糖蛋白質で，α鎖とβ鎖の2種類のサブユニットより構成される二量体であり，α鎖は共通であるが，β鎖の構造が各々異なる．ステロイドホルモンは，コレステロールから生合成されるステロイド骨格を持つホルモンを総称する．また，産生臓器や分泌調節機構によって視床下部/下垂体ホルモン，甲状腺ホルモン，消化管ホルモン，副腎皮質ホルモン，副腎髄質ホルモン，性ステロイドなどに分類される（表1）．

ホルモンの生合成は，ペプチドホルモンとそれ以外の非蛋白質性ホルモンとでは異なる．ペプチドホルモンの生合成機序は一般の蛋白質と変わりなく，内分泌腺細胞のDNA情報に基づき合成され，ゴルジ装置で修飾を受けた後に分泌顆粒にいったん貯蔵される．ペプチドホルモンの分泌は，外界からの刺激によりホルモン合成や分泌が調節される調節性分泌経路（regulated pathway）と，分泌過程が外界からの刺激によらない構成性分泌経路（constituted pathway）がある．非蛋白質性ホルモンは，アミノ酸やコレステロールを基質として特異的な酵素により代謝・合成される．ステロイドホルモンは分泌顆粒に貯蔵されず，その合成と分泌はほとんど同時に起きる．アミノ酸誘導体ホルモンであるアドレナリンやノルアドレナリンは分泌顆粒に貯蔵されるが，甲状腺ホルモンであるトリヨードサイロニン（T_3）とサイロキシン（T_4）は，甲状腺の濾胞中に存在するサイログロブリンのチロシン残基がヨウ素化される形で含まれている．すなわち，サイログロブリン分子の構成物として存在し，甲状腺が刺激されるまでT_3やT_4はサイログロブリン分子の中に留まっている．

B. ホルモンの作用機序

ホルモンの役割には，①生体内の恒常性（homeostasis）の維持，②エネルギー代謝の調節，③成長や発育の調節，および④性腺の分化維持による生殖機能の調節などがある．特に生体内の恒常性維持については，体内の水分や電解質の調節，心血管系の調節やそれに伴う血圧の維持にホルモンは大きな影響を与えている．また，エネルギー代

表1 ヒトの主要なホルモンと生理作用

主な分泌部位		ホルモンの名称	構造	主要作用
松果体		メラトニン melatonin	A	思春期開始の抑制
視床下部		成長ホルモン放出ホルモン growth hormone-releasing hormone (GHRH, GRH)	P	成長ホルモンの分泌を刺激
		プロラクチン放出ホルモン prolactin-releasing hormone (PRH)	P	プロラクチンの分泌を刺激
		甲状腺刺激ホルモン放出ホルモン thyrotropin-releasing hormone (TRH)	P	甲状腺刺激ホルモンの分泌を刺激
		副腎皮質刺激ホルモン放出ホルモン corticotrophin-releasing hormone (CRH)	P	副腎皮質刺激ホルモンとβリポトロピンの分泌を刺激
		ゴナドトロピン放出ホルモン gonadotropin-releasing hormone (GnRH), luteinizing hormone-releasing hormone (LH-RH)	P	黄体形成ホルモンと卵胞刺激ホルモンの分泌を刺激
		成長ホルモン抑制ホルモン（ソマトスタチン）somatostatin (SS)	P	成長ホルモンの分泌を抑制
		プロラクチン抑制ホルモン prolactin-inhibiting hormone (PIH)	P	プロラクチンの分泌を抑制
下垂体	前葉	成長ホルモン growth hormone (GH), somatotropic hormone (STH)	P	肝から成長因子、ソマトメジン合成を促進することにより身体成長促進、下垂体性小人症・巨人症、末端肥大症
		プロラクチン prolactin (PRL)	P	乳汁分泌と母性行動を刺激
		甲状腺刺激ホルモン thyroid-stimulating hormone (TSH)	P	甲状腺の成長と分泌を刺激
		副腎皮質刺激ホルモン adrenocorticotropic hormone (ACTH)	P	副腎皮質の成長と分泌を刺激
		卵胞刺激ホルモン follicle-stimulating hormone (FSH)	P	女性：卵胞の発育を刺激 男性：精子形成を刺激
		黄体形成ホルモン（女性）leuteinzing hormone (LH) 間質細胞刺激ホルモン（男性）interstitial cell-stimulating hormone (ICSH)	P	女性：排卵の誘起と卵胞の黄体化 男性：アンドロゲンの分泌を刺激
	後葉	バソプレシン vasopressin (VP), 抗利尿ホルモン antidiuretic hormone (ADH)	P	水分保持を促進、下垂体性尿崩症
		オキシトシン oxytocin (OT)	P	子宮筋の収縮、乳汁射出
甲状腺	濾胞	サイロキシン thyroxine, tetraiodothyronine (Td)	A	熱量産生作用と酸素消費増加
	細胞	カルシトニン calcitonin	P	骨の再吸収抑制、血中 Ca^{2+} の低下、クレチン病（機能低下症）、Basedow病（機能亢進症）
上皮小体（副甲状腺）		副甲状腺ホルモン（パラトルモン）parathyroid hormone (PTH)	P	骨の再吸収促進、血中 Ca^{2+} の増加、Pの低下、テタニー（低下症）
心臓		心房性Na利尿ペプチド atrial natriuretic polypeptide (ANP)	P	腎遠位尿細管のNa再吸収抑制、血管拡張
膵臓	α細胞	グルカゴン glucagon	P	血糖上昇、糖尿病
	β細胞	インスリン insulin	P	血糖低下、低血糖
副腎	皮質	ミネラルコルチコイド mineralocorticoid (aldosterone など)	S	Na^+ の保持と K^+ の排出促進、細胞外液量を増加、血圧上昇、水の再吸収の促進
		グルココルチコイド gulcocorticoid (cortisol, corticosterone など)	S	肝の糖新生促進、血糖上昇、蛋白質・脂肪分解、水利用促進
	髄質	アドレナリン adrenalin (epinephrine)	A	心機能亢進、血圧上昇
		ノルアドレナリン noradrenalin (norepinephrine)	A	末梢血管収縮による血圧上昇
腎臓		レニン renin	P	アンギオテンシン生成を刺激してアルドステロンの分泌を刺激
		エリスロポエチン erythropoietin	P	骨髄の赤血球生成を誘発
生殖器	卵巣	卵胞ホルモン estrogen (estradiol, estriol, estrone など)	S	卵胞の発育、子宮内膜の増殖、乳腺細胞の発育、女性二次性徴
		黄体ホルモン progestin (progesterone など)	S	妊娠の成立維持、乳腺細胞の発育
	精巣	男性ホルモン androgen (teststerone など)	S	男性二次性徴、性行動を促進

P：ペプチド・ポリペプチドおよび糖蛋白質、S：ステロイド、A：アミン・アミノ酸系

表2　ホルモンの作用機序の分類

分類	受容体 局在	受容体 作用	シグナル伝達経路	ホルモン（一部の神経伝達物質も含む）
細胞膜受容体型	細胞膜	G蛋白質，アデニル酸シクラーゼの活性化	セカンドメッセンジャーとしてcAMPが作用．Aキナーゼによる細胞内蛋白質のリン酸化．	グルカゴン，副腎皮質刺激ホルモン，パラトルモン，β-アドレナリン作動性カテコールアミン，黄体形成ホルモンなど
		G蛋白質，ホスホリパーゼCの活性化	セカンドメッセンジャーとしてDG，IP_3，Ca^{2+}が作用．CキナーゼおよびCa^{2+}／カルモジュリン・キナーゼによる細胞内蛋白質のリン酸化，Ca^{2+}による細胞機能の調節．	バソプレシン，オキシトシン，アンギオテンシンⅡ，甲状腺刺激ホルモン放出ホルモン，ゴナドトロピン放出ホルモン，アセチルコリン（ムスカリン性），α_1-アドレナリン作動性カテコールアミンなど
		チロシン・プロテインキナーゼの活性化	チロシンキナーゼによる細胞内蛋白質のリン酸化．	インスリン，インスリン様成長因子1，成長ホルモン，プロラクチンなど
核内受容体型	細胞質	特定遺伝子DNAのホルモン応答配列への結合	遺伝子転写の促進と調節．	グルココルチコイド，ミネラルコルチコイド，アンドロゲンなど
	核質			エストロゲン，プロゲステロン，トリヨードサイロニン，サイロキシンなど

謝においても重要な役割を果たしており，生体の栄養状態に応じたエネルギー物質の貯蔵と動員が，拮抗し合うホルモン間のバランスによって保たれている．

このようなホルモンの作用は，ホルモンがその標的細胞上の特異的な受容体に結合することにより開始されるが，これには大別して2つの機構がある．1つはステロイドホルモン型（核内受容体型）であり，もう1つはペプチドホルモン型（細胞膜受容体型）である（**表2**）．次に，これらの受容体を介するホルモンの作用機序について述べる．

a. 細胞内受容体（核内受容体）を介する作用

脂溶性のために容易に細胞膜を通過して細胞内へ入ることができるステロイドホルモンやアミンに属する甲状腺ホルモンのT_3などは，核内受容体を介して作用を発現する．各種の核内受容体は基本構造が類似しており，DNA結合ドメインとホルモン結合ドメインを持った核内受容体スーパーファミリーを構成している（**図1A**）．また，核内受容体はホルモンの非存在下において，①核に局在するもの（**図1B-a**）と，②細胞質に局在するもの（**図1B-b**）の2種類に大別される．①は，熱ショック蛋白質とは結合せずに核に局在し，核内でホルモンと結合する．T_3などの受容体がこのタイプに属する．②は，一群の熱ショック蛋白質といくつかの補助蛋白質が受容体に結合することでホルモンに結合できる状態になる．ホルモンに結合した受容体は，核内に移行後，ホルモン結合型受容体として遺伝子に結合する．ほとんどのステロイドホルモン受容体がこのタイプに属する．いずれのタイプの受容体もホルモン結合後はその三次構造が変化し，二量体を形成して標的遺伝子の発現調節領域内にある特異的な遺伝子配列（応答配列）に結合し，転写活性の調節因子として作用する．

b. 細胞膜受容体を介する作用

多くのペプチドホルモンや蛋白質ホルモンおよびカテコールアミンなどは，親水性で脂質二重層の細胞膜を通過できない．このようなホルモンは，細胞膜表面上に存在する特異的な細胞膜受容体を介して作用を発現する．細胞膜受容体に結合

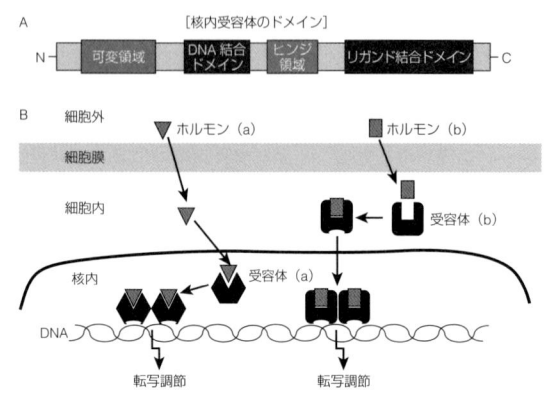

図1 核内受容体の構造とシグナル伝達

したホルモンの作用機序は，シグナル伝達システムにより次のように分類できる．

1) サイクリックAMP（cAMP）を介するシステム

ホルモンが細胞膜受容体に結合すると，受容体に結合したGTP依存性調節蛋白質Gs（アデニル酸シクラーゼの活性化に関与するGTP結合蛋白質で，α, β, γのサブユニットからなる）のαサブユニット上のGDPがGTPに変換される．GTP結合型αサブユニットは，受容体およびGs蛋白質の$\beta\gamma$サブユニットから解離してアデニル酸シクラーゼを活性化し，その結果，セカンドメッセンジャーであるcAMPが産生される（図2A）．また，GTP依存性調節蛋白質にはアデニル酸シクラーゼの活性を抑制するもの（Gi蛋白質）も存在する．この場合はホルモンが受容体に結合するとGαi蛋白質が活性化してアデニル酸シクラーゼを抑制し，cAMPの産生が抑制される〔例：カテコールアミン（$\alpha2$），ソマトスタチンなど〕．

アデニル酸シクラーゼにより産生されたcAMPは，cAMP依存性プロテインキナーゼ（プロテインキナーゼAまたはAキナーゼ）という蛋白質リン酸化酵素を活性化する．活性型Aキナーゼにより細胞内の種々の蛋白質がリン酸化され，その結果，ホルモン作用の発現が引き起こされる．またAキナーゼは，cAMP反応性エレメント結合蛋白質（CREB）を活性化することにより，遺伝子の転写調節も行っている．

2) サイクリックGMP（cGMP）を介するシステム

心房性ナトリウム利尿ペプチドや脳性ナトリウム利尿ペプチドの受容体は，それ自体が膜型グアニル酸シクラーゼであり，ホルモンが受容体の細胞外ドメインに結合すると細胞内ドメインに存在するグアニル酸シクラーゼが活性化される．その結果，cGMPが産生されてcGMP依存性プロテインキナーゼが活性化し，その下流にある蛋白質のリン酸化を介して血管拡張作用やナトリウム利尿作用を引き起こす．また，血管平滑筋細胞などの細胞内部には可溶型グアニル酸シクラーゼが存在する．血管内皮細胞などで産生された一酸化窒素は，直接可溶型グアニル酸シクラーゼに結合し，これを活性化することによりcGMPを上昇させ，その結果，血管拡張を引き起こす．

3) カルシウム（Ca）を介するシステム

ホルモンが細胞膜受容体に結合すると，受容体に結合した特殊なGTP依存性調節蛋白質（Gq蛋白質）が活性化される．その結果，ホスホリパーゼCが活性化され，細胞膜に存在するホスファチジルイノシトール4,5-二リン酸（PIP_2）が分解されてイノシトール1,4,5-三リン酸（IP_3）とジアシルグリセロール（DG）が産生される．IP_3はCa^{2+}を多く含んでいる小胞体などに作用して，その内部よりCa^{2+}を細胞質内へ放出させる．放出されたCa^{2+}はカルモジュリンなどのCa結合蛋白質と結合し，その結果，様々なCa依存性プロテインキナーゼが活性化される．一方，DGはプロテインキナーゼC（PKCまたはCキナーゼ）を活性化し，活性型Cキナーゼが細胞内蛋白質をリン酸化する．これらの酵素によって種々の蛋白質のリン酸化が生じ，ホルモン作用が発現する（図2B）．

4) チロシンのリン酸化を介するシステム

インスリンやインスリン様成長因子1の受容体は，ホルモンが結合すると受容体のコンホメーション変化が誘導され，その結果，受容体の細胞内ドメインに存在する内在性チロシンキナーゼにより受容体の特定のチロシン残基が自己リン酸化される．受容体が自己リン酸化されると，リン酸化されたチロシン残基を認識する細胞質内の蛋白質

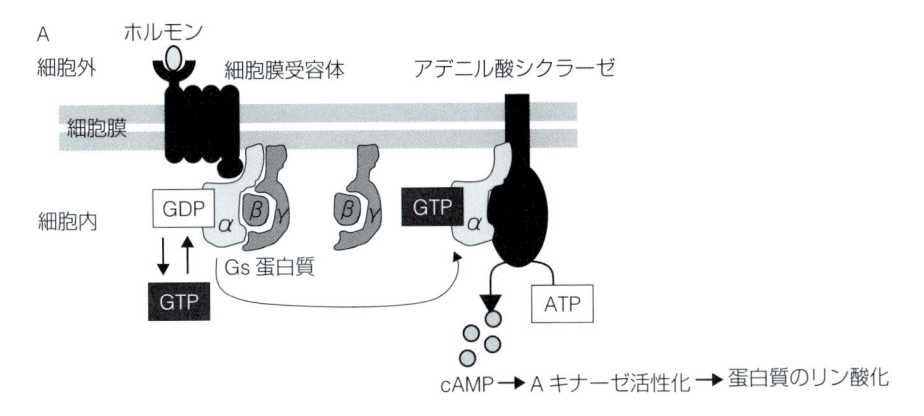

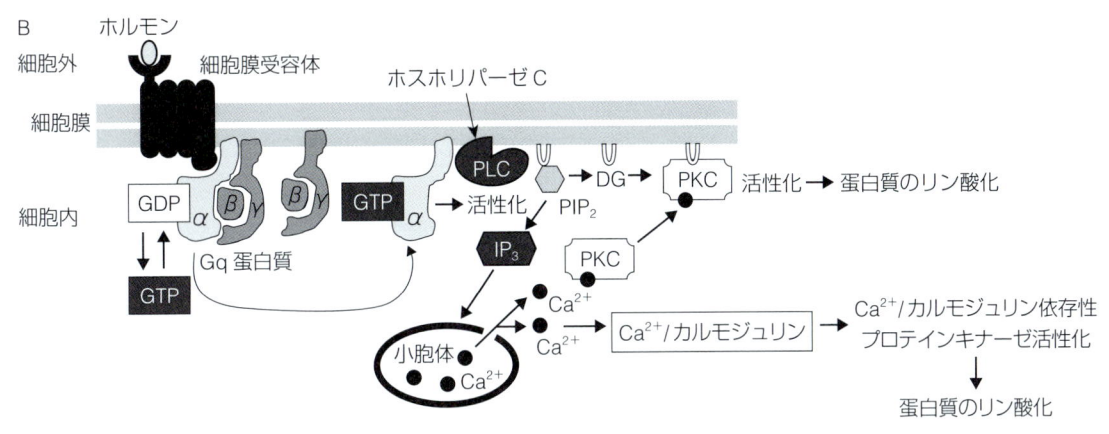

図2 細胞膜受容体の構造とシグナル伝達
A：cAMPを介したシグナル伝達，B：Caを介したシグナル伝達

が受容体に結合し，これらの蛋白質を介してシグナル伝達のカスケードが活性化され，その結果ホルモンの作用が発現する．また，成長ホルモンやプロラクチンの受容体は内在性のチロシンキナーゼを有していないが，これらの受容体にはJAKというチロシンキナーゼが会合している．ホルモンが受容体に結合するとJAKが活性化し，活性化JAKにより受容体のチロシン残基がリン酸化される．その結果，細胞質にある転写調節因子STATが受容体のリン酸化チロシンに結合し，JAKがSTATもリン酸化する．これに引き続いて，活性化STATによりシグナル伝達が行われる．

1)～4)の他に，甲状腺刺激ホルモンなどは，受容体にホルモンが結合するとGTP依存性調節蛋白質が活性化し，活性化したサブユニットのGαは膜結合型ホスホリパーゼA_2（PLA_2）を活性化する．この活性化PLA_2は細胞膜のリン脂質を加水分解し，これによりリゾリン脂質とアラキドン酸が産生される．さらにアラキドン酸は様々な酵素により代謝され，その代謝産物（プロスタグランジン，プロスタサイクリン，トロンボキサン，ロイコトリエンなど）により生理活性が発現する．

C. ホルモンの分泌調節機構

ホルモンの分泌調節機構にはいくつかの型がある（図3）．①膵臓からのグルカゴン・インスリンと血糖値との関係のように，高位中枢の視床下

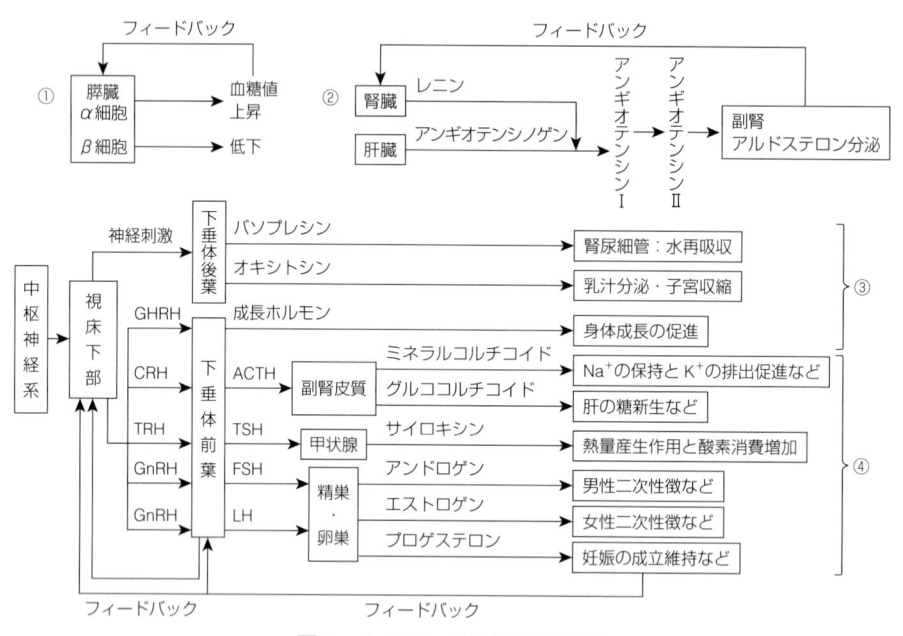

図3 ホルモンの分泌調節機構

部や脳下垂体の直接コントロールを受けずに，ホルモンが分泌され標的器官に働く．②肝臓から血中にホルモン前駆物質として，アンギオテンシノゲンが分泌され，これは血中で，腎臓からの酵素の一種レニンによってアンギオテンシンに変えられ，これがホルモンとして副腎皮質からアルドステロンを分泌させる．腎臓に作用して尿中への電解質排泄を調節する．このように，内分泌腺Aから分泌された酵素が内分泌腺Bから分泌されたホルモン前駆物質に働きホルモンとなり，内分泌腺Cに作用しホルモンが分泌される．③視床下部→神経性刺激→下垂体後葉：バソプレシン分泌→腎尿細管での水再吸収促進のように，視床下部からの神経性またはホルモンの刺激により，脳下垂体からホルモンが分泌され標的器官に作用する．④視床下部：ゴナドトロピン放出ホルモン（GnRH）分泌→下垂体前葉：卵胞刺激ホルモン（FSH）分泌→卵巣：卵胞ホルモン分泌→卵胞の発育などのように，最も複雑であり生体に重要な代謝調節機構である．視床下部から分泌されたホルモンは，下垂体に作用しホルモンを分泌させ，さらに下位の内分泌臓器にホルモンを分泌させ

る．このように内分泌，酵素，代謝物質および神経は相互に作用しあって，生体代謝の恒常性を保つために微妙な調節を行っている．

ホルモン分泌は多すぎても少なすぎてもかなり大きな生体機能上の変化を生じる．そのため，分泌されるホルモンの量がその分泌量・生合成量を調節するフィードバック機構が存在する．フィードバックにはポジティブフィードバックとネガティブフィードバックの2種類がある．

ポジティブフィードバックでは特定のホルモンが存在することによって他のホルモンが分泌される．例えば，甲状腺ホルモンが分泌されるには甲状腺刺激ホルモンが必要であり，甲状腺刺激ホルモンが分泌されるには甲状腺刺激ホルモン放出ホルモンの作用が必要である．

ネガティブフィードバックは，ホルモンが標的細胞に直接作用して作られた物質そのものが直接ホルモン産生臓器に抑制をかける現象で，分泌調節の主体をなしている．例えば，副甲状腺ホルモンは骨および腸管よりのCaの吸収，腎臓での再吸収を介して血清Caレベルを上昇させる．血清Ca濃度が上昇すると，その情報は副甲状腺に伝

表3　ホルモンの代表的な測定法

分泌部位	ホルモン	測定法
下垂体	成長ホルモン	CLEIA, RIA
	黄体形成ホルモン	CLIA, ECLIA
	卵胞刺激ホルモン	CLIA, ECLIA
	甲状腺刺激ホルモン	CLIA, ECLIA
	副腎皮質刺激ホルモン	ECLIA
	プロラクチン	CLIA, ECLIA
	バソプレシン	RIA
	オキシトシン	CLIA, RIA,
甲状腺	サイロキシン	CLIA, ECLIA
	トリヨードサイロニン	CLIA, ECLIA
副甲状腺	副甲状腺ホルモン	ECLIA , IRMA, RIA
	カルシトニン	RIA
副腎皮質	アルドステロン	RIA
	コルチゾール	CLEIA, CLIA, ECLIA, RIA
副腎髄質	アドレナリン	HPLC
	ノルアドレナリン	HPLC
性腺	エストラジオール	CLIA, ECLIA, RIA
	テストステロン	CLIA, ECLIA, RIA
膵	インスリン	CLIA, ECLIA
	グルカゴン	RIA
心臓	心房性Na利尿ペプチド	CLEIA

CLIA：chemiluminescent immunoassay
CLEIA：chemiluminescent enzyme immunoassay
ECLIA：electrochemiluminescence immunoassay
HPLC：high performance liquid chromatography
IRMA：immunoradiometric assay
RIA：radioimmunoassay
上記は，国内大手検査会社で実施している主な測定法．

表4　採取条件・年齢・性により変動するホルモン

採取時刻
　日内変動：副腎皮質刺激ホルモン，成長ホルモン，プロラクチン，コルチゾール
　食事：インスリン，グルカゴン，成長ホルモン，副腎皮質刺激ホルモン，コルチゾール
体位
　レニン，アルドステロン
ストレス
　カテコールアミン，副腎皮質刺激ホルモン，コルチゾール
年齢
　成長ホルモン，黄体形成ホルモン，卵胞刺激ホルモン，テストステロン，エストラジオール
性・性周期
　成長ホルモン，黄体形成ホルモン，卵胞刺激ホルモン，プロラクチン，カルシトニン，テストステロン，エストラジオール，プロゲステロン

達されて副甲状腺ホルモンの分泌を抑制する．

D. ホルモンの測定法

1950年代，Berson SAとYalow RSは，インスリン治療を受けている患者の血中に抗インスリン抗体ができることを示した．彼らはこの抗体を使って血中のインスリン濃度を測定できる放射性免疫測定法（radioimmunoassay：RIA）を確立した．様々なホルモンの化学構造物が明らかになり，ペプチドを合成して抗体を作成する技術が進歩し，多くのホルモンに対してRIAが開発された．その後開発された酵素免疫測定法（enzyme immunoassay：EIA），化学発光免疫測定（chemilumi-nescent immunoassay：CLIA）法などにより多くのホルモンが測定可能となった（表3）．しかし，これらの測定法で使用する抗体は，ホルモン構造の一部のみを認識する抗体であるが，免疫放射定量法（immunoradiometric assay：IRMA）では，ホルモン分子の端を認識する2つのモノクローナル抗体を用いて，一方の抗体でホルモンの端を固定し，他端を標識したモノクローナル抗体と結合させることによりフルサイズのホルモンのみを正確に測定できるようになった．このように感度および特異度とも非常に良い測定法が開発されたことにより，ほとんどの内分泌疾患はホルモン測定のみで病巣が特定できるようになった．

ホルモンの種類によっては，検体採取時刻・体位・食事およびストレスなどが大きく影響する（表4）．副腎皮質刺激ホルモン，成長ホルモン，プロラクチンやコルチゾールには日内変動が認められるので，採血時刻に注意する．性・性周期や年齢により影響を受けるホルモンについては，常にその年代・性別による基準値を把握しておく必要がある．

（宮田聖子／野田明子／古川圭子）

2. 視床下部ホルモン

視床下部ホルモンは下垂体前葉細胞を標的とし，下垂体門脈を介して下垂体前葉に至り，下垂体前葉ホルモンの合成や分泌を促進する働きを持つペプチドホルモンである．視床下部ホルモンは1970年代に次々に発見され構造決定がなされた．視床下部ホルモンはRIAで測定されるが，生体内での濃度は非常に微量であり日常の検査で測定されることはない．合成視床下部ホルモンは，視床下部-下垂体系のホルモン産生の予備能を調べるため，しばしば負荷テストに用いられる．

■ 副腎皮質刺激ホルモン放出ホルモン（CRH）

CRH（corticotropin-releasing hormone）は室傍核と視索上核で生成される41個のアミノ酸で構成されるホルモンで，下垂体ホルモンである副腎皮質刺激ホルモンACTHの分泌を刺激する．

■ 成長ホルモン放出ホルモン（GRH/GHRH）

GHRH（growth hormone-releasing hormone）は主に弓状核および腹側内側核で生合成され，GH分泌を調節する．

■ 甲状腺刺激ホルモン放出ホルモン（TRH）

TRH（thyrotropin-releasing hormone）はピログルタミン酸，ヒスチジン，プロリンアミドからなるトリペプチドで，視床下部室傍核で生合成される．TRH-甲状腺刺激ホルモン（TSH）-甲状腺ホルモン系はネガティブフィードバックによって非常に巧妙に調整されている．またTRHはプロラクチンの分泌も刺激する．

■ ゴナドトロピン放出ホルモン（GnRH/LH-RH）

GnRH（gonadotropin-releasing hormone）は10個のアミノ酸からなるデカペプチドで，視索前部で生成される．GnRHはLH-RH（LH releasing hormone）とも表記されるが，実際はLHのみではなくFSHの分泌を刺激する働きも有する．

■ プロラクチン放出因子（PRF）

プロラクチンの分泌を促進するものにTRHや血管作動性腸管ポリペプチド（vasoactive intestinal polypeptide：VIP）があるが，他にもエストロゲンやセロトニンなどにもプロラクチン分泌刺激作用があると考えられており，PRF（prolactin-releasing factor）はこれらのホルモンの総称である．プロラクチン分泌機構は非常に複雑でPRFについてはいまだ明らかになっていない点も多い．

■ プロラクチン抑制因子（PIF）

PIF（prolactin-inhibiting factor）は主にドパミンであるが，γ-アミノ酪酸（GABA）にもプロラクチンを抑制する働きがあるとされている．しかしながらPRFと同様，PIFについてもいまだ不明な点が多い．

■ ソマトスタチン

ソマトスタチンはGH release inhibitory hormone（GHRIH）と呼ばれることもある．その名の通りGHの分泌を抑制する働きを有し，また，TSHの分泌も抑制する．ソマトスタチンは視床下部前視索領域で合成され，運動や食事，ストレスなどの刺激によって分泌される．

3. 下垂体前葉ホルモン

下垂体は分泌細胞や神経組織で構成された複雑な臓器で，前葉と後葉に分けられ，下垂体前葉は分泌腺が多く占める腺性下垂体である．下垂体ホルモンはペプチドホルモンであり，その調節は前葉と後葉では異なる．下垂体前葉ホルモンは，正中隆起で下垂体動脈に分泌された視床下部ホルモンが下垂体茎にある下垂体門脈系を経て下垂体前葉に作用することで調節される．

■ 副腎皮質刺激ホルモン（ACTH）
A. 構造，生理学的意義

ACTH（adrenocorticotropic hormone）は39個のアミノ酸からなる直鎖のペプチドホルモンで

ある．ACTHの産生は視床下部ホルモンのCRHによって促進される．下垂体前葉のACTH分泌細胞はCRHの刺激を受け，前駆体であるプロオピオメラノコルチンを切断しACTHを生成する．反対にACTHの産生はコルチゾールによってネガティブフィードバックを受け，抑制される．ACTHの血中半減期は生物活性を示すもので5～10分，免疫活性を示すもので11～29分である．ACTHは腎臓，肝臓などで不活化され，一部は尿中に排泄される．ACTHは副腎皮質ホルモンの合成と分泌を促進し，筋肉において糖とアミノ酸の摂取を促進する．ACTHは細胞膜を7回貫通するG蛋白結合型のACTH受容体に結合し，cAMPの産生促進，アデニル酸シクラーゼ・プロテインキナーゼAの活性化を通してこれらの作用を発現する．

B. 検体採取・保存の注意事項

エチレンジアミン四酢酸（EDTA）またはヘパリン加採血を行い，低温下で血漿を分離し，−20℃にて凍結保存する．45日間保存可能．ACTHは日内変動があるため採血時間を一定にする必要がある．採血時刻は早朝空腹時が一般的である．

C. 基準範囲と臨床的意義（表5）

血漿ACTH濃度はRIAやフローインジェクション分析法（flow injection analysis：FIA）で測定される．血漿ACTH濃度は早朝（午前5時～午前7時）に7.2～63.3 pg/mLと高く，夜（午後10時～午前1時）にはその50％程度に低下し，日内変動を示す．またストレス時にはCRH，バソプレシン（VP）によってACTH分泌は刺激される．血漿ACTH濃度は血漿コルチゾール濃度とともに測定することが，視床下部-下垂体-副腎皮質系の診断と評価に重要である．

高値を示す病態：Cushing病，異所性ACTH産生腫瘍，異所性CRH産生腫瘍，うつ病，神経性食欲不振，ストレス，Addison病，Nelson症候群，先天性副腎過形成

低値を示す病態：Cushing症候群，コルチゾール産生腫瘍，糖質コルチコイドの服用，下垂体前葉機能低下症，ACTH単独欠損症，視床下部でのCRH分泌低下

■ 成長ホルモン（GH）

A. 構造，生理学的意義

GH（growth hormone）は191個のアミノ酸からなる直鎖ペプチドホルモンである．GHは下垂体前葉の半数近くを占める好酸性細胞で産生される前駆体のpre-hGHが分解することで生成され，血中には脈動的に分泌される．GHは血中では，単量体，二量体，多量体，またはGH結合蛋白質と結合した形で存在する．GHの合成，分泌は運動や食事，ストレス，睡眠などが視床下部を刺激し，視床下部ホルモンであるGHRHが分泌されることによって促進され，ソマトスタチンによって抑制を受ける．GHは膜1回貫通型のGH受容体に結合し，アミノ酸の細胞内への輸送，蛋白質合成を促進して成長を促し，脂肪分解作用を刺激し，インスリン感受性を低下させる．また，腎尿細管においてリン，Na，K，Clの再吸収を促進し，免疫細胞の機能を亢進し，インスリン様成長因子-Ⅰ（IGF-Ⅰ）の産生を促す．GHは運動後に軽度に上昇する．分泌ピークは1日に十数回出現し，特に夜間，入眠直後に分泌が増加する．

B. 検体採取・保存の注意事項

GHは食事，運動，ストレスの影響を受けやすいため，一夜絶食後の早朝空腹時に採血を行い，血清分離後，凍結保存する．凍結保存で6カ月安定する．

C. 基準範囲と臨床的意義（表5）

GHはRIA，EIA，FIAなどによって測定される．GHの基準範囲は男性で0.17 ng/mL以下，女性で0.28～1.64 ng/mLと性差がみられる．

高値を示す病態：巨人症，先端巨大症，異所性GRH産生腫瘍，肝障害，神経性食欲不振症，低栄養

低値を示す病態：GH分泌不全性低身長症，成人GH分泌不全症，下垂体前葉機能低下症，先天的

GH単独欠損症

■ プロラクチン

A. 構造，生理学的意義

　プロラクチンはアミノ酸199個からなるポリペプチドで，下垂体好酸性細胞で合成され，主に腎臓で代謝される．下垂体好酸性細胞はGHも産生するが，GHとプロラクチンの共通するアミノ酸構造は16％しかなく，構造類似性は少ない．プロラクチンの分泌は視床下部より分泌されるPRFによって刺激され，PIF（主にドパミン）の働きが優位なため抑制的に支配されている．そのため，視床下部機能障害において，他のホルモンが低下するのに対し，プロラクチンは増加する．しかし，プロラクチン分泌機構は非常に複雑なため，いまだ不明な点が多い．プロラクチンは乳腺の増殖や乳汁分泌を促進する．レム睡眠期，月経周期により影響を受けるが，変化が顕著でないため臨床上の問題にはならない．

B. 検体採取・保存の注意事項

　プロラクチンはドパミン拮抗薬，オピオイド，エストロゲンにより分泌が促進し，L-ドパなどのドパミンアゴニストによって分泌が抑制される．そのため，問診による薬剤服用の確認が必要である．検体は採血後，直ちに血清分離を行い，凍結保存する．6カ月間安定する．

C. 基準範囲と臨床的意義（表5）

　プロラクチンはRIA，EIA，FIA，CLIAなどで測定される．アッセイに用いる標準物質よって測定値が異なることがあるので判読上の注意が必要である．標準物質にWHO 1st IPR-PRL（75/504）を用いた場合の基準範囲は男性で10 ng/mL以下，女性で15 ng/mL以下である．妊娠，産褥で20 ng/mL以上の高PRL血症がみられ，妊娠末期には200〜300 ng/mLの高値を示す．非妊産婦で100 ng/mL以上の異常高値を示す場合はプロラクチノーマの可能性が高い．その他，100 ng/mL以下の高PRL血症を示す疾患として薬剤性，原発性甲状腺機能低下症，視床下部-下垂体系障害，腎不全，肝不全，特発性高PRL血症などの二次性高PRL血症などがある．

■ 甲状腺刺激ホルモン（TSH）

A. 構造，生理学的意義

　TSH（thyroid stimulating hormone）は下垂体前葉の好塩基細胞で産生されるペプチドホルモンで，LH，FSH，hCGと共通のαサブユニットとTSHに特異的なβサブユニットからなる二量体である．

　TSHの分泌は視床下部ホルモンのTRHによって刺激を受け，TRHとTSHの分泌が甲状腺ホルモンによるネガティブフィードバック機構によって抑制されることで巧妙に調整される．TSHは膜7回貫通型G蛋白結合型のTSH受容体に結合し，濾胞細胞の増殖，濾胞細胞のヨード摂取，サイログロブリンの生成，甲状腺ホルモンの生合成および分泌を促進する．

B. 検体採取・保存の注意事項

　採血後血清を分離し凍結保存する．6カ月保存可能．

C. 基準範囲と臨床的意義（表5）

　TSHは，RIA，電気化学発光免疫測定法（electrochemiluminescence immunoassay：ECLIA），IRMA，EIA，CLEIA（chemiluminescent enzyme immunoassay），CLIA，FIAなどで測定されるが，測定するアッセイ系により基準範囲が異なるため，判読上の注意が必要である．RIAの基準範囲は0.34〜3.5 μU/mLで，ECLIAの基準範囲は0.523〜4.19 μU/mLである．性別，年齢による差はなく，日内変動もない．TRH-TSH-甲状腺ホルモン系の調節は非常に巧妙で，甲状腺ホルモンのわずかな変化にも鋭敏に反応する．したがって原発性甲状腺疾患による甲状腺ホルモン分泌異常はTSHの値に最も鋭敏に反映される．甲状腺に異常がない場合には視床下部-下垂体の疾患の可能性を疑う．

高値を示す病態：橋本病，クレチン症，特発性粘液腫，甲状腺亜全摘後，放射性ヨード治療後など

による甲状腺機能低下症か，下垂体 TSH 産生腫瘍，異所性 TSH 産生腫瘍による甲状腺機能亢進症など

低値を示す病態：Basedow 病，Plummer 病，無痛性甲状腺炎，亜急性甲状腺炎，中毒性多結節性甲状腺腫などによる甲状腺機能亢進症，視床下部性・下垂体性甲状腺機能低下症など

■ 黄体形成ホルモン（LH）

A. 構造，生理学的意義

LH（luteinizing hormone）は，TSH，FSH，（human chrionic gonadotropin：hCG）と共通の α サブユニットと，LH に特異的な β サブユニットからなる分子量 29,000 のペプチドホルモンであり，LH の分泌は視床下部ホルモンである GnRH によって促進され，パルス性の間欠的な分泌を生じる．また，LH の分泌は性ホルモンによって抑制を受ける．LH は標的細胞の膜 7 回貫通型 G 蛋白質結合型 LH 受容体に結合し，cAMP の産生を介し，女性においてはプロゲステロン，エストロゲンの合成，分泌を刺激し，排卵や黄体形成を促進する．男性においては Leidig 細胞に作用し，テストステロンの合成，分泌を促進する．

B. 検体採取・保存の注意事項

採血後，直ちに血清分離を行い，凍結保存する．6 カ月間安定する．

C. 基準範囲と臨床的意義（表 5）

LH は RIA，EIA，FIA，CLIA などによって測定される．アッセイに用いる標準物質によって測定値が異なるので判読上の注意が必要である．年齢や，月経周期によっても変動がみられる．また，LH の分泌には律動的な周期があり，思春期には変動が顕著となるため測定は複数回行うのが望ましい．RIA による基準範囲は女性において，卵胞期 1.5～12.7 mIU/mL，排卵期 2.6～66.3 mIU/mL，黄体期 0.7～17 mIU/mL，妊娠時 0.2 mIU/mL 以下，閉経後 7.5～56.2 mIU/mL で，男性では 1.6～9.5 mIU/mL である．

高値を示す病態：閉経後，原発性性腺機能低下症，Turner 症候群，Klinefielter 症候群，多囊胞性卵巣症候群，中枢性思春期早発症など

低値を示す病態：下垂体機能低下症，視床下部性腺機能低下症，Kallmann 症候群など

■ 卵胞刺激ホルモン（FSH）

A. 構造，生理学的意義

FSH（follicle stimulating hormone）は，LH と同様に，TSH，hCG と相同な α サブユニットと FSH 特異的な β サブユニットを持つ分子量 32,500 の二量体ペプチドホルモンである．FSH は女性では卵胞の発育を促して，インヒビンの産生を促進する．男性では Sertoli 細胞に作用して，精子形成を促進する．FSH の分泌は視床下部ホルモンである GnRH によって促進し，卵胞から分泌されるインヒビンによってネガティブフィードバックを受け，抑制される．したがって，閉経後の女性や高齢の男性では FSH の基礎値は LH の基礎値よりも高い．

B. 検体採取・保存の注意事項

採血後，直ちに血清分離を行い，凍結保存する．6 カ月間安定する．

C. 基準範囲と臨床的意義（表 5）

FSH は RIA，EIA，FIA，CLIA などによって測定される．アッセイに用いる標準物質によって測定値が異なるので判読上の注意が必要である．年齢や，月経周期によっても変動がみられる．女性では月経周期 10 日目までに測定することが望ましい．FSH の基準範囲は，女性では卵胞期 2.7～10.2 mIU/mL，排卵期 2～23 mIU/mL，黄体期 1.0～8.4 mIU/mL，妊娠時 1 mIU/mL 以下，閉経後 9.2～124.7 mIU/mL で，男性では 1.2～15 mIU/mL である．

高値を示す病態：原発性性腺機能低下症，閉経後，FSH 産生下垂体腫瘍，Turner 症候群，Klinefelter 症候群，多囊胞性卵巣症候群，中枢性思春期早発症など

低値を示す病態：下垂体機能低下症，視床下部性腺機能低下症，Kallmann 症候群など

表5　下垂体前葉ホルモンの臨床的意義

下垂体前葉ホルモン	基準範囲	代表的な疾患 高値	代表的な疾患 低値
ACTH	7.2〜63.3 pg/mL	Cushing病 Addison病	コルチゾール産生副腎腫瘍 下垂体前葉機能低下症
GH	M：17 ng/mL 以下 F：0.28〜1.64 ng/mL	先端巨大症	GH分泌不全性低身長症 下垂体前葉機能低下症
PRL	M：10 ng/mL 以下 F：15 ng/mL 以下	プロラクチノーマ	下垂体前葉機能低下症
TSH	0.34〜3.5 μU/mL	橋本病 TSH産生下垂体腫瘍	Basedow病 Plummer病
LH	M：1.6〜9.5 mIU/mL F：0.7〜6.3 mIU/mL	閉経後 原発性性腺機能低下症	下垂体前葉機能低下症
FSH	M：1.2〜15 mIU/mL F：1.0〜23 mIU/mL	閉経後 原発性性腺機能低下症	下垂体前葉機能低下症

4. 下垂体後葉ホルモン

下垂体後葉は神経性下垂体とも呼ばれ，視床下部の神経分泌細胞で作られたホルモンが軸索を通って下垂体後葉の神経終末に貯蔵され分泌される．

■ バソプレシン〔(VP, 抗利尿ホルモン ADH)〕
A. 構造，生理学的意義

VP（vasopressin）は血圧上昇作用を有することから名づけられた名称であるが，抗利尿作用が強いことから抗利尿ホルモン（anti-diuretic hormone：ADH）とも呼ばれる．VPは視床下部の室傍核や視索上核で合成され，軸索中を通って下垂体後葉の神経終末に蓄えられる．VPの分泌を調節する受容体には，前視床下部に浸透圧受容体が，左心房に容量受容体が存在する．VPの分泌は血漿浸透圧の上昇，循環血液量の減少，血圧低下，ニコチンなどによって促進され，血漿浸透圧の低下，体液量の増加，アルコールなどで抑制される．VPは腎臓において細動脈平滑筋のV_1受容体に作用することでCa^{2+}流入を調節し，尿細管のV_2受容体に作用することで，集合管の水の透過性を高め，水代謝を調節する．

B. 検体採取・保存の注意事項

一夜絶食・絶飲した早朝空腹時にEDTA加採血を行い，直ちに低温下にて血漿を分離し−20℃に保存で2カ月間安定する．

C. 基準範囲と臨床的意義（表6）

血漿中の濃度は血漿浸透圧の影響を受けるため，異常値の判定には血漿浸透圧への考慮が必要である．VPはRIAなどによって測定され，自由飲水時の基準範囲は0.3〜4.2 pg/mLである．運動や水制限では分泌が促進され，水負荷では分泌が抑制される．血漿VP濃度の測定は中枢性尿崩症，腎性尿崩症，心因性多飲症，ADH分泌不適合症候群（SIADH），異所性ADH産生腫瘍の鑑別や評価に用いられる．血漿VP濃度が血漿浸透圧と比較して相対的低値である場合は中枢性尿崩症を，血漿VP濃度・血漿浸透圧ともに低下している場合は心因性多飲症が疑われる．血漿VP濃度が10 pg/mL以上の高値では異所性ADH産生腫瘍，SIADH，腎性尿崩症などを疑う．血漿VP濃度が高値で，血漿浸透圧が低値である場合はSIADHを疑い，血漿浸透圧も高値である場合は腎性尿崩症などを疑う．

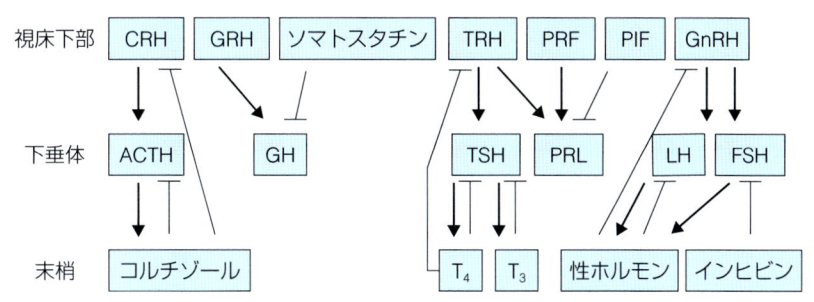

図4 視床下部−下垂体ホルモン系の分泌調節機構

■ オキシトシン（OT）
A. 構造，生理学的意義（図4）

OTはVPと同様に視床下部の室傍核や視索上核で合成され，下垂体後葉から分泌される．OTは乳頭の吸引刺激や子宮の伸展刺激によって分泌され，乳房の平滑筋を収縮させて射乳を促進し，子宮の収縮を刺激して分娩を促す．血中半減期は1～4分である．女性の性周期では黄体期に比べて卵胞期に高値を示し，妊娠では妊娠後期に向けて高値となる．産後1週間で非妊娠時の値に戻る．男性での生理学的意味は不明である．

B. 検体採取・保存の注意事項

血中には，オキシトナーゼが存在するため，EDTAおよびo-フェナントロリン加採血を行い，低温下で血漿を分離し−20℃凍結保存する．6週間安定．原則として早朝空腹時に採血を行う．

C. 基準範囲と臨床的意義（表6）

血漿オキシトシン濃度はRIAなどによって測定される．男性・非妊娠時の女性では5 μU/mL以下であるのに対し，妊娠時の女性では3～200 μU/mLである．高値の場合，切迫流産・胞状奇胎などの異常妊娠を疑う．

5. 甲状腺ホルモン

甲状腺機能はTRH−TSH−甲状腺ホルモン系の巧妙な調節機構によってその恒常性が保たれている．甲状腺ホルモンはほぼすべての生体機能に関与しているため，その分泌異常は身体に大きな影響を与えるが，自他覚症状が非特異的であるため，見逃されやすい．甲状腺では甲状腺ホルモンが甲状腺濾胞細胞中にコロイドとして貯蔵される．これは他の内分泌臓器にはみられない甲状腺の特徴である．

■ トリヨードサイロニン（T_3），サイロキシン（T_4）
A. 構造，生理学的意義

甲状腺ではT_3（toriiodothyronine）とT_4（thyroxine）という生物活性を持つヨウ素化合物のホルモンが合成される．甲状腺ホルモンの合成過程では，まず食物によって摂取された無機ヨードが甲状腺濾胞細胞に能動的に取り込まれ，ペルオキシダーゼの作用を受けI_2となり甲状腺特異的糖蛋白質であるサイログロブリン上でチロシンをヨウ素化する．ヨードチロシンはそのヨウ素化の数によってMIT（3-モノヨードチロシン）とDIT（3,5-ジヨードチロシン）に分けられる．MITとDITの縮合によってT_3が，DIT同士の縮合によってT_4が生成され，甲状腺濾胞腔にコロイドとして貯蔵される．甲状腺濾胞細胞は，TSHで刺激されることによりT_3，T_4を表面に持つサイログロブリンを細胞内に取り込み，リソソームで加水分解することによりT_3，T_4を遊離させてFT_3（free T_3），FT_4（free T_4）として血中に分泌する．血中のT_3，T_4の99％以上はサイロキシン結合グロブリン（TBG）などの蛋白質と結合している．標的細胞に到達した甲状腺ホルモンは細胞膜を拡散して通り，核内受容体と結合し標的となる遺伝子上のT_3 responsive elementと結合し，標的蛋白質の転写の調節を行うことでホルモン作

表6 下垂体後葉ホルモンの臨床的意義

下垂体後葉ホルモン	基準範囲	代表的な疾患 高値	代表的な疾患 低値
VP	0.3～4.2 pg/mL	異所性VP産生腫瘍，腎性尿崩症	中枢性尿崩症，心因性多尿症
OT	5 μU/mL以下	異常妊娠	視床下部障害

用を発現する．T_4はT_3のプレホルモンと考えられ，血中濃度はT_3がT_4の1～2％程度であるが，T_3はT_4の5～8倍の生物活性を有し，組織の代謝や成長を促進する．

B. 検体採取・保存の注意事項

採血後，血清を分離し，凍結保存する．

C. 基準範囲と臨床的意義

甲状腺ホルモンはFT_3，FT_4，T_3，T_4の測定が可能であるが，臨床ではFT_3，FT_4が用いられる．測定法はECLIA，RIA（固相法），EIA，CLEIAなどが用いられる．性別や年齢による差は認められないが，T_3，T_4は妊娠や避妊薬内服中で基準値の約2倍に増加する．基準範囲はT_3が80～180 ng/dL，T_4が5～12 μg/dL，FT_3が2.0～4.0 pg/mL，FT_4が0.9～1.8 ng/dLである．甲状腺ホルモンの分泌異常はFT_4とTSHにより判定を行う．FT_4とTSHは通常逆相関の関係にあるが，そうでない場合には下垂体異常を疑う．甲状腺中毒症の場合はFT_3も甲状腺機能の判定に有用である．

FT_3，FT_4高値：Basedow病，亜急性甲状腺炎，無痛性甲状腺炎，T_3中毒症，Plummer病，慢性甲状腺炎の亜急性期，甲状腺ホルモン不応症，甲状腺ホルモン製剤の服用，妊娠，TSH産生下垂体腫瘍，異所性TSH産生腫瘍など

FT_3，FT_4低値：橋本病，特発性粘液水腫，クレチン病，亜急性甲状腺炎，無痛性甲状腺炎の回復期，甲状腺亜全摘出後，放射線ヨード治療後，抗甲状腺薬の過剰投与，下垂体機能低下症，視床下部機能低下症など

■ カルシトニン

A. 構造，生理学的意義

カルシトニンは，32個のアミノ酸からなるペプチドホルモンである．カルシトニンの合成過程は，甲状腺C細胞において生成されたプレプロカルシトニンが，粗面小胞体でプロカルシトニン，そしてゴルジ体でカルシトニンとなり，分泌顆粒に蓄えられる．カルシトニンの合成・分泌は血中Ca濃度によって調節される．血中Caが高値の場合カルシトニンの合成・分泌は促進し，低値の場合は合成・分泌が抑制される．カルシトニンは破骨組織を標的とし，骨吸収を抑制することで血中Caを低下させる．また，腸管においてはCaの吸収を抑制する．カルシトニンには血清Ca値が上昇するとリン代謝を促進することで低下させる作用がある．カルシトニンはリンのみならずCa，Mg，Na，K，Clおよび水の排泄を促進する．カルシトニンはPTHや活性化ビタミンDと相互に作用してこれらの作用を発現する．カルシトニンの産生は主に甲状腺C細胞で行われるが，その他の組織でも産生されるため，甲状腺を全摘出した場合でも血中に存在する．

B. 検体採取・保存の注意事項

採血後血清を分離し，凍結保存する．

C. 基準範囲と臨床的意義

カルシトニンはRIAなどを用いて測定される．カルシトニンには性差があり，男性は女性に比べて高値を示す．基準範囲は25～50 pg/mLである．カルシトニンが100 pg/mL以上の高度増加を示した場合は甲状腺髄様癌を疑う．増加がこれより著しい場合は多臓器への転位も考慮しなければならない．多発性内分泌腫瘍症の場合にも高値を示す．

6. 副甲状腺ホルモン

■ 副甲状腺ホルモン（PTH）

A. 構造，生理学的意義

PTH（parathyroid hormone）は84個のアミノ酸からなるペプチドホルモンである．PTHは副

甲状腺細胞のリボソームで大分子前駆体であるプレプロPTHが合成され，シグナル配列認識粒子によって粗面小胞体に取り込まれ，N末端のアミノ酸残基が取れてプロPTHとなり，ゴルジ装置内でN末端のアミノ酸残基がさらに除かれることでインタクトPTH（成熟PTH）となる．こうして生成されたインタクトPTHは分泌顆粒内に蓄えられ，血中Ca濃度によってその分泌が調整される．PTHの分泌は血中Caの上昇により抑制され，低下によって促進する．PTHの分泌はカルシトニンと相反する．インタクトPTHのうちのほとんどは肝臓や腎臓で代謝されるが，一部のインタクトPTHは副甲状腺内で代謝され，N末端とC末端に分かれて血中に分泌される．N末端断片は生物活性を持つが，血中半減期が数分と短い．これに対してC末端断片は生物活性を持たないが血中半減期は約3時間と長いため，血中PTH断片の多くはC末端断片である．PTHは骨吸収を促進して骨からのCa動員を高め，血中・尿中Ca濃度を増加させる．また，PTHはリン，Na，K，HCO_3^- の再吸収を抑制して排泄を促進し，Ca，Mg，アンモニアの再吸収を促進して排泄を減少させる．

B. 検体採取・保存の注意事項

PTHは血中では分解されやすいためEDTA加採血を行う．低温下で血漿を分離し凍結保存する．冷蔵保存は不可である．

C. 基準範囲と臨床的意義

PTHは測定する対象によって測定法が異なる．インタクトPTHはECLIAで測定され，基準範囲は15〜65 pg/mLである．PTH-C末端を測定する場合はRIA二抗体法が用いられ，基準範囲は0.8 ng/mL以下である．インタクトPTHは腎機能の影響を受けにくく，副甲状腺から分泌されたままのPTHを測定することができるので最も診断価値が高いが，安定性が低いため注意が必要である．PTH-C末端は検体中で比較的安定であり，血中半減期が長いため慢性的PTH分泌動態を把握しやすいが，腎機能が低下すると排泄されなくなり血中濃度が上昇するので考慮が必要である．

PTH-C末端増加：腎性骨委縮症，原発性副甲状腺機能亢進症，腎機能不全症，骨軟化症，くる病，偽性副甲状腺機能低下症，異所性PTH産生腫瘍など．

インタクトPTH増加：慢性腎不全の透析中，原発性副甲状腺機能亢進症，骨軟化症，くる病，偽性副甲状腺機能低下症，異所性PTH産生腫瘍など．

インタクトPTH減少：副甲状腺全摘出後，特発性副甲状腺機能低下症，ビタミンD中毒症，多発性骨髄腫など．

（岩谷良則／井之上侑加）

7. 副腎皮質ホルモン

副腎皮質は外側より球状帯（外層），束状帯（中層），網状帯（内層）からなり，それぞれ異なるホルモンを分泌している．球状帯からはミネラルコルチコイド（鉱質コルチコイド），束状帯からはグルココルチコイド（糖質コルチコイド），網状帯からは性ホルモン（副腎アンドロゲン）が合成，分泌される．生理活性を持つ重要なホルモンとしてコルチゾール（グルココルチコイド），アルドステロン（ミネラルコルチコイド），デヒドロエピアンドロステロン（DHEA）とその硫化物であるデヒドロエピアンドロステロンサルフェート（DHEA-S）がある．いずれもコレステロール由来のプレグネノロン誘導体（ステロイドホルモン）であり，ステロイド骨格を有する．合成および代謝経路は（図5）に示す．視床下部のCRHの刺激により分泌されるACTHによって副腎皮質ホルモンの合成と分泌が制御される．

■ コルチゾール

A. 構造，生理学的意義

コルチゾールは副腎皮質の束状帯（中層）から産生・分泌されるグルココルチコイドに分類され，コルチゾールの他にコルチゾン，コルチコステロンがある．糖新生促進，肝でのグリコーゲン合成などの糖代謝をはじめ，蛋白質代謝，脂質代

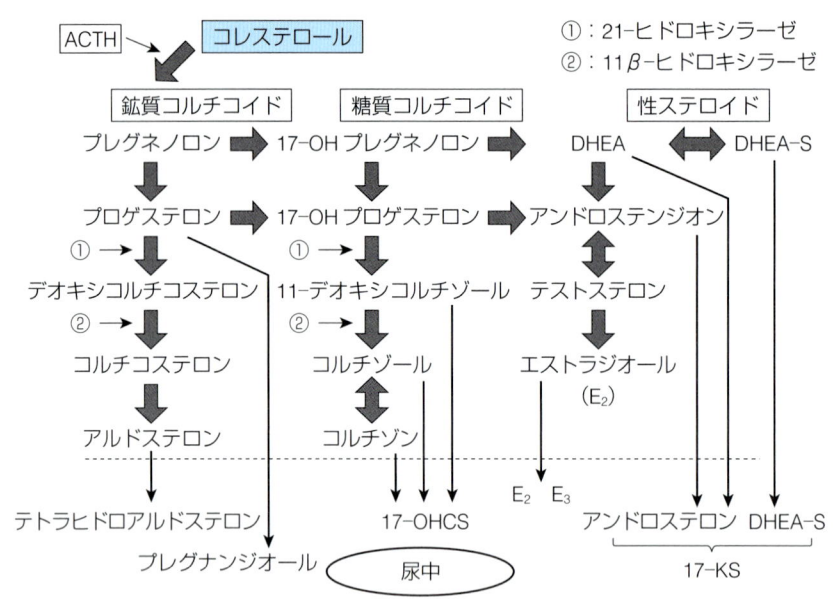

図5　ステロイドホルモンの合成, 代謝経路

謝, 骨代謝を促進させたり, 水・電解質代謝, 血圧維持にもかかわる. またグルココルチコイドは PLA_2 を阻害し, 抗炎症作用も示し, 抗ストレス作用を持つことも知られている. コルチゾールの分泌はストレスや運動で分泌された視床下部からの CRH が引き金になり, 下垂体前葉からの ACTH の刺激によって分泌され, ネガティブフィードバックにより抑制される. 通常1日の分泌量は20 mg 程度だがストレス環境では数倍に上昇することもある. 血中コルチゾール濃度は早朝高く, 深夜に低いという日内変動がみられる. 早朝の糖新生促進は"目覚め・覚醒"にもつながる. 血中ではコルチコステロイド結合グロブリン (CBG) 型 (約80％), アルブミン結合型 (約10％), 遊離型 (約10％) で存在しており, 尿中へは遊離コルチゾール (非抱合型) として排泄されることもあるが, 大半は肝でグルクロン酸抱合を受けた後, 腎臓で代謝され 17-ヒドロキシコルチコステロイド (17-OHCS), 11-ヒドロキシコルチコステロイド (11-OHCS), 17-ケトジェニックステロイド (17-KGS) として排泄される.

B. 検体採取・保存の注意事項

コルチゾールは安定であるが, 分泌量はストレスや日内変動の影響を受けるため注意が必要である. そのため早朝空腹時と時間を決め, 約30分の安静の後, 採血することが望ましい. 遠心分離後は冷蔵保存する. 血清を用いた場合, ECLIA や EDTA 血漿を用いた RIA (チューブ固相法) で測定する. 日内変動を補うため, トルエン畜尿を行い尿中遊離コルチゾールを測定する. 畜尿検体は一部採取し冷蔵保存する. その他, 副腎皮質機能を調べるために, コルチゾールの尿中代謝産物である 17-OHCS を Porter-Silber 反応で測定する. 誤差が多いため最近では 17-KGS (畜尿), 11-OHCS (血清) を測定している.

C. 基準範囲と臨床的意義

血清：4.0〜23.3 μg/dL (午前8〜10時)
尿：11.2〜80.3 μg/日

高値を示す病態

- ACTH 高値：Cushing 病 (下垂体性 ACTH 産生腫瘍), 異所性 ACTH 産生腫瘍, 異所性 CRH 産生腫瘍, 糖質コルチコイド不応症

	ACTH依存性	血漿ACTH	血清コルチゾール／尿中17-OHCS	血清DHEA-S／尿中17-KS	デキサメサゾン抑制試験	メチラポン負荷試験
正常	依存	→	→	→	抑制される	
Cushing病（下垂体性）	依存	↑	↑	↑	少量では抑制なし／8 mgで抑制あり	過剰反応
Cushing症候群 異所性ACTH産生腫瘍	依存	↑↑	↑	↑	抑制なし	ACTH高値のまま無反応
Cushing症候群 副腎腺腫	非依存	↓	↑	↓	抑制なし	ACTH低値のまま無反応
Cushing症候群 副腎癌	非依存	↓	↑	↑↑	抑制なし	ACTH低値のまま無反応
Cushing症候群 副腎過形成	非依存	↓	↑	→	抑制なし	ACTH低値のまま無反応

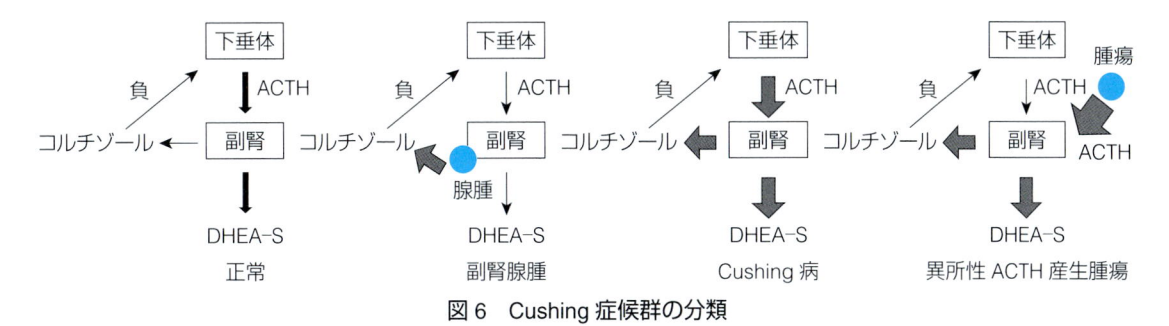

図6 Cushing症候群の分類

・ACTH低値：副腎腫瘍によるCushing症候群，コルチゾール投与

低値を示す病態
・ACTH高値：Addison病，先天性副腎皮質過形成，ACTH不応症
・ACTH低値：下垂体性副腎皮質機能低下症，視床下部性副腎皮質機能低下症

　Cushing病を含めたCushing症候群では病因にかかわらず血中コルチゾールは高値を示し，日内変動はなくなる．また同様に尿中遊離コルチゾール，尿中17-KGS，血清11-OHCSも高値を示す．Cushing症候群の病因鑑別には血漿ACTHの測定，血中DHEA-S，尿中17-KSの測定も行われる．また機能検査であるメトロピン試験（ACTH刺激），デキサメサゾン抑制試験（ACTH抑制）も同時に行う．鑑別結果は図6に示す．症状としては高血圧，満月様顔貌などがみられる．

　副腎皮質機能低下症には原発性（Addison病）と視床下部や下垂体障害による続発性がある．どちらも血中コルチゾールの低下，尿中遊離コルチゾールの低下，17-OHCS，17-KSなどの低下を示す．症状としては低血圧，無力症，色素沈着などがみられる．血漿ACTHについてはAddison病では高値，続発性では低値を示す．

■ アルドステロン

A. 構造，生理学的意義

　ミネラルコルチコイドとして副腎皮質球状帯（外層）から産生，分泌される．視床下部-下垂体系とレニン-アンギオテンシン系の両者で調節される．主に働くのはレニン-アンギオテンシン系である．腎臓の遠位尿細管でのNa^+再吸収とK^+排泄促進に関与し，体内電解質代謝，体液量の調節，血圧維持に重要な役割を果たしている．図7にレニン-アンギオテンシン系を示す．血中ではCBG型，アルブミン結合型として存在している．ACTHにより分泌が促進されるため，早朝高値，深夜低値の日内変動がみられる．また体位，食事（塩分摂取），薬物などの影響もある．立位では血清総蛋白質などと同様，臥位よりも高値を示し（重力による腎血流量減少による），食塩摂取量が多いと低値，高齢者ではレニン産生低下により低値，ACE阻害薬投与で低値，利尿剤投与で高値

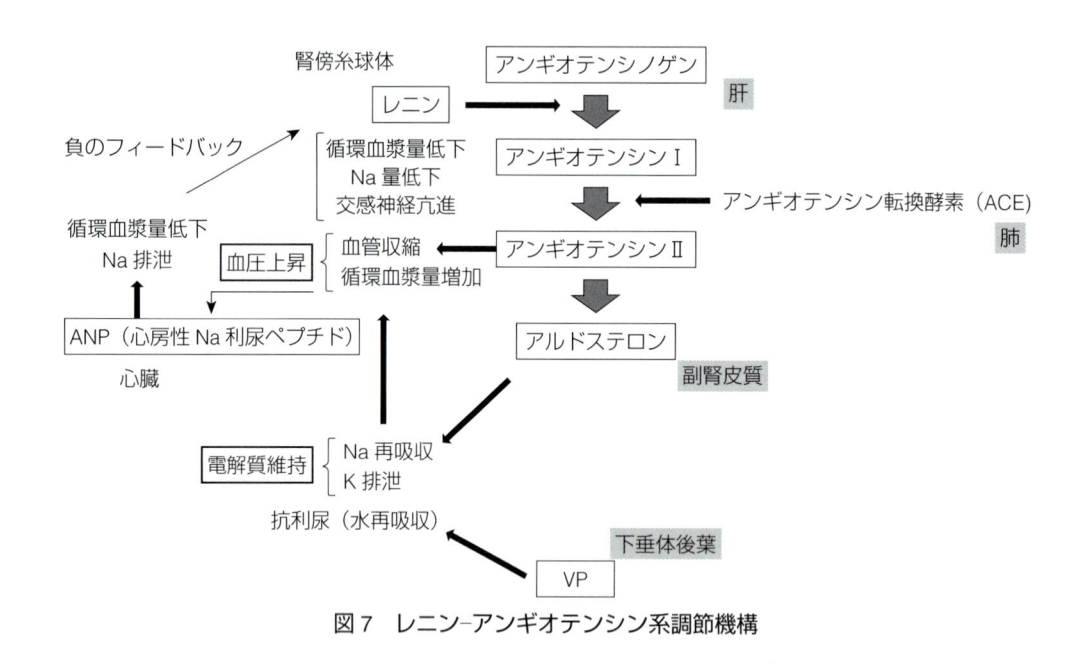

図7 レニン-アンギオテンシン系調節機構

を示す．アルドステロンは遊離型としても少量排泄され定量に用いる．

B. 検体採取・保存の注意事項

日内変動があるため採血時間には注意が必要である．また体位の影響を受けるため30分安静の後，採血を行うことが望ましい．

血中アルドステロンは血漿レニンと同時測定し，アルドステロン/レニン活性比，アルドステロン/レニン定量比などで評価する．どちらもEDTA血漿を用いRIA（固相法）を用いる．アルドステロンは血清・血漿の他，トルエン蓄尿での定量も行う．アルドステロン測定用検体は凍結保存が必須であり，レニン測定検体も凍結保存が望ましい．

C. 基準範囲と臨床的意義

アルドステロン（血漿）：36～240 pg/mL（随時）
　　　　　　　　　　　30～159 pg/mL（臥位）
　　　　　　　　　　　39～307 pg/mL（立位）
　　　　　　（尿）：10 μg/日以下
レニン活性　（血漿）：0.2～2.7 ng/mL/時
　　　　　　　　　（早朝安静時）

高値を示す病態
・レニン活性高値：続発性アルドステロン症，腎血管性高血圧，レニン産生腫瘍，Bartter症候群，下痢・脱水などの循環血漿量減少時
・レニン活性低値：原発性・特発性アルドステロン症

低値を示す病態
・レニン活性高値：Addison病，Na喪失型21-ヒドロキシラーゼ欠損症
・レニン活性低値：低レニン性低アルドステロン症，11β，17αヒドロキシラーゼ欠損症，偽性アルドステロン症（グリチルリチン投与時）

血中アルドステロンが高値になる疾患の代表例は原発性アルドステロン症である．副腎皮質腫瘍，過形成によるアルドステロン過剰分泌がみられる．遠位尿細管でのNa再吸収とK排泄促進が起こり，低K血症，それに伴う代謝性アルカローシスがみられる．高血圧，頭痛，多尿，筋力低下，四肢麻痺などテタニー様症状も出る．フロセミド立位負荷試験，アンギオテンシン負荷試験などの負荷試験も用いられる．

■ 副腎由来アンドロゲン，エストロゲン，プロゲステロン

男性ホルモンとしてはアンドロゲン，女性ホルモンとしてエストロゲン，プロゲステロンがあるが，主に男性では精巣，女性では卵巣，黄体，胎盤で産生分泌される．一方，これらのホルモンは副腎皮質の網状帯（内層）からも産生・分泌される．アンドロゲンは男性では主に精巣で，女性では副腎皮質で産生される．副腎由来アンドロゲンはエストロゲン生成における中間体として合成される．男性ホルモンとしての作用は精巣テストステロンの1/5程度と弱く，肝で代謝され尿中17-KSとして排泄される．エストロゲン，プロゲステロンは男性では精巣・副腎皮質，女性では卵巣，黄体，胎盤，副腎皮質で産生される．これらのホルモンも尿中17-KSとして排泄される．

■ デヒドロエピアンドロステロンサルフェート（DHEA-S）

A. 構造，生理学的意義

コレステロールを基質として作られる副腎由来アンドロゲンには男性ホルモンの中間代謝産物であるDHEAとDHEA-S（DHEA-sulfate）などが含まれ，特にDHEA-SはDHEAの硫化物であるため血中半減期も長く，ACTH由来の著明な日内変動も認めない．また99％が副腎皮質由来（1％は性腺由来）ということもあり，Cushing症候群の病型判定や，男性化徴候の指標として使われている．

B. 検体採取・保存の注意事項

測定には血清を用いる．著明な日内変動も認めないため採血時間の制限はない．DHEA-S測定検体は冷蔵だが，同時測定される血清アンドロステロン・アンドロステンジオンは凍結保存である．いずれもRIA，CLEIAが用いられる．尿中17-KSはトルエン畜尿し冷蔵保存する．

C. 基準範囲と臨床的意義

基準値は表7に示す．血中DHEA-Sは性差があり，男性でやや高値となる．10歳代で最高値となり，加齢に伴い低下する．

高値を示す病態：Cushing症候群，先天性副腎皮質過形成，副腎癌，思春期早発症など
低値を示す病態：Addison病，Sheehan症候群，Turner症候群，思春期遅発症など

DHEA-Sは99％が副腎より分泌されているためACTHにより調節を受けている．よって，副腎皮質にかかわる疾患を反映している．主にCushing症候群の病型判定や副腎皮質機能低下の診断に使われる．デキサメサゾン抑制試験を合わせて多毛症が副腎または性腺由来の異常であるか，ACTH負荷試験を合わせて遅発性先天性副腎過形成（思春期女性での多毛）の診断にも有用である．

8. 副腎髄質ホルモン

副腎髄質は外胚葉性の神経提から交感神経とともに発生分化する．副腎髄質ホルモンはドパミン，ノルアドレナリン，アドレナリンがある．フェニルアラニンからチロシンに変化し，その後，図8のように生合成されていく．

■ カテコールアミン

A. 構造，生理学的意義

カテコールアミンとはカテコール骨格を持つ生理活性アミンを総称し，ドパミン，ノルアドレナリン（ノルエピネフリン），アドレナリン（エピネフリン）がある．これらは脳，交感神経節，腸管クロム親和性細胞などに広く分布している．ドパミンは大部分（90％）不活性型の抱合体として存在している．カテコール-o-メチルトランスフェラーゼ（COMT）によってメトキシ化され次にモノアミン酸化酵素（MAO）によってドパミンはホモバニリン酸（HVA）に，ノルアドレナリン，アドレナリンはバニリルマンデル酸（VMA）に変化し，尿中に排泄される．

ドパミンは中枢神経，ノルアドレナリンは交感神経節から分泌され，神経伝達物質として作用する．アドレナリンは副腎髄質から血中に放出される．α受容体（血管収縮作用）とβ受容体（心拍

表7 性ホルモンの正常値，性周期との関係

		テストステロン		遊離テストステロン	DHEA-S	総エストロゲン
		血中（ng/mL）	尿中（μg/日）	血中（pg/mL）	血中（μg/dL）	尿中（非妊娠：μg/日） 尿中（妊娠：mg/日）
男性		2.01〜7.50	13〜160	20歳代：8.5〜27.9 40歳代：7.7〜21.6 60歳代：5.4〜16.7	20歳代：138〜519 40歳代：68〜429 60歳代：13〜264	2〜20
女性 （非妊娠）		0.06〜0.86	2〜47	20歳代：2.7以下 40歳代：1.1以下 60歳代：—	20歳代：73〜322 40歳代：33〜262 60歳代：13〜154	
女性	卵胞期					3〜20
	排卵期					10〜60
	黄体期					8〜50
	閉経後					10以下
女性 （妊娠）	前期					15以上
	中期					20以上（下限危険値：10〜15）
	後期					25以上（下限警戒値：15〜20）

数の増加，気管支拡張，グリコーゲン分解による血糖値上昇，脂肪分解）が種々の臓器に発現しており，ノルアドレナリンはα受容体を，アドレナリンはα受容体，β受容体を介して作用する．血圧上昇作用はノルアドレナリン，血糖上昇作用はアドレナリンの方がそれぞれ強いとされている．

B. 検体採取・保存の注意事項

EDTA血漿を用い血中カテコールアミン3分画として遊離型を測定する．尿中では遊離型と抱合型を合わせた総カテコールアミンとして測定される．血中濃度の測定では体位，ストレス，運動などにより2倍以上上昇することもある．30分程の安静後の採血が望ましい．採血針を事前に留置し採血する場合もある．尿中測定の際は6N塩酸を用いた酸性蓄尿を行う（HVA測定では遮光も必要）．検体はすべて凍結保存する．尿中VMAは昼高く，夜低いという日内変動がみられるため蓄尿が必要となる．冬期は夏期よりも増加傾向になり，小児は成人よりも低値を示す．バナナ，柑橘類，アイスクリームなどの食品（phenoic acidを含む）や，蛋白質・殻類（ドパを含む）の大量摂取，レセルピン，αメチルドパなどの薬剤が測定系に影響を及ぼすので注意が必要である．測定はHPLCで行われる．

C. 基準範囲と臨床的意義

アドレナリン　　（血漿）：0.17 ng/mL 以下
　　　　　　　　（尿）：1〜23 μg/日
ノルアドレナリン（血漿）：0.15〜0.57 ng/mL 以下
　　　　　　　　（尿）：29〜120 μg/日
ドパミン　　　　（血漿）：0.03 ng/mL 以下
　　　　　　　　（尿）：100〜1,000 μg/日

高値を示す病態：褐色細胞腫，交感神経芽細胞腫，うっ血性心不全，腎不全，本態性高血圧症
低値を示す病態：家族性自律神経失調症，起立性低血圧

カテコールアミン3分画の主な測定目的は褐色細胞腫（クロム親和性細胞に由来するホルモン産生腫瘍）の診断である．30〜50歳代の副腎髄質に好発し，発作性あるいは持続性の高血圧症，全身倦怠感，高血糖，代謝亢進などの症状を示す．

エストラジオール (E₂)	エストリオール (E₃)	プロゲステロン	ヒト絨毛性ゴナドトロピン (hCG)	
血中 (pg/mL)	血中 (pg/mL)	血中 (ng/mL)	血中 (mIU/mL)	尿中 (mIU/mL)
20〜60	14 以下	0.7 以下	1.0 以下	2.5 以下
			1.0 以下	2.5 以下
前期：10〜78 後期：31〜200	21 以下	1.7 以下		
103〜366	21 以下	4.9 以下		
前期：14〜225 後期：251 以下	21 以下	0.2〜31.6		
18 以下		1.0 以下		
106〜5,880	850 以下	4.2〜39.2	4,700〜87,200（〜6 週） 6,700〜202,000（〜10 週）	1,100〜62,600（〜6 週） 1,800〜191,000（〜10 週）
2,040〜19,400	570〜5,200	19.6〜143	13,800〜68,300	3,100〜125,000
7,310〜46,400	3,300〜24,000	34.5〜390	4,700〜65,300	1,400〜29,400

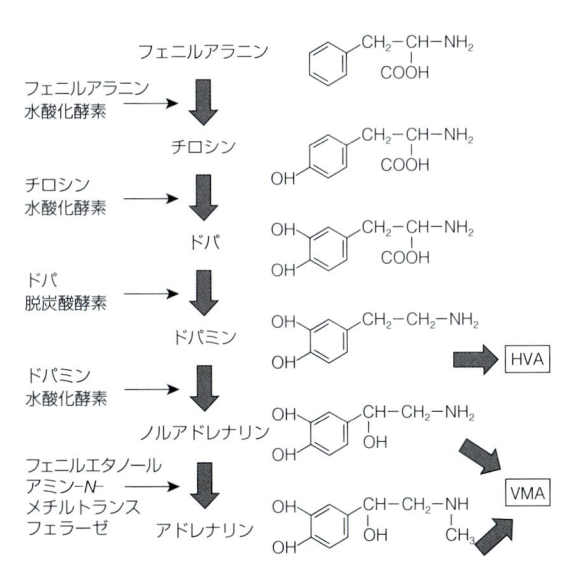

図8 カテコールアミンの合成および代謝経路

一方，神経芽細胞腫（交感神経の腫瘍）の診断にも用いられる．主に幼児期に小児固形腫瘍として好発する．尿中 HVA，尿中 VMA，メタネフリン2分画（VMA の前駆物質）も褐色細胞腫，交感神経芽細胞腫で上昇し，経過観察にも用いられる．尿中 VMA は乳児神経芽細胞腫のマススクリーニングとしても使われていた．発作性分泌型の場合は血中濃度測定，持続性分泌型を示すものは尿中濃度測定の方が信頼性は高い．尿中 VMA は内因性ドパミン量を反映し，Parkinson 症候群，Alzheimer 症候群で低値を示す．3-メトキシ-4-ヒドロキシフェニルエチレングリコール（MHPG）はアドレナリン，ノルアドレナリンの代謝産物で約60％が中枢神経に由来することから神経疾患の診断にも有用である．統合失調症（ノルアドレナリン代謝回転亢進）で高値，うつ病や Alzheimer 病（ノルアドレナリン代謝回転抑制）では低値になる．

9. 性ホルモン

男性ホルモンはアンドロゲン，女性ホルモンはエストロゲンとプロゲステロンがあり性腺（精巣と卵巣），胎盤，副腎皮質で合成・分泌されるステロイドホルモンである．その他，妊娠時に胎盤より分泌されるヒト絨毛性ゴナドトロピン（hCG）やヒト胎盤性ラクトゲン（hPL）もある．

■ アンドロゲン（テストステロン）

A. 構造，生理学的意義

　アンドロゲンとして最も強い生理活性を持つテストステロンはC19のステロイド化合物である．精巣の間質細胞でアンドロステンジオン，DHEAを経て生合成される．副腎皮質でも作られるが，活性は低い．分泌は下垂体前葉からの黄体形成ホルモン（LH），FSHにより調節を受ける．血中テストステロンのほとんどが性ホルモン蛋白結合グロブリン（SHBG）であり，生理活性を持つ遊離型は1〜2%である．胎生期の性分化，男性性器の発育と機能維持，精子形成，筋での蛋白質合成，体毛発育促進に関与している．DHEA，アンドロステンジオンは17-KSとして尿中に排泄される．尿中に排泄される17-KSは健常成人男性の場合約2/3は副腎由来，約1/3は性腺由来である．小児や女性の場合ほとんどが副腎由来となる．

B. 検体採取・保存の注意事項

　テストステロン分泌は朝高く，夜低いといった日内変動があるため採血時間を一定にするべきである．総テストステロン測定が多いが肝疾患，甲状腺疾患などの結合蛋白の増減に影響を受けるため，遊離テストステロン測定も重要である．遊離テストステロンにおける加齢の影響（男性）は顕著であり，低下傾向を示す．血清を用いる場合は冷蔵保存，トルエン蓄尿の場合は一部冷凍保存する．遊離テストステロン測定は血清を用い，冷凍保存が必須である．測定はRIA，ECLIAがある．

C. 基準範囲と臨床的意義

　基準値は表7に示す．
　血中テストステロン高値の場合は副腎癌，精巣腫瘍，女性では卵巣腫瘍が疑われる．21-ヒドロキシラーゼ欠損症，11βヒドロキシラーゼ欠損症などステロイドホルモン合成にかかわるホルモンの欠損による先天性副腎皮質過形成では副腎アンドロステロンなどの増加による思春期早発症（男児）や女児の男性化徴候などの副腎性器症候群がある．血中テストステロン低値の場合は精巣機能障害でKlinefelter症候群（LH，FSH高値）や，Kallmann症候群，脳腫瘍など（いずれもLH，FSH低値）が考えられる．

■ エストロゲン

A. 構造，生理学的意義

　エストロゲンはC18のステロイド化合物である．下垂体前葉からのLH，FSHによって分泌刺激をうける．女性では胎盤＞卵巣＞副腎皮質の順で生合成され，男性では精巣と副腎皮質で産生・分泌される．エストロン（E_1），エストラジオール（E_2），エストリオール（E_3）の順に代謝を受け変化する．それぞれ抱合体として尿中に排泄される．E_3は最も多量に尿中に排泄され，性腺の機能維持，卵胞の発育，乳腺の発育作用や，骨量維持作用を持っている．E_2は子宮内膜，子宮筋に対する活性が最も強い．E_3は妊娠時での胎児胎盤機能を反映するなどそれぞれ生理活性には特徴がある．女性性周期における女性ホルモンの変化は図9に示す．

B. 検体採取・保存の注意事項

　総エストロゲンは蓄尿を用い，E_2，E_3は血清を用いる．E_3はトルエン蓄尿検体を用いるが随時尿を用いた半定量法もある．随時尿以外は凍結保存が望ましい．測定は半定量法を除いてRIAを用いる．

C. 基準範囲と臨床的意義

　基準値は表7に示す．性周期，妊娠週数で異なる．
　非妊娠時と妊娠時で意義は異なる．総エストロゲンは非妊娠時では副腎皮質過形成，エストロゲン産生腫瘍などで高値を示す．閉経後，卵巣機能低下では低値になる．妊娠時では胎児胎盤機能を反映するため妊娠の管理に用いられる．多胎，巨大児では高値を示し，妊娠中毒症，胎児発育不全などでは低値になる．E_2は妊娠時では胎盤由来エストロゲンとして大量に分泌される（図9）．排卵誘発剤使用時の卵胞状態のモニタリングに使われる．E_3は卵巣での産生は少なく，前駆体は胎児副腎で産生され，胎盤で合成され，尿中に最

も多く排泄されるため，胎児胎盤機能の指標となる．妊娠が進むにつれて最も顕著に増加するのはエストロゲンである．

■ プロゲステロン
A. 構造，生理学的意義

プロゲステロン（黄体ホルモン）はC21のステロイドで女性では卵巣と胎盤から分泌され黄体機能，妊娠維持にかかわる．男性では精巣，副腎皮質から合成される．代謝されプレグナンジオール，または17-KSとして尿中に排泄される．黄体機能の指標，月経周期，不妊症の診断に有用である．

B. 検体採取・保存の注意事項

プロゲステロンは血清を，プレグナンジオールは蓄尿検体を用いる．いずれも冷蔵保存する．

C. 基準範囲と臨床的意義

基準値は表7に示す．性周期，妊娠週数で異なる．
高値を示す病態：妊娠，黄体期，Cushing症候群
低値を示す病態：黄体機能不全，無月経，Addison病，排卵異常

■ ヒト絨毛性ゴナドトロピン（hCG）
A. 構造，生理学的意義

hCGは胎盤絨毛細胞から分泌されるα，βサブユニットからなる糖蛋白質である．受精卵着床後，大量に分泌されるので妊娠の診断，絨毛性疾患の管理に用いられる．黄体を刺激しプロゲステロンの産生を促し妊娠を維持させる働きがある．

B. 検体採取・保存の注意事項

定量の場合は血清，および随時尿を用いる．定性の場合は随時尿を用いる．いずれも保存は冷蔵が望ましい．定量ではECLIA，EIAを用い，定性ではイムノクロマトグラフィを用いる．

C. 基準範囲と臨床的意義

基準値は表7に示す．

非妊娠時，男性では産生されないことから妊娠検査キットとしても用いられる．妊娠4週以降でほぼ陽性になる．排卵後約10日で検出され始め9～12週位まで急速に上昇する．正常妊娠，胞状奇胎，異所性hCG産生腫瘍で高値を示し，子宮外妊娠，流産，胎児死亡で低値を示す．

10. 膵臓ホルモン

膵臓には外分泌腺と内分泌腺が存在し，膵液を分泌する外分泌腺が90％を占め，ホルモンを血中へ分泌する内分泌腺にはランゲルハンス島がある．α（A）細胞，β（B）細胞，δ（D）細胞などからなる．α細胞からはグルカゴン，約70％を占めるβ細胞からはインスリン，δ細胞からはソマトスタチンが主に分泌されている．

■ インスリン
A. 構造，生理学的意義

ランゲルハンス島β細胞から分泌されるペプチドホルモンである．粗面小胞体でプレプロインスリンが合成され，シグナルペプチド切断後プロインスリンが作られゴルジ装置に貯蔵される．図10のようにA鎖（21個のアミノ酸）とB鎖（30個のアミノ酸）が2カ所でジスルフィド（S-S）結合してつながった構造である．次にプロホルモン変換酵素により2カ所が切断されC鎖（C-ペプチド）とインスリンができあがる．C-ペプチドとインスリンはほぼ1：1で生成するため血中・尿中C-ペプチドを測定することでインスリンの生合成量がわかる．C-ペプチドは生理活性がなく尿中に排泄される．

インスリンは生体内で唯一血糖低下作用を持つ．筋肉，脂肪組織，肝臓などでグルコースの細胞内への取り込み，グリコーゲン，蛋白質，脂肪の合成と貯蔵を促進し，さらに肝臓では糖新生を抑制し，血糖値を低下させる．インスリンの分泌は主に血中グルコース濃度に依存し，グルコース濃度の上昇に伴い分泌が促進される．

B. 検体採取・保存の注意事項

インスリン，インスリン抗体，C-ペプチドの

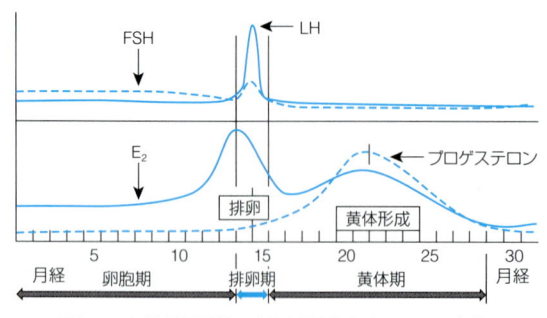

図9 女性性周期における性ホルモンの変化

測定は血清が用いられ，凍結保存が望ましい．C-ペプチドの測定に蓄尿を用いる場合がある．塩酸を用いた酸性蓄尿ではペプチド活性が低下する可能性があり，アジ化ナトリウム，炭酸ナトリウムを安定化剤として添加し，冷蔵保存する．食事の影響があるため，血糖値なども含め精査が必要である．ヘモグロビンなどの還元作用でS-S結合が切れる可能性もあるため溶血には注意が必要である．測定はECLIA，RIAが用いられる．

C. 基準範囲と臨床的意義

血中インスリン　：1.7～10.4 μU/mL
　　　　　　　　　（空腹時）
C-ペプチド（血中）：0.6～1.8 ng/mL（空腹時）
　　　　　（尿中）：20.1～155 μg/日

血中インスリン濃度測定は糖尿病の診断・病態把握に有用であり，またβ細胞のインスリン分泌機能を反映し，高値を示す病態にはインスリン抵抗性によるⅡ型糖尿病，インスリノーマ，肥満，Cushing症候群，末端肥大症などがある．低値を示す病態ではⅠ型・Ⅱ型糖尿病，低栄養，原発性アルドステロン症，膵癌などがある．糖尿病インスリン療法時の治療抵抗性があるとインスリン抗体が高値を示す．インスリン抗体の存在によって血中インスリン濃度測定が困難な場合，また外因性インスリン（薬剤）が存在する場合も，真の内因性インスリンの定量が困難なため，C-ペプチド測定が有用になる．インスリンの免疫学的定量において生合成の際に生じる中間産物も反応する

ため，厳密にインスリン濃度を表していない．よって測定値をimmunoreactive insulin（IRI）と表す．インスリン抵抗性の判定には空腹時血糖値と空腹時インスリン値を用いてHOM-IR値を，インスリン分泌能の評価にはHOMA-β値やGTT試験の30分値を用いたⅡ（insulinogenic index）が有用である．

■ グルカゴン

A. 構造，生理学的意義

ランゲルハンス島α細胞および腸管から分泌されるペプチドホルモンでプレグルカゴンを経て生合成される．膵グルカゴンと腸管グルカゴンが存在するが，膵グルカゴンの生理活性が強い．主に肝臓でのグリコーゲン分解を促し，血糖値を上昇させる．筋肉中のグリコーゲン分解には関与しない．また解糖系を抑制し糖新生を促し，血糖値を上昇させる働きもある．血糖上昇作用に関しては生体内では最も強い作用を持つ．一方ではインスリン分泌促進作用，中性脂肪の分解促進作用もある．低血糖状態，ストレス，アミノ酸（アルギニン）刺激によって分泌が促進され，遊離脂肪酸，グルコース，ソマトスタチンなどで抑制される．

B. 検体採取・保存の注意事項

血中グルカゴンは食事や激しい運動，自律神経の影響を受けるため早朝空腹時採血が望ましい．グルカゴンは血中蛋白分解酵素で分解されやすいため，トラジロールやアプロチニン（プロテアーゼ阻害剤）とEDTA-2Naを加えた専用容器を用いて採血する．血漿分離も4℃以下で行うことが望ましく，分離後は血漿を専用ポリスピッツに入れ，-20℃で保存する．測定はRIA（二抗体）を用いる．

C. 基準範囲と臨床的意義

血中グルカゴン（膵臓）：23～197 pg/mL

血中グルカゴンが著明に高値を示す病態にはグルカゴノーマ（グルカゴン産生腫瘍），糖尿病，Cushing症候群，外傷によるストレスなどある．

特に糖尿病では血糖値上昇よりもグルカゴン上昇が強い．アルギニン負荷によるグルカゴン上昇も亢進する．低値を示す病態として膵摘出，慢性膵炎，Addison病，不安定型糖尿病がある．

■ ソマトスタチン

ソマトスタチンは膵δ細胞から分泌されるペプチドホルモンである．消化管や視床下部からの分泌もある．膵インスリン，グルカゴンの分泌抑制，消化管ホルモンの分泌抑制にも働く．また下垂体からの成長ホルモンの分泌も抑制する．

11. 消化管ホルモン

消化管機能は神経系の神経ペプチドと内分泌系のペプチドホルモンによって調節されている．ガストリン・コレシストキニン群，セクレチン・グルカゴン群，膵ポリペプチド群，その他の群に分けられる．食物摂取や迷走神経の刺激によって分泌が促進され，消化管機能に関与する．代謝は肝臓で行われる．

■ ガストリン・コレシストキニン群
A. 構造，生理学的意義

ガストリンとコレシストキニン（パンクレオザイミン）がある．ガストリンは胃幽門前庭部のG細胞から分泌されるアミノ酸17個からなるペプチドホルモンで胃酸分泌促進，胃粘膜増殖に働く．食物刺激などでpH5以上になると分泌が促進され，低pHやセクレチン分泌などが負のフィードバックとなり分泌が抑制される．コレシストキニンは十二指腸と空腸上部のI細胞から分泌されるアミノ酸33個のペプチドホルモンで胆嚢収縮，膵臓酵素分泌促進に働き，パンクレオザイミンは膵外分泌機能検査にも使われる．

B. 検体採取・保存の注意事項

ガストリンの測定には血清を用いる．関連するペプシノゲンⅠ・Ⅱの検査も同様に血清を用いる．蛋白分解酵素の影響を除くため冷凍保存する．これらは食事による刺激を受けることから，採血は早朝空腹時に行う．ガストリンの測定は

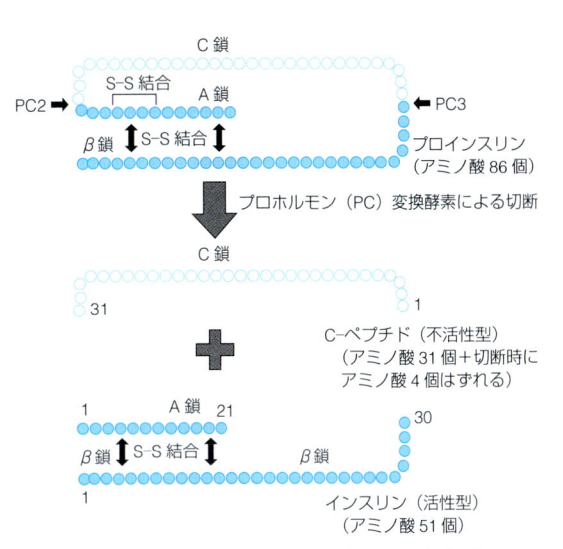

図10 インスリン，C-ペプチドの生合成

RIA（PEG），ペプシノゲンⅠ，Ⅱはラテックス凝集法を用いる．

C. 基準範囲と臨床的意義

血中ガストリン：37～172 pg/mL

血中ガストリン高値を示す病態にはガストリノーマ（Zollinger-Ellison症候群），萎縮性胃炎，消化性潰瘍活動期，慢性腎不全，閉塞性黄疸がある．悪性貧血では内因子欠乏によるVB_{12}吸収不良が多く，胃酸分泌低下がみられ，pHが上がり血中ガストリンは高値となる．H_2受容体拮抗薬などの胃酸分泌抑制薬の服用中でも高値を示す．低値に関しては臨床的意義はない．

■ セクレチン・グルカゴン群
A. 構造，生理学的意義

セクレチン，VIP，GIP（胃酸分泌抑制ポリペプチド），EG（エンテログルカゴン）がある．セクレチンは十二指腸上部のS細胞から放出されるアミノ酸27個のペプチドホルモンでpH4以下で放出され，膵液分泌促進，特に膵臓の重炭酸イオン分泌を刺激する．胃液分泌抑制にも働く．セクレチン試験として膵外分泌機能検査にも使われる．VIPは大腸と小腸のH細胞から放出される

アミノ酸28個のペプチドホルモンである．胃酸分泌抑制，膵液・腸液分泌促進，特に血管平滑筋の弛緩，血管拡張作用を持つ．

B. 検体採取・保存の注意事項

血中VIP測定では血漿を用いる．VIPは不安定な物質であるため，アプロチニン（プロテアーゼ阻害剤）を添加したEDTA採血管を使用する．凍結保存は必須である．測定はRIA（二抗体）を用いる．

C. 基準範囲と臨床的意義

血中VIP：100 pg/mL 以下

血中VIPが高値を示す病態にはWDHA症候群がある．水様性下痢，低カリウム，無酸症を示す．低値に関しては臨床的意義はない．

12. ナトリウム利尿ペプチド
A. 構造，生理学的意義

ナトリウム利尿ペプチドファミリーとして3種類存在している．心房性ナトリウム利尿ペプチド（ANP），脳性ナトリウム利尿ペプチド（BNP），C型ナトリウム利尿ペプチド（CNP）がある．ANPは主として心房で合成・貯蔵されNa利尿，血管拡張，レニン・アルドステロン分泌抑制，循環血漿量の減少など体液バランス，血圧調整に関与している．BNPは脳よりも主に心臓（心室）から分泌されANPとともに体液や血圧調節に関与している．BNPは心筋内で前駆体であるproBNPが分解され，BNP（活性型）とNT-proBNP（不活性型）として血中に分泌される．NT-proBNPはBNPよりも血中半減期が長いため，血清検体でも安定して測定可能である．CNPはマクロファージ系細胞，血管内皮細胞から産生され，血管壁の局所因子として平滑筋細胞の増殖抑制に関与する．血管内膜損傷による内膜肥厚に顕著な抑制作用があることがわかっている．心筋梗塞後の心臓肥大と線維化抑制に効果があることも明らかになっている．

B. 検体採取・保存の注意事項

血中ANPとBNPの測定は血漿を用いる．両者とも不安定な物質であるため，アプロチニン（プロテアーゼ阻害剤）を添加したEDTA採血管を使用する．凍結保存は必須である．測定はCLEIAを用いる．食塩摂取，運動などの影響を受けるため，早朝空腹時で30分の安静後の採血が望ましい．NT-proBNPは少し安定性があり，冷蔵保存，血清使用も可能である．

C. 基準範囲と臨床的意義

血中ANP：43.0 pg/mL 以下
血中BNP：18.4 pg/mL 以下

血中ANPが高値を示す病態は，心房負荷や循環血漿量増加をきたす急性心筋梗塞，うっ血性心不全，心房細動，本態性高血圧，Cushing症候群，原発性アルドステロン症などが考えられる．心疾患，腎疾患の重症度に並行して高値になる．低値を示す病態は尿崩症，脱水，食塩欠乏，副腎機能低下症などが考えられる．体液貯留量に関しての指標にもなる．ANPは主に心房から分泌されるのに対して，血中BNPは主に心室から分泌されるため，臨床的意義も少し異なる．血中BNPが高値を示す病態はうっ血性心不全，本態性高血圧，急性心筋梗塞などANPとほぼ同じであるが，慢性心不全（重症例）での上昇はANPに比べて顕著である．血中BNP濃度は各種心疾患の経時的変化，予後推定に有用である．またNT-proBNP測定もBNPと比べ血中半減期も長く安定であり，臨床的意義も高い．ANP，BNPともに加齢による増加も認められる．

13. その他
■ レニン
A. 構造，生理学的意義

レニンは腎臓の傍糸球体細胞から産生されるアミノ酸340個からなる蛋白分解酵素である．腎臓に存在するレニン-アンギオテンシン系（図7）に関与しており，血圧調節，循環血液量，電解質の恒常性維持に関与している．前述のアルドステ

ロン（副腎皮質），ANPとも密接な関係がある．レニンはアンギオテンシノゲンを分解し，アンギオテンシンI（アミノ酸10個）を生成する．これにアンギオテンシンI転換酵素（ACE）が作用し，強い生理活性を持つアンギオテンシンII（アミノ酸8個）が産生され，昇圧作用，アルドステロン分泌促進などに関与する．アルドステロン量によってネガティブフィードバックを受ける．

B. 検体採取・保存の注意事項

血中レニン活性，濃度定量，アンギオテンシンI，II濃度測定は血漿（EDTA-2Na）を用いる．日内変動（早朝高い），食塩摂取量，性周期など生理的変動を受けやすい．採血は早朝空腹時，安静臥位にて行い，冷凍保存が必須である．血中レニン活性はレニン基質と一定時間反応させた後産生されるアンギオテンシンI量を測定する．RIA（ビーズ固相）法を用いる．

C. 基準範囲と臨床的意義

血漿レニン活性：0.2〜2.7 ng/mL/時
　　　　　　　（早朝安静時）
　　　　　　　0.2〜3.9 ng/mL/時
　　　　　　　（早朝2hr立位歩行）
血漿レニン濃度：2.5〜21.4 pg/mL（早朝臥位）
　　　　　　　3.6〜63.7 pg/mL（立位歩行）

血漿レニン活性，血漿レニン濃度ともに高値を示す病態には，腎血管性高血圧，褐色細胞腫，レニン産生腫瘍，Bartter症候群などがある．低値を示す病態には原発性アルドステロン症などがある．レニン活性測定はレニン基質量（アンギオテンシノゲンなど）による影響を受けるため，レニン分泌動態把握のためにはレニン濃度定量が正確である．ACE阻害薬（降圧薬）投与の場合はアンギオテンシンI量は高値，アンギオテンシンII量は低値を示す．ACEは肺をはじめとする血管内皮細胞に多く存在する．またサルコイドーシスの類上皮細胞肉芽腫に多量に存在するためサルコイドーシスの場合は高値を示す．ACE阻害剤の投与では低値を示す．

（高崎昭彦）

チェックリスト

☐ ホルモンを化学構造から大別し，分泌臓器と主なホルモン名をあげよ．
☐ ホルモンの作用機序について説明せよ．
☐ ホルモン測定法の概要を説明せよ．
☐ 甲状腺ホルモンの生理作用と臨床的意義について述べよ．
☐ 血糖調節にかかわる主なホルモンをあげ，その役割を述べよ．
☐ 電解質代謝にかかわる主なホルモンをあげ，その役割を述べよ．

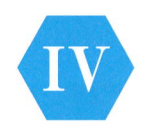

IV 人体の臨床化学検査の実際—生体分子の分析各論

9 ビタミン

1. ビタミンとは

ビタミンは，糖質，脂質，蛋白質，無機質とともに五大栄養素の1つである．生体にとって不可欠な栄養素であるが，ビタミン自身はエネルギーの供給源にはならない．生体内で代謝系や生理作用を維持する上で必要な有機化合物である．ほとんどのビタミンは生体内での合成不可能なため，食事から摂取することに頼る．

現在，ビタミンは13種類が知られており，脂溶性ビタミン4種類と水溶性ビタミン9種類に分類される．ビタミンの種類，化学名，主な疾患，検査法，採取・保存の注意，基準範囲は**表1**にまとめた．名前の由来は vital＋amine；生命を保つのに必要なアミンから vitamine と名付けられた．しかし，その後，発見されるものはアミンではないものが多く，amine の語尾の e を除き vitamin と改められた．

ビタミンの発見は，欠乏症による病態の治療や予防がきっかけといわれる．特にビタミンB_1欠乏症の脚気の発症が有名である．江戸時代の頃，生活水準の向上した武士や奉公人が白米食を摂るようになり脚気の症状に悩まされた．その後，脚気が江戸で大流行したことから"江戸わずらい"と呼ばれた．

2. 脂溶性ビタミン

脂溶性ビタミンは，脂質とともに存在する水に溶けにくいビタミンで，ビタミンA，D，E，Kの4種が主要なものである．各種脂溶性ビタミンの構造は**図1**にまとめた．脂溶性のため腸管からの吸収には胆汁酸が必要である．脂溶性ビタミンは過剰摂取すると脂質と一緒に脂肪組織に蓄積されるため，過剰症も重要である．

■ ビタミンA

ビタミンAはレチノイドと呼ばれ，末端の構造により，レチノール，レチナール，レチノイン酸に分類される（**図1**）．ビタミンAは視覚色素であるロドプシンの成分である．ビタミンAの一種である 11-*cis*-レチノールがオプシンという蛋白質に結合し網膜桿体細胞に多量に存在している．暗くなると 11-*cis*-レチノールとオプシンが結合しロドプシンへ変換される．

動物性食品由来のビタミンAは大部分がレチノールもしくは脂肪酸とのエステル（レチニルエステル）として存在している．このレチニルエステルは加水分解によりレチノールへ変換される．植物性食品由来のビタミンAはプロビタミンA作用を有するカロテノイドからの摂取による．α-カロテン，β-カロテン，γ-カロテン，β-クリプトキサンチンがプロビタミンAとして存在している．いずれも膜輸送単体により小腸より吸収され，プロビタミンAはレチナールを経てレチノールに変換する．吸収されたレチノールはエステル化され，カイロミクロンの構成成分としてリンパ管に放出される．一部のレチノールの遊離のままで門脈を介し肝臓へと輸送され，星細胞クッパー細胞内で貯蔵される．

■ ビタミンD

ビタミンDはビタミンD_2（エルゴカルシフェ

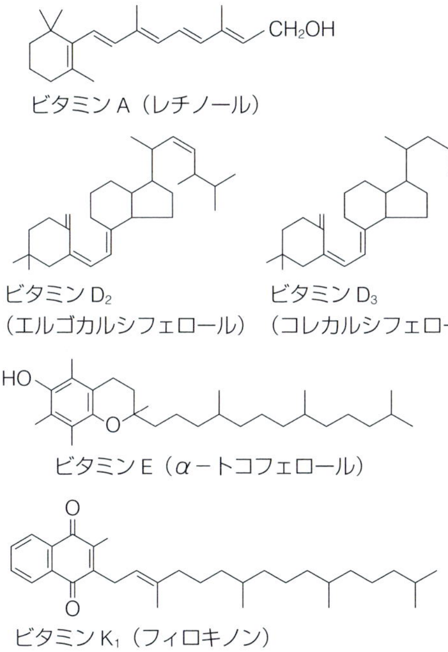

図1 各種脂溶性ビタミンの構造

ビタミンA（レチノール）
ビタミンD₂（エルゴカルシフェロール）
ビタミンD₃（コレカルシフェロール）
ビタミンE（α-トコフェロール）
ビタミンK₁（フィロキノン）

ロール），D₃（コレカルシフェロール），D₄（22-ジヒドロカルシフェロール）の総称で，ビタミンD₃の誘導体1,25-ジヒドロビタミンD₃〔1,25-(OH)₂-D₃〕がヒトへの生理活性を持つ．

ビタミンDは骨吸収と骨形成により骨組織の再構築にかかわり，血中カルシウム濃度の維持に関与するカルシウム代謝調節ホルモンとしての作用を持つ．

ビタミンD₂は植物由来で，ビタミンD₃は動物由来である．摂取されたビタミンDは小腸から吸収され，カイロミクロンに取り込まれリンパ管を経由して体内に取り込まれる．食事から摂取されたビタミンD，皮膚で生合成されたビタミンDともにビタミンD結合蛋白（DBP）と結合し肝臓へ運ばれる．

肝臓に入るとCYP27A1，CYP2R1により大部分が25-ヒドロキシビタミンD（25-OH-D）に代謝される．DBPと結合した25-OH-Dは血中を循環するが，腎臓の近位尿細管に取り込まれ，1,25-(OH)₂-Dへ代謝される．

■ ビタミンE

天然にはα-，β-，γ-，δ-トコフェロールおよびトコトリエノールの8種類がある．脂溶性抗酸化物質で，生体内においての抗酸化作用は活性酸素ラジカルを捕捉し，特に不飽和脂肪酸が酸化されて生じる脂質ペルオキシラジカルを捕捉し連鎖反応を停止させている．ビタミンEのラジカル捕捉活性の強さはα-トコフェロール＞β＞γ＞δである．

食物中のビタミンEのほとんどはα-，γ-トコフェロールである．摂取されたビタミンEは遊離型として小腸から脂質とともに吸収される．脂質の吸収には膵酵素，胆汁酸の分泌が必要で，ミセル状に加水分解される．このミセルに含まれて，小腸から受動拡散により吸収され，上皮細胞内ではカイロミクロンに取り込まれ，リンパ管に排泄される．ビタミンEの吸収には輸送体であるNPC1L1（Niemann-Pick typeC1-like 1）が関与している．ビタミンEの中でもα-トコフェロールが選択的にα-トコフェロール輸送蛋白と結合し，ABCA-1（ATP-binding cassette transporter A1）を介して細胞外に分泌され，超低比重リポ蛋白（VLDL）に取り込まれて血液中を循環する．その他のビタミンEは肝臓において代謝され排泄される．なお，摂取されたビタミンEの30〜70％は吸収されず，そのまま糞便中に排泄される．

■ ビタミンK

血液凝固を促進する作用を持つ．血液凝固因子（II，VII，IX，X）凝固抑制因子プロテインC，プロテインSの生合成にかかわる．Koagulation（凝固）のKが命名の由来である．

ビタミンKは，血液凝固因子（II，VII，IX，X）前駆体中のグルタミン残基をγ-カルボキシグルタミン酸残基に変えて活性型にする反応に必要である．血液凝固阻止薬であるワルファリン（warfarin）は，ビタミンKと構造がよく似ており，この活性型へ変換する酵素を阻害して血液凝固作用を抑制する．

ビタミンKには植物由来のビタミンK₁（フィ

表1 ビタミンの種類，検査法，主な疾患

	ビタミンの種類	化学名	主な疾患	多く含まれる食品
脂溶性ビタミン	ビタミン A	レチノール	欠乏：夜盲症 過剰：頭痛，食欲不振，胎児奇形	鶏レバー，ウナギ（蒲焼き），緑黄色野菜
	ビタミン D	カルシフェロール	欠乏：くる病，骨軟化症 過剰：高カルシウム血症，腎機能障害，石灰化障害	キクラゲ，魚類，アンコウの肝
	ビタミン E	トコフェロール	欠乏：脂肪吸収障害，溶血性貧血 過剰：出血時間延長	煎茶，アーモンド，食物油
	ビタミン K	フィロキノン，メナキノン	欠乏：消化管出血，新生児メレナ	納豆，緑黄色野菜，海草類
水溶性ビタミン	ビタミン B_1	チアミン	欠乏：末梢神経障害（脚気），中枢神経障害（Wernicke 脳症）	豚肉，玄米，全粒シリアル
	ビタミン B_2	リボフラビン	欠乏：口唇炎，口角炎，発育障害	豚レバー，魚類，緑黄色野菜
	ビタミン B_6	ピリドキシン	欠乏：口角炎，口唇炎，皮膚炎	魚類，肉類，果物
	ビタミン B_{12}	コバラミン	欠乏：巨赤芽球性貧血（悪性貧血），メチルマロン酸炎	貝類（シジミ，カキなど），魚類，牛レバー
	ビタミン C	アスコルビン酸	欠乏：壊血病，歯肉炎，皮下出血	柑橘類，赤ピーマン，煎茶
	ナイアシン	ニコチン酸，ニコチンアミド	欠乏：ペラグラ	魚類，肉類，豆類
	葉酸		欠乏：巨赤芽球性貧血（葉酸欠乏性貧血），白血球減少症	牛レバー，緑黄色野菜，豆類（大豆，ピーナッツなど）
	ビオチン		欠乏：皮膚炎，脱毛症（ただし，欠乏症になることは稀）	レバー，鶏卵，豆類（大豆，ピーナッツなど）
	パントテン酸		欠乏：皮膚炎，胃腸炎（ただし，欠乏症になることは稀），発育の停止，低体重など	レバー，干しシイタケ，納豆

検査法	採取・保存の注意	基準範囲
HPLC（高速液体クロマトグラフィ）を用いて定量する．ビタミンAは光に不安定なため，操作中検体を遮光して行う．	早朝空腹時に採血，遮光保存する．4℃で4週間，-20℃以下で2～5年安定である．	レチノール：30～80 μg/dL β-カロテン： 男性 11.6～88.6 μg/dL 女性 30.7～163.0 μg/dL
血中25-ヒドロキシビタミンDは放射性免疫測定法（RIA）や酵素免疫測定法（EIA）が主流，標準法にGC-MS（ガスクロマトグラフィ-質量分析）法が定められている．血中1,25-ジヒドロキシビタミンDはRIA，EIA，ELISAで測定する．	採血後は速やかに分離する．血清（血漿）は-20℃で保存し，室温では72時間程度まで安定である．	1,25-ジヒドロキシビタミン D_3：20～60 pg/mL
血漿からn-ヘキサンによって抽出された脂質性物質を分光蛍光検出器もしくは，電気化学検出器を備えたHPLCで測定する．	空腹時に採血する．遮光して保存する．4℃で4週間，-20℃で1年程度安定である．	0.5～1.1 mg/dL
HPLC法が主流である．他に蛍光検出HPLCとして白金を用いた還元カラムでビタミンKを還元し，発光した蛍光を検出する方法がある．	早朝空腹時に採血し，ただちに遮光する．-20℃以下で2～3カ月，-70℃以下で2年間程度安定である．	フィロキシン： 0.13～1.19 ng/mL メナキノン： 0.04±0.01 ng/mL
新鮮全血を5%トリクロロ酢酸溶液と混合し，遠心にて除蛋白を行う．その後ミクロフィルターの濾液を試料とし，HPLC-ポストカラム法にて測定する．	-20℃以下で2カ月程度安定である．	20～50 ng/mL
ビタミン B_2 を抽出した後，ルミフラビンに変換しHPLCで測定する．	EDTA加血の全血を用いる．遮光して保存する．	66～111 ng/mL
血漿を除蛋白し，HPLCによって分離しポストカラム法で反応させ，蛍光物質を変換し測定する．	採血後，血清を分離し遮光して保存する．-80℃で10日間程度安定である．-20℃は不安定である．繰り返しの凍結融解は避ける．	4～17 ng/mL
血漿をシアン化カリウム存在，酸性化で加熱しシアノコバラミンに転換する．この試料を微生物学的定量法にて測定する．	ヘパリン，フッ化ナトリウム，ビタミンCの混入を避けて採血する．分離した血清は遮光して保存する．また冷蔵庫で一晩，-20℃で8週間程度安定である．	260～1,050 pg/mL
血漿の除蛋白を行い，遠心した上清を試料とする．試料を酸化させたデヒドロアスコルビン酸をHPLCで測定する．	溶血に注意して採血する．除蛋白を行えば-20℃以下で2カ月程度安定である．	0.55～1.5 mg/dL
全血を用いて定量する．低張液を用いて溶血させ，オートクレーブ処理をして遊離型のニコチンアミドに変換する．ニコチンアミドをジエチルエーテルで抽出・乾固後，水で再溶解しHPLCで測定する．	全血を用いる．凍結により長期保存が可能である．	2.9～7.1 μg/mL
血漿中の90%程度が5-メチルテトラヒドロ葉酸として存在し，微生物定量では血漿をそのまま定量の測定する．	血清葉酸の測定では溶血に注意して採血し，血清分離後，凍結保存する．4℃で24時間，-20℃以下で6～8週間程度安定である．	血清 4.4～13.7 ng/mL
血漿をビオチン測定用培地に加え，微生物学定量法により，血漿中の遊離ビオチンを測定する．	血漿をビオチン測定用培地に加え，微生物学定量法により，血漿中の遊離ビオチンを測定する．	292～1,049 pg/mL
血中には遊離型のパントテン酸の他に，結合型パントテン酸も存在している．結合型を遊離型に変換し，微生物定量法にて測定する．	血清，全血は凍結保存する．	血清 0.2～1.8 μg/mL

ロキノン），微生物由来のビタミン K_2（メナキノン），K_3（メナジオン）の総称名である．ビタミンKは小腸から吸収されカイロミクロンに取り込まれリンパ管へ移行する．さらにカイロミクロンレムナントなど中性脂肪を豊富に含むリポ蛋白に乗って肝臓へ運ばれる．肝臓に取り込まれたビタミンKはリポプロテインリッチ蛋白と結合し，血液を循環する．ビタミンKの細胞内濃度は低く，1分子のビタミンKは細胞内で，キノン型→ヒドロキシキノン型→ヒドロキノン型→エポキシド型そしてキノン型に戻るサイクルを繰り返している．

3. 水溶性ビタミン

水溶性ビタミンは水に溶けやすいビタミンで，ビタミンB群とビタミンCが主要なものである．各種水溶性ビタミンの構造は図2にまとめた．発見された当初，ビタミンBを単体と捉えられていたが，研究が進むにつれ，異なる構造の物質が分離され，ビタミンB群または総称名としてビタミンB複合体といわれるようになった．

水溶性ビタミンは過剰摂取しても尿中に排泄されるため，脂溶性ビタミンのように過剰症を心配する必要はない．

■ ビタミン B_1

ビタミン B_1 は蛋白質と結合した形で存在している．すなわち，蛋白質−チアミン2リン酸（TPP）複合体として存在し，TPPを補酵素型といい，脱炭酸反応とケトール基転移反応に関する酵素の補酵素として働く．ピルビン酸脱水素酵素，2-オキソグルタル酸脱水素酵素などの補酵素としての作用が知られている．

体内に吸収されるビタミン B_1 の形態はチアミンでほとんどがTPPとの複合体として存在している．胃酸により蛋白質が変性されTPPが遊離し，小腸に移動してきたTPPはホスファターゼによって遊離型のチアミンとなり，受動拡散で取り込まれる．肝臓ではTPPとして蛋白質との複合体で貯蔵され，脳ではTPPにリン酸が結合したチアミン5'−三リン酸（TTP）としている．

機能を果たした蛋白質−TPP複合体の蛋白部分が消化され，TPPからチアミンとなり，再利用されるか，尿中へ排泄される．

■ ビタミン B_2

ビタミン B_2 は生体内ではフラビンモノヌクレオチド（FMN）もしくはフラビンアデニンジヌクレオチド（FAD）として存在する．酸化還元反応の補酵素として働く．

食品中のビタミン B_2 は，ほとんどがFMNないしFADの補酵素型で存在している．食事から摂取されるFMN，FADは胃内の胃酸環境下でリボフラビンに遊離され，小腸から吸収される．この吸収はエネルギー依存性，Na^+ 依存性である．全血および血清の遊離のリボフラビン濃度が他の組織に比べると高い．これはFMN，FADがそのままでは膜を通過できないことが関係している．

ビタミン B_2 はFMNやFADとして蛋白質として肝臓，腎臓，心臓などで貯蔵される．肝臓では全体の約1/3を占めている．余剰のビタミン B_2 はリボフラビンとして尿中に排泄される．

■ ビタミン B_6

ビタミン B_6 の補酵素型にはピリドキサールリン酸（PLP）とピリドキサミンリン酸（pyridoxamine phosphate：PMP）がある．蛋白質代謝におけるアミノ基転移や脱炭酸反応などを行う酵素の補酵素として機能している．アミノトランスフェラーゼのASTやALTの補酵素としての働きが代表的である．

ビタミン B_6 は，ピリドキシン（pyridoxine：PN），ピリドキサール（pyridoxal：PL），ピリドキサミン（pyridoxamine：PM）の総称である．食事から摂取されるビタミン B_6 はPN，PL，PMの遊離型とPLPとPMPなどのリン酸化型がある．さらに配糖体型のピリドキシン5'−β−D−グルコシド（PNG）がある．リン酸化型は膜結合性アルカリ性ホスファターゼにより脱リン酸化をうけ遊離型となる．PNGは加水分解されピリドキシンになる．遊離型は受動拡散により血中に取り込まれ肝臓に到達する．遊離型のPN，PL，

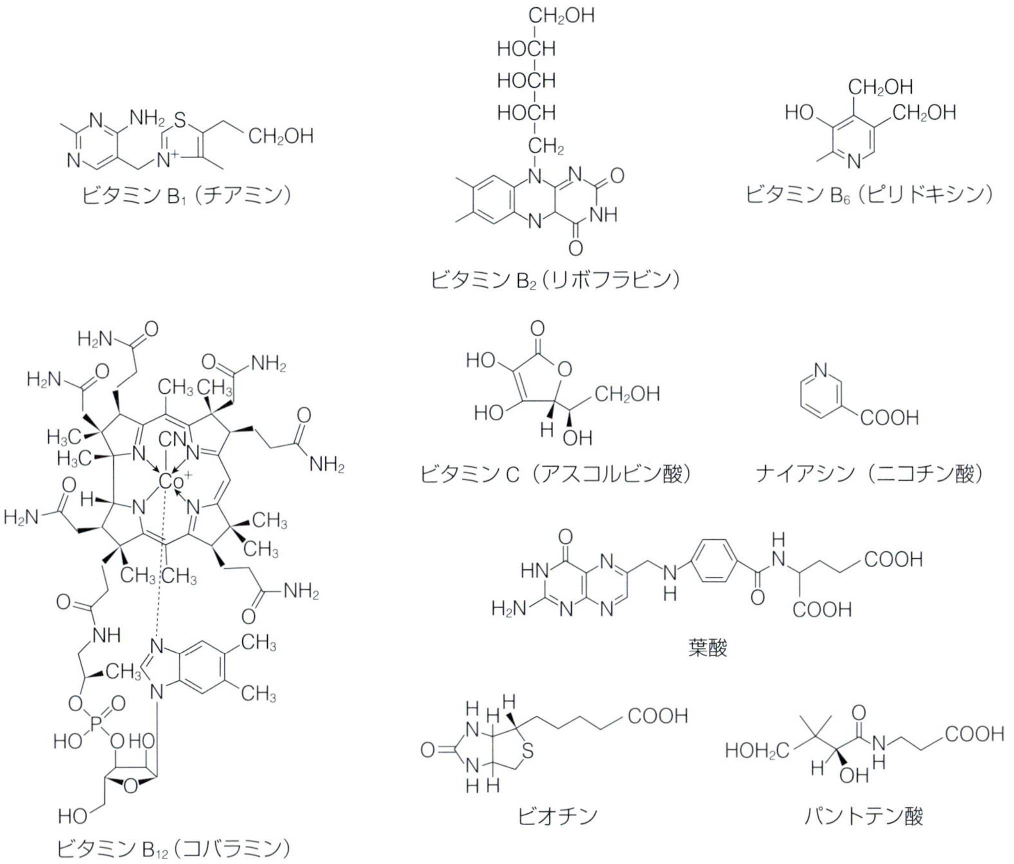

図2 各種水溶性ビタミンの構造

PM はピロドキサールキナーゼによりそれぞれリン酸化され，PNP，PLP，PMP を生成する．余剰のビタミン B_6 は尿中に排泄される．

■ ビタミン B_{12}

ビタミン B_{12} の補酵素型にはアデノシルコバラミンとメチルコバラミンがある．それぞれメチルマロニル CoA ムターゼ，メチオニンシンターゼの反応に関与し，アミノ酸の代謝に機能している．

食事から摂取されるビタミン B_{12} は，蛋白質と結合しており，胃内で胃酸やペプシンの作用を受け遊離する．遊離したビタミン B_{12} は，胃の壁細胞から分泌される内因子（IF）によりハプトコリン（haptocorrin：HC）と結合し，HC-ビタミン B_{12} 複合体として消化管を下る．膵液中の分解酵素によって HC が遊離し，IF-ビタミン B_{12} 複合体となり，回腸の上皮細胞で取り込まれ，IF が遊離し，トランスコバラミン II と結合し細胞内へ輸送される．

腸管に排泄された胆汁中のビタミン B_{12} の約半分は再吸収され，残りは糞便中に排泄される．

■ ビタミン C

ビタミン C は酸性を示し，消化管においては Fe^{3+} を Fe^{2+} に還元し吸収を高めている．

また，抗酸化作用を持ち，水溶性のラジカル捕捉物質として作用する．

他にコラーゲンの生成，貧血，血液凝固，蛋白質・糖質・脂質代謝など多数の機能に関与している．

食事から摂取されるビタミンCは蛋白などと結合せず，遊離の形で存在しており，小腸から吸収される．この吸収にナトリウム依存性ビタミンC輸送体がかかわっている．過剰摂取すると吸収量は減少し，尿への排泄量が増加する．

■ ナイアシン（ニコチン酸）

ナイアシンはニコチン酸とニコチンアミドの総称である．補酵素型にはニコチンアミドアデニンジヌクレオチド（NAD）とニコチンアミドアデニンジヌクレオチドリン酸（NADP）があり，デヒドロゲナーゼなどの酸化還元酵素の補酵素として電子の授受に機能する．

食事から摂取されるNADやNADPはほとんど消化されてしまうが，わずか残っているNADやNADPは消化管でニコチンアミドに消化される．蛋白質や糖質と結合した結合型ニコチン酸は消化されにくく，約30％が遊離しニコチン酸に消化される．ニコチン酸，ニコチンアミドは小腸から吸収され低濃度ではナトリウム依存性の促進拡散により，高濃度では受動拡散によって吸収される．余剰なニコチン酸，ニコチンアミドは肝臓に吸収され，NADに転換され貯蔵される．なお，NADはトリプトファンからも合成される．

■ 葉酸

葉酸は，ビタミンMやビタミンBcとも呼ばれたビタミンB群の一種である．生体内では補酵素型である5,6,7,8-テトラヒドロ葉酸（THF）として，ホルミル（-CHO），メチル（-CH$_3$），ヒドロキシメチル（-CH$_2$OH）などの一炭素化合物を結合し運搬しプリン，ピリミジンの生成すなわち核酸の合成に機能している．

葉酸と構造がよく似たメトトレキサート（methotrexate）は，葉酸を活性型である5,6,7,8-THFに還元する酵素を阻害するため，核酸合成を阻止して細胞増殖を抑制するので，ある種の悪性腫瘍などの治療薬として使われている．また，細胞増殖が盛んな関節リウマチを抑制する抗リウマチ薬としても使われている．

食事から摂取される葉酸の多くはポリグルタミン酸型である．小腸粘膜上皮にある酵素により加水分解され，モノグルタミン酸型となり，葉酸結合蛋白と結合し小腸より吸収される．小腸に取り込まれると5-メチルTHFとなり血中に流れていく．血漿中の葉酸は主にアルブミンやα_2-マクログロブリンと結合し体内を循環している．

肝臓の細胞内に取り込まれた5-メチルTHFは，メチオニンシンターゼにより脱メチル化され，ポリグルタミル化とメチル化を経て貯蔵される．

■ ビオチン

ビタミンHとも呼ばれるビタミンB複合体の1つである．作用はカルボキシル化反応で，トランスフェラーゼ系，デヒドロゲナーゼ系の反応の補酵素として機能する．

食品由来のビオチンと腸内細菌により合成されたビオチンがある．食品中の結合型ビオチンは膵液中のプロテアーゼによりビオシチンビオチニルペプチドに分解され，ビオチニダーゼによって遊離のビオチンになり小腸から吸収される．吸収され，肝臓や各臓器に輸送される．

■ パントテン酸

ビタミンB群の1つである．パントテン酸は生体内で補酵素A（CoA）もしくはホスホパンテインとして機能する．パントテン酸はCoAの構成成分であり，糖代謝，脂質代謝にかかわる補酵素である．脂肪酸の活性化にも関与し，脂肪酸がβ-酸化で分解されるとき，アシルCoAシンテターゼによりCoAチオエステルになる．

食事から摂取されるパントテン酸はCoA，アシルキャリア蛋白質，4-ホスホパンテテインなどの結合型パントテン酸として存在する．ホスファターゼによりパンテテインにまで消化され，パンテテイナーゼによりパントテン酸に加水分解される．パントテン酸とパンテテインが小腸で吸収され，低濃度では能動輸送によって，高濃度では

単純核酸によって吸収される．吸収されたパントテン酸は遊離のまま血流に入り全身に供給される．

4. その他のビタミン様物質

ビタミンには属さないが，ビタミンと同様に生体内で重要な生理活性を持つものがあり，ビタミン様物質ともいわれる．カロテノイド，フラボノイド，コエンザイムQ_{10}，α-リポ酸，カルニチン，コリン，ピロロキノリンキノンなどがある．

（井上聡子）

チェックリスト
□脂溶性ビタミンと水溶性ビタミンをあげよ．
□脂溶性ビタミンの欠乏症，過剰症を述べよ．
□水溶性ビタミンと補酵素の関係について説明せよ．
□ビタミンKと血液凝固因子について説明せよ．
□ビタミン類の検査法について説明せよ．

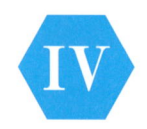

IV 人体の臨床化学検査の実際─生体分子の分析各論

10　腫瘍マーカー

1. 腫瘍マーカーとは

　腫瘍マーカーとは，癌細胞で産生が増加する物質または癌組織の存在に関連して産生が増加する物質で，癌患者の診療に有用性が確認されている物質をいう。腫瘍マーカーは健常者，炎症や良性疾患患者でも少なからず産生されるため，早期癌の発見に有用とはいえず，むしろ主に癌患者のフォローアップに効力を発揮している。

2. 腫瘍マーカーの種類

　腫瘍マーカーの診断への利用の始まりは，Bence-Jones 蛋白（多発性骨髄腫の診断），hCG（絨毛上皮腫の診断），VMA（褐色細胞腫の診断）などである。その後，正常の胎児細胞が産生している蛋白で，癌細胞も産生する蛋白である胎児性蛋白が腫瘍マーカーとして用いられた。これにはアルファ胎児蛋白（α-fetoprotein：AFP），癌胎児性抗原（carcinoembryonic antigen：CEA）などがある。

　1970年代以降になると，1978年に Koplowski が癌細胞のみに反応し，正常細胞には反応しないモノクロナール抗体 NS19-9 を作成し，これにより認識する抗原を CA19-9 とした。CA19-9 は糖鎖であり，その後も多くの糖鎖抗原が発表された。CA19-9 の測定は現在も広く行われている。

　また，癌細胞の代謝亢進で様々な異常が生じる。例えば，アミノ酸の代謝産物であるポリアミンが増加する。プロトロンビン（第II因子）は生合成のときビタミン K を必要とする。ビタミン K が欠乏すると第II因子にならず，異常な蛋白である PIVKA-II（protein induced by vitamin K absence or antagonist）となる。PIVKA-II の肝癌での産生機序は，ビタミン K 欠乏よりも，癌細胞からの直接産生と推測されている。

　近年は癌遺伝子や癌抑制遺伝子の発現を調べ，新しい腫瘍マーカーとして利用されつつある。さらに，癌遺伝子である *HER2* 遺伝子が産生する HER2 蛋白の測定が行われている。p53 遺伝子変異では，変異 p53 蛋白が過剰産生される。この過剰発現した異常蛋白に対する IgG 抗体の（抗 p53 自己抗体）検査が腫瘍マーカーとして行われている。

　主な腫瘍マーカーの由来物質による分類を**表1**に示す。

3. 臨床的意義

　一般に癌の診断は肉眼的または画像検査によって病巣を発見し，病理組織学的検査で診断する方法がとられている。腫瘍マーカーの検査のみで癌の診断を行うのは難しい。腫瘍マーカーは癌のスクリーニング検査としては，あまり威力を発揮しておらず，むしろ悪性腫瘍を疑う場合の補助診断，癌患者の術後の経過観察，癌の再発の早期発見，化学療法や放射線治療効果のモニタリングなどにおいて威力を発揮している。

A. 癌患者のスクリーニングと早期癌の検出

　乳児の検診に尿中 VMA（バニリルマンデル酸）または HVA（ホモバニリン酸）を測定し，神経芽細胞腫のスクリーニングを行う。

表1 腫瘍マーカーの由来物質による分類

物質	由来	主な例
癌胎児性抗原	胎児細胞が産生し，癌細胞も産生する蛋白質	AFP，CEA，BFP
組織細胞特異的物質	組織細胞に特異的に存在する物質	SCC，TPA，PSA，γ-Sm
糖鎖抗原	モノクロナール抗体が認識する糖鎖で，どの部分を抗原として認識するかにより4つに分類される．	Ⅰ型糖鎖：CA19-9 Ⅱ型糖鎖：SLX，NCC-ST-439 母核糖鎖：CA72-4 コア蛋白：CA125
酵素，インヒビター	癌化により組織特異的な酵素あるいはインヒビターの産生が増大する．	酵素：NSE，エラスターゼ1 インヒビター：PSTI
ホルモン，受容体	・正所性ホルモンの過剰産生，異所性ホルモンの産生 ・受容体の発現	ホルモン：HCG-β，ACTH，VMA 受容体：エストロゲンレセプター，プロゲストロンレセプター
細胞増殖代謝物質	・細胞の急速な増殖，壊死に伴う産生物質 ・癌細胞から産生される代謝異常物質	フェリチン，ポリアミン PIVKA-Ⅱ
癌遺伝子産物	・癌遺伝子が産生する蛋白質 ・癌抑制遺伝子の変異より産生した異常蛋白の自己抗体	HER2蛋白 血清抗p53自己抗体

BFP：basic fetoprotein，SCC：squamous cell carcinoma antigen，TPA：tissue polypeptide antigen，PSA：prostate specific antigen，γ-Sm：γ-seminoprotein，CA：carbohydrate antigen，SLX：sialyl SEEA-1，NCC-ST-439：nation cancer center-stomach-439，PSTI：pancreatic secretory trypsin inhibitor，HCG-β：human chorionic gonadotropin β-subunit，ACTH：adrenocorticotropic hormone，VMA：vanillylmandelic acid，PIVKA-Ⅱ：protein induced by vitamin K absence or antagonist-Ⅱ

B. 有病率の高い集団を対象に行う癌のスクリーニング

①胞状奇胎治療後患者を対象としてhCGを測定し，絨毛上皮腫のスクリーニングを行う．
②慢性肝炎・肝硬変患者を対象としてAFPとPIVKA-Ⅱを測定し，肝細胞癌のスクリーニングを行う．
③家族性ポリポーシス患者を対象としてCEAを測定し，大腸癌のスクリーニングを行う．
④乳頭異常分泌患者を対象として乳頭分泌液中のCEAを測定し，乳癌のスクリーニングを行う．
⑤40歳以降の男性を対象として前立腺特異抗原（PSA）を測定し，前立腺癌のスクリーニングを行う．
⑥肝細胞癌では，癌性変化に伴いAFPの糖鎖にフコースが付加しレンズマメレクチンに親和性を示すようになる．AFPはレクチン親和電気泳動によりAFP-L$_1$，AFP-L$_2$，AFP-L$_3$に分画される．肝細胞癌ではAFP-L$_3$分画が増加するので，AFP-L$_3$分画比（AFP-L$_3$％）を測定し，良性肝疾患と肝細胞癌を鑑別する．

C. 癌を疑う患者の診断

臨床的に癌を疑う患者の診断には，一般的な臨床検査，画像検査，内視鏡検査とともに腫瘍マーカー検査が行われる．腫瘍マーカーは臓器・組織特異性が高く，異なる性質のものを2つ程度選択（組合せ検査：コンビネーションアッセイ）することにより有用性が高まる．ただし，腫瘍マーカーのみで癌の診断を行うのは難しく，画像検査や内視鏡検査などで癌の存在を確認し，病理検査で確定する．

一般的に腫瘍マーカーの測定値が高いほど癌の悪性度が高い傾向がある．

D. 癌患者の経過観察

腫瘍マーカーは癌の診断よりも，癌の病状経過の指標としての利用価値の方が高い．

①手術後の腫瘍マーカー値の経過をみながら治療効果を予測する。
②放射線療法，化学療法で治療効果がある場合は腫瘍マーカーの低下がみられる。
③癌の再発や増悪により腫瘍マーカーが上昇する。

臨床的有用性が高いことから実用化されている主な腫瘍マーカーを疾患・腫瘍臓器別に示した（表2）。

4. 検査法

腫瘍マーカーの測定は主に高感度な免疫化学的分析法によって行われている。この方法の始まりは放射性免疫測定法（radioimmunoassay：RIA）であり，微量な抗原または抗体を抗原抗体反応により高感度に検出するものである。本法は測定に用いる抗原または抗体に追跡子（トレーサー）として放射性同位元素を使用しており，最も高感度の方法である。

その後，トレーサーとして，酵素，蛍光物質，化学発光物質を用いた高感度の測定が開発され，一部の物質を除き放射性同位元素を用いない方法で日常検査が行われており，pgオーダーの物質も測定可能となった。一方で，抗原抗体反応による溶液の濁度を光学的に検出する免疫比濁法やラテックス粒子を介した免疫比ろう法も用いられている。腫瘍マーカーの免疫化学的分析法を表3に示した。VMAの測定には液体クロマトグラフィが用いられる。

5. 測定上の注意

A. 地帯現象

測定対象とする抗原あるいは抗体が，用いる抗体あるいは抗原に対して最適比をはるかに超えて存在すると，抗原抗体反応が抑制され，誤った低値に測定される。これは地帯現象によるもので，抗原過剰状態の抑制をポストゾーン，抗体過剰状態の抑制をプロゾーンと呼ばれる。腫瘍マーカーでは，時に基準範囲の上限の10^5または10^6の濃度に達することがあり，地帯現象に注意しなければならない。このようなときは，専用の希釈液を用いて，測定範囲に入るように希釈した後，測定

表2　主な腫瘍マーカーの疾患・腫瘍臓器別

疾患・腫瘍臓器	腫瘍マーカー
神経腫瘍	NSE
甲状腺癌	CEA，カルシトニン，サイログロブリン
食道癌	SCC，CEA，CYFRA，NSE，血清抗p53抗体
肺癌	
扁平上皮癌	CYFRA，SCC
腺癌	CEA，SLX
小細胞癌	NSE，ProGRP
乳癌	CA15-3，CEA，NCC-ST-439，BCA-225，血清抗p53抗体
肝癌	AFP，PIVKA-Ⅱ
胆道癌	CEA，CA19-9，NCC-ST-439
膵癌	エラスターゼ1，CA19-9，CA50，Span-1，NCC-ST-439，STN，SLX
腎癌	BFP
大腸癌	CEA，CA19-9，NCC-ST-439，STN，血清抗p53抗体
子宮癌	HCG-β，CA125，SCC，STN
卵巣癌	HCG-β，CA125，STN，SLX
膀胱癌	NMP22，BTA
前立腺癌	PSA
精巣腫瘍	HCG-β，AFP

CYFRA：cytokeratin fragment, ProGRP：pro-gastrin-releasing polypeptide, BCA225：breast cancer antigen 225, BFP：basic fetoprotein, Span-1：s-pancreas-1 antigen, STN：sialyl Tn antigen, SLX：sialyl Lex-i antigen, NMP22：nuclear matrix protein 22, BTA：bladder tumor antigen

する。

B. 持ち越し現象（キャリーオーバー）

前述のような極端な高値検体を自動分析装置でサンプリングする時，サンプルプローブに残った成分の一部が次の検体に持ち越され，高値に測定されることがある。これをキャリーオーバーといい，極端な高値検体の次の検体は分析をやり直す必要がある。

表3　腫瘍マーカーの免疫化学的分析法

追跡子（トレーサー）	測定法
放射性同位元素を用いる	放射性免疫測定法（radioimmunoassay：RIA）
	免疫放射定量法（immunoradiometric assay：IRMA）
酵素を用いる	酵素免疫測定法（enzyme immunoassay：EIA）
	ELISA（enzyme-linked immunosorbent assay）
化学発光物質を用いる	化学発光免疫測定法（chemiluminescent immunoassay：CLIA）
	化学発光酵素免疫測定法（chemiluminescent enzyme immunoassay：CLEIA）
	……酵素も用いる
	電気化学発光免疫測定法（electrochemiluminescence immunoassay：ECLIA）
ラテックス粒子を用いる	ラテックス凝集比濁法（latex agglutination turbidimetry：LA）

C. 非特異反応

腫瘍マーカーの測定において異好抗体による偽陽性反応が報告されている．これは被検血清中に存在するヒト抗マウス抗体（HAMA）が反応し，異常高値を示すことによる．これらは臨床症状と合致しない測定値を示すことから発見され，原理の異なる測定法での分析，ゲル濾過分析やHAMA吸収試験などを実施することにより検索できる．この他，古くから知られているリウマチ因子，M蛋白，パイログロブリン，クリオグロブリンなども非特異的反応の原因として知られている．

6. 検査試料

多くの項目では血清を試料としている．尿を試料とするのは，Bence-Jones蛋白，VMA，HVA，hCGなどである．場合によって，胸水，腹水などの体液を試料とすることがある．また乳頭異常分泌患者を対象に乳頭分泌液中のCEAを測定することがある．

7. 基準範囲

同一名称の腫瘍マーカーであっても試薬キットメーカーにより測定値が異なる．AFPは唯一，国際標準物質が存在し，各メーカーの標準化が進んでおり，基準範囲は0.5～10 ng/mLである．PSAの基準範囲は成人男性0～4.0 ng/mL（タンデムPSA）が広く用いられている．腫瘍マーカーの測定値を判断するときは，そのキットでの基準範囲，感度，特異度，偽陽性を示す良性疾患などの特性を知っていなければならない．

8. 生理的変動要因

性差，年齢差のみられる項目がある．AFPは出生時高値を示し，生後250～300日で成人値となる．妊娠でも高値を示す．CEAは加齢や喫煙で軽度上昇する．CA19-9のエピトープはシアリルLe^a（Lewis^{a}血液型抗原にシアル酸が結合）であるので，Le^{a}の合成酵素を持たないLe^{a-b-}の人は，CA19-9を産生できないので，測定下限に近い低値となる．この場合は，シアリルLe^{c}を抗原エピトープとするDUPAN-2（pancreatic cancer associated antigen 2）を用いる．CA125は性差があり，男性より女性の方が高い．また月経時や妊娠初期に高値を示す．PSAは加齢により上昇するので，日本泌尿器科学会が推奨する前立腺癌検診では，年齢階層別PSA基準範囲を示している．

（下村弘治）

チェックリスト

□腫瘍マーカーとは何か説明せよ．
□主な腫瘍マーカーについて，由来物質による分類とともに例をあげて説明せよ．
□腫瘍マーカーの臨床的意義について述べよ．
□腫瘍マーカー測定法の概要を述べよ．
□腫瘍マーカー測定上の注意点について述べよ．

IV 人体の臨床化学検査の実際―生体分子の分析各論

11 薬物・毒物

1. 検査の目的―血中薬物濃度モニタリング

多くの薬物の薬効あるいは副作用と血中薬物濃度の間には関連性があって，それぞれの薬物に固有の有効血中濃度域が存在する．有効かつ安全性の高い薬物治療を行うためには望ましい血中濃度にコントロールすることが必要である．薬物の最適な投与量や用法の設定を行うために血中薬物濃度の測定を行うことを血中薬物濃度モニタリング（therapeutic drug monitoring：TDM）という．

TDM が臨床的に有用性を発揮するには，①信頼できる測定法が確立されていること，②血中濃度と薬効あるいは副作用の発現が相関すること，③薬効や副作用を有する代謝物などが同定されていることが条件となる．臨床上 TDM が有用となるのは，**表1**に示すようなケースである．TDMを行う場合には，患者の病状，肝機能，腎機能，血漿蛋白質濃度，薬剤の投与時刻などを把握しておく必要がある．

わが国では保険診療上，**表2**に示すような抗てんかん薬，抗不整脈薬，免疫抑制薬，抗生物質などの薬剤の TDM の実施に際して血中濃度測定のための採血，血中濃度測定，および測定結果の薬物動態学的な解析に基づく投与量の管理について特定薬剤治療管理料としての保険請求が認められている．

2. 生体内の薬物動態

薬の投与は経口投与，静脈内投与など様々な経路で行われる．静脈内投与の場合は直接投与された薬物全量が循環血液中に入るが，経口投与された薬物は消化管から吸収され，消化管粘膜や肝臓

表1　TDM が臨床的に有用なケース

---
①有効血中濃度域が狭く，過量により重篤な中毒を生じるおそれのある薬物
②投与量と血中濃度が比例しない薬物
③体内動態の個人差が大きい薬物
④薬効や副作用が血中濃度と相関するが，薬効や副作用を直接評価しにくい薬物
⑤肝機能や腎機能の障害のある患者，または小児，高齢の患者で投与量の設定が困難な薬物
⑥併用薬との相互作用を生じるおそれのある薬物
⑦ノンコンプライアンスが疑われる場合

の薬物代謝酵素シトクロム P450（cytochrome P450：CYP）で代謝を受けたりした後に循環血液中に入って全身へ運ばれる．経口投与された薬物が消化管粘膜や肝臓の薬物代謝酵素によって受ける影響を初回通過効果といい，リドカイン（抗不整脈薬）はこの影響を受けやすい薬物の1つである．

A. 血中濃度―時間曲線下面積と生体利用率

図1に示すように，ある薬物を静脈内投与した場合の血中濃度の推移を A，経口投与した場合の血中濃度の推移を B とすると，時間軸と血中濃度曲線 A または B に挟まれた面積を薬物血中濃度－時間曲線下面積（area under concentration-time curve：AUC）という．経口投与の場合，最高血中濃度 C_{max} に達する時間を T_{max} と表す．

薬物量 D_{iv} を静脈内投与した場合と薬物量 D_{po} を経口投与した場合の AUC の比は，経口投与後に循環血へ移行した薬物量の割合の指標であり，

表2 TDM対象薬剤

抗てんかん薬	フェニトイン，カルバマゼピン，フェノバルビタール，プリミドン，ゾニサミド，バルプロ酸ナトリウム，エトスクシミド，ジアゼパム，ニトラゼパム，クロナゼパム，クロバザム，ガバペンチン，トピラマート，ラモトリギン，レベチラセタム，アセタゾラミド，スルチアム
抗不整脈薬	N-アセチルプロカインアミド，プロカインアミド，アプリンジン，アミオダロン，キニジン，コハク酸シベンゾリン，ジソピラミド，ピルメノール，フレカイニド，プロパフェノン，プロプラノロール，メキシレチン，リドカイン，塩酸ピルジカイニド，ソタロール塩酸塩，ベプリジル塩酸塩
ジギタリス製薬	ジゴキシン，ジギトキシン
免疫抑制薬	シクロスポリン，タクロリムス，エベロリムス，ミコフェノール酸モフェチル
抗悪性腫瘍薬	メトトレキサート，イマチニブ
喘息治療薬	テオフィリン
グリコペプチド系抗生物質	バンコマイシン，テイコプラニン
アミノ配糖体抗生物質	アミカシン，アルベカシン，ゲンタマイシン，トブラマイシン
トリアゾール系抗真菌薬	ボリコナゾール
向精神薬	ハロペリドール，ブロムペリドール，リチウム製剤
抗リウマチ薬	アスピリン（サリチル酸）

生体利用率（bioavailability）という．

$$\text{生体利用率（生物学的利用率）} = \frac{AUC_{po}}{AUC_{iv}} \times \frac{D_{iv}}{D_{po}}$$

B. 分布容積

循環血液中に入った薬物は体内の各組織へ移行する．移行速度は薬物や組織によって様々であるが，静脈内注射によって血液中に入った薬物が速やかに組織へ移行して平衡状態に達するとすると，生体内の薬物動態は**図2**に示すような1-コンパートメントモデルで説明することができる．この場合，分布容積（Vd）は体内に存在する総薬物量を血中濃度と均一になるように希釈するのに必要な血液の体積であり，次の式が成り立つ．

体内薬物量（D）＝
血中薬物濃度（Cp）×分布容積（Vd） ………①

この最も単純な薬物動態モデルでは，コンパートメントからの薬物の消失速度は血中薬物濃度に比例し，消失速度係数を k_e とすると一次速度式②に従うので，初期血中薬物量を D_0 とすると血中濃度（Cp）は式③で表される．これを log 変換すると④で表される．さらに，血中薬物濃度の半減期 $T_{1/2}$ は式⑤で表される（**図3**）．

$$-\frac{dC}{dt} = k_e \times C_p \quad \cdots\cdots ②$$

$$C_p = \frac{D_0}{V_d} \times e^{-k_e \times t} \quad \cdots\cdots ③$$

$$\log C_p = \log \frac{D_0}{V_d} - \frac{k_e \times t}{2.303_e} \quad \cdots\cdots ④$$

$$T_{1/2} = \frac{0.693}{k_e} \quad \cdots\cdots ⑤$$

薬物動態が1-コンパートメントモデルで説明することができないケースでは，2-コンパートメントモデルやマルチコンパートメントモデルが考案されている．

C. クリアランス

体内からの薬物の消失（クリアランス）には，腎臓での尿中排泄や肝臓における代謝が主にかかわる．全身クリアランス（CL_{tot}）は腎クリアランス（CL_r）と肝クリアランス（CL_h）に加えて，その他のクリアランス（CL_o）の和と表すことができる．

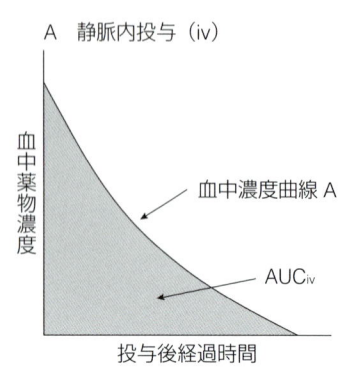

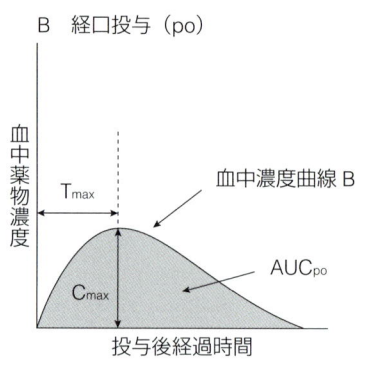

図1 静脈内投与と経口投与後の血中薬物濃度とAUC

$$CL_{tot} = CL_r + CL_h + CL_o$$

多くの薬物のCL$_r$はクレアチニンクリアランス（Ccr）と良い相関性があるので，CcrからCL$_r$をある程度予測できるとされている．さらに，主に腎排泄型の薬物の場合には，全身クリアランスをCcrから予測し，腎障害時の用量設定に利用されている．例えば，アルベカシン（抗菌薬）では，Ccr＜80（mL/分）の場合の全身クリアランス（CL$_{アルベカシン}$）は次の式で近似される．

$$CL_{アルベカシン} = 0.0319 \times Ccr + 26.5/年齢（L/時間）$$

D. 経口投与量と血中濃度

多くの薬物は通常の投与量の範囲では用量に比例して血中濃度は上昇する．（図4左）

抗てんかん薬のフェニトインは服用後に大部分が肝臓のCYPにより代謝されて抗痙攣作用を失う．しかし，その代謝反応は治療濃度範囲内で飽和するため，フェニトインの定常状態の血中濃度は服用量には比例せず，わずかな増量によっても著しく上昇する（図4右）．フェニトインの眼振や運動失調などの神経系の副作用は血中濃度依存的に現れるためTDMは必須である．また，抗不整脈薬のアプリンジンも通常の投与量の範囲内で代謝の飽和が起こり，少しの増量で急激に血中濃度が上昇することがある．気管支喘息治療薬のテオフィリンは多くの症例では投与量に比例して血

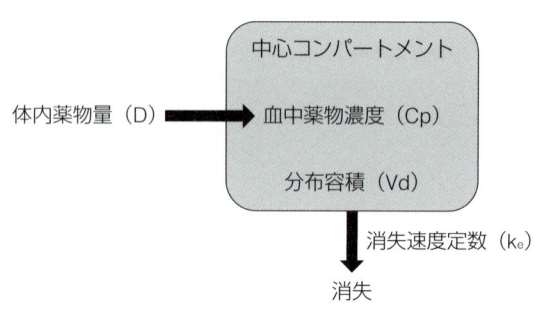

図2 静脈内注射後の薬物の体内動態の1-コンパートメントモデル

中濃度が上昇するが，一部の症例では代謝過程に飽和を生じ，投与量の増加率以上に血中濃度が上昇することがあると報告されている．

E. 繰り返し投与

薬物の投与が単回投与に終わらずに繰り返し投与する場合には，半減期の長い薬物の場合には体内への蓄積が起こって血中濃度は次第に増加するが，半減期T$_{1/2}$に等しい間隔あるいはその2分の1の間隔で投与された場合には，それぞれ7回および4～5回の繰り返し投与後に，ほぼ定常濃度域に達する（図5）．これを応用することによって治療域内に血中濃度を調節することが可能である．一方，半減期がごく短い薬物の場合には，半減期よりも数倍長い時間間隔をおいて投与を繰り返しても，薬物動態は単回投与とほとんど変わらないとみなすことができる．

図3 静脈内注射後の薬物の血中濃度の経時的変化（1-コンパートメントモデル）

$\log C_p = \log \dfrac{D_0}{V_d} - \dfrac{k_e \times t}{2.303}$

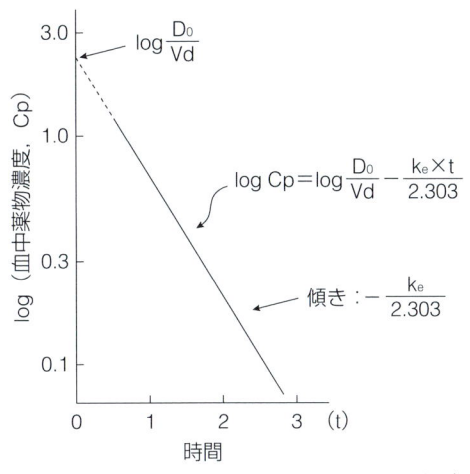

傾き：$-\dfrac{k_e}{2.303}$

x：可変薬物量　　　　Cp：血中薬物濃度（mg/L）
D₀：投与量（mg）　　　Vd：分布容積（L）
kₑ：消失速度定数（1/時間）

F. TDM 測定試料の採取と血中薬物濃度

TDM における採血は，多くの薬物では，再現性の良い定常状態でのトラフ（次回投与直前）が望ましいとされている．TDM の試料は，多くは血清か血漿を用いるが，免疫抑制薬のシクロスポリンとタクロリムスは血球分画に高濃度に分布し，血漿中濃度は同一患者でも変動が大きいとされ，EDTA 入り採血管に採血し，測定には全血を用いる．

主な TDM 対象薬物の採血タイミングと治療有効濃度などについて**表3**に示す．抗悪性腫瘍薬メトトレキサートの TDM は急性リンパ性白血病などで大用量を用いるロイコボリン救援療法の場合に適応となる．メトトレキサートの重い毒性は血清中濃度が 1 μmol/L 以上が 48 時間持続した時に発現するので，メトトレキサートの毒性発現を防止するためのロイコボリンの投与量と回数を決めるため，投与開始後 24 時間，48 時間，72 時間での血清中濃度を測定する．

抗生物質については，日本化学療法学会と日本TDM 学会が作成した『抗菌薬 TDM ガイドライン』に詳細に記されている．例えば，グリコペプチド系抗生物質のバンコマイシンは，腎機能正常例では 1 回 15 ～ 20 mg/kg を 12 時間ごとに投与することが推奨されている．TDM については，4 日以上治療を行う可能性のある場合に行い，メチシリン耐性黄色ブドウ球菌（methicillin-resistant *Staphylococcus aureus*：MRSA）感染症治療の有効性を高め，また低感受性株を選択するリスクを避けるために，目標トラフ値は 10 ～ 20 μg/mL に設定されている．腎機能正常で 1 日 2 回投与の場合，定常状態に達していると考えられる 4 ～ 5 回投与直前（3 日目）に TDM を行う．トラフ値は投与前 30 分以内に採血を実施する．ピーク値を測定する場合には，組織分布が完了した時点における血中濃度とし，点滴終了後 1 ～ 2 時間で採血を行うとしている．高用量投与例，重症感染症例，腎機能障害例（透析も含む）などでは当初から TDM が適応となる．

3. 血中薬物濃度測定法

TDM における血中薬物測定には，迅速性と簡便性に優れた免疫学的測定法が広く用いられている．免疫学的測定法は免疫反応による免疫法と酵素反応を組み合わせた酵素免疫法に大別される（**表4**）．免疫法では蛍光偏光免疫測定法（FPIA）などがあり，また酵素免疫法では競合的酵素免疫分析法（enzyme multiplied immunoassay technique：EMIT 法）などがあり，それぞれ多くの試薬キットが販売されている．

分離分析法は高速液体クロマトグラフィ（high performance liquid chromatography：HPLC）や質量分析計を接続した液体クロマトグラフ質量分析（liquid chromatography-mass spectrometry：LC-MS）などが用いられる．リチウムについては原子吸光光度法や比色法が用いられている．

血清分離剤入りの採血管を用いると分離剤に薬物が吸着され，多くの薬物で実際の値よりも低くなることがあるので，血清分離剤入りの採血管を用いない方がよい．

4. 毒物検査

シアン化合物，ヒ素化合物，重金属，農薬など

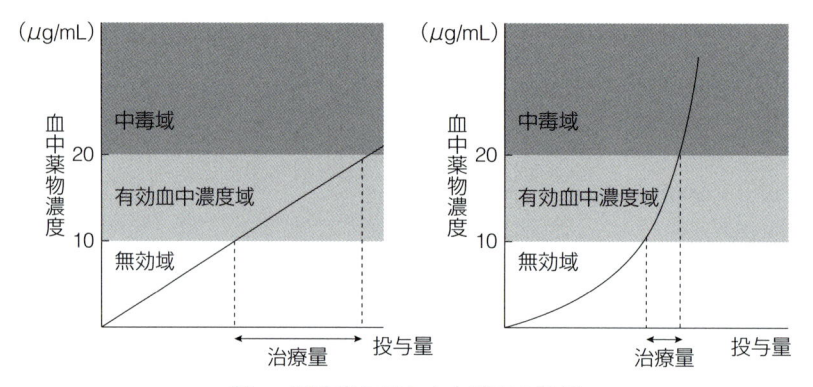

図4 薬物投与量と血中濃度の関係

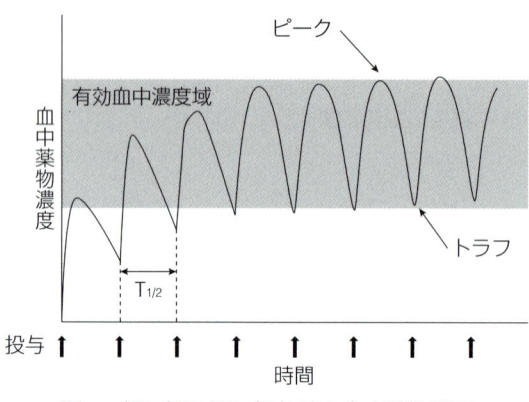

図5 経口繰り返し投与時の血中薬物濃度

による中毒，一酸化炭素中毒，硫化水素中毒などによる事故や事件，あるいは覚醒剤や脱法ハーブ・脱法ドラッグなどの乱用薬物の不正使用が毎年繰り返されている．中毒事故や刑事事件のいずれでも短時間に原因物質の検出をするために，簡易検査キットによる迅速検査を行うことが多いが，最終的には精密検査によって特定することが必要である．

A. シアン化合物（青酸化合物）

シアン化物イオンは一酸化炭素と同じくヘム鉄に高親和性に結合し，酸素の結合と競合するのでヘモグロビンによる酸素の運搬を阻害する．シアン化合物をクロラミンTで塩化シアンとし，4-ピリジンカルボン酸ピラゾロン溶液を作用させ，得られた青色を波長638 nm付近の吸光度を測定してシアン化合物を定量する方法やガスクロマトグラフ質量分析計（gas chromatography-mass spectrometry：GC-MS）を用いる方法などがある．

B. 一酸化炭素，硫化水素

一酸化炭素は全血を用い，血液ガス分析用のCOオキシメーターを用いた分析を行うのが一般的である．環境測定用には分子特有の赤外線吸収を利用した非分散形赤外線吸収法（non-dispersive infrared：NDIR）を採用した装置が最も多い．作業従事者用には定電位電解式のポケッタブル計測装置が利用されている．

硫化水素は無色であるが，硫黄泉の特有の臭いである強い刺激臭（腐卵臭）があり，目，皮膚，

表3 主なTDM対象薬物の測定検体，採血タイミング，有効血中濃度，中毒域，消失半減期

薬物分類	薬物名	測定検体	採血タイミング	有効濃度域（μg/mL）	中毒域（μg/mL）	半減期（時間）
抗てんかん薬	フェニトイン	血清・血漿	トラフ	10～20（小児3～20）	>20	6～24
	カルバマゼピン	血清・血漿	トラフ	4～12（小児4～10）	>8～12	15±5
	フェノバルビタール	血清・血漿	トラフ	15～40（小児10～20）	>35	99±18
	プリミドン	血清・血漿	トラフ	5～12	>12～15	15±4
	ゾニサミド	血清・血漿	トラフ	10～30	>40	62.9±1.4
	バルプロ酸	血清・血漿	トラフ	50～100	>100	14±3
	エトスクシミド	血清・血漿	トラフ	40～100	>100	45±8
	クロナゼパム	血清	トラフ	25～75 (ng/mL)	>100 (ng/mL)	23±5
抗不整脈薬	プロカインアミド	血清・血漿	トラフ	4～10	>12～13	3.0±0.6
	キニジン	血清・血漿	トラフ	2～5	>5	6.2±1.8
	ジソピラミド	血清・血漿	トラフ	2～5	>5.5	6±1
	フレカイニド	血清・血漿	トラフ	0.2～1	>1.0	11±3
	メキシレチン	血清・血漿	トラフ	0.5～2	>2.0	9.2±2.1
ジギタリス製剤	ジゴキシン	血清・血漿	トラフ	0.5～2 (ng/mL)	>2.0 (ng/mL)	39±13
免疫抑制薬	シクロスポリン	全血（EDTA）	トラフ	肝移植の場合 200～300 (ng/mL)	>400 (ng/mL)	5.6±2
	タクロリムス	全血（EDTA）	トラフ	5～20 (ng/mL)	>20 (ng/mL)	15±7
抗悪性腫瘍薬	メトトレキサート	血清・血漿	投与後 24, 48, 72時間	<10, <1, <0.1（μM）	左記以上	7.2±2.1
喘息治療薬	テオフィリン	血清・血漿	トラフ	10～20	>20	9.0±1.6
抗菌薬	バンコマイシン	血清・血漿	ピーク, トラフ	30～40, 10～20	トラフ >30	5.6±1.8
	テイコプラニン	血清・血漿	トラフ	10～30	トラフ >60	40～50
	アミカシン	血清・血漿	ピーク, トラフ	ピーク 15～30, トラフ 1～10	トラフ >10	2.2±0.1
	アルベカシン	血清・血漿	ピーク, トラフ	ピーク 15～20, トラフ ≦2	トラフ >2	約2
	ゲンタマイシン	血清・血漿	ピーク, トラフ	ピーク 5～10, トラフ 1～2	トラフ >2	2～3
	トブラマイシン	血清・血漿	ピーク, トラフ	ピーク 5～10, トラフ 0.5～2	トラフ >2	2.3±0.4
向精神薬	リチウム製剤	血清・血漿	ピーク	0.6～1.2 (mEq/L)	>1.5 (mEq/L)	22±8
抗リウマチ薬	アスピリン（サリチル酸）	血清・血漿	トラフ	150～300	>200	0.25±0.03

粘膜を刺激する．簡易検査法として酢酸鉛が反応して黒色の硫化鉛になることを利用した酢酸鉛試験紙法があり，確認検査法としてGC-MSを用いる方法などがある．環境測定では定電位電解法や検知管法が使われている．

C. 重金属
（ヒ素，水銀，鉛，カドミウム，タリウム）

原子吸光光度計により分析するか，有機化合物の場合には未分解の試料を溶媒で抽出後，HPLCで分離し誘導結合プラズマ発光分析計（inductively coupled plasma mass specrometry：ICP-MS）で検出する方法がある．

D. 農薬

農薬には殺虫剤，殺菌剤，除草剤，殺鼠剤などがあり，その取扱いは農薬取締法で規制されている．一般に散布液調製時や散布などの作業中の事故では軽度の中毒症状や皮膚かぶれなどが主で重篤なものはあまりないが，意図的服用では重篤な全身症状を呈することが少なくない．農薬の種類や剤型によっては誤飲または服用後に重篤な中毒症状を発現するまでに数時間から数十時間を要することがある．有機リン系殺虫剤には検出キットが市販されている．多くの農薬の検出には同時分析に適したGC-MSが一般的であるが，熱不安定な農薬にはHPLC，LC-MSが適している．

表4 TDMに用いられる主な薬物血中濃度測定法

薬物分類	薬物名	原子吸光法	分離分析法 HPLC	免疫学的分析法 免疫測定法（IA） FPIA	CLIA	ラテックス凝集比濁法 PETINIA	KIMS	酵素免疫測定法（EIA） ホモジニアス EIA EMIT	CEDIA	ヘテロジニアス EIA ELISA	ドライケミストリー EICA	酵素法	比色定量法
抗てんかん薬	フェニトイン		○	○	○	○	○	○	○				
	カルバマゼピン		○	○	○	○		○	○				
	フェノバルビタール		○	○	○	○		○	○				
	プリミドン		○	○				○					
	ゾニサミド		○							○			
	バルプロ酸		○	○				○	○				
	エトスクシミド		○					○					
	クロナゼパム		○（LC-MS/MS）										
抗不整脈薬	プロカインアミド			○		○							
	キニジン			○			○						
	ジソピラミド			○				○					
	フレカイニド		○（LC-MS/MS）										
	メキシレチン		○（LC-MS/MS）										
ジギタリス製剤	ジゴキシン			○	○	○		○					
免疫抑制薬	シクロスポリン		○	○	○			○	○				
	タクロリムス				○			○	○	○			
抗悪性腫瘍薬	メトトレキサート		○	○				○					
喘息治療薬	テオフィリン		○	○	○	○		○			○		
抗菌薬	バンコマイシン		○	○	○	○		○					
	テイコプラニン		○	○									
	アミカシン		○	○			○						
	アルベカシン		○	○									
	ゲンタマイシン		○	○	○			○					
	トブラマイシン		○	○		○							
向精神薬	リチウム製剤	○											○
抗リウマチ薬	アスピリン（サリチル酸）			○	○							○	

HPLC：高速液体クロマトグラフィ（high-performance liquid chromatography）
LC-MS：高速液体クロマトグラフィ質量分析法（liquid chromatography-mass spectrometry）
FPIA：蛍光偏光免疫測定法（fluorescence polarization immunoassay）
CLIA：化学発光免疫測定法（chemiluminescent immunoassay）
PETINIA：ラテックス免疫凝集阻害法（particle enhanced turbidmtric inhibition immunoassay）
KIMS：（kinetic interaction of microparticles in a solution）
EMIT：EMIT法（enzyme multiplied immunoassay technique）
CEDIA：セディア法（cloned enzyme donor immunoassay）
ELISA：（enzyme-linked immunosorbent assay）
EICA：酵素免疫クロマトグラム法（enzyme immunochromatographic assay）

有機リン剤はコリンエステラーゼを非可逆的に阻害するため，長期にわたって血中コリンエステラーゼ活性の低下が起こるので，活性測定値が原因特定に大きく貢献する．

殺鼠剤としてタリウム化合物やリン化亜鉛などの無機化合物も用いられることがある．これらは，ICP-MSで分析できる．

E. 覚醒剤，大麻，脱法ハーブ

覚醒剤取締法，大麻取締法，麻薬および向精神薬取締法，薬事法などで規制される薬物などの乱用あるいは大麻成分と類似の成分を含む香草の不適切使用による健康被害は後を絶たない．

尿や唾液を用いたスクリーニングに適した簡易検査キットが多数販売されている．これらのキットは酵素免疫法によるもので，医薬品によっては

偽陽性となる成分を含むことがあって誤判定を招くことがあるので，最終的に特定するには GC-MS などによる精密検査が必要となる．

（涌澤伸哉）

チェックリスト

☐ TDM とは何か，また TDM が臨床的に有用性を発揮するための条件を述べよ．
☐ TDM が臨床的に有用なケースについて説明せよ．
☐ TDM における一般的な採血のタイミングと試料の選択（血清・血漿か，全血か）について述べよ．
☐ 薬物血中濃度の測定法の概要を述べよ．
☐ 毒物検査の種類や測定法などについて簡単に述べよ．

IV 人体の臨床化学検査の実際―生体分子の分析各論

12　機能検査

1. 肝（胆道）機能検査

　肝（胆道）機能検査には，蛋白代謝機能検査，糖代謝機能検査，脂質代謝機能検査，ビリルビン・胆汁酸代謝機能検査，解毒機能検査，異物排泄試験，血清酵素検査，血中アンモニア・アミノ酸検査，肝炎ウイルスの抗原・抗体検査，肝臓関連腫瘍マーカー検査，血液凝固・線溶因子検査などがある（日本消化器病学会肝機能研究班：肝炎ウイルスマーカー・肝機能検査法の選択基準，2007）．

　体外から摂取された異物質の多くは，各種の栄養素とともに腸から吸収され，門脈を通って肝臓に運ばれるが，生体にとって有害な物質は，肝で代謝され，無害な物質として尿あるいは胆汁中へと排泄される（解毒：detoxication）．また，体内で生じた有害物質や，摂取された無害な異物（異物質や薬物：有害な物質に変化することもある）も同じように代謝されて排泄される．この肝（胆道）系特有の機能検査に，解毒機能検査と異物排泄試験がある．

A. 解毒機能検査

　馬尿酸合成試験とサントニン試験がある．脂肪酸が酸化されると奇数炭素の脂肪酸からは安息香酸ができる．これは肝臓でグリシン抱合を受け，馬尿酸となって解毒，尿中に排泄される．検査は安息香酸ナトリウムを投与（静脈あるいは経口）して尿中排泄量より解毒機能をみる．またサントニン（回虫駆除薬）は，肝臓で解毒され胆汁中に排泄される．尿中にはアルカリで黄色～赤色に発色するサントニゲンが排泄される．サントニンナトリウムを静脈あるいは経口投与して尿中排泄量より肝機能をみる検査であるが，馬尿酸合成試験とともに，現在は，ほとんど利用されていない．肝臓において解毒を行う酵素であるシトクロムP450（CYP）やグルクロン酸転移酵素（UGT1A1）の遺伝子変異を調べる検査が実施されている．

B. 異物排泄試験

　ブロムスルファレイン（bromsulphalein：BSP，別名：スルホブロモフタレイン）試験とインドシアニングリーン（indocyanine green：ICG）試験がある．

■ BSP 試験

a. 検査の目的

　BSPの排泄機能より，その他の物質（特に，ビリルビン）の排泄機能を知る検査である．

b. 検査法

　BSP 5 mg/kg 体重（日本薬局方スルホブロモフタレインナトリウム注射液）を静注して，30分，45分後に採血する．血清を水酸化ナトリウム（NaOH）液でアルカリ化の後，580 nmで測定する．検量線より停滞率（%）を求める．投与量の70%が肝から排泄（グルクロン酸抱合）され，残りは尿中排泄や細網内皮系で分解される（血中ではアルブミンと結合して輸送される）．副作用（血管炎やショック）に注意する．

c. 基準範囲

　＜2%（45分停滞率）

d. 臨床的意義

　ICG試験と同意義であるが，Dubin-Johnson症

候群（multidrug resistance associated protein 2 遺伝子変異）の診断に有効である．Dubin-Johnson 症候群を疑う場合には，30分，45分の後，60分，90分，120分にも採血して再上昇を確認する（60〜90分の再上昇現象は特異的）．

■ ICG 試験

a. 検査の目的

ICG 試験は肝臓を灌流して肝代謝に使われる血液量（有効肝血液量）と肝細胞の色素摂取機能を反映する．肝硬変の診断や肝予備機能（肝機能の低下をカバーする能力）の評価に用いられる．肝癌，肝転移，肝腫瘍の治療のための肝切除術の術前検査に必須である．肝移植後の機能検査にも用いられる．ICG を注射して血中停滞率と消失率を検査するが，ICG の発する近赤外光をカメラ装置で観察するナビゲーション肝切除術も行われる（ICG 蛍光法）．

b. 検査法

①15分停滞率（R15）

後述の血漿消失率に代わる簡易法で，日常検査では本法で十分である．ICG 0.5 mg/kg 体重を静注して，15分後に採血する．血清 1 mL（血漿も可）を生食 2 mL で希釈して 805 nm で測定する．検量線より停滞率（%）を求める．静脈内に注射された ICG は血清蛋白やリポ蛋白に結合して全身の血管に分布し，選択的に肝に取り込まれる．抱合を受けることなく胆汁中に排泄される．肝外排泄がなく腸肝循環もない．BSP 試験に比べ，副作用も少ない．

注射液はジアグノグリーン®注射用 25 mg（第一三共）を用いる．医薬品インタビューフォーム（IF）に従って用法・用量を決める．検量線も注射液を用いて IF に従って作成する．蒸留水に溶解した ICG は 785 nm に吸収極大をもつが，アルブミンと結合すると 805 nm に移動する．このため，検量線試料にも血清（血漿）を加える．盲検には亜硫酸水素ナトリウムを加える．ICG は光で退色するので採血後，速やかに測定する．循環血漿量を 50 mL/kg 体重とすると，0.5 mg/kg 体重を静注した血中濃度は 1 mg/dL（=100%）となる．15分後の ICG 濃度（mg/dL）を 100倍して停滞率（%）とする．

②消失率（K）

肝機能障害で顕れる症状に浮腫，腹水がある．ICG 停滞率の検査は，循環血漿量が 50 mL/kg 体重という仮定で計算されるが，浮腫，腹水があると循環血漿量は変化する．消失率は循環血漿量の変化の影響を受けない．ICG 0.5 mg/kg 体重を静注して，5, 10, 15分後に採血する．

片対数（常用対数：$\log_{10}$）グラフの縦軸に停滞率〔%（濃度または 805 nm の吸光度でもよい）〕，横軸に時間として 5, 10, 15分値をプロットする．3点を結ぶ直線の縦軸との交点（C_0）を求める．C_0 の 1/2（$C_{1/2}$）となる時間をグラフより読み取り，半減期（$T_{1/2}$）とする（図1）．

消失率（K）= $[\log_e(C_0) - \log_e(C_{1/2})]/T_{1/2}$ = $[\log_e(C_0/C_{1/2})]/T_{1/2}$ = $(\log_e 2)/T_{1/2}$ = $0.693/T_{1/2}$

$\log_{10} X = \log_e X/\log_e 10$ となるので，半減期を求めるのに常用対数の片対数グラフを用いてもよい．

ICG 2回法は，ICG 濃度を変えて静注（0.5 mg/kg 体重と 5 mg/kg 体重）して，5, 10, 15分後に採血する．消失率 $K_{0.5}$ と K_5 を求め，（$K_{0.5}-K_5$）または（$K_{0.5}/K_5$）を計算する．

③最大除去率（R_{max}）

消失率（K）検査を，ICG 濃度を変えて 3回実施する（例えば，4時間ごとに 8:00, 12:00, 16:00）．8:00 の ICG 静注濃度（D1=0.5 mg/kg 体重），12:00 は D2=1.0 mg/kg 体重，16:00 は D3=5.0 mg/kg 体重と低濃度から実施する．各時間，ICG を静注 5, 10, 15分後に採血して消失率を計算する．消失率より除去率（removal rate = 消失率×静注濃度）を計算する．ICG 静注濃度の逆数（1/D）を横軸に，除去率の逆数（1/R）を縦軸にプロットする（reciprocal plot：Lineweaver-Burk plot）（図2）．回帰式における Y 切片の逆数が最大除去率となる．

c. 基準範囲

①15分停滞率：10% 以下
②消失率：0.168〜0.206（肝機能が低下すると，消失率は減少し，15分停滞率は増加する）．

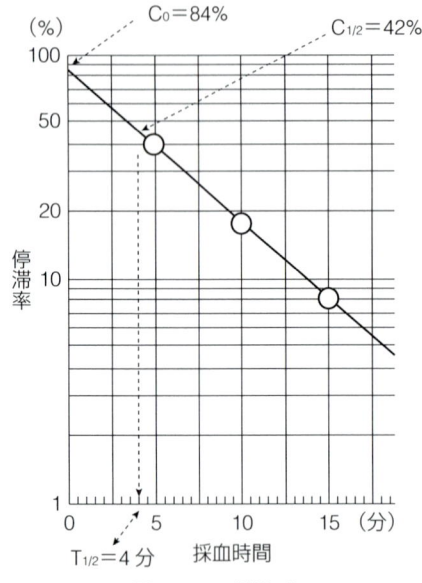

図1 ICG 消失率

C_0（84%）の1/2は42%（$C_{1/2}$）となる．垂線を下ろし，横軸の時間を読むと半減期（$T_{1/2}$）は4分に相当する．消失率（K）＝ $0.693/T_{1/2}$ ＝ 0.693/4 ＝ 0.173 となる．

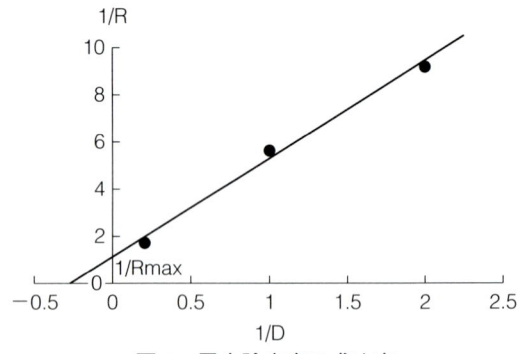

図2 最大除去率の求め方

消失率は，0.5 mg/kg 体重静注試験で 0.219（K1），1.0 mg/kg 体重静注試験で 0.178（K2），5.0 mg/kg 体重静注試験で 0.116（K3）である．除去率は，R1＝0.219×0.5＝0.110，R2＝0.178×1.0＝0.178，R3＝0.116×5.0＝0.580 となる．投与量（D1＝0.5，D2＝1.0，D3＝5.0）の逆数に対して，除去率（R1，R2，R3）の逆数をプロットしたのが，このグラフである．Y切片（1.128）の逆数が最大除去率（0.887）となる．

③最大除去率：3.18±1.62 mg/kg 体重/分

d．臨床的意義

①15分停滞率

肝硬変（＞30%），慢性肝炎（＞20%），Rotor症候群（＞70%），体質性 ICG 排泄異常症（＞70%）で停滞率が増加する．Dubin-Johnson 症候群を疑う場合には，BSP 試験を行う（ICG 排泄機能に異常をきたさない）．

②消失率

肝の小葉改築傾向と相関する（小葉構造が改築されると肝硬変に至る）．肝硬変（＜0.05〜0.06），慢性肝炎（0.1〜0.15）で消失率が低下する．

③最大除去率

肝硬変は最大除去率が低下する代表的疾患であるが，最大除去率は肝切除術前に肝の予備能（残存肝細胞機能）を予測するための有用な指標にある．肝切除には最大除去率1.0以上を必要とする（0.2では不適）．15分停滞率を用いた予測では，10%以下であれば，肝臓の2/3まで，10〜20%では1/3まで，20〜30%では1/6までの切除が安全とされる．

2. 腎機能検査

腎機能検査には，腎血漿流量検査，糸球体機能検査，尿細管機能検査（近位尿細管障害検査と遠位尿細管障害検査）がある（表1）．図3に示すように，輸入細動脈（①）より腎臓に入った腎血流量（renal blood flow：RBF）800〜1,200 mL/分の20%は糸球体より濾過（糸球体濾過，②）され，80%は糸球体濾過でなく尿細管周囲を灌流（①→③→④→⑤→⑥）した後に大循環に戻る．濾過された血漿量〔＝ RBF ×（1－ヘマトクリット）× 0.2：80〜120 mL/分〕が尿となる．生成する尿量は120〜180 L/日に及ぶが，近位尿細管，ヘンレ，遠尿細管での再吸収により，最終的に尿として排泄（②→④→⑤→⑦）される量はその1%である．

A. 腎血漿流量検査

腎臓に入った血液は輸入細動脈より輸出細動脈

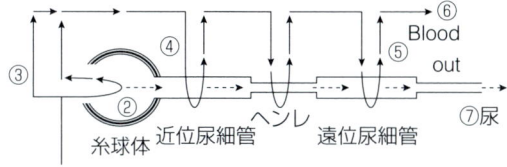

図3 腎における血液の流れと尿生成
RPF：①→（②および③）→④→⑤→⑥，GFR：①→②，尿生成：②→④→⑤→⑦

表1　腎機能検査

	検査の種類
腎血漿流量検査	パラアミノ馬尿酸クリアランス，フェノールスルホンフタレイン排泄試験，レノグラム ^{99m}Tc-MAG3
糸球体機能検査	イヌリンクリアランス，チオ硫酸ナトリウムクリアランス，クレアチニンクリアランス，eGFR，シスタチンC，レノグラム ^{99m}Tc-DTPA
近位尿細管障害検査	α_1-ミクログロブリン，β_2-ミクログロブリン，NAG，γ-GTP
遠位尿細管障害検査	Fishberg 濃縮試験

へ流れる〔①→（②：③）→④→⑤→⑥〕．①から⑥に達する1分間当たりの血液の流れがRBFで，血球成分を除いた流れが腎血漿流量（renal plasma flow：RPF）である．RPF検査にはパラアミノ馬尿酸（para-aminohippuric acid：PAH）クリアランスとフェノールスルホンフタレイン（phenolsulfonphtalein：PSP）排泄試験がある．また腎臓の核医学検査〔レノグラム ^{99m}Tc-メルカプトアセチルトリグリシン（MAG3）〕も実施される．

■ パラアミノ馬尿酸（PAH）クリアランス

a. 検査の目的

静注したPAHは，糸球体（限外濾過）と近位尿細管（刷子縁）で排泄される．1回の腎循環で100％が排泄され，再吸収はないのでPAHクリアランスよりRPFを知ることができる．血液中では17％が蛋白結合型，83％が遊離型で循環する．

b. 検査法

用量（パラアミノ馬尿酸ソーダ注射液10％，第一三共）および用法はIFに従って実施する．PAHの血漿濃度（0.03 mg/mL）と尿中濃度（15 mg/mL），尿量（1 mL/分）よりRPFを計算する．（　）内の数値は実施例である．

RPF＝PAHクリアランス
　　＝（尿量/分）×（尿中PAH濃度）/（血中PAH濃度）
　　＝（1 mL/分）×（15 mg/mL）/（0.03 mg/mL）
　　＝500 mL/分

c. 基準範囲

RPF（PAHクリアランス）＝
　600 mL/分（男性＞女性）
体表面積での補正値＝RPF(mL/分/1.73 m^2)
　　　　　　　　　＝RPF(mL/分)×1.73/A

1.73：日本人の平均体表面積，A：体表面積，BW：体重

$A(m^2) = BW(kg)^{0.425} \times 身長(cm)^{0.725} \times 7184 \times 10^{-6}$

d. 臨床的意義

RPFは，心拍出量を反映する（心拍出量が減少すると，RBFが低下する）．心不全，ショック，腎硬化症，糸球体腎炎でRPFは低下する．

腎臓には排泄機能のない組織（腎盂，腎被膜，腎周囲脂肪組織）もあり，これら組織への血液の流れは，PAHクリアランスに含まれない．したがってPAHクリアランスは有効RPF（effective RPF）にある．

■ フェノールスルホンフタレイン（PSP）排泄試験

a. 検査の目的

PSPはpH6.8で黄色，pH8.4で赤色を呈する．静注したPSPは体内で代謝されず，80％がアルブミン結合型，20％が遊離型で血液中を循環する．静注量の6％が糸球体（図3，②）から排泄される．94％は近位尿細管（図3，④）から排泄されるので近位尿細管の排泄機能をみる検査であるが，近位尿細管機能よりも，尿細管周囲毛細血管へのPSP到達量を支配するRPF〔図3，①→

(②：③）→④→⑤→⑥〕を反映する．

b. 検査法

排尿後，水500 mLを飲ませる．30分後にPSP色素1 mL（6 mg）を静注（または筋注）し，その後15，30，60，120分に採尿する（4回採尿）．10% NaOHを数mL加え，蒸留水で1,000 mLとして560 nm（桃色）で比色する．用量（フェノールスルホンフタレイン注0.6%「第一三共」，第一三共）および用法はIFに従って実施する．注射液より検量線を作成する（6 mg/L＝100%）．

尿量が少ない（＜40 mL）ときの成績は不正確となる．PSP色素は退色するので，採尿後，速やかに検査する（NaOH溶液で赤変させた尿は1時間以内に測定する）．

c. 基準範囲

最大排泄量に達する15分値がRPFに相関する．15分値25%未満を病的（腎盂腎炎等の尿細管障害）とする．120分値55%以上を正常とする．基準範囲は，15分値：25〜50%，30分値：40〜60%，60分値：50〜75%，120分値：55〜85%にある．

d. 臨床的意義

腎疾患（慢性糸球体腎炎，ネフローゼ症候群，腎盂腎炎，急性・慢性腎不全）でPSP排泄量は低下する．軽度の腎障害では120分値は正常値を示す（15分値は低値）．重症腎障害，ネフローゼ症候群では15分，120分とも低値となる．

■ レノグラム ^{99m}Tc-MAG3

^{99m}Tc-MAG3は糸球体で排泄されず，尿細管から選択的に排泄されるので，有効RPFを反映し，また近位尿細管障害の評価に用いられる（レノグラムにより左右の腎臓を別々に評価できる）．^{99m}Tc-MAG3を静注すると，腎臓に集まり（血管相），集積（集積相），その後，排泄（排泄相）される（正常レノグラム）．レノグラムの変化より腎機能の低下（血管相の変化）を観察する．

B. 糸球体機能検査

糸球体濾過量（glomerular filtration rate：GFR）は，糸球体毛細血管内を流れる血液から，1分間あたりに糸球体濾過を受ける血漿量（＝原尿の生成量）である（図3，①→②）．GFRの測定には，糸球体で完全に濾過され，尿細管での再吸収や排泄のない物質のクリアランスが用いられる．イヌリンクリアランス，チオ硫酸ナトリウムクリアランス，クレアチニンクリアランスがある．最もGFRの測定に優れるのがイヌリンクリアランス（ゴールドスタンダード）で，最も汎用されているのがクレアチニンクリアランスである．血清シスタチンC測定や腎臓の核医学検査〔レノグラム ^{99m}Tc-ジエチレントリアミン五酢酸（DTPA）〕も実施される．

■ イヌリンクリアランス

a. 検査の目的

イヌリンはフルクトースがグリコシド結合で結合し，末端に1個のグルコースがスクロース結合した多糖類（分子量：2.0〜25 kDa）である．静注されたイヌリンは，血漿蛋白と結合せず，糸球体毛細血管を自由に透過し（透過率＝1.06），さらに尿細管で分泌も再吸収もされない物質である．生物学的活性を持たず，体内で代謝されることもない．イヌリンクリアランスは，真のGFRを示すとされている．

b. 検査法

1）投与量

イヌリン注射液（イヌリード®注，富士薬品）を，IFに従って調整する．

2）投与法

調整液4 g/400 mLを初回量として300 mL/時間の速度で30分間（150 mL投与），次いで維持量として100 mL/時間の速度で90分間（150 mL投与）点滴静注する

3）採血・採尿

点滴開始約30分前に水500 mLを飲ませる（投与中も尿量相当分の約60 mLの水を採尿ごとに飲ませる．注射開始直前に採血・採尿し，ブランク測定用とする．点滴開始30分後に完全に排尿させ，排尿完了時刻を0分とする．排尿完了の約15分後から30分間隔で3回，点滴の他側静脈より採血する．また排尿完了から30分間隔で90分

```
イヌリン ──イヌリナーゼ──→ フルクトース＋グルコース

                    D-フルクトース
                    デヒドロゲナーゼ
フルクトース＋酸化型 1-m-PMS ──────→ 5-ケト-D-フルクトース＋還元型 1-m-PMS

還元型 1-m-PMS＋O₂ ──→ 酸化型 1-m-PMS＋H₂O₂

2H₂O₂＋4-AA＋EHSPT ──ペルオキシダーゼ──→ キノン色素＋4H₂O
```

図4　イヌリン測定の酵素法

まで3回採尿する．

4）定量

イヌリンに特異性の高い酵素法（ダイヤカラー®・イヌリン，東洋紡績）（**図4**）で定量する．内因性のフルクトースの影響を回避するには，点滴前の採尿，採血をブランクとする．血清中のイヌリンにイヌリナーゼを作用させると，フルクトースとグルコースを生成する．生成したフルクトースに酸化型 1-メトキシ-5-メチルフェナジウムメチルサルフェート（1-methoxy-5-methylphenaziniummethylsulfate：1-m-PMS）の存在下，フルクトースデヒドロゲナーゼを作用させると，5-ケト-D-フルクトースおよび還元型 1-m-PMS が生成する．還元型 1-m-PMS は溶存酸素に作用し，過酸化水素を生成する．生成した過酸化水素は，ペルオキシダーゼの作用で，N-エチル-N-（2-ヒドロキシ-3-スルホプロピル）-m-トルイジン（N-Ethyl-N-(2-hydroxy-3-sulfopropyl)-3 methylaniline：EHSPT）と 4-アミノアンチピリン（4-AA）を酸化縮合させ，キノン色素に変換される．キノン色素を 555 nm で比色定量しイヌリン濃度を求める．

5）計算

尿および血清中のイヌリンの濃度を定量して，クリアランスを計算する．3回の採尿・採血濃度より3回の成績が得られる（3回の平均値をクリアランスとする）．このような標準法は煩雑なため，採尿1回，採血2回の簡易法（**図5**，採血①と採血②の平均値を血清イヌリン濃度とする）が日本腎臓学会で開発されている．消失半減期は約1.6時間であるが，3回採尿と1回採尿，そして血清イヌリン濃度維持量が同等なことから簡易法が開発された．

イヌリンの血清濃度（mg/dL）と尿中濃度（mg/dL），尿量（1 mL/分）より GFR を計算する．

GFR＝イヌリンクリアランス
　　＝（尿量/分）×
　　　（尿中イヌリン濃度）/（血清イヌリン濃度）

c. 基準範囲

GFR＝100〜110 mL/分（加齢とともに低下する）

体表面積での補正値＝GFR（mL/分/1.73 m²）
　　　　　　　　　＝GFR（mL/分）×1.73/A

1.73：日本人の平均体表面積，A：体表面積，BW：体重

$A(m^2) = BW(kg)^{0.425} \times 身長(cm)^{0.725} \times 7184 \times 10^{-6}$

d. 臨床的意義

GFR は腎機能が低下したときに低下し，上昇したときに高値をとる．糸球体障害，尿細管障害で低下する．腎血漿流量の低下する疾患（心不全，肝硬変，脱水，出血）では平行して低下する．

■ チオ硫酸ナトリウムクリアランス

チオ硫酸ナトリウムは解毒剤であり体内で分解され，尿細管排泄もあるが，糸球体濾過を反映する．チオ硫酸ナトリウム液の持続点滴（あるいは1回静注法）で実施する．チオ硫酸ナトリウム濃度のヨウ素滴定法による定量が煩雑である．

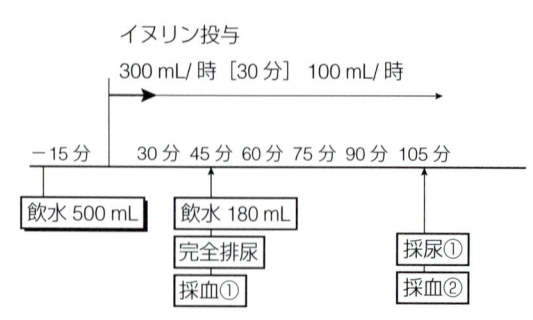

図5 イヌリンクリアランス簡易法

イヌリン注射液（イヌリード®注，富士薬品）より調整した点滴液（4 g/400 mL）を初回量として300 mL/時間の速度で30分間（150 mL投与），次いで維持量として100 mL/時間の速度で90分間（150 mL投与）点滴静注する．

■ クレアチニンクリアランス

a. 検査の目的

クレアチニンクリアランス試験には，外因性クリアランスと内因性クリアランスがある．外因性クリアランスはクレアチニンを静注して，尿中ならびに血中濃度を測定する方法である．内因性クリアランスは体内で産生されるクレアチニンを測定するため，静注を必要とせず，またイヌリンクリアランスをよく反映するので広く汎用されている．24時間クレアチニンクリアランス試験として実施される．

b. 検査法

① 蓄尿：検査前日より蓄尿（24時間尿）を開始する．
② 採血・採尿（検査日）：蓄尿を終了し，採血を行う．
③ 定量：蓄尿中および血清中クレアチニン濃度の測定，尿量（24時間尿よりmL/分を求める）を測定する．クレアチニン濃度は酵素法で測定する（Jaffé法は適さない）．
④ 計算（mL/分）：クレアチニンクリアランス（Ccr）＝（尿量/分）×（尿中濃度）/（血中濃度）

c. 基準範囲

クレアチニンクリアランス：80～100 mL/分
体表面積補正（mL/分/1.73 m²）：> 100 mL/分/1.73 m²

d. 臨床的意義

イヌリンクリアランスと同意義であるが，クレアチニンは尿細管からも排泄されるので，イヌリンクリアランスより20～30%高値となる．

■ 濾過率

濾過率（filtration fraction：FF）は，腎臓を通過した血液の何％が濾過されたかを示す数値で，GFR/RPFで求められる．RPFはGFRと平行して変動し，その乖離より病変部位が糸球体か，近位尿細管であるかの推定が可能となる．基準値は0.18～0.22である．FFは糸球体に病変がある疾患（急性腎炎，慢性糸球体腎炎の初期）で低下し，本態性高血圧，うっ血性心不全，腎硬化症では上昇する場合が多い．

■ GFR推算式（eGFR）

イヌリンクリアランスがGFR測定のゴールドスタンダードであるが，煩雑なため，クレアチニンクリアランスよりGFRが求められる．より簡便にGFRの低下をスクリーニングするのがGFR推算式（estimated GFR：eGFR）である．日本人を対象にクレアチニンクリアランスと血清クレアチニン濃度との関係を重回帰解析より求めている．

体表面積補正 eGFR（mL/分/1.73 m²）
男性 = 194 × 血清クレアチニン(mg/dL)$^{-1.094}$ × 年齢(y)$^{-0.287}$
女性 = 194 × 血清クレアチニン(mg/dL)$^{-1.094}$ × 年齢(y)$^{-0.287}$ × 0.739
基準値：≥ 90 mL/分/1.73 m²

■ シスタチンC

シスタチンCは体内で産生される13 kDaのポリペプチドである．プロテアーゼによる細胞や組織の障害を抑制する働きを持つ．血中のシスタチンCは腎糸球体基底膜を自由に通過（蛋白非結合）し，その99%以上が近位尿細管から再吸収・異化を受けるので尿中排泄量はわずかである．血清シスタチンC濃度は筋肉量，性・年齢

差，食事や運動の影響を受けない．GFRが70〜80 mL/分に低下すると，血清シスタチンC濃度が増加する（GFRが70 mL/分に低下すると，クレアチニンクリアランスが異常値となる：GFRが30〜50 mL/分に低下すると，血清クレアチニン濃度が異常値となる）．血清シスタチンC濃度は，ラテックス凝集比濁法で測定される．

■ レノグラム ^{99m}Tc-DTPA

^{99m}Tc-DTPAは糸球体で濾過される．尿細管での分泌・再吸収もないので，レノグラム ^{99m}Tc-DTPAよりGFRを定量的に評価できる．

C. 尿細管機能検査

尿細管機能検査（表1）には，近位尿細管での排泄，再吸収機能（図3，④）の検査と遠位尿細管での水の再吸収機能（図3，⑤）の検査がある．

■ α_1ミクログロブリン

腎糸球体を容易に通過し，尿細管でほとんどすべてが再吸収される低分子蛋白である．血中濃度はGFRを反映する（GFRが低下すると，血清中のα_1ミクログロブリン濃度が増加する）．また近位尿細管障害で尿中に大量に排泄される．免疫比濁法で測定される．

■ β_2ミクログロブリン

腎糸球体を容易に通過し，尿細管でほとんどすべてが再吸収される低分子蛋白である．GFRが低下すると，血清β_2ミクログロブリン濃度が増加する．また近位尿細管での再吸収障害で尿中排泄量が増加する．免疫比濁法で測定される．

■ N-アセチル-β-D-グルコサミニダーゼ

近位尿細管障害時に，近位尿細管上皮細胞のリソソーム酵素であるN-アセチル-β-D-グルコサミニダーゼ（NAG）が尿中に増加する．NAGはムコ多糖や糖蛋白の糖鎖の加水分解を行っている．腎移植後の拒絶時にも増量する（尿中の排泄量増加は尿細管壊死を意味する）．人工基質MPT（6-メチル-2-ピリジル-N-アセチル-1-チオ-β-D-グルコサミニド）法で測定される．

■ γ-GTP

尿中NAGが高値の時には，腎臓の近位尿細管上皮細胞刷子縁膜酵素であるγ-GTPも同時に測定する．尿中γ-GTPの測定は，血清γ-GTPと同一試薬が用いられる．

■ Fishberg濃縮試験

a. 検査の目的

希釈試験と濃縮試験がある．希釈試験は水負荷（飲水）を行うと抗利尿ホルモン（antidiuretic hormone：ADH，バソプレシン）が阻害され，尿比重は1.004以下となる．希釈試験の臨床的意義は少ない．濃縮試験は水分制限によるADH増加に対する尿濃縮機能（遠位尿細管〜集合管の再吸収能力）をみる検査である．

b. 検査法

①水制限：試験前日18：00までに乾燥食を摂らせ，以後，試験終了まで飲食を禁ずる．夜間尿は捨てる．試験前数日間は蛋白質摂取を十分に行う．

②採尿：6：00起床，採尿する．臥床の後，1時間後に採尿する．その後，起床・臥床随意として1時間後に採尿する．

③測定：3回の尿について尿比重（あるいは尿浸透圧）の上昇を観察する．尿比重は尿屈折計で測定する（尿試験紙法は不適）．尿浸透圧は氷点降下法で測定する．

c. 基準範囲

3回の尿のうち，少なくとも1つの尿の比重が1.025以上を正常と判定する（浸透圧では850 mOsm/kg）．

d. 臨床的意義

腎不全，間質性腎炎，腎盂腎炎，尿崩症で異常値となる．

〔渭原　博〕

3. 膵機能検査

A. 膵外分泌機能検査

■ セクレチン試験

a. 検査の目的
慢性膵炎の診断および病期の判定に用いる膵外分泌機能検査の1つである．

従来のPS（パンクレオザイミン-セクレチン）試験にかわり，セクレチン単独試験として行われてきた．セクレチン試験は，消化管ホルモンの一種であるセクレチンを静脈注投与後，胃・十二指腸ゾンデを挿入して持続的に十二指腸液を回収し，その液量，最高重炭酸塩濃度，アミラーゼ分泌量を測定し，膵外分泌機能を評価する検査である．しかし，セクレチン製剤は発売が中止となり，現在わが国で臨床使用が承認されているセクレチンは入手困難であるため，実施できない．

b. 検査法
①早朝空腹時に採血と十二指腸液を採取する．
②セクレチン100単位を静注後，持続的に60分間十二指腸液を採取する．
③最後に採血し，十二指腸液の液量，重炭酸塩濃度およびアミラーゼ量を測定する．

c. 基準範囲
液量：163～279 mL
最高重炭酸塩濃度：78～142 mEq/L
アミラーゼ量：79,433～199,526 SU

d. 臨床的意義
慢性膵炎で異常低値，膵癌や胆道などの腫瘍性疾患で低値を示す．肝硬変ではセクレチンの代謝異常がみられるため，高値を示すことがある．

■ PFD試験（BT-PABA試験，bentiromide試験）

a. 検査の目的
膵臓の外分泌機能を膵外分泌酵素キモトリプシンの活性により評価する検査である．

PFD（pancreatic functioning diagnostant）試験は，合成基質である N-ベンゾイル-L-チロシル-ρ-アミノ安息香酸（N-benzoyl-L-tyrosyl-ρ-aminobenzoic acid：BT-PABA）を経口投与し，膵臓から分泌された酵素キモトリプシンによって分解された腸管内分泌産物であるパラアミノ安息香酸（PABA）の吸収後の尿中排泄率を測定する方法である．BT-PABAは，小腸から吸収され，肝で化学変化を受けた後，腎臓から排泄される．したがって，膵疾患以外で，小腸における吸収低下のある場合（小腸術後，Crohn病など），肝機能や腎機能低下において，尿中の値は影響を受ける．

b. 検査法
①早朝空腹時，排尿後に検査を行う．十分な尿量を確保するため飲水を確実に行う．
　薬剤が検査結果に影響することがあるため，医師に必ず確認するよう注意する．
②PFD内服液（BT-PABA）10 mLを水200 mLとともに服用する．利尿を図るため，約1時間後に約200 mLの水を飲水する．
③開始6時間後の尿をすべて蓄尿し，尿量を測定する．
④採取した尿の一部を取って，尿中PABA濃度を比色測定し，尿中PABA排泄率（％）を計算する．

c. 基準範囲
6時間蓄尿　73.4～90.4％，70％以下を膵外分泌機能障害と判断する．

d. 臨床的意義
減少する疾患は中～高度の慢性膵炎で，膵外分泌機能不全を伴っている場合，低値となる．急性膵炎の発作後，膵癌，膵疾患以外では，吸収不良症候群，肝硬変，腎不全で低値となる．健常者でも約30％が低値を示し，高齢者では低値の頻度が高い．

B. 膵内分泌機能検査

■ 経口ブドウ糖負荷試験（OGTT）

a. 検査の目的
糖尿病は，インスリンの絶対的，相対的不足（インスリン分泌不全）やインスリンが生じることで高血糖状態となり，様々な病態を引き起こすため，病態に合わせて適治療を選択し，血糖コントロールを図り，合併症（網膜症，腎症，神経障害および動脈硬化など）を予防することが重要と

なる．2型糖尿病の発症は，食後高血糖がみられ，次第に空腹時高血糖値になるため，耐糖能異常や発症早期の糖尿病を発見するには糖尿病を疑った患者に75 g OGTT（oral glucose tolerance test）を実施したり，食後の血糖値を測定したりすることが重要である．OGTTは，糖尿病診断方法の1つである．

b. 検査法
①炭水化物摂取量が長期間不足するとインスリン分泌が低下し耐糖能が悪化する．
②検査前日は過剰な運動や飲酒は禁止する．
　前夜の午後9時以降は絶食（10〜14時間）とする（飲水は可能）．
③早朝空腹時に採血後，75 gブドウ糖溶解液（トレーラン®G液75 g）を経口投与する．
④検査中は座位安静にし，水以外の摂取は禁止する．
⑤負荷後30, 60, 90, 120,（180）に採血し，血糖値とインスリン値を測定する．
⑥採血後速やかに測定する．すぐに測定できない場合は，検体を冷所保存する．

c. 基準範囲
正常域　…空腹時血糖値：110 mg/dL 未満
　　　　　75 g OGTT 2時間値：
　　　　　140 mg/dL 未満
境界型　…糖尿病型にも正常型にも属さない．
　　　　　空腹時血糖値：
　　　　　110 mg/dL 以上 126 mg/dL 未満
糖尿病域…空腹時血糖値：126 mg/dL 以上
　　　　　75 g OGTT 2時間値：
　　　　　200 mg/dL 以上

d. 臨床的意義
血糖検査は，糖尿病，境界型耐糖能や低血糖の判断に有用である．糖尿病の診断基準は，空腹時血糖値≧126 mg/dL，75 g OGTT 2時間値≧200 mg/dL，随時血糖値≧200 mg/dL のいずれか（静脈血漿値）が，別の日に行った検査で2回以上確認できれば，糖尿病と診断できる（図6）．

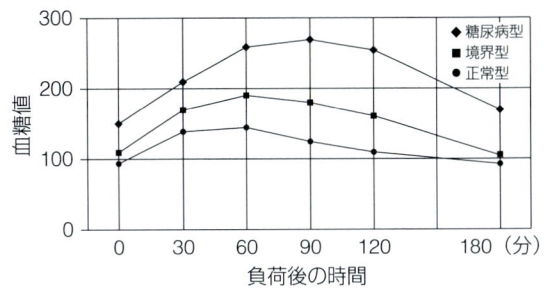

図6　健常者および糖尿病患者における75 g OGTT試験

4. 内分泌機能検査

内分泌機能の評価は1つのホルモンの基礎値測定だけでなく，①調節系全体として評価すること，②内分泌機能検査を実施すること，により可能である．ホルモンは液性の情報伝達因子であり，内分泌臓器から血液に分泌され，特異的受容体を持っている標的組織に到達して，作用を発揮する．その作用の特徴は，主にホルモン産生臓器にフィードバックされ，ホルモン産生・分泌量が調節されている．ホルモンは微量で強力な作用を有するため，各ホルモンの血中濃度は限られた狭い範囲に保たれている必要があり，フィードバック機構の多くはネガティブフィードバック（標的臓器の作用の増加により，ホルモン分泌を抑制）により調整されている（図7）．内分泌機能検査には，刺激試験と抑制試験がある．血中ホルモンが低値の場合は，分泌刺激試験を行い機能低下症によるホルモン分泌予備能を評価する．また，血中ホルモンが高値である場合には，抑制試験を行ってホルモンの分泌が生理的な調整機構を逸脱しているかどうかを決定し，機能亢進症におけるホルモンの自立性分泌を評価する．

A. 下垂体機能検査

視床下部は間脳の一部で，自律神経の中枢として様々な生命活動の調節に中心的な役割を果たす他，視床下部ホルモン，下垂体後葉ホルモンを産生している．視床下部ホルモンは視床下部神経細胞で合成され，下垂体門脈を通って前葉細胞に到

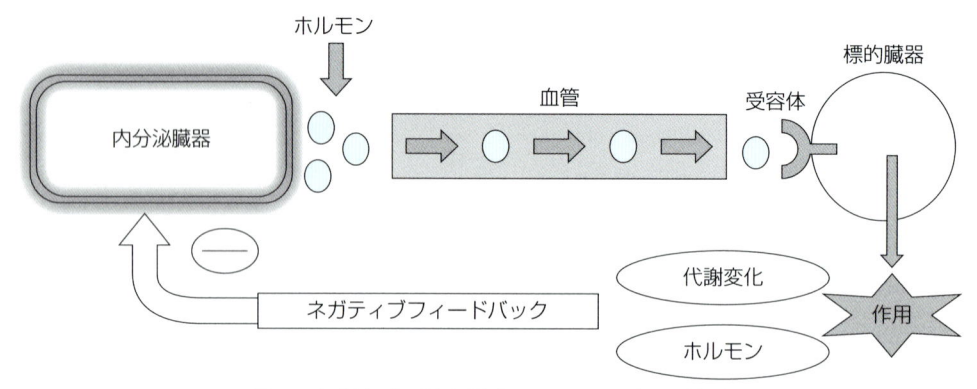

図7 内分泌系の基本構成とフィードバック機構

達し，その刺激を受けて，下垂体前葉ホルモンが分泌される．下垂体前葉ホルモンには，成長ホルモン（GH），副腎皮質刺激ホルモン（ACTH），甲状腺刺激ホルモン（TSH），プロラクチン（PRL），黄体形成ホルモン（LH），卵胞刺激ホルモン（FSH）がある．下垂体後葉からは，オキシトシン（OT）とバソプレシン（VP），抗利尿ホルモン（ADH）が分泌される．

下垂体前葉機能検査は，負荷をかけてホルモン分泌をみるため，様々な分泌刺激試験・抑制試験を行い，診断に役立てている（表2）．下垂体後葉機能検査では，水制限試験，高張食塩水負荷試験，バソプレシン負荷試験がある．

B. 甲状腺機能検査

甲状腺機能は，視床下部-下垂体-甲状腺系の調節機構により各ホルモンが分泌・抑制され一定に保たれている．TSHは下垂体前葉から分泌され，甲状腺ホルモン〔サイロキシン（T_4），トリヨードサイロニン（T_3）〕の合成，分泌を促進している．TSHは視床下部から放出される甲状腺刺激ホルモン放出ホルモン（TRH）によって刺激され，甲状腺ホルモンによって抑制される．TSH値は甲状腺ホルモンと併せて動態を検査し，病態を鑑別する必要がある．

下垂体からTSHが分泌され，甲状腺細胞膜上のTSH受容体に結合して刺激する．T_4やT_3が過剰に生成・分泌されると甲状腺機能亢進症（hyperthyroidism）となり，その代表がBasedow病である．

甲状腺機能低下症（hypothyroidism）は甲状腺に原因のある原発性甲状腺機能低下症と下垂体-視床下部に原因がある中枢性甲状腺機能低下症に大きく分けられる．原発性甲状腺機能低下症の原因としては，自己免疫疾患である慢性甲状腺炎（橋本病）によるものが最も多い．先天性のものはクレチン病と呼ばれ，ホルモンの合成障害や甲状腺形成不全が原因である．わが国では，TSH値の測定による新生児マス・スクリーニングが行われており，発見されればすぐにクレチン症に対し医療対応が開始されるため，低身長や精神発達遅延の発症は予防できる．

■ TRH負荷試験

a. 検査の目的

視床下部あるいは下垂体前葉機能低下症では，甲状腺ホルモンが低値を示し，TSHが正常あるいは低値であり，分泌予備能を判定するためにTSH分泌刺激試験であるTRH負荷試験を実施する．合成TRHは下垂体細胞を直接刺激してTSHの分泌を促進する．TSH産生腫瘍と甲状腺ホルモン不応症との鑑別に有用である．

b. 検査法

①早朝空腹時，30分安静臥床し前採血する．
②合成TRH（プロチレリン）200 μg を30秒程度で静注する．

表2 下垂体前葉機能検査の種類

ホルモン	血中基準値	分泌刺激試験	分泌抑制試験
GH	3 ng/mL 以下	インスリン低血糖*，L-ドパ*，アルギニン*，グルカゴン・プロプラノロール* ○ GHの分泌は増加反応（30〜60分でピークとなり，その後低下） ◆下垂体機能低下症，GH分泌不全性低身長症 増加なし	ブドウ糖*，グルコース ○ GH：抑制 ◆末端肥大症，巨人症 GH増加
PRL	男性：10 ng/mL 以下 女性：15 ng/mL 以下	TRH*，スルピリド* ○ PRL増加反応 ◆下垂体機能低下症 増加なし	L-ドパ*，ブロモクリプチン* ○ PRL分泌：抑制
ACTH	5〜60 pg/mL	CRH*，インスリン低血糖*，メチラボン* ○ ACTH分泌は30分で増加反応 ◆Addison病，Cushing病 ACTH増加 ◆下垂体機能低下症，Cushing症候群 増加なし	デキサメサゾン* コルチゾール分泌：抑制 ○ ACTH分泌：抑制
TSH	0.4〜5 μU/mL	TRH* ○ TSH分泌は30分で増加反応 ◆下垂体前葉機能低下症，Basedow病 増加なし	T_3*，T_4* ○ TSH分泌：抑制
LH・FSH	性，年齢，月経周期により異なる	GnRH*，クロミフェン* ○ LH・FSHの分泌は30分で増加反応 ◆原発性性腺機能低下症 LH・FSH増加 ◆下垂体前葉機能低下症 増加なし	エストラジオール*，テストステロン* ○ LH・FSH分泌：抑制

＊：負荷後，ホルモン分泌の経時的変化を調べる（0，30，60，90，120分）．
○：正常，◆：疾患

③負荷後，30分，60分後に採血を行い，TSHを測定する．

【検査の注意点】

嚢胞性の巨大下垂体腺腫および妊婦では禁忌である．

副作用として起こる激しい頭痛は下垂体卒中の可能性があるので注意する．

c. 基準範囲

健常者ではTRH試験でのTSHの反応は30分にピークがあり，前者の2.5倍以上または男性で4 μU/mL，女性で6 μU/mL以上増加する．甲状腺ホルモン不応症の場合T_3の抑制後にもTRHに対するTSHの反応が認められる．TSH産生腫瘍ではT_3でTSHの基礎値は低下しないで，90%でTRHに対する反応を認めない．

d. 臨床的意義

甲状腺ホルモン低値でTSH基礎値が低値，TSHが無反応または低反応である場合には，下垂体性甲状腺機能低下症と診断する．

C. 副甲状腺機能検査

原発性副甲状腺機能亢進症（hyperparathyroidism）は，腫瘍あるいは過形成により副甲状腺ホルモン（PTH）が自律的に過剰分泌されることにより高カルシウム（Ca）血症をきたす疾患である．PTHは骨からのCaを血中に動員し，腎尿細管のPTH受容体を刺激してCaの再吸収を促進して，リン（P）の排泄を促進する働きがある．検査上，高Ca血症，低P血症，ALPの増加，心電図異常などを特徴としている．

副甲状腺機能低下症はPTHが分泌されないために生じるタイプ（PTH欠乏性副甲状腺機能低下症）と，PTHは十分分泌されるが，標的臓器でPTH作用が発揮されないために生じるタイプ（偽性副甲状腺機能低下症）とに大別される．慢性腎不全では，低Ca血症があり，続発性副甲状腺機能亢進症の状態にあるので，PTHは上昇しているが，腎機能検査により鑑別は容易である．ビタミンD欠乏症は低Ca血症があるので，PTHの分泌は亢進している．

現在のPTH測定法は非常に高感度であり，高Ca血症や低Ca血症の鑑別診断にはPTHを測定すれば十分となった．したがって，負荷試験は不要であるが，特殊な場合，下記の機能試験が現在でも有用である．

■ Ellsworth-Howard試験

a. 検査の目的
偽性副甲状腺機能低下症（pseudohypoparathyroidism：PHP）においてPTHに対する反応性を確認し，病型の鑑別を行う試験である．PTHが腎尿細管に作用すると尿中cAMPおよびP排泄が増加する．PHPではPTH反応性が低下する．PHPはPTHに対する腎臓・骨の不応性（受容体異常）により副甲状腺機能低下症に類似した症候（Ca低下，P上昇）をきたした病態である．PTHは二次性に上昇する．

b. 検査法
①P吸収阻害薬やCa剤は検査前約1週間中止する．
②標準法（午後1時PTH投与）を実施する．朝食は乳製品を含まない軽食可．
③午前9時に飲水200 mL，10時に完全排尿後，飲水200 mL，その後午後4時まで1時間ごとに採尿し，採尿後に飲水200 mLをとる．
④午後1時に採血を行い，PTHを3分以上かけて静注する．

【検査の注意点】
副作用として，ショックを起こす可能性あり．十分な問診と投与後の状態を観察する．

c. 基準範囲
リン酸排泄増加量＜35 mg/2時間
cAMP排泄増加量＜1 μmol/時間および＜負荷前1時間値に比べ10倍

d. 臨床的意義
PHPの診断に有用である．血中PTH上昇，Ca低下，P上昇のとき，PHPを疑い，病型分類にEllsworth-Howard試験を行う．

D. 副腎皮質機能検査
■ デキサメサゾン抑制試験（分泌抑制試験）

a. 検査の目的（overnight法）
Cushing症候群が疑われる場合，実施する内分泌機能検査の1つであり，副腎皮質からのコルチゾール自律性分泌を確認する検査である．正常では外因性ステロイド投与により，内因性のコルチゾール分泌は抑制されるが，Cushing症候群ではコルチゾールが副腎から自律性に分泌されるため少量投与，大量投与ともに抑制されないので，診断に有用である．

b. 検査法
①スクリーニングとして午後11時にデキサメサゾン（デカドロン®1錠0.5 mg）1 mg（低用量）を内服する．
②翌朝6〜8時に空腹・安静臥床30分以上で血漿ACTH，血漿コルチゾールを採血する（ストレスなどによりコルチゾール分泌は増加するので注意を要する）．
③採血直後に血漿分離し，氷中保存する（翌朝まで室温に放置すると，ACTHが実際より低値を示す）．

【検査の注意点】
デキサメサゾン内服により高血糖を引き起こす場合があるため，事前に糖尿病の有無の確認が必要である．血中コルチゾールが著しく増加している症例では大量投与は症例が悪化する場合があるので施行しないことが望ましい．

c. 基準範囲
デキサメサゾン1 mg抑制試験で5 μg/dL以下に抑制されない場合は，8 mg（高用量）負荷試験を実施する．健常者では，低用量，高用量ともに

内服後に血漿コルチゾールが5 μg/dL以下に抑制される．

Cushing症候群および異所性ACTH産生腫瘍では，血漿コルチゾールは低用量，高用量ともに5 μg/dL以下に抑制されない．Cushing病（下垂体のACTH産生腫瘍）では，低用量では抑制されないが，高用量（8 mg）では前値の1/2以下に抑制される．副腎性サブクリニカルCushing症候群は，デキサメサゾン1 mgで3 μg/dL以上かつ高用量8 mgで1 μg/dL以上で陽性とする．

d. 臨床的意義

Cushing症候群は，副腎皮質ホルモンであるグルココルチコイド（糖質コルチコイド）過剰状態による臨床症状と身体所見に対してつけられた名称であり，ACTHの過剰による副腎皮質過形成や副腎皮質の良性腺腫もしくは癌などで起こる．

副腎皮質ホルモンの過剰による中心性肥満，満月様顔，赤ら顔，皮下出血斑などに加え，高血圧，耐糖能の低下（糖尿病），低Ca血症，骨粗鬆症などからCushing症候群を疑う．通常，コルチゾールは早朝高く夜間低いが，Cushing症候群ではこの変動が消失する．

■ メチラポン（メトピロン®）試験（迅速法，分泌刺激試験）

a. 検査の目的

11β-ヒドロキシラーゼは副腎皮質において，コルチゾール合成に必要な酵素であり，11-デオキシコルチゾールをコルチゾールに変換する働きがある．メチラポン試験は，酵素11β-ヒドロキシラーゼの阻害薬であるメチラポンを投与し，下垂体からのACTH分泌亢進の有無を調べる分泌刺激試験である．Cushing症候群，異所性ACTH産生腫瘍，Cushing病の鑑別に使用される．

b. 検査法

①早朝に前採血後，メチラポン（メトピロン®）1.5 g（6カプセル－250 mg/カプセル）を内服する．
②内服後2時間ごとに8時間後まで採血し，血漿ACTH，血漿コルチゾール，11-デオキシコルチゾールを測定する．

c. 基準範囲

健常者はメチラポンを投与すると，血中コルチゾールが減少し，ネガティブフィードバックが減弱して，下垂体前葉からACTH分泌の亢進が起こり，血中11-デオキシコルチゾールが増加する．コルチゾールの前駆体である血漿11-デオキシコルチゾール（Compound S）が増加する．

d. 臨床的意義

Cushing症候群および異所性ACTH産生腫瘍では血漿コルチゾールは減少するが，血漿ACTH，血漿11-デオキシコルチゾールは無反応，Cushing病では増加反応を示す．尿中17-OHCS排泄量を指標とする標準法では，Cushing症候群および異所性ACTH産生腫瘍では血漿コルチゾールは無反応，Cushing病では増加する．

最近の検査では主に迅速法が施行されている．

■ カプトプリル試験

a. 検査の目的

ミネラルコルチコイド分泌過剰症では，必須検査項目としてホルモンの基準値として血漿アルドステロン濃度（plasma aldosterone concentration：PAC），血漿レニン活性（plasma renin activity：PRA）の測定を行う．その他の検査として，フロセミド立位負荷試験，カプトプリル試験，生理食塩水負荷試験などがある．その中でもカプトプリル試験は，原発性アルドステロン症（primary aldosteronism：PA）においてアルドステロンの自律性分泌を確認する機能確認試験の1つで実施が容易である．

低レニン性本態性高血圧症とPAの鑑別，腎血管性高血圧の診断に有用である．

b. 検査法

①外来で実施可能である．検査は早朝空腹時（午前8時から9時30分までに開始）に開始し，安静起床30分以上で行う（原則当日検査前は降圧剤を服用しない）．
②前採血（PAC，PRA）後，吸収を安定させるために当日朝粉砕したカプトプリル50 mg（25 mg 2錠）を少量の水で服用する．
③60，90分後に採血し内服前後のPACとPRA

を測定する．
④この間，15分ごとに血圧，脈拍を測定する（低血圧に注意する）．

【検査の注意点】
　腎機能低下（例：血清 Cr ＞ 1 mg/dL）では腎機能の悪化を認めることがあるので注意を要する．検査に際して必ず担当医師が観察する．

c. 基準範囲
　正常ではカプトプリルによりアンギオテンシンⅡとPACは抑制され低下し，PRAが前値の約2倍に上昇する（アンギオテンシンⅡによるネガティブフィードバックが減弱）．PAC/PRA比（ARR）は低下する．
　一般にPAではPAC/PRA比（ARR）（負荷後60分）が上昇する．ARR≧200 pg/mLを陽性とする．

d. 臨床的意義
　PAではPAC分泌が自律性分泌のためすでにアンギオテンシンⅡが抑制されているため刺激後のPAC低下反応およびPRAの増加反応は認められない．負荷後60分のARRが上昇する．腎血管性高血圧症ではレニン-アンギオテンシン系が亢進しているためにPRAが過大反応を示す．

E. 副腎髄質機能検査
　副腎髄質は，カテコールアミン（アドレナリン，ノルアドレナリン，ドパミン）を合成・分泌する．副腎髄質機能の評価が必要とされるのは，カテコールアミン過剰症が疑われる場合である．生化学的検査として，カテコールアミンおよびその代謝産物〔メタネフリン（MT），ノルメタネフリン（NMT）〕を測定する．

■ クロニジン試験（カテコールアミン分泌抑制試験）

a. 検査の目的
　褐色細胞腫が疑われる場合は，カテコールアミン分泌抑制試験としてクロニジン試験を実施する．褐色細胞腫は，副腎髄質や傍神経節に存在するクロム親和性細胞が腫瘍化したもので，カテコールアミン産生性の腫瘍である．本試験の実施は褐色細胞腫と本態性高血圧の鑑別が目的である．
　カテコールアミン分泌抑制試験として過去にレジチン試験，カテコールアミン分泌刺激試験としてグルカゴン試験・メトクロプラミド試験が行われたが副作用があるため，現在は施行すべきでないとされている．

b. 検査法
①早朝空腹下に排尿させ，その後安静臥床を30分以上保持させる．
②検査当日の内服は，試験薬を除き原則中止とする．
③クロニジン0.3 mgを250 mLの水とともに内服する．
④服用前と服用後180分に採血して血中アドレナリンとノルアドレナリンを測定する（血圧，脈拍は服用後30分ごとに3時間まで測定し，低血圧に注意する）

c. 基準範囲
　クロニジン経口投与後，ノルアドレナリン濃度が50％以上抑制される場合を正常反応とする．

d. 臨床的意義
　褐色細胞腫の場合，服用後180分値のアドレナリンとノルアドレナリンの和が前値の≧50％の値または≧500 pg/mLの場合に陽性とする．クロニジンは中枢神経 α_2-受容体を刺激して交感神経を抑制する薬剤である．健常者や本態性高血圧ではカテコールアミン分泌が抑制され降圧効果がみられる．一方，カテコールアミンが自律的に分泌される褐色細胞腫では降圧効果はみられない．

【検査の注意点】
　血圧低下，起立性低血圧に注意して検査を行い，必要な場合生理食塩水を点滴静注する．すでにクロニジンを内服している患者には実施しない．

F. 性腺機能検査
　女性の性腺機能低下症は，卵胞成熟，黄体形成の障害によりエストロゲン（estrogen），プロゲステロン（progesterone）の産生が低下した病態である．プロゲステロンが単独で低下した病態を第1度無月経，エストロゲンとプロゲステロンが低下した場合を第2度無月経と診断される．

第1度無月経はエストロゲンの存在により子宮内膜は十分に増加しているため，プロゲステロン製剤の投与で消退出血が起こる．エストロゲンを産生できる発育段階の卵胞が存在しているが，視床下部性の軽度排卵障害と解釈できる．

第2度無月経ではエストロゲン製剤とプロゲステロン製剤の併用投与で消退出血が起こり，出血がみられる場合には，子宮内膜はエストロゲンとプロゲステロンの影響を受けると考えられ，障害の部位は，視床下部/下垂体によるFSH/LH分泌不全もしくはFSH/LH分泌に対する卵巣の感受性が低下していると解釈する．出血がみられない場合は，子宮内膜はエストロゲンとプロゲステロンの影響を受けず子宮性の無月経である．

臨床的には，卵巣の原因による場合を原発性性腺機能低下症と呼び，視床下部-脳下垂体系に異常があり，脳下垂体のゴナドトロピン（性腺刺激ホルモン）分泌低下による場合には続発性性腺機能低下症と呼ぶ．原発性無月経の50％以上は卵巣性であり，続発性無月経の90％以上は視床下部性である．

■ プロゲステロン負荷試験

a. 検査の目的

無月経患者の重症度を診断するために実施する負荷試験であり，無月経に対し第1度無月経の判定を行うと同時に，無排卵症を診断するために行う検査である．

プロゲステロン投与により消退出血〔卵胞ホルモン（エストロゲン）と黄体ホルモン（プロゲステロン）の減少に伴う子宮出血〕が認めれば第1度無月経と診断される．第1度無月経の患者卵巣はある程度成熟した発育を認め，エストロゲンを分泌しており，機能障害の程度としては軽いと考えられる．負荷後消退出血がない場合は，エストロゲン・プロゲステロン負荷試験（estrogen-progesterone challenge test：EPテスト）を行う．

b. 検査法

①事前に問診，内診，基礎体温測定，妊娠判定，超音波断層検査など行い，血中ホルモン検査（FSH，LH，PRL，エストラジオール，プロゲステロン，テストステロンなど）を実施しておく．
②十分な問診，診察の後，薬を処方する．

c. 基準範囲

服用終了後3〜4日後に消退出血を認めた場合に第1度無月経と診断する．

d. 臨床的意義

無月経患者の重症度診断に有用である．

5. 消化管機能検査

■ D-キシロース吸収試験

a. 検査の目的

D-キシロース吸収試験は，小腸の広い範囲の吸収機能を知ることができ，腸粘膜の完全性を評価し，粘膜疾患と膵疾患を鑑別するのに最適な非侵襲的検査である．

D-キシロースは小腸で吸収され，吸収された約40％は分解代謝されることなく，尿中にそのままの形で排泄される．この検査は小腸粘膜の吸収能を反映し，消化に膵酵素を必要とせず膵障害に影響されない．

一定量のD-キシロースを経口投与し，5時間分の尿を蓄えてもらい，尿中排泄キシロース量を測定することで吸収能を計算している．

b. 検査法

①朝空腹時にD-キシロース25 g（5 g）を水に溶かして経口投与する．
②服用後5時間までの尿を全部採取し，よく混和後尿量（mL）を測定する．
③希釈尿を用いてD-キシロース量を測定する．

c. 基準範囲

D-キシロース吸収試験：5時間尿中排泄率
　25 g投与…5〜8 g，排泄率20〜32％
　5 g投与…1.5 g以上，排泄率30％以上

d. 臨床的意義

吸収不良の患者では，腸のD-キシロース吸収が減少し，その結果，血中濃度および尿中排泄が減少する．吸収不良症候群のうち本態性スプルー，小腸切除，Crohn病，アミロイドーシスなどで低値，盲係蹄症候群（胃や腸に短絡や盲管ができるために起こる病気）では異常低値（細菌によ

るキシロース分解）を示す．

　鑑別診断には，消化吸収試験としてビタミンB_{12}吸収試験，胆汁酸負荷試験，PFD 試験などを必要に応じて併せて行う．

（永瀬澄香）

チェックリスト

□肝（胆道）機能検査，腎機能検査について，例をあげて概要を説明せよ．
□ICG 試験の目的，方法，基準範囲について述べよ．
□eGFR について説明せよ．
□OGTT の目的，方法，基準範囲について説明せよ．
□内分泌機能検査について，例をあげて概要を簡単に説明せよ．

付　録

■学生用基準範囲

　学生用基準範囲は日本臨床検査医学会によって設定されたものである．これは，医学教育の場で臨床検査値の全国統一的判断を可能にすることで，診断学教育の効率化と問題作成上の統一化を目的としたものである．
　医師国家試験に準拠して項目が選択されており，必ず憶えておくべき検査項目（医師国家試験問題では基準範囲の記載を省略できない項目）と，必ずしも憶えておかなくてもよい検査項目（同問題で基準範囲の記載を省略できる項目）の2つに分けられている．
　臨床検査技師国家試験対策にも基準範囲自体はそのまま使用できるので，臨床化学関連の項目を抜粋して掲載した（http://www.jslm.org/committees/standard/ より）．憶えやすいように細かな数字は極力丸めて，きりのよい数字とした（易記憶数値化）．
　なお，ここに掲載する基準範囲は，本書の各項目で掲載した数値と必ずしも一致していない．

基準範囲の記載を省略できる検査項目（臨床化学関連の項目を抜粋）

領域	検査項目（略語）	検体	単位	学生用基準範囲	学生用備考	作成者備考
生化学的検査	グルコース〈BS〉	血漿	mg/dL	80～110未満＊	空腹時血糖，NaF採血．＊上限値は糖尿病学会（2010年）の正常型の病態識別上限値　境界型＝110-125 mg/dL　糖尿病型＝126 mg/dL以上	空腹時血糖/NaF採血　福岡県五病院会1995年　上限値は病態識別値（糖尿病学会）2008年
	総蛋白〈TP〉	血清	g/dL	6.5～8.0		易記憶数値化
	アルブミン〈Alb〉		g/dL	4.0～5.0		福岡県五病院会1995年
	アルブミン（蛋白分画）		%	60～70		易記憶数値化
	α_1-グロブリン		%	2～3		
	α_2-グロブリン		%	5～10		
	β-グロブリン		%	7～10		
	γ-グロブリン		%	10～20		
	尿素窒素〈UN〉		mg/dL	8～20		福岡県五病院会1995年
	クレアチニン〈Cr〉		mg/dL	M：0.5～1.0　F：0.4～0.8		易記憶数値化
	尿酸〈UA〉	血清	mg/dL	M：3.5～7.0　F：2.5～6.0	日本痛風・核酸代謝学会の高尿酸血症・痛風治療のガイドラインでは，高尿酸血症は，性・年齢を問わず血清尿酸値が7.0 mg/dLを超えるものと定義されていることも留意する	易記憶数値化．基準範囲は性差がある
	総コレステロール〈TC〉		mg/dL	130～220未満＊	上限値は病態識別値（動脈硬化性疾患診療ガイドライン2002年版）	下限値は易記憶数値化　上限値は病態識別値　動脈硬化性疾患診療ガイドライン2002年版
	トリグリセリド〈TG〉		mg/dL	30～150未満＊	上限値は病態識別値（動脈硬化性疾患診療ガイドライン2007年版）	下限値は福岡県五病院会1995年　上限値は病態識別値　動脈硬化性疾患診療ガイドライン2007年版

（つづき）

領域	検査項目（略語）	検体	単位	学生用基準範囲	学生用備考	作成者備考
生化学的検査	HDL-コレステロール〈HDL-C〉	血清	mg/dL	40＊～100	下限値は病態識別値（動脈硬化性疾患診療ガイドライン 2007年版）	下限値は病態識別値動脈硬化性疾患診療ガイドライン 2007年版 上限値は易記憶数値化
	総ビリルビン〈T-Bil〉	血清	mg/dL	0.2～1.2＊	上限値は病態識別値（体質性黄疸の鑑別上）	下限値は福岡県五病院会 1995年 上限値は病態識別値 体質性黄疸の鑑別上
	直接ビリルビン〈D-Bil〉	血清	mg/dL	0.4 未満		酵素法（アルフレッサ・ファーマ）九大病院職員検診 1995年
	間接ビリルビン〈I-Bil〉	血清	mg/dL	0.8 未満		臨床検査法提要第32版
	アスパラギン酸アミノトランスフェラーゼ〈AST〉	血清	U/L	10～35		易記憶数値化
	アラニンアミノトランスフェラーゼ〈ALT〉	血清	U/L	5～30＊	上限値は病態識別値（病理学的所見上・日本肝臓学会 正常上限値）	下限値は易記憶数値化 上限値は病態識別値 病理学的所見上・日本肝臓学会 正常上限値
	ナトリウム〈Na〉	血清	mmoL/L	135～145		易記憶数値化
	カリウム〈K〉	血清	mmoL/L	3.5～4.5		易記憶数値化
	クロール〈Cl〉	血清	mmoL/L	100～110		易記憶数値化
	カルシウム〈Ca〉	血清	mg/dL	8.5～10.0		易記憶数値化
	無機リン〈Pi〉	血清	mg/dL	2.0～4.0		易記憶数値化
	鉄〈Fe〉	血清	μg/dL	M：60～200 F：40～180		易記憶数値化
血液ガス分析	pH	全血		7.35～7.45		臨床検査法提要第32版
	$PaCO_2$	全血	Torr	35～45		
	PaO_2	全血	Torr	80～100		
	HCO_3^-	全血	mmoL/L	22～26		
免疫学的検査	C反応性蛋白〈CRP〉	血清	mg/dL	0.1 以下		九大病院職員検診 2005年

基準範囲は健常人（基準個体）が示す検査値（基準値）の正規分布95％信頼限界（中心値±2SD）で表現される．正確な定義に関しては，臨床病理 45：1154-1159, 2002 を参照のこと．今回参考のために収集した基準範囲は，福岡県共有基準範囲，慶応病院および系列病院の基準範囲，長野県の共有基準範囲，アジア各国の基準範囲群（山口大学市原教授提供），文献として臨床検査法提要第32版などである．病態識別値は各学会（グルコース＝日本糖尿病学会，尿酸＝日本プリン・ピリミジン代謝学会コンセンサスカンファランス，トリグリセリド・HDL-C＝動脈硬化性疾患診療ガイドライン2007年版，総コレステロール＝動脈硬化性疾患診療ガイドライン2002年版，ALT＝日本肝臓学会 正常上限値）から出されている臨床判断値である．病態識別値には＊を付加している．

基準範囲の記載を省略できない検査項目（臨床化学関連の項目を抜粋）

領域	検査項目（略語）	検体	単位	学生用基準範囲	学生用備考	作成者備考
生化学的検査	アンモニア	血漿	μg/dL	50 未満		慶応病院基準範囲
	チモール混濁反応〈TTT〉		KU	5 未満		臨床検査法提要第 32 版
	硫酸亜鉛試験〈ZTT〉		KU	4 〜 12		臨床検査法提要第 32 版
	乳酸脱水素酵素〈LDH〉		U/L	120 〜 220		慶応病院基準範囲
	アルカリホスファターゼ〈ALP〉		U/L	100 〜 350		易記憶数値化
	γグルタミルトランスペプチダーゼ〈γ-GT〉		U/L	M：10 〜 50 F：10 〜 30		易記憶数値化
	コリンエステラーゼ〈ChE〉		U/L	200 〜 450		易記憶数値化
	アミラーゼ		U/L	40 〜 130		易記憶数値化
	クレアチンキナーゼ〈CK〉	血清	U/L	M：60 〜 250 F：50 〜 170		慶応病院基準範囲
	CK-MB		U/L	25 以下	カットオフ値	臨床検査法提要第 32 版
	浸透圧		mOsm/kg H$_2$O	275 〜 290		臨床検査法提要第 32 版
	総鉄結合能〈TIBC〉		μg/dL	250 〜 450		易記憶数値化
	亜鉛		μg/dL	65 〜 110		易記憶数値化
	ビタミン B$_{12}$		pg/mL	250 〜 950		基準範囲 2008 年
	葉酸		ng/mL	2 〜 10		易記憶数値化
	クレアチニンクリアランス		mL/min	80 〜 140		基準値 2008 年
	インドシアニングリーン〈ICG〉試験（15 分値）		%	10 未満		臨床検査法提要第 32 版
	乳酸	全血	mg/dL	4 〜 16		臨床検査法提要第 32 版
	ピルビン酸		mg/dL	0.3 〜 0.9		臨床検査法提要第 32 版
	フェリチン	血清	ng/mL	M：30 〜 300 F：10 〜 120		易記憶数値化
内分泌学的検査	成長ホルモン〈GH〉		ng/mL	M：1.0 以下 F：5.0 以下		易記憶数値化
	黄体形成ホルモン〈LH〉	血清	mIU/mL	M：2 〜 5 F：卵胞期：2 〜 10 排卵期：5 〜 35 黄体期：1 〜 10 閉経後：10 〜 40		易記憶数値化
	副腎皮質刺激ホルモン〈ACTH〉	血漿	pg/mL	60 以下		臨床検査法提要第 32 版
	卵胞刺激ホルモン〈FSH〉	血清	mIU/mL	M：2 〜 10 F：卵胞期：5 〜 10 排卵期：5 〜 25 黄体期：1 〜 5 閉経後：25 〜 100		易記憶数値化

(つづき)

領域		検査項目（略語）	検体	単位	学生用基準範囲	学生用備考	作成者備考
生化学的検査	内分泌学的検査	プロラクチン〈PRL〉	血清	ng/mL	M：5〜20 F：卵胞期，排卵期，黄体期：7〜40，閉経後：4〜25		慶応病院基準範囲
		甲状腺刺激ホルモン〈TSH〉		μU/mL	0.3〜4.0		臨床検査法提要第32版
		トリヨードサイロニン〈T$_3$〉		ng/mL	0.5〜2.0		易記憶数値化
		サイロキシン〈T$_4$〉		μg/dL	5.0〜10.0		易記憶数値化
		遊離サイロキシン〈FT$_4$〉		ng/dL	1.0〜2.0		易記憶数値化
		副甲状腺ホルモン〈PTH〉		pg/mL	10〜60		臨床検査法提要第32版
		コルチゾール		μg/dL	5〜20		易記憶数値化
		アルドステロン		pg/mL	30〜160		臨床検査法提要第32版
		エストラジオール〈E$_2$〉		pg/mL	M：15〜35 F：卵胞期(前半)：20〜85 卵胞期(後半)：25〜350 排卵期：50〜550 黄体期：45〜300 閉経期：21以下		慶応病院基準範囲
		ガストリン		pg/mL	200未満		易記憶数値化
		レニン活性〈PRA〉	血漿	ng/mL/hr	随時：0.5〜2.0（臥位）		臨床検査法提要第32版
	腫瘍マーカー	α-フェトプロテイン〈AFP〉	血清	ng/mL	20以下	カットオフ値	易記憶数値化
		癌胎児性抗原〈CEA〉		ng/mL	5以下		易記憶数値化
		糖鎖抗原19-9〈CA19-9〉		U/mL	37以下		臨床検査法提要第32版
		糖鎖抗原125〈CA125〉		U/mL	35以下		易記憶数値化
		SCC抗原〈SCC〉		ng/mL	1.5以下		臨床検査法提要第32版
		前立腺特異抗原〈PSA〉		ng/mL	4以下		臨床検査法提要第32版
免疫学的検査	自己抗体検査	抗ストレプトリジンO抗体価〈ASO〉	血清	単位	250以下		基準値2008年（単位とIU/mLとが使用されている）
		寒冷凝集反応		倍	256未満		基準値2008年
		抗核抗体価		倍	40未満		慶応病院基準範囲
	血漿蛋白免疫学的検査	補体価〈CH$_{50}$〉		U/mL	30〜50		易記憶数値化
		C3		mg/dL	70〜130		
		C4		mg/dL	10〜30		
		免疫グロブリンG〈IgG〉		mg/dL	800〜1,700		臨床検査法提要第32版
		免疫グロブリンM〈IgM〉		mg/dL	30〜200		易記憶数値化
		免疫グロブリンA〈IgA〉		mg/dL	100〜400		易記憶数値化
		ハプトグロビン		mg/dL	20〜200		易記憶数値化

(つづき)

領域	検査項目（略語）	検体	単位	学生用基準範囲	学生用備考	作成者備考
尿・糞便等検査	アミラーゼ	尿	U/L	700以下		臨床検査法提要第32版
	浸透圧		mOsm/kg H_2O	50～1,300		臨床検査法提要第32版
	カリウム排泄量		mmol/day	25～100		臨床検査法提要第32版
	デルタアミノレブリン酸〈ALA〉		mg/L	5以下		基準値2008年
	コルチゾール		μg/day	30～100		臨床検査法提要第32版
	17-ケトステロイド〈17-KS〉		mg/day	3～11		臨床検査法提要第32版
	17-ハイドロキシコルチコステロイド〈17-OHCS〉		mg/day	3～8		臨床検査法提要第32版
カテコールアミン分画	アドレナリン		μg/day	15以下		臨床検査法提要第32版
	ノルアドレナリン		μg/day	120以下		臨床検査法提要第32版

基準範囲は健常人（基準個体）が示す検査値（基準値）の正規分布95％信頼限界（中心値±2SD）で表現される．正確な定義に関しては，臨床病理45：1154-1159, 2002を参照のこと．今回参考のために収集した基準範囲は，福岡県共有基準範囲，慶応病院および系列病院の基準範囲，長野県の共有基準範囲，アジア各国の基準範囲群（山口大学市原教授提供），文献として臨床検査法提要第32版などである．ヘモグロビンA1cは日本糖尿病学会（2010年）から出されている臨床判断値で，境界型の下限値を表記した．

■ SI単位換算表

成分名	現単位	変換係数	SI単位	有効桁数	分子量
酵素以外の成分系					
acetone (B, S)	mg/dL	172.2	μmol/L	XX0	58.08
ACTH (P)	pg/dL	0.2202	pmol/L	XX	4541.1
albumin (S)	g/dL	10	g/L	XX	(66200)
aldosterone (S)	ng/dL	27.74	pmol/L	XX0	360.44
(U)	μg/d	2.774	nmol/d	XXX	
aluminum (S)	μg/L	37.06	nmol/L	X.X	26.981
δ-aminolevulinic acid (U)	mg/d	7.626	μmol/d	XX	131.13
ammonia (P)					
as ammonia (NH_3)	μg/dL	0.5872	μmol/L	XXX	17.03
as ammonium ion (NH_4^+)	μg/dL	0.5543	μmol/L	XXX	18.04
as nitrogen (NH_3-N)	μg/dL	0.7139	μmol/L	XXX	14.0067
androstenedione (S)	ng/mL	3.492	nmol/L	XX.X	286.40
ascorbic acid (S)	mg/dL	56.78	μmol/L	XX	176.12
bilirubin, total (S)	mg/dL	17.10	μmol/L	XX	584.65
bilirubin, conjugated (S)	mg/dL	17.10	μmol/L	XX	
cadmium (B)	μg/dL	0.08896	μmol/L	X.X	112.41
calcium (S)	mg/dL	0.2495	mmol/L	X.XX	40.08
	mEq/L	0.5	mmol/L	X.XX	
carbon dioxide (B, P, S)					
(bicarbonate + CO_2)	mEq/L	1	mmol/L	XX	
β-carotene (S)	μg/dL	0.01863	μmol/L	X.X	536.85
catecholamines					
dopamine (P)	pg/mL	6.528	pmol/L	XX0	153.18
(U)	μg/d	6.528	nmol/d	XXX0	
epinephrine (P)	pg/mL	5.458	pmol/L	XX0	183.20
(U)	μg/d	5.458	nmol/d	XX	
norepinephrine (P)	pg/mL	5.911	pmol/L	XXX0	169.18
(U)	μg/d	5.911	nmol/d	XX0	
ceruloplasmin (S)	mg/dL	10	mg/L	XX0	(132000)
chloride as chlorine (S)	mEq/L	1	mmol/L	XXX	35.453
cholesterol (S)	mg/dL	0.02586	mmol/L	X.XX	386.64
citric acid (S)	mg/dL	52.05	μmol/L	XXX	192.12
copper (S)	μg/dL	0.1574	μmol/L	XX.X	63.546
coproporphyrin (U)	μg/d	1.527	nmol/d	XX0	654.72
cortisol (hydrocortisone) (S)	μg/dL	27.59	nmol/L	XX0	362.47
(U)	μg/d	2.759	nmol/d	XX0	
creatine (S)	mg/dL	76.25	μmol/L	X0	131.14
(U)	mg/d	7.625	μmol/d	XX0	

(つづき)

成分名	現単位	変換係数	SI単位	有効桁数	分子量
creatinine (S)	mg/dL	88.40	μmol/L	XX0	113.12
(U)	g/d	8.840	mmol/d	XX.X	
estradiol (S)	pg/mL	3.671	pmol/L	XXX	272.37
(U)	μg/d	3.671	nmol/d	XXX	
estriol (S)	pg/mL	3.468	pmol/L	XXX	288.37
(U)	μg/d	3.468	nmol/d	XXX	
estrone (S)	pg/mL	3.699	pmol/L	XXX	270.36
(U)	μg/d	3.699	nmol/d	XXX	
folic acid (S)	ng/mL	2.266	nmol/L	XX	441.40
free fatty acids					
as palmitic acid (S)	mEq/L	1	mmol/L	X.XX	256.42
glucose (B, P)	mg/dL	0.05551	mmol/L	XX.X	180.16
glycerol, free (S)	mg/dL	0.1086	mmol/L	X.XX	92.09
β-hydroxybutyric acid (S)	mg/dL	96.05	μmol/L	XX0	104.10
5-hydroxyindoleacetic acid (U)	mg/d	5.230	μmol/d	XXX	191.19
17α-hydroxyprogesterone (S)	ng/mL	3.026	nmol/L	XX.X	330.45
insulin (P, S)	μU/mL	(6.0)	(pmol/L)	XXX	(5807)
	μg/mL	172.2	pmol/L	XXX	
iron (S)	μg/dL	0.1791	μmol/L	XX	55.847
iron binding capacity (S)	μg/dL	0.1791	μmol/L	XX	55.847
lactic acid (P)	mEq/L	1	mmol/L	X.X	90.08
	mg/dL	0.1110	mmol/L	X.X	
lead (B)	μg/dL	0.04826	μmol/L	X.XX	207.2
	mg/dL	48.26	μmol/L	X.XX	
(U)	μg/d	0.004826	μmol/d	X.XX	
lipoproteins (S)					
HDL-cholesterol	mg/dL	0.02586	mmol/L	X.XX	386.64
LDL-cholesterol	mg/dL	0.02586	mmol/L	X.XX	386.64
magnesium (S)	mEq/L	0.5	mmol/L	X.XX	24.305
	mg/dL	0.4114	mmol/L	X.XX	
mercury (B)	μg/dL	49.85	nmol/L	XX0	200.59
(U)	μg/d	4.985	nmol/d	XX0	
metanephrine (P)	pg/mL	5.070	pmol/L	XXX	197.23
(U)	μg/d	5.071	nmol/d	XXX	
normetanephrine (P)	pg/mL	5.459	pmol/L	XXX	183.20
(U)	μg/d	5.459	nmol/d	XXX	
osmolality (P)	mOsm/kg	1.00	mmol/kg	XXX	
(U)	mOsm/kg	1.00	mmol/kg	XXX	
phosphate					
as phosphorus (S)	mg/dL	0.3229	mmol/L	X.XX	30.97376

(つづき)

成分名	現単位	変換係数	SI単位	有効桁数	分子量
phospholipids (S)	mg/dL	0.01292	mmol/L	X.XX	774[*]
					[*]平均分子量（WHO）
porphobilinogen (U)	mg/d	4.420	μmol/d	X.X	226.23
porphyrins					
coproporphyrin (U)	μg/d	1.527	nmol/d	XXX	654.72
protoporphyrin (B)	μg/dL	0.0178	μmol/L	X.XX	562.67
uroporphyrin (U)	μg/d	1.204	nmol/d	XX	830.76
potassium (S)	mEq/L	1	mmol/L	X.X	39.0983
(U)	mEq/L	1	mmol/L	XX	
pregnanediol (U)	mg/d	3.120	μmol/d	XX.X	320.50
pregnanetriol (U)	mg/d	2.972	μmol/d	XX.X	336.50
progesterone (S)	ng/mL	3.180	nmol/L	XX	314.45
pyruvic acid (B)	mg/dL	113.6	μmol/L	XXX	88.06
renin (P)	ng/mL/h	0.2778	ng/L・s	X.XX	(40000)
salicylic acid (S)	mg/dL	0.07240	mmol/L	X.XX	138.12
serotonin (P)	μg/mL	5.675	μmol/L	X.XX	176.21
sodium (S)	mEq/L	1	mmol/L	XXX	22.989
(U)	mEq/d	1	mmol/d	XXX	
steroids					
dehydroepiandrosterone (S)	ng/mL	3.467	nmol/L	XX.X	288.41
17-KGS as dehydroepiandrosterone (U)	mg/d	3.467	μmol/d	XX	288.41
17-OHCS as cortisol (U)	mg/d	2.759	μmol/d	XX	362.47
17-OS as dehydroepiandrosterone (U)	mg/d	3.467	μmol/d	XX	288.41
T_3 (S)	ng/dL	0.01536	nmol/L	X.X	651.01
T_4 (S)	μg/dL	12.87	nmol/L	XXX	776.93
TBG as T_4 (S)	μg/dL	12.87	nmol/L	XX0	776.93
testosterone (S)	ng/mL	3.467	nmol/L	XX.X	288.41
triglyceride as triolein (S)	mg/dL	0.01129	mmol/L	X.XX	885.45
urea nitrogen (S)	mg/dL	0.3570	mmol/L	X.X	28.0134
uric acid (S)	mg/dL	59.48	μmol/L	XX0	168.11
urobilinogen					
as urobilin IXa (U)	mg/d	1.693	μmol/d	X.X	590.72
vanillylmandelic acid (U)	mg/d	5.046	μmol/d	XX	198.17
vitamins					
vitamin A (S)	μg/dL	0.03491	μmol/L	X.XX	286.44
vitamin B_1 (B)	μg/dL	37.68	nmol/L	XXX	265.37
	ng/mL	3.768	nmol/L	XXX	
vitamin B_2 (S)	μg/dL	26.57	nmol/L	XXX	376.36
	ng/mL	2.657	nmol/L	XXX	
vitamin B_6 as pyridoxal (B, S)	ng/mL	5.982	nmol/L	XXX	167.16

(つづき)

成分名	現単位	変換係数	SI単位	有効桁数	分子量
vitamin B$_{12}$ (B, S)	pg/mL	0.7378	pmol/L	XX0	1355.38
vitamin C (B, S)	mg/dL	56.78	µmol/L	XX	176.12
vitamin D$_3$, cholecalciferol (S)	ng/mL	2.600	nmol/L	XXX	384.62
25-OH V D (S)	ng/mL	2.496	nmol/L	XXX	400.62
1, 25-(OH)$_2$V D(S)	ng/mL	2.400	nmol/L	XXX	416.62
24, 25-(OH)$_2$V D(S)	ng/mL	2.400	nmol/L	XX. X	416.62
vitamin E (B, S)	mg/dL	23.22	µmol/L	XX	430.69
xylose (B)	mg/dL	0.06661	mmol/L	X. X	150.13
zinc (S)	µg/dL	0.1530	µmol/L	XX. X	65.38
血液ガス分析					
pH	—	—	—	—	
Pco$_2$	mmHg	0.1333	kPa	X. X	
Po$_2$	mmHg	0.1333	kPa	XX. X	

注　B：全血，P：血漿，S：血清，U：尿，d：day
日本臨床化学会，学術連絡委員会：臨床化学 23：39-47, 1994 より抜粋

■元素周期表

族	1	2	3	4	5	6	7	8	9
	典型元素		遷移元素						
	アルカリ金属 （Hは除く）	アルカリ土類金属 （Be, Mgは除く）							
周期									
1	1 **H** 水素 Hydrogen 1.008								
2	3 **Li** リチウム Lithium 6.941	4 **Be** ベリリウム Beryllium 9.012							
3	11 **Na** ナトリウム Sodium 22.99	12 **Mg** マグネシウム Magnesium 24.31							
4	19 **K** カリウム Potassium 39.10	20 **Ca** カルシウム Calcium 40.08	21 **Sc** スカンジウム Scandium 44.96	22 **Ti** チタン Titanium 47.87	23 **V** バナジウム Vanadium 50.94	24 **Cr** クロム Chromium 52.00	25 **Mn** マンガン Manganese 54.94	26 **Fe** 鉄 Iron 55.85	27 **Co** コバルト Cobalt 58.93
5	37 **Rb** ルビジウム Rubidium 85.47	38 **Sr** ストロンチウム Strontium 87.62	39 **Y** イットリウム Yttrium 88.91	40 **Zr** ジルコニウム Zirconium 91.22	41 **Nb** ニオブ Niobium 92.91	42 **Mo** モリブデン Molybdenum 95.96	43 **Tc** テクネチウム Technetium [99]	44 **Ru** ルテニウム Ruthenium 101.1	45 **Rh** ロジウム Rhodium 102.9
6	55 **Cs** セシウム Cesium 132.9	56 **Ba** バリウム Barium 137.3	○ 57〜71 ランタノイド	72 **Hf** ハフニウム Hafnium 178.5	73 **Ta** タンタル Tantalum 180.9	74 **W** タングステン Tungsten 183.8	75 **Re** レニウム Rhenium 186.2	76 **Os** オスミウム Osmium 190.2	77 **Ir** イリジウム Iridium 192.2
7	87 **Fr** フランシウム Francium [223]	88 **Ra** ラジウム Radium [226]	● 89〜103 アクチノイド	104 **Rf** ラザホージウム Rutherfordium [267]	105 **Db** ドブニウム Dubnium [268]	106 **Sg** シーボーギウム Seaborgium [271]	107 **Bh** ボーリウム Bohrium [272]	108 **Hs** ハッシウム Hassium [277]	109 **Mt** マイトネリウム Meitnerium [276]
○ランタノイド	57 **La** ランタン Lanthanum 138.9	58 **Ce** セリウム Cerium 140.1	59 **Pr** プラセオジム Praseodymium 140.9	60 **Nd** ネオジム Neodymium 144.2	61 **Pm** プロメチウム Promethium [145]	62 **Sm** サマリウム Samarium 150.4	63 **Eu** ユウロピウム Europium 152.0	64 **Gd** ガドリニウム Gadolinium 157.3	65 **Tb** テルビウム Terbium 158.9
●アクチノイド	89 **Ac** アクチニウム Actinium [227]	90 **Th** トリウム Thorium 232.0	91 **Pa** プロトアクチニウム Protactinium 231.0	92 **U** ウラン Uranium 238.0	93 **Np** ネプツニウム Neptunium [237]	94 **Pu** プルトニウム Plutonium [239]	95 **Am** アメリシウム Americium [243]	96 **Cm** キュリウム Curium [247]	97 **Bk** バークリウム Berkelium [247]

元素記号
原子番号 → 1 **H**
元素名（日本語） → 水素
元素名（英語） → Hydrogen
1.008
原子量
（[ ]内の数値は最も安定な同位体の質量数．
有効数字4桁に四捨五入した）

10	11	12	13	14	15	16	17	18
		典型元素					ハロゲン	希ガス

								2 **He** ヘリウム Helium 4.003
			5 **B** 硼(ホウ)素 Boron 10.81	6 **C** 炭素 Carbon 12.01	7 **N** 窒素 Nitrogen 14.01	8 **O** 酸素 Oxygen 16.00	9 **F** 弗(フッ)素 Fluorine 19.00	10 **Ne** ネオン Neon 20.18
			13 **Al** アルミニウム Aluminum 26.98	14 **Si** ケイ素 Silicon 28.09	15 **P** リン Phosphorus 30.97	16 **S** 硫黄 Sulfur 32.07	17 **Cl** 塩素 Chlorine 35.45	18 **Ar** アルゴン Argon 39.95
28 **Ni** ニッケル Nickel 58.69	29 **Cu** 銅 Copper 63.55	30 **Zn** 亜鉛 Zinc 65.38	31 **Ga** ガリウム Gallium 69.72	32 **Ge** ゲルマニウム Germanium 72.63	33 **As** 砒(ヒ)素 Arsenic 74.92	34 **Se** セレン Selenium 78.96	35 **Br** 臭素 Bromine 79.90	36 **Kr** クリプトン Krypton 83.80
46 **Pd** パラジウム Palladium 106.4	47 **Ag** 銀 Silver 107.9	48 **Cd** カドミウム Cadmium 112.4	49 **In** インジウム Indium 114.8	50 **Sn** 錫(スズ) Tin 118.7	51 **Sb** アンチモン Antimony 121.8	52 **Te** テルル Tellurium 127.6	53 **I** 沃(ヨウ)素 Iodine 126.9	54 **Xe** キセノン Xenon 131.3
78 **Pt** 白金 (プラチナ) Platinum 195.1	79 **Au** 金 Gold 197.0	80 **Hg** 水銀 Mercury 200.6	81 **Tl** タリウム Thallium 204.4	82 **Pb** 鉛 Lead 207.2	83 **Bi** ビスマス Bismuth 209.0	84 **Po** ポロニウム Polonium [210]	85 **At** アスタチン Astatine [210]	86 **Rn** ラドン Radon [222]
110 **Ds** ダームスタチウム Darmstadtium [281]	111 **Rg** レントゲニウム Roentgenium [280]	112 **Cn** コペルニシウム Copernicium [285]	113 **Nh** ニホニウム Nihonium [286]	114 **Fl** フレロビウム Flerovium [289]	115 **Mc** モスコビウム Moscovium [289]	116 **Lv** リバモリウム Livermorium [293]	117 **Ts** テネシン Tennessine [294]	118 **Og** オガネソン Oganesson [294]

66 **Dy** ジスプロシウム Dysprosium 162.5	67 **Ho** ホルミウム Holmium 164.9	68 **Er** エルビウム Erbium 167.3	69 **Tm** ツリウム Thulium 168.9	70 **Yb** イッテルビウム Ytterbium 173.1	71 **Lu** ルテチウム Lutetium 175.0
98 **Cf** カリホルニウム Californium [252]	99 **Es** アインスタイニウム Einsteinium [252]	100 **Fm** フェルミウム Fermium [257]	101 **Md** メンデレビウム Mendelevium [258]	102 **No** ノーベリウム Nobelium [259]	103 **Lr** ローレンシウム Lawrencium [262]

　　　：非金属元素（他は金属元素）
青字：常温で気体
グレー字：常温で液体
黒字：常温で固体

■遠心力換算グラフ

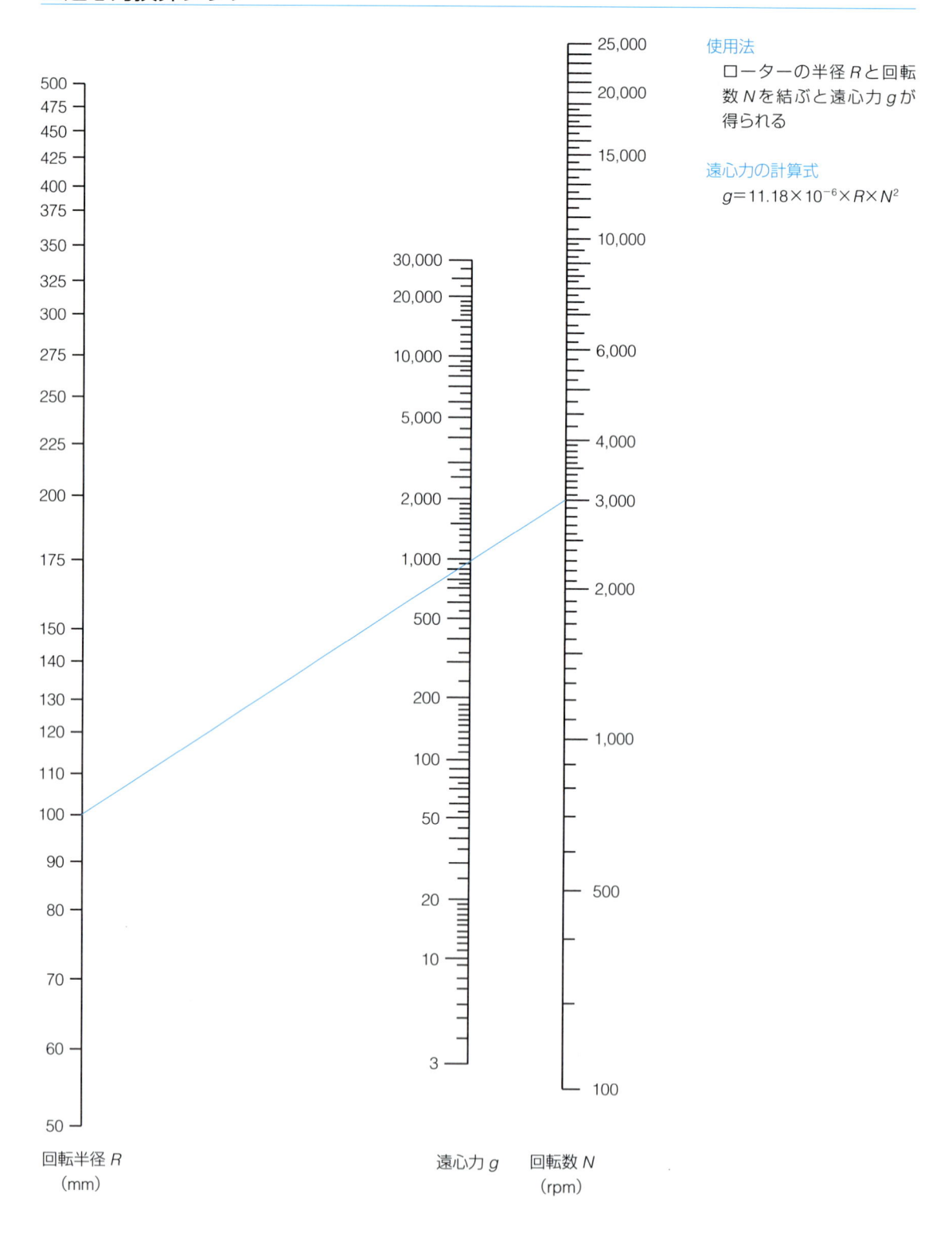

使用法
ローターの半径 R と回転数 N を結ぶと遠心力 g が得られる

遠心力の計算式
$$g = 11.18 \times 10^{-6} \times R \times N^2$$

回転半径 R (mm)

遠心力 g

回転数 N (rpm)

■原子量表（2013）

(元素の原子量は，質量数12の炭素（^{12}C）を12とし，これに対する相対値とする．但し，この ^{12}C は核および電子が基底状態にある結合していない中性原子を示す．)

多くの元素の原子量は地球上の自然界においても同位体存在度の変動によって大きく変化する．そのうちの10元素については，原子量の変動範囲を $[a；b]$ で示す．この場合，元素 E の原子量 $A_r(E)$ は a ≤ $A_r(E)$ ≤ b にある．例えば，水素の場合，[1.00784；1.00811] と表され，地球上の普通の試料中の水素の原子量は，1.00784以上，1.00811以下の範囲内にあることを示している．その他の74元素については，原子量 $A_r(E)$ の不確かさを（ ）内の数字であらわし，これは有効数字の最後の桁に対応する．例えば，ヘリウムの場合の 4.002602（2）は 4.002602 ± 0.000002 を意味する．この表の脚注は，個々の元素に起こりうるもので，原子量に付随する不確かさを越える可能性のある変動の様式が示されている．原子番号 113, 115, 118 の元素名は暫定的なものである．

原子番号	元素名	元素記号	原子量	脚注	原子番号	元素名	元素記号	原子量	脚注
1	水素	H	[1.00784；1.00811]	m	60	ネオジム	Nd	144.242 (3)	g
2	ヘリウム	He	4.002602 (2)	g r	61	プロメチウム*	Pm		
3	リチウム	Li	[6.938；6.997]	m	62	サマリウム	Sm	150.36 (2)	g
4	ベリリウム	Be	9.012182 (3)		63	ユウロピウム	Eu	151.964 (1)	g
5	ホウ素	B	[10.806；10.821]	m	64	ガドリニウム	Gd	157.25 (3)	g
6	炭素	C	[12.0096；12.0116]		65	テルビウム	Tb	158.92535 (2)	
7	窒素	N	[14.00643；14.00728]		66	ジスプロシウム	Dy	162.500 (1)	g
8	酸素	O	[15.99903；15.99977]		67	ホルミウム	Ho	164.93032 (2)	
9	フッ素	F	18.9984032 (5)		68	エルビウム	Er	167.259 (3)	g
10	ネオン	Ne	20.1797 (6)	gm	69	ツリウム	Tm	168.93421 (2)	
11	ナトリウム	Na	22.98976928 (2)		70	イッテルビウム	Yb	173.054 (5)	g
12	マグネシウム	Mg	24.3050 (6)		71	ルテチウム	Lu	174.9668 (1)	g
13	アルミニウム	Al	26.9815386 (8)		72	ハフニウム	Hf	178.49 (2)	
14	ケイ素	Si	[28.084；28.086]		73	タンタル	Ta	180.94788 (2)	
15	リン	P	30.973762 (2)		74	タングステン	W	183.84 (1)	
16	硫黄	S	[32.059；32.076]		75	レニウム	Re	186.207 (1)	
17	塩素	Cl	[35.446；35.457]	m	76	オスミウム	Os	190.23 (3)	g
18	アルゴン	Ar	39.948 (1)	g r	77	イリジウム	Ir	192.217 (3)	
19	カリウム	K	39.0983 (1)		78	白金	Pt	195.084 (9)	
20	カルシウム	Ca	40.078 (4)		79	金	Au	196.966569 (4)	
21	スカンジウム	Sc	44.955912 (6)		80	水銀	Hg	200.59 (2)	
22	チタン	Ti	47.867 (1)		81	タリウム	Tl	[204.382；204.385]	
23	バナジウム	V	50.9415 (1)		82	鉛	Pb	207.2 (1)	g r
24	クロム	Cr	51.9961 (6)		83	ビスマス*	Bi	208.98040 (1)	
25	マンガン	Mn	54.938045 (5)		84	ポロニウム*	Po		
26	鉄	Fe	55.845 (2)		85	アスタチン*	At		
27	コバルト	Co	58.933195 (5)		86	ラドン*	Rn		
28	ニッケル	Ni	58.6934 (4)	r	87	フランシウム*	Fr		
29	銅	Cu	63.546 (3)	r	88	ラジウム*	Ra		
30	亜鉛	Zn	65.38 (2)	r	89	アクチニウム*	Ac		
31	ガリウム	Ga	69.723 (1)		90	トリウム*	Th	232.03806 (2)	g
32	ゲルマニウム	Ge	72.63 (1)		91	プロトアクチニウム*	Pa	231.03588 (2)	
33	ヒ素	As	74.92160 (2)		92	ウラン*	U	238.02891 (3)	gm
34	セレン	Se	78.96 (3)		93	ネプツニウム*	Np		
35	臭素	Br	79.904 (1)		94	プルトニウム*	Pu		
36	クリプトン	Kr	83.798 (2)	gm	95	アメリシウム*	Am		
37	ルビジウム	Rb	85.4678 (3)	g	96	キュリウム*	Cm		
38	ストロンチウム	Sr	87.62 (1)	g r	97	バークリウム*	Bk		
39	イットリウム	Y	88.90585 (2)		98	カリホルニウム*	Cf		
40	ジルコニウム	Zr	91.224 (2)	g	99	アインスタイニウム*	Es		
41	ニオブ	Nb	92.90638 (2)		100	フェルミウム*	Fm		
42	モリブデン	Mo	95.96 (2)	g	101	メンデレビウム*	Md		
43	テクネチウム*	Tc			102	ノーベリウム*	No		
44	ルテニウム	Ru	101.07 (2)	g	103	ローレンシウム*	Lr		
45	ロジウム	Rh	102.90550 (2)		104	ラザホージウム*	Rf		
46	パラジウム	Pd	106.42 (1)	g	105	ドブニウム*	Db		
47	銀	Ag	107.8682 (2)	g	106	シーボーギウム*	Sg		
48	カドミウム	Cd	112.411 (8)	g	107	ボーリウム*	Bh		
49	インジウム	In	114.818 (3)		108	ハッシウム*	Hs		
50	スズ	Sn	118.710 (7)	g	109	マイトネリウム*	Mt		
51	アンチモン	Sb	121.760 (1)	g	110	ダームスタチウム*	Ds		
52	テルル	Te	127.60 (3)	g	111	レントゲニウム*	Rg		
53	ヨウ素	I	126.90447 (3)		112	コペルニシウム*	Cn		
54	キセノン	Xe	131.293 (6)	gm	113	ウンウントリウム*	Uut		
55	セシウム	Cs	132.9054519 (2)		114	フレロビウム*	Fl		
56	バリウム	Ba	137.327 (7)		115	ウンウンペンチウム*	Uup		
57	ランタン	La	138.90547 (7)	g	116	リバモリウム*	Lv		
58	セリウム	Ce	140.116 (1)	g	118	ウンウンオクチウム*	Uuo		
59	プラセオジム	Pr	140.90765 (2)						

*：安定同位体のない元素．これらの元素については原子量が示されていないが，ビスマス，トリウム，プロトアクチニウム，ウランは例外で，これらの元素は地球上で固有の同位体組成を示すので原子量が与えられている．

g：当該元素の同位体組成が正常な物質が示す変動幅を越えるような地質学的試料が知られている．そのような試料中では当該元素の原子量とこの表の値との差が，表記の不確かさを越えることがある．

m：不詳な，あるいは不適切な同位体分別を受けたために同位体組成が変動した物質が市販品中に見いだされることがある．そのため，当該元素の原子量が表記の値とかなり異なることがある．

r：通常の地球上の物質の同位体組成に変動があるために表記の原子量より精度の良い値を与えることができない．表中の原子量および不確かさは通常の物質に適用されるものとする．

©2013 日本化学会　原子量専門委員会

和文索引

あ

アイソザイム　259
亜鉛　328
アガロースゲル電気泳動　225
アクチン　82, 83
アクチンフィラメント　43
アスパラギン酸アミノトランスフェラーゼ　72, 263
アセチル ChE　277
アディポサイトカイン　111
アディポネクチン　111
アディポネクチン血症　111
アドレナリン　95, 349
アフィニティクロマトグラフィ　155
アポ(a)　230
アポトーシス　64
アポリポ蛋白　229
アミノ基転移反応　21
アミノ酸　8
アミノトランスフェラーゼ　21
アミラーゼ　281
アミロクラスティック法　282
アミン　23
アラニンアミノトランスフェラーゼ　72, 263
アルカリアゾ色素法　308
アルカリ性ホスファターゼ　73, 269
アルギニノコハク酸　22
アルギニノコハク酸シンテターゼ　22
アルギニノコハク酸リアーゼ　22
アルドース　189
アルドステロン　347
アルブミン非結合型ビリルビン　308
アルブミン分画　242
アンギオテンシン負荷試験　348
アンギオテンシン変換酵素　291
アンドロゲン　352

アンモニア　302
　──の無毒化　303

い

胃液　84
イオン交換クロマトグラフィ　155
イオン選択電極　164
イオン選択電極法　316
イオン濃度　164
胃潰瘍　85
異化代謝　11
胃酸分泌抑制ポリペプチド　355
イソクエン酸脱水素酵素法　323
逸脱酵素　261
一定系統誤差　139
遺伝情報　4
イヌリンクリアランス　382
イノシトール 1,4,5-三リン酸　65
異物排泄試験　378
イムノクロマトグラフィ　177
イムノサブトラクション法　243
インスリン　112, 353
インスリン分泌指数　195
インタクト PTH　345
インテグリン　64, 104
インドシアニングリーン試験　379
インドフェノール法　305
イントロン　53
インヒビター法　284

う

ウェル型シンチレーションカウンター　185
ウリカーゼ・カタラーゼ法　301
ウリカーゼ・ペルオキシダーゼ法　300
ウリカーゼ・紫外部吸収法　301

ウレアーゼ・インドフェノール法　294
ウレアーゼ・グルタミン酸脱水素酵素法　294
ウレアーゼ・ロイシン脱水素酵素法　294
ウロビリノゲン　32
ウロビリン　35

え

エイコサノイド　233
栄養アセスメント　115
液体クロマトグラフィ　154
液体クロマトグラフ質量分析　373
液体シンチレーションカウンター　185
エクソン　53
エストリオール　352
エストロゲン　349, 352
エストロゲン・プロゲステロン負荷試験　393
エストラジオール　352
エストロン　352
エネルギー代謝　4
エミッション CT　185
エルゴカルシフェロール　358
炎光光度法　316
炎症　102
炎症性サイトカイン　104
炎症性メディエーター　102
エンタルピー（総エネルギー）変化（ΔH）　37
エンテログルカゴン　355
エンドソーム　62

お

黄体形成ホルモン　341
黄疸　35
オートファジー　62

オキシトシン 343
オリゴ糖基質法 282
オルニチン 22
オルニチンカルバモイルトランスフェラーゼ 22

か
外因性脂質代謝経路 224
開始メチオニン 55
解糖系 13
外部精度評価 145
外部被曝 187
壊変 180
化学エネルギー 39
化学浸透共役説 41
化学発光分析法 152
化学発光免疫測定法 162, 337
核異性体 179
核異性体転移 180
顎下腺 84
核酸 9
獲得免疫系 103
核膜 59
過酸化脂質 222
過失誤差 138
下垂体機能検査 387
下垂体後葉ホルモン 342
下垂体前葉ホルモン 95, 338
下垂体ホルモン 95
ガスクロマトグラフィ 153
ガスクロマトグラフ質量分析計 374
ガストリン 85, 355
カスパーゼ 69
ガス分析法 166
カタール 259
かたより 139
脚気 87
カテコールアミン 349
カテコールアミン分泌抑制試験 392
カプトプリル試験 391
鎌形赤血球貧血 35

カリウム 318
カルシウム 320
カルシトニン 344
簡易検査法 176
肝炎ウイルスマーカー 74
肝（胆道）機能検査 378
肝クリアランス 371
還元型補酵素ニコチンアミドアデニンジヌクレオチドリン酸 15
還元法 190
癌幹細胞 109
肝性リパーゼ 288

き
キーエンザイム 260
基準測定操作法 141
基準範囲 146
キシリジルブルー法 323
規定度 127
キネシン 44, 45
技能試験 138
逆相分配クロマトグラフィ 309
キャピラリー電気泳動 160, 241
キャリーオーバー 368
吸エルゴン反応 37
吸光係数 149
吸光光度法 148
吸収線量 183
急性肝障害 76
急性相反応蛋白 243
競合的酵素免疫分析法 373
競合法 162
胸腺 93
共存物質 136
共役酵素法 282
虚血性心疾患 83
許容誤差限界 139
筋収縮 44, 82
銀染色法 157
金属錯塩抽出測定法 220
筋肉の収縮 4

く
偶然誤差 139
クエン酸回路 13, 14, 40
クオリティマネジメント 138
クマシーブリリアントブルー法 239
グラム当量 126
クリアランス 78, 371
グリコアルブミン 199
グリコーゲン 14
グリコシド結合 6
グリセロリン脂質 18
グルカゴン 354
グルコース 13
グルコースクランプ法 196
グルコース濃度 165
グルコキナーゼ法 323
グルタミン酸脱水素酵素 305
クレアチニン 295
クレアチニンキナーゼ 267
クレアチニンクリアランス 372, 384
クレアチン 295
クレアチンリン酸 37
グレリン 85
クロール 319
クロニジン試験 392
グロブリン分画 242
クロマトグラフィ 153
クロム 329
クロモジェニック法 282

け
蛍光強度 152
蛍光光度法 329
経口ブドウ糖負荷試験 195, 386
蛍光分析法 151
蛍光偏光測定法 162
蛍光偏光免疫測定法 373
蛍光免疫測定法 162
系統誤差 139
劇物 130
血管作動性腸管ペプチド 338

血清アミロイドA　244
血清アルブミン　253
血清総蛋白　237
血清蛋白分画　240
血清鉄　325
血清銅　327
血中カルシウム　98
血中コレステロールエステル　290
血中濃度　371
血中薬物濃度モニタリング　370
血糖値　189
ケトアシドーシス　221
ケトアミンオキシダーゼ法　200
ケトーシス　221
ケトース　189
解毒機能検査　378
ケトン体　18, 220
ゲノミクス　115
ゲノム　48
ケモカイン　104
ゲル濾過クロマトグラフィ　155
ゲル濾過分析　369
原子核崩壊　180
原子吸光装置　150
原子吸光法　329
原発性アルドステロン症　348
原発性脂質異常症　227
原発性胆汁性肝硬変　75

こ

高LDL-コレステロール血症　113
高TG血症　113
高インスリン血症　112
高エネルギーリン酸結合　37
好塩基球　103
抗凝固剤　134
抗骨粗鬆剤　101
好酸球　103
膠質反応　250
恒常性維持　11
甲状腺機能検査　388

甲状腺刺激ホルモン　95, 340
甲状腺刺激ホルモン放出ホルモン
　338
甲状腺ホルモン　343
校正物質　141
酵素学的分析法　166
酵素活性　129
酵素活性測定法　171, 262
高速液体クロマトグラフィ　197
酵素サイクリング法　305
酵素的分析法　168
酵素電極　165
酵素反応阻害　167
酵素反応速度　166
酵素反応メカニズム　260
酵素法　190
酵素免疫測定法　163, 337
抗体　105
好中球　103
高張食塩水負荷試験　388
光電効果　182
高ビリルビン血症　74
抗利尿ホルモン　342
抗利尿ホルモン分泌不適合症候群
　342
小型簡易測定器　176
呼吸　38
呼吸鎖　40
呼吸鎖複合体　40
国際単位　129
国際単位系　125
国際標準化　139
誤差　138
個人被曝量測定機器　185
骨芽細胞　96, 97
骨吸収マーカー　101
骨形成マーカー　101
骨髄　90
骨髄異形成症候群　92
骨髄造血　89
骨髄増殖性腫瘍　91

骨組織　96
骨粗鬆症　99
骨代謝　98
コドン　54
ゴナドトロピン放出ホルモン　338
コバラミン　363
コバルト　329
コバルト錯塩形成法　219
コリンエステラーゼ　277
ゴルジ体　60
コルチゾール　95, 345
コレカルシフェロール　359
コレシストキニン　87, 355
コレステロール　19, 209
コレステロール・TG染色法　227
コレステロール逆転送経路　224
コンティニアスフロー方式　173
コンプトン散乱　182

さ

サイクリックAMP　334
サイクリックGMP　334
サイクリン　62
サイクリン依存性キナーゼ　62
最高血中濃度　370
サイトカイン　102, 104
細胞運動　63
細胞外マトリックス　64, 96
細胞骨格　43
細胞質　58
細胞周期　50, 62
細胞周期調節　107
細胞接着　63
細胞接着因子　64
細胞内鉄センサー蛋白　326
細胞分化　63
細胞膜　18
サイレント変異　55
サイロキシン　343
作業環境管理測定機器　186
サッカロジェニック法　282

サブユニット　9
サルコメア構造　83
酸化-還元反応　38
酸化的脱アミノ反応　21
酸化的リン酸化　39, 41
酸性ホスファターゼ　273
酸素電極　166
三大栄養素　36, 115
サンドイッチEIA　163, 289
サンドイッチ法　162
サントニン試験　378

し

ジアシルグリセロール　65
紫外部吸収スペクトル法　222
耳下腺　84
糸球体　77
糸球体機能検査　382
糸球体腎炎　77
糸球体濾過　77
糸球体濾過量　298
試験紙方式　175
自己血糖測定　165
自己免疫疾患　105
自己免疫性肝炎　75
脂質　5, 7, 117, 205
脂質二重層　18, 57
視床下部ホルモン　338
シスタチンC　384
ジスルフィド結合　8
自然免疫系　103
実効線量　184
自動分析法　173
シトクロムc　40
シトクロムcオキシダーゼ　313
シトクロムP450　32, 120, 370
シトルリン　22
脂肪　87
脂肪酸　7, 15
脂肪酸合成酵素複合体　15
脂肪酸酸化（β酸化）　16

試薬規格　129
自由エネルギー　37
自由エネルギー変化（ΔG）　37
習慣飲酒マーカー　75
重症複合免疫不全症　27
重炭酸イオン　313
終点分析法　168
縮合法　190
樹状細胞　103
受容体型チロシンキナーゼ　66
腫瘍マーカー　109, 366
純水　130
消化管機能検査　393
消化管ホルモン　355
照射線量　183
脂溶性ビタミン　87, 358
小腸　86
小胞体　60
女性ホルモン（エストロゲン）欠乏　99
初速度分析法　168
腎炎　79
腎機能検査　380
心筋細胞活動電位　81
心筋症　83
心筋障害マーカー　84
腎クリアランス　371
シングルマルチ型自動分析機器　174
腎血漿流量　380
人工多能性幹細胞　63
浸潤　108
新生児黄疸　35
心臓拍動　80
シンチカメラ　185
シンチレーション　184
真度　139
浸透圧　30, 128
心房性ナトリウム利尿ペプチド　84, 356
心房性ナトリウム利尿ホルモン　316

す

膵外分泌機能検査　386
膵型酵素活性測定法　283
膵臓ホルモン　353
水素結合　10
膵内分泌機能検査　386
水溶性ビタミン　87, 362
膵リパーゼ　286
スーパーオキサイドディスムターゼ　313
スーパーマルチ型自動分析機器　174
スカベンジャー経路　224
スクロースホスホリラーゼ法　324
スプライシング変異　56

せ

正確さ　139
精確さ　139
性腺機能検査　392
生体エネルギー　3
生体色素　4, 308
生体情報　3
生体物質　3
生体膜　57
生体利用率　371
成長ホルモン　95, 339
成長ホルモン放出ホルモン　338
精度　139
精度管理　138
精度保証　138
性ホルモン　95, 351
性ホルモン蛋白結合グロブリン　352
精密さ　139
精密度　139
生命の三要素　3
生理食塩水負荷試験　391
生理的変動　132
セカンドメッセンジャー　65
セクレチン　87, 104, 355
セクレチン試験　386
舌下腺　84

セルロースアセテート膜電気泳動　157, 240
セルロプラスミン　246
セレン　329
染色体　48
全身クリアランス　371
セントラルドグマ　46
線溶療法　247
前立腺特異抗原　274, 367
線量限度　188
線量当量　183

そ

総合精度　139
総酵素活性測定法　282
総鉄結合能　326
ソマトスタチン　338, 355

た

体細胞分裂　50
代謝　11
大腸　88
ダイニン　45
多層フィルム方式　176
多段階発癌機構　106
脱イオン水　130
脱水素酵素反応　171
多糖　6
多能性造血幹細胞　90
単球　103
炭酸-重炭酸系緩衝作用　313
胆汁うっ滞　73
胆汁酸　231
胆汁酸負荷試験　394
単純蛋白　236
単糖　5
蛋白質　5, 8, 117
　　──の一次構造　8
　　──の二次構造モチーフ　9
蛋白尿　79

ち・つ

チアミン　362
チオコリン　278
チオバルビツール酸（TBA）法　222
チオ硫酸ナトリウムクリアランス　383
地帯現象　368
チモール混濁試験　250
チャネル型受容体　64, 66
中間径フィラメント　43
中性子放射化分析法　329
中和滴定法　287
腸管　86
超純水　130
腸内細菌　88
腸閉塞（イレウス）　88
沈殿法　212
痛風　27

て

ディスクリート方式　174
デキサメサゾン抑制試験　347, 390
テストステロン　352
テロメア　107
転移　108
電解質　313
電気泳動法　156
電気化学発光免疫測定法　340
電気化学分析法　163
電気浸透現象　240
電気抵抗率　132
電子対生成　182
電子伝達系　38, 40
転写因子　53
デンプン　12
電量滴定法　319

と

同位元素　179
同位体希釈・質量分析法　141
等価線量　183

同化代謝　11
洞結節　80
銅錯塩形成法　219
糖鎖欠損トランスフェリン　76
糖質　5, 117, 189
糖質代謝　190
糖新生　14
等電点電気泳動法　158
動脈硬化　114
動脈惹起性リポ蛋白　229
特定管理産業廃棄物　130
毒物　119, 130
ドライケミストリー　175, 294, 305, 309
トラフ　373
トランスクリプトミクス　115
トランスサイレチン　249
トランスファーRNA　51
トランスフェリン　79, 249
トリグリセリド　17, 20, 111, 205
トリヨードサイロニン　343
トレーサビリティ連鎖　140
トロポニン　82

な

ナイアシン　364
内因性脂質代謝経路　224
内部精度管理　144
内部転換電子　180
内部被曝　187
内分泌器官　93, 331
内分泌機能検査　387
内分泌負荷試験　96
ナチュラルキラー細胞　103
ナトリウム　316
ナトリウム・カリウムATPアーゼ（Na$^+$/K$^+$-ATPase）　57
ナトリウム利尿ペプチド　356
鉛中毒　35
ナンセンス変異　55

に

ニコチンアミドアデニンジヌクレオチド　38
ニコチン酸　364
二酸化炭素電極　166
二次性脂質異常症　227
日内変動　132
二糖類　6
日本工業規格　129
乳酸　202
乳酸アシドーシス　87
乳酸オキシダーゼ法　203
乳酸脱水素酵素　13, 266
乳酸脱水素酵素法　202
乳酸発酵　13
尿細管機能検査　385
尿酸　27
尿酸クリアランス　302
尿酸クリアランス／クレアチンクリアランス比　302
尿素　22
尿素回路　21
尿素窒素　294
尿中尿酸排泄量　302
尿沈渣　136
尿糖　194
尿の保存方法　136

ぬ

ヌクレオソーム　47
ヌクレオチド　5, 9

ね

熱ルミネセンス　184
ネフローゼ症候群　77, 79

の

脳性ナトリウム利尿ペプチド　84, 136, 356
能動輸送　43
ノルアドレナリン　95, 349

は

パイエル板　86
胚性幹細胞　63
破骨細胞　96, 97
播種性血管内凝固症候群　247
バソプレシン　342
バソプレシン負荷試験　388
発エルゴン反応　37
馬尿酸合成試験　378
バニリルマンデル酸　366
パネート細胞　86
ハプトグロビン　245
パラアミノ馬尿酸クリアランス　381
ばらつき　139
パラメトリック法　146
バリデーション　142
パンクレオザイミン　355
半導体センサー　164
半透膜　30
パントテン酸　364

ひ

非アルコール性脂肪性肝炎　114
ビウレット法　239
ビオチン　364
光ルミネセンス　151
比吸光係数　149
微小管　43
ヒス束　80
ヒストン　47
ビスホスホネート製剤　101
脾臓　92
ビタミン　118
ビタミンA　358
ビタミンB_1　362
ビタミンB_2　362
ビタミンB_6　362
ビタミンB_{12}　363
ビタミンB_{12}吸収試験　394
ビタミンC　363
ビタミンD　98, 358
ビタミンE　359
ビタミンH　364
ビタミンK　359
ビタミンK欠乏症　89
ビタミンM　364
非蛋白性窒素　293
必須アミノ酸　23
必須脂肪酸　16
比電気抵抗　130
非特異反応　369
ヒト抗マウス抗体　369
ヒト抗マウス抗体吸収試験　369
ヒト絨毛性ゴナドトロピン　353
非必須アミノ酸　23
非必須脂肪酸　16
非分散形赤外線吸収法　374
標準物質　141
標準偏差指数　145
標的器官　331
標的組織　331
ピリドキシン　362
ピリミジンヌクレオチドの生合成　25
ビリルビン　32, 74, 308
ピルビン酸　13, 202
ピルビン酸オキシダーゼ法　202
ピルビン酸脱水素酵素　13
比例系統誤差　139
ピロガロールレッド法　239

ふ

フィブリノゲン　247
フィロキノン　359
フェニルケトン尿症　24
フェノールスルホンフタレイン排泄試験　381
フェノールレッド法　278
フェリチン　255
副甲状腺機能検査　389
副甲状腺ホルモン　344
複合蛋白　236
副腎髄質機能検査　392

副腎髄質ホルモン　349
副腎皮質機能検査　390
副腎皮質刺激ホルモン　95, 338
副腎皮質刺激ホルモン負荷試験　349
副腎皮質刺激ホルモン放出ホルモン　338
副腎皮質ホルモン　345
副腎由来アンドロゲン　349
複製フォーク　49
不確かさ　140
ブチル ChE　277
不飽和脂肪酸　7, 16
不飽和鉄結合能　326
フマル酸　22
フラビンアデニンジヌクレオチド　38
プリオン病　60
プリンヌクレオチドの生合成　25
プリンヌクレオチドホスホリラーゼ法　324
プルキンエ線維　81
プレアルブミン　249
フレームシフト変異　55
フレームレス原子吸光法　330
プレグナンジオール　353
フローインジェクション分析法　339
プロゲステロン　349, 353
プロゲステロン負荷試験　393
プロスタノイド　233
フロセミド立位負荷試験　348, 391
プロテオグリカン　6
プロテオミクス　115
プロトン　41
プロトンポンプ　41
ブロムクレゾールグリーン法　254
ブロムクレゾールパープル法　200, 254
ブロムスルファレイン試験　378
プロラクチン　340
プロラクチン放出因子　338
プロラクチン抑制因子　338
分光器　150

分光光度計　149
分光光度法　311
分泌酵素　261
分布容積　371

へ

平衡分析法　168
閉塞型睡眠時無呼吸症候群　114
ヘテロジニアスイムノアッセイ　162
ペピチドグリカン　6
ペプシン　85
ペプチド結合　8
ヘム　32, 308
ヘモグロビン A1c　196
ヘモクロマトーシス　76
ペントースリン酸経路　14
ヘンレループ　76

ほ

放射性同位元素　179
放射性崩壊　180
放射性免疫測定法　162, 337, 368
放射能　181
飽和脂肪酸　7
補体　104
ホメオスタシス　11
ホモジニアスイムノアッセイ　163
ホモバニリン酸　366
ポリアクリルアミドディスク電気泳動法　228
ポリグルタミン病　60
ポリメラーゼ連鎖反応　51
ポルフィリン症　35
ホルモン　93, 331
　──の分泌調節機構　335
翻訳　47
翻訳後修飾　236

ま

膜酵素　262
マグネシウム　322

膜輸送体　42
マクロファージ　103
松原法　326
マロニル CoA　26
マンガン　329
慢性肝障害　76
慢性腎臓病　76, 114, 298

み

ミオシン　44, 82, 83
ミクログロブリン　256
水　5
　──の代謝　27
水制限試験　388
ミスセンス変異　55
ミセル動電クロマトグラフィ　161
ミトコンドリア　40, 61
ミトコンドリア内膜　42

む

無機質　30, 118
無機リン　324

め

メサンギウム基質　77
メサンギウム細胞　77
メタボリックシンドローム　109, 114
メタボロミクス　115
メチラポン試験　391
メチルチモールブルー法　323
メッセンジャーRNA　47
メトトレキサート　364
メトロピン試験　347
免疫化学分析法　161
免疫グロブリン　251
免疫阻害法　268
免疫比濁法　163, 229, 244, 385
免疫比ろう法　163
免疫放射定量法　337

も

網羅的な解析学（オミックス） 115
持ち越し現象 368
モチリン 87
モリブデン 330
モリブデンブルー法 218
モリブデン酸還元法 324
モル吸光係数 149
モル濃度 126

や

薬物 119
薬物血中濃度-時間曲線下面積 370

ゆ

誘導結合プラズマ発光分析法 329
誘導蛋白 236
遊離グリセロール消去法 208
遊離脂肪酸 219
ユビキチン/プロテアソーム系 62
ユビキノン 40

よ

溶血性黄疸 35
葉酸 364

ヨウ素滴定法 222
陽電子放射断層撮影 107
容量百分率 128
葉緑体 61

ら

ラギング鎖 49
ラテックス凝集比濁法 385
ラテックス凝集免疫比ろう法 244
ラテックス免疫凝集法 162, 197, 244
ラミン 59
ラミン病 59
卵胞刺激ホルモン 341

り

リーディング鎖 49
リソソーム 62
リパーゼ 285
リボキシン 233
リボソーム RNA 51
リポ蛋白 20, 223
リポ蛋白分画測定法 225
リポ蛋白リパーゼ 288
リボフラビン 362
硫酸亜鉛混濁試験 250

良質な検査管理業務 138
両親媒性脂質 8
リン脂質 18, 217
臨床現場即時検査 177
リンタングステン酸法 300
リンパ系幹細胞 91
リンパ性白血病 92
リンパ節 92

れ

レートアッセイ 263
レシチンコレステロールアシルトランスフェラーゼ 290
レチノール 358
レドックス反応 38
レニン 356
レニン-アンギオテンシン系 112
レノグラム ^{99m}Tc-DTPA 385
レノグラム ^{99m}Tc-MAG3 382
レプチン 112
レムナントリポ蛋白 226

ろ

ロイコトリエン 233
濾過率 384

欧文索引

数字・ギリシャ文字

1,5-アンヒドログルシトール（1,5 AG） 201
15分停滞率 379
3-ヒドロキシ酪酸 221
^{99m}Tc-DTPA 385
^{99m}Tc-MAG3 382
α-トコフェロール 359
α$_1$-アンチトリプシン 247
α$_1$ミクログロブリン 385
αチューブリン 45
α-ヘリックス 8
β-Quantification法 225
β$_2$ミクログロブリン 80, 385
β-シート 8
βチューブリン 45
γ-GTP 385
γ-グルタミルトランスフェラーゼ（γ-GT） 73, 274
o-CPC 321
o-トルイジン・ホウ酸法 190
pHBC基質法 279

A

Abell-Kendall法 213
ACE 291
ACP 273
ACTH 338
ACTH負荷試験 349
ADH 342
ADH分泌不適合症候群 342
ALP 73, 269
ALT 72, 263
Alzheimer病 60
AMP法 270
AST 72, 263
AST活性測定法 264

ATP 14, 37
——のリン酸結合 37
ATP合成酵素複合体 41
AUC 370

B

B細胞 92, 103
Basedow病 388
BCG法 254
BCP（bathocuproine disulfonate）法 327
BCP（ブロムクレゾールパープル）法 200, 254
Bence-Jones蛋白 79, 366
bentiromide試験 386
Bloor法 218
BQ法 225
BSP試験 378
BT-PABA試験 386

C

C反応性蛋白 243
C-ペプチド 353
Ca^{2+}チャネル 81, 82
Caポンプ 31
cAMP 65, 334
CCK 87
CD-UV法 210, 213
cGMP 334
ChE 277
Cherry-Crandall法 287
Child-Pugh分類 76
CK 267
CKD 76, 114, 298
CLIA 337
Cl^-チャネル 31
C_{max} 370
CO_2輸送 31

COD-POD法 210
CRH 338
Cushing病 347
CYP 120

D

D-Bil/T-Bil 312
D-キシロース吸収試験 393
DCAP法 274
DEA法 270
DG 65
DNA 9, 46
DNA複製 49
DNAポリメラーゼ 49
Dole法 219

E

EAE法 270
ECLIA 340, 345
EG 355
eGFR 298, 384
Ehrlichのジアゾ試薬 308
EIA 163, 337
Ellsworth-Howard試験 390
Elphick法 219
EMIT法 162, 373
ES細胞 63

F

F-アクチン 44
F_0F_1 ATPase 41
FAD 38
Fat Red 7B染色法 225
FGF23 99
FIA 339
Fishberg濃縮試験 385
Folch法 218
Folin-Lowry法 239

Folin-Wu法　190
FPIA　373
Friedewaldの式　215, 225
FSH　341

G
G-アクチン　44
G_0期　50
G蛋白共役型受容体　64
GC-MS　374
GDH電極法　192
GFR　298
GFR推算式　298, 384
GH　339
GHRH　338
GHRIH　338
Gilbert症候群　74
GIP　355
GLP　138
GnRH　338
GOD-POD法　191
GOD電極法　191
GTP依存性調節蛋白質　334

H
Hagedorn-Jensen法　190
HAMA　369
HAMA吸収試験　369
HbA1c　196
hCG　353
HDL-コレステロール（HDL-C）　212
HDL-C勧告法　213
HDL-Cホモジニアス法　212
Helicobacter pylori　85
Henderson-Hasselbalchの式　314
HK-グルコース-6-リン酸脱水素酵素　190
HL　288
HOMA-IR　195
HPLC　197

Hp型判定　246
HVA　366

I
ICG試験　379
ICP-MS　375
IDMS　141
IEF　158
IgE　105
IgG　104
IgM　104
immunoreactive insulin　354
insulinogenic index　354
IP_3　65
iPS細胞　63
IRI　354
IRMA　337
Itaya-Ui法　219

J
Jaffé反応　293, 296
JCCLS　131
Jendrassik-Gróf法　308
JIS規格　129

K
Kチャネル　81
Kingsbury-Clark法　239
Kjeldahl-Nessler法　239
Kjeldahl法　293
KOH-GK-PK-LD法　206

L
Lambert-Beerの法則　149, 252
LC-MS　373
LCAT　290
LD　266
LD_{50}　129
LDL-コレステロール（LDL-C）　214
LDL-C勧告法　216
LDL-Cホモジニアス法　215

Leidig細胞　341
Lesch-Nyhan症候群　27, 299
LH　341
LH-RH　338
LOD法　203
Lp(a)　230
LPL　288
LPL-GK-G3P-OD-POD法　206

M
M細胞　86
Maillard反応　199
Malloy-Evelyn法　308
MAPキナーゼ　69
Menkes病　247
metabolism　11
Michaëlsson変法　308
mRNA　47
MXB法　321

N
N-アセチル-β-D-グルコサミニダーゼ　80, 385
NAD　38
Naチャネル　81
Naポンプ　30
NDIR　374
NK細胞　103
Novak法　219

O
OGTT　195, 386
OSAS　114

P
PAHクリアランス　381
PET　107
PFD試験　386, 394
PIF　338
POCT　177
POP法　203

Porter-Silber 反応　346
PRF　338
PSA　367
PSP 排泄試験　381
PTH　99, 345

R
rapid turnover protein　248
RBF　380
RIA　368, 337
RNA　9, 47
RNA プロセッシング　53
RNA ポリメラーゼ　52
rRNA　51
RTP　248
RT-PCR 法　51

S
Schales-Schales 法　319
SDS-ポリアクリルアミドゲル電気泳動法（SDS-PAGE）　159
SHBG　352
SIADH　342
SI 単位　125
Somogyi-Nelson 法　190

T
T_3　343
T_4　343
TDM　370
TG　111
T_{max}　370
TNF-α　104
TRH　338
TRH 負荷試験　388
tRNA　51
TSH　340
T 細胞　92, 103

U
UB-ビリルビン　308
UB-ビリルビン測定法　311

V
VMA　366
VP　342

W・X
Wernicke 脳症　87
Wilson 病　76, 246
$\bar{x}$-R 管理図法　144

メディカルサイエンス 臨床化学検査学──病態生化学の視点から

2014年1月10日　発行
2017年3月10日　第一版2刷

編　　　集　太田敏子・川上　康・
　　　　　　下村弘治・寺平良治・三村邦裕
発　行　者　菅原律子
発　行　所　株式会社　近代出版
　　　　　　〒150-0002　東京都渋谷区渋谷2-10-9
　　　　　　電話：03-3499-5191　FAX：03-3499-5204
　　　　　　E-mail：mail@kindai-s.co.jp
　　　　　　URL：http://www.kindai-s.co.jp
印刷・製本　シナノ印刷株式会社

ISBN978-4-87402-200-9　　　　　©2014 Printed in Japan

JCOPY 〈(社)出版者著作権管理機構委託出版物〉
本書の無断複写は，著作権法上での例外を除き禁じられています．本書を複写される場合は，そのつど事前に(社)出版者著作権管理機構（電話 03-3513-6969，FAX 03-3513-6979，e-mail：info@jcopy.or.jp）の許諾を得てください．

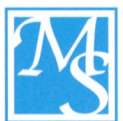

臨床検査学における新しい標準教科書
メディカルサイエンスシリーズ

メディカルサイエンス 微生物検査学 〈第二版〉

編　集　太田敏子　岡崎充宏　金森政人　古畑勝則　松村　充　山本容正

B5判 432頁　本体価格 5,700円＋税

微生物検査学を学ぶ医療系大学の学生を対象にした新しい教科書。臨床検査技師国家試験にも対応。

メディカルサイエンス 遺伝子検査学

編　集　有波忠雄　太田敏子　清水淑子　福島亜紀子　三村邦裕

B5判 192頁　本体価格 4,500円＋税

バイオサイエンス関連は歴史がまだ浅く、そのテクノロジーは日進月歩で進歩している。新たな時代に即した最新の知識をサイエンスに基づき理論的に解説。

メディカルサイエンス 放射性同位元素検査学

編　集　河村誠治　三田明弘　寺平良治　山本智朗

B5判 160頁　本体価格 2,500円＋税

最低限理解しておくべきRIの物理学的事項、測定原理・機器、製造法から臨床検査法、管理までを系統的、理論的にまとめた。

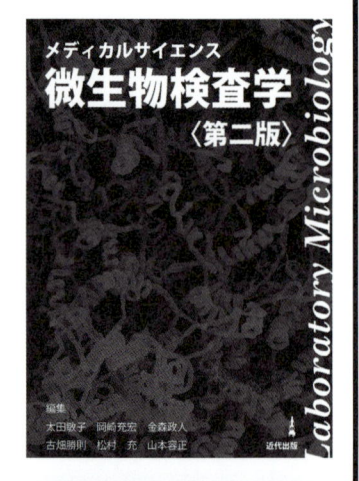

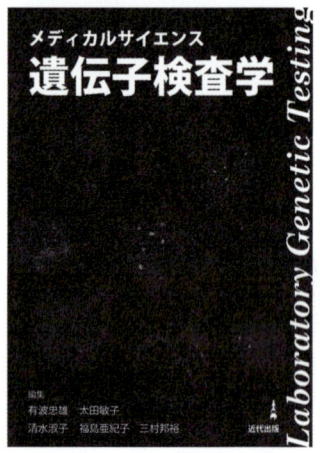

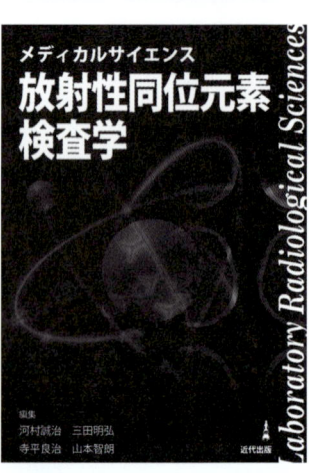

近代出版
〒150-0002　東京都渋谷区渋谷2-10-9
TEL 03-3499-5191　FAX 03-3499-5204
http://www.kindai-s.co.jp